Inhaltsverzeichnis.

                                                                  Seite
Erkrankungen der oberen Luftwege. Von Professor Dr. Edmund Meyer-
Berlin 1
  A. Erkrankungen der Nase 1
     Vorbemerkung: Die Untersuchung der Nase 2
    I. Der Nasenkatarrh 1
      1. Der akute Nasenkatarrh 1
        Ätiologie (1), Symptomatologie und Verlauf, Pathologisch-Anatomisches, Rhinoskopisches Bild (4), Prognose, Therapie (5).
      2. Der chronische Katarrh der Nase (Rhinitis chronica) 5
        Pathologische Anatomie (5), Ätiologie, Rhinitis hyperplastica (6), Der chronische atrophische Katarrh der Nase (9), Ozaena (10).
   II. Erkrankungen der Nasennebenhöhlen 13
      Ätiologie, Pathologisch-anatomisches (13), Symptome, Diagnose (14), Prognose, Komplikationen (21), Therapie (22).
  III. Erkrankungen der Nasenscheidewand 22
      1. Septumverbiegungen 22
        Anatomisches (22), Symptomatologie (25), Diagnose, Therapie (26).
      2. Verletzungen der Nasenscheidewand 26
  IV. Nasenbluten 27
   V. Nervenerkrankungen der Nase 30
      1. Erkrankungen der Riechnerven 30
      2. Erkrankungen der sensiblen Nerven 31
      3. Fernwirkungen 31
        Diagnose der Reflexneurose (33), Therapie, Prognose (34), Die Formen der Reflexneurosen (35), Heuschnupfen (37).
  VI. Neubildungen der Nase 40
      1. Gutartige Neubildungen der Nase 40
        Symptome, Histologie (40), Entwicklung, Verlauf (41), Diagnose, Prognose, Therapie (42).
      2. Bösartige Geschwülste der Nase 43
        Sarkom (43), Karzinom, Verlauf, Therapie (44).
 VII. Erkrankungen der Nase bei chronischen und akuten Infektionskrankheiten 44
      1. Tuberkulose 44
        Skrofulose (44), Tuberkulose (45), Symptome, Diagnose (46), Komplikationen, Prognose, Therapie (47).
      2. Lupus 47
      3. Syphilis 49
        Primäraffekt, Sekundäre Erscheinungen(49), Tertiäre Erscheinungen (50).
      4. Das Sklerom 51
      5. Lepra 54
      6. Akute Infektionskrankheiten 55

Masern (55), Scharlach (56), Diphtherie (57), Meningitis cerebrospinalis epidemica, Pocken, Varicellen, Typhus abdominalis, Keuchhusten, Influenza (58), Erysipel, Gonorrhöe (59), Leukämie, Hauterkrankungen (60).

VIII. Erkrankungen der oberen Luftwege bei Tierseuchen 60
    1. Rotz (Malleus) 60
    2. Maul- und Klauenseuche 61
    3. Milzbrand 61
    4. Aktinomykose 62
IX. Die Fremdkörper der Nase 62
    Fremdkörper in den Nebenhöhlen (64).
X. Mißbildungen der Nase 64

B. Erkrankungen des Rachens 65
   Vorbemerkung: Die Untersuchung des Rachens 65
   I. Der Rachenkatarrh 65
      1. Der akute Rachenkatarrh (Pharyngitis acuta) 65
        Symptomatologie (65), Verlauf, Ätiologie, Therapie (66).
      2. Der chronische Rachenkatarrh (Pharyngitis chronica) 67
        Symptomatologie (67), Diagnose, Therapie (69).
   II. Erkrankungen des lymphatischen Rachenringes 70
      Die Funktion der Tonsillen (71).
      1. Die akuten Mandelentzündungen 71
        a) Angina catarrhalis 71
          Symptome (71), Ursache, Komplikationen, Verlauf, Lokale Behandlung (72).
        b) Angina lacunaris 72
          Ätiologie, Symptome und Verlauf (72), Prognose, Diagnose, Ausgang, Angina der Rachenmandel (Angina retronasalis) (73), Zungenmandel, Komplikationen, Therapie (74).
        c) Angina herpetica (Herpes pharyngis) 75
          Ätiologie, Symptome, Verlauf, Therapie (75).
        d) Angina Vincenti (Tonsillitis ulcero-membranacea) 75
      2. Die chronischen Mandelentzündungen 76
        a) Angina leptothricia sive Pharyngomykosis benigna 76
          Therapie (77).
        b) Tonsillitis chronica 77
          Ätiologie, Symptome, Verlauf (77), Therapie (78).
      3. Hyperplasie der Mandeln 78
        a) Die Hyperplasie der Rachenmandeln (adenoide Vegetation) . . . 79
          Symptome, Diagnose (80), Therapie (81).
        b) Hyperplasie der Gaumenmandeln 81
          Symptome (81), Diagnose, Therapie (82).
        c) Hyperplasie der Zungenmandel 83
   III. Phlegmonöse Entzündungen des Rachens 83
      1. Diffuse Rachenphlegmone 83
        Ätiologie (83), Symptome, Verlauf, Therapie (84).
      2. Zirkumskripte phlegmonöse Entzündungen im Rachen 84
        a) Tonsillitis abscedens 85
        b) Peritonsillitis abscedens der Gaumentonsillen 85
          Symptome, Verlauf (85), Komplikationen, Diagnose, Prognose, Therapie (86).
        c) Peritonsillitis abscedens der Zungenmandel 87
        d) Peritonsillitis abscedens der Rachenmandel und Retropharyngealabszeß 87
          Klinische Symptome, Diagnose (88), Therapie, Chronische Senkungsabszesse (89).
      3. Die phlegmonösen Entzündungen des äußeren Halses 89

HANDBUCH
DER
INNEREN MEDIZIN

BEARBEITET VON

L. BACH-MARBURG†, J. BAER-STRASSBURG, G. VON BERGMANN-ALTONA, R. BING-BASEL, O. BUMKE-ROSTOCK, M. CLOETTA-ZÜRICH, H. CURSCHMANN-MAINZ, W. FALTA-WIEN, E. ST. FAUST-WÜRZBURG, W. A. FREUND-BERLIN, A. GIGON-BASEL, H. GUTZMANN-BERLIN, C. HEGLER-HAMBURG, K. HEILBRONNER-UTRECHT†, G. HOTZ-FREIBURG, E. HÜBENER-BERLIN, G. JOCHMANN-BERLIN, O. KOHNSTAMM-KÖNIGSTEIN, W. KOTZENBERG-HAMBURG, P. KRAUSE-BONN, W. KRAUSS-DÜSSELDORF, B. KRÖNIG-FREIBURG, F. KÜLBS-BERLIN, F. LOMMEL-JENA, E. MEYER-BERLIN, E. MEYER-KÖNIGSBERG, L. MOHR-HALLE, P. MORAWITZ-GREIFSWALD, ED. MÜLLER-MARBURG, O. PANKOW-DÜSSELDORF, F. ROLLY-LEIPZIG, O. ROSTOSKI-DRESDEN, M. ROTHMANN-BERLIN, C. SCHILLING-BERLIN, H. SCHLIMPERT-FREIBURG†, H. SCHOTTMÜLLER-HAMBURG, R. STAEHELIN-BASEL, E. STEINITZ-BERLIN, J. STRASBURGER-FRANKFURT A./M., F. SUTER-BASEL, F. UMBER-BERLIN, R. VON DEN VELDEN-DÜSSELDORF, O. VERAGUTH-ZÜRICH, H. VOGT-STRASSBURG, F. VOLHARD-MANNHEIM, K. WITTMAACK-JENA, H. ZANGGER-ZÜRICH, F. ZSCHOKKE-BASEL

HERAUSGEGEBEN VON

PROF. DR. **L. MOHR** UND PROF. DR. **R. STAEHELIN**
DIREKTOR DER MEDIZIN. POLIKLINIK   DIREKTOR DER MEDIZIN. KLINIK
ZU HALLE (SAALE)   ZU BASEL

ZWEITER BAND
RESPIRATIONSORGANE — MEDIASTINUM — ZIRKULATIONS-ORGANE

MIT 321 ZUM TEIL FARBIGEN TEXTABBILDUNGEN

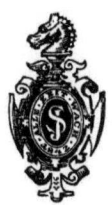

SPRINGER-VERLAG BERLIN HEIDELBERG GMBH

1914

ISBN 978-3-662-01748-7   ISBN 978-3-662-02043-2 (eBook)
DOI 10.1007/978-3-662-02043-2

Alle Rechte, insbesondere das der Übersetzung
in fremde Sprachen, vorbehalten.

Copyright by Springer-Verlag Berlin Heidelberg 1914
Ursprünglich erschienen bei Julius Springer in Berlin 1914
Softcover reprint of the hardcover 1st edition 1914

Inhaltsverzeichnis. V

Seite
IV. Nervenerkrankungen des Rachens 89
   1. Störungen der Motilität 89
      a) Lähmungen 89
         Lähmungen des Velum palatinum (89) und der Schlundschnürer (91).
      b) Krämpfe 92
   2. Störungen der Sensibilität 92
V. Fremdkörper im Rachen 93
   Fremdkörper im Nasenrachen (94).
VI. Die Erkrankungen des Rachens bei Infektionskrankheiten 94
   1. Tuberkulose 94
   2. Lupus des Rachens 95
   3. Syphilis des Rachens 96
   4. Die übrigen chronischen Infektionskrankheiten 99
      Sklerom, Lepra der oberen Luftwege, Malleus, Maul- und Klauenseuche (99), Milzbrand, Aktinomykose (100).
   5. Die akuten Infektionskrankheiten 100
      Diphtherie, Scharlach, Meningitis cerebrospinalis epidemica, Masern, Pocken, Typhus, Keuchhusten (100), Influenza, Erysipel, Leukämie (101).
VII. Geschwülste des Rachens 101
   1. Gutartige Geschwülste 101
      a) Gutartige Geschwülste des Mundrachens 101
      b) Gutartige Geschwülste des Nasenrachens 103
      c) Gutartige Neubildungen der Pars laryngea pharyngis 104
   2. Bösartige Geschwülste des Rachens 104
      a) Bösartige Geschwülste des Mundrachens 104
      b) Bösartige Geschwülste des Nasenrachens 105
VIII. Blutungen aus dem Rachen 105
IX. Angeborene Mißbildungen des Nasenrachens 106
C. Die Erkrankungen des Kehlkopfes 107
   Vorbemerkung: Die Untersuchung des Kehlkopfes 107
I. Der Kehlkopfkatarrh 111
   1. Der akute Kehlkopfkatarrh 111
      Symptome, Verlauf (111), Diagnose, Prognose (112), Therapie (113).
   2. Der chronische Kehlkopfkatarrh (Laryngitis chronica) 113
      Ätiologie (113), Symptomatologie (114), Diagnose, Prognose, Therapie (116).
II. Phlegmonöse Entzündungen und Ödem des Kehlkopfes 117
   1. Phlegmonöse Entzündungen 117
      Ätiologie, Phlegmone des Kehlkopfes (117), Perichondritis des Kehlkopfes (118), Diagnose der phlegmonösen Prozesse und der Perichondritis, Prognose, Therapie (119).
   2. Ödeme des Kehlkopfes 119
      Ätiologie (119), Prognose, Diagnose, Behandlung (120).
   3. Entzündung der Articulatio cricoarytaenoidea 120
III. Kehlkopfveränderungen bei chronischen und akuten Infektionskrankheiten 120
   1. Tuberkulose 120
      Infiltration, Ulzeration, Tumor, Perichondritis (120), Symptome (121), Kehlkopfspiegelbild (123), Diagnose (125), Prognose (126), Behandlung (127).
   2. Lupus des Kehlkopfes 130
      Ätiologie, Symptomatologie und Verlauf, Diagnose, Therapie (130).
   3. Syphilis des Kehlkopfes 131
      Vorkommen und Erscheinungsformen, Symptome, Diagnose (131), Therapie (132).
   4. Übrige chronische Infektionskrankheiten 132
      Sklerom, Lepra (132), Rotz, Milzbrand, Aktinomykose (133).

	Seite
5. Akute Infektionskrankheiten	133

Diphtherie (133), Typhus, Scharlach (134), Masern, Keuchhusten, Influenza, Pocken, Erysipel, Beriberi, Meningitis cerebrospinalis epidemica, Leukämie (135).

IV. Kehlkopfveränderungen bei Hautkrankheiten ... 136
Herpes, Pemphigus, Urtikaria (136).

V. Geschwülste des Kehlkopfes ... 136
  1. Gutartige Geschwülste des Kehlkopfes ... 136
    Diagnose, Prognose, Fibrom (137), Papillom (138), Cysten, Lipom, Lymphom, Gefäßgeschwülste, Behandlung, Adenom, Lipom, Gichtische Tumoren (140).
  2. Bösartige Kehlkopfgeschwülste ... 140
    Karzinome, Symptome (140), Diagnose, Behandlung (141), Prognose, Sarkom, Chondrom (142).

VI. Nervenerkrankungen des Kehlkopfes ... 143
  1. Störungen der Motilität ... 143
    a) Myopathische Lähmung ... 143
      Ätiologie, Symptome (143), Hysterische Lähmungen (144), Diagnose, Behandlung (145).
    b) Neuropathische Lähmung ... 145
      Ätiologie, Anatomisches (145), Lähmung des Laryngeus superior, Therapie, Rekurrenslähmung (146), Diagnose, Prognose und Behandlung der Rekurrenslähmung (150).
    c) Hyperkinesen (Krämpfe) ... 151
    d) Die Parakinesen ... 152
      Diagnose, Prognose, Therapie (154).
  2. Störungen der Sensibilität ... 155
    a) Anästhesie und Hypästhesie ... 155
    b) Hyperästhesie und Parästhesie ... 155

VII. Fremdkörper in Kehlkopf, Luftröhre und Bronchien ... 155
  Diagnose (157).

VIII. Angeborene Mißbildungen des Kehlkopfes ... 158

Literatur ... 159

Die Erkrankungen des Mediastinum. Von Professor Dr. G. v. Bergmann-Altona ... 163
  Mediastinumfunktionen (163), Anatomisches (165).

A. Verlagerung des Mediastinum durch Druck oder Zug von außen ... 167
  I. Totale Verlagerungen ... 168
  II. Partielle Ausbuchtungen ... 169

B. Die raumbeengenden Prozesse im Mediastinum ... 170
  I. Symptomatologie ... 170
    1. Kompressionssysteme ... 170
      a) Kompression der Venen ... 170
      b) Kompression der Arterien ... 173
      c) Kompression der Luftwege ... 173
      d) Kompression des Ösophagus ... 174
      e) Kompression der Nerven ... 174
    2. Andere physikalische Symptome ... 176
    Röntgendiagnostik (180).
      a) Röntgendiagnostik der Mediastinaltumoren ... 180
      b) Die Röntgendiagnostik anderer Mediastinumerkrankungen ... 187
  II. Ursprungsort und Art der raumbeengenden Prozesse im Mediastinum (spezielle Pathologie und pathologisch-anatomische Übersicht) ... 189
    1. Ursprungsort der raumbeengenden Prozesse ... 190
      a) Raumbeengende Prozesse, die keine Mediastinaltumoren sind ... 190
        α) Extramediastinale Prozesse, die keine Mediastinaltumoren sind ... 190

Seite
    β) Intramediastinale Prozesse diffuser Art 190
    γ) Im Mediastinum gelegene Organe, die durch eigene pathologische
       Prozesse einen Druck auf das Mediastinum und seine übrigen
       Organe ausüben 191
  b) Tumoren im engeren Wortsinne 191
    α) Ausgehend von außerhalb des Mediastinum gelegenen Organen 191
    β) Ausgehend von im Mediastinum gelegenen Organen 191
  2. Art der raumbeengenden Prozesse (Pathologisch-Anatomisches) . . . 192
    a) Kleinere Tumoren im Mediastinum 192
    b) Die „großen" Mediastinaltumoren 193
      α) Von den Lymphdrüsen ausgehende Tumoren 193
      β) Von der Thymus ausgehende Tumoren 193
      γ) Benigne Mediastinaltumoren (meist Raritäten) 194
      δ) Die endothorakalen Strumen 194
 III. Klinischer Verlauf, Diagnose, Therapie 194
    Verlauf (194), Diagnostik (195), Besondere Zwischenfälle, Komplikationen, Therapie (196).
C. Änderungen in den Spalten des Mediastinum 197
 I. Die chronische Mediastinitis 198
    Ätiologie (198), Pathologische Anatomie (198), Symptome (199).
 II. Die akuten Entzündungen 201
    Symptomatologie (201), Verlauf, Ätiologie (202), Therapie (203).
 III. Blut im Mediastinalraum 203
 IV. Das mediastinale Emphysem 203
Literatur 204

Die Erkrankungen der Trachea, der Bronchien, der Lungen und der Pleuren. Von Professor Dr. **R. Staehelin-Basel** 205

A. Allgemeiner Teil 205
  I. Anatomische Vorbemerkungen 205
  II. Physiologische Vorbemerkungen 208
 III. Allgemeine Pathologie der Respirationsorgane 216
    1. Die Dyspnoe 216
    2. Störungen des Gasaustausches durch Veränderung der respirierenden Oberfläche 217
    3. Störungen der Respirationsorgane durch Veränderung der Luftzufuhr 220
    4. Störungen der Respiration durch Schädigungen der nervösen Organe 225
    5. Störungen der Respiration durch Insuffizienz der Atmungsmuskulatur
       Die Zwerchfellähmung 227
    6. Beziehungen von Respirations- und Kreislaufstörungen 229
    7. Störungen der Lymphbewegung 234
    8. Störungen der Respiration durch Veränderungen des Brustkorbs . . 234
    9. Die Flimmerbewegung 236
   10. Der Husten 236
   11. Das Sputum 238
   12. Der Schmerz 240
 IV. Allgemeine Ätiologie der Lungen- und Bronchialerkrankungen 241
  V. Allgemeine Diagnostik 245
    1. Die Inspektion 245
       Peripleuritische Abszesse (246).
    2. Die Palpation 247
    3. Die Mensuration, die graphischen Methoden, die Spirometrie 248
    4. Die Perkussion 249
    5. Die Auskultation 251
    6. Die Untersuchung des Auswurfes 253
    7. Die Probepunktion 254
    8. Die Untersuchung mit Röntgenstrahlen 254
    9. Die Untersuchung der übrigen Organe 262
 VI. Allgemeine Therapie 262
    1. Prophylaxe 262
    2. Kausale und symptomatische Therapie 263

		Seite
3.	Hydrotherapie, Lichttherapie	264
4.	Massage und Gymnastik, Mechanotherapie	267
5.	Pneumatotherapie	269
6.	Inhalationstherapie	270
7.	Klimatobalneotherapie	272
8.	Die medikamentöse Therapie	273

B. Spezieller Teil 276
  I. Zirkulationsstörungen 276
    1. Stauungslunge und Stauungsbronchitis 276
      Ätiologie (276), Pathologische Anatomie (278), Pathologische Physiologie, Symptomatologie (280), Verlauf (281), Komplikationen, Diagnose, Prognose, Therapie (282).
    2. Die Lungenhypostase 282
      Ätiologie (282), Pathologische Anatomie, Symptomatologie, Diagnose (283), Prognose, Therapie (284).
    3. Lungenödem 284
      Definition, Pathologische Anatomie (284), Pathogenese des Lungenödems (285), Pathologische Physiologie, Ätiologie (286), Symptomatologie (287), Verlauf des Lungenödems (288), Diagnose, Prognose, Therapie (290).
    4. Die Lungenembolie 291
      Ätiologie (291).
      a) Die Embolie des Hauptstammes und der Hauptäste der Lungenarterie 293
        Pathologische Anatomie und Physiologie (293), Symptomatologie (294), Diagnose, Therapie (295).
      b) Die Embolie der mittelgroßen Pulmonalarterien; Der Lungeninfarkt 295
        Pathologische Anatomie und Physiologie (295), Symptomatologie (297), Verlauf (298), Diagnose, Prognose, Therapie (299).
      c) Die Embolie der kleinen Lungenarterien 300
        Pathologische Anatomie und Physiologie, Symptomatologie (300), Diagnose, Prognose, Therapie (301).
    5. Die Thrombose der Lungenarterie 301
    6. Die Hämoptoe 302
      Definition (302), Ätiologie (303), Symptomatologie (304), Diagnose (306), Prognose, Therapie (307).
    7. Der Hydrothorax 310
      Ätiologie, Pathologische Anatomie, Symptomatologie (310), Diagnose (311), Prognose, Therapie (312).
    8. Der Hämothorax 312
      Ätiologie (312), Symptomatologie, Therapie (313).
    9. Der Chylothorax 313
      Definition, Ätiologie, Symptomatologie (313), Diagnose (314).
  II. Die Bronchitis 314
    Begriffsbestimmung und Einteilung (314).
    1. Bronchitis acuta (Tracheobronchitis) 315
      Ätiologie (315), Pathologische Anatomie (317), Pathologische Physiologie, Symptomatologie (318), Krankheitsverlauf, Die kapilläre Bronchitis (320), Die kapilläre Bronchitis im Greisenalter, Bronchiolitis der Kinder (321), Die rezidivierende Bronchitis, Prognose, Komplikationen, Diagnose (322), Therapie (323).
    2. Bronchitis chronica 324
      Ätiologie (325), Pathologische Anatomie, Pathologische Physiologie (326), Symptomatologie (327), Verlauf (328), Mucopurulente Form (329), Der trockene Katarrh, Die muköse chronische Bronchitis mit flüssigem Sekret (330), Der eosinophile Katarrh, Die Bronchitis pituitosa, Die Bronchoblennorrhoe (331), Komplikationen (332), Diagnose, Prognose, Therapie (333).
    3. Bronchitis putrida 335
      Definition (335), Ätiologie, Pathologische Anatomie, Symptomatologie (336), Verlauf (337), Komplikationen, Diagnose, Prognose (338), Therapie (339).

Seite
4. Bronchiolitis obliterans 339
   Ätiologie, Symptomatologie, Pathologische Anatomie, Pathogenese (339), Chronische und atypische Formen, Prognose, Therapie (340).
5. Plastische oder pseudomembranöse Bronchitis 340
   Definition, Symptomatische Formen, Idiopathische Form, Symptomatologie und Verlauf (340), Pathologische Anatomie und Physiologie (341), Diagnose, Prognose, Therapie (342).
III. Die Bronchiektasie 342
   Definition, (342) Ätiologie (343), Pathologische Anatomie (346), Symptomatologie (347), Verlauf (349), Komplikationen (352), Diagnose (353), Prognose, Therapie (354).
IV. Stenose der Trachea und der Bronchien 356
   1. Die Tracheostenose 356
      Ätiologie, Symptomatologie (356), Diagnose, Prognose, Therapie (357).
   2. Die Bronchostenose. 357
      Ätiologie, Symptomatologie (357), Therapie (358).
V. Das Asthma bronchiale 358
   Historisches, Definition (358), Ätiologie (359), Pathogenese des Asthmaanfalls (361), Pathologische Anatomie, Symptomatologie (364), Verlauf (368), Diagnose (370), Prognose, Therapie (372).
VI. Die Lungenentzündungen 379
   1. Allgemeines 379
      Historisches (379), Einteilung, Pathogenese der Lungenentzündungen (380).
   2. Die croupöse Pneumonie 383
      Ätiologie (383), Der Pneumokokkus (384), Der Friedländersche Bazillus (385), Pathologische Anatomie (387), Pathologische Physiologie (390), Allgemeiner Verlauf der typischen Pneumonie (395), Spezielle Symptomatologie (396), Dauer und Ausgang der Pneumonie (407), Atypische Formen der Pneumonie (408), Komplikationen und abnorme Ausgänge der Pneumonie (414), Diagnose (420), Prognose (423), Therapie (424).
   3. Die Bronchopneumonie 429
      Definition, Vorkommen und Häufigkeit der Bronchopneumonie (429), Ätiologie (430), Pathologische Anatomie (432), Pathologische Physiologie, Symptomatologie (434), Komplikationen, Verlauf (436), Diagnose (442), Prognose, Therapie (443).
   4. Pneumonien mit besonderer Ätiologie 444
      Hauspneumonien (444), Pneumonien in Zusammenhang mit Brustseuche, Psittakosis, Pestpneumonie (445), Die Schlackenpneumonie, Lungenmilzbrand (446), Influenzapneumonie (447).
   5. Die Lungenkongestion und die Splenopneumonie 447
      Lungenkongestion, Akute generalisierte Lungenkongestion, Pleuropulmonale Kongestion (447), Lungenkongestion im Kindesalter, Die Splenopneumonie (448).
   6. Chronische Pneumonien 448
      Definition, Pathologische Anatomie (448), Ätiologie (449), Symptomatologie (450), Diagnose (451), Prognose, Therapie (452).
VII. Lungenabszeß und Lungengangrän 452
   Ätiologie (452), Pathologische Anatomie (454), Symptomatologie (455), Verlauf (459), Komplikationen (460), Diagnose (461), Prognose, Therapie (462).
VIII. Die Tuberkulose der Lungen 465
   1. Historisches 465
   2. Vorkommen und Verbreitung der Lungentuberkulose 467
   3. Der Tuberkelbazillus 471
      Morphologie und färberisches Verhalten (471), Kultur (473), Lebensdauer und Resistenzfähigkeit (474), Infektiosität des Tuberkelbazillus, Der Typus humanus (476), Der Typus bovinus, Typus gallinaceus (477), Tuberkelbazillen der Kaltblüter, Saprophytische tuberkelbazillenähnliche Stäbchen, Vorkommen der verschiedenen Typen (478), Variabilität der verschiedenen Bazillentypen (481), Nachweis des Tuberkelbazillus im Tierversuch (482).

Seite
4. Die Infektionswege des Tuberkelbazillus 482
   a) Experimentelles 482
      Intravenöse Injektion, Subkutane Impfung (482), Kutane Infektion, Infektion der Schleimhäute, Impfung in das Auge, Intraperitoneale Infektion, Infektion des Darmkanals, Infektion der Luftwege (483).
   b) Die Infektionswege beim Menschen 484
      Kongenitale Infektion (484), Intestinale Infektion (485), Infektion der Haut und der Schleimhäute (486), Infektion der Lymphdrüsen, Infektion durch Inhalation (487).
   c) Die Erklärung der primären Krankheitslokalisation in der Lunge durch die verschiedenen Infektionswege 488
   d) Die Infektionsquellen für den Menschen 492
      α) Der Mensch als Infektionsquelle 493
      β) Milch und Fleisch als Infektionsquelle 495
   e) Klinische Erfahrungen über die Infektionsgefahr beim Menschen . 496
      Infektion durch die Ehe (497), Infektion in der Familie, Infektion durch die Wohnung (498), Infektion durch Berufsgenossen, Infektion durch Krankenpflege (499).
5. Die Tuberkuloseimmunität (Allergie, Tuberkulinwirkung) 500
   a) Die Gifte des Tuberkelbazillus 501
      Das Tuberkulin 501
   b) Die Immunisationsvorgänge im infizierten Organismus 506
   c) Die Bedeutung der Allergie für den Verlauf der Lungenschwindsucht 510
6. Die Disposition zur Phthise 511
   a) Heredität 512
   b) Erworbene Disposition 518
7. Die Phthiseogenese beim Menschen 525
   Mischinfektion (532).
8. Pathologische Anatomie 533
   Tuberkelbildung (533), Exsudation (535), Peribronchiale und perivaskuläre Tuberkulose (536), Lokalisation und Schicksal der ersten Herde (538), Weitere Ausbreitung der Tuberkulose (539), Kavernenbildung (540), Die verschiedenen Formen der Lungentuberkulose (541).
9. Allgemeine Symptomatologie, Verlauf und Diagnose 545
   a) Die gewöhnliche Form der Lungentuberkulose 547
      α) Phthisis incipiens 547
         Symptomatologie (547), Diagnose der Phthisis incipiens (553), Weiterer Verlauf der Phthisis incipiens (567).
      β) Phthisis confirmata 568
         Symptomatologie (568), Verlauf (569), Diagnose (570).
      γ) Die Phthisis consummata 571
   b) Die fibröse Phthise 572
      Diagnose (573).
   c) Die bronchiektatische Form der Lungentuberkulose 573
   d) Die akute Lungentuberkulose 573
      α) Pneumonische Form der akuten Lungentuberkulose 573
         Akuteste Fälle, Die etwas weniger akuten Fälle der gelatinös-käsigen Pneumonie (573), Ätiologie, Symptomatologie (574), Verlauf, Ausgang, Diagnose (575).
      β) Die multiple, herdförmige, akute Tuberkulose 576
         Ätiologie, Pathologisch-anatomisches, Symptomatologie und Verlauf (576), Tod, Diagnose (577).
   e) Die Tuberkulose im Kindesalter 578
      Säuglingsalter (578), Spielalter (579), Das frühere Schulalter, Das spätere Schulalter und das Pubertätsalter (580).
   f) Die Tuberkulose im Greisenalter 581
      Pathologisch-anatomisches, Symptome, Verlauf (581), Diagnose (582).
10. Die einzelnen Symptome der Lungentuberkulose 582
    a) Physikalische Symptome 582
       Inspektion, Palpation (582), Mensuration, Spirometrie und Pneumatometrie, Auskultation und Perkussion (583), Die Lungentuberkulose im Röntgenbild (584).
    b) Andere lokale Symptome 588
       Husten (588), Sputum (589), Dyspnoe, Heiserkeit und andere Kehlkopfstörungen (592), Schmerzen, Hämoptoe (593).

Seite
c) Allgemeinsymptome 595
Fieber (595), Stoffwechsel und Ernährungszustand (596), Schweißbildung, Zirkulationsapparat (598), Blut (599), Verdauungsapparat
(601), Muskulatur, Knochen und Gelenke, Haut (602), Harnapparat, Genitalapparat (603), Nervensystem, Psyche (604).
11. Die Komplikationen der Lungentuberkulose 605
Amyloide Degeneration der Unterleibsorgane (605), Darmtuberkulose,
Mastdarmfisteln, Tuberkulöse Magengeschwüre (606), Kehlkopftuberkulose, Tuberkulöse Peritonitis, Tuberkulöse Pleuritis, Pleuritis
sicca, Pleuritis exsudativa, Pneumothorax, Perikarditis, Endocarditis
tuberculosa (607). Tuberkulose der Knochen, Gelenke und Muskeln,
Haut, Schleimhaut des Mundes und der Nase, Tuberkulose der Uvula,
Thrombosen, Nervensystem (608), Nieren (609), Nicht tuberkulöse
Komplikationen, Akute Katarrhe der oberen Luftwege, Chronische
Pharyngolaryngitis, Chronische Bronchitis, Emphysem, Akute Infektionskrankheiten (610), Influenza, Pneumonie, Masern und Pertussis,
Diabetes, Karzinom, Aktinomykose, Syphilis, Malaria, Neurosen,
Schwangerschaft (611).
12. Die Prognose der Lungentuberkulose 611
13. Prophylaxe und Therapie der Lungentuberkulose 613
a) Prophylaxe 614
α) Erhöhung der Resistenz 614
Prophylaktische Tuberkulinbehandlung, Prophylaktische Immunisierung mit Bazillen, Hygienisch-diätetische Maßnahmen (615),
Die hygienisch-diätetischen Maßnahmen in der Jugend, die
Beeinflussung der lokalen Disposition (617).
β) Beschränkung der Infektionsgelegenheiten 618
Unschädlichmachung des Auswurfs, Isolierung der Phthisiker
(618), Wohnungshygiene (619), Gewerbehygiene, Beschränkung
der Infektionsgefahr im Kindesalter, Eheverbot (620), Fürsorgestellen (621).
γ) Die Bekämpfung der Tuberkulose als Volkskrankheit 621
b) Therapie 622
α) Spezifische Therapie 623
Tuberkulintherapie (623), Aktive Immunisierung mit Bazillen
(627), Passiv immunisierende Mittel, Spezifische Behandlung der
Mischinfektion, Angeblich spezifisch wirkende Medikamente (628).
β) Hygienisch-diätetische Behandlung 629
Heilstättenbehandlung (629), Erholungsheime und Spezialkrankenhäuser (632), Walderholungsheime, Klimatotherapie (633),
Mineralwässer, Muskelruhe (637), Freiluft- und Liegekur (638),
Bewegungstherapie, Ernährung (639), Hydrotherapie, Lichttherapie, Psychische Behandlung (641).
γ) Direkte Einwirkungen auf die Respirationsorgane 641
Der künstliche Pneumothorax (641), Andere chirurgische Eingriffe,
Lungengymnastik, Pneumatotherapie, Die Kuhnsche Lungen-
saugmaske, Röntgentherapie (647), Inhalationstherapie (648).
δ) Die Behandlung der einzelnen Symptome 648
Fieber, Nachtschweiße (648), Husten, Auswurf, Hämoptoe, Er-
krankungen des Kehlkopfs, Verdauungsstörungen (649),
Schmerzen, Schwangerschaft (650).
ε) Die Therapie bei den einzelnen Formen der Lungentuberkulose . 651
Therapie der chronischen Phthise (651), Therapie der fibrösen
Phthise, Therapie der akuten Formen (652), Therapie der
Tuberkulose der Kinder, Therapie der Tuberkulose im Greisen-
alter (653).
IX. Die Pneumonokoniosen 653
Historisches (653), Definition, Ätiologie (654), Pathologische Anatomie,
Pathogenese (655), Symptomatologie (656), Verlauf (658), Kompli-
kationen (659), Diagnose, Prognose (660), Behandlung (661).
X. Das Lungenemphysem 661
Definition (661), Ätiologie, Pathogenese (662), Pathologische Anatomie
(670), Pathologische Physiologie (671), Symptomatologie (672), Kom-
plikationen, Verlauf (675), Diagnose (676), Prognose, Therapie (677).

Inhaltsverzeichnis.

Seite

XI. Die Atelektase und die Cirrhose der Lungen 680
    1. Die Lungenatelektase 680
        Definition (680), Ätiologie und Pathogenese (681), Pathologische Anatomie, Symptomatologie (682), Diagnose, Therapie (683).
    2. Die Lungencirrhose 683
        Ätiologie, Symptomatologie (683), Folgen und Komplikationen (684), Therapie (685).

XII. Fremdkörper in Bronchien und Lungen 685
        Ätiologie, Symptomatologie (685), Diagnose, Therapie (686).
    Anhang: Bronchial- und Lungensteine 686
        Diagnose, Behandlung (687).

XIII. Die Pleuritis 687
        Historisches, Ätiologie (687), Pathologische Anatomie (692).
    1. Pleuritis sicca 692
        Ätiologie (692), Symptomatologie, Verlauf, Diagnose (693), Prognose, Therapie, Pleuritis sicca diaphragmatica (694).
    2. Pleuritis serofibrinosa 695
        Ätiologie (695), Pathologische Physiologie (696), Symptomatologie (699), Verlauf (711), Besondere Formen der Pleuritis (712), Komplikationen (716), Diagnose (717), Prognose (718), Therapie (719).
    3. Pleuritis purulenta 727
        Ätiologie (727), Symptomatologie (728), Verlauf (730), Diagnose (732), Prognose, Therapie (733).
    4. Empyema putridum 736
        Ätiologie (736), Symptomatologie, Diagnose, Prognose (737), Therapie (738).
    5. Die Pleuraverwachsungen 738
        a) Das Retrécissement thoracique und die Obliteration der Pleurahöhle 738
            Ätiologie, Symptomatologie (738), Diagnose (739), Prognose, Therapie (740).
        b) Flächenförmige Verwachsungen 740
            Ätiologie (740), Symptomatologie, Diagnose (741), Therapie (742).
        c) Zirkumskripte Verwachsungen 742
            Diagnose, Therapie (742).

XIV. Der Pneumothorax 742
        Historisches, Definition, Pathogenese und pathologische Physiologie (742), Pathologische Anatomie (748), Ätiologie (749).
    1. Der reine Pneumothorax 750
        Symptomatologie (750), Verlauf (755), Diagnose, Prognose (757), Therapie (758).
    2. Der Seropneumothorax 760
        Ätiologie, Symptomatologie (760), Diagnose, Prognose, Therapie (762).
    3. Der Pyopneumothorax 763
        Ätiologie, Symptomatologie (763), Diagnose, Prognose, Therapie (765).

XV. Die Geschwülste der Trachea, der Bronchien, der Lunge und der Pleura 766
    1. Gutartige Geschwülste 766
    2. Bösartige Neubildungen 766
        Vorkommen und pathologische Anatomie (766), Symptomatologie (769), Verlauf und Komplikationen (775), Diagnose (778), Prognose, Therapie (779).

XVI. Die Syphilis der Trachea, der Bronchien, der Lunge und der Pleura . . . 780
    1. Sekundäre Syphilis 780
    2. Tertiäre Syphilis 780
        a) Tertiäre Syphilis der Trachea und der Bronchien 780
            Pathologische Anatomie (780), Symptomatologie, Verlauf, Komplikationen (781), Diagnose, Prognose, Therapie (782).
        b) Tertiäre Lungensyphilis 782
            Pathologische Anatomie (782), Symptomatologie, Komplikationen (783), Diagnose (784), Prognose, Therapie (785).
        c) Die gummöse Pleuritis 785
            Diagnose, Therapie (785).

		Seite
	3. Hereditäre Syphilis	785
	Pathologische Anatomie (785), Symptomatologie, Syphilis hereditaria tarda (786).	
XVII.	Die Streptothrix- und Aktinomyceserkrankungen der Bronchien und Lungen	786
	1. Die Aktinomykose	787
	Ätiologie, Pathogenese (787), Pathologische Anatomie, Symptomatologie (788), Diagnose, Prognose, Therapie (789).	
	2. Die Streptothrichose	790
	Diagnose, Prognose, Therapie (790).	
XVIII.	Schimmelpilz- und Soorerkrankungen der Bronchien und der Lunge	790
	1. Schimmelpilzerkrankungen (Pneumonomykosen)	790
	Ätiologie und Pathogenese, Pathologische Anatomie (790), Symptomatologie, Diagnose, Prognose, Therapie (791).	
	2. Soor	791
XIX.	Tierische Parasiten	791
	1. Der Echinokokkus	791
	Ätiologie und Pathogenese (791), Pathologische Anatomie, Symptomatologie (792), Diagnose (796), Prognose, Therapie (797).	
	2. Paragonimus Westermani	798
	Literatur	798

Erkrankungen der Zirkulationsorgane. Von Professor Dr. F. Külbs-Berlin 811

- I. Anatomie und Physiologie 811
  - A. Allgemeine und topographische Anatomie des Herzens 811
  - B. Spezielle Anatomie und Histologie 813
    1. Herz 813
       - a) Der Herzmuskel 813
       - b) Das Zwischengewebe 814
       - c) Das Endokard 815
       - d) Das Epikard 815
       - e) Die Herzklappen 815
       - f) Das Blutgefäßsystem 815
       - g) Das Lymphgefäßsystem 816
       - h) Das Fasersystem 816
    2. Die Blutgefäße 817
  - C. Physiologie 819
    1. Allgemeines 819
    2. Vergleichend Anatomisches 820
    3. Die Innervation der Kreislauforgane 820
       - a) Das Herznervensystem 820
       - b) Reizbildung und Reizleitung 826
       - c) Die Gefäßnerven 828
    4. Der Körperkreislauf 829
       - a) Die Kraft des Herzens 829
       - b) Die Mechanik des Kreislaufs 830
       - c) Die Bedeutung des Gefäßsystems für den Kreislauf 834
    5. Der Lungenkreislauf 836
    6. Der fötale Kreislauf 837
  - D. Das Reizleitungssystem im Herzen 837
    1. Anatomie 837
       - a) Einleitung 837
       - b) Atrioventrikularverbindung 838
       - c) Sinusvorhofsverbindung 849
       - d) Ventrikel-Bulbusverbindung 852
       - e) Gefäße des Reizleitungssystems 852
       - f) Nerven des Reizleitungssystems 853
       - g) Geschichtliches 853
    2. Physiologie 855
       - a) Reizleitung 855
       - b) Reizbildung 856

Seite
        c) Myogene und neurogene Theorie 858
        d) Zusammenfassung über die Reizbildung und Reizleitung 860
    3. Pathologische Veränderungen im Reizleitungssystem 862
II. Untersuchungsmethoden 865
    A. Inspektion 865
    B. Palpation 865
    C. Perkussion 868
        1. Absolute und relative Herzdämpfung 869
        2. Veränderungen der Herzdämpfung 871
    D. Auskultation 873
        1. Methoden 873
        2. Normale Herztöne 873
        3. Veränderte Herztöne 874
        4. Herzgeräusche 875
           Endokardiale Herzgeräusche (875), Perikardiale Herzgeräusche, Akzidentelle Geräusche (876).
        5. Arterientöne und Arteriengeräusche 878
           Die pathologischen Veränderungen der Gefäßtöne (879).
        6. Venentöne und Venengeräusche 879
    E. Die Pulsuntersuchung 879
        1. Der Arterienpuls 879
           a) Palpation 880
              Die Pulsfrequenz (880), Der Rhythmus des Pulses (881), Pulsqualität (882).
           b) Sphygmographie 883
        2. Der Venenpuls 887
           Positiver Lebervenenpuls (890).
        3. Erkennung der Arythmien aus dem Sphygmogramm 890
           Pulsus irregularis respiratorius, Extrasystolische Arhythmien (891), Pulsus irregularis perpetuus, Überleitungsstörungen, Pulsus alternans (892).
    F. Untersuchung des Blutdrucks 892
        1. Methodik 893
           Historisches (893), Die Bestimmung des maximalen Blutdrucks (895), Minimaler Blutdruck, Pulsdruck, Pulsamplitude, Mitteldruck (897).
        2. Faktoren, die physiologisch den Blutdruck beeinflussen . . . 898
        3. Praktische Ergebnisse 899
    G. Die Röntgendiagnostik 900
        1. Die Röntgensilhouette des Herzens 902
           a) Allgemeines 902
           b) Herzsilhouette bei Klappenfehlern 906
           c) Herzsilhouette bei Hypertrophie 909
           d) Herzsilhouette bei Situs inversus 910
           e) Herzsilhouette bei Perikarditis 910
        2. Die Röntgensilhouette der großen Gefäße 913
           a) Verbreiterung und Verengerung der Aorta thoracica 914
           b) Aneurysmen 914
              α) Das Aneurysma der Aorta thoracica 914
              β) Das Aneurysma der Arteria anonyma 916
              γ) Das Aneurysma der Aorta descendens 916
              δ) Das Aneurysma der Arteria pulmonalis 916
        3. Die Röntgendiagnostik an den mittleren und kleineren Gefäßen . . 916
    H. Elektrokardiographie 917
        1. Technik und Physiologie 917
        2. Form des Elektrokardiogramms 919
        3. Klinisches 922
           a) Allgemeines 922
           b) Technisches und Wahl der Ableitung 923
           c) Physiologische Veränderungen des Elektrokardiogramms . . . 923
           d) Pathologische Veränderungen des Elektrokardiogramms . . . 925
              1. Respiratorische Arhythmie (Sinusarhythmie) 928
              2. Extrasystolen 928

Inhaltsverzeichnis. XV

Seite
    3. Pulsus irregularis perpetuus 929
    4. Überleitungsstörungen 930
    5. Pulsus alternans 931
    6. Bradykardie 931
    7. Tachykardie 931
I. Die Funktionsprüfung des Herzens 932
    1. Methoden, die die Veränderungen von Puls und Blutdruck nach dosierter Arbeit berücksichtigen 933
    2. Methoden, die das Verhalten von Pulsdruck bzw. Blutdruck in verschiedener Körperlage oder bei Ausschaltung bestimmter Gefäßbezirke in Rechnung setzen 934
    3. Methoden zur Bestimmung des Schlagvolumens des Herzens 934
    4. Sphygmobolometrie und Energometrie 935
III. Störungen der Schlagfolge des Herzens 938
  A. Die Arhythmien 939
    1. Respiratorische Arhythmie 939
    2. Extrasystolen 940
    3. Pulsus irregularis perpetuus 944
    4. Überleitungsstörungen 945
        a) Überleitungshemmung = partieller Block 946
        b) Überleitungsunterbrechung (Dissoziation = völliger Herzblock) .. 948
        Adams Stokesscher Symptomenkomplex (949), pathologisch-anatomische Veränderungen im Hißschen Bündel, Klinik der Anfälle (950).
    5. Pulsus alternans 951
  B. Tachykardie und Bradykardie. 953
    1. Tachykardie 953
    2. Die Bradykardie 954
    Begriff (954), die einzelnen Bradykardien (955).
  C. Hemisystolie 957
IV. Die Kreislaufsinsuffizienz 958
  A. Allgemeines 959
  B. Symptomatologie 964
    1. Symptomatologie der chronischen Kreislaufinsuffizienz 964
        a) Dyspnoe 964
        b) Cyanose 965
        c) Herzklopfen und andere Sensationen in der Herzgegend 966
        d) Ödeme 966
        Ursachen, Klinik (967).
        e) Stauungsnieren 968
        f) Stauungslungen 969
        Anatomisches (970).
        g) Stauungsleber 970
        Klinik, Anatomisches (970).
        h) Stauungsmilz 971
        Anatomisches (972).
        i) Magen-Darmstauung 972
        k) Stauung in den Genitalorganen 972
        l) Das Blut der Herzkranken 972
        m) Stauung im Zentralnervensystem 973
    2. Symptomatologie der akuten Kreislaufsinsuffizienz 973
    Ätiologie, Symptomatologie (973).
  C. Die Beziehung der Insuffizienz zur Hypertrophie 974
  D. Plötzlicher Herztod 976
  E. Die Ursachen der Kreislaufinsuffizienz 977
  F. Diagnose der Kreislaufinsuffizienz 979
  G. Prognose der Kreislaufinsuffizienz 981
  H. Therapie der Kreislaufinsuffizienz 981
    1. Allgemeines 981
    2. Prophylaxe 983
    3. Ruhe und Bewegung 984
    4. Medikamentöse Therapie 986

Seite
        a) Herzmittel 986
            α) Digitalis und Strophantus 986
                Wirkung (987), Testmethode (988), Experimentelles (990), Ersatzprodukte (991).
            β) Übrige Herzmittel 994
                Kampfer, Moschus, Koffein (994).
        b) Gefäßmittel 994
            Adrenalin, Alkohol, Äther, Ergotin, Atropin, Hydrastispräparate (995), Strychnin, Nitrite (996).
        c) Praktische Anwendung der Herz- und Gefäßmittel 996
            α) Akute Herzinsuffizienz 996
            β) Periodische Digitaliskur und chronische Digitaliskur 998
        d) Morphium 998
        e) Die Diuretica 999
    5. Physikalische Therapie 999
        a) Mechanotherapie 999
            Indikationen, Aktive Bewegungen (1000), Atemgymnastik (1001), Massage (1002).
        b) Hydrotherapie 1003
            Wasserbäder (1003), Kohlensäurebäder (1004), Sauerstoffbäder, Solbäder, Moor- und Schlammbäder (1005).
            Indikationen und Kontraindikationen für Bäder bei Herz- und Gefäßkrankheiten 1005
        c) Elektrotherapie 1006
    6. Diätetische Therapie 1007
    7. Therapeutische Übersichtstabelle 1010
        a) Akut einsetzende bedrohliche Herzinsuffizienz 1010
        b) Akut bzw. subakut einsetzende Insuffizienz des Herzens 1010
        c) Chronische Herzinsuffizienz mit akuten Exazerbationen 1011
V. Die organischen Erkrankungen des Herzens 1011
  A. Die entzündlichen Erkrankungen 1011
    1. Die Endokarditis 1011
        a) Ätiologie 1011
        b) Experimentelles 1012
        c) Pathologische Anatomie 1013
        d) Endocarditis acuta 1015
            Symptomatologie (1015), Verlauf (1017), Differentialdiagnose, Prognose (1019), Therapie (1020).
        e) Endocarditis chronica 1021
            Ätiologie (1021), Symptomatologie, Diagnose, Prognose, Therapie (1022).
        f) Endocarditis recurrens 1022
            Diagnose (1023).
        g) Endocarditis lenta 1023
            Prognose (1023).
        h) Die Wandendokarditis 1023
            Diagnose, Prognose, Therapie (1024).
    2. Myokarditis 1024
        a) Allgemeines 1024
        b) Ätiologie 1024
        c) Pathologische Anatomie 1026
        d) Myocarditis acuta 1028
            Symptomatologie (1028), Prognose, Therapie, Myokarditis nach Diphtherie: Symptomatologie (1029), Prognose, Therapie, Myokarditis bei Sepsis (1030), Myokarditis bei Polyarthritis rheumatica, Myokarditis nach Typhus (1031), Myokarditis nach Scharlach: Prognose (1032).
        e) Myocarditis chronica 1033
    3. Perikarditis 1033
        Definition, Ätiologie, Pathologische Anatomie (1033), Symptomatologie und Verlauf (1034), Differentialdiagnose (1038), Komplikationen, Prognose (1039), Therapie (1040).
  B. Herzklappenfehler 1042
    1. Allgemeines 1042
        a) Definition 1042
        b) Ätiologie 1043
            Statistisches (1044).

Seite
    c) Folgen eines Klappenfehlers 1044
        Hypertrophie (1044), Dilatation (1047), Dekompensation (1050).
    d) Statistisches 1052
        Häufigkeit der Klappenfehler (1052), Häufigkeit der einzelnen Klappenfehler (1052), Zeit des Auftritts der Klappenfehler (1053).
    e) Pathologische Anatomie 1054
  2. Mitralinsuffizienz 1055
      Dynamische Folgen (1055), Klinische Symptome (1056), Diagnose, Prognose (1057), Therapie (1058).
  3. Mitralstenose 1058
      Kreislaufstörungen, Klinische Symptome (1059), Diagnose (1061), Prognose, Therapie (1062).
  4. Aorteninsuffizienz 1063
      Ätiologie, Dynamische Folgeerscheinungen, Klinische Symptome (1063), Diagnose, Prognose (1065), Therapie (1066).
  5. Aortenstenose 1068
      Dynamische Folgeerscheinungen, Klinische Symptome (1068), Diagnose, Prognose, Therapie (1069).
  6. Pulmonalinsuffizienz 1070
      Dynamische Folgen, Klinische Symptome (1070), Diagnose, Prognose, Therapie (1071).
  7. Pulmonalstenose 1071
      Dynamische Folgen, Klinische Symptome (1071), Diagnose, Prognose, Therapie (1072).
  8. Trikuspidalinsuffizienz 1072
      Dynamische Folgeerscheinungen (1072), Klinische Symptome (1073), Diagnose, Prognose, Therapie (1074).
  9. Trikuspidalstenose 1074
      Zirkulationsstörungen, Klinische Symptome (1074), Prognose (1075).
 10. Kombinierte Klappenfehler 1075
      Diagnose, Häufigkeit der Kombinationen (1076), Prognose (1077.

C. Myodegeneratio cordis 1077
  1. Definition 1077
  2. Ätiologie 1078
  3. Pathologische Anatomie 1079
  4. Symptomatologie 1082
      Symptomatologie der chronischen Form (1082), Symptomatologie des akuten Stadiums der schweren Kreislaufstörung (1084).
  5. Diagnose 1085
  6. Prognose 1086
  7. Therapie 1086

D. Die nichtentzündlichen Erkrankungen des Perikards 1087
  1. Hydroperikard 1087
      Anatomisches (1087), Klinik, Prognose, Therapie (1088).
  2. Hämoperikard (Bluterguß im Herzbeutel) 1088
      Ätiologie, Symptomatologie, Therapie (1088), Prognose (1089).
  3. Pneumoperikard 1089
      Ätiologie, Symptomatologie, Diagnose (1089), Prognose, Therapie (1090)

E. Die Hypertrophie der Herzmuskulatur (idiopathische Herzvergrößerung) 1090
  1. Definition 1090
  2. Ätiologie 1091
  3. Experimentelles 1091
  4. Symptomatologie 1092

F. Die akute Dilatation des Herzens 1093
      Ätiologie (1093), Symptome, Prognose, Therapie (1094).

G. Thromben im Herzen 1094
H. Das Herzaneurysma 1095
      Pathologische Anatomie und Ätiologie, Symptomatologie (1095), Diagnose, Prognose, Therapie (1096).
I. Die Geschwülste des Herzens 1096
K. Die Parasiten des Herzens 1096
L. Die Mißbildungen im Herzen 1096
    Cyanose (1099).

Inhaltsverzeichnis.

Seite
1. Die anatomischen Unterlagen der Mißbildungen des Herzens 1099
Mißbildungen des Septum atrioventriculosum, Defekte in der Klappenanlage, Mißbildungen des Septum aorticum (1099), Transposition der großen Gefäße, Störungen in der Gesamtanlage des Herzens, Offenbleiben des Ductus Botalli (1100).
2. Die klinisch wichtigsten Mißbildungen des Herzens 1100
Offenes Foramen ovale (1100), Offenbleiben des Ductus Botalli, Ventrikelseptumdefekt (1101), Aneurysmen des offenen Ductus arteriosus Botalli, Transposition der großen Gefäße, Falsche Sehnenfäden (1102).
   a) Pulmonalstenose 1102
   b) Isthmusstenose 1103
VI. Die organischen Erkrankungen der Gefäße 1104
A. Krankheiten der Arterien 1104
1. Arteriosklerose 1104
   a) Das Wesen der Arteriosklerose 1104
Definition (1104), Pathologische Anatomie und Pathogenese (1105).
   b) Ätiologie 1107
Experimentelles (1109).
   c) Symptomatologie 1111
      α) Allgemeines 1111
Klinisches Krankheitsbild (1112), Objektiver Befund (1113).
      β) Symptome bei der lokalisierten Sklerose einzelner Gefäßgebiete 1116
Die Gehirnsklerose, Die Koronarsklerose (1116), Die Pulmonalsklerose (1118), Das intermittierende Hinken (1119), Dyspragia intermittens angiosclerotica intestinalis (1121).
   d) Verlauf und Prognose 1122
   e) Therapie 1124
   f) Gefäßkrisen 1128
   g) Juvenile Arteriosklerose (Romberg) 1128
2. Syphilis der Gefäße 1129
   a) Allgemeines 1129
Historisches, Häufigkeit (1129), Zeit des Auftritts, Verhältnis zum Verlauf der Syphilis (1130).
   b) Mesaortitis syphilitica 1130
Pathologische Anatomie (1130), Symptomatologie, Subjektive Symptome (1132), Objektiver Befund (1134), Differentialdiagnose (1135), Prognose, Therapie (1136).
   c) Die Syphilis der mittleren und kleinen Arterien 1137
Pathologische Anatomie (1137), Die wichtigsten Lokalisationen: Gehirn (1138), Herz, Arme und Beine (1139), Magen-Darmkanal, Therapie (1140).
3. Tuberkulose der Gefäße 1140
4. Aneurysma 1141
   a) Allgemeines 1141
Definition, Pathologische Anatomie (1141), Ätiologie (1145), Häufigkeit (1148).
   b) Das Aneurysma der Brustaorta 1149
Symptomatologie (1149), Differentialdiagnose (1151), Prognose (1152), Therapie (1153).
   c) Die seltenen Aneurysmen 1155
      α) Aneurysma der Aorta abdominalis 1155
      β) Aneurysma der Anonyma Karotis 1156
      γ) Aneurysma der Arteria pulmonalis 1157
      δ) Die Aneurysmen der mittleren und kleineren Arterien 1158
5. Arteriitis 1160
6. Periarteriitis nodosa 1160
Symptome, Anatomie (1160), Ätiologie, Diagnose, Therapie (1161).
B. Krankheiten der Venen 1161
1. Phlebitis 1161
Pathologische Anatomie, Ursachen (1161), Verlauf, Symptome, Diagnose, Prognose, Therapie (1162).
2. Varizen 1163
Pathologische Anatomie, Häufigkeit, Ätiologie (1163), Symptomatologie (1164), Therapie (1165).

Seite
- 3. Phlebosklerose 1166
- 4. Phlebitis luetica 1166
- C. Thrombose und Embolie 1167
  - 1. Thrombose 1167
    - a) Allgemeines 1167
      Pathologische Anatomie und Ätiologie (1167), Klinisches, Therapie (1168).
    - b) Thrombose einzelner Venen 1168
      Armvenen (1168), Hirnvenen und Sinus, V. centralis nervi optici, V. cava superior, Gebiet der unteren Hohlvene (1169), Pfortader, Jugularvenen (1170) 1170
  - 2. Embolie 1170
    Definition und pathologische Anatomie (1170), Folgen der Embolie (1171), Klinik (1172), Therapie, Spontangangrän der Extremitäten (1173).

VII. Die nervösen Erkrankungen der Zirkulationsorgane 1174
- A. Die Herzneurose im eigentlichen Sinne 1174
  - 1. Allgemeines 1174
    Definition (1174), Symptomatologie (1175), Verlauf und Prognose, Differentialdiagnose (1180), Therapie (1181).
  - 2. Die kardiale Form der Neurasthenie 1183
    Anhang:
    - a) Besonders beschriebene Formen, die aber hierher gehören 1185
    - b) Das Herz bei den übrigen Neurosen und den Psychosen 1186
  - 3. Die Herzneurose als Teilerscheinung organischer Erkrankungen ... 1187
    - a) Allgemeines 1187
    - b) Entstehungsmöglichkeiten 1187
      Zirkulationsorgane, Verdauungsorgane (1189), Harn- und Geschlechtsorgane (1190), Respirationsorgane (1191), Nervensystem (1192), Bewegungsapparat (1193), Akute und chronische Infektionskrankheiten, Konstitutionskrankheiten (1194).
  - 4. Die toxischen Herzneurosen 1195
  - 5. Die thyreotoxischen Herzstörungen, das sogenannte „Basedowherz" 1196
    Definition (1196), Ätiologie, Symptomatologie (1197), Therapie (1198).
- B. Besondere, meist organisch bedingte Symptomenkomplexe 1199
  - 1. Die paroxysmale Tachykardie 1199
    Begriff (1199), Symptomatologie (1201), Verlauf, Prognose, Therapie (1202).
  - 2. Angina pectoris 1203
    Definition und Wesen, Theorie (1203), Ätiologie (1204), Symptomatologie, Prognose (1205), Therapie (1206).
  - 3. Kardiales Asthma 1207
    Definition und Ätiologie (1207), Symptomatologie (1208), Differentialdiagnose, Therapie (1209).
  - 4. Organische Erkrankungen der Herznerven 1210
    - a) Allgemeines 1210
    - b) Spezielles 1212
  - 5. Morgagni-Adams-Stokesscher Symptomenkomplex 1212
    Definition und Geschichtliches (1712), Symptomatologie (1213), Pathologische Anatomie und Physiologie (1215), Differentialdiagnose, Prognose, Therapie (1216).
- C. Gefäßneurosen 1217

VIII. Der Kreislauf in seinen Beziehungen zu physiologischen und pathologischen Zuständen 1217
- A. Herz und Lebensalter 1218
  - 1. Säuglingsalter 1218
  - 2. Pubertät 1218
    Diagnose, Prognose, Therapie (1221).
  - 3. Greisenalter 1221
    Prognose, Therapie (1222).

II*

	Seite
B. Herz und körperliche Anstrengungen	1223
1. Allgemeines	1223
2. Die leichte Überanstrengung	1224
3. Die akute schwere Überanstrengung	1224
4. Die chronische schwere Überanstrengung	1224
C. Herz und Trauma	1226
Geschichtliches (1226).	
1. Trauma und Herzfehler	1227
Prognose (1228), Therapie, Zusammenfassung (1229).	
2. Trauma und Herzmuskelerkrankung	1229
3. Trauma und Perikard	1231
Hämoperikard (1231), Kontinuitätstrennungen, Blutungen und Entzündungen (1232), Zusammenfassung (1233).	
4. Trauma und Neurosis cordis	1233
Begutachtung (1234).	
D. Herz und andere organische Erkrankungen	1235
1. Respirationsorgane	1235
2. Verdauungsorgane	1237
3. Niere	1239
4. Adhäsionen mit der Umgebung	1240
5. Infektionskrankheiten	1241
a) Herz und akute Infektionskrankheiten	1241
Einfluß des Fiebers auf den Kreislauf	1241
b) Herz und chronische Infektionskrankheiten	1243
1. Tuberkulose	1243
Klinisches, Anatomisches (1243).	
2. Syphilis	1244
Anatomische Unterlagen (1244), Die syphilitische Aorteninsuffizienz, Symptomatologie (1245).	
6. Die bei Fettleibigen auftretenden Herzbeschwerden (Fettherz)	1246
Symptomatologie (1247), Diagnose, Prognose, Therapie (1248).	
7. Störungen der inneren Sekretion	1248
8. Erkrankungen der weiblichen Genitalien	1249
Herz und Gravidität	1250
Anhang: Herz und Aszites, Bauchtumoren etc.	1253
9. Erkrankungen des Blutes	1253
a) Herz und Anämie (Chlorose)	1253
b) Herz und perniziöse Anämie	1254
c) Herz und Leukämie bzw. Pseudoleukämie	1254
d) Herz und Polyzythämie	1254
10. Erkrankungen des Zentralnervensystems	1254
a) Organische Krankheiten des Gehirns und Rückenmarks	1254
b) Erkrankungen der Gehirnhäute	1255
c) Funktionelle Erkrankungen des Zentralnervensystems	1256
11. Kyphoskoliose	1256
Diagnose, Therapie (1257).	
12. Verbrennung und Erfrierung	1257
a) Herz und Verbrennung	1257
b) Herz und Erfrierung	1258
E. Herz und Genußmittel	1258
1. Kaffee, Tee, Tabak	1258
2. Alkohol	1259
Symptomatologie (1260).	
3. Morphium	1261
F. Herz und Operation, Shok, Narkose	1261
1. Herz und Operation	1261
2. Herz und Shokwirkung	1262
3. Herz und Narkose	1263
Experimentelles, Kontraindikationen der Narkose (1263).	
Literatur	1264
Autorenregister	1291
Sachregister	1305

Die Erkrankungen der Trachea, der Bronchien, der Lungen und der Pleuren.

Von

R. Staehelin-Basel.

Mit 71 Abbildungen.

A. Allgemeiner Teil.

I. Anatomische Vorbemerkungen.

Die Lungen bilden zusammen mit den Bronchien drüsenähnlich aufgebaute Organe, in denen die Bronchien die zuführenden Gänge, die Alveolen deren end- und seitenständige Ausstülpungen darstellen. Die gröberen Bronchien bestehen aus einem festen Rohr, das von einer Schleimhaut ausgekleidet wird. Die Festigkeit wird zum Teil durch Knorpelspangen und -Platten bedingt, die mit zunehmender Verästelung immer kleiner werden und schließlich verschwinden. Zwischen ihnen sind Schleimdrüsen eingelagert. Weiter innen befindet sich eine zirkuläre Schicht von glatter Muskulatur, die sich, allmählich dünner werdend, bis in die Alveolargänge fortsetzt. Neben den zirkulären existieren auch längsverlaufende Muskelfasern (F. A. Hoffmann). Nach Huckert (Ed. Müller) handelt es sich nur um spiralige Muskelbündel. Die äußere Hülle bildet eine Faserhaut, die auch die mit dem Bronchus verlaufenden Gefäße und Nerven umhüllt. Die Schleimhaut wird durch eine Tunica propria von der Muskulatur getrennt und besteht aus einem mehrschichtigem Flimmerepithel.

Die Tunica propria besteht aus einem Gitterwerk von elastischen Fasern, das durch reichliche Züge von solchen mit der Muskelschicht in Verbindung steht. Das ganze Gewebe zwischen Schleimhaut und Knorpelschicht enthält ein reichliches Lymphgefäßsystem und große Gefäße und ist sehr locker, so daß eine erhebliche Verschiebbarkeit der Schleimhaut gegenüber der festen Unterlage resultiert, was wohl eine energische Wirkung der Muskulatur auf die Schleimhaut auch in den Bronchien mit fester Knorpelwand ermöglicht.

Die Bronchien stellen keine ganz zylindrischen Röhren dar. Von ihrem oberen Ende an erweitert sich der Durchmesser gegen die Teilungsstelle hin, um kurz vor dieser wieder kleiner zu werden. Dieses Verhalten, das die Bronchien mit der Trachea gemein haben, muß bedeutende Wirbelbildungen im Luftstrom zur Folge haben, was für die Ablagerung von Staubpartikeln auf der Schleimhaut von Bedeutung sein dürfte.

Mit fortschreitender Teilung werden die Bronchien immer kleiner, ihre Wand immer dünner. Bei einer Weite von 1 mm hören die Knorpeleinlagerungen auf, dann auch die Schleimdrüsen, das Epithel wird auf eine einzige Lage reduziert. Bei einem Durchmesser von etwa 0,5 mm beginnt die Wand respiratorische Funktion zu übernehmen und wird dementsprechend umgewandelt. Diese Umwandlung besteht darin, daß in das Bindegewebe, das auf ein Minimum reduziert wird (und die Muskulatur allmählich verliert, aber sehr reichliche elastische Fasern enthält) das Kapillarnetz des kleinen Kreislaufs eingelagert wird, und daß an Stelle des Flimmerepithels respiratorisches Epithel tritt. Das respiratorische Epithel besteht aus einer einschichtigen Lage von zweierlei Elementen: 1. kubischen Zellen mit Kern, 2. verschieden großen polygonalen kernlosen Platten, die den größeren Teil der Fläche bilden. Den Abschnitt des Bronchialbaumes, in dem diese Umwandlung vor sich geht, nennt man Bronchioli respiratorii. In ihnen wird das Flimmerepithel durch kubisches verdrängt und dann beginnen neben diesem die kernlosen Platten zu erscheinen. Außerdem buchtet sich die Wand zu einzelnen Alveolen mit respiratorischem Epithel und Lungenkapillarnetz aus. Im nächstfolgenden Abschnitt, den Alveolargängen, werden diese Ausbuchtungen immer häufiger, das Epithel ist ganz respiratorisch, immerhin ist noch glatte Muskulatur in der Wand zu finden. Die Alveolargänge gehen ohne scharfe Grenze in ihre etwas erweiterten blinden Endigungen, die Infundibula über. Die Alveolen stehen vielfach durch feine Öffnungen, die Kohnschen Porenkanälchen, miteinander in Verbindung.

Diese Struktur des respiratorischen Gewebes spricht ganz entschieden dafür, daß der Gasaustausch nur durch Diffusion vor sich geht (s. u. S. 213). Wir können uns nicht

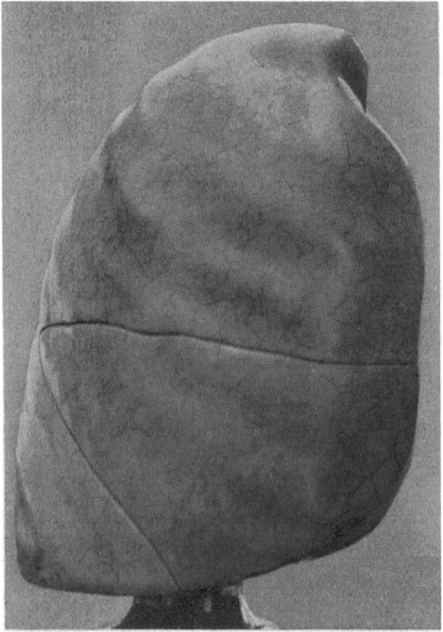 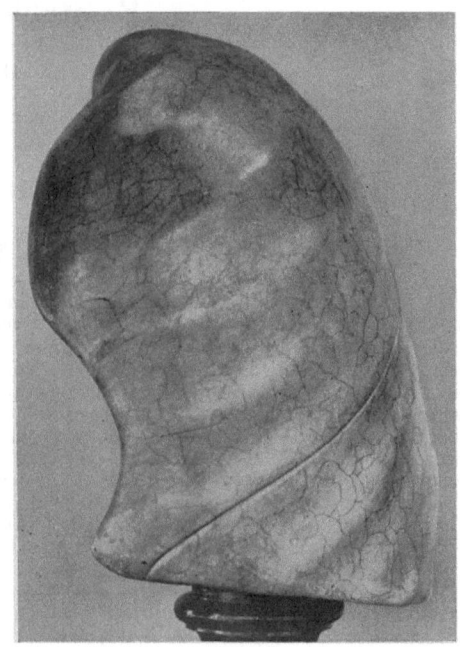

Abb. 1.   Abb. 2.
Rechte Lunge (Hissches Modell).   Linke Lunge (Hissches Modell).
Man erkennt die Furchen der Rippen, von denen die erste (Schmorlsche Furche) die Lungenspitze abschnürt.   Die Furche der ersten Rippe ist weniger tief und die Lungenspitze weniger abgeschnürt als links.

denken, daß kernlose Protoplasmagebilde wie Drüsen sezernieren könnten, und wenn nur das kubische Epithel CO_2 sezernierte, so müßte die Diffusion, die durch die kernlosen Platten vor sich geht, den Effekt illusorisch machen.

Die Lungen als Ganzes stellen annähernd kegelförmige Gebilde dar, die mit ihrer Basis dem Zwerchfell aufsitzen, mit der Spitze über die Ebene der oberen Thoraxapertur hinausragen. Die seitlichen Flächen bilden aber keinen regelmäßigen Kegelmantel, sondern zeigen die unregelmäßige Form, die durch die Konfiguration der Thoraxinnenfläche und der anliegenden Organe bedingt ist. In der medialen Fläche beider Lungen vereinigen sich die Bronchien und die ein- und austretenden Gefäße und bilden den Hilus (vgl. Abb. 5), der mit der Trachea und dem Herzen eng verbunden ist und den Fixpunkt der Lungen darstellt. Bei der Atmung wechselt er seine Lage nur wenig, während sich alle anderen Teile bei der Inspiration von ihm entfernen.

Beide Lungen sind durch tiefe Einschnitte in Lappen geteilt, die durch Furchen (Incisurae interlobares) voneinander getrennt werden. Links beginnt die Inzisur am Processus spinosus des 3. Brustwirbels und verläuft schräg nach abwärts zum Übergang der 6. Rippe in den Rippenknorpel. Rechts geht in der Axillarlinie von dieser Furche eine zweite Inzisur nach dem Sternalansatz des 4. Rippenknorpels und trennt einen Mittellappen ab. Praktisch kann man sich merken: Am Rücken gehört alles, was unterhalb des medialen Endes der Spina scapulae liegt, zum Unterlappen. Die ganze Vorderfläche wird links vom Oberlappen, rechts unterhalb der 4. Rippe vom Mittellappen gebildet. In der Seitenansicht wird links die Grenze bestimmt durch eine Linie, die man vom medialen hinteren Ende der Spina scapulae zum Übergang der 6. Rippe in ihren Knorpel zieht, rechts gehört das, was zwischen dieser Linie und der 4. Rippe liegt, zum Mittellappen (Corning). Der Verlauf der Furchen ist teilweise aus Abb. 1 und 2 ersichtlich. Besonders zu beachten ist, daß die Lungenspitzen beiderseits nicht ganz gleich konfiguriert sind, wie aus Abb. 1 und 2 ersichtlich ist. Man sieht hier, daß die Lungenspitze von der übrigen Lunge durch eine tiefere Impression der ersten Rippe, sog. Schmorlsche Furche abgesetzt ist, und zwar die rechte schärfer als die linke. Dieser Unterschied ist deshalb wichtig, weil er zur Folge hat, daß der Perkussionsschall über beiden Spitzen oft nicht ganz gleich ist, sondern über der rechten etwas leiser. Aber auch der Verlauf der Bronchien wird durch die Rippenfurche beeinflußt; der seitliche, hintere Spitzenbronchus verläuft rechts stärker gewunden als links (Helm, Seufferheld).

In die Blutversorgung teilt sich der kleine Kreislauf mit einem Teil des großen. Die Äste der Arteria pulmonalis verzweigen sich längs der Bronchien, Bronchiolen und Alveolargänge bis an die Infundibula. Sie geben starke Äste an die Bronchien ab, die in der Submukosa mit den Ästen der Aa. bronchiales ein Kapillarnetz bilden, und lösen sich unter dem respiratorischen Epithel zu einem äußerst feinmaschigen Kapillarsystem auf. Aus diesem entstehen im perilobären Bindegewebe die Venen, die neben den Bronchien und Arterien zurücklaufen. Die Bronchien werden außer durch die erwähnten Äste der Lungenarterien auch durch die Arteriae bronchiales versorgt, die teils aus der Aorta, teils aus der A. mammaria interna, gelegentlich auch aus der A. thyreoidea inf., A. intercostalis sup. etc. stammen. Sie verteilen sich längs der Bronchien, so daß auf jedem größeren Bronchus 2—3, miteinander kommunizierende Arterien liegen, und bilden zwei Kapillarnetze, eines in der Tunica propria und ein tieferes für Knorpel und Muskeln. Der Abfluß geschieht teils durch die Venae bronchiales posteriores in die V. azygos bzw. in die V. cava sup. (rechts) bzw. in die V. intercostalis sup. oder V. innominata (links), teils durch die Venae bronchiales anteriores (die auch vom Perikard Zufluß erhalten und mit den Venen des Ösophagus und des hinteren Mediastinums Anastomosen bilden) in die Lungenvene. Außerdem ergießen im ganzen Bereich der Bronchien einzelne kleine Venen das Blut der Bronchialwand in Äste der Lungenvene. Es fließt also ein großer Teil des Bronchialvenenblutes, und zwar besonders das Blut aus den kleinen Bronchien in die Lungenvenen, während zwischen den Arterien der Bronchien und der Lunge geringere Anastomosen bestehen.

Die Lymphgefäße bilden ein oberflächliches Netz unter der Pleura, das durch Stomata mit der Pleurahöhle in offener Verbindung steht, und ein tiefes im intralobulären Bindegewebe, das seine Zuflüsse aus den Infundibula und Bronchien (in denen ein submuköses und ein adventitielles Netz besteht) erhält. Die abführenden Lymphgefäße aus den Pleuren und aus den Lungen und Bronchien kommunizieren nach der bisher geltenden Anschauung erst am Hilus, nach neueren Untersuchungen (Franke) schon in der Peripherie. Sie münden, nachdem sie teilweise peribronchiale Lymphdrüsen passiert haben, in die tracheobronchialen Drüsen, von denen ein Paket auf der Seite der Bifurkation der Trachea und eines im Winkel zwischen beiden Hauptbronchien liegt. Die Abflüsse dieser Gebiete vereinigen sich mit den trachealen Lymphbahnen, rechterseits auch mit den Lymphgefäßen aus den oberen Interkostalräumen, aus dem hinteren Mediastinum (vom Zwerchfell, Herzbeutel, Ösophagus mit eingeschalteten Drüsen längs der Aorta) und aus den Glandulae mediastinales anteriores (größtenteils vor dem Aortenbogen, mit Zuflüssen von Herzbeutel, Zwerchfell, Thymus). Diese Bahnen bilden zusammen den Truncus bronchomediastinalis dexter, der die Lymphe meist in die Anonyma an deren Ursprungsstelle ergießt. Bisweilen nimmt auch ein Truncus mammarius von der Innenseite des Sternums, aus dem Verbreitungsgebiet der Mammaria interna an der Bildung des Hauptstammes teil. Links münden die einzelnen Gefäße in den Ductus thoracicus. In der Nähe der Einmündungsstelle in die Venen stehen die Stämme in Beziehung zu einer tiefen zervikalen Drüse, die zum Ursprungsgebiet des Truncus jugularis (aus Kopf und Hals) gehören kann, oder zu einer Supraklavikulardrüse, die dem Truncus subclavius angehört (dem Abfluß aus Arm, Pleurakuppe, vorderer und seitlicher Brustwand). Doch scheint es, daß trotz dieser (freilich recht geringen) Kommunikation das bronchomediastinale Gebiet, d. h. ein Ansaugen von Lymphe in den Thorax, nie zustande kommt. Nach Franke findet aus den bronchopulmonalen Drüsen auch ein Abfluß statt zu Drüsen des hinteren Mediastinums und durch das Zwerchfell — mit und neben dem Ösophagus — zu Drüsen am oberen Rand und an der Hinterseite des Pankreas.

Die Lymphgefäße der Pleura costalis schlagen verschiedene Wege ein. Die Lymphgefäße der hinteren Partien ziehen gegen die Wirbelsäule und treffen, nachdem sie bisweilen in der Gegend des Angulus costae noch Drüsen passiert haben, nahe am Rippenköpfchen auf Drüsen. Von hier führt der Weg zu Lymphknoten, die auf der Wirbelsäule liegen, und von da in den Ductus thoracicus. Auch zu den Achseldrüsen führen bisweilen einzelne Wege. Die Lymphgefäße der Pleurakuppe vereinen sich zu besonderen Kanälchen, die sich in den Ductus thoracicus, bzw. den Truncus lymphaticus communis dicht vor der Einmündung in die Vene ergießen. Die Lymphgefäße der vorderen Pleurapartien haben ihren Abfluß zu den längs der Arteria und Vena mammaria interna liegenden Lymphknoten. Von hier ergießt sich die Lymphe in den obersten Teil des Ductus thoracicus bzw. in eine entsprechende Stelle der rechten Seite, bisweilen aber auch in den Truncus bronchomediastinalis. Auch nach einer Supraklavikulardrüse (die manchmal auch mit dem Truncus bronchomediastinalis in Verbindung steht) kann ein Teil der Lymphe abfließen.

Die Nerven der Bronchien und der Lunge stammen aus dem Vagus und aus dem Sympathikus. Der Vagusstamm sendet bald nach dem Abgang des N. recurrens Äste nach den Hauptbronchien, von denen die oberen vor, die unteren, die stärker sind, hinter dem Bronchus verlaufen. Sie bilden hier reiche Geflechte, die mit den Verzweigungen der Bronchien in das Lungengewebe gelangen. Man kann einen Plexus pulmonalis anterior und posterior unterscheiden. L. R. Müller fand in der Ursprungsstelle des Plexus bronchialis Ganglienzellen, die in einer Kapsel eingeschlossen waren und keinen oder nur einen einzigen Fortsatz erkennen ließen. Er rechnet sie zum Spinalganglientypus und spricht sie den sensiblen Bahnen zu, die die Empfindung von den großen Bronchien vermitteln. In den Nervi bronchiales fand L. R. Müller nur markhaltige Fasern.

In den Plexus pulmonalis treten auch Sympathikusfasern ein, die größtenteils aus dem Plexus aorticus stammen. In der Bronchialwand fand L. R. Müller kleinste Knötchen, bestehend aus 4—10 Ganglienzellen von multipolarem Typus.

II. Physiologische Vorbemerkungen.

Die Respirationsorgane besorgen die Abfuhr der Kohlensäure aus dem Blut und den Ersatz des verbrauchten Sauerstoffes. Das geschieht dadurch, daß durch die Atembewegungen in regelmäßigem Rhythmus die Luft in der Lunge erneuert wird, wo die Alveolarluft auf einer Fläche, die 100 mal so groß wie die Körperfläche ist, mit den Kapillaren des Lungenkreislaufs in Berührung steht, nur durch eine ganz dünne Gewebsschicht getrennt. Außerdem wirken aber die Atembewegungen auch bei der Beförderung des Blutes mit, da einerseits der Lungenkreislauf durch die Volumschwankungen der Lunge beeinflußt wird, andererseits das Herz und die großen Venenstämme bei ihrer Lage im Thoraxraum von diesen Volumschwankungen und den Druckveränderungen im Brustraum direkt abhängig sind. Deshalb können Erkrankungen der Respirationsorgane auf die Atembewegungen, auf den Gasaustausch in der Lunge und auf die Blutzirkulation Einfluß ausüben.

Bei Eröffnung der Brusthöhle fällt die Lunge zusammen; gleichzeitig erweitert sich aber dabei auch der Thorax etwas. Also nimmt die Lunge, wenn nach der Thoraxöffnung ihr Innenraum und ihre Oberfläche unter dem gleichen (atmosphärischen) Druck stehen, ein kleineres Volum ein als der Thorax, der ebenfalls von außen und von innen gleich belastet ist. Bei uneröffnetem Brustkasten besteht ein Gleichgewicht derart, daß die elastischen Kräfte von Lunge und Thoraxwand sich aufheben, die Lunge ist also gedehnt, der Thorax eingezogen. Doch ist die Einziehung der Brustwand viel geringer als die Anspannung der Lunge, weil die elastischen Kräfte der Rippen und der zwischen ihnen ausgespannten Interkostalmuskeln etc. viel größer sind als die elastischen Kräfte der Lungen. Das Zwerchfell hingegen hat (in der Leiche) nur geringe elastische Kraft, die durch den intraabdominalen Druck ev. noch vermindert oder aufgehoben wird, wird also stark eingezogen werden. Durch diese Spannungsdifferenzen entsteht an der Berührungsstelle von Lungen und Brusthöhlenwandung, zwischen Pleura pulmonalis und Pleura parietalis, ein negativer Druck. Donders, der diese Differenz zwischen dem Druck in der Pleuraspalte und dem Atmosphärendruck zuerst festgestellt hat, hat sie an der Leiche gemessen, indem er ein Manometer luftdicht in die Trachea einband und dann den Thorax eröffnete. Im Moment der Thoraxöffnung zieht sich die Lunge zusammen, der Druck im Manometer steigt, nach Donders im Mittel um ca. 6 mm Hg. Donders nahm an, daß dieser Wert dem negativen Druck entspreche, der normalerweise in der Pleuraspalte herrsche. In Wirklichkeit herrscht aber in dieser nur virtuell ein negativer Druck, tatsächlich tritt er erst dann in Erscheinung, wenn ein Medium (Luft oder Wasser) zwischen die beiden Pleurablätter eingeschlossen ist. Wir können aber den Ausdruck: „negativer Druck der Pleuraspalte oder Donderscher Druck" für eine tatsächlich vorhandene Größe beibehalten, nämlich die Summe der Dehnungsgrößen, die die Lunge über ihr elastisches Gleichgewicht ausgedehnt erhalten. Diese Definition von Tendeloo scheint mir richtiger als die v. Wyß's, dessen Ausführungen sonst vollkommen beizupflichten ist. Diese Größe stellt aber nur einen Durchschnitt dar; an den verschiedenen Stellen ist (Tendeloo, Roth) dieser Druckwert sehr verschieden. An jedem Ort ist er gleich einerseits der elastischen Kraft, mit der die Thoraxwand an dieser Stelle nach außen strebt, andererseits dem elastischen Widerstand, den der entsprechende Lungenteil der Erweiterung entgegensetzt. Intra vitam sind aber diese rein physikalischen Kräfte, auch abgesehen von der Atembewegung, kompliziert durch den Tonus der Respirationsmuskulatur und den wechselnden intraabdominalen Druck (Füllung des Abdomens und Spannung der Bauchdecken). Die Adhäsion der Pleurablätter spielt keine nennenswerte Rolle (Stövesandt, v. Wyß).

Bei der Inspiration wird der Thorax durch Muskelkraft erweitert, die Lunge noch weiter über ihre Gleichgewichtslage hinaus gedehnt, der Dondersche Druck vermehrt. Man kann ihn messen, indem man die Lunge an der Leiche durch Aufblasen bis in der Inspiration entsprechende Ausdehnung bringt. Donders fand für normale Inspirationsstellung etwa — 8 bis — 9, für tiefste — 30 mm Hg gegenüber — 6 bei Exspirationsvolum. Wir müssen uns aber, wie Tendeloo bewiesen hat, von der Vorstellung frei machen, als ob die Lunge in allen ihren Teilen gleichmäßig gedehnt werde. Einerseits ist die Elastizität der Lunge nicht in allen ihren Teilen gleich, sondern die dem Hilus benachbarten Teile setzen wegen der geringen Elastizität der größeren Bronchien jeder Deformierung größeren Widerstand entgegen, auch sind die Alveolen, die an feste Teile (Bronchien, Gefäße, Bindegewebslamellen) stoßen, weniger dehnbar als die, die von anderen Alveolen umgeben sind. Aber auch wenn die Elastizität der Lunge an allen Stellen gleich wäre, so könnte die Ausdehnung nicht überall gleichmäßig vor sich gehen, weil die dehnenden Kräfte nicht überall gleich sind. Wenn sich das Zwerchfell allein bewegt, so müßten die basalen Teile der Lunge viel stärker gedehnt werden, als die Spitzen, selbst wenn die Hilusgegend der Fortpflanzung des Zuges nach oben kein Hindernis böte. Infolge dieser verschiedenen Faktoren sind die respiratorischen Volumschwankungen der Alveolen am geringsten in den Lungenpartien, die der Wirbelsäule benachbart liegen, und in den Spitzen, am größten in den seitlichen und kaudalen Teilen. In jedem Lungenteil und in jedem Lungenläppchen sind die respiratorischen Volumschwankungen der peripheren Teile größer als die der zentralen. Dementsprechend ist auch der Dondersche Druck nicht an allen Stellen der Pleuraspalte gleich, sondern erreicht da, wo die Wand der Brusthöhle am meisten nach auswärts gezogen wird, die größten Werte, während er an anderen Stellen fast 0 sein kann (Meltzer, Tendeloo). Doch sind diese Differenzen in der Ausdehnung der verschiedenen Lungenpartien nicht so groß, daß bei gewöhnlicher Atmung einzelne Stellen etwa ganz ruhig stünden.

Für die verschiedene Ausdehnung der Alveolen ist der Bronchialbaum von großer Bedeutung. Wäre die Lunge ein homogenes Schaumgewebe, so würde sich jeder elastische Zug auf große Strecken fortsetzen. Der relativ starre Bronchialbaum hindert das aber, daher hat ein Zug oder Druck an einer Stelle nur eine lokal begrenzte Wirkung. In der Nähe des Hilus sind überhaupt nur geringe Volumveränderungen möglich.

Bei der normalen Atmung des Mannes spielt das Zwerchfell die Hauptrolle. Seine ventralen Partien wirken vorzugsweise als Spanner des Centrum tendineum, die seitlichen und dorsalen Muskelbündel dagegen, die bei erschlafftem Zustand in ihrem unteren Teil der Brustwand anliegen, in ihrem oberen Teil in den Thoraxraum vorgewölbt werden, erzeugen durch ihre Kontraktion eine Abflachung und ein Tiefertreten der beiden Zwerchfellkuppen und eine Eröffnung der Komplementärräume, während das Centrum tendineum seinen Platz nur wenig ändert. Erst bei tieferer Atmung tritt auch das Centrum tendineum tiefer. Auf dem Röntgenschirm kann man beobachten, daß sich die beiden Zwerchfellhälften bei ruhiger Atmung um 1—3 cm, bei tiefster etwa 5—7 cm senken, die linke etwas mehr als die rechte. Beim Stehen steht das Zwerchfell tiefer und macht größere Exkursionen. Der Lungenrand steigt, wie die Perkussion erkennen läßt, bei tiefster Atmung 8 cm und noch mehr in die Höhe auf und nieder. Von außen kann man das Auf- und Absteigen des Zwerchfells bisweilen in Form des Littenschen Phänomens beobachten. Am deutlichsten sieht man es, wenn der Patient möglichst flach liegt, das Fußende des Bettes gegen das Fenster gewandt, und der Beobachter von der Fensterseite aus, etwa 2—3 Schritte von den Füßen des Kranken entfernt, in einem Winkel von 45° auf den Thorax blickt. Man sieht dann einen linearen Schatten, über einen größeren oder kleineren Teil des Thorax gürtelförmig sichtbar, bei jeder Inspiration abwärts steigen, bei ruhiger Atmung meist nur 1, bei tieferer 2—3 Interkostalräume. Das Phänomen kommt dadurch zustande, daß die Lunge eine gewisse Zeit braucht, um der Bewegung des Zwerchfells zu folgen. Das Zwerchfell saugt bei seiner Kontraktion zuerst die Interkostalräume etwas an, wodurch ein linearer, zirkulär verlaufender Schatten unterhalb des Lungenrandes entsteht. Erst nach einer meßbaren Zeit rückt dann die Lunge in den Komplementärsinus ein, der Interkostalraum verstreicht wieder und der Schatten verschwindet rasch wieder.

Das Phänomen kann also nur während der Inspiration zustande kommen und darf nicht mit der inspiratorischen Einziehung der Interkostalräume verwechselt werden, die bisweilen auch von oben nach unten steigt, aber bei der Exspiration immer einem Auswärtsweichen der Interkostalräume Platz macht, ebensowenig wie mit den Schattenbildungen, die durch die auf- und absteigenden Rippen erzeugt werden. Eine Verwechslung wird meist vermieden, wenn man sich daran erinnert, daß das Littensche Phänomen in einem linearen, nur nach abwärts steigenden Schatten besteht.

Die übrigen Muskeln, die neben dem Zwerchfell inspiratorisch wirken, teilt R. du Bois-Reymond in vier Gruppen: 1. solche, die auch bei der normalen Atmung mitwirken: Mm. intercostales, 2. solche, die bei erschwerter Atmung aktiv den Thorax erweitern: Mm. scaleni, serratus posticus superior und (bei fixiertem Kopf) sternocleidomastoideus; 3. solche, die den Thorax von der Last der oberen Extremität befreien: Mm. trapezius, rhomboidei, levator anguli scapulae; 4. solche, die den Thorax an der oberen Extremität emporziehen, wenn diese durch die Muskeln der Gruppe 3 (oder durch Aufstützen der Arme) fixiert ist: Mm. pectorales, serratus anticus major. Es muß aber bemerkt werden, daß die Mm. intercostales vielfach als Muskeln angesehen werden, die mit den Atembewegungen nichts zu

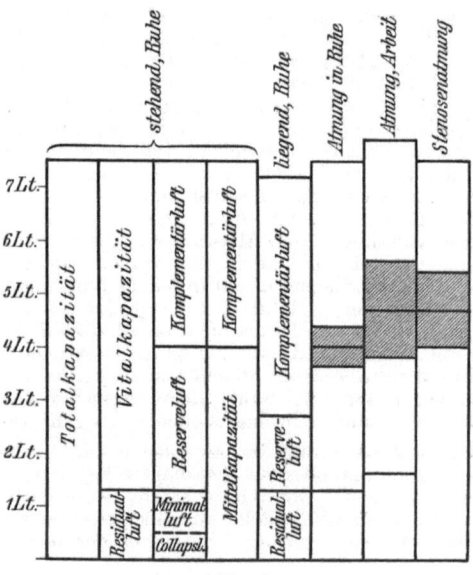

Abb. 3.

Der Luftgehalt der normalen Lunge und seine Schwankungen. Nach Hasselbalch (Deutsch. Arch. f. klin. Med. Bd. 93, S. 66, 68). Für die Stenosenatmung sind die Werte nach Siebeck (Deutsch. Arch. f. klin. Med. Bd. 97, S. 222) eingetragen.
Das mit einem Atemzug ein- und ausgeatmete Luftvolumen ist schraffiert.

tun haben, sondern nur durch ihren beständig vorhandenen Tonus die Interkostalräume steifen, ferner, daß die Mm. scaleni vielleicht zur ersten Gruppe gehören.

Die gewöhnliche Atmung ist wohl in der Regel nicht rein abdominal oder rein kostal, sondern wird durch die gleichzeitige Aktion von Zwerchfell und Rippenhebern bewirkt, nur wiegt bei den Männern die Zwerchfellaktion vor, bei den Weibern die Thoraxbewegung. Übrigens ist auch bei reiner Zwerchfellatmung der Thorax nicht in Ruhe, indem das Zwerchfell durch seine Kontraktion nicht nur sein Zentrum entgegen dem Druck des Bauchinhaltes an die unteren Rippen herunterzieht, sondern auch diese umgekehrt gegen sein Zentrum emporhebt, wodurch der Thorax infolge seiner ganzen Konstruktion auch erweitert werden muß. Nur wenn diese Konstruktion infolge der Weichheit der Rippen mangelhaft ist, wie bei der Rachitis, oder wenn, wie beim Emphysem, der Thorax starr und inspiratorisch fixiert ist, oder endlich, wenn infolge von Enteroptose das Zwerchfell an den Bauchorganen keinen Stützpunkt findet, so kommt es statt zur Erweiterung zu einer inspiratorischen Einziehung (D. Gerhardt).

Daß die Exspiration ohne Muskelaktion einzig durch physikalische Kräfte (Druck des Bauchinhaltes, Elastizität der Thoraxwandungen und der Lunge) zustande komme, war bis vor kurzem die herrschende Lehre, wird aber jetzt vielfach bezweifelt. Für die Beteiligung der Muskeltätigkeit bei der Ausatmung, eine aktive Exspiration, sprechen einige Tatsachen und Überlegungen, so die allgemeinen Erfahrungen der Muskelphysiologie über die Tätigkeit von Ergisten und Antagonisten, die eine Passivität der Exspirationsmuskeln recht unwahrscheinlich macht, der Vergleich des Zusammenwirkens des Thorax beim lebenden Tier und der Leiche, die Analogie der Innervation mit gewissen Muskelgruppen im Tierreich (Krebsscheren, Schulgin).

Die Muskeln, die bei der normalen Exspiration wahrscheinlich mitwirken, sind die Mm. intercostales interni. Bei verstärkter Exspiration sind die Bauchmuskeln viel wichtiger. Sie ziehen den Thorax nach abwärts und verengern ihn dadurch, und sie pressen den Bauchinhalt gegen die Brusthöhle hinauf.

Die Respirationsmuskeln wirken aber noch unabhängig von den Atembewegungen durch ihren Tonus, indem sie den Thorax in einer bestimmten Gestalt erhalten. Erst in letzter Zeit hat sich gezeigt, daß dadurch eine wechselnde Füllung der Lungen erreicht ist, der in physiologischer und pathologischer Beziehung eine große Bedeutung zukommt. Diese Füllung der Lunge, das Mittel zwischen dem inspiratorischen und dem exspiratorischen Lungenvolum, die Mittelkapazität ist gering im Verhältnis zu den gesamten Luftvolum, das die Lunge aufnehmen kann, zur sog. Totalkapazität. Abb. 3 veranschaulicht die Volumverhältnisse der Lungen eines kräftigen, 25 jährigen Mannes. Dort ist ersichtlich, daß diese Mittelkapazität, die bei gesunden Männern meist etwa 4 Liter (3—4,5) beträgt, sich aus zwei Größen zusammensetzt, nämlich aus der Reserveluft, d. h. der Luft, die durch tiefste Exspiration ausgepreßt werden kann, und der Residualluft, die immer in der Lunge zurückbleibt. Durch tiefste Inspiration kann noch ein großes Luftvolum, die Komplementärluft, aufgenommen werden. Beim Liegen ist die Reserveluft geringer als beim Stehen, die Lunge also kleiner, was sich leicht durch mechanische Momente, das Hinaufdrängen des Zwerchfells durch den Bauchinhalt, erklären läßt. Dagegen lassen sich andere Veränderungen der Mittellage der Lungen nicht einfach mechanisch erklären. So sieht man aus Abb. 3, daß bei Muskelarbeit die Atemzüge nicht nur ausgiebiger werden, sondern die Mittelkapazität auch größer wird, d. h. daß die Lunge sich mehr in inspiratorisch erweiterter Stellung befindet als in Ruhe. Den gleichen Einfluß haben auch mechanische Behinderung der Atmung, Kälte- und Schmerzreize. Hier müssen wir eine durch nervöse Ursachen bedingte Veränderung im Tonus der Respirationsmuskulatur annehmen.

Die Druckdifferenzen, die bei gewöhnlicher Atmung in den Luftwegen auftreten, sind recht gering. Am größten sind die Schwankungen natürlich in der Pleuraspalte, aber auch hier beträgt beim Menschen die Differenz zwischen In- und Exspiration nur 7 mm Hg. Annähernd ebensogroß werden die Schwankungen in den Alveolen sein, von da an nehmen sie ab bis zur Mund- bzw. Nasenöffnung. In der Trachea des Pferdes erreicht der Seitendruck bei der Inspiration nur — 1 mm, bei der Exspiration + 1 oder + 2 mm. Diese geringen Druckdifferenzen genügen aber vollkommen, da die Lunge geradezu ideal gebaut ist, um die Verteilung eines Luftstroms mit geringstem Widerstand auf eine große Fläche zu bewerkstelligen und da ihre Elastizität so groß ist, daß nach G. Liebermeister die Entfaltung innerhalb der Grenzen der normalen Atmung ihre Elastizität nicht stärker ändert, als etwa 2—4 mm Wasser (= 0,1—0,3 mm Hg) entspricht.

Viel größer sind die Druckdifferenzen bei forzierter In- und Exspiration. Die kräftigste Inspiration findet beim Saugen statt, d. h. insofern das Saugen nicht durch die Mundhöhle mit geschlossener Stimmritze geschieht. Bei der Brustsaugung kann der am Mund gemessene Druck bis — 70 mm Hg betragen (bei Mundsaugung bis — 140). Die stärkste exspiratorische Drucksteigerung, wie sie beim Blasen gegen einen Widerstand erreicht wird, beträgt etwa 250 mm Hg = ⅓ Atmosphäre. Beim Husten, Niesen, namentlich aber beim Pressen, werden ähnliche Druckwerte wohl oft erreicht, aber selbst beim Blasen hoher Töne auf eine Trompete ist der Druck schon auf 60 mm Hg bestimmt worden.

Die Innervation der Atmung geschieht durch Zentren im verlängerten Mark, die mit anderen Zentren und unter sich in mannigfacher Verbindung stehen. Diese Zentren werden durch die Venosität des Blutes erregt und veranlassen, wenn der Vagus ausgeschaltet ist, langsame, tiefe und angestrengte Atemzüge. Die Tätigkeit dieser Zentren wird aber reguliert durch die von Hering und Breuer entdeckte Selbststeuerung der Atmung, die durch die zentripetalen Vagusfasern besorgt wird. Hering und Breuer fanden, daß Einblasung von Luft in die Lunge eine aktive Exspiration, Nachlassen des Druckes eine Inspiration auslöst. Über dieses Phänomen, das auch für die Erklärung pathologischer Vorgänge von großer Wichtigkeit ist, ist schon viel geschrieben worden. Wir können uns denken, daß die Vagusendigungen ihre „natürliche", reizlose Anordnung in der fötalen Lunge haben und während des extrauterinen Lebens durch die Spannung der lufthaltigen Lunge beständig mehr oder weniger erregt werden (s. Fr. Miescher - Rüsch). Der Effekt dieser Reizung wird am besten erklärt durch die von W. Fröhlich (Schulgin) aufgestellte Hypothese, daß die Vagi durch schwache Ausdehnung der Lunge wenig, durch starke mehr erregt werden und daß schwacher Reiz des Vagi das Inspirationszentrum erregt und das Exspirationszentrum hemmt (das Resultat ist eine Inspiration bei kollabierter Lunge), daß starker Reiz der Vagi dagegen umgekehrt das Inspirationszentrum hemmt, das Exspirationszentrum erregt.

Das Atemzentrum selbst steht unter mannigfachen Einflüssen, die seine Tätigkeit und Erregbarkeit ändern. Die wichtigsten sind der Kohlensäure- und Sauerstoffgehalt des Blutes und die Anwesenheit anderer Stoffe im Blut, wie z. B. die Ermüdungsstoffe, die bei Muskelarbeit auftreten. Auch nach Durchschneidung der Vagi wird die Atmung durch Kohlensäureanhäufung und Sauerstoffmangel etc. vertieft. Nach W. Fröhlich spielt dabei das Prinzip der scheinbaren Erregbarkeitssteigerung eine große Rolle, d. h. die Tatsache einer scheinbaren (als Ermüdungserscheinung zu erklären, nicht wirklichen) Erregbarkeitssteigerung, die im Beginn von lähmenden Einwirkungen auftritt. Aber auch auf die sensiblen Nervenendigungen in den Lungen macht sich dieser Einfluß geltend. Wie sich daraus die Vertiefung der Atmung und eine Vermehrung der Mittelkapazität erklären läßt, kann hier nicht erörtert werden. Für die Stenosenatmung kommen Zentren in Betracht, die in den Ganglien und der Rinde des Großhirns liegen und dem Atemzentrum übergeordnet sind. Sie treten bei Atemhindernissen in Funktion und führen zu einer Vertiefung der Atmung mit vermehrter Mittelkapazität, ohne daß eine Erhöhung der Kohlensäurespannung im Blut eintritt.

Nach neueren Untersuchungen (Winterstein, Hasselbalch und Lundsgaard) ist das wirksame Prinzip für die Tätigkeit des Atemzentrums die Wasserstoffionenkonzentration des Blutes. Hasselbalch nimmt an, daß jede Vermehrung der Wasserstoffionenkonzentration das Atemzentrum zu vermehrter Lungenventilation veranlaßt, daß der Erfolg dieses Reizes aber um so größer ausfällt, je reizbarer das Zentrum ist. Die Vertiefung der Atmung bei Kohlensäureanhäufung im Blut oder bei Einatmung von Kohlensäure kann man sich auch aus dem Säurecharakter dieses Gases erklären, die Wirksamkeit des Sauerstoffmangels durch die Anhäufung saurer Produkte im Blut, ähnlich wie bei der Muskelarbeit.

Die beiden Vagi sind nach den Untersuchungen Einthovens, der den Aktionsstrom graphisch registriert hat, für die Regulierung der Atmung nicht gleichwertig. Der respiratorische Aktionsstrom des rechten ist viel größer, während im linken die kardial bedingten Stromschwankungen sehr viel mehr hervortreten. Daraus muß man schließen, daß der rechte Vagus mehr für die Regulation der Atmung, der linke für die des Herzens zu bedeuten hat. Aber andererseits genügt nach Ausschaltung des rechten der linke vollkommen für die Selbststeuerung der Atmung.

Die Vagi führen außerdem noch konstriktorische und dilatorische Fasern für die Bronchialmuskulatur. Sie unterliegen zentralen und peripheren Einflüssen. Periphere Vagusreizung, Einatmung von Kohlensäure, Narcotica und Atropin bewirken Erweiterung, Chloroform und Äther Lähmung der Nervenendigungen. Nach Huckert (E. Müller) führt die Kontraktion der Muskulatur nicht nur eine Verengerung, sondern auch eine Verkürzung der Bronchien herbei.

Über die Rolle, die die Ganglienzellen der Bronchialwand dabei spielen, wissen wir noch recht wenig (s. Lohmann und Ed. Müller). Die Rolle des Sympathikus ist dabei noch unklar (Hoffmann).

Ob die Bronchialmuskeln rhythmische Kontraktionen, synchron mit der Atmung ausführen und ob diese für die Atmung von Bedeutung sind, wissen wir nicht. Nach Lohmann und Eduard Müller ist es nicht ausgeschlossen.

Endlich sind noch die Gefäßnerven der Lunge zu erwähnen, die zwar keine so große Bedeutung besitzen wie die Gefäßnerven des Körperkreislaufs, die aber doch nicht unterschätzt werden dürfen. Nach Krogh hat der Vagus einen ganz bedeutenden Einfluß auf die Weite der Lungengefäße, und viele Gifte, z. B. Kampfer (Liebmann) üben eine große Wirkung auf die Gefäßwiderstände in der Lunge aus. Die Bahnen verlaufen von einem Zentrum im verlängerten Mark durch das erste Dorsalganglion. Sehr wichtig ist die von Kraus festgestellte Tatsache, daß die Entstehung von Lungenödem durch intravenöse Kochsalzinfusion bei Kaninchen durch Vagusdurchschneidung erleichtert wird. Daraus geht hervor, daß im Vagus Fasern verlaufen, durch die die Weite der Lungengefäße reflektorisch beeinflußt wird.

Durch die reflektorische Regelung der Atemtätigkeit wird erreicht, daß der Gaswechsel in den Lungen innerhalb weitester Grenzen den Bedürfnissen des Organismus, dem Stoffwechsel, unter verschiedenen Bedingungen genügt. Mit jeder Inspiration wird atmosphärische Luft eingesogen, die sich mit der Lungenluft mischt und mit der Exspiration wird annähernd die gleiche Menge der Mischluft abgegeben. Dieses Atemvolum beträgt bei niedrigem Stoffwechsel, also bei Körperruhe, etwa 500 ccm, ist aber individuell sehr verschieden groß, oft nur 300, oft auch 700 ccm. Das ist, wenn man die oben mitgeteilten und auf Abb. 3 dargestellten Volumverhältnisse der Lunge berücksichtigt, relativ wenig. Außerdem kommt aber noch dazu, daß die Luft in den oberen Luftwegen, Mund und Nase, Trachea und Bronchien, gar nicht an der Mischung teilnimmt, sondern daß dieser Raum (nach Loewy etwa 140 ccm) am Ende jeder Inspiration mit atmosphärischer Luft gefüllt ist, die mit der nächsten Exspiration unverändert wieder ausgestoßen wird. Von den 500 ccm wären also noch 140 zu subtrahieren, so daß nur 360 ccm sich mit der Alveolarluft mischen. Noch ungünstiger verhält sich die Mischung bei geringerem Atemvolum, bei 300 ccm macht der schädliche Raum die Hälfte aus, während umgekehrt bei tiefer Atmung das in die Alveolen gelangende Luftvolum relativ viel größer ist. Nehmen wir $500 - 140 = 360$ ccm an, so ist das etwa $^1/_{10}$ der Lungenfüllung beim Stehen (s. o. Abb. 3), dagegen $^1/_7$ der Lungenfüllung im Liegen. Deshalb ist beim Liegen eine geringere Atemtiefe zur Erreichung des gleichen Effektes notwendig, als im Stehen.

In den Alveolen tritt die Luft mit dem Blut der Lungenkapillaren in Beziehung, indem nur die dünne Alveolarwand die Luft von den dünnwandigen Kapillaren trennt. Deshalb kann durch diese dünne Schicht beständig ein Gasaustausch stattfinden, die Gase diffundieren von dem Ort höherer Spannung nach dem niedriger Spannung, Sauerstoff aus der Alveolarluft nach dem Blut, Kohlensäure in umgekehrter Richtung. Da die Membran sehr dünn ist, würde rasch ein Ausgleich eintreten, aber jeder neue Atemzug vermindert durch Mischung der Luft in den Alveolen die Kohlensäurespannung in diesen und vermehrt die Spannung des Sauerstoffs. Die respirierende Oberfläche ist so groß, daß große Gasmengen in kurzer Zeit ausgetauscht werden können. Zuntz berechnet die Oberfläche für einen 70 kg schweren Mann auf mindestens 90 m², Hüfner auf 140 m², Bohr auf 90 m² $= 1,28$ m² pro kg. Mit Hilfe der Werte für die Dicke der Alveolensepta, die Gasspannung und die Diffusionsgeschwindigkeit berechnen Zuntz und Loewy, daß durch die Lunge in 1 Minute durch die rein physikalischen Kräfte 6 Liter Sauerstoff (und noch viel mehr Kohlensäure) durchgehen könnten, also 2½ mal mehr als der größte Sauerstoffbedarf, der bis jetzt je beim Menschen konstatiert wurde.

Dieser bisher allgemein akzeptierten rein physikalischen Theorie des Gaswechsels in der Lunge hat nun Bohr eine sekretorische gegenübergestellt. Nach Art anderer Drüsen sollte die Lunge Sauerstoff nach der einen, Kohlensäure nach der anderen Seite sezernieren. Dem widerspricht nun schon a priori der Bau der Lunge (s. o. S. 206), dann aber stützte er seine Theorie mit Versuchen, die der Kritik mit wenigen Ausnahmen nicht standhalten (Kritik s. bei Loewy). Wenn Bohrs Theorie richtig wäre, so hätte sie für die Pathologie eine große Bedeutung. J. L. Smith hat auch schon geglaubt zeigen zu können, daß bei gesunden Mäusen die Sauerstoffaufnahme durch die Lungen entgegen den physikalischen Kräften durch Sekretion erfolgt, bei kranken dagegen (Lungen- und Infektionskrankheiten) unter Versagen der vitalen Kräfte durch rein physikalische. Aber nach den Arbeiten Kroghs scheint der Bohrschen Theorie jede Stütze entzogen zu sein, und es liegt kein Beweis, ja nicht einmal eine Wahrscheinlichkeit vor, daß die Sekretion bei der Atmung eine Rolle spielt. Wir können also über diese Theorie weggehen, um so mehr, als sich alle Tatsachen der Pathologie eben so gut durch die Diffusionstheorie erklären lassen.

Die ebenfalls von Bohr aufgestellte Hypothese, wonach in der Lunge auch ein großer Teil der Verbrennungen des Gesamtkörpers stattfinden solle, steht auf noch schwächeren Füßen. Daß im Lungengewebe selbst ein lebhafter Stoffwechsel stattfindet, ist freilich aus ihrem Fermentreichtum zu schließen, aber Bohr meint, daß die Verbrennung im ganzen übrigen Körper nur teilweise zu den Endprodukten führe und diese Zwischenprodukte dann in der Lunge vollständig verbrennen. Aber seine Versuche (die technisch außerordentlich schwierig sind) zeigen solche Differenzen — der Anteil der Lunge am Gesamtverbrauch von Sauerstoff soll einmal 60, einmal 0% betragen, der Anteil an der Kohlensäureproduktion 2—60% —, daß man sich von der Anschauung, die Verbrennung finde in den Organen vollständig statt, noch nicht freizumachen braucht.

Wir müssen also nach wie vor den Standpunkt festhalten, daß der Gaswechsel in den Lungen einen Diffusionsprozeß darstellt, zu dem noch der Stoffwechsel des Lungengewebes hinzukommt, der aber praktisch vernachlässigt werden kann. Das Maßgebende ist also die Spannung des Sauerstoffs und der Kohlensäure in den Alveolen und im Blut der Arteria pulmonalis bzw. im Venenblut. In den Alveolen hängt die Gasspannung (der Partiärdruck der beiden Gase) von der Zusammensetzung und dem Druck der Inspirationsluft und von der Lungenventilation ab, in der Pulmonalarterie von der Intensität des Stoffwechsels und der Geschwindigkeit der Blutzirkulation. Als Beispiel für den ruhenden Menschen dürfen wir etwa die folgenden Zahlen annehmen, die alle auf direkten Bestimmungen beruhen (Loewy):

	CO_2	O_2
In 100 cmm Venenblut	45 ccm	12 ccm
In 100 ccm Alveolarluft	5 ccm	15 ccm

das entspricht:

	CO_2	O_2
Spannung im Venenblut	42,5 mm Hg	37 mm Hg
Spannung in den Alveolen	37 mm Hg	107 mm Hg

Diese Differenzen genügen, um sehr rasch einen Ausgleich durch Diffusion herzustellen, wobei das Blut fast vollständig (etwa 95%) mit Sauerstoff gesättigt wird und so viel Kohlensäure abgibt, als es während seines Umlaufs im Körper aus den tätigen Organen aufgenommen hat. Die angeführten Zahlen können sich natürlich erheblich ändern, je nach den Verbrennungen und je nach der Atmung. Der Gehalt der Alveolarluft an Sauerstoff schwankt etwa von 13—16% gegenüber 20,9% in der atmosphärischen Luft, der an Kohlensäure von 5—7% gegenüber 0,03% der Atmosphärenluft. Die Zusammensetzung der Alveolenluft scheint für das einzelne Individuum in der Norm recht konstant zu sein. Sie hängt ihrerseits natürlich von der Lungenventilation ab. Durch Änderungen in der Wasserstoffionenkonzentration des Blutes (Effekt der Muskelarbeit und anderer Stoffwechselvorgänge) und Änderungen der Erregbarkeit des Atemzentrums wird die Lungenventilation verändert und dadurch die Zusammensetzung der Alveolarluft reguliert, so daß in vielen Fällen trotz gesteigerter Verbrennung die Spannung der Gase in den Alveolen gleich bleibt, in anderen dagegen (bei gestörter Erregbarkeit des Atemzentrums) trotz gleichbleibender Intensität des Stoffwechsels die Zusammensetzung der Alveolarluft sich ändert (Hasselbalch).

Die gleiche Zusammensetzung der Alveolarluft kann einerseits durch seltenere und tiefere Respirationen, andererseits durch häufigere und oberflächlichere Atemzüge erreicht werden. Nehmen wir dazu noch die verschiedenartige Zusammensetzung der Alveolenluft, so wird uns erklärlich, daß die Atemmechanik bei gleichem Stoffumsatz recht verschieden sein kann, die Atemfrequenz von 11 bis zu 24 Atemzügen, die Tiefe der einzelnen Atemzüge von 250 bis 500 ccm, die Ventilationsluft zwischen 3,5 und 8,5 Litern in der Minute und der Kohlensäuregehalt der Exspirationsluft von 2,5 bis 4,5%, ihr Sauerstoffgehalt von 16,5 bis 18,5% schwanken kann (alles in liegender Stellung ohne Muskeltätigkeit). Die Atemmechanik ist auch vom Alter abhängig, so beträgt die Atemfrequenz im ersten Lebensjahre im Mittel 44 pro Minute, im fünften 26, nach dem zwanzigsten 16—19.

Sobald die Verbrennungsprozesse im Körper gesteigert werden, nimmt die Lungenventilation zu, teils durch Beschleunigung, teils durch Vertiefung der Atmung. Die wichtigste Ursache der Stoffwechselerhöhung ist die Muskelarbeit. Nach Smith beträgt das Verhältnis der Atemgröße bei verschiedener Muskeltätigkeit:

Im Liegen, Ruhe 1
Im Stehen 1,33
Gang, 1 engl. Meile pro Stunde 1,9
Gang, 4 engl. Meilen pro Stunde 4,0
Lauf, 6 engl. Meilen pro Stunde 7,0

Die Vermehrung der Lungenventilation bei Arbeit ist oft so stark, daß das vermehrte Luftbedürfnis überkompensiert wird, so daß die Exspirationsluft reicher an Sauerstoff und ärmer an Kohlensäure ist, als in der Ruhe. Auch die Zirkulation kann so beschleunigt sein, daß das Blut in den Venen weniger „venös" ist als in der Ruhe. Daraus geht hervor, daß es bei der Muskelarbeit nicht der Reiz der Kohlensäure oder des Sauerstoffmangels ist, der das Atemzentrum zu vermehrter Tätigkeit anregt. Zuntz vermutet toxische Substanzen, die in den Muskeln entstehen und die nervösen Zentren reizen. Nach Hasselbalch kommt es infolge der Muskelarbeit zur Bildung von Produkten, die die Wasserstoffionenkonzentration des Blutes ändern und auf diesem Wege das Atemzentrum reizen.

Daß bei der Vermehrung der Ventilation bei Muskelarbeit auch die Mittellage der Lunge erhöht ist, wurde schon erwähnt (vgl. auch Abb. 3), dagegen muß hier noch darauf hingewiesen werden, daß durch Wiederholung der Arbeit, durch Übung, eine dauernde Vergrößerung des Volumens zurückbleiben kann. Das ist offenbar durch eine Vergrößerung des Thoraxraumes infolge der Kräftigung der Inspirationsmuskeln zu erklären.

Die Atembewegungen haben aber nicht nur für den Gasaustausch, sondern auch für die Blutzirkulation eine große Bedeutung.

Am wichtigsten ist vielleicht die Wirkung des negativen Druckes bei der Inspiration auf die großen Venenstämme. Dadurch wird eine erhebliche Ansaugung des Venenblutes aus der Peripherie erreicht. Da die Herzklappen ein Rückströmen des Blutes verhindern, so muß die rhythmische Ansaugung bei der Atmung in der Art einer Pumpe wirken und einen besseren Abfluß des Körpervenenblutes in das Herz zur Folge haben, als wenn der Abfluß gleichmäßig stattfände.

Wie groß der Einfluß des negativen Druckes bei der Inspiration auf die Diastole der Herzhöhlen, besonders der Vorhöfe ist, läßt sich nicht entscheiden. Brauer schätzt sie sehr gering ein, doch dürfte Minkowski recht haben, der ihr in Abwägung aller Gründe eine größere Bedeutung zuspricht. Tigerstedt hält sie sogar für den wichtigsten Faktor bei der Beeinflussung des Kreislaufs durch die Atmung. Sie hat eine stärkere Ansaugung des Blutes aus den Lungen in den linken Vorhof und aus den oberen Hohlvenen in den rechten Vorhof zur Folge.

Eine wichtige Rolle spielt auch die Zwerchfellbewegung für die Zirkulation (vgl. Wenckebach). Eppinger und Hofbauer haben sie mit Hilfe der plethysmographischen Methodik studiert und gefunden, daß das Emporgehen des Zwerchfells (auch wenn es rein passiv durch Druck von außen auf das Abdomen herbeigeführt wird), das Volumen des Armes vergrößert, das des Beines verkleinert. Beim Hochstand des Zwerchfells muß also der Blutablauf aus dem Bein erleichtert werden; das kann aber nicht durch Erleichterung des Einfließens in die Bauchgefäße erklärt werden (diese stehen ja infolge der Kompression unter erhöhtem Druck), sondern kann nur darin seine Erklärung finden, daß bei der Erschlaffung bzw. dem Höhertreten des Zwerchfells das Foramen quadrilaterum erweitert und so der Blutabfluß durch die Vena cava befördert wird. Daß der Abfluß aus den Armvenen beim Höhertreten des Zwerchfells behindert wurde, hat nichts Überraschendes, da der Druck im Thorax dabei erhöht sein muß. Man könnte sogar erwarten, daß auch auf die untere Hohlvene und den rechten Vorhof die exspiratorische Druckerhöhung vorwiegen und eine exspiratorische Behinderung auch für den Blutabfluß aus den Beinen bewirken könnte; die Resultate von Eppinger und Hofbauer sind daher ziemlich unerwartet. Diese Autoren betonen, daß andererseits auch das inspiratorische Tiefertreten eine Förderung der Zirkulation zur Folge hat, indem das Zwerchfell auf die Leber drückt und die Entleerung ihrer Venen fördert. Demgegenüber betont Kaiser, daß das nicht unter allen Umständen der Fall sein müsse. Er fand durch manometrische Messungen im Rektum, daß der intraabdominale Druck bei der Inspiration nur im Liegen zunimmt, in aufrechter Stellung dagegen bei der Exspiration, und erklärt das durch die verschiedenen Einfluß der thorakalen (beim Stehen vorwiegenden) und abdominalen (im Liegen vorwiegenden) Atmung. Hebung der Rippen und Herabsteigen des Zwerchfells haben verschiedene Wirkungen auf den Intraabdominaldruck, und wenn beide zusammen auftreten, so braucht das Resultat auch nicht immer das gleiche zu sein. Kaiser schätzt die Wirkungen der Zwerchfellbewegungen bei ruhiger Atmung nicht hoch ein, da die Druckdifferenzen nur etwa 1 cm Wasser betragen. Diese Differenz ist aber immerhin groß genug, um für die Blutbewegung in Betracht zu fallen. Bei tiefer Atmung steigen diese Differenzen auf das Zehnfache.

Schwieriger ist die Frage, ob die Atembewegungen auch die Bewegung des Blutes durch die Lungen fördern. Zwei Möglichkeiten sind vorhanden: Die Blutfüllung der Lunge könnte in den verschiedenen Respirationsphasen wechseln. Dann müßte eine Pumpwirkung der Lungen die Folge sein. Oder die Widerstände für den Blutstrom in der Lunge könnten bei verschiedener Luftfüllung des Organs verschieden sein. In diesem Falle könnte eine Veränderung der Atemtiefe oder der Mittellage die Durchblutung verbessern.

Was die erste Möglichkeit betrifft, so war vor einigen Jahren die Meinung durchgedrungen, daß die Lungengefäße durch die Inspiration erweitert und mit Blut gefüllt, durch die Exspiration verengert und entleert werden. Als Resultat neuerer Untersuchungen (Cloetta, Bruns) muß man wohl annehmen, daß die Unterschiede nicht sehr erheblich sind. Nach Heß ist die atmende Lunge röter, also blutreicher, als die nicht atmende (deren Hauptbronchus abgesperrt ist).

Die Widerstände für den Blutstrom in den Lungenkapillaren scheinen bei der Inspiration anders zu sein als bei der Exspiration. Durch die Erweiterung der Lungen werden die Kapillaren gestreckt und verengert, durch die Exspiration geschlängelt und erweitert. Wie das Endresultat für den Wiederstand ist, läßt sich a priori nicht sagen. Bruns hält die Durchströmung für um so besser, je mehr die Lunge inspiratorisch gedehnt sei. Tendeloo ist der Ansicht, daß eine übermäßige Dehnung die Widerstände wieder erhöhe. Cloetta kommt in den Erörterungen über seine sehr sorgfältig ausgeführten Versuche zum Schluß, daß die Durchblutung am schlechtesten auf der Höhe der Inspiration sei, viel besser bei der Exspiration, am vollkommensten beim Beginn der Inspiration, daß kleinere Respirationsbewegungen die Zirkulation verbessern, große sie verschlechtern. Das spricht jedenfalls nicht dafür, daß die Erhöhung der Mittelkapazität, wie Bohr vermutet hatte, eine Erleichterung für die Herzarbeit darstellt. Doch sind neuerdings Lohmann und Ed. Müller zum Schluß gekommen, daß um so mehr Blut die Lunge passiert, je stärker diese (durch Ansaugung von der Pleuraseite) gedehnt ist.

Ähnliche Fragen erheben sich in bezug auf die Bedeutung der Atembewegungen für die Lymphzirkulation. Nach Tendeloo wird die Lymphe in der Lunge selbst durch die Druckschwankungen bei der Respiration so sehr beeinflußt, daß die Bewegungsenergie des Lymphstroms während der Exspiration den respiratorischen Volumschwankungen proportional angenommen werden muß. Für die Bewegung der Lymphe des übrigen Körpers ist die Atemtätigkeit sicher außerordentlich wichtig. Bei der Inspiration treibt die Druckverminderung im Thorax und die Druckvermehrung im Abdomen die Lymphe der unteren Körperhälfte direkt in den Ductus thoracicus und aus diesem in die Hohlvene, außerdem wird auch die Lymphe aus dem Ductus axillaris und cervicalis rythmisch in diese angesogen.

III. Allgemeine Pathologie der Respirationsorgane.

Da die Atmung für den Gaswechsel und für den Kreislauf eine wichtige Bedeutung hat, können die Erkrankungen der Respirationsorgane in zwei Richtungen gefährlich werden. Sie lassen daher Schutzeinrichtungen und Kompensationsvorgänge in Aktion treten, die in dieser doppelten Hinsicht nützlich sind. Außerdem schädigen aber die Erkrankungen der Atemwerkzeuge auch Reflex- und Abwehrvorrichtungen, die normalerweise die Funktion regeln und Schädlichkeiten abhalten. Da es im einzelnen Falle oft recht schwierig ist zu entscheiden, ob der beobachtete pathologische Vorgang die Bedeutung einer gestörten Funktion oder eines Kompensations- oder Abwehrvorganges hat, ob er mechanistisch oder teleologisch zu erklären ist, sollen hier die pathologischen Prozesse einschließlich der Reflexvorgänge der Reihe nach besprochen werden.

1. Die Dyspnoe.

Sozusagen bei allen Erkrankungen der Atmungswerkzeuge, sowie bei allen Affektionen anderer Organe, die die Respiration (auch die innere Atmung, z. B. bei Anämie) oder den Lungenkreislauf irgendwie beeinflussen, sehen wir Dyspnoe, eine abnorm beschleunigte oder vertiefte, immer aber sichtlich angestrengte Atmung.

Man unterscheidet subjektive und objektive Dyspnoe, je nachdem der Patient eine Erschwerung der Atmung empfindet oder die Veränderung der Respiration dem Beobachter in die Augen fällt. Eine rein subjektive Dyspnoe wird wohl kaum je vorkommen, da mit dem Moment, wo das Gefühl einer Atembehinderung auftritt, auch die Mechanik der Atmung sich ändert. Dagegen kann die Dyspnoe rein objektiv sein, nicht nur wenn der Patient bewußtlos ist, sondern auch wenn er sich an ein schon lange bestehendes Atemhindernis gewöhnt hat oder wenn die Verstärkung der Lungenventilation eine bestehende Störung des Gasaustausches so vollkommen kompensiert, daß der Kranke nichts davon merkt (s. u. unter Störungen der Respiration durch Veränderung der Inspirationsluft).

Je nach der Art der Störung, die der Dyspnoe zugrunde liegt, kann die eine oder andere Phase der Atmung mit vermehrter Anstrengung einhergehen. Dementsprechend unterscheiden wir inspiratorische und exspiratorische Dyspnoe, doch sei ausdrücklich betont, daß es sich fast immer um Mischformen mit Prävalieren der einen Art, nie um reine Typen handelt.

Bei dem komplizierten Mechanismus der Atmungsregulation ist es selbstverständlich, daß die Dyspnoe durch verschiedene Ursachen bedingt sein kann. Die einzelnen Arten sollen deshalb unter den verschiedenen Störungen der Respiration im Zusammenhang mit deren anderen Folgen besprochen werden.

Dagegen müssen hier die Symptome der Dyspnoe kurz erwähnt werden. Bisweilen handelt es sich um eine einfache Vermehrung der Atemzüge, die dabei auch oberflächlicher sein können. In anderen Fällen sind die Atemexkursionen ausgiebiger, von normaler oder vermehrter Tiefe. Da die Hilfsmuskeln der Inspiration auf den Thorax wirken, so wird die Atmung mehr kostal. Zuerst treten (vgl. o. S. 210) Muskeln in Aktion, die von der Wirbelsäule oder vom Kopf (Sternocleidomastoidei) entspringen und den Brustkorb heben. Bei stärkerer Dyspnoe wird der Thorax am Schultergürtel und an den Humeri emporgezogen, während diese Teile durch verstärkte Aktion der Schulterheber an der Wirbelsäule fixiert und in die Höhe gezogen werden. Deshalb wird die Wirbelsäule, die als Stütze dienen muß, gestreckt. Der Patient bevorzugt die sitzende Stellung, in der die Hebung der Schultern leichter ist (Orthopnoe). Vielleicht trägt zu dieser Stellung bei vielen Kranken auch das Bedürfnis nach einer mechanischen Entlastung der Gehirnvenen (des Atemzentrums) bei (Sahli). In den schwersten Fällen genügt die Wirbelsäule nicht mehr, um den Schultergürtel zu halten, und der Patient ist genötigt, die Arme aufzustützen, um den Thorax an Schultern und Oberarm emporzuziehen. Die Verstärkung der Exspiration wird durch vermehrte Aktion der Bauchmuskeln erreicht.

Wenn der Thorax rasch und mit großer Kraft erweitert wird, so wird das relativ muskelschwache Zwerchfell trotz seiner Kontraktion in den Thorax hineingezogen oder es kann wenigstens nicht die Bauchorgane nach abwärts drängen. Dadurch wird das Abdomen, dem jetzt durch die Hebung des unteren Rippenrandes mehr Raum zur Verfügung steht, eingezogen. Erst wenn genügend Luft in den Thoraxraum eingetreten ist, kann das Zwerchfell nach abwärts wirken, so daß das Abdomen wieder vorgewölbt wird. Wir sehen daher bei der gleichzeitigen pneumographischen Registrierung von Brust- und Bauchbewegung im Beginne des dyspnoischen Atemzuges oft ein Sinken der Kurve der Abdominalatmung, während die Thoraxkurve rasch steigt. Die Abdominalkurve beginnt erst später zu steigen (Staehelin und Schütze). Erwähnt seien auch die Einziehungen des Jugulums und der Interkostalräume sowie die Einziehungen des unteren Thoraxrandes bei nachgiebigem Thorax, auf die D. Gerhardt aufmerksam gemacht hat.

2. Störungen des Gasaustausches durch Veränderung der respirierenden Oberfläche.

Der Gasaustausch in den Lungen hängt ab von der Spannung der Gase im Blut und in den Alveolen und von der Durchlässigkeit der Membran. Die Störungen, die durch Blutveränderungen hervorgerufen werden, sind hier nicht zu besprechen, die veränderte Zusammensetzung der Alveolenluft kommt durch Störungen der Luftzufuhr zustande und soll unten behandelt werden. Was die Gasaustauschmembran betrifft, so kommt eine Herabsetzung der Diffusion, etwa durch eine Verdickung der Membran, wohl selten in Betracht, dagegen recht oft ein vollständiger Ausfall der Funktion in mehr oder weniger ausgedehnten Bezirken, sei es durch Kompression (Pleuritis, Pneumothorax etc.), sei es durch Füllung der Alveolen mit festem oder flüssigem Exsudat oder endlich durch Verstopfung der Bronchien oder dgl. Dann fließt ein Teil des Blutes durch einen nicht funktionierenden Lungenteil und kann sich nicht arterialisieren, er mischt sich aber dem gut arterialisierten übrigen Blut in den Lungenvenen bei, das Blut des linken Ventrikels wird daher kohlensäurereicher und sauerstoffärmer als normal. Diese Mischung kann sich freilich sehr verschieden gestalten, da in vielen Fällen durch die luftleeren Alveolen auch weniger Blut durchfließt. Aber ganz sistiert der Blutdurchgang nie, und bei stärkerer Ausdehnung des Prozesses muß die Verschlechterung des Mischblutes immer beträchtlich sein. Der Kohlensäurereichtum reizt das Atemzentrum zu vermehrter Tätigkeit, dadurch wird die Ventilation so gesteigert, daß der Kohlensäuregehalt des Blutes in den respirierenden Teilen unternormal, im Mischblut der Lungenvenen normal wird, dagegen kann die stärkste Ventilation für den Sauerstoffgehalt nicht viel nützen, da ja in den respirierenden Partien schon normalerweise das Blut beinahe mit Sauerstoff gesättigt ist und eine Steigerung der Sättigung kaum möglich ist. Das aus den Lungen abströmende Blut wird deshalb immer aus solchem mit normalem und mit herabgesetztem Sauerstoffgehalt gemischt sein. Eine teilweise Kompensation kann durch gesteigerte Umlaufsgeschwindigkeit des Blutes erreicht werden (s. u.).

In der Tat fand Heß nach Absperrung eines Bronchus im arteriellen Blut Werte, die dem aus der Mischung berechneten entsprachen. Nach Anlegung eines Pneumothorax fand Sackur bei Hunden den Sauerstoffgehalt des arteriellen Blutes auf etwa die Hälfte herabgesetzt, den Kohlensäuregehalt fast normal. Gréhant und Quinquaud fanden den Kohlensäuregehalt des venösen Blutes bei Hunden mit experimenteller Pneumonie (durch Argentum nitricum) sogar herabgesetzt. Aber nicht immer wird die vermehrte Lungenventilation genügen, um die Kohlensäure so prompt fortzuschaffen wie in der Norm, daher kann das Venenblut bisweilen bei Lungenkrankheiten auch sehr kohlensäurereich gefunden werden (Koßler, Kraus). Wenn Bruns in Tierversuchen bei geschlossenem Pneumothorax und Hürter im Arterienblut des Menschen bei artefiziellen Pneumothorax kaum ein Sauerstoffdefizit fanden, so beweist das, daß die Lunge von der Atmung nicht ganz ausgeschaltet bezw. der Blutstrom durch die Pneumothoraxlunge sehr gering war. Ähnlich verhält es sich mit den Resultaten Hürters bei Lungentuberkulose und Pleuritis. Bei Pneumonien sah er ein Sättigungsdefizit von 2,7 bzw. 3,4%, Werte, die sich durch beschleunigte Zirkulation bei Einschränkung der Arterialisation gut erklären lassen.

Die Sauerstoffarmut des arteriellen Blutes sollte, wie man denken möchte, zu Störungen des Stoffwechsels führen. Es galt früher als feststehend, daß bei Beschränkung der respiratorischen Oberfläche die Oxydationen herabgesetzt seien. Aber schon durch die ersten Untersuchungen des Gaswechsels, die am Menschen angestellt wurden (Voit, Pflüger) wurde diese Ansicht widerlegt, und auch später hat sich immer wieder gezeigt, daß bei Erkrankungen, die einen Teil der Lunge außer Funktion setzen, der Sauerstoffverbrauch und die Kohlensäureproduktion nicht verändert sind, abgesehen von den Veränderungen, die durch andere Ursachen, wie Fieber oder Muskeltätigkeit, zu erklären sind. Das abnorme Sinken des respiratorischen Quotienten, d. h. des Verhältnisses von ausgeschiedener Kohlensäure und aufgenommenem Sauerstoff, das bisweilen beobachtet worden ist und zur Annahme von unvollkommenen Verbrennungsprodukten geführt hat, ist noch ganz umstritten, so daß wir gar keinen Grund zur Annahme einer Veränderung der Verbrennungsprozesse durch Beschränkung der respiratorischen Fläche haben. Wenn eben die Beschränkung so groß ist, daß wirklich der Gaswechsel die Verbrennungsprozesse nicht mehr aufrecht erhalten kann, so tritt der Tod ein. In Wirklichkeit wird das wohl nur selten der Fall sein, da alle Erkrankungen des Lungenparenchyms von Störungen anderer Organe, besonders des Herzens, begleitet sind und infolgedessen zum Tode führen, bevor sich die deletäre Wirkung des Ausfalls von Respirationsfläche geltend machen kann.

Daß der Gasaustausch so wenig gestört wird, wenn die respiratorische Fläche verkleinert wird, hat seinen Grund in der großen Ausdehnung dieser Fläche, die ja etwa 25 mal so viel leisten könnte, als zur Bestreitung des Ruhegaswechsels notwendig ist und mindestens $2\frac{1}{2}$ mal so viel als die schwerste körperliche Arbeit erfordert (vgl. S. 213). Nun verhalten sich die Kranken meist ruhig, und wenn wir auch annehmen, daß der Energieumsatz in der Ruhe gegenüber der Norm durch etwa bestehendes Fieber, Anstrengung der Atemmuskulatur usw. selbst auf das doppelte gesteigert wäre, so dürften immer noch 11 Zwölftel der atmenden Fläche außer Funktion treten, ohne daß der Gasaustausch (genügende Atembewegungen vorausgesetzt) für die Erhaltung des Lebens ungenügend würde.

Die Einschränkung der Muskeltätigkeit können wir also als einen kompensatorischen Vorgang ansehen, der übrigens für die Herztätigkeit auch bei Erkrankungen der Respirationsorgane noch viel wichtiger ist als für den Gasaustausch. Für diesen kommen aber noch andere Kompensationsvorrichtungen in Betracht. Das erste ist die Erweiterung der intakten Lungenteile durch vermehrte Mittellage oder durch kompensatorisches Emphysem. Es wurde schon erwähnt, daß bei Muskelarbeit, bei Einatmung kohlensäurereicher Luft und bei Verengung der zuführenden Luftwege die Lunge eine mehr inspiratorische Mittellage annimmt, ein Vorgang, der von vielen Autoren teils rein mechanisch, teils einfach reflektorisch, von anderen teleologisch erklärt wird. Auch die Blähung der gesunden Lungenteile bei Erkrankung anderer Gebiete, die bei längerer Dauer als komplementäres Emphysem einen bleibenden Zustand darstellt, läßt sich mechanisch dadurch erklären, daß die Elastizität des Lungengewebes durch die verstärkte Atmung leidet. Aber selbst wenn diese mechanische Erklärung richtig ist, so bedeutet doch die stärkere Dehnung eines Lungenteiles, so lange sie nicht zur Atrophie geführt hat, immer eine Vergrößerung der respiratorischen Oberfläche und somit eine Erleichterung des Gasaustausches.

Freilich darf man sich diesen Effekt nicht allzu groß vorstellen. Die Vergrößerung der Füllung auf das doppelte würde, wenn wir die Alveolen als Kugeln in Rechnung setzen, die Oberfläche nur etwa um 60% vergrößern, aber die Alveolen sind nicht einmal vollständige

Kugeln und bei vermehrter Dehnung der Lunge müssen die Zwischenwände teilweise verstreichen und dadurch muß die Oberflächenvergrößerung etwas beeinträchtigt werden. Außerdem erfordert die Vermehrung der Lungenfüllung eine vermehrte Lüftung, und diese sowie die Haltung des Thorax in Inspirationsstellung verursachen Muskelarbeit und damit Erhöhung des Sauerstoffverbrauches. Eine Vermehrung der Lungenventilation um einen Liter vermehrt aber den Energieverbrauch um nicht ganz 2% (Reach und Röder), ein Betrag, der den Nutzen für den Gaswechsel wohl herabsetzt, aber doch verhältnismäßig gering ist.

Wichtiger ist aber ein anderes Kompensationsmittel, nämlich die **Beschleunigung des Blutstromes**. Wenn das arterielle Blut rascher durch den Körper getrieben wird, so nehmen ihm die Organe weniger Sauerstoff ab und geben ihm weniger Kohlensäure mit, es kehrt weniger verschlechtert nach der Lunge zurück. Der Teil des Blutes, der die hier außer Funktion gesetzten Teile durchfließt, wird also bei seinem Eintritt in die Lungenvenen immer noch besser arterialisiert sein als wenn das Blut vorher den Körperkreislauf langsamer durchlaufen hätte, der Teil dagegen, der respirierende Alveolen durchfließt, hat auch bei rascher Bewegung immer noch genügend Zeit sich vollkommen zu arterialisieren, das Resultat der Mischung ist also ein sauerstoffreicheres und kohlensäureärmeres Blut als bei langsamer Zirkulation. Dazu kommt noch ein anderer Vorteil des rascheren Blutumlaufs. Für die Verbrennung in den Zellen ist nicht die Gasspannung des arteriellen Blutes maßgebend, sondern die des Kapillarblutes. Und diese muß bei rascherer Durchströmung selbst dann günstiger sein, wenn die Zusammensetzung des Arterienblutes unverändert bleibt, weil es ja in den Kapillaren weniger in Anspruch genommen wird.

Eine andere Art von Verkleinerung der respirierenden Fläche sehen wir beim Emphysem. Hier geht ein Teil durch Atrophie verloren, aber die Verhältnisse für den Gasaustausch sind insofern günstiger, als mit der gasaustauschenden Membran gleichzeitig auch die Kapillaren schwinden. Deshalb wird die Strombahn eingeengt, aber wo das Blut durchströmen kann, ist die Arterialisation nicht gestört, das Blut in den Lungenvenen braucht deshalb nicht abnorm zusammengesetzt zu sein. Dagegen wäre es denkbar, daß die Atrophie einen solchen Grad erreichen könnte, daß die Atemfläche für den Gasaustausch bei körperlicher Anstrengung zu gering würde. Aber der Fall wird kaum je eintreten, da schon bei viel geringeren Graden der Lungenatrophie die Zirkulation so gestört wird, daß die Muskelarbeit eingeschränkt werden muß.

Unsere bisherigen Erörterungen gehen von der Voraussetzung aus, daß der Gaswechsel in der Lunge nur durch physikalische Kräfte, durch Diffusion vor sich gehe. Wäre die Bohrsche Theorie einer Gassekretion richtig, so würde dadurch nichts geändert, denn die Lunge, sowohl die gesunde als die kranke, muß den Diffusionsgesetzen unterstehen, wie ja auch Bohr neben der Sekretion die Diffusion ausdrücklich zugibt. Die Berechnungen würden dann für die kranke Lunge gelten, für die Leistungsfähigkeit der gesunden käme dann noch ein Plus durch Sekretion hinzu. Haldane und Lorrain Smith glauben auch direkt nachgewiesen zu haben, daß bei gesunden Mäusen der Gaswechsel durch Sekretion bewerkstelligt wird, nach Schädigung der Lungen (freilich auch bei Fieber und allgemeiner thermischer Schädigung) aber nur durch Diffusion. Es wäre nun freilich merkwürdig, wenn die Lunge normalerweise noch soviel mehr leisten könnte, trotzdem sie schon so mehr als doppelt so viel zu leisten imstande ist als je von ihr verlangt wird, und man müßte daran denken, ob nicht die Zahlen, die der Zuntz-Loewyschen Berechnung zugrundeliegen, unrichtig seien, d. h. daß entweder die Lungenoberfläche kleiner oder die Diffusionsgeschwindigkeit geringer wäre. Die Zahlen scheinen aber so gut begründet, daß wir keine Ursache haben, sie zu bezweifeln, und dann ist die Bohrsche Theorie so wenig bewiesen, daß wir keine Ursache haben, die Diffusionstheorie zu verlassen, die mit allen physiologischen und pathologischen Tatsachen viel besser in Einklang steht. Denn es muß betont werden, daß die Gefahren von Seiten eines ungenügenden Gasaustausches bei Lungenkranken immer zurücktreten hinter anderen Funktionsstörungen, vorzugsweise solchen der Blutzirkulation.

3. Störungen der Respirationsorgane durch Veränderung der Luftzufuhr.

Die Luftzufuhr kann in verschiedener Weise so verändert werden, daß es zu Störungen der Respiration und Erkrankungen der Lungen und Bronchien kommt.

Zunächst können die in den oberen Luftwegen gegebenen Schutzvorrichtungen insuffizient werden. Als solche haben wir die Vorwärmung und die Filtration der Luft im Nasenrachenraum anzusehen.

Was zunächst die ungenügende Vorwärmung der Luft betrifft, so sehen wir sie bei Behinderung der Nasenatmung und beim Atmen durch eine Trachealfistel. Aber es ist sehr unwahrscheinlich, daß durch mangelhafte Erwärmung der Luft die tieferen Respirationsorgane direkt geschädigt werden können. Denn die Temperatur der Atmungsluft wird außerordentlich rasch annähernd auf die des Körpers gebracht. Heidenhain hat an Hunden die Tracheotomie ausgeführt und ein Thermometer an die Bifurkation vorgeschoben und gefunden, daß das Thermometer selbst nach dem Einatmen von — 6° kalter Luft durch die Trachealöffnung einen Stand aufwies, der nicht wesentlich von der Bluttemperatur abwich, und andererseits konnte Kayser zeigen, daß die Luft beim Passieren durch den Mund von der Mundöffnung bis zum Kehlkopf fast so gut vorgewärmt wird wie beim Durchgang durch die Nase. Auch die Sättigung mit Wasserdampf erfolgt gleich vollkommen.

Viel wichtiger ist die Gefahr, die bei Mundatmung oder gar bei Trachealöffnungen dadurch entsteht, daß mechanische Beimengungen, Staub und Mikroorganismen nicht genügend abgefangen werden und in die Bronchien gelangen. Die dadurch bedingten Erkrankungen sollen bei der Besprechung der allgemeinen Ätiologie erwähnt werden. Ferner kann die Behinderung der Nasenatmung zu Erkrankungen des Rachens und Kehlkopfes führen, die sich sekundär nach den Bronchien hin fortpflanzen.

Von der Einatmung chemisch abnorm zusammengesetzter Luft ist hier nur die Kohlensäureeinatmung zu erwähnen, da sie für die Erklärung der asphyktischen Vorgänge in Betracht kommt. Schon eine geringe Vermehrung des Kohlensäuregehaltes führt zu vertiefter Atmung, und Miescher konnte zeigen, daß die Vertiefung eintritt, bevor subjektiv etwas empfunden wird. Erst nach den ersten verstärkten Atemzügen stellt sich ein Gefühl vom Atemnot ein. Die verstärkte Ventilation, bei der auch die mittlere Füllung der Lunge vermehrt ist (Bohr), genügt anfangs, um die Tension der Kohlensäure in den Alveolen in normalen Schranken zu halten. Bei vermehrtem Kohlensäuregehalt der Atemluft steigt die Tension dieses Gases in den Alveolen und im Blut, aber stärkere subjektive Erscheinungen treten erst auf, wenn der Kohlensäuregehalt schon ziemlich groß ist. Dann stellt sich hochgradige Dyspnoe, Schwindel, Beklemmung, Ohrensausen ein, das Bewußtsein schwindet, der Blutdruck steigt. Schließlich wird die Kohlensäureabgabe beeinträchtigt, es treten Lähmungen auf, die Respirationen werden langsamer und träger, der Blutdruck geht herunter, die Temperatur sinkt (asphyktisches Stadium) und schließlich tritt der Tod ein. Reichliche Sauerstoffzufuhr kann (da die Erhöhung der Sauerstofftension im Blut auch die Spannung der Kohlensäure vermehrt), die schädlichen Folgen aufhalten, aber wenn in der Atmosphäre etwa 25% Kohlensäure vorhanden sind, so genügt sie auch nicht mehr, um das Leben zu erhalten.

Anders verhält sich der Organismus bei reinem Sauerstoffmangel. Bei geringeren Graden desselben sind die Erscheinungen nur sehr gering, weil das Blut sich noch bei einem recht geringen Sauerstoffdruck gut sättigt. Dementsprechend sieht man, wenn der Sauerstoffgehalt der Atmosphäre auf $3/4$ oder $2/3$ gesunken ist oder wenn bei normaler Zusammensetzung der Luft der Luftdruck ebensoviel niedriger ist, überhaupt keine Veränderungen. Bei noch geringerem Partiärdruck des Sauerstoffes tritt eine Vertiefung der Atmung ein, aber erst wenn der Sauerstoffgehalt der Luft auf 9—12% (statt 20,9) oder der Atmosphärendruck auf 35—45 cm Quecksilber gesunken ist, wird die Sauerstoffaufnahme ungenügend, und als Folgen sehen wir die Erstickung, die Asphyxie, die sich anfangs in Krämpfen, dann in Lähmung, Atemstillstand und endlich einigen „terminalen" Atemzügen äußert.

Bei Stenose der Luftwege kombinieren sich Kohlensäureanhäufung und Sauerstoffmangel, aber nur wenn die Stenose sehr hochgradig ist. Ist sie nur gering, so tritt eine Kompensation durch Vertiefung der Atemzüge auf. Schon 1877 hat Köhler gezeigt, daß Hunde und Katzen, deren Trachea er durch einen Bleidraht verengte, sogar mehr Luft atmeten als bei freier Passage. Morawitz und Siebeck fanden dementsprechend auch im Karotisblut von Hunden und Kaninchen nach Stenosenatmung den Kohlensäuregehalt normal oder nur wenig erhöht. Am Menschen untersuchten sie den Kohlensäuregehalt der Alveolarluft bei Stenosenatmung und fanden dann, wenn kein eigentliches Beklemmungsgefühl auftrat, keine Erhöhung desselben. In einzelnen Versuchen ist im Gegenteil der Kohlensäuregehalt deutlich vermindert. Wir haben es also mit einer vollständigen Kompensation bzw. Überkompensation zu tun und können diesen Zustand, der bei allmählich anwachsendem Hindernis (z. B. Diphtherie) in die schwereren Formen mit ungenügendem Gaswechsel übergeht, als erstes Stadium der Erstickung oder Stadium der Kompensation bezeichnen. Selbstverständlich wird bei erhöhten Ansprüchen an den Gaswechsel, z. B. Muskelarbeit, die Kompensation ungenügend.

Die Verstärkung der Atmung erfolgt aber nicht durch gleichmäßige Vergrößerung der In- und Exspiration, sondern jene wird mehr verstärkt als diese, so daß das Volum der Lunge, die Mittelkapazität, ansteigt. Schon Köhler zeigte, daß dauernde Stenose zu Lungenemphysem führt, und Einthoven fand bei plötzlicher Verengung der Atmungswege eine akute Lungenblähung. Liebermeister wies dann das Volumen pulmonum auctum bei diphtheritischer Larynxstenose durch gleichzeitige Röntgenoskopie und Perkussion nach, Hofbauer, Bönniger, Bruns, Siebeck, Forschbach und Bittorf haben sie bei experimenteller mechanischer Behinderung der Atmung beim Menschen bestätigt, teils durch Röntgenuntersuchung, teils durch pneumographische, stethographische und spirometrische Registrierung.

Weder die Erhöhung der Mittellage noch die Vertiefung der Atmung lassen sich ganz einfach erklären. Die Kohlensäure kann bei diesen geringen Stenosen keine Rolle spielen, weil die Überventilation schwer zu erklären wäre und weil, wie schon Cohnheim betont, die Vertiefung der Atmung bei Behinderung des Luftdurchganges momentan erfolgt, bevor überhaupt die Zusammensetzung der Alveolenluft sich ändern kann. Man hat deshalb schon vermutet, das primäre sei das abnorme Gefühl, die subjektive Dyspnoe, sie führe zu verstärkter Anstrengung und dadurch, wie auch die willkürlich vertiefte Atmung (Hofbauer), zu Erhöhung der Mittellage. Aber abgesehen davon, daß die willkürliche Vertiefung der Atmung gar nicht immer zu einer Vergrößerung der mittleren Füllung zu führen braucht, hat das Rekurrieren auf psychische Faktoren bei einer so gesetzmäßigen Erscheinung etwas mißliches. Die Frage fällt zusammen mit der der normalen Selbststeuerung der Atmung.

Die Erregung der (in- und exspiratorischen) Vagusentzündungen durch die Spannung des Lungengewebes spielt sicher eine große Rolle. Auch kommt das Prinzip der scheinbaren Erregbarkeitssteigerung in Betracht. Doch ist die Erklärung im einzelnen schwierig.

Wenn die verstärkte Atmung nicht mehr ausreicht, um das Hindernis zu kompensieren, so kommt es zur Erstickung, zur Suffokation. Zuerst entfaltet die Kohlensäureanhäufung ihre Wirkung. Die Dyspnoe wird immer hochgradiger, die Unruhe lebhafter, das Bewußtsein schwindet. Bald aber stellen sich klonische Krämpfe ein, die wir als Folge des Sauerstoffmangels aufzufassen haben, und nach kurzer Dauer folgt das asphyktische Stadium mit allgemeiner Lähmung, Vortreten der Augen, Pupillenerweiterung, Respirationsstillstand, zum Schluß erfolgen noch einige angestrengte Atembewegungen, die allmählich aufhören, während das Herz noch kurze Zeit weiter schlagen kann. Das für den Körper gefährlichste, der Sauerstoffmangel, macht sich also erst dann geltend, wenn die nervöse Selbststeuerung der Atmung und die Kohlensäuredyspnoe alle respiratorischen Hilfskräfte, die die Sauerstoffzufuhr verbessern könnten, erschöpft haben.

Diese rasche Erstickung bekommt der Arzt selten zu sehen, vielleicht etwa bei einer schweren Lungenblutung, Lungenödem, bei besonders plötzlicher Verlegung des Kehlkopfeinganges durch Fremdkörper etc. oder bei Laryngospasmus, endlich selten bei Glottisödem. In anderen Fällen, bei Erdrosselung, Erhängen und Ertrinken, wo die Erstickung eine wichtige, wenn nicht die Hauptrolle spielt, kommt der Arzt auch in den Fall, einzugreifen, ganz abgesehen von der gerichtsärztlichen Tätigkeit, die hier nicht zu besprechen ist (so wenig wie die anatomischen Zeichen der Erstickung). Deshalb sei hier darauf hingewiesen, daß eine Rettung auch in den letzten Stadien der Asphyxie möglich ist, d. h. so lange überhaupt das Herz schlägt, ja daß es bisweilen gelingt, das bereits stillstehende Herz (durch Massage etc.) wieder zum Schlagen zu bringen.

In der Regel verläuft das Krankheitsbild der Suffokation, das der Arzt zu beobachten hat, weniger stürmisch, mehr in die Länge gezogen. Am häufigsten ist die subakute Erstickung das Resultat der Kehlkopfdiphtherie, aber auch andere Krankheiten können die Luftwege in lebensgefährlichem Grade ziemlich rasch verengen, z. B. angioneurotische Ödeme der Uvula, des Rachens und Kehlkopfes, Angina Ludovici, Fremdkörper, Larynxödem, Pseudocroup (z. B. bei Masern, Laryngotyphus), Varizellen mit Lokalisation der Effloreszenzen am Kehlkopf, Kompression der Trachea durch retropharyngeale und perilaryngeale Abszesse, Blutungen im Kehlkopf (traumatischer Natur), selbst Soorwucherungen sind als tödliches Atemhindernis gefunden worden. Die subakute Erstickung beginnt ebenso wie die akute mit einem Stadium kompensatorischer Dyspnoe, dann wird ganz allmählich die Kompensation ungenügend, Kohlensäureanhäufung tritt ein, diese hat aber viel längere Zeit ihre lähmende Wirkung auf das Zentralnervensystem auszuüben als bei der plötzlichen völligen Verlegung der Luftwege, deshalb werden die Atembewegungen, nachdem sie ihre größte Intensität erreicht haben, ganz langsam und allmählich schwächer, der Kranke wird apathisch, bewußtlos, die Herztätigkeit läßt nach, die Respiration sistiert vollständig, und schließlich erfolgen als letzte Äußerung des schwindenden Lebens noch einige tiefe krampfhafte Respirationsbewegungen.

Besonders zu erwähnen ist noch die Hautfarbe. Schon mit dem Beginn der starken Dyspnoe, vielleicht gleichzeitig mit der Anhäufung der Kohlensäure, wird die Farbe cyanotisch.

Gewöhnlich wird diese Verfärbung auf den Kohlensäurereichtum des Blutes zurückgeführt. Aber das blaue Aussehen des Erstickungsblutes beruht gar nicht auf dessen Überladung mit Kohlensäure, sondern auf der Verarmung an Sauerstoff, und diese kann in diesem Stadium noch keinen merklichen Grad erreicht haben. Außerdem zeigt die Schwellung der Halsvenen, die man immer beobachten kann, an, daß eine Zirkulationsstörung vorhanden ist, auf die sich die Cyanose ungezwungen zurückführen läßt; die Stauung des Blutes in den Venen und Kapillaren verursacht ja auch bei ganz normalem Gasgehalt eine bläuliche Hautfarbe und ist auch bei kardialer Cyanose viel mehr die Ursache der Blausucht, als die vermehrte Venosität des Blutes. Freilich ist die Ursache der Stauung bei der Suffokation nichts weniger als klar. Die Behinderung des Venenabflusses infolge der verstärkten Exspiration, die zur Erklärung herangezogen wird, kann es nicht wohl sein, da wir gerade beim Prävalieren der exspiratorischen Dyspnoe, beim Asthma bronchiale, keine Cyanose sehen. Vielleicht wirkt die abnorm starke inspiratorische Ansaugung der Herzwandungen ungünstig. Auf die Bedeutung der verstärkten Respiration weist jedenfalls die Tatsache hin, daß beim Nachlassen der Respiration die Venen abschwellen und die Kranken ein blaßcyanotisches Aussehen bekommen. Bei diesem Verhalten der Hautfarbe, das ja schon lange als Zeichen gefährlichster Laryngealstenose gefürchtet ist, beruht die blaue Färbung auf der Sauerstoffarmut des Blutes.

Hier muß noch einiges über die **Atemmechanik** bei der Erstickungsdyspnoe gesagt werden. Sie gestaltet sich verschieden, je nach dem Grad der Atembehinderung und je nach der Nachgiebigkeit des Thorax. Was das Verhalten des **Zwerchfells** betrifft, so wurde ein Tiefstand (mit Vermehrung des Mittelvolums der Lunge) schon oben erwähnt. In bezug auf seine Bewegungen konnte G. Liebermeister bei Kindern mit diphtherischer Kehlkopfstenose drei Formen unterscheiden: 1. das mäßig tiefstehende Zwerchfell bewegt sich ruhig, aber weniger ausgiebig als bei tiefer Atmung beim Gesunden. Das sind die leichtesten Grade der Stenose. 2. Bei akut einsetzenden schweren Stenosen wird, wenn das Kind kräftig und der Thorax resistent ist, das Zwerchfell mit einem ganz plötzlichen Ruck gewaltsam nach abwärts gerissen. 3. Wenn das Kind nicht sehr kräftig und die untere Thoraxapertur nachgiebig ist, so kann das Zwerchfell fast ganz stillstehen. Seine Aktion ist dann aber nicht wirkungslos, denn es verhindert das Hinaufsteigen der Baucheingeweide, so daß die Erweiterung des Thorax durch die inspiratorischen Hilfsmuskeln den Thoraxraum erweitern können. Die Wirkung dieser Hilfsmuskeln ist oben (S. 210) erwähnt. Dagegen müssen hier noch die Einziehungen des Thorax und der Weichteile erwähnt werden, die durch die starke Luftverdünnung im Thorax hervorgerufen werden. Bei leichteren Graden werden nur nachgiebige Weichteile, das Epigastrium, die Interkostalräume und das Jugulum eingezogen, bei schwereren auch die Rippen. In manchen Fällen werden nur die Rippen oberhalb des Zwerchfellansatzes eingezogen, in anderen zieht das Diaphragma, das sehr tief steht, direkt an seiner Ursprungsstelle und nähert sie einander. Im Stadium der Kohlensäureintoxikation, wenn die Atemzüge schwächer werden, hören die Einziehungen der Rippen auf und die Weichteile werden auch weniger angesaugt. Das Krankheitsbild wird dadurch weniger alarmierend, namentlich da der Stridor auch abnimmt, und es kann leicht vorkommen, daß der Ernst der Situation verkannt wird. Man kann aber durch zwei Symptome die Sachlage erkennen, nämlich: die **blaßcyanotische Färbung** und die **Abschwächung des Vesikuläratmens**, das über den hinteren unteren Partien ganz aufgehoben sein kann. Es ist die Folge der geringen Luftbewegung im Thorax und zeigt immer eine sehr hochgradige Stenose an, während bei geringeren Graden oft der fortgeleitete Stridor alles übertönt.

Der **Atmungsrhythmus** ist bei leichteren Graden der Stenose insofern verändert, als das Inspirium und das Exspirium verlängert sind und die Atempause wegfällt. Bei schwereren Stenosen mit stark vertiefter Atmung tritt häufig wieder eine Pause auf, aber auf der Höhe der Inspiration, während nach jeder Exspiration sich rasch ein neuer Atemzug anschließt. Dabei ist die Atemfrequenz oft verlangsamt, so daß eine zweckmäßige Veränderung resultiert, indem der Einfluß des schädlichen Raumes weniger zur Geltung kommt (vgl. o.) und die Inspirationsluft möglichst gut ausgenützt wird.

Bei den **chronischen Formen** der Verengerung der zuführenden Luftwege gestaltet sich das Krankheitsbild anders. Wenn Geschwülste den Kehlkopfeingang verlegen, wenn die Stimmritze durch Postikuslähmung oder Vernarbung verengt ist oder wenn Strumen, Ösophagus- oder Thymustumoren, Aneurysmen, Mediastinaltumoren verschiedener Art, die Trachea komprimieren, so tritt die Behinderung des Luftstromes so allmählich ein, daß eine ganz langsam reflektorisch eintretende Vertiefung der Atmung genügt, um die Ventilation, wenigstens bei Körperruhe, vollständig zu besorgen. Diese allmähliche Veränderung der Atmung kommt gar nicht zum Bewußtsein, der Kranke empfindet keine subjektive Dyspnoe. Nur wenn durch Muskelarbeit vermehrte Anforderungen an die Lungenventilation gestellt werden oder wenn, wie beim Sprechen und Singen, sich das Bedürfnis geltend macht, die Inspiration mit möglichst geringem Zeitverlust vorzunehmen, so macht sich eine Schwierigkeit im Atemholen fühlbar. Bei zunehmender Stenose stellt sich dann allmählich auch in der Ruhe Kohlensäuredyspnoe ein, aber recht häufig tritt eine andere Erscheinung in den Vordergrund, z. B. Herzschwäche bei Strumen, Kachexie bei malignen Tumoren, so daß der Tod oft nicht an Erstickung erfolgt. Oft aber gesellt sich zu der Stenose eine Bronchitis oder Pneumonie, und nun kann die Lungenlüftung ziemlich plötzlich ungenügend werden und die Erstickung in kurzer Zeit zum Tode führen.

Dieses Bild der akuten oder chronischen Erstickung verläuft ganz gleich, ob das Hindernis in der Trachea oder im Kehlkopf sitzt. Einzig zwei Symptome sind es, die nach Demme die laryngeale und tracheale Dyspnoe unterscheiden. Bei Verschluß unterhalb des Kehlkopfes bleibt dieser bei der Atmung ruhig, während er bei höher sitzendem Hindernis mit jeder Inspiration tief nach abwärts steigt. Ferner soll der Kopf bei laryngealer Stenose stark nach hinten gebeugt werden, offenbar weil dabei die Stimmritze etwas eröffnet wird, während bei trachealer Stenose diese Kopfhaltung ausbleiben soll (vgl. S. 356 f.).

Sitzt das Hindernis in den Bronchien, so hängt das Krankheitsbild davon ab, in welcher Ausdehnung die Bronchien undurchgängig sind. Ist die Mehrzahl der Hauptbronchi verstopft, wie wir es bei deszendierendem Croup, bei Bronchitis membranacea sehen, oder ist der größte Teil der feinen Bronchialverzweigungen verlegt, z. B. durch Bronchitis capillaris oder Asthma bronchiale, so verläuft die Dyspnoe ganz ähnlich wie bei Laryngeal- oder Trachealstenose. Ist dagegen der größere Teil der zuführenden Luftwege offen, so kann die Dyspnoe sich in recht geringen Schranken halten. Wenn nur ein mittlerer Bronchus verlegt ist, so können subjektive Erscheinungen vollkommen fehlen und nur die physikalische Untersuchung deckt das Vorhandensein einer Bronchostenose auf.

Ist der Hauptbronchus einer Lunge vollständig verstopft, so tritt natürlich, namentlich bei Anstrengungen, Dyspnoe auf. Bei langsam eintretendem Verschluß kann die Dyspnoe recht gering sein. Immer aber tritt kompensatorisch verstärkte Atmung und Erweiterung der gesunden Lunge ein (vgl. spez. Teil, S. 357). Wenn der Verschluß in frühester Jugend erfolgt, so kann die gesunde Lunge durch wirkliche Hypertrophie eine vollständige Kompensation herstellen. In einem Fall (Rohmer und Borchert) wurde an Stelle der einen Lunge ein kaum faustgroßer Sack gefunden, die Kuppe der Brusthöhle war gefüllt durch einen akzessorischen Lappen der gesunden Lunge, so daß keine Thoraxdeformität bestand.

Hier muß noch erwähnt werden, daß durch plötzliche Verlegung eines Hauptbronchus sehr heftige Dyspnoe auftritt, ja daß sogar der Tod eintreten kann. Das läßt sich durch den Ausfall der einen Lunge allein natürlich nicht erklären, da die gesunde Lunge zur Erhaltung des Lebens und zur vollständigen Deckung des Sauerstoffbedarfs in der Ruhe vollkommen genügt. Wir stoßen hier auf ähnliche, aber noch größere Schwierigkeiten wie bei der Erklärung der Todesfälle durch einseitigen Pneumothorax. Beim Pneumothorax kann die Verschiebung des Mediastinums zur Erklärung herangezogen werden, aber trotzdem hat man geglaubt, auf Reflexe von seiten der Pleura rekurrieren zu müssen. In ähnlicher Weise werden wir Reflexe von seiten der Bronchialschleimhaut anzunehmen haben. Nach Lichtheims Untersuchungen scheint es wahrscheinlich, daß die andere Lunge sich sehr stark kompensatorisch bläht und daß dadurch die Zirkulation unterbrochen wird. Aber ganz befriedigend ist diese Erklärung nicht, so daß wohl doch noch reflektorische Wirkungen in Frage kommen.

4. Störungen der Respiration durch Schädigungen der nervösen Organe.

Von Störungen der Respiration bei Erkrankungen des Atemzentrums selbst ist wenig bekannt. Es sind im Gegenteil Fälle von Erkrankungen in der Formatio reticularis (wo wir das Atemzentrum annehmen müssen) bekannt, die keinerlei Störungen der Respiration zeigten. Auch die Atemlähmungen, die bei Verletzung des Halsmarks vorkommen, beruhen, wie man annimmt, nicht auf Zerstörung des „Noeud vital" oder seiner Verbindungen, sondern auf reflektorischem Shock.

Dagegen sind toxische Störungen des Atemzentrums recht häufig.

Am bekanntesten ist der Atemstillstand bei Chloroformnarkose. Respirationslähmung ist die Todesursache bei Morphium- und Schierlingsvergiftung; Lobelin, Gelseminin, Colchicin und Chinin lähmen das Atemzentrum, Ammoniak, Blausäure, Aconitin und Sapotoxin lähmen es nach anfänglicher Erregung, Kampfer verursacht starke Erregung. Von Giften, die im Körper selbst entstehen, sei in erster Linie die β-Oxybuttersäure genannt.

Das Coma diabeticum zeichnet sich ja durch die tiefe, geräuschvolle Atmung aus. Die Frequenz kann vermehrt oder vermindert sein. Im urämischen Asthma sind die Atemzüge von Pausen unterbrochen, aber im Unterschied zum diabetischen zeichnet es sich, wie Hofbauer gezeigt hat, durch rasche, tiefe Atemzüge aus. Die von ihm angenommene aktive Exstirpation ist aber nicht bewiesen. Auch wenn keine Urämie vorhanden ist, läßt sich bei der Nephritis, selbst in frühen Stadien, ein ähnlicher Typus nachweisen. Nach Pal (Med. Klinik 1912, S. 20, 22) kommen bei Urämie und Nephritis verschiedenartige Atemstörungen vor. Hierher gehört auch die vertiefte und beschleunigte Atmung vieler Karzinomkranken, die Polypnoe der Pneumoniker vor und nach der Krise, endlich die Fiebertachypnoe, die wir wohl als toxisch, nicht als Wärmetachypnoe aufzufassen haben, da sie je nach der Fieberursache verschieden stark, z. B. beim Typhus sehr gering ist.

Raumbeengende Prozesse in der Schädelhöhle verursachen oft Verlangsamung der Atmung, besonders Abszesse und Tumoren des Kleinhirns. Die Atmungsstörung wird bekanntlich, ebenso wie die Frequenzänderungen bei der Meningitis, auf Schädigung des Vagus bezogen. Auch andere cerebrale Erkrankungen können durch Beteiligung des Vaguszentrums die Respiration beeinflussen. Bald beobachtet man Verlangsamung, bald Beschleunigung. Die Atmungsstörung wird peripheren Erkrankungen des Vagus haben nur dann einen Einfluß auf die Atmung, wenn sie doppelseitig sind. Bei doppelseitiger Durchschneidung wird die Atmung verlangsamt, angestrengt und erfordert einen unzweckmäßigen Kraftaufwand. In pathologischen Zuständen tritt aber die Störung der Atembewegungen hinter anderen Symptomen zurück.

Über die Rolle, die die sensiblen Endigungen des Vagus für den Mechanismus der Atmung in Krankheiten spielen, wissen wir (abgesehen von ihrer Bedeutung für den Hustenreflex) sehr wenig. Es ist aber anzunehmen, daß sie auch durch krankhafte Prozesse alteriert werden.

Vielleicht spielt ihre Erregung bei der flachen und beschleunigten Atmung, die wir bei Miliartuberkulose und bisweilen bei Bronchitis sehen, eine Rolle. Eppinger und Heß beobachteten bei dem von ihnen aufgestellten Krankheitsbild der Vagotonie und der vagotonischen Disposition (erhöhte Anspruchsfähigkeit des Vagus auf Pilokarpin, verschiedene Krankheitserscheinungen, die als Vaguskrämpfe aufgefaßt werden können) häufig Schwankungen in der Tiefe und Frequenz der Atemzüge, die oft nur durch graphische Registrierungen erkannt werden konnten, oft auch Pausen in der Atmung. Die Patienten klagten oft darüber, nicht ausatmen zu können. Besonders deutlich fanden sie diese Erscheinungen bei der „vagotonischen Form" der Basedowschen Krankheit.

Mehr wissen wir über die Rolle der **motorischen Vagusnerven**, die die Bronchialmuskeln versorgen.

Die Entstehung der Lungenblähung durch ihren Krampf ist im Abschnitt über Bronchialasthma besprochen. Hier sei nur erwähnt, daß Eppinger und Heß glauben bei Vagotonikern auch einen erhöhten Tonus nachgewiesen zu haben. Nach einigen tiefen Atemzügen kehrte das vermehrte Lungenvolumen nur ganz langsam zur Norm zurück, wenn aber Atropin injiziert wurde, war der Abfall viel rascher. Man muß hier eine dauernde Verengerung des Bronchiallumens annehmen, die durch das vaguslähmende Atropin beseitigt wird.

Auf die **reflektorischen Änderungen der Respiration**, z. B. bei Kälte- und Schmerzempfindung, soll hier nicht eingegangen werden. Der wichtigste Atemreflex, der Husten, soll eine gesonderte Besprechung finden (S. 236), ebenso die Störungen in der Bewegung der Atemmuskulatur (S. 227).

Dagegen müssen die durch zentrale Veränderungen bedingten **Irregularitäten der Atmung** besonders erwähnt werden. Das bekannteste ist das **Cheyne-Stokessche Phänomen**. Dieses stellt in seinen geringsten Graden ein einfaches periodisches An- und Abschwellen der Atembewegungen dar, in den höchsten kommt es zu langen Atempausen, nach denen die Atmung in ganz kleinen, rasch größer werdenden Atemzügen wieder einsetzt und sich bis zu ganz tiefen, angestrengtesten Atemzügen steigert, um dann langsam wieder abzunehmen. Während der Atempause wird der Puls meist langsamer, die Pupillen enger. Viele Patienten fühlen von seiten der Atmung gar nichts, andere am Ende der Atempause einen mehr oder weniger schweren Lufthunger, der bis zum Abschwellen der Atmung andauert. Manche Kranke verlieren während der Atempause das Bewußtsein und werden „durch Atemnot aus dem Schlafe geweckt". Andere sind dauernd bewußtlos. Während der Atempause wird der Kranke meist cyanotisch, und die Cyanose nimmt manchmal während der anschwellenden Atmung noch zu.

Das Cheyne-Stokessche Atmen ist im Schlaf physiologisch, indem viele Gesunde es in geringem Grade zeigen.

Auch bei Luftverdünnung tritt es häufig auf, und in Höhen über 4000 m ist es die Regel; hier tritt es bei den meisten Menschen im Schlaf, bei sehr vielen in der Ruhe, bei manchen auch während des Gehens auf. Der Bergsteiger kann gezwungen sein, nach jeder Atempause einige Sekunden stehen zu bleiben, „um Atem zu schöpfen". Es ist aber nicht möglich, diese Unterbrechungen dadurch zu vermeiden, daß willkürlich geatmet wird, indem es eine große Anstrengung kostet, während der Atempause die Apnoe zu überwinden und Luft zu schöpfen.

Dieses physiologische Vorkommen leitet über zu den Fällen, wo es nur durch Morphiumgaben ausgelöst wird. Die pathologischen Zustände, in denen es beobachtet wird, sind Erkrankungen des Gehirns, schwere Zirkulations-, Respirations- und Nierenstörungen, namentlich auch die Arteriosklerose. Am meisten ausgesprochen ist es bei bewußtlosen Kranken. Es hat, wenn es ausgeprägt ist, immer eine üble prognostische Bedeutung, doch kann es bei Herz- und Nierenkranken oft viele Monate lang beobachtet werden.

Die Erklärung des Cheyne-Stokesschen Atmens ist immer noch strittig. Jedenfalls spielt eine Ermüdung oder Ermüdbarkeit des Atemzentrums eine wichtige Rolle.

Dem Cheyne-Stokesschen Atmen steht das **Biotsche oder meningitische Atmen** nahe. Es kommt, wie der Name sagt, besonders bei Meningitis vor, aber auch bei anderen Gehirn- und Allgemeinerkrankungen. Es besteht auch in dem Auftreten von Atempausen, zeichnet sich aber dadurch aus, daß die Pausen zwischen mehr oder weniger gleichmäßigen Atemzügen eingeschaltet sind und das An- und Abschwellen der Respiration fehlt.

Außer diesen wohlcharakterisierten Atemtypen kommen aber oft Unregelmäßigkeiten der Atmung vor, die keine bestimmte Gesetzmäßigkeit erkennen lassen.

Eine Trennung der In- und Exspiration (diese dabei von ausgesprochen aktivem Charakter) wird auch als Groccosches Atmen bezeichnet. Nach Grocco soll es eine schlechte Prognose bedeuten. Frugoni, der alle diese Formen genau studiert hat, gibt an, daß die Groccosche Atmung nicht immer ein Zeichen des zu erwartenden Todes sei, aber ihre Kombination mit periodischer Atmung eine besonders üble Vorbedeutung besitze. Frugoni weist auch auf die mannigfachen Modifikationen aller dieser Atmungsformen hin und sucht besondere prognostische Schlüsse daraus zu ziehen, doch ist die Diagnose im Verhältnis zu der diagnostischen und prognostischen Bedeutung recht schwierig.

Hofbauer hat durch Registrierung der Atmung nachgewiesen, daß bei Herzkranken die Respiration recht häufig unregelmäßig ist. Bisweilen, z. B. oft im Coma diabeticum, läßt sich ein „Wogen der Atmung" feststellen, es können sich abwechselnd ein tieferer und ein flacherer Atemzug folgen.

Von nervös bedingten Atemstörungen wären endlich noch ganz kurz die Störungen bei Hysterie zu erwähnen, Polypnoe, Atemkrämpfe etc.

5. Störungen der Respiration durch Insuffizienz der Atmungsmuskulatur.

Respirationsstörungen können durch Insuffizienz der Atemmuskulatur zustande kommen, sowohl der inspiratorischen (Zwerchfell oder Auxiliärmuskeln) als auch der exspiratorischen.

Die Ursachen der Insuffizienz werden in erster Linie durch Erkrankungen oder Verletzungen von Nerven gegeben, seltener sind die Erkrankungen der Muskulatur. Ausgedehntere Störungen beobachtet man gelegentlich bei vorgeschrittener spinaler progressiver Muskelatrophie und Dystrophia musculorum progressiva, ferner bei Trichinosis. Zwerchfellähmung sieht man selten bei muskulärer Erkrankung infolge von Pleuritis oder Peritonitis oder bei Verletzung des Phrenikus durch Stich, Schuß, Kompression durch Druck (Narkoselähmungen) und Tumoren.

Die Lähmung der Exspirationsmuskulatur hat für die Respiration nur geringe Folgen. Größer sind sie für alle Bewegungen, bei denen der Thoraxraum komprimiert werden muß, also namentlich für die Hustenstöße. Bei Lähmung der Bauchmuskeln ist der Husten, ebenso wie das Pressen bei der Defäkation, unmöglich. Die Unmöglichkeit zu husten würde keine erhebliche Störung darstellen, wenn das Räuspern nicht auch erschwert wäre, das ja die Entfernung von Sekret ebenso gut besorgt (vgl. u.). Da aber auch hierzu eine aktive Exspiration notwendig ist, treten bei Lähmung der Ausatmungsmuskulatur sehr unangenehme Zustände auf, sobald Sekret in den Luftwegen vorhanden ist.

Die Lähmung der thorakalen Inspirationsmuskulatur verursacht erheblichere Störungen für die Atmung. In der Ruhe genügt das Zwerchfell allein, aber bei der geringsten Anstrengung reicht es nicht mehr aus. Doch wird eine isolierte Lähmung der Brustkorbmuskeln in größerer Ausdehnung nur selten beobachtet, weil dann gewöhnlich auch das Zwerchfell beteiligt ist.

Die Zwerchfellähmung.

Die Zwerchfellähmung, deren wichtigste Ursachen oben erwähnt wurden, ist in Bd. 5 dieses Handbuchs S. 597 besprochen. Hier muß aber ihr Einfluß auf die Respiration erwähnt werden. Ihre Folgen sind in letzter Zeit mit Rücksicht auf die therapeutische Phrenikusdurchschneidung genauer studiert worden (Stürtz, Schepelmann, Sauerbruch). Sie macht relativ geringe Erscheinungen, wenn nur die eine Seite betroffen ist. Nur bei verstärkter Atmung kommt es zur Dyspnoe.

Die Erkennung der halbseitigen Zwerchfellähmung ist nicht leicht. Hochstand der Lungengrenzen auf einer Seite ist das wichtigste Zeichen. Das Fehlen des Littenschen Phänomens (s. S. 209) kann, wenn es auf der gesunden Seite sichtbar ist, zur Diagnose führen. Sichergestellt wird sie durch die Beobachtung vor dem Röntgenschirm. Hier zeigt sich, daß das Diaphragma einer Seite abnorm stark in den Brustraum vorgewölbt ist. Auf derselben Seite beobachtet man, freilich in geringem Grade, das Symptom der paradoxen Zwerchfellbewegung, das in einem Emporsteigen bei der Inspiration besteht. Daneben wird, im Unterschied zum Pneumothorax, bei dem die paradoxe Zwerchfellbewegung auch vorkommt, das Mediastinum nach der gesunden Seite gezogen, wie an der Verschiebung des Herzschattens erkannt werden kann (Wellmann).

Die Erklärung ist sehr einfach. Die intakte Zwerchfellhälfte steigt bei ihrer Kontraktion nicht nur nach abwärts, sondern sie nähert auch ihren Ansatz am Centrum tendineum, das ja nach der anderen Seite hin nicht mehr fixiert ist, der Insertion am Thorax, dadurch wird das mit dem Zentrum verwachsene Mediastinum nach der gesunden Seite gezogen. Auf der gelähmten Seite kann die Hebung des Thorax keinen so starken negativen Druck erzeugen, weil der Gegenzug des Diaphragma fehlt, statt dessen gibt dieses nach und rückt schon bei der geringsten Druckverminderung nach aufwärts.

Häufiger als die halbseitige Zwerchfellslähmung ist die beidseitige, da nicht nur die muskulären Erkrankungen des Diaphragma dieses in seiner ganzen Ausdehnung befallen, sondern auch die häufigsten Ursachen der Phrenikusläsionen, Erkrankungen der Halswirbel, Tabes, Alkohol- und Bleineuritis, Diphtherie, meist beide Nerven schädigen. Ihre Erscheinungen sind gering, so lange der Patient ruhig liegt. Man erkennt dann nur eine rein thorakale Atmung. Sobald sich aber der Kranke anstrengt, tritt Dyspnoe auf. Der Thorax wird stark gehoben und gesenkt, aber die Wirkung auf die Ventilation ist sehr gering, weil der Gegenzug des Zwerchfells fehlt und der Inhalt des Abdomens bei jeder Inspiration in den Thoraxraum angesaugt wird. Man sieht deshalb, wie das Abdomen bei jeder Inspiration eingezogen, bei jeder Exspiration vorgewölbt wird. Vor dem Röntgenschirm erkennt man die paradoxe Zwerchfellbewegung, natürlich auf beiden Seiten und ohne seitliche Verschiebung des Mediastinums.

Gefährliche Störungen des Gaswechsels treten bei der reinen Zwerchfellähmung nicht auf, weil die Dyspnoe schon vor dem Eintreten einer bedrohlichen Kohlensäureüberladung des Blutes den Kranken veranlaßt, jede Bewegung einzuschränken und weil in der Ruhe die Thoraxatmung trotz der Zwerchfelllähmung genügt, um den Gaswechsel aufrecht zu erhalten. Ist aber auch die Thoraxhebung gestört, so tritt Erstickung auf, was gelegentlich bei Diphtherie, Alkoholneuritis oder Muskelatrophie vorkommt.

Ähnliche Störungen wie bei der Lähmung des Zwerchfells können auch auftreten, wenn dieser Muskel durch abnormen Inhalt in der Bauchhöhle, Tumoren oder Flüssigkeit, in seiner Bewegung beschränkt ist. Gleichzeitig ist dann der Brustkorb durch den Bauchinhalt in die Höhe gedrückt und erweitert, in hochgradige Inspirationsstellung gebracht, so daß die Inspiration fast unwirksam bleibt. Die Exspirationsmuskulatur genügt aber dann immer noch, um die Thoraxlüftung zu bewerkstelligen, wobei die Inspiration passiv vor sich geht, außerdem tritt die direkte Zirkulationsbehinderung in den Vordergrund, so daß es nicht zur Erstickung kommt.

Die Therapie der Zwerchfellähmung besteht einerseits in Sauerstoffzufuhr, andererseits in manueller und maschineller künstlicher Atmung. Es ist natürlich nur möglich, die Dyspnoe zu lindern bzw. die Erstickungsgefahr zu bekämpfen, während die Heilung nur durch die Behandlung des Grundleidens, wo eine solche möglich ist, bewerkstelligt werden kann.

6. Beziehungen von Respirations- und Kreislaufstörungen.

Die Beziehungen zwischen den Störungen der Respiration und der Zirkulation sind verschiedener Art. Einmal können die Störungen der Blutströmung in den Lungen, die durch krankhafte Zustände des Herzens oder des Körperkreislaufs bedingt sind, den Gaswechsel beeinträchtigen. Sodann wirken Erkrankungen der Respirationsorgane auch auf den Lungenkreislauf und auf die gesamte Zirkulation. Endlich wird durch lokale Hindernisse in den Pulmonalgefäßen, wie Thrombose und Embolie, die Lungenzirkulation, aber auch der Gasaustausch erschwert.

Jede Verlangsamung des Blutstromes in den Lungen in dem Sinne, daß zu wenig Blut in der Zeiteinheit die Lungen passiert, hat, wenn das Leben überhaupt noch möglich sein soll, auch eine gleiche Verlangsamung des Blutstroms im Körperkreislauf zur Voraussetzung. Sonst muß es zum Lungenödem kommen (vgl. u.). Andererseits kann auch nicht mehr Blut in der Zeiteinheit durch die Lungen fließen, als durch die Körperbahn. Eine Verlangsamung des Blutstroms durch die Lungen im genannten Sinne kommt deshalb bei verschiedenen Störungen der Zirkulation zustande. Sie muß immer zu einer Verschlechterung der Sauerstoffversorgung führen. In den Lungen geht zwar die Lüftung des Blutes ebensogut vor sich, wenn es langsam strömt, es hat vielleicht im Gegenteil Zeit sich noch vollkommener mit Sauerstoff zu sättigen als bei rascherer Durcheilung der Lungenkapillaren. Dagegen wird das Blut in den Organen, in denen es ja ebenfalls langsamer fließt, stärker als normal mit Kohlensäure überladen und seines Sauerstoffs beraubt, die mittlere Sauerstoffspannung des Kapillarblutes, die für die Gewebeatmung das wichtigste ist, muß also sinken. Neuere Untersuchungen des Gasgehaltes im venösen Blut haben aber ergeben, daß eine Verschlechterung viel seltener ist als man früher angenommen hatte. Kraus fand bei Herzkranken in der Ruhe (selbst bei Zyanose) bisweilen normale Werte für den Sauerstoff und die Kohlensäure im Venenblut, auch von anderen Autoren wurde das bestätigt. Bei der Arbeit steigen dann freilich die Werte sehr rasch, als Zeichen dafür, daß der Blutumlauf bei den geringsten Anstrengungen nicht mehr genügt, um die Organe genügend mit Sauerstoff zu versorgen. Aber auch in der Ruhe besteht in solchen Fällen Dyspnoe. Die Ursache dafür, daß trotzdem der Gasgehalt des Blutes nicht verändert ist, liegt darin, daß Kompensationsmittel vorhanden sind, die die gefährlichen Folgen verhindern. Diese Kompensationsmittel beschleunigen die Zirkulation wieder so, daß der Gasgehalt des Blutes annähernd normal wird. Erst wenn sie versagen, können wir eine erhebliche Blutverschlechterung nachweisen, dann handelt es sich aber um ganz schwere, meist bald tödlich endende Zustände.

Wenn durch Verlangsamung des Lungenkreislaufs die Arterialisation des Blutes leidet, ist eine Reizung des Atemzentrums durch das kohlensäureüberladene Blut und Dyspnoe die Folge. Die verstärkte Respiration kompensiert die Störung bis zu einem gewissen Grad, indem die Arterialisierung des Blutes dadurch etwas besser als in der Norm gestaltet werden kann, so daß die Gewebe unter etwas bessere Gaswechselbedingungen kommen, als der verlangsamten Zirkulation entsprechen würde. Namentlich die Kohlensäure kann in der Lunge auf diese Weise vollkommener entfernt werden, während die Sauerstoffsättigung gegenüber der Norm nur sehr wenig gesteigert werden kann.

Die Dyspnoe hat aber in anderer Richtung eine kompensatorische Wirkung. Die verstärkten Atembewegungen unterstützen das Herz in seiner Tätigkeit, sie erleichtern die Zirkulation durch die Ansaugung des venösen Blutes, durch die Druckwirkung des Zwerchfells und wohl auch durch Beschleunigung der Lungenzirkulation, wie S. 214f. auseinandergesetzt wurde. So kann die Dyspnoe zur Kompensation der Störung beitragen, so daß keine merkliche Blutverschlechterung eintritt.

Ist die Verlangsamung der Blutströmung in den Lungen **dauernd größer als im Körperkreislauf**, so muß es zu immer schwererer Stauung und schließlich zum **Lungenödem** kommen. Dann kommt zu der Kreislaufstörung noch die Absperrung der Alveolen durch Flüssigkeit, so daß auch die respiratorische Funktion leidet. Es treten also Störungen durch Verkleinerung der respiratorischen Oberfläche (vgl. o. S. 217) hinzu, dadurch muß die Sauerstoffversorgung der Gewebe noch mehr leiden, auch die Ernährung des Herzens wird schlechter und die Zirkulation leidet noch mehr. Das erklärt, weshalb wir bei Lungenödem so selten Erholung sehen.

Eine andere Art von Verlangsamung des Lungenkreislaufs besteht darin, daß in der Zeiteinheit gleich viel Blut in die Lungen einströmt und aus ihnen abströmt wie in der Norm, **daß es aber in der Lungenbahn zu lange verweilt**. Die Pulmonalgefäße sind also mit Blut überfüllt, der Gesamtquerschnitt ist erweitert, die lineare Geschwindigkeit der Erythrozyten herabgesetzt, aber die Durchflußmenge pro Minute nicht verändert. Wie in allen anderen Organen ist auch in der Lunge eine solche Blutüberfüllung sowohl durch Dilatation der Gefäße (aktive Hyperämie) als auch durch Behinderung des Abflusses (passive Hyperämie) denkbar. Wir sehen auch in der Tat beide Formen, und die **aktive Hyperämie** (z. B. im Beginn der Pneumonie) spielt bei den entzündlichen Krankheiten der Lunge eine große Rolle. Häufiger ist die **passive Hyperämie**, besonders in ihrer chronischen Form als „Stauungslunge", ferner als hypostatische Hyperämie, die auch eine Folge von Atelektase sein kann. Die hypostatische Hyperämie betrifft zwar nur einen Teil der Lungenstrombahn, aber die Zustände, in denen sie eintritt, sind meist derart, daß gleichzeitig die ganze Zirkulation gestört ist und die ganze Lunge an der Stauung teilnimmt.

Bei einer derartigen Störung, die nur zu einer Überfüllung des Lungenkreislaufs, nicht aber zu einer Verminderung des Minutenvolums führt, erleidet der **Gaswechsel** keine Störung. Das Blut hat bei längerem Verweilen in der Lunge sogar besser Zeit sich mit Sauerstoff zu sättigen und die Kohlensäure abzugeben; die Organe erhalten also ebensoviel und ebensogut arterialisiertes Blut in der Zeiteinheit als normal. Dagegen leidet die Lunge selbst unter der Blutüberfüllung. Bei längerer Dauer der Stauung kommt es zu Desquamation der Alveolarepithelien, zu Blutungen in das Zwischengewebe und in die Alveolen, zu Hyperplasie und kleinzelliger Infiltration, zu dem Bild der **Stauungslunge**, die als besondere Krankheit besprochen werden soll.

Während diese Tatsache längst bekannt ist, ist es die Frage, ob außerdem die Stauung noch einen besonderen Einfluß auf das Volumen der Lunge ausübt. v. Basch stellte die Theorie auf, daß durch die Blutüberfüllung die Kapillaren gestreckt und dadurch die Alveolarwände gedehnt werden, so daß eine Lungenschwellung resultiere. Dabei leide die Elastizität der Lunge und die Atmung werde erschwert (Lungenstarre). Auf diese Weise suchte er die Dyspnoe der Herzkranken zu erklären. Die Nachprüfungen dieser Theorie haben widersprechende Resultate ergeben. Ein Teil der Widersprüche ist durch die unter D. Gerhardts Leitung ausgeführte Arbeit Romanoffs aufgeklärt. Aus ihr geht hervor, daß eine Erweiterung der Alveolen durch Stauung kaum vorkommen kann, solange die Lunge im Thorax eingeschlossen ist, sondern daß im Gegenteil durch die vorspringenden strotzenden Alveolen deren Luftinhalt verringert wird, daß dagegen ein gewisser Grad von Starre sicher die Folge der Stauung ist. Aber die Lungenstarre kann keinen sehr großen Einfluß haben, da sie viel zu geringe Werte erreicht, um die Atembewegungen erheblich zu hindern. Die Dyspnoe der Herzkranken wird dadurch jedenfalls nicht erklärt. Ihre Erklärung ist für die Fälle, in denen es zu gar keiner Störung der Blutarterialisation, sondern bisweilen sogar zu einer verbesserten Arterialisation kommt, überhaupt nicht leicht. Am einfachsten ist sie, wenn man die verstärkten Atembewegungen, wie oben auseinandergesetzt wurde, als kompensatorischen Vorgang auffaßt, der gar nicht durch die Einwirkung von Kohlensäureanhäufung auf das Atemzentrum ausgelöst zu werden braucht.

Wir können uns aber der Ansicht Rubows nicht anschließen, der in Verfolgung von Bohrs Gedankengängen die Veränderungen in der Mittellage der Lunge (vgl. S. 215) in den Vordergrund stellte. Durch vermehrte Inspirationsstellung der Lungen soll eine Streckung der Lungenkapillaren und dadurch eine Erleichterung des Blutstromes zustande kommen. Die klinische Beobachtung läßt aber in der Regel keine Erweiterung der Lungengrenzen erkennen, und die Untersuchungen von Bittorf und Forschbach haben gezeigt, daß tatsächlich die Mittelkapazität gar nicht erhöht zu sein braucht. Es ist auch sehr fraglich, ob bei vermehrter inspiratorischer Füllung die Durchströmung der Lungen überhaupt erleichtert ist. Cloettas genaue Versuche sprechen nicht dafür.

Die Bedeutung der Dyspnoe als Kompensationsmittel der Zirkulation liegt also nicht in der Verschiebung der Mittellage, sondern nur in der verstärkten Atembewegung, in den vermehrten Druckdifferenzen bei In- und Exspiration und in der Druckwirkung des Zwerchfells.

Die Zweckmäßigkeit dieser Einrichtung können wir schon verstehen, aber den Mechanismus ihrer Entstehung nicht immer. Da die Dyspnoe eintreten kann, bevor wir eine Kohlensäurevermehrung im Venenblut nachweisen können, bleibt nur die Erklärung übrig, daß die Stauung in den Kapillaren die zentripetalen Nerven oder ihre Endapparate reizt oder deren Erregbarkeit erhöht, so daß das Respirationszentrum leichter auf die normalen Dehnungsreize anspricht oder daß Stauung im Zentralnervensystem mechanisch auf das Atemzentrum selbst wirkt. Hofbauer nimmt toxische Wirkungen auf das Atemzentrum als Ursache der kardialen Dyspnoe an. In vielen Fällen können auch Katarrhe, leichtes Ödem u. dgl. einzelne Partien von der Respiration abschließen. Bruns und Siebeck haben gezeigt, daß die Inspirationsluft sich in den Lungen Herzkranker schlechter verteilt, so daß einzelne Gebiete offenbar schlecht oder gar nicht ventiliert werden. Aus diesen kommt ungenügend arterialisiertes Blut in die Lungenvenen und wird mit dem gut gelüfteten gemischt, so daß der Durchschnitt zu wenig Sauerstoff und zu viel Kohlensäure enthält. Dadurch wird das Atemzentrum in erhöhte Reizbarkeit versetzt. Die Dyspnoe kann dann wieder dazu beitragen, wie oben angeführt wurde, die Zirkulation zu verbessern.

Ganz andere Beziehungen zwischen der Pathologie der Respiration und der Zirkulation finden wir bei Erkrankungen der Respirationsorgane. Zunächst kann eine Erkrankung der Lunge mit Behinderung des kleinen Kreislaufs einhergehen. Das finden wir in erster Linie beim Emphysem, bei dem die Kapillaren in einem großen Teil der Lungen veröden, dann aber auch bei der Pneumonie, bei der das Exsudat die Alveolarwände komprimiert und die Kapillaren durch Druck unwegsam macht. Auch die Lungentuberkulose, die Lungenschrumpfung nach Gangrän und nach Pleuritis u. dgl. gehört hierher. Früher nahm man an, daß durch die Verengerung der Strombahn der Widerstand wächst und dadurch eine vermehrte Arbeit des rechten Ventrikels resultiert. Damit stehen alle klinischen Tatsachen in Übereinstimmung, die Cyanose dieser Kranken, die Hypertrophie des rechten Herzens, die Herzinsuffizienz, die sich im Verlauf dieser Krankheiten einstellt. Aber die Versuche Lichtheims haben vor 35 Jahren dieser Anschauung den Boden entzogen. Lichtheim konnte zeigen, daß die Druckverhältnisse im großen und kleinen Kreislauf so gut wie keine Veränderung erleiden, wenn man die eine Lungenarterie abklemmt, also die Hälfte der Lungenblutbahn absperrt. Erst wenn diese auf ein Viertel verringert wird, machen sich deutliche Einflüsse auf den Kreislauf bemerkbar. Die Lungenbahn bietet also der Blutströmung so wenig Widerstand, daß sie viel größere Einengungen verträgt als die bei Krankheiten eintretenden, ohne daß das Herz eine nachweisbare Beeinträchtigung erleidet. Alle Einwände, die gegen die Richtigkeit der Lichtheimschen Versuche geltend gemacht worden sind, haben sich als nicht stichhaltig erwiesen (D. Gerhardt). Daher suchte man die klinischen Tatsachen, die auf eine Beeinflussung des rechten Herzens durch solche Zustände sprechen, auf andere Weise zu erklären, durch den Einfluß des Hustens auf das Herz, der unten besprochen werden soll, etc.

Die Übertragung dieser Versuche auf den Menschen ist nun aber nicht ohne weiteres statthaft. Sie beziehen sich nur auf Muskelruhe, und sobald Körperbewegungen auftreten, müssen sich die Verhältnisse erheblich ändern. Der Blutstrom wird beschleunigt, die Reibung in den Kapillaren muß wachsen. Eine viel geringere Einengung der Strombahn als in der Ruhe kann also für das Herz eine beträchtliche Störung bedingen. D. Gerhardt ist es denn auch gelungen. schon bei Anwendung von Digitalispräparaten eine Erschwerung des Kreislaufs durch die eingeengte Lungenbahn nachzuweisen. Bei Körperarbeit kommen aber ganz bedeutend größere Beschleunigungen des Kreislaufs vor, als sie durch Digitalis bewirkt werden. Eine Beschleunigung auf das Zehnfache kann vorkommen. Wenn also schon in der Ruhe eine Verengerung auf ein Viertel genügt, um die Zirkulation erheblich zu erschweren, so müssen bei Muskelarbeit schon viel geringere Einschränkungen die Arbeit des rechten Ventrikels über die Norm steigern.

Eine Vermehrung des Widerstandes in der Lunge kann durch Mehrarbeit des rechten Ventrikels so überwunden werden, daß die Blutversorgung der Organe nicht leidet. D. Gerhardt konnte durch Injektion von Öl in die Vena jugularis Fettembolien erzeugen und den Widerstand in der Lunge dadurch so erhöhen, daß der Druck im rechten Ventrikel auf das Doppelte stieg, während der Karotisdruck unverändert blieb.

Wir sehen also, daß bei einem arbeitenden Menschen eine Verengerung des kleinen Kreislaufs, wie sie durch Lungenkrankheiten bedingt sein kann, wohl genügt, um dem rechten Herzen eine Arbeit zuzumuten, die über seine normale Leistungsfähigkeit hinausgeht, daß aber in der Ruhe nur ganz selten dieser Zustand eintreten dürfte, wenigstens so lange das Herz gesund ist. Ist dessen Leistungsfähigkeit aber sonstwie herabgesetzt, so kann auch in der Ruhe eine relativ geringfügige Einengung der Strombahn einen Widerstand erzeugen, der ihm schädlich wird.

Eine andere Art der Kreislaufstörungen bei Erkrankungen der Respirationsorgane kann darin begründet sein, daß die Atembewegungen beeinträchtigt sind. Dann fällt ihr fördernder Einfluß auf die Blutzirkulation (vgl. S. 214f.) dahin. Das gilt sowohl für die ansaugenden Wirkungen der Thoraxerweiterung, die z. B. bei Pleuritis und bei oberflächlicher Atmung (z. B. infolge von Schmerzen) vermindert sein müssen, als auch von der Zwerchfellwirkung. Steht das Diaphragma dauernd tief, so fehlt der oben erwähnte fördernde Einfluß seiner Bewegung auf den Blutabfluß aus der unteren Körperhälfte. Eppinger und Hofbauer fanden tatsächlich, daß bei Emphysematikern der Einfluß des Zwerchfellhochstandes auf den Venenabfluß im Bein vollkommen fehlt. Wenckebach macht ebenfalls darauf aufmerksam, daß bei Enteroptose oft Stauung im Splanchnicusgebiet vorhanden ist, und erklärt diese durch mangelhafte Zwerchfellaktion. Er erwähnt auch, daß bei Enteroptose bisweilen das Oliver-Cardarellische Symptom (Auf -und Absteigen des Kehlkopfes synchron mit der Herzaktion) auftrete.

Es ist selbstverständlich, daß auch Störungen des Verhältnisses zwischen pleuraler Ansaugung (Dondersschem Druck) und intratrachealem bzw. intrapulmonalem Druck einen Einfluß auf die Zirkulation haben müssen. Am klarsten liegen die Verhältnisse bei Veränderungen des intrapulmonalen Druckes. Sie sind in letzter Zeit vielfach untersucht worden, so von Romanoff, Cloetta und Bruns. Die Versuche haben übereinstimmend ergeben, daß Steigerung des Druckes in der Trachea bzw. in der Lunge die Zirkulation verschlechtert, Herabsetzung sie verbessert. Das ist auch ganz leicht verständlich. Bei gleichbleibender Ausdehnung der Lunge ist die Weite der Kapillaren, die ja auf beiden Seiten nur von einer ganz dünnen, nachgiebigen Membran bedeckt sind, abhängig von dem Druck, der auf der Seite der Pleura und auf der Seite der Alveolen auf der Lunge lastet. Wird bei einer herausgenommenen Lunge, die von der Pulmonalarterie aus künstlich durchblutet oder vom Herzen aus mit Blut gespeist wird, der Innendruck bei gleichbleibendem Außendruck vermindert, so fließt in der Zeiteinheit bedeutend mehr Blut bzw. Flüssigkeit durch die Lunge. Wird umgekehrt der Druck in der Trachea bzw. in der Lunge erhöht, so nimmt die Durchflußmenge ab. Die Veränderung wird noch intensiver, wenn auch auf der pleuralen Seite der Druck im gleichen Sinne verändert wird. Der Fall einer Druckvermehrung auf beiden Seiten ist nun bei Erkrankungen der Respirationsorgane recht häufig realisiert, nämlich beim Husten. Bei jedem Hustenstoß wird der Druck in der Pleuraspalte erhöht, ja er wird aus einem negativen in einen positiven umgewandelt. Gleichzeitig wird aber bis zur Öffnung der Glottis die Luft in der Lunge so stark komprimiert, wie es die Kraft der Exspirationsmuskulatur erlaubt. Es tritt also die gleiche Zirkulationsstörung auf wie im Experiment. Dazu kommt aber noch das Hindernis für den Abfluß der Körpervenen, was ja auch durch die sichtbaren Venenanschwellungen ohne weiteres erkennbar ist. Wie groß diese Zirkulationsstörung sein muß, geht daraus hervor, daß Gerhardt schon bei einer intratrachealen Drucksteigerung, die viel geringer war und nur ein Drittel der beim Singen auftretenden Steigerung betrug, ein Ansteigen des Druckes in der Pulmonalarterie und sogar ein Sinken des Karotisdruckes nachweisen konnte. — Auch die Betrachtung vor dem Röntgenschirm führt die Behinderung der Zirkulation vor Augen. Läßt man den Untersuchten bei geschlossener Stimmritze pressen (Valsalvascher Versuch), so sieht man das Herz deutlich kleiner werden, als Zeichen dafür, daß infolge der intrathorakalen Drucksteigerung kein Blut in das Herz einfließen kann und dieses sich leerpumpt. Untersucht man den Blutdruck beim Valsalvaschen Versuch, so findet man zuerst ein Ansteigen, dann ein Absinken; dieses Absinken ist auch ein Zeichen für den Mangel an Blut im Herzen.

Daraus geht hervor, daß häufiger Husten eine ganz erhebliche Anstrengung für den rechten Ventrikel bedeutet. Aus dieser Anstrengung ist auch ein Teil der Herzhypertrophie bei chronischer Bronchitis und bei Emphysem zu erklären.

Eine einseitige Veränderung des intrapleuralen Druckes sehen wir bei der Pleuritis. Hier spielt nach Gerhardt die Kompression der Lungengefäße nur eine geringe Rolle, und die Kreislaufstörungen, die Cyanose etc., erklären sich bei großen Ergüssen, wie die Drucksteigerung in der Jugularis zeigt, durch den erhöhten intrathorakalen Druck, der eine Stauung in den Körpervenen zur Folge hat.

Daß die Kompression der Lungengefäße keine so große Rolle spielt, findet seine Erklärung in den oben auseinandergesetzten komplizierten Verhältnissen bei der Ausdehnung und Verkleinerung der Lunge. A priori ist bei den geringen Widerständen der Lungenkapillaren anzunehmen, daß die Verminderung des Druckes in der Pleuraspalte, wie sie bei inspiratorischer Stellung vorhanden ist, die Kapillaren erweitert, und daß seine Erhöhung, wie wir sie bei der exspiratorischen Stellung, namentlich bei Kompression durch Pleuritis oder Pneumothorax sehen, sie verengert. Aber die Streckung oder Schlängelung der Kapillaren bringt neue Momente herein. Wie schwierig die Verhältnisse zu übersehen sind, geht daraus hervor, daß Bohr in der Lungenerweiterung beim Emphysem eine kompensatorische Einrichtung zur Entlastung der Zirkulation sieht, Cloetta dagegen in ihr ein Hindernis für den Kreislauf erblickt und daraus die Herzstörungen der Emphysematiker erklärt. Wahrscheinlich sind, wie erwähnt, die Unterschiede in den Widerständen bei den verschiedenen Füllungszuständen der Lunge nicht sehr groß. Dazu kommt noch, daß diese Widerstände, wie erwähnt, im ganzen relativ gering sind.

Da die Lungengefäße unter dem Einfluß von Nerven stehen, wäre auch denkbar, daß die Durchblutung von der Luftventilation abhängig wäre. Nach den Untersuchungen über die Zirkulation beim Pneumothorax ist das nicht anzunehmen.

Heß hat auch Versuche darüber angestellt, ob durch Absperrung eines Hauptbronchus die Durchblutung der Lunge geändert wird. Aus seiner Arbeit geht so viel hervor, daß das jedenfalls nicht in irgendwie erheblichem Maße der Fall ist.

Einer besonderen Erwähnung bedürfen noch die Thrombose und Embolie. Sie sollen (ebenso wie das Lungenödem) im speziellen Teil behandelt werden, da sie wohlcharakterisierte Erkrankungen darstellen. Hier muß ihr Einfluß auf den Kreislauf und die Respiration erwähnt werden. Die Verlegung eines Gefäßstammes führt, je nach ihrer Ausdehnung, zu einer Verengerung der Strombahn, der Einfluß auf die Zirkulation entspricht also den schon besprochenen Zuständen. Nur besteht der Unterschied, daß hier bisweilen besonders große Teile der Strombahn verlegt werden. Für die Embolien kommen außerdem noch Shockwirkungen in Betracht. Der Gasaustausch wird nur insofern gestört, als die respirierende Oberfläche verkleinert wird. Wenn kein Blut durch eine Lungenpartie fließt, so kann auch kein Gasaustausch stattfinden. Da aber aus den befallenen Lungenteilen auch kein Blut abfließt, so ist das Blut, das ins rechte Herz fließt, vollkommen arterialisiert. Die einzig in Betracht kommende Störung betrifft also bei kleinerer Ausdehnung die Zirkulation, bei größerer Ausdehnung der Gefäßverlegung steht die Zirkulationsstörung im Vordergrund.

Die komplizierten Verhältnisse der Zirkulation bei der Bronchitis und beim Pneumothorax sollen im speziellen Teil besprochen werden.

7. Störungen der Lymphbewegung.

Die Störungen der Lymphbewegung spielen bei den Lungenkrankheiten eine große Rolle. Die Lymphe führt alle Verunreinigungen mit sich, die durch Inhalation in die Bronchien oder in die Alveolen gelangt sind, aber auch die pathogenen Mikroorganismen werden durch sie weiter verschleppt. So kommt die „peribronchiale" Ausbreitung der Tuberkulose zustande.

Staubpartikel und Mikroorganismen gelangen so in die Bronchialdrüsen. Hier werden sie deponiert und können auch Erkrankungen dieser Lymphknoten verursachen. Aber auch die Lymphgefäße können erkranken. In ihnen und in ihrer Umgebung kommt es zu einer proliferierenden Entzündung, die Lymphbahnen können veröden. Dann leidet auch das Lungengewebe und fällt der fibrösen Induration und Schrumpfung anheim. Das sehen wir bei den Staubinhalationskrankheiten, aber auch bei der Tuberkulose.

Bei der Kommunikation, die zwischen Lymphgefäßen und Pleuraraum besteht, ist es verständlich, daß solche Entzündungen sich auch auf die Pleura fortsetzen können und sich bei Staubinhalationskrankheiten auch eine fibröse Pleuritis entwickeln kann.

Die Störung der Lymphbewegung bei der Pleuritis soll bei dieser Krankheit besprochen werden. Hier muß darauf hingewiesen werden, daß die Pleura parietalis enge Beziehungen zu den Lymphgefäßen des Rumpfes hat und daß Affektionen des Brustfells auch zu Lymphstauung am Rumpf führen können. Bönniger hat darauf hingewiesen, daß man recht häufig bei Patienten, die eine Krankheit der Lunge oder der Pleura durchgemacht haben, Schwellungen auf einer Rumpfhälfte sehen und fühlen kann, die als Lymphstauungen aufgefaßt werden müssen.

8. Störungen der Respiration durch Veränderungen des Brustkorbs.

Die Elastizität des thorakalen Skelettes kann durch Verknöcherung einzelner oder aller Rippenknorpel gestört werden. Diese Veränderung hängt aber so enge mit der Entstehung des Emphysems und der Tuberkulose (1. Rippenknorpel!) zusammen, daß sie dort besprochen werden soll.

Eine große Rolle spielen bei den Erkrankungen der Respirationsorgane die Veränderungen der Wirbelsäule, die das Thoraxskelett beeinflussen, besonders die Kyphoskoliose, namentlich die rachitische, aber auch der spondylitische Gibbus und die juvenilen Formveränderungen, wenn sie wenigstens hochgradig sind. Sie bedingen eine Verunstaltung der Lungen und eine Verschiebung im Thorax, deshalb verlaufen die Bronchien abnorm, oft gewunden oder abgeknickt. Dadurch kommt es leicht zu Stagnation von Sekret, zur Entstehung von Bronchitis und zu hartnäckigem Verlauf dieser Krankheit. Oft sind aber auch die Lungen abnorm klein. Man hat bei Sektionen bisweilen den Eindruck, daß den Lungen höchstens die Hälfte des Raumes zur Verfügung steht, die der Körpermasse entsprechen würde, und daß ihr Volumen viel zu klein für das Individuum ist. Das muß zu einer Insuffizienz des Gasaustausches führen, sobald größere Anforderungen gestellt werden, erhebliche Muskelarbeit verlangt wird. Es entsteht deshalb leicht Dyspnoe.

Meist wird diese Dyspnoe nicht durch Ateminsuffizienz, sondern durch eine Zirkulationsstörung erklärt. Das Herz ist bei solchen Individuen immer in seinem Raum beengt, die Gefäße sind in ungünstiger Lage, die Patienten sterben auch häufig an Herzinsuffizienz. Aber für viele Fälle ist doch sicher die Einschränkung der respiratorischen Oberfläche das wichtigere. Daneben spielt freilich die Zirkulationsstörung eine große Rolle. Die Kyphoskoliotiker atmen immer rasch und oberflächlich, dadurch wird die Druck- und Saugwirkung auf den kleinen Kreislauf nur ungenügend ausgeübt. Dazu kommt vielleicht noch der relativ kleine Querschnitt der gesamten Lungenstrombahn. So erklärt sich die Hypertrophie des rechten Ventrikels, die man immer findet.

Diese Störung der Lungenzirkulation kann durch systematische Übung verbessert werden. Karcher weist darauf hin, wie gut solche Menschen das Bergsteigen vertragen und wie erleichtert sie sich oft nach Bergtouren fühlen. Er konnte auch an einem Kyphoskoliotischen zeigen, daß der Puls durch Steigarbeit nicht mehr gesteigert wurde als beim Gesunden.

Karcher weist auch darauf hin, daß in solchen Fällen, da die Atmung fast immer rein abdominal ist, die Auftreibung des Leibes besonders hinderlich für die Atmung ist. Nach dem Essen sind solche Individuen sehr dyspnoisch, bei Erkrankungen der Bronchien oder Lungen kann eine Auftreibung des Leibes gefährlich werden.

Außer der Störung der Zirkulation spielt aber auch die Beschränkung der respiratorischen Oberfläche für viele Individuen sicher eine große Rolle.

Sowohl die Beschränkung der respirierenden Membran als auch die Störung des Lungenkreislaufs haben zur Folge, daß jede Erkrankung der Bronchien und der Lungen besonders gefährlich wird.

Dagegen hat die Schusterbrust, eine erworbene Verunstaltung des Thorax, keine klinische Bedeutung.

Bei dem von Wenckebach beschriebenen Thorax piriformis können ähnliche Störungen wie beim Kyphoskoliotiker, freilich wohl immer nur in viel geringerem Maße, zustande kommen.

Der asthenische oder paralytische Thorax, der besonders bei Phthisikern, aber auch bei nervösen Individuen vorkommt, soll bei der Lungentuberkulose erwähnt werden.

Auch die Trichterbrust, die sich aus einer kongenitalen Anlage entwickelt (Bien), kann zu ähnlichen Störungen wie die Kyposkoliose führen (vgl, E. Ebstein).

Die Respirationsstörungen bei der Wirbelversteifung mit thorakaler Starre (Bechterewsche Krankheit), die zwar nicht mit einer Beschränkung der respirierenden Fläche verbunden sind, sonst aber ähnliche Verhältnisse wie bei der Kyphoskoliose bieten, hat Plesch ausführlich beschrieben.

9. Die Flimmerbewegung.

Das Flimmerepithel der Luftwege ist die Ursache, weshalb die gesunden Lungen in der Regel keimfrei sind (s. u. S. 242). Alle Fremdkörper, die mit der Einatmungsluft in die Bronchien gelangen, und mit ihnen auch die Bakterien, haben bei den gewundenen Wegen und Wirbeln des Luftstromes Gelegenheit, am Schleimüberzug der feineren Bronchien hängen zu bleiben. Nur ein Teil wird dort von Phagozyten aufgenommen und nach den Lymphgefäßen geschleppt, der größere Teil wird durch die Flimmerhaare nach oben befördert.

Die Flimmerbewegung kann ganz erhebliche mechanische Leistungen ausführen, wie schon lange durch Versuche an niederen Tieren bekannt ist, sie kann aber auch beim Hund ganz erhebliche Schleimmengen gegen die Schwerkraft befördern (Lommel). Die Energie von menschlichen Bronchialflimmerepithelien kann man gelegentlich unter dem Mikroskop am besten an solchen Epithelzellen beobachten, die aus einem eben resezierten Stück Lunge stammen. Sie stoßen rote Blutkörperchen mit großer Kraft beiseite, bewegen sich durch Abstoßen an der Umgebung weiter und drehen sich stundenlang um sich selbst. Die Geschwindigkeit der Flimmerbewegung ist so groß, daß in der Trachea des Hundes Lykopodiumsamen 0,3—0,4 mm pro Sekunde weiterbefördert werden (Lommel).

Die Flimmerbewegung ist der einzige Mechanismus, der Schleim und Fremdkörper bis zum Larynx befördert. Der Husten kann wahrscheinlich erst dann in Aktion treten, wenn die Massen in den Larynx oder wenigstens in die Trachea gelangt sind, vielleicht kann er auch aus den Bronchien erster Ordnung gelegentlich einzelne Partikelchen oder größere Fremdkörper losreißen.

Störung der Flimmerbewegung muß zu Stagnation des Sekrets, Ansiedelung und Vermehrung von Mikroorganismen führen. Das tritt ein, wenn das Flimmerepithel fehlt oder durch andere Zellen ersetzt ist, was bei Bronchiektasien und in Kavernen vorkommt. Wie weit ohne solche grobe Läsionen die Flimmerbewegung in krankhaften Zuständen gestört sein kann, ist merkwürdigerweise noch recht wenig untersucht, obschon die Wichtigkeit dieser Frage für die Pathologie der Respirationsorgane ohne weiteres einleuchtet. Die einzigen brauchbaren Untersuchungen hat Lommel angestellt, der bei Hunden ein Fenster in der Trachea anlegte und die Wanderung eingebrachten Lykopodiumsamens beobachtete. Weder Chloroform- oder Äthernarkose, noch die Einatmung giftiger Dämpfe, die schwere Tracheobronchitis erzeugte, schädigte die Flimmerbewegung, ebensowenig Abkühlung, Vagusdurchschneidung, Morphium- und Jodvergiftung. Einzig ein alter, hinfälliger Hund mit Pneumonie zeigte ein Fehlen der Flimmertätigkeit. Auch akute Alkoholvergiftung und Aufpinseln von Kokain schädigte sie schwer.

Es scheint demnach, daß eine Störung der Flimmerbewegung nur sehr selten auftritt und in der Pathologie keine große Rolle spielt. Nach Lommels Versuchen dürfte sie nur bei Potatoren und alten Leuten, bei denen ja oft trotz bestehenden Katarrhen eine auffallend geringe Sputumproduktion beobachtet wird, in Frage kommen.

10. Der Husten.

Der Husten ist ein Reflexvorgang, der in weitem Maße von der Willkür abhängt, willkürlich nachgeahmt und bis zu einem gewissen Grad willkürlich unterdrückt werden kann. Er beginnt meist mit einer tiefen Inspiration, dann folgt eine kräftige Anspannung der Exspirationsmuskulatur, während die Stimmritze geschlossen wird. Zum Schluß wird diese plötzlich geöffnet, dadurch entsteht ein Ton und der plötzlich durchschießende Luftstrom reißt alles mit sich, was ihm nachgibt. Er wirkt in erster Linie auf alles, was an der Glottis hängt, dann aber auch auf die übrigen Teile des Kehlkopfs und auf die Pharynxwand, viel weniger auf entferntere Teile, in geringem Maße auf die Trachea, vielleicht auch noch auf die Bronchien erster Ordnung.

Ausgelöst wird der Husten durch Reize, die auf diese Teile wirken. Am empfindlichsten ist im Experiment die Schleimhaut in der Regio interarytaenoidea und an der Bifurkation. Von diesen Stellen aus nimmt die Reizbarkeit nach beiden Richtungen hin ab. Vom Lungengewebe selbst aus scheint kein Husten hervorgerufen werden zu können. Dagegen müssen wir annehmen, daß Reizung der Pleura Husten hervorrufen kann.

Wenn auch die Ergebnisse des Experimentes dagegen sprechen, und auch viele klinische Erfahrungen es nicht wahrscheinlich machen, so gibt es doch manche klinische Beobachtungen, die entschieden in diesem Sinne sprechen. Eine, wie mir scheint, beweisende Tatsache teilt Fränkel mit: Als er bei einem Patienten an einer ausnahmsweise tiefen Stelle eine Punktion vornahm, bemerkte er, daß er mit der Kanüle an der Zwerchfellspleura anstieß und in diesem Moment wurde der Patient von heftigen Hustenstößen befallen.

Aber auch von entfernteren Orten kann Husten ausgelöst werden, so bei vielen Menschen durch Kitzeln des äußeren Gehörgangs. Nach Naunyn soll auch Druck auf Leber und Milz Husten hervorrufen können, während der „Magenhusten" recht zweifelhaft erscheint.

Die Reize, die den Husten auslösen, können mannigfacher Natur sein. Die Einatmungsluft kann durch ihre kühle Temperatur (bei erhöhter Erregbarkeit), durch beigemischte Gase oder suspendierte Fremdkörper, wie Staub, die Luftwege zum Husten reizen, es können verschluckte Speiseteile sein oder es sind pathologische Produkte der Respirationsorgane selbst, meistens schleimiges oder eitriges Sekret, seltener Gewebsfetzchen oder Blut. Es können aber auch physiologische Reize sein, die bei einer überempfindlichen Schleimhaut Husten auslösen. Endlich können in der erkrankten Schleimhaut selbst Prozesse vor sich gehen, die zum Husten reizen. Da der Husten ein Vorgang ist, der willkürlich hervorgerufen werden kann, muß es auch einen „rein nervösen", hysterischen Husten geben.

Doch weist Sahli mit Recht darauf hin, daß man mit der Diagnose eines rein nervösen Hustens recht vorsichtig sein soll und daß der scheinbar grundlose Husten in den meisten Fällen eben doch auf einer krankhaft veränderten Empfindlichkeit der Schleimhäute beruht, die nur bei nervös veranlagten Menschen selbst bei geringfügiger Grundlage leicht einen hohen Grad annimmt. Daß bei vorhandener Disposition die Suggestion eine große Rolle spielt, kann man oft in Krankensälen erkennen, wo ein Hustenanfall eines Patienten den ganzen Saal zum Husten veranlaßt.

Je nach der Art des Reizes, der den Husten hervorruft, nimmt dieser einen verschiedenen Charakter an, was auch diagnostisch von Bedeutung ist. Trocken ist der rein nervöse Husten, überhaupt jeder Husten, bei dem kein Sekret vorhanden und der Stimmritzenverschluß nicht gestört ist. Das sehen wir bei der Pleuritis, bei der Pneumonie (so lange noch kein flüssiges Sekret in die Bronchien gelangt), im Beginn der katarrhalischen Affektionen der Luftwege, speziell auch bei der akuten Bronchitis der Kinder. Feucht klingt der Husten, wenn er flüssiges Sekret in Bewegung setzt. Man hört dann dasselbe, was bei der Auskultation als Rasselgeräusch wahrgenommen wird. Heiser, rauh wird der Husten, wenn Veränderungen an den Stimmbändern, Schwellung, Tumoren, destruierende Prozesse vorhanden sind, wenn der Stimmbandverschluß nicht vollständig ist, oder wenn zähes Sekret anhaftet. Der bellende Husten charakterisiert sich dadurch, daß sich an den Hustenstoß eine Phonation anschließt. Wir sehen ihn besonders bei Laryngitis simplex oder Diphtheritis, dann aber auch beim hysterischen Husten. Nach Sahli kommt er namentlich dann zustande, wenn eine Schwellung der falschen Stimmbänder vorhanden ist. Klanglosen Husten hören wir dann, wenn der Glottisschluß unvollständig ist oder wenn eine Parese der Exspirationsmuskulatur oder allgemeine Schwäche keine kräftige Ausatmungsbewegung zustande kommen läßt. Der hohle Klang, den wir besonders bei Croup und bei progresser Phthise antreffen, wird bedingt durch Resonanz an der Mundhöhle bei mangelhafter Kraft des Stimmbandschlusses.

Die Häufigkeit und Dauer des Hustens zeigt außerordentlich große Unterschiede, die nicht nur durch die Art der Ursache, sondern durch individuelle Disposition bedingt zu sein scheinen. Oft sehen wir Hustenparoxysmen auftreten, am ausgesprochensten bekanntlich bei der Pertussis. Bei schwerer Phthise wird der Kranke oft durch eine ganze Reihe von sich folgenden Hustenstößen gequält, die erst dann ein Ende nehmen, wenn ein zäher Sputumballen herausbefördert ist. Umgekehrt sehen wir oft bei Bronchiektasien, bei durchbrechenden Empyemen große Mengen von Sputum, die durch einen ganz geringen Hustenstoß in den Mund gelangen (maulvolle Expektoration nach Wintrich).

Überhaupt muß darauf hingewiesen werden, daß der Husten zum Herausbefördern des Sekrets gar nicht immer notwendig ist. Wir haben schon erwähnt, daß der Husten nur in einem geringen Teil der Luftwege seine reinigende Wirkung ausübt und daß der Flimmerbewegung beim Herausbefördern aller Verunreinigungen die Hauptaufgabe zufällt. Sie genügt vollständig, um Schleim, Eiter und kleinere Fremdkörper bis in den Kehlkopf zu befördern, und von hier aus können diese auch durch die rudimentäre Form des Hustens, das Räuspern, in den Mund gebracht werden.

Der Husten kann eine Reihe von Störungen zur Folge haben. Er führt zu einer Zerrung der Brustorgane und kann deshalb Blutungen aus dem Lungengewebe und Zerreißungen zur Folge haben, die zu interstitiellen Emphysem und Pneumothorax führen können. Durch die Drucksteigerung, die er im Brustkorb hervorruft, wirkt er aber auch auf die Zirkulation (vgl. o. S. 233), deshalb sehen wir bei sehr starken Hustenanfällen gelegentlich Blutungen in die Konjunktiven und aus der Nase, sogar Hirnhämorrhagien auftreten, und deshalb kann bei chronischem Husten der rechte Ventrikel hypertrophieren. Dann ist auch nicht zu vergessen, daß der Husten eine erhebliche Muskelanstrengung darstellt, die den Stoffwechsel erhöht und die Anforderungen an die Zirkulation auch aus diesem Grunde vermehrt. Das kommt für den Stoffhaushalt und die Herzkraft der Phthisiker, aber auch für die Zirkulation bei Pneumatikern etc. sehr ernsthaft in Betracht. In ähnlicher Weise kann der Husten die Erschöpfung dadurch beschleunigen, daß er den Schlaf stört.

Endlich muß betont werden, daß ein Hustenstoß häufig den Anlaß zu einem ganzen Anfall gibt, offenbar weil durch die Zerrung, die die Respirationsorgane beim Hustenstoß erleiden, eine erhöhte Erregbarkeit gesetzt wird.

Der Husten stellt also einen Reflex dar, der in vielen Fällen eine zweckmäßige Abwehrvorrichtung bedeutet, um den Körper von schädlichen Massen zu befreien. In vielen Fällen ist er aber nur der Ausdruck einer erhöhten Reflexerregbarkeit und übt keinerlei zweckmäßigen Einfluß aus, wohl aber eine Reihe von schädlichen Wirkungen. Die Therapie hat dann die Aufgabe ihn zu unterdrücken. Aber auch, wenn er seinen Zweck erfüllt, so können die schädlichen Folgen im Vordergrund stehen und auch dann muß er bekämpft werden und seine Beseitigung kann erlaubt sein, weil ja, wie erwähnt, derselbe Zweck auch auf anderem Wege erreicht werden kann.

Auf der anderen Seite kann das Fehlen des Hustens von schwerster Bedeutung sein; wenn sich Sekret ansammelt, ohne daß es durch Husten entfernt wird, so ist das immer ein Zeichen von hochgradiger Schwäche oder Herabsetzung der Reflexerregbarkeit. Dann kann Erstickung eintreten. Deshalb ist unter Umständen die Unterdrückung des Hustens kontraindiziert.

11. Das Sputum.

Die Schleimhäute des Respirationsapparates sondern schon normalerweise ein klebriges Sekret ab, das durch seine physikalische Beschaffenheit Schädlichkeiten von den Zellen fernhält und Fremdkörper, die mit der Inspirationsluft eingedrungen sind, abfängt. Es besteht aus einer Mucinlösung, die spärliche Leukocyten, abgestoßene und zugrunde gegangene Zellen enthält.

Das rein schleimige Sputum, wie wir es bei Bronchialkatarrhen sehen, entspricht in seiner chemischen Zusammensetzung wohl annähernd dem normalen (vielleicht verdünnten) Bronchialschleim. Nach Fr. Müller und Wanner stellt er eine 1—2%ige Mucinlösung dar, die geringe Mengen von Eiweiß und dessen Spaltprodukten enthält. Außerdem findet sich darin etwas Fett, Lecithin, und Cholesterin, ferner 0,5—0,8% Asche. Die Trockensubstanz beträgt 1,5—3%.

Der wichtigste Bestandteil, das Mucin, ist durch seinen Gehalt an Kohlehydrat, nämlich Glukosamin, charakterisiert, von dem sich bis 36% abspalten lassen (Fr. Müller). Eiweiß ist nur in Spuren vorhanden, von seinen Spaltprodukten findet man Deuteroalbumosen, außerdem einfachere Körper, die dem Sputum einen Gehalt an Reststickstoff von 0,05—0,15% verleihen. Das Eiweiß und seine Spaltprodukte stammen hauptsächlich aus zerfallenen Leukocyten und Epithelien.

Viele gesunde Menschen befördern jeden Morgen kleine Ballen zähen Sputums heraus. Diese Morgensputa sind aus kleineren Bällchen zusammengesetzt und lassen mikroskopisch Pigmentschollen, spärliche Leukocyten, Myelinformen und zahlreiche Zellen erkennen, die keine charakteristische Gestalt haben, vielfach Pigment enthalten und teils als veränderte Alveolarepithelien, teils als ausgewanderte (mononukleäre oder umgewandelte polynukleäre) Leukocyten aufgefaßt werden (s. bei Hoffmann, Krankheiten der Bronchien, 2. Aufl., Wien 1912, S. 13). Bei den Menschen, die keine solchen Sputa aufweisen, gelangt der Schleim wohl in so kleinen Quantitäten an die Stimmritze, daß er unbemerkt in den Mund kommt und verschluckt wird.

Ob der Schleim mehr von den Schleimdrüsen oder den Becherzellen geliefert wird, ob diese verschiedenes Sekret liefern, läßt sich nicht feststellen.

Bei jeder Reizung der Schleimhäute wird diese Sekretion vermehrt, wobei das Sekret bald mehr flüssig, bald mehr zähe sein kann. Ist es so reichlich, daß es (abgesehen von den geringen Morgensputis) expektoriert wird, so liegt immer ein pathologischer Zustand des Respirationsapparates bzw. irgend eines seiner Teile vor.

Bei stärkeren Entzündungen der Schleimhäute verändert sich die Beschaffenheit des Sekrets, indem Leukocyten einwandern. Meist sind es neutrophile, polynukleäre Zellen, bisweilen enthalten sie auch fettähnliche Substanzen in Tropfenform, oft auch Bakterien, Kohlepartikel oder andere Fremdkörper. Sie stammen aus dem Blut, ebenso die eosinophilen Zellen, die namentlich beim Bronchialasthma und beim sog. eosinophilen Katarrh auftreten.

Früher nahm man für sie eine lokale Entstehung in der Bronchialschleimhaut an. Der Grund für diese Annahme war die Tatsache, daß die eosinophilen Zellen des Sputums mononukleär sind, die des Blutes polynukleär. Seitdem aber Kämmerer und Erich Meyer zeigen konnten, daß polynukleäre Leukocyten, denen man hypotonische Kochsalzlösung oder Speichel zusetzt, in vitro in typische große mononukleäre übergehen, braucht man die an sich unwahrscheinliche Annahme einer Entstehung der eosinophilen Zellen in der Bronchialschleimhaut nicht mehr zu akzeptieren (s. a. Heineke und Deutschmann).

Mit den Leukocyten gelangt auch etwas Serum in das Sputum, aber nur in sehr geringen Mengen, 0,1 bis gegen 1% (Wanner), so daß das Sputum die Eiweißreaktion höchstens spurweise gibt. Auch der Gehalt an Albumosen steigt bis zu 0,5%.

Eiter kann aber auch aus Ulzerationen stammen. Das sehen wir hauptsächlich bei der Phthise, wo der Eiter, der aus der Tiefe stammt, auf dem Weg durch die Bronchien von Schleim umhüllt wird (Sputa globosa fundum petentia). Diesem Ulzerationseiter ist immer auch Serum in größerer Menge beigemischt, so daß der Auswurf über 2% Eiweiß enthalten kann.

Bei den entzündlichen Affektionen der Lunge, namentlich bei der croupösen Pneumonie, wird ein sehr eiweißreiches Sputum abgesondert, das aber auch viel Nukleine enthält, dagegen weniger Mucin als das bronchitische (nur 0,5—1%). Bei Phthise enthält das Sputum mehr Eiweiß als ein gleich zellreiches Sputum bei Bronchitis (Citronblatt).

Die übrigen Eigenschaften des Sputums sind unter dem Kapitel Allgemeine Diagnostik besprochen.

Das Sputum wird aber nicht immer expektoriert. Von Kindern und von vielen Erwachsenen wird es regelmäßig verschluckt, so daß man es nie zu Gesicht bekommt. Bewußtlose befördern es meist nicht einmal bis in den Mund, weil der Hustenreiz fehlt. Auch sehr darniederliegende Kranke haben oft nicht die Kraft zum Husten oder Räuspern. Dann bleibt das Sputum in der Trachea und erzeugt, wenn es flüssig genug ist, das Trachealrasseln. Greise haben bisweilen trotz bestehender Lungenaffektionen auffallend wenig Sputum. Ob es sich um eine geringe Produktion oder um das Fehlen der Flimmerbewegung handelt, läßt sich nicht entscheiden.

12. Der Schmerz.

Alle Erkrankungen der Respirationsorgane können mit Schmerzen verbunden sein, aber direkte Schmerzempfindung kommt nur einem Teil des Apparates zu. Von einzelnen Autoren wird dem Vagus unterhalb des Abganges des N. laryngeus inferior jede Schmerzleitungsfunktion abgesprochen, aber das widerspricht den klinischen Erfahrungen. Der Retrosternalschmerz, der bei Tracheitis bald mehr dumpf, bald mehr brennend, bald mehr als Gefühl von Wundsein auftritt, kann nur durch die Annahme schmerzleitender Organe in der Trachea, vielleicht auch der Hauptbronchien erklärt werden. Auch die Pleura ist schmerzempfindlich (nach L. R. Müller nur die Pleura costalis und diaphragmatica). Dagegen besitzen die Bronchien und Lungen keine schmerzleitenden Fasern.

Nun fühlen aber Kranke mit Bronchitis, Tuberkulose und anderen Lungenkrankheiten in der Regel Schmerzen, meist auf der erkrankten Seite. Man erklärt sie meist dadurch, daß der Prozeß unmerkbar auf die Pleura übergegriffen habe, was für die Stiche, die solche Patienten oft empfinden, gelten mag. Die mehr diffusen Schmerzen, die besonders bei Bronchitis viel häufiger sind, werden oft als Folge der Muskelanstrengung durch den Husten gedeutet. Sie stehen aber in gar keinem Verhältnis zur Häufigkeit und Intensität des Hustens, so daß diese Erklärung nicht zutreffen kann. Mackenzie sieht sie als Folge eines viszeromotorischen Reflexes an. Infolge von zentripetalen Erregungen aus einem erkrankten inneren Organ werden die dem Rückenmarkssegment entsprechenden Muskeln angespannt, wobei Schmerzen entstehen. Er erklärt es aus dem Bestreben des Körpers, die muskulöse Wand über dem erkrankten Teil fester zu machen und das Organ zu schützen. Ob die Muskelspannung immer dabei vorhanden sein muß, ist fraglich. Bei Phthisikern sehen wir bisweilen eine vermehrte Resistenz und Druckempfindlichkeit der Muskeln über den Lungenspitzen. Die Schmerzen bei Bronchitis empfindet man auch bisweilen ganz ähnlich wie die bei Muskelrheumatismus, wenn man beide Arten von Schmerzen kennt. Jedenfalls ist so viel sicher, daß es sich um die Irradiation von zentripetalen Erregungen auf schmerzempfindliche Gebiete handeln muß. Es ist derselbe Vorgang, wie bei der Entstehung hyperästhetischer Zonen auf der Haut. Solche findet man nicht ganz selten bei Erkrankungen der Lungen und Bronchien.

Hyperästhetische Zonen bei Erkrankungen innerer Organe hat zuerst Head ausführlich studiert. Er hat Hyperästhesien der Haut bei Erkrankungen der Respirationsorgane untersucht und gefunden, daß den Erkrankungen des Oberlappens eine Hauthyperästhesie hauptsächlich im Gebiet der 3. und

4. Cervikalzone und der 3. Dorsalzone entspricht, Erkrankungen in den oberen Teilen des Unterlappens im Gebiet der 3.—5. Dorsalzone, im mittleren Teil des Unterlappens der 5.—7. Dorsalzone und an der Lungenbasis der 7.—9., besonders 7.—8. Dorsalzone. Er glaubte auch diagnostische Schlüsse in bezug auf die Akuität des Prozesses etc. ziehen zu können. Egger, der die Verhältnisse an großem Material nachgeprüft hat, hat die Angabe Heads im ganzen bestätigt, dagegen gelegentlich etwas andere Zonen (in seltenen Fällen auch Hyperästhesien im Gebiet der 5.—8. Cervikalzone, die sonst verschont bleibt) gefunden, und er weist auf das scheinbar willkürliche des Auftretens dieser Zonen hin. Er fand auch die Hyperästhesie, speziell bei Tuberkulösen, öfter durch unmittelbar darunter nachweisbare pleuritische Prozesse bedingt. Für die Diagnose leistet nach Egger der Nachweis der Zonen in der Regel nicht viel. Er fand sie hauptsächlich bei Phthise, dann aber auch bei Pleuritis und Pneumonie.

Daß die Zonenhyperästhesie auch bei der Lungentuberkulose der Kinder vorkommt und diagnostische Bedeutung besitzen kann, haben Noeggerath und Salle gezeigt.

Die Muskelphänomene hat namentlich Pottenger bei der Phthise studiert. Er hat gefunden, daß die Muskeln, namentlich die Scaleni, über der erkrankten Lunge anfangs einen vermehrten Tonus, später eine Degeneration zeigen. Diese Tatsache ist von vielen Seiten bestätigt worden und ist gelegentlich von diagnostischem Wert.

IV. Allgemeine Ätiologie der Lungen- und Bronchialerkrankungen.

Die Ursachen für die Erkrankungen der Bronchien, Lungen und Pleuren sind mannigfaltiger Natur. Wie bei allen Krankheiten müssen wir auch hier zwischen endogenen und exogenen Faktoren trennen. Immer müssen beide zusammenwirken, damit Krankheit entsteht. Aber das Verhältnis beider ist bei den verschiedenen Affektionen außerordentlich wechselnd.

Von exogenen Ursachen sind in erster Linie die mechanischen zu nennen.

Die Wichtigkeit der endogenen Ursachen, der Empfänglichkeit für die Krankheit, ist vielleicht am deutlichsten bei der Lungentuberkulose, wie im speziellen Kapitel ausgeführt ist. Auch für die Entstehung des Emphysems, ja selbst für viele Erkrankungen an Bronchitis ist die Annahme einer Disposition (angeboren oder erworben) nicht zu umgehen.

Es gibt Menschen, die bei jeder leichten Erkältung, bei jedem Aufenthalt in staubiger Luft eine Bronchitis bekommen, andere, die niemals daran erkranken. Oft läßt sich diese Disposition auf exsudative Diathese im Kindesalter, oft auf eine überstandene Pneumonie zurückverfolgen.

Grobe Traumen können nicht nur Zerreißungen erzeugen, sondern auch zu Pneumonien Veranlassung geben. Daß sich im Anschluß an eine Quetschung der Brust oder einen Schlag auf den Thorax eine Pneumonie entwickeln kann, ist zweifellos festgestellt, und auch der Ausbruch einer Phthise im Anschluß an eine solche Verletzung ist wohl nicht zu bezweifeln. Nur muß bei der Tuberkulose immer ein, wenn auch latenter, Krankheitsherd im Körper angenommen werden.

Über die Entstehung der entzündlichen Affektionen nach Brustkontusionen können wir uns nach den Untersuchungen von Külbs eine Vorstellung machen. Külbs experimentierte an Hunden durch Schläge gegen den Thorax. Dabei entstanden, ohne daß die Rippen verletzt waren, Exsudationen, Blutungen und Gewebszerreißungen in den Lungen, nicht nur in der Gegend der Gewalteinwirkung, sondern auch entfernt davon, sogar in der anderen Lunge. Man kann sich sehr gut vorstellen, daß in solchen lädierten Stellen sich

Bakterien ansiedeln, die entweder mit der Einatmungsluft oder mit dem Blutstrom hingelangen.

Eine ungeheuer viel häufiger einwirkende Schädlichkeit ist das **Eindringen von Fremdkörpern in die Luftwege**. Wenn wir hier von den größeren Fremdkörpern, wie Bohnen, Knochenstücke etc. absehen, die in den Bronchien stecken bleiben können, ebenso von den Speisen und Flüssigkeiten, die beim Schluckakt in die Luftwege gelangen und Aspirationspneumonien etc. verursachen, so wäre in erster Linie die **Einatmung von Staub** zu nennen. Jeder Mensch inhaliert fast täglich große Mengen von Staub und Ruß, aber der größte Teil wird an der Schleimhaut der Bronchien niedergeschlagen und durch Flimmerbewegung nach oben geschafft. Ein Teil wird von Leukocyten aufgenommen und nach den Bronchialdrüsen transportiert (vgl. S. 234). Ist der Staub besonders dicht, wie der Mehlstaub, den die Bäcker einatmen, oder besonders reizend, wie der Kalk- oder Sandsteinstaub, so verursacht er einen mehr oder weniger intensiven Katarrh der Luftwege. Aber auch die Lunge selbst kann affiziert werden. Zunächst dadurch, daß die Partikel, die die Phagocyten aufgenommen haben, Erkrankungen des Lymphgefäßsystems verursachen. Dann aber können Staubpartikel unzweifelhaft auch in die Alveolen selbst gelangen. Wir sehen sie in den Alveolarepithelien oft genug. Sie können deshalb auch direkt Erkrankungen der Lungenalveolen verursachen, namentlich desquamative Pneumonie, aber auch die Ansiedelung von Bakterien erleichtern und zum Ausbruch von Tuberkulose Anlaß geben. Die Einatmung von Staub des Thomasphosphatmehls führt häufig zu Pneumonien.

Außer den mechanischen können auch **chemische** Verunreinigungen der Atmungsluft Erkrankungen verursachen. Giftige Dämpfe und Gase bringen oft sehr schwere Reizungen zustande. Säuredämpfe, Ammoniak, Phosgen sind die häufigsten Vergiftungen, die hier in Betracht kommen. Bei geringer Konzentration und kurzer Einatmung haben sie nur einen leichten Reizzustand der oberen Luftwege und der Bronchien zur Folge. Sie können aber auch zu schweren Erkrankungen führen.

Dabei kann man auffallende Unterschiede beobachten. Bei salpetriger Säure kommt es leicht zu Pneumonien (Fränkel), aber auch zu Bronchiolitis fibrosa obliterans, bei Ammoniak zu Bronchitis croupósa (Lenhartz), bei Phosgen zu schwerster Bronchitis, aber ohne Pneumonie. Im ganzen ist auffallend, wie wenig es bei Phosgen zu Pneumonien kommt, selbst wenn die Bronchitis zum Tode führt. Ronzani zeigte, daß länger dauernde Inhalation von Chlor, schwefliger Säure und Salpetersäuredämpfen das bakterienvernichtende Vermögen der Lunge herabsetzt.

Mit dem Luftstrom gelangen aber auch **Mikroorganismen** verschiedenster Art in die Lungen. Eine Zeitlang glaubte man, die Lungen seien keimfrei, die Bakterien der Einatmungsluft würden also auf dem Weg durch Nase, Mund, Kehlkopf, Trachea und gröbere Bronchien ganz oder nahezu vollständig von der Schleimhaut abgefangen. Jetzt wissen wir, daß die Keimfreiheit der Lungen keine absolute ist, sondern daß Mikroorganismen in die Alveolen gelangen, aber offenbar nicht in großer Menge, und daß sie hier offenbar ungünstige Bedingungen für ihre Entwicklung finden.

Dürck stellte als erster fest, daß auch die normale Lunge Keime enthält. In den Lungen von 15 gesunden Schlachttieren fand er 14mal Keime. Obschon Fr. Müller und Klipstein Einwände gegen die Methodik machten, haben spätere Untersuchungen doch gezeigt, daß die Lungen, selbst die Alveolen häufig Keime enthalten (W. Müller, Quensel [Literatur!], Wrzosek). Die Bakterien können besonders leicht durch tiefe Inspirationen, aber auch bei gewöhnlicher Atmung von den Wänden der Mundhöhle losgerissen und in die Alveolen angesaugt werden (Selter). Sie können aber natürlich auch mit der Inspirationsluft direkt von außen in die Tiefe gelangen. Am häufigsten findet man sporenbildende Bakterien in den gesunden Lungen, seltener Pneumokokken und andere virulente Keime (Quensel). Auch anaerobe Bakterien kommen vor. Die früheren widersprechenden Resultate erklärt Ronzani dadurch, daß die Lungen noch über andere

Verteidigungsmittel verfügen, nämlich daß sie, wie schon Baumgarten annahm, eine stark bakterizide Kraft besitzen, so daß die Mikroorganismen rasch abgetötet werden (Snell).

Den Mikroorganismen steht aber auch ein anderer Weg offen um in die Lungen zu gelangen. Wenn irgendwo im Körper Mikroorganismen in die Blutbahn eindringen, müssen sie durch das rechte Herz in die Arteria pulmonalis geschwemmt werden und dann entsteht die Möglichkeit, daß sie in den Lungenkapillaren hängen bleiben. Auch alle Mikroorganismen, die in die Lymphbahnen kommen und von den Lymphdrüsen nicht zurückgehalten werden, müssen in gleicher Weise durch das venöse System den Weg in die Lungenkapillaren finden.

Dieser Weg ist der wahrscheinliche auch für die Infektionen, die von den Tonsillen oder dem Lymphgefäßsystem des Halses aus zustande kommen.

Eine Zeitlang glaubte man, daß zuerst die cervikalen, dann von diesen aus die bronchialen Lymphdrüsen infiziert würden. Seitdem aber Most und Beitzke gezeigt haben, daß zwischen diesen beiden Lymphsystemen gar keine oder jedenfalls nur eine sehr geringe Kommunikation vorhanden ist, müssen wir diese Anschauung fallen lassen. Der Plexus lymphaticus jugularis profundus, der die Lymphe aus den Tonsillen (Gaumen- und Rachentonsillen) und den übrigen Teilen des Waldeyerschen Schlundringes aufnimmt, hat seinen Abfluß im Truncus jugularis, die Supraklavikulardrüsen (die mit den Lymphgängen aus der Pleura, speziell der Pleurakuppen in Beziehung stehen) im Truncus subclavius, und diese beiden Lymphgänge vereinigen sich erst unmittelbar vor der Einmündung in das Venensystem miteinander und mit dem Ductus thoracicus resp. mit dem Truncus bronchomediastinalis dexter, ja diese Verbindung kann ganz fehlen. Nur sehr selten läßt sich eine Supraklavikulardrüse, die über der Pleura liegt (von dieser durch die Art. subclavia und den Nervenplexus getrennt) vom Plexus lymphaticus jugularis profundus aus injizieren, ebenso selten vom Ductus bronchomediastinalis aus eine Cervikaldrüse, die im Winkel zwischen Vena jugularis interna und Vena subclavia liegt. Die Bedingungen für ein Übergreifen der Infektion von den Cervikaldrüsen auf die bronchialen oder auf die supraklavikularen (und von da auf die Lungenspitzen) sind also höchst ungünstig. und ein Übergreifen erscheint nur bei einer beschränkten Zahl von Menschen überhaupt möglich. Andererseits steht den Krankheitserregern ein viel direkterer Weg nach den Lungen offen, da ja die Lymphe aus den untersten Cervikaldrüsen sich direkt in die großen Venen ergießt. Ist also eine Infektion von der Mundhöhle oder vom Rachen aus bis in die tiefsten Halsdrüsen fortgeschritten, so müssen alle Mikroorganismen, die von diesen nicht mehr festgehalten werden, in das rechte Herz und von hier aus in die Lungen gespült werden. In diesen können sie entweder das Parenchym infizieren oder mit der Lymphe in die Bronchialdrüsen abgeführt werden.

Eine Infektion der Bronchialdrüsen von den Lymphwegen des Mundes und Rachens ist also auf dem Umwege über das Lungenblut viel leichter möglich als durch Weiterwandern längs der Lymphwege. Ebensoleicht wie von den Cervikaldrüsen kann natürlich auch eine Infektion von den Mesenterialdrüsen (Ductus thoracicus) oder von den Lymphwegen einer anderen Körperregion aus erfolgen.

Die Bronchialdrüsen können aber auch durch Mikroorganismen infiziert werden, die mit dem Luftstrom in die Luftwege gelangt und von den Lymphgefäßen der Trachea, der Bronchien oder des Lungenparenchyms aufgenommen worden sind.

Von den Bronchialdrüsen aus kann auf dem Lymphwege eine Infektion der Bronchien und der Lunge erfolgen. Dieser Modus spielt bei der Tuberkulose der Kinder sicher eine große Rolle.

Wir haben also für die Infektion der Bronchialdrüsen die Möglichkeit einer aerogenen und einer hämatogenen (ev. auf dem Umweg durch Erkrankung der cervikalen oder anderen Lymphdrüsen, wie oben erwähnt) Entstehung. Das Lungengewebe kann aerogen, hämatogen (entweder durch das Venenblut erkrankter Organe oder durch die Lymphe aus infizierten Lymphdrüsen) oder von den Bronchialdrüsen aus infiziert werden. Die Bronchien können die Infektion durch die Inspirationsluft, von den Bronchialdrüsen oder vom Blut aus erhalten, aber der Blutweg hat viel weniger zu bedeuten, da die Infektion nur von den Körperarterien aus erfolgen kann, die lange nicht so viel Gelegenheit haben Infektionskeime aufzunehmen wie die Körpervenen.

Die Pleuren können von der Lunge bzw. vom pulmonalen Kreislauf und Lymphgefäßsystem aus oder vom Körperkreislauf aus (Pleura parietalis) oder endlich durch Fortleitung einer Erkrankung von Nachbarorganen (z. B. Rippen, Perikard) infiziert werden. Der häufigste Modus ist die Fortleitung von der Lunge aus. Durch die Kommunikation der Pleuraspalte mit den Lymphspalten der Lunge wird eine solche Fortleitung der Infektion außerordentlich begünstigt. Ist eine Infektion an einer Stelle an die Pleura gedrungen, so ist die weitere Verbreitung äußerst leicht. Die Flüssigkeitsschicht zwischen den beiden Pleurablättern muß die Infektionserreger rasch in der ganzen Pleurahöhle verbreiten, und die Atembewegungen tragen das ihrige zu einer solchen Verteilung bei.

Für die Infektion ist aber nicht nur ein Eindringen von Mikroorganismen notwendig, sondern auch die Empfänglichkeit des Individuums. Abgesehen von der dauernden Disposition, die bei den einzelnen Krankheiten besprochen werden soll, gibt es eine zeitweise Steigerung derselben, die gerade bei den Respirationsorganen besonders in die Augen springt. Bei der traumatischen Pneumonie ist es die lokale Organschädigung, die die Infektion ermöglicht, weniger klar liegen die Verhältnisse bei der häufigsten Ursache der gesteigerten Disposition, bei der Erkältung.

Daß durch Erkältung leicht Krankheiten der Respirationsorgane ausgelöst werden, ist eine so bekannte Tatsache, daß sie nicht mehr bewiesen zu werden braucht. Wie sie aber wirkt, ist weniger leicht zu sagen. Die direkte Abkühlung der Einatmungsluft scheint dabei kaum in Frage zu kommen. Heidenhain fand, daß Luft, die in die Trachea eingeblasen wird, schon in der Bifurkation ihre richtige Temperatur erreicht, mag die Temperatur der eingeblasenen Luft auch auf -6^0 sinken. Aus Kaysers Versuchen geht hervor, daß schon das Passieren der Luft durch den Mund deren Temperatur ziemlich hoch steigen läßt, wenn auch nicht so hoch wie das Durchstreichen durch die Nase. Und die tägliche Erfahrung zeigt, daß das Einatmen kalter Luft in der Regel nur Steigerung der Nasensekretion, höchstens Rhinitis zur Folge hat, daß sich dagegen an kalte Füße, Durchnässung mit Kältegefühl im Rücken etc., mit Vorliebe Katarrhe der oberen Luftwege anschließen.

J. Rosenthal erklärte die Erkältungskrankheiten dadurch, daß durch die Abkühlung an der Körperoberfläche das Blut abgekühlt wird und den Organen kaltes Blut zufließt. Nach den Versuchen, die unter dem Kapitel über Allgemeine Therapie angeführt sind, ist anzunehmen, daß aus den abgekühlten Partien tatsächlich kaltes Blut abfließt, und dieses müßte natürlich in erster Linie die Lungen erreichen und könte sie schädigen. Für die Pneumonien nach Sturz ins kalte Wasser dürfte diese Erklärung vielleicht in Frage kommen, aber sonst spielen die Pneumonien unter den Erkältungskrankheiten lange nicht die Rolle, wie die Erkrankungen der vom Körperkreislauf versorgten oberen Luftwege, für die diese Erklärung schon viel weniger wahrscheinlich ist. Häufig sind auch die abgekühlten Bezirke so klein, daß daraus (die Gefäße sind ja auch noch verengt) nur sehr wenig klares Blut abfließen kann, das die Temperatur des gesamten venösen Mischblutes kaum herabsetzt. Man nimmt daher jetzt meistens einen anderen Mechanismus an, der auf der Tatsache der Kontraktion der Gefäße in abgekühlten Partien beruht. Roßbach und Aschenbrandt konnten tatsächlich bei Abkühlung der Bauchhaut oder der unteren Extremitäten Veränderungen im Blutgehalt der Schleimhaut von Kehlkopf und Trachea nachweisen. Wurde bei Katzen die Bauchhaut erst durch heiße Umschläge erwärmt, dann durch Eisumschläge abgekühlt, so trat eine intensive Blässe der Schleimhaut auf. Dieser Blässe folgt nach Wiedererwärmung des Bauches eine starke Rötung. Fr. Müller und seine Schüler (Nebelthau, Zillesen) haben gezeigt, daß nach starker Abkühlung Hämorrhagien und Zeichen von Stauung in den Lungen auftreten, Dürck fand sogar nach Eintauchen von Kaninchen, die vorher überhitzt waren, ins Eiswasser pneumonische Veränderungen in den Lungen. Für die Frage, wie die Störungen der Gefäßverteilung die Ansiedelung und Wirksamkeit der Infektionserreger begünstigen können, sind die

Untersuchungen Ronzanis sehr wichtig. Er konnte nachweisen, daß lange Exposition der Versuchstiere gegen Kälte, schnelle Temperaturübergänge und kalte Bäder ebenso wie Muskelermüdung, Traumen etc. die bakterienvernichtende Kraft der Lunge herabsetzen. Jedenfalls liegen aber für die Respirationswerkzeuge die Verhältnisse gleich wie für die übrigen Körperorgane (vgl. u. S. 264, ferner Mohr, Erkältung und Erkältungskrankheiten, dieses Handb. Bd. IV, S. 759).

V. Allgemeine Diagnostik.

Es kann hier nicht die ganze Diagnostik der Lungenkrankheiten besprochen werden, sondern es soll hier nur auf einige der wichtigsten Punkte hingewiesen werden.

1. Die Inspektion.

Bei jeder Untersuchung sollte die Inspektion vorausgehen. Nur sie erlaubt eine richtige Würdigung der mit den anderen Methoden erhobenen Befunde. Eine ungenügende Beobachtung der Thoraxform und der Atembewegungen, z. B. bei ungenügender Entblößung des Körpers, kann schwere Fehldiagnosen zur Folge haben.

Wichtige Resultate ergibt häufig schon die Beobachtung der Lage des Patienten. Wir sehen, daß namentlich Patienten mit frischen Affektionen der Pleura, die lebhafte Schmerzen beim Druck verursachen, sich nicht auf die erkrankte, sondern auf die gesunde Seite legen. Handelt es sich dagegen um Erkrankungen, welche ausgedehnte Partien der Lungen außer Funktion setzen, so wiegt oft das Bedürfnis einer ausgiebigeren Ventilation der gesunden Seite vor, und der Patient legt sich auf die kranke Seite. Unter Umständen kommt es auch zu dieser Lage, wenn der Patient die kranke Seite nicht ausdehnen will, weil die Exkursionen des Thorax schmerzhaft sind. Wir sehen deshalb, daß bei beginnender Pleuritis der Patient meist auf der gesunden Seite liegt, mit fortschreitender Erkrankung dagegen die Lage auf der kranken Seite bevorzugt.

Zunächst beobachte man die Wölbung des Thorax. Einen stark gewölbten symmetrischen Thorax sehen wir zunächst beim Emphysem Hier ist es notwendig sich sofort durch Beobachtung der Atmung Rechenschaft darüber zu geben, ob er auch mit Thoraxstarre verbunden ist.

Haben wir einen äußerlich emphysematös aussehenden, aber gut beweglichen Thorax mit Mangel jeder Dyspnoe, so kann es sich auch um die angeborene Anomalie einer zu großen Lunge, um einen Pulmo excessivus (Leube) handeln, den wir nicht so ganz selten bei besonders kräftigen Leuten sehen.

Den Gegensatz zum emphysematösen bildet der paralytische Thorax, der bei der Lungentuberkulose (S. 512) besprochen wird.

Sehr wichtig ist die Beobachtung jeder kleinsten Asymmetrie. Man bekommt äußerst selten einen ganz symmetrischen Thorax zu sehen, und häufig findet man ziemlich erhebliche Unterschiede zwischen rechts und links. Bekannt ist, daß der Umfang der rechten Brusthälfte in den unteren Partien in der Regel etwas größer ist, als der der linken, dagegen wird viel zu wenig darauf hingewiesen, daß auch über den Lungenspitzen, selbst beim Gesunden, recht häufig erhebliche Differenzen zwischen rechts und links zu beobachten sind. Teilweise rühren sie daher, daß bei der Mehrzahl der Menschen die Wirbelsäule geringe Deviationen nach links oder rechts zeigt und die eine Schulter höher steht als die andere, teilweise auch daher, daß die Lungen selbst nicht ganz symmetrisch sind (vgl. Abb. 1 u. 2, S. 206). Die Vernachlässigung dieser Differenzen führt leicht dazu, einem Schallunterschied zwischen beiden Seiten, der nur durch diese Thoraxasymmetrien bedingt ist, eine pathologische Bedeutung beizumessen. Daß daraus folgenschwere fälschliche Diagnosen, z. B. einer Phthisis incipiens resultieren können, liegt auf der Hand.

Von stärkeren Difformitäten sei nur die Kyphoskoliose, der rachitische, kielförmige Thorax und die Trichterbrust erwähnt.

Von Asymmetrien, die durch den Inhalt des Thoraxraumes bedingt sind, wäre zunächst die Vorwölbung zu erwähnen, die der Pneumothorax erzeugt. Namentlich beim Ventilpneumothorax sehen wir die betroffene Seite im Zustand maximaler Inspirationsstellung. Die Zwischenrippenräume sind vorgewölbt und die Seite bleibt zurück. Selbst bei einem im Rückgang begriffenen oder einem partiellen Pneumothorax ist das Bild so charakteristisch, daß es den Gedanken an die Diagnose sofort hervorruft, was deshalb so außerordentlich wichtig ist, weil die übrigen Symptome bisweilen nicht sehr scharf ausgeprägt sind.

Bei großen pleuritischen Exsudaten ist bisweilen der Anblick ganz gleich wie beim Pneumothorax, in der Regel handelt es sich aber um geringere Grade der Vorwölbung.

Außerdem gibt es eine Reihe von Vorwölbungen, die mehr lokal beschränkt sind als die bisher erwähnten. Von den durch Tumoren der Lunge und Pleura, durch Erkrankungen der Rippen usw. hervorgerufenen Difformitäten glaube ich hier absehen zu können. Dagegen sind hier zu erwähnen die Vorwölbungen, die durch Eiterdurchbrüche bedingt sind. Am wichtigsten, wenn auch heutzutage ziemlich selten, ist das Empyema necessitatis, das häufiger auf der linken Seite, als auf der rechten auftritt, dann kommen die **peripleuritischen Abszesse**, die manchmal einem Empyema necessitatis sehr ähnlich sehen können. Sie können anscheinend ganz spontan, bisweilen auch nach Verletzungen etc. entstehen. Diese genuinen subpleuralen Phlegmonen können bisweilen auf große Strecken die Pleura costalis abheben. Riegel konnte in einem Falle 1600 ccm Eiter durch Inzision entleeren. Differentialdiagnostisch kommt in Betracht, daß bei diesen peripleuritischen Abszessen und Phlegmonen das Auseinanderweichen der Rippen weniger gleichmäßig über die ganze Seite verbreitet, sondern mehr lokal beschränkt ist, als beim Empyem. Ferner gibt die unregelmäßige Dämpfungsfigur, das Fehlen von Verdrängungserscheinungen am Herzen etc. oft wichtige Anhaltspunkte. Von sekundären Peripleuritiden wäre in erster Linie der Durchbruch einer Lungenaktinomykose zu erwähnen, die sich meistens anfangs als eine ziemlich diffuse derbe Infiltration, später durch eine weiche Beschaffenheit, die sogar Pseudofluktuation erzeugen kann, geltend macht. Erst viel später kommt es zur wirklichen Einschmelzung des weichen Gewebes und zum Durchbruch, welcher meist unregelmäßige unterminierte Geschwüre und Fistelgänge zurückläßt. Sehr selten ist der Durchbruch eines Lungenabszesses oder einer tuberkulösen Kaverne.

Endlich sei noch auf die durch Lymphstauungen (vgl. oben S. 234) und durch kollaterales Ödem verursachten Schwellungen hingewiesen.

Von lokalen Einziehungen des Thorax wären in erster Linie die durch ausgeheilte Empyeme und Pleuritiden verursachten, das Rétrécissement de la poitrine, zu erwähnen. Bei ausgesprochenen Fällen finden wir die betroffene Seite verkürzt, die Schulter dem Darmbeinkamm genähert, die Wirbelsäule nach der geschrumpften Seite konkav, die Rippen dachziegelartig sich überdeckend. Die Perkussion ergibt dann eine Verschiebung der übrigen Brustorgane, die Röntgenuntersuchung einen Hochstand des Zwerchfelles. Alle Veränderungen werden deutlicher, wenn man den Kranken tief atmen läßt.

Sehr viel häufiger sind die durch Retraktionen des Lungengewebes hervorgerufenen Einziehungen, speziell bei der Tuberkulose. Besonders bei alten Leuten, bei denen die Perkussion und Auskultation oft so wenig deutliche Resultate liefert, ist die Beobachtung dieser Retraktionen von großer Wichtigkeit. Daß auch eine ausgeheilte Lungengangrän oder ein Lungenabszeß eine zirkumskripte Einziehung zurücklassen kann, braucht wohl nicht besonders betont zu werden. Dagegen muß hier noch hervorgehoben werden, daß die Aktinomykose eine besondere Neigung zu solchen Retraktionen zeigt und daß gerade der Wechsel dieser Retraktionen mit den sich vorwölbenden Abszessen für sie charakteristisch ist.

Wichtig ist es, die Frequenz und den Rhythmus der Atmung genau zu beobachten. Wie sich diese bei den einzelnen Formen der Dyspnoe gestalten, ist schon oben (Allgemeine Pathologie) teilweise besprochen worden. Hier sei erwähnt, daß oberflächliche Atmung vorwiegend bei Schmerzhaftigkeit der Respiration, bei Fieber und bei nervösen Affektionen vorkommt, vertiefte bei allen Zuständen, die mit einem vermehrten

Luftbedürfnis einhergehen und bei denen nicht Schmerzen oder andere Hindernisse eine Vertiefung der Atemzüge unmöglich machen (vgl. auch S. 216, Allg. Pathologie der Atmung). Doch läßt sich keine bestimmte Regel feststellen, indem die Vermehrung der Lungenventilation bisweilen mehr durch Beschleunigung, bisweilen mehr durch Vertiefung der Atmung erreicht wird.

Eine **Beschleunigung der Atmung** finden wir aber auch bei Hysterie und anderen nervösen Erkrankungen, besonders aber auch im Fieber, ferner bei Anämien. Eine **Verlangsamung der Atmung**, die eine prognostisch schlimme Bedeutung hat, sehen wir bei schwerer Bewußtlosigkeit, bei schweren Infektionen, bei vielen Vergiftungen. Bei lang hingezogener Agone finden wir oft ganz außerordentlich langsame Atmung in Verbindung mit tiefem Sinken der Körpertemperatur.

Bei der Beurteilung der Atmung muß man aber auch eingedenk sein, daß Störungen der Respiration auch durch **pathologische Veränderungen anderer Organe** hervorgerufen werden können. So verursachen alle Prozesse, die zu einer Ausdehnung des Abdomens führen, wie Ergüsse im Abdomen, Leberschwellung, Tumoren der Bauchorgane usw., eine Behinderung der Atmung, die durch Beschleunigung der Atemzüge ausgeglichen wird. Auch der Schmerz an irgend einer Stelle des Körpers kann die Atmung erheblich beeinträchtigen.

Die Beteiligung der Thoraxmuskulatur und des Zwerchfells an der Atmung kann durch pathologische Prozesse verändert werden. Schon bei der normalen Atmung ist ja der Unterschied der kostalen Atmung des Weibes und der abdominalen Atmung des Mannes auffallend. Pathologische Prozesse können diese beiden Komponenten der Atmungsmechanik in ihrem gegenseitigen Verhältnis ganz erheblich beeinträchtigen. Wenn die thorakale Atmung stark vorwiegt, so kann es vorkommen, daß das Abdomen während der Inspiration zeitweise eingezogen wird (vgl. Staehelin und Schütze).

Eine **stärkere inspiratorische Einziehung am Thorax** sehen wir dann, wenn das Eindringen des Luftstromes durch den Kehlkopf behindert ist, namentlich bei Kehlkopfstenose. Natürlich kommen diese Einziehungen nur bei nachgiebigem Thorax und hier auch nur an den nachgiebigsten Stellen, d. h. im Gebiete des Zwerchfellansatzes, in stärkerem Maße zur Beobachtung.

Im Anschluß an diese inspiratorischen Einziehungen seien noch einige respiratorische Bewegungserscheinungen erwähnt, die auch beim Gesunden in der Gegend des unteren **Lungenrandes** zu sehen sind. Zunächst sieht man bei jeder Exspiration häufig einer Schatten über den untersten Teil des Brustkorbs sich bewegen, der von der Senkung der Rippen herrührt. Sodann sieht man häufig bei der Inspiration eine **Einziehung der unteren Interkostalräume**, in dem Maße, als sich das Zwerchfell bei seinem Herabsteigen von der Wand des Thorax ablöst, die Komplementärräume eröffnet und die Interkostalräume dem negativen Druck des Pleuraraumes überliefert. Bei der Exspiration wölben sich dann die Interkostalräume wieder vor. Mit dieser Erscheinung darf das **Littensche Zwerchfellphänomen** nicht verwechselt werden, das beweist, daß an der betreffenden Stelle der Lungenrand, ebenso das Zwerchfell, der Thoraxwand anliegt. (Vgl. hierüber o. S. 209 f. und die klare Darstellung bei Sahli.)

Zum Schluß soll nochmals ausdrücklich darauf hingewiesen werden, wie wichtig die **Beobachtung der Bewegung beider Brusthälften** bei der Atmung, besonders bei der vertieften Atmung ist. Das Zurückbleiben der einen Seite weist nicht nur oft der Untersuchung von Anfang an ihre bestimmten Wege, sondern sie ist bei vielen Erkrankungen, z. B. bei der zentralen Pneumonie, dann aber bei allen Respirationskrankheiten der alten Leute oft das einzige Symptom, das uns eine bestimmte Erkrankung der Lungen vermuten läßt.

2. Die Palpation.

Die Palpation unterstützt in vielen Fällen die bei der Inspektion gemachten Wahrnehmungen, doch wird in der Regel eine Asymmetrie des Thorax, das Zurückbleiben einer Seite durch das Auge besser erkannt, als durch die aufgelegte Hand. — Dagegen läßt uns die Palpation oft **Resistenzunterschiede** erkennen, z. B. den vermehrten Widerstand eines pleuritischen Esxudates, die Fluktuation einer perforierenden Peripleuritis, eines Empyema necessitatis etc. Auch Unterschiede in der Resistenz über den Lungenspitzen sind bei Phthisis incipiens gewöhnlich leicht zu erkennen, wenn sie auch nicht die Bedeutung haben, die ihnen Pottenger zuschreibt.

Ebstein hat die „Tastperkussion" für viele Fälle als besonders vorteilhaft empfohlen. Man stößt sanft mit den Fingerspitzen gegen die Körperoberfläche und achtet auf die Resistenzunterschiede, wobei man freilich neben dem Gefühlseindruck oft auch einen Gehörseindruck erhält, so daß das Verfahren ein Mittelding zwischen Palpation und direkter Perkussion darstellt. Für die Feststellung der Grenzen der Lungenspitzen leistet die Methode oft vorzügliches. Man erkennt auch bei geringer Übung die Resistenzunterschiede leicht und kann auf diese Weise sich rasch darüber orientieren, welche Spitze höher steht. Wenn man auf der Höhe des Trapeziusrandes stoßweise palpierend gegen den Kopf zu vorgeht, so hat man über der Lungenspitze das Gefühl, als ob man gegen einen luftgefüllten Gummiball stieße, oberhalb der Lungenspitze erweckt die Resistenz das Gefühl eines soliden Gummistückes. Während man die eine Hand an der Stelle liegen läßt, an der man die obere Grenze gefunden hat, sucht man auf der anderen Seite die Grenze auf und erkennt nun auf den ersten Blick, auf welcher Seite die Fingerspitzen höher stehen. Die Kontrolle mit indirekter Perkussion ergibt gewöhnlich genau das gleiche Resultat.

Dazu kommen dann die verschiedenen Arten von Pulsation. Teilweise werden sie hervorgerufen durch Verlagerung des Herzens und der großen Gefäße, unter denen ich nur die Entblößung der Arteria pulmonalis durch Retraktion der linken Lunge erwähnen will, die so weit gehen kann, daß das Pulsieren der Arteria pulmonalis 2—3 Finger breit links vom linken Sternalrand sichtbar und fühlbar wird und man den Pulmonalklappenschluß an der gleichen Stelle fühlen kann.

Es kommen auch ausgedehntere Pulsationen der Brustwand vor, indem bisweilen der seröse oder eitrige Inhalt einer Pleurahöhle im ganzen pulsiert. Da das weitaus am häufigsten bei den eitrigen Exsudaten auftritt, ist man gewöhnt, von einem Empyema pulsans zu sprechen. Am häufigsten trifft man die Pulsation beim linksseitigen Empyem, doch ist die Erscheinung auch hier ziemlich selten. Eine besondere Form bildet das Empyema necessitatis pulsans, bei dem die Pulsation nach allen Richtungen fortgepflanzt wird, so daß eine Verwechslung mit Aneurysma möglich ist. Doch sind diese Fälle bei der heutigen Diagnostik und Therapie außerordentlich selten. Für die Erklärung des Pulsierens der Empyeme vgl. das Kapitel Pleuritis.

Die durch Aneurysmen hervorgerufenen Pulsationen sind hier nicht zu besprechen, dagegen ist darauf hinzuweisen, daß eine Pulsation vom Herzen oder von den großen Gefäßen auf einen Tumor der Lunge oder der Pleura und durch diesen auf die Thoraxwand übertragen werden kann.

Besonders wichtig ist die Palpation für die Feststellung einer Druckempfindlichkeit, die oft ein wesentliches Symptom einer pleuritischen Reizung sein kann. Der spontane Schmerz kann bei einer Brustfellentzündung vollständig fehlen, während der Druck auf die Zwischenrippenräume recht schmerzhaft ist. Beim Fehlen einer Interkostalneuralgie und von Veränderungen an den Rippen, an der Muskulatur usw. kann daher der Nachweis der Druckempfindlichkeit außerordentlich wichtig sein. Auch der Nachweis einer Druckempfindlichkeit der Haut im Gebiet einzelner Rückenmarkswurzeln ist oft wichtig (vgl. oben S. 240).

Als besondere Art der Palpation sei noch der Nachweis des Stimmfremitus erwähnt. — Seine Verstärkung zeigt immer eine Erleichterung der Fortpflanzung der Lufterschütterungen, die im Bronchialbaum entstehen, auf die Thoraxwand an, d. h. in der Regel eine Infiltration des Lungengewebes, sein Fehlen oder seine Abschwächung eine Erschwerung dieser Übertragung. Diese Erschwerung kann bedingt sein durch das Zwischenlagern eines fremden Mediums, speziell eines Exsudates, aber auch durch die Verstopfung eines Bronchus. Wenn daher auch der Stimmfremitus kein eindeutiges Symptom ist, so ist doch seine Abschwächung eines der wichtigsten Unterscheidungsmerkmale der Pleuraexsudate.

3. Die Mensuration, die graphischen Methoden, die Spirometrie.

Das Messen des Thoraxumfanges mit dem Bandmaß spielt in der Beurteilung der Militärdiensttauglichkeit eine große Rolle. Für die Klinik hat sie dagegen nur in ganz bestimmten Fällen eine Bedeutung. Das wichtigste ist die Kontrolle des Umfanges der erkrankten Seite bei einem Exsudat. Hier zeigt uns die Verengerung der Seite oft viel besser als die Perkussion das Zurückgehen des Ergusses an. Es ist aber notwendig, die Messung unter allen Kautelen vorzunehmen. Da es kaum je möglich ist bei mehreren Messungen das Bandmaß genau gleich anzulegen, so hat nur die vergleichende Messung der rechten und der linken Seite und die Feststellung der Differenz zwischen beiden Zahlen eine Bedeutung. Am besten ist es bei jeder Untersuchung vier Maße zu messen, nämlich den Umfang der rechten und der linken Seite über dem oberen Teil des Sternums und über dem Ansatz des Processus ensiformis. Nur wenn man diese vier Maße hat, kann man aus den Veränderungen der Differenzen bestimmte Schlüsse ziehen. Auch für die Beurteilung eines **Emphysemfalles** kann die Messung der Thoraxexkursionen wichtig sein.

Um Difformitäten des Thorax zu veranschaulichen und den Befund zu fixieren, leistet die Kyrtometrie gute Dienste. Man kann sie sehr einfach mit Hilfe eines Bleirohres ausführen, das man um den Körper legt und nach dem man nachher auf dem Papier die Konturen nachzeichnen kann. Man braucht nur noch einen Tasterzirkel, um in der Höhe, in der man das Bleirohr angelegt hat, den sagittalen Durchmesser zu messen.

Viele Versuche sind gemacht worden, um aus der Registrierung der Atembewegungen diagnostische Schlüsse zu ziehen. Wir können diese Registrierung mit zwei Methoden vornehmen. Einmal kann die Bewegung eines bestimmten Punktes durch einen aufgesetzten Stab und die Übertragung von dessen Bewegungen (Hebelübertragung oder Übertragung der Bewegung auf eine Mareysche Kapsel) registriert werden. Diese Methode wird als Stethographie bezeichnet. Dann kann der Umfang des Thorax durch Luftübertragung registriert werden. Diese Methodik, die Pneumographie, ist namentlich von Hofbauer in ausgedehnter Weise für die Diagnostik verwertet worden. Wie aber Staehelin und Schütze nachgewiesen haben, gibt diese Methode ganz verschiedene Resultate je nach dem Ort, an dem der Pneumograph appliziert wird, und je nach dem Vorwiegen der kostalen und abdominalen Atmung, also je nach einem Unterschied, der schon in der normalen Atmung zwischen Mann und Frau herrscht. Wir haben auch gezeigt, daß das Einsinken des Thorax bzw. des Abdomens sowohl in der exspiratorischen, als auch in der inspiratorischen Phase vorkommen kann, da die Kontraktion des Zwerchfelles und die Hebung der Rippen auf die Erweiterung des Thorax und des Abdomens einen entgegengesetzten Effekt haben müssen und es von der Stärke der Aktion dieser beiden Muskulaturen abhängt, ob Brust und Bauch in gleichem Sinne bewegt werden oder ob der eine Teil einsinkt, während sich der andere vorwölbt. Wir können also aus einer einzelnen Kurve nicht einmal den Beginn der In- und Exspiration feststellen (vgl. de Vries-Reilingh).

Wichtiger ist für viele Fälle die Anwendung des Spirometers, namentlich die Bestimmung der Vitalkapazität (vgl. oben S. 210 f.). Sie gibt uns manche Anhaltspunkte für die Beurteilung der Leistungsfähigkeit der Respirationsorgane, z. B. bei den Difformitäten des Thorax und beim Emphysem. Mit Hilfe des Spirometers ist es auch gelungen, die übrigen Elemente der Luftfüllung des Thorax, die Residualluft, die Mittelkapazität und die Totalkapazität zu bestimmen. Namentlich Bohr hat diese Methodik vervollkommnet. Die Resultate, die damit gewonnen wurden, sind bei der Besprechung der allgemeinen Pathologie erwähnt worden. (Über die Methode s. Bohr und Siebeck.)

Die Registrierung der Luftschwankungen, die das Spirometer ausführt, ist bisher noch wenig ausgeführt worden (Staehelin und Schütze).

Die übrigen Methoden zur Bestimmung der Atmungstätigkeit, die nur für Forschungszwecke in Betracht kommen, können hier nicht erwähnt werden. Sie sind in Tigerstedts Handbuch beschrieben.

4. Die Perkussion.

Unsere Anschauungen über die Grundlagen der Lungenperkussion haben sich in den letzten Jahren in mancher Beziehung verändert, so daß es notwendig ist, hier etwas genauer auf sie einzugehen.

Die alte Weilsche Lehre, die von der Überlegung ausging, daß, je stärker der Perkussionsschlag, um so tiefer seine Wirkung reiche, hat zwar schon von manchen Seiten, namentlich von Sahli Widerspruch erfahren, in letzter Zeit ist es aber namentlich Goldscheider gewesen, der mit besonderer Energie darauf hingewiesen hat, daß auch der leiseste Perkussionsschlag seine Wirkung durch den ganzen Thorax hindurch ausübe und die Erschütterung bis an die entgegengesetzte Seite der Lunge dringen lasse. Er hat deshalb das Prinzip aufgestellt, daß es notwendig sei, so leise wie irgend möglich zu perkutieren, um kleine, in der Tiefe liegende Herde zu erkennen. Perkutiert man lauter, so verschwinden diese feinen Dämpfungen und man erkennt nur noch gröbere Schallunterschiede.

Auf diese Weise unterscheidet er die Intensität der Dämpfungen (abgestufte Lungenperkussion). Aus den Diskussionen über diese Fragen hat sich ergeben, daß auch leise Perkussion die Erschütterung bis weit in die Tiefe dringen läßt, daß es also durch leise Perkussion leichter möglich ist, geringfügige Veränderungen nachzuweisen. Aber gegenüber allen Bestrebungen, die Perkussion zu verfeinern, muß darauf hingewiesen werden, daß die Hauptschwierigkeit nicht in dem Nachweis geringer Schallunterschiede liegt, sondern in der Verwertung dieser Befunde. — Wenn man auf sehr geringe Schallunterschiede Gewicht legt, ohne zu berücksichtigen, daß die Asymmetrien und Unregelmäßigkeiten des Thorax ihre Ursache sein könnten, so läuft man Gefahr, pathologische Veränderungen zu diagnostizieren, wo keine vorhanden sind.

Über die Bestimmung der Lungengrenzen brauche ich wohl keine Worte zu verlieren, doch ist es wohl erlaubt darauf hinzuweisen, daß in jedem Fall die Grenzen bestimmt, ihre Lage nicht nur abgeschätzt, sondern durch Abzählen der Rippen bzw. der Wirbeldorne genau festgestellt und ihre Beweglichkeit untersucht werden sollte. Sie verlaufen normalerweise vorne rechts am unteren Rand der 6., bei älteren Leuten oft am oberen Rand der 7. Rippe, hinten in der Höhe des 11. Dorsalfortsatzes.

Dagegen ist die Abgrenzung der Lungenspitzen zu besprechen, da sie in den letzten Jahren Gegenstand neuer Untersuchungen und Diskussionen gewesen ist. Eine Methode zur Erkennung der Ausdehnung der Lungenspitzen, die schon lange geübt worden ist, ist in den letzten Jahren durch Kroenig zur allgemeinen Anerkennung gebracht worden. Sie besteht darin, daß man senkrecht zur Körperoberfläche perkutierend die Linien feststellt, an denen die Tangentialflächen der Lungenspitzen die Haut schneiden. Die Resultate dieser Perkussion sind auf Abb. 39 u. 40 (S. 554) angegeben. Die Methode ist sehr leicht zu erlernen und läßt schon geringfügige Verschmälerungen an der Lungenspitze leicht erkennen.

Eine andere Methode hat Goldscheider angegeben. Bei ihr ist das wichtigste die Perkussion in genau sagittaler Richtung, „Orthoperkussion". Mit Hilfe des senkrecht gestellten dritten (oder zweiten und dritten) Fingergliedes oder mit Hilfe eines gebogenen Griffels wird der schwache Perkussionsstoß in genau von vorn nach hinten (resp. von hinten nach vorn) gehender Richtung ausgeführt, man bekommt dann eine Projektion der Zirkumferenz der Lungenspitzen auf die vordere bzw. hintere Thoraxwand. Auch ihre Ergebnisse sind auf Abb. 39 u. 40 sichtbar. Nach meiner Erfahrung ist diese Methode viel schwieriger zu erlernen und gibt viel weniger klare Resultate, als die Kroenigsche

Klarer als früher sind dank neueren Untersuchungen unsere Anschauungen über die Qualitäten des Lungenschalles. Wir unterscheiden, entsprechend den physikalischen Eigenschaften des Schalles, vier Schallqualitäten:

1. Laut — leise (Amplitude der Schallschwingungen).
2. Tief — hoch (Frequenz der Schallschwingungen).
3. Lang — kurz (Dauer des ganzen Schalleindruckes).
4. Tympanitisch — nicht tympanitisch (Regelmäßigkeit der Schallschwingungen).

In erster Linie bestimmt die Größe des perkutierten Lungenluftraumes die Qualität des Schalles.

Ein größerer Raum gibt einen lauteren, länger dauernden und tieferen Schall. Selling hat festgestellt, daß der normale Lungenschall des Erwachsenen als tiefste Grenze das A der großen Oktave erkennen läßt. Bei Emphysematikern geht der Schall bis zum F herunter, beim Pneumothorax fand Selling E. Bei Kindern ist der Schall höher, z. B. bei sechsjährigen Kindern d—f. Das Maßgebende ist immer der Grundton, der tiefste wahrnehmbare Ton, den man aus dem Gemisch von Tönen (Geräusch), das den Lungenschall darstellt, bei einiger Übung immer erkennen kann. Parallel mit der Höhe geht die Stärke und Dauer des Schalles. Im ganzen kann man also sowohl aus leiserem, als auch aus kürzerem und höherem Schall auf eine Verminderung des Luftgehaltes an der entsprechenden Stelle schließen. Es ist wichtig, das im Auge zu behalten, weil es bei geringen Schalldifferenzen in dem einen Fall leichter ist, den Intensitätsunterschied, in dem anderen Fall den Höhenunterschied oder den Unterschied in der Dauer des Schalles zu erkennen.

Das gilt besonders für die Beurteilung des Schalles der Lungenspitzen, für die Diagnose der Phthisis incipiens.

Die Regel, daß aus Änderungen sowohl der Stärke als auch der Höhe oder Dauer des Schalles auf Änderungen in der Größe des perkutierten Raumes geschlossen werden darf, gilt nicht mehr, sobald erhebliche Veränderungen in der Spannung des Lungengewebes auftreten. Diese sind aber dann immer verbunden mit einer Veränderung der Tympanie des Schalles. Je entspannter das Lungengewebe ist, um so mehr geht der Lungenschall aus einem Geräusch in einen klangähnlichen Schall über. Dasselbe gilt, wenn der Inhalt des Thoraxraumes nicht die Lunge, sondern ein Pneumothorax ist. Je stärker die Spannung der Thoraxwand durch die eingeschlossene Luft ist, um so mehr verliert der Pneumothoraxschall seinen tympanitischen Charakter. Nur bei ganz geringer Spannung der Luft im Pleurahohlraum bekommen wir überhaupt einen schön tympanitischen Schall.

Unter gedämpftem Schall verstehen wir in der Regel gleichzeitig leiseren, höheren und kürzeren Schall. Selling fand für den normalen „hellen" Lungenschall eine durchschnittliche Dauer von 0,42 Sekunden, für den absolut gedämpften eine Dauer von 0,28 Sekunden.

Wir können nie bei einem Individuum sagen, welcher Art bei seiner Körperbeschaffenheit der Lungenschall sein sollte. Wir können deshalb Veränderungen in der Regel nur dann erkennen, wenn Unterschiede zwischen rechts und links vorhanden sind. Nur bei sehr intensiven Abweichungen von der Norm können wir behaupten, daß auf beiden Seiten der Schall nicht normal sei.

Die Verwertung der Ergebnisse der Perkussion ist nur bei genauer Berücksichtigung der Thoraxgestalt möglich. Besonders sei auf die Differenzen hingewiesen, die auch bei Gesunden durch Asymmetrie des Thorax und seiner Bedeckungen vorkommen können. Aber auch ohne solche erkennbaren Differenzen in der Thoraxkonfiguration kann eine Abschwächung des Schalles, speziell der rechten Spitze vorkommen, ohne daß irgendwelche überstandene oder noch vorhandene Lungenerkrankung vorzuliegen braucht. Ihr Erklärung findet diese Tatsache darin, daß die rechte Lungenspitze durch die tiefer in sie einschneidende erste Rippe stärker abgetrennt wird als die linke und schmäler als diese ist (vgl. Abb. 1 u. 2 S. 206). Die Unkenntnis dieser Tatsache hat wohl schon oft zur Diagnose einer Lungentuberkulose bei einem gesunden Menschen Veranlassung gegeben.

Kurz erwähnt seien die perkutorischen Symptome, die mit mehr oder weniger Sicherheit die Anwesenheit von Hohlräumen von einer gewissen Größe mit glatten Wänden beweisen. Am sichersten ist der Metallklang (sehr hohe Obertöne), sei es, daß er auf Distanz oder nur mit aufgelegtem Ohr bei Stäbchenplessimeter-Perkussion wahrgenommen wird. Auch der Gerhardtsche Schallwechsel ist beweisend, wenn der tympanitische Schall beim Aufsitzen tiefer wird. Dasselbe, was der Gerhardtsche Schallwechsel beim Kavernenschall, bedeutet der Biermersche beim Schall des Pneumothorax. Das Geräusch des gesprungenen Topfes kommt außer bei Kavernen auch noch in entspanntem Lungengewebe vor, sogar auch bei einfachen Bronchialkatarrhen, besonders bei Kindern, bei Gesunden mit dünnem Thorax auch während des Schreiens etc. Der Wintrichsche Schallwechsel, d. h. ein Höher- und Lauter-, oft auch Tympanitischerwerden des Schalles beim Öffnen des Mundes kommt außer bei Kavernen nur noch selten bei Pneumonie, oberhalb pleuritischer Ergüsse und bei Mediastinaltumoren vor. Der respiratorische (Friedreichsche) Schallwechsel, der in dem Höherwerden des tympanitischen Kavernenschalles während der Inspiration besteht, hat nur eine geringe Bedeutung.

5. Die Auskultation.

Auch bei der Auskultation kann es sich hier nur darum handeln, die wichtigsten Punkte zu berühren.

Die altbekannte Tatsache, daß man überall da, wo lufthaltige Lunge zwischen Bronchialbaum und Thoraxwand gelagert ist, Vesikuläratmen hört, dagegen überall da, wo keine lufthaltige Lunge zwischengelagert ist, Bronchialatmen, hat durch die schönen Untersuchungen Fr. v. Müllers eine Erklärung gefunden.

v. Müller fand nämlich, daß die hohen Töne des Bronchialatmens in der Höhe der zweigestrichenen Oktave liegen und in die eingestrichene Oktave hinabreichen, also die nämliche und eine etwas tiefere Tonhöhe darbieten, wie das gesprochene ch. Dieselbe Tonhöhe wird erreicht, wenn man Luft durch Röhren von der Weite der Bronchien zweiter bis dritter Ordnung bläst. Das reine Vesikuläratmen dagegen zeigt eine sehr viel tiefere Lage, nämlich im Bereich der großen Oktave, A bis F, oder sogar noch etwas tiefer. Das unbestimmte Atmen zeigt die verschiedenen Lagen vermischt und die Mittellagen verstärkt. Auch das Trachealatmen des Gesunden zeigt (im Gegensatz zu dem reinen Bronchialatmen bei Infiltration oder Kompression) hohe und tiefe Töne. Das Vesikuläratmen stellt also den Eigenschall des Lungenraumes dar und hat dieselbe Höhe wie der Perkussionsschall. Es enthält die hohen Töne des Bronchialgeräusches nur aus dem Grunde nicht, weil die Lunge als eine langsam schwingende Schaummasse diese hohen Töne nicht fortleitet.

Das zwischen bronchialem und vesikulärem Atmen stehende Geräusch, das bisweilen bronchovesikulär oder vesikobronchial, bisweilen auch gemischt genannt wird, bezeichnet man am besten nach dem Vorgange von Skoda als unbestimmt. Es hat im ganzen eine ähnliche Bedeutung wie das Bronchialatmen, d. h. es zeigt, daß der Luftgehalt der untersuchten Stelle nicht normal ist, nur ist der Luftgehalt weniger vermindert als da, wo Bronchialatmen sich findet. Es gibt aber daneben noch eine andere Art von unbestimmtem Atmen, das nur deshalb diesen Namen verdient, weil es so leise ist, daß man seinen Charakter nicht sicher erkennen kann.

Auf die Bedeutung des abgeschwächten und verschärften, des rauhen und unreinen Vesikuläratmens braucht hier nicht eingegangen zu werden. Dagegen sei darauf hingewiesen, daß über der rechten Lungenspitze recht häufig unreines, bald abgeschwächtes, bald verschärftes Atmen mit verlängertem Exspirium zu hören ist. Das rührt daher, daß auf der rechten Spitze der Bronchus einen anderen Verlauf nimmt, als auf der linken (vgl. S. 207 und 514), ähnlich wie die rechte Spitze auch eine andere Konfiguration zeigt, als die linke. So kommt es, daß außer den erwähnten Differenzen im Schall der Lungenspitzen und in der Gestalt der darüberliegenden Thoraxpartien auch noch Veränderungen im Atemgeräusch vorhanden sind, welche leicht als Zeichen von beginnender Tuberkulose aufgefaßt werden können.

Auch beim Gesunden hört man zwischen den Schulterblättern oft Bronchialatmen, das sich in die Fossa supraspinata hinein fortpflanzen kann, oft auch weiter unten neben der Wirbelsäule. In den ersten beiden Interkostalräumen ist das Atemgeräusch oft unrein, verschärft, mit verlängertem Exspirium. Pathologische Veränderungen an diesen Stellen dürfen deshalb nur dann diagnostiziert werden, wenn die entsprechenden symmetrischen Stellen genau untersucht sind. Sehr erheblich können die physiologischen Veränderungen im Greisenalter werden. Hier hören wir oft in ausgebreiteten Partien unbestimmtes oder sogar bronchiales Atmen, oft auch, besonders hinten unten, ein direkt amphorisches Atemgeräusch.

Die Rasselgeräusche sind klanglos oder klingend, je nachdem zwischen dem Orte ihrer Entstehung und der Thoraxwand lufthaltiges Lungengewebe ist oder nicht.

Auch die klingenden Rasselgeräusche, deren Vorhandensein die Anwesenheit eines Sekretes an einer Stelle anzeigt, die nicht von lufthaltigem Lungengewebe überdeckt ist, zeichnen sich durch hohe Tonlagen aus, die selbst in die dreigestrichene Oktave hinaufreichen. Die nicht klingenden Rasselgeräusche haben dagegen eine sehr tiefe Tonlage. Die Unterscheidung der Rasselgeräusche in großblasige und feinblasige braucht wohl kaum erwähnt zu werden. Dagegen ist darauf hinzuweisen, daß Rasselgeräusche auch auf die gesunde Seite fortgeleitet werden können. So kann man beim Anlegen eines künstlichen Pneumothorax das Verschwinden von Rasselgeräuschen auf der unversehrten Seite beobachten (v. Muralt).

Ebensowenig braucht wohl auf die Bedeutung der trockenen Geräusche, des Giemens, Pfeifens und Schnurrens (Rhonchi sonori et sibilantes) hingewiesen zu werden, das wohl meistens bei Anwesenheit eines zähen Sekretes, vielleicht auch als reines Stenosengeräusch bei Bronchialschwellung vorkommt.

Das Knisterrasseln entsteht wohl immer entweder durch abwechselnde Entfaltung und Kollaps der Alveolen (Entfaltungsknistern) oder bei Anwesenheit flüssigen Inhaltes in den Alveolen (Crepitatio indux und redux der croupösen Pneumonie, Lungenödem, selten bei Miliartuberkulose).

Die auskultatorisch wahrnehmbaren Kavernensymptome bestehen in amphorischem Atmen, metallisch-klingenden Rasselgeräuschen, Geräusch des fallenden Tropfens, metallischem Plätschern (Succussio Hippocratis). Sie entstehen entweder in Kavernen, die eine gewisse Größe und eine glatte Wand besitzen, oder infolge eines Pneumothorax, oder endlich durch einfache Resonanz eines Nachbarorgans, z. B. des Magens, Darms etc. Ihr Auftreten beweist immer das Vorhandensein eines solchen Hohlraums, ihr Fehlen schließt aber niemals einen solchen aus, ebensowenig wie das Fehlen der perkutorischen Kavernensymptome.

Als ein besonders zuverlässiges Kavernenzeichen ist von Seitz das metamorphosierende Atmen beschrieben worden, ein dem scharfen vesikulären Atmen ähnliches Zischen, das nur im Beginn der Einatmung vorhanden ist und nach etwa einem Drittel derselben einem anderen Atemgeräusch Platz macht. Es ist aber sehr selten.

Auch die auskultatorisch wahrnehmbaren Kavernensymptome sind durch einen Grundton mit sehr hohen, disharmonischen Obertönen charakterisiert, wie der perkussorisch wahrnehmbare Metallklang.

Schwierig ist oft die Unterscheidung des pleuritischen Reibegeräusches von Rasselgeräuschen.

Es klingt mehr unterbrochen, dem Ohre näher entstehend, wird durch Druck mit dem Stethoskop gelegentlich verstärkt, durch Husten weniger leicht zum Verschwinden gebracht, dagegen leicht durch eine Reihe von tiefen Atemzügen. Es entsteht und vergeht oft spontan. Sehr wichtig ist, daß es oft nicht streng an die Atmungsphasen gebunden erscheint, sondern erst nach dem Atemgeräusch hörbar wird oder scheinbar von einer Atmungsphase auf die andere übergeht.

Es beweist immer einen Entzündungszustand der Pleura, es beweist aber auch, was oft noch wichtiger ist, das Fehlen einer Flüssigkeitsansammlung. Deshalb hat es eine besondere Bedeutung bei der in Heilung begriffenen Pleuritis exsudativa. Es mag noch bemerkt werden, daß das Vorhandensein eines fühlbaren Schabens oder Schnurrens nicht beweisend ist für pleuritisches Reiben, sondern bei Rasselgeräuschen vorkommt.

Weniger Bedeutung hat im ganzen die Auskultation der Sprechstimme. Bronchophonie, d. h. näselnde Stimme anstelle des normalen unartikulierten Gemurmels hört man besonders deutlich bei Infiltration oder Kompression des Lungengewebes, aber auch über kleinen Kavernen und Bronchiektasien, Ägophonie oberhalb von pleuritischen Exsudaten. Baccelli hat angegeben, daß die Flüsterstimme über eitrigen Exsudaten leiser sein soll als über serösen, doch ist seine Angabe nicht unbestritten geblieben, und es gibt für die Unterscheidung der Exsudate ein einfacheres und sicheres Mittel in der Probepunktion.

Im Anschluß an die Auskultation sei noch auf die hörbaren Veränderungen der Atmung hingewiesen. Ein hörbares Pfeifen nennen wir Stridor, er kommt namentlich bei Stenose der oberen Luftwege zustande, bei Kehlkopfdiphtherie, Kompression der Luftröhre durch Strumen etc., dann aber auch bei Verengerung der feinsten Luftröhrenäste, wie beim Asthma. Bei Stenosen im Kehlkopf oder der Trachea ist er inspiratorisch verstärkt, nach Sahlis Meinung infolge der Ansaugung der Trachealwände durch den verstärkten Inspirationszug. Bei Stenose der feineren Bronchien ist er umgekehrt exspiratorisch verstärkt, weil die Stenose bei der Ausatmung stärker wird.

Stertoröses Atmen sehen wir dann, wenn Sekret in der Trachea oder den oberen Luftwegen vorhanden ist und nicht durch Husten herausbefördert wird, oder wenn sich Speichel im Rachenraum ansammelt, ohne verschluckt zu werden. Die Bedingungen dazu sind gegeben bei bewußtlosen Patienten, besonders auch beim Lungenödem. Wir sehen deshalb die eine Form des Stertors, das Trachealrasseln, häufig als Zeichen des herannahenden Todes.

Ferner sei hier nur kurz erwähnt der Husten, dessen diagnostische Bedeutung oben (S. 236) besprochen ist, dann die Veränderungen der Sprechstimme, namentlich die Heiserkeit, die immer ein Zeichen eines unrichtigen Glottisschlusses ist, sei es infolge von Veränderungen an den Stimmbändern, von Lähmungen der Kehlkopfmuskulatur, oder von anhaftendem Schleim.

6. Die Untersuchung des Auswurfes.

Die Untersuchung des Auswurfes ist in allen Fällen vorzunehmen, wo überhaupt Sputum produziert wird. — Man sollte nie versäumen, den Auswurf von 24 Stunden aufzubewahren, und zwar ohne Zusatz von Wasser oder von antiseptischen Flüssigkeiten.

Zuerst beobachte man Farbe und Konsistenz des Sputums (schleimig. schleimigeitrig, eitrig-schleimig, eitrig, serös oder blutig) und den Geruch. Dann breite man das Sputum auf einem Teller aus und sehe nach, ob Linsen, Dittrichsche Pfröpfe, Fibringerinnsel, Gewebsfetzen, Curschmannsche Spiralen od. dgl. vorhanden sind. Dann erst untersuche man das Sputum, und zwar die einzelnen makroskopisch unterscheidbaren Teile gesondert, unter dem Mikroskop.

Im ungefärbten Präparat erkennt man in erster Linie die Leukozyten. Sie sind größtenteils polynukleär und neutrophil, stellen also ausgewanderte weiße Blutkörperchen dar. Vielfach enthalten sie auch Pigment, Fettkörnchen oder Myelintröpfchen. Daneben erkennt man große einkernige Zellen, die vielfach als Alveolarepithelien bezeichnet werden. Daneben findet man fast regelmäßig Plattenepithelzellen, die aus dem Rachen oder Mund stammen. Seltener sind Zylinder- und Flimmerzellen, am häufigsten im Beginn von akuten Katarrhen der oberen Luftwege und bei Asthmaanfällen. Daneben sieht man häufig Detritus, Fett- und Myelintröpfchen. In pathologischen Fällen kommen dazu die roten Blutkörperchen, die wir sowohl nach größeren Blutungen, als auch bei Pneumonie und Stauungslunge finden. Von Kristallen sehen wir als wichtigste die Charcot-Leydenschen, die am häufigsten bei Asthma bronchiale, aber auch sonst gelegentlich vorkommen, namentlich bei Echinokokkus und Distoma pulmonale. — Fettsäurenadeln finden wir namentlich in den Dittrichschen Pfröpfen, bisweilen aber auch, aus den Tonsillen stammend, bei gesunden Menschen. Bei Eiterherden findet man bisweilen auch Hämatoidin-, Cholesterin-, Leucin- und Tyrosinkristalle. Ferner seien noch die elastischen Fasern, die Fibringerinnsel (bei Pneumonie, Bronchialcroup) und die Curschmannschen Spiralen erwähnt, endlich die Mikroorganismen, die auch ohne Färbung sichtbar sind, namentlich Leptothrix buccalis, Soor, Aktinomyceskörner und Echinokokkushaken oder -Membranen.

Zum Schluß folgt, wenn nötig, die Färbung des Sputums. Zum Nachweis von Bazillen genügt es, das Sputum gut auf Objektträgern auszustreichen und durch dreimaliges Hindurchziehen durch die Flamme zu fixieren Dann kann man eine der gewöhnlichen Bazillenfärbungen, ev. die Gramsche (siehe Bd. I, S. 5) oder die Tuberkelbazillenfärbung (siehe S. 566) anwenden. Schwieriger ist die Färbung der zelligen Elemente. Das Sputum muß sehr fein ausgestrichen sein und das Präparat nach Art eines Blutpräparates gefärbt werden (siehe Bd. 4, S. 97). Am besten gelingt meist die Färbung nach May-Grünwald, doch muß oft die günstigste Färbe- und Wässerungszeit herausprobiert werden. Es ist auch notwendig, sich daran zu erinnern, daß im Sputumpräparat die neutrophilen Granula bei dieser Färbung leicht einen roten Ton annehmen. Zur Erkennung der eosinophilen Zellen ist aber die Färbung nicht notwendig. Man erkennt die Zellen, die hauptsächlich beim Asthma bronchiale und beim eosinophilen Katarrh vorkommen, auch mit ungefärbten Präparat an dem eigentümlichen Glanz der großen Granula.

7. Die Probepunktion.

Probepunktionen werden in der Regel vorgenommen, um die Art des abnormen Inhaltes einer Pleurahöhle zu erkennen (seröse Flüssigkeit, Eiter ev. Luft). Seltener wird die Lunge selbst punktiert um einen Abszeß, Echinokokkus od. dgl. nachzuweisen. Doch ist hier große Vorsicht wegen der Möglichkeit einer Weiterverbreitung der Infektion geboten.

Die erhaltene Punktionsflüssigkeit muß zuerst makroskopisch untersucht werden. Über die Unterscheidung von Exsudat und Transsudat s. S. 311. Immer ist es notwendig, die morphologischen Bestandteile mikroskopisch zu untersuchen. Hier empfiehlt es sich, die Flüssigkeit sofort durch den Zusatz der doppelten Menge von Wasser zu verdünnen. Man vermeidet dadurch das Ausfallen eines Gerinnsels. Dann wird die Flüssigkeit zentrifugiert, das Sediment ausgestrichen und wie ein Blutpräparat behandelt (vgl. Bd. 4, S. 97), ev. auf Bakterien gefärbt. Wenn notwendig, schließt sich daran noch der Tierversuch.

8. Die Untersuchung mit Röntgenstrahlen.

Das Röntgenverfahren hat, wie für alle Teile der Medizin, so auch für die Erkrankungen der Respirationsorgane eine immer steigende Bedeutung gewonnen. — Wir können entweder den Patienten vor dem Leuchtschirm beobachten oder den Befund auf der Platte fixieren. Beide Methoden sind notwendig.

Bei der Durchleuchtung erkennen wir die Beweglichkeit des Zwerchfells bei der Atmung, wir sehen die Aufhellung der Lungen bei der Inspiration, die Bewegung des Herzens. In vielen Fällen kann man erst durch die Durchleuchtung feststellen, in welcher Weise die Aufnahme am besten gemacht wird. Bei der Beobachtung der Lunge ist es ganz besonders notwendig, die Augen genügend an die Dunkelheit zu adaptieren, da es sich um geringe Helligkeitsdifferenzen handelt, die erkannt werden sollen. Man hat heutzutage so leistungsfähige Röhren, daß man bei Berücksichtigung dieser Vorsichtsmaßregel schon auf dem Schirm recht viel erkennt und sich oft die Plattenaufnahme sparen kann.

In vielen Fällen ist es aber notwendig Plattenaufnahmen zu machen. Man sieht auf der Platte viele Details, die der Schirm niemals genügend deutlich wiedergibt. Häufig ist es notwendig, mehrere Platten bei verschiedener Strahlenrichtung herzustellen.

Zur Durchleuchtung sind mittelweiche Röhren notwendig, die während der Durchleuchtung das Vakuum möglichst unverändert bewahren. Für die Aufnahmen müssen sie etwas weicher sein.

Die besten Aufnahmen erhält man bei ganz kurzer Expositionszeit (0,2 Sekunden bei Atemstillstand oder Einzelinduktionsschlagaufnahme). Aber auch bei längerer Exposition erhält man sehr gute Bilder, wenn es gelingt, den Atem anzuhalten. Die in diesem Kapitel reproduzierten Platten sind sämtlich nicht Momentaufnahmen, sondern sind meist 4—5 Sekunden exponiert. Die Aufnahmen des Gesunden sind 7 Sekunden (Abb. 7 9 Sek.) exponiert. Je kürzere Expositionszeiten aber möglich sind, um so weniger fehlerhafte oder unklare Bilder erhält man, so daß der leistungsfähigste Apparat am billigsten kommt, indem am wenigsten wiederholte Aufnahmen notwendig werden.

Verstärkungsschirme sind, wenn möglich, zu vermeiden. Daß man dabei manchmal recht gute Aufnahmen erhält, beweist Abb. 7. Aber sobald der Schirm nicht ganz tadellos ist, können unscharfe Zeichnungen entstehen.

Wie Wenckebach u. a. gezeigt haben, ist die ideale Methode die stereoskopische. Sie läßt eine Lokalisation aller Schatten zu und vermeidet alle Täuschungen durch die Schatten extrathorakal gelegener Gegenstände und durch Plattenfehler. Leider ist die Methode noch recht wenig eingebürgert. Die stereoskopischen Aufnahmen stellen sich auch gar nicht so viel teurer, da die Wiederholung von Aufnahmen wegfällt, wie sie sonst durch ungenügende oder unklare Platten, durch Aufnahmen in verschiedener Richtung zur Lokalisation einzelner Schatten etc. notwendig sind.

Die wichtigste Aufnahme ist die dorsoventrale. Man sieht auf dem Bild (Abb. 4), das in Mittelstellung oder schwacher Exspiration aufgenommen ist, diejenigen Teile am schärfsten, die der Platte am nächsten liegen, also die Teile der vorderen Brustwand. Die Schlüsselbeine werden sehr deutlich, und man erkennt den vorderen Teil der Rippen, schräg von außen oben nach innen unten verlaufend, oft auch die verknöcherten Rippenknorpel. Trotzdem aber diese Teile der Platte näher liegen, sieht man doch den Schatten der hinteren Rippenpartien deutlicher, weil dieser Teil der Rippen viel kompakter ist und viel mehr Kalk enthält. Häufig erkennt man Verkalkungen der Rippenknorpel. So sieht man auf Abb. 4 am vorderen Ende der 1. Rippe eine Zeichnung, die einer scheidenförmigen Verkalkung des Knorpels entspricht (besonders links deutlich). Der Knorpel erscheint auch etwas aufgetrieben, und einzelne Knorpelspangen reichen in ihn hinein. Unten erkennt man die Wölbung des Zwerchfells, die auf der rechten Seite immer die obere Grenze eines großen dunkeln Schattens, der Leber darstellt, während auf der linken Seite häufig unterhalb des runden Zwerchfellschattens eine Aufhellung, die Magenblase sichtbar ist, entsprechend der mit Luft gefüllten Kardia. Das rechte Zwerchfell steht höher als das linke, in der Mitte ist eine Delle, auf der das Herz liegt, mehr oder weniger tief in den Zwerchfellschatten eintauchend. Der Herzschatten setzt sich nach oben fort in den Schatten der großen Gefäße. Der Herzgefäßschatten verdeckt die Schatten der Wirbelsäule und des Sternums. Bisweilen (z. B. auf Abb. 4) sind die kalkreichen Wirbelkörper durch den Schatten hindurch noch erkennbar, das wenig kompakte Brustbein dagegen nie, mit

Ausnahme des Manubrium. Im oberen Teil des Schattens erkennt man in der Regel (auch auf Abb. 4) die Trachea als senkrecht verlaufende Schattenaussparrung. Nach unten verliert sich diese Aufhellung ganz allmählich im Dunkel.

Zu beiden Seiten des Herzschattens erkennt man einen mehr oder weniger zirkumskripten Schatten, den sog. **Hilusschatten**, der sich 2—3 cm nach außen erstreckt. Die Schatten der großen Bronchien und der großen Gefäße, teils in Längsansicht, teils verkürzt, kombinieren sich mit den Schatten von Lymphdrüsen und von Bindegewebe so, daß man die Einzelheiten nicht auseinanderhalten kann. Aus welchen Gebilden sich der schattengebende Hilus zusammensetzt, ist aus Abb. 5 ersichtlich. Gelegentlich kann man im Hilusschatten

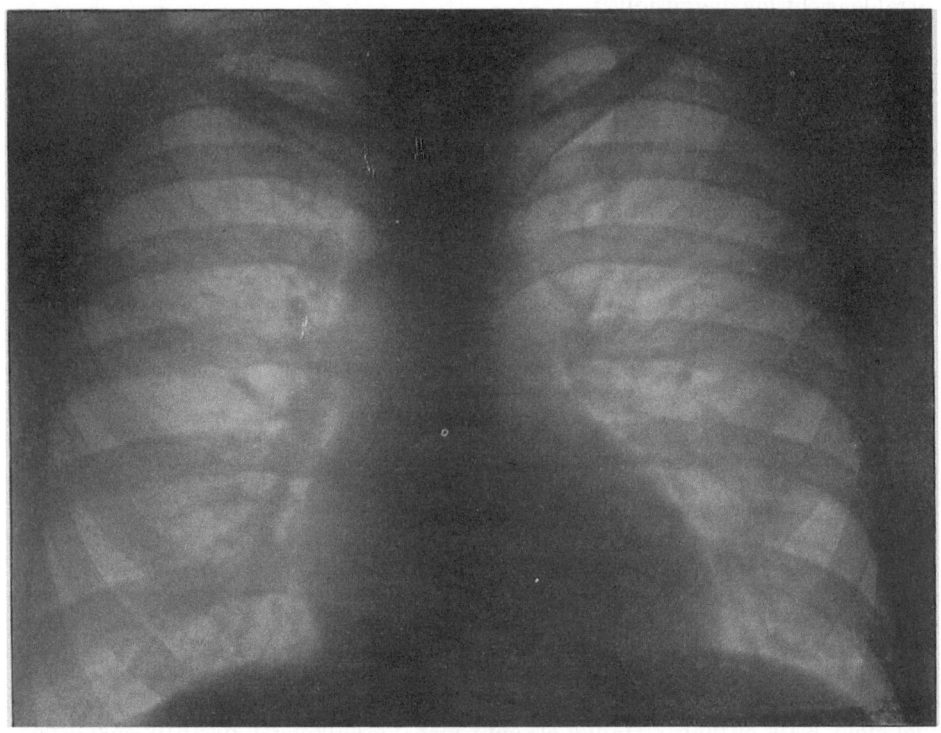

Abb. 4.
Normales Thoraxbild (26 jähriger gesunder Mann). Dorsoventrale Aufnahme bei mäßiger Exspirationsstellung.

verkalkte Drüsen als intensiv dunkle Flecke erkennen, auch bei ganz gesunden Menschen. Auch Abb. 4, die von einem gesunden 26 jährigen Mann aufgenommen ist, läßt solche erkennen. Freilich muß man sich hüten, solche Flecke damit zu verwechseln, die einfach durch die Summierung verschiedener Schatten oder die Aufsicht eines Bronchus entstanden sind. Denn an den Stellen, wo die Bronchien sich teilen, geht häufig ein Bronchus senkrecht zur Platte in der Durchstrahlungsrichtung ab und wirft einen verkürzten Schatten, der natürlich eine runde Projektion ergeben muß, auf die Platte. In Abb. 4 handelt es sich aber, wie der Vergleich mit Abb. 6—8 zeigt, wohl sicher um Lymphdrüsen. Besonders deutlich ist eine Drüse links unter dem 2. Rippenknorpel. Bei Er-

Die Erkrankungen der Trachea, der Bronchien, der Lungen und der Pleuren. 257

wachsenen haben sie keinerlei Bedeutung, bei Kindern deuten sie aber bisweilen mit Sicherheit auf eine Bronchialdrüsentuberkulose hin.

Der Hilusschatten ist rechts ausgedehnter, weil er links teilweise durch den Herzschatten verdeckt wird. Von diesem ist er, namentlich rechts, durch eine hellere Zone getrennt, in der bisweilen Lymphdrüsenschatten deutlich zu erkennen sind. Nach außen geht der Hilusschatten in eine Reihe von mehr oder weniger deutlichen Fortsätzen aus, die sich bis nahe an die Peripherie verfolgen lassen. In den äußeren Partien erkennt man eine mehr strahlige oder mehr marmorierte Zeichnung. Über die Natur dieser Zeichnung war man

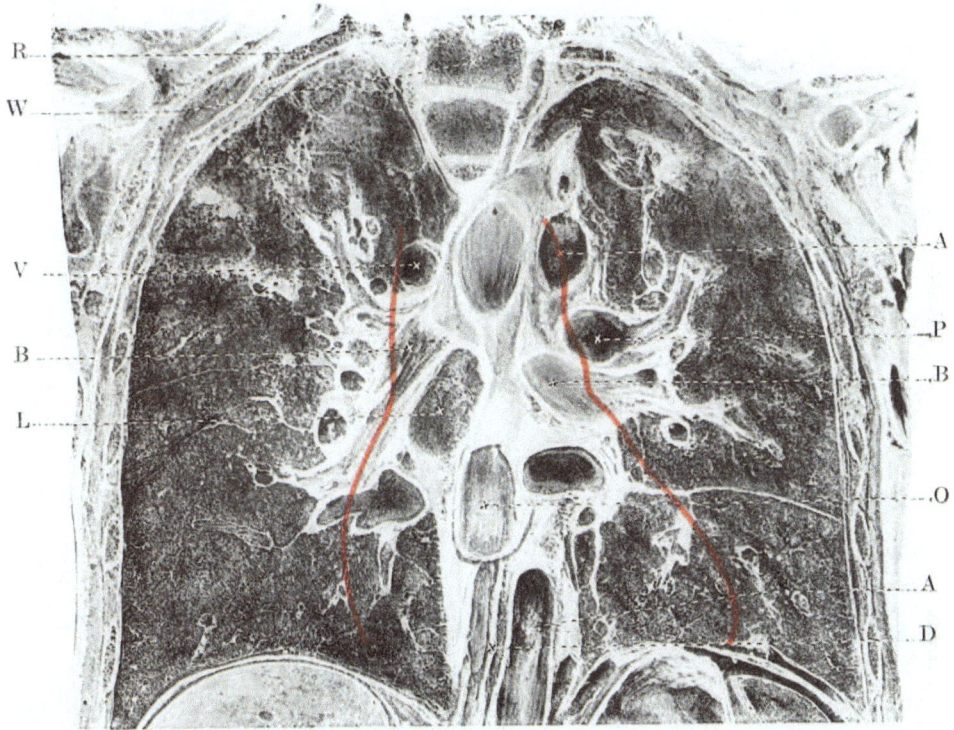

Abb. 5.
Die dem Hilusschatten zugrunde liegenden Gebilde.
Frontalschnitt durch die mittlere Axillarlinie nach Doyen, Atlas d'anatomie topographique (Paris, Maloine 1911), Fasc. 3, pl. 15. Herzgefäßschatten rot eingezeichnet.
R = 2. Rippe, W = 2. Brustwirbel, V = Bogen der Vena azygos, B = rechter bzw. linker Bronchus, L = bronchiale Lymphdrüse, A = Aorta, P = Ast der Arteria pulmonalis, O = Ösophagus, D = Ductus thoracicus.

längere Zeit im Unklaren. Jetzt ist wohl soviel sicher, daß die Schatten hauptsächlich durch die Blutgefäße gebildet werden, während die Bronchien weniger daran beteiligt sind; nur bisweilen kann man die Bronchien als doppelt konturierte Schatten deutlich erkennen, auf Abb. 7 z. B. an einzelnen Stellen der Oberlappen. Auch der im Zwischengewebe deponierte Kalk nimmt an der Schattenbildung Teil, wohl selten sind, weiter als 3 cm vom Medianschatten entfernt, Lymphdrüsen die Ursache einer Schattenbildung. Je besser die Aufnahme, um so deutlicher kann man die Zeichnung in Stränge auflösen, die sich dichotom verzweigen, die also den Gefäßen (teilweise auch den Bronchien) entsprechen. Längs dem Herzgefäßschatten kann man häufig (z. B. auf Abb. 4 rechts unten sehr deutlich) Stränge unterscheiden, die nach der Spitze und nach dem Zwerchfell hinziehen, vom Medianschatten durch eine hellere Zone getrennt. Sie werden durch die großen Gefäße und Bronchien gebildet, die nach dem Ober- und Unterlappen führen und sind bei verschiedenen Menschen ungleich ausgebildet. Man nennt sie Begleitschatten. Diagnostische Bedeutung haben sie nicht.

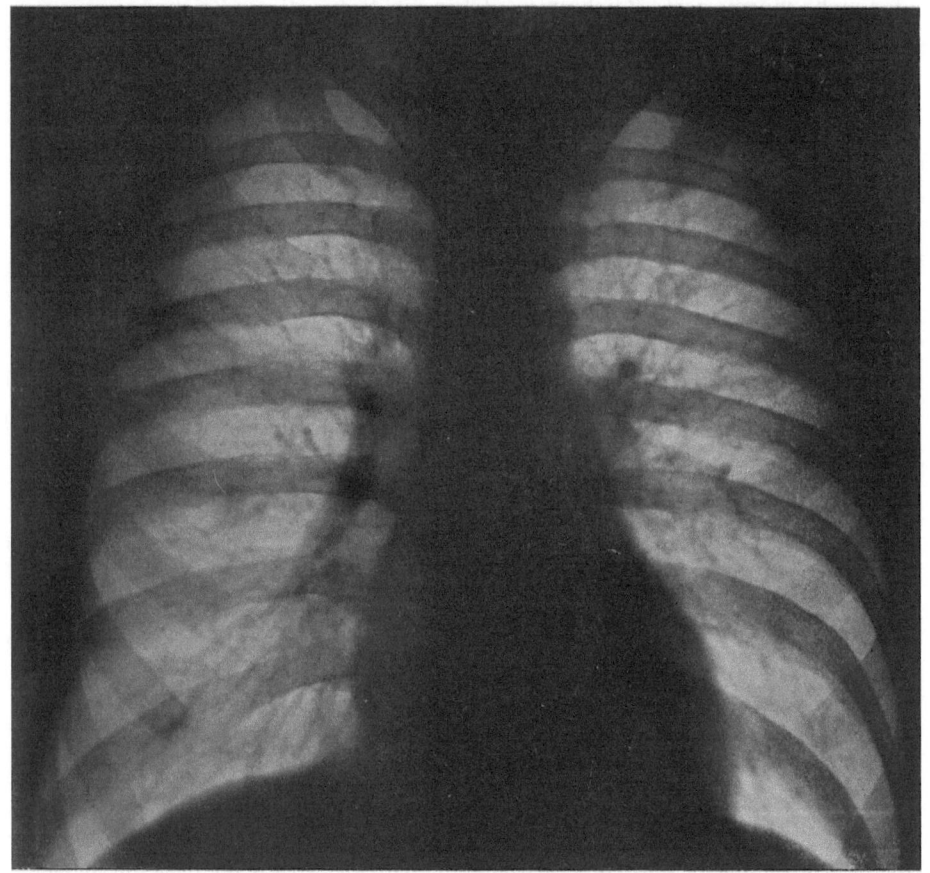

Abb. 6.
Normales Thoraxbild (dasselbe Individuum wie Abb. 4, 7 und 8). Dorsoventrale Aufnahme bei tiefer Inspiration.

Der Hilusschatten ist bei Blutüberfüllung der Lungen besonders dunkel und oft auch scharf abgegrenzt. Wir sehen das deshalb namentlich bei Stauungslunge, aber auch oft im Beginn einer Pneumonie.

Schut weist darauf hin, daß man am Rande tiefer Schatten, namentlich des Zwerchfells und des Herzens, einen schmalen hellen Streifen sieht. Er erklärt ihn als Kontrastwirkung und weist darauf hin, daß man ihn durch sorgfältiges Abdecken der dunklen Partien zum Verschwinden bringen kann. Auch auf unseren Bildern ist er an vielen Stellen deutlich, namentlich am oberen Rand der Rippen, besonders da, wo der hintere Teil einer Rippe das vordere Stück einer anderen Rippe schneidet. Durch sorgfältiges Abdecken der dunkleren Rippe verschwindet aber der helle Saum und man erkennt nur noch das gleichmäßig heller werdende vordere Rippenstück. Von dieser Kontrastwirkung unterscheidet Schut den hellen Saum, der sich längs des Zwerchfells und des Herzens bei tiefer Inspiration erkennen läßt und durch Abdecken nicht zum Verschwinden gebracht werden kann. Er erklärt ihn als lokale Lungenblähung. Auch auf Abb. 6 ist er sehr deutlich.

Bei tiefer Inspiration (Abb. 6) rückt das Zwerchfell nach abwärts, das Herz stellt sich steiler und mehr median. Gleichzeitig hellt sich die Lungenzeichnung auf. Wenn man Abb. 6 mit Abb. 4 vergleicht, so springt der Unterschied in der Schärfe sofort in die Augen. Die vom Hilus ausgehenden Schattenstränge lassen sich viel weiter verfolgen, ihre Verzweigungen deutlicher erkennen, und die Marmorierung der peripheren Teile löst sich in solche Stränge auf. Der Hilusschatten ist dunkler geworden und weniger vom Medianschatten

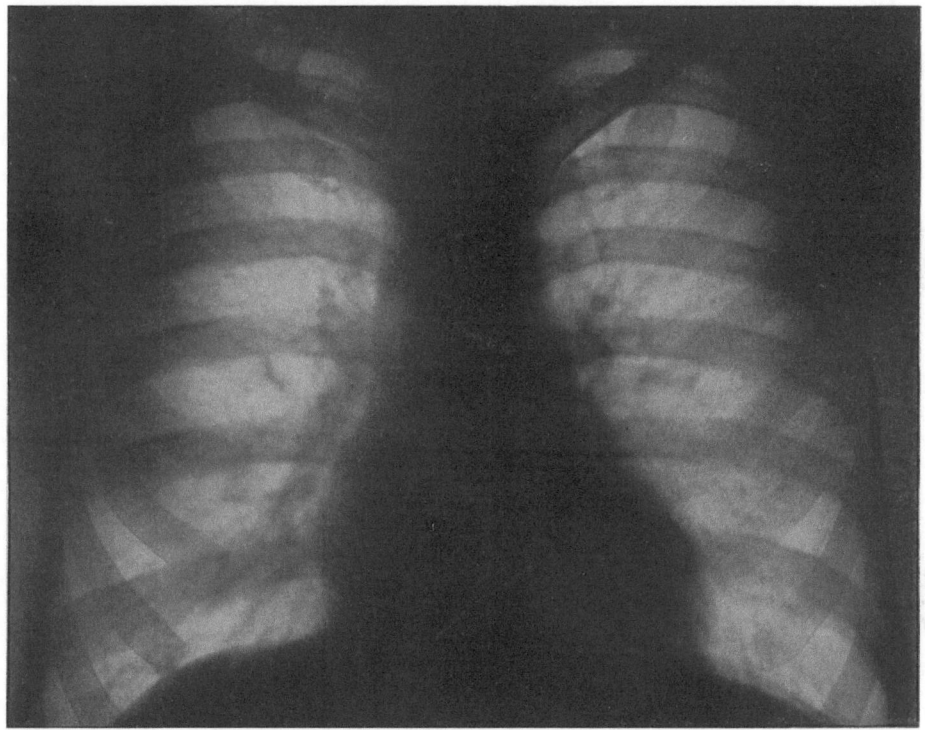

Abb. 7.
Normales Thoraxbild (dasselbe Individuum wie Abb. 4, 6 und 8). Teleaufnahme ($2^1/_2$ Meter Distanz).

abgesetzt. Das beruht auf der Preßwirkung, die bei langem Anhalten des Atems in Inspirationsstellung (bei der Aufnahme von Abb. 6 7 Sekunden) auftritt, wie beim Valsalvaschen Versuch, und die zu einer Stauung im Lungenkreislauf führt.

Etwas anders wird das Bild bei Teleaufnahmen, d. h. bei Aufnahmen, die in 2—3 m Distanz von der Röhre aufgenommen werden. Hier wird die Zeichnung, da die Distanz zwischen dem Körper und der Platte sehr gering ist im Verhältnis zur Distanz zwischen Röhre und Körper, naturgetreuer, beinahe einer parallelen Strahlenprojektion entsprechend.

Dadurch wird das ganze Bild auch etwas kleiner, wie der Vergleich zwischen Abb. 7 und Abb. 4 ergibt. Gleichzeitig ergibt der Vergleich aber auch, daß das Bild schärfer geworden ist, obschon es mit Verstärkungsschirm aufgenommen wurde. Es ist fast so scharf, wie die Nahaufnahmen in tiefster Inspirationsstellung. Das rührt teilweise daher, daß das Bild im ganzen kleiner ist, also alle Schattenstreifen schmäler werden und deshalb schärfer begrenzt erscheinen. Die Hauptsache ist aber, daß bei der an der Basler Klinik üblichen Aufnahmetechnik die Wirkung der Sekundärstrahlung auf ein Minimum reduziert ist. Zwischen Patient und Röhre befindet sich nämlich (nach Albers-Schönberg) eine Art von Trichter, bestehend aus vier 2½ m langen, mit Blei ausgeschlagenen Holzwänden, die nur die Öffnung an der Blende auf der einen Seite, den Ausschnitt für die Platte auf der anderen Seite frei lassen. Dadurch sind die Sekundärstrahlen aus dem Raum vollständig ausgeschaltet.

Bei der ventrodorsalen Aufnahme (Abb. 8), bei der die Strahlenrichtung von der Röhre zuerst durch die vordere Brustwand, dann durch den

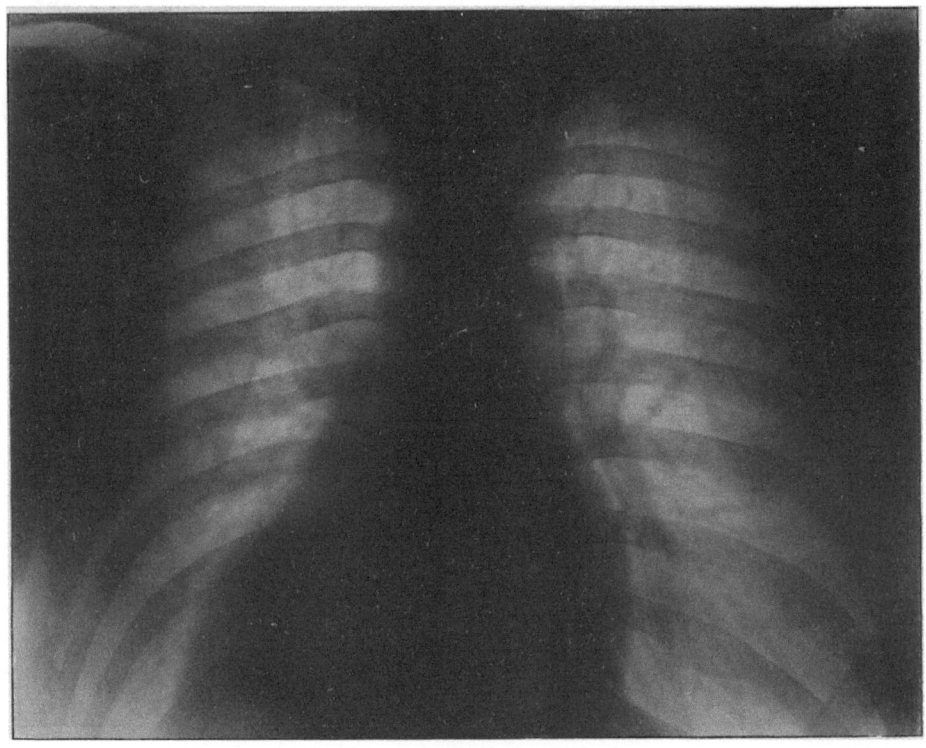

Abb. 8.
Normales Thoraxbild (dasselbe Individuum wie Abb. 4, 6 und 7). Ventrodorsale Aufnahme.

Rücken nach der Platte geht, sieht man den hinteren Teil der Rippen noch schärfer, den vorderen Teil gar nicht. Das Herz erscheint vergrößert und verdeckt einen größeren Teil des Hilusschattens, aber auch der Lungenzeichnung, namentlich links unten. Auch dadurch, daß die Rippen (d. h. ihr hinterer Teil) näher aneinander gerückt sind, wird mehr von der Lunge verdeckt Die ventrodorsale Aufnahme ist aber nötig, wenn es sich darum handelt, kleine Krankheitsherde in der Nähe des Rückens oder solche Veränderungen zur Ansicht zu bringen, die in den hinteren basalen Partien vorhanden sind. Denn die Strahlen, die von einem Punkt in der Höhe des 5. Brustwirbels ausgehen (wo die Antikathode bei dorsoventraler Aufnahme in der Regel steht), treffen, schräg von oben kommend, die Zwerchfellkuppe. Alles, was unterhalb dieser Strahlen liegt, fällt in den Zwerchfellschatten. Wenn dagegen die Röhre vorne steht, so wird von diesen Lungenpartien ein großer Teil auf der Platte zur Ansicht gebracht, während von den vorderen unteren Teilen viel mehr in den Zwerchfellschatten eintaucht.

Wenn es gilt, die Lage eines Krankheitsherdes zu bestimmen, so müssen zwei Aufnahmen, in dorsoventraler und ventrodorsaler Richtung gemacht werden. Auf der Platte, der der Herd näher lag, erscheint das Bild kleiner und schärfer, auf der anderen größer und verwischter (vgl. die Bilder von Echinokokken im speziellen Teil Abb. 69—71, S. 794 u. 795).

Seltener ist die frontale oder schräge Durchleuchtungsrichtung für Aufnahmen notwendig.

Von den Veränderungen, die man in pathologischen Fällen sieht, sind am leichtesten die Veränderungen am Zwerchfell zu erkennen. Hier sehen wir den Hochstand und den Tiefstand, bei der Schirmdurchleuchtung auch Veränderungen in der Beweglichkeit. Von diesen seien erwähnt das Williamssche Symptom, d. h. eine ungenügende Beweglichkeit einer Zwerchfellhälfte bei der Atmung. Man sieht das Symptom besonders bei beginnender Lungentuberkulose, aber hier nicht regelmäßig, und gelegentlich auch ohne daß ein Verdacht auf Lungentuberkulose besteht. Ein sehr wichtiges Symptom ist die beim Pneumothorax zu besprechende paradoxe Bewegung, vgl. auch S. 228 f. Zwerchfellähmung. Ferner erkennt man oft Zacken und Fortsätze, die häufig erst bei tiefer Inspiration sichtbar werden und alten pleuritischen Verwachsungen ihren Ursprung verdanken.

Sehr deutlich sieht man alle Verschiebungen des Mediastinums, z. B. bei Pleuritis, Pneumothorax etc.

In der Lunge selbst macht alles, was deren Luftgehalt vermehrt, das Bild heller, alles, was den Luftgehalt vermindert, den Blutgehalt und die feste Substanz vermehrt, die Zeichnung dunkler. Namentlich die Einlagerung von Kalk macht dunkle Schatten. Das einzelne wird im speziellen Teil zu besprechen sein. An dieser Stelle sei nur darauf hingewiesen, daß die Beurteilung der Bilder oft recht schwierig ist und daß manchmal recht erhebliche Veränderungen an den Lungen vorhanden sein können, ohne daß sie die Röntgenplatte zur Ansicht bringt. Ein lehrreiches Beispiel findet sich auf Abb. 66 u. 67 (S. 776 f.). Kleine oder weit von der Platte entfernt liegende Herde kommen überhaupt nicht zur Ansicht.

Die Beurteilung von Röntgenaufnahmen erfordert bei den Respirationsorganen eine ganz besondere Übung, außerdem eine eingehende Berücksichtigung aller technischen Fortschritte. Durch die Verbesserung der Apparatur, die Möglichkeit kurzdauernder Aufnahmen etc. hat sich das, was wir als normales Lungenbild anzusehen haben, so verändert, daß wir heutzutage darauf eine Fülle von Details erkennen, die früher als Ausdruck pathologischer Veränderungen aufgefaßt worden wären.

Einige Fehlerquellen bei der Beurteilung der Röntgenbilder müssen hier noch erwähnt werden. Oft können Muskelmassen als Schatten sichtbar werden, ferner sieht man bisweilen über die Spitzenfelder unterhalb der 2. Rippe einen saumförmigen Schatten mit bogenförmiger Begrenzung hinziehen, der wahrscheinlich durch die Weichteilbedeckung der Lungenspitze erzeugt wird. In der Höhe des 4. Brustwirbels ist oft links ein gebogener Schatten (nach außen konkav) zu erkennen, den Aßmann auf die Arteria subclavia zurückführt. Hautfalten, Narben etc. können Schatten erzeugen, ebenso Supraklavikulardrüsen, Überreste von Jodipininjektionen am Rücken. Eine Täuschung durch den Schatten der Mamma ist bei genauer Betrachtung des Bildes kaum zu fürchten. Bei einseitig stärkerem Anliegen der Platte können diese Täuschungen von seiten der Weichteile besonders leicht eintreten.

9. Die Untersuchung der übrigen Organe.

Bei Erkrankungen der Respirationsorgane zeigen die übrigen Organe in der Regel Veränderungen, die durch Störung der Zirkulation oder durch die Infektion bedingt sind.

Es ist daher nicht der Ort, hier auf deren Untersuchung einzugehen, und es ist selbstverständlich, daß man in jedem Fall das Herz untersuchen, auf Cyanose, Leberschwellung usw. achten wird. Nur auf die Wichtigkeit der Pulsuntersuchung sei hier hingewiesen. Auch bei Erkrankungen der Respirationsorgane ist die Pulsfrequenz außerordentlich wichtig, und auch bei fieberhaften Krankheiten der Atemwerkzeuge gilt die Traubesche Regel, daß die Höhe der Temperatur weniger wichtig sei, als die Frequenz der Respiration, diese aber weniger wichtig, als die Pulsfrequenz. Ferner sei hier an die Bedeutung der Pulsfrequenz für unser therapeutisches Handeln bei der Pleuritis erinnert. Endlich möge noch erwähnt sein, daß die Spannung des Pulses nicht immer ein Zeichen kräftiger Herzaktion ist, sondern daß sie z. B. gelegentlich sub finem vitae vorübergehend erhöht wird infolge der Kohlensäureintoxikation.

Für die Beurteilung der Spannung des Pulses leistet gerade bei Erkrankungen der Respirationsorgane die Blutdruckmessung wichtige Dienste. Lungentuberkulose und Pneumonie gehören zu den wenigen Erkrankungen, bei denen wir gelegentlich stärkere Blutdrucksenkungen wahrnehmen. Sie sind immer von prognostisch schlechter Bedeutung. Bei Tuberkulose lassen sie einen rasch fortschreitenden Prozeß vermuten, bei Pneumonie sind sie ein Zeichen schwerster Zirkulationsstörung.

Besonders wichtig ist die Untersuchung der Organe, die in direktem Konnex mit den Respirationsorganen stehen und von denen ein krankhafter Prozeß auf diese übergreifen kann. Aus diesem Grunde darf die Untersuchung der Nase, Mundhöhle etc. bei Bronchitiden nicht versäumt werden.

Eine Reihe von Erkrankungen der Thoraxorgane macht eigentümliche Pupillenstörungen. Bei Störungen des Halssympathikus durch Mediastinaltumoren, Schrumpfungen der Lungenspitze etc. kann der Hornersche Symptomenkomplex zustande kommen, d. h. Verengerung der Pupille, leichtes Herabsinken des Augenlides, Enophthalmus. Viel häufiger sind einfache Pupillendifferenzen. Oft findet man auf der Seite einer beginnenden Lungentuberkulose oder einer Pleuraaffektion eine Verengerung und unregelmäßige Gestalt der Pupille, doch sieht man gelegentlich auch auf der kranken Seite eine weitere Pupille. Eine Reihe von diagnostisch-wichtigen Veränderungen an der Pupille beim Valsalvaschen Versuch hat Gröber festgestellt. Normalerweise verengern sich die Pupillen während des Valsavaschen Versuches vom Momente des Inspirationsstillstandes an. Bei Affektion des Sympathicus durch Pleuraaffektionen, Mediastinaltumoren, Aneurysmen etc. treten verschiedene Veränderungen ein, indem die Pupille auf der erkrankten Seite beim Valsalvaschen Versuch erweitert wird oder die vorher schon weitere Pupille beim Valsavaschen Versuch noch weiter wird. Treten diese Veränderungen auf beiden Seiten auf, so spricht das für eine doppelseitige Affektion, ebenso wenn die vorher engere Pupille sich beim Versuch erweitert.

Auf eine weitere Veränderung, die beim Valsavaschen Versuch auftreten kann und ein Zeichen für ähnliche Affektionen ist, weist Gröber hin, daß nämlich bei dessen Ausführung die Venen einer Seite stärker als die der anderen anschwellen, daß sie, trotzdem sie vorher weniger sichtbar waren, durch den Versuch deutlicher werden als auf der anderen Seite, oder endlich, daß die Anschwellung an anderen Stellen auftritt, als auf der entgegengesetzten Seite.

Über die Gelenk- und Knochenerkrankungen bei Erkrankungen der Respirationsorgane (Ostéoarthropathie pneumique etc.) siehe dieses Handbuch, Bd. 4, S. 403.

VI. Allgemeine Therapie.

1. Prophylaxe.

Entsprechend den Ursachen der Lungenerkrankungen kann die Prophylaxe in der Abhaltung von Schädlichkeiten bestehen, d. h. der Vermeidung von Staubinhalation, Infektion etc. Die Vermeidung von Infektionen kann sich nur auf die Lungentuberkulose beziehen und soll daher bei dieser Erkrankung besprochen werden.

Eine besondere Art der Prophylaxe kommt noch gegenüber allen katarrhalischen Affektionen der oberen Luftwege bei berufsmäßigen Sängern und Rednern in Frage wo eine richtige Übung der Stimme unnötige Anstrengungen vermeiden und dadurch die Neigung zu Erkrankungen vermindern kann.

Eine Frage ist, wie weit die Neigung zu Erkältungen durch Abhärtung beseitigt werden kann oder wie weit es im Gegenteil nötig ist, disponierte Menschen zu schonen. Meiner Erfahrung nach darf der Wert der Abhärtung, wenn sie nicht in frühester Jugend begonnen hat, nicht überschätzt werden, und in der Verordnung von abhärtenden Prozeduren bei erwachsenen Menschen muß große Vorsicht geübt werden. — Namentlich mit kalten Waschungen und Übergießungen am Morgen im kalten Zimmer sei man sehr vorsichtig und erlaube sie nur in Kombination mit gymnastischen Übungen. Im ganzen ist es wichtiger, daß sich Menschen, die zu Erkältungen neigen, vor Abkühlungen und Durchnässungen in acht nehmen, bzw. nasse Kleider ablegen, wollene Unterkleidung tragen etc. Ganz besonders gilt das für Phthisiker, und ich halte es für ganz verfehlt, Phthisiker abhärten zu wollen. Wenn sie auch, namentlich in Hochgebirgssanatorien, Zugluft ertragen, so sehen wir doch oft, daß sie nach der Rückkehr ins Tiefland sich sehr leicht erkälten und dabei jedesmal eine Verschlimmerung ihres Leidens davontragen. Deshalb gewöhne man sie lieber daran, auf die Gelegenheiten zu solchen Erkältungen zu achten und sie zu vermeiden.

Zur Prophylaxe der Erkrankungen der Säuglinge an Respirationsstörungen empfiehlt Vogt peinliche Maßnahmen, die die Übertragung der Infektion von anderen Kindern im gleichen Raum durch das Pflegepersonal zu verhindern bezwecken. Er verlangt auch, daß Personen, die zu Angina oder Katarrhen der Luftwege neigen, nicht in der Säuglingspflege verwendet werden.

Über die Prophylaxe der Erkrankungen der Respirationsorgane bei anderen Krankheiten vgl. unten S. 284 und S. 683.

2. Kausale und symptomatische Therapie.

Eine ätiologische Therapie im engeren Sinne kommt selten in Frage. Wenn wir von der Lues und von der spezifischen Behandlung der Tuberkulose absehen, so sind es wenige Fälle von Bronchialkatarrh etc., die wir dadurch zur Heilung bringen, daß wir sie den gewohnten Schädlichkeiten entziehen.

Dagegen müssen wir wie bei allen anderen Organsystemen auch bei den Respirationsorganen der Schonung des erkrankten Teiles größte Aufmerksamkeit schenken. Für die Lunge würde als richtige Schonungstherapie das vollständige Stillstellen des erkrankten Organes in Frage kommen. Wir können das aber nur durch den künstlichen Pneumothorax, vielleicht auch durch Rippenplastiken und Phrenikusdurchschneidung realisieren. Eine gewisse Schonung der erkrankten Seite können wir auch durch Heftpflasterverbände erreichen, welche eine ausgiebige Bewegungsbeschränkung zur Folge haben. Noch vollständiger wird diese, wenn man nach Kuhn die Hand der kranken Seite an dem gebeugten Oberschenkel der gesunden fixiert, so daß der herabsinkende Oberschenkel am Arm zieht und die Seite ruhig stellt. Hauptsächlich für trockene Pleuritis kommt diese Methode in Betracht.

In allen anderen Fällen können wir die Lunge nicht stillstellen. Wohl aber können wir ihre Exkursion auf ein Minimum reduzieren. Das kommt namentlich da in Frage, wo ein großer Teil der Lunge in seiner respiratorischen und zirkulatorischen Funktion gestört ist und der Rest geschont bzw. auf ein Minimum von Leistung beschränkt werden muß, aber auch da, wo wir das entzündete Organ selbst, z. B. die Pleura bei der Pleuritis, möglichst von allen Zerrungen freihalten wollen. Hier ist in erster Linie notwendig, die Muskelanstrengungen auf das geringste Maß zu reduzieren. Daher ist in der Regel Bettruhe notwendig. Ein Moment, das gelegentlich zu stark vernachlässigt wird, ist das Sprechverbot. Lungenkranke sollen nicht oder möglichst wenig sprechen. Auch die Bekämpfung des Hustens ist aus diesem Grunde oft notwendig.

Die Schonungstherapie der oberen Luftwege besteht in dem Vermeiden aller Schädlichkeiten, die die Krankheit verschlimmern können. Auch hier ist starke Bewegung, Sprechen etc. zu vermeiden, Erkältungen sollen verhindert werden. Besonderes Gewicht ist aber auf die Einatmung reiner, richtig temperierter Luft von geeignetem Feuchtigkeitsgrad zu legen. Oft ist ein einfacher Landaufenthalt, gleichgültig an welchem Orte, genügend, in anderen Fällen ist die Wahl des Aufenthaltes von den Gesichtspunkten abhängig, die im Abschnitt über Klimatotherapie besprochen werden sollen. Diese Schonungstherapie der oberen Luftwege ist aber nicht nur für die Erkrankungen dieser Organe selbst notwendig, sondern auch bei den Erkrankungen der tieferen Teile am Platze, weil ja jeder Reiz sich von oben nach unten fortpflanzt.

Bei den Störungen der Zirkulation, die mit den Krankheiten der Respirationsorgane so häufig verbunden sind, ist die Behandlung des Herzens oft die wichtigste Aufgabe. Bei der Pneumonie z. B. können wir durch die Besserung des Kreislaufes die momentane Lebensgefahr beseitigen, so daß die Krankheit Zeit hat, auszuheilen, beim Emphysem beschränkt sich bisweilen unser Handeln auf die Beseitigung der Zirkulationsschwäche, so daß der Patient von den gefährlichsten und quälendsten Krankheitsfolgen befreit wird. Abgesehen von der medikamentösen Therapie ist hier die Vermeidung aller unnötigen Körperbewegungen, namentlich die Bettruhe, das wichtigste Erfordernis, um die Ansprüche an den Kreislauf herabzusetzen.

In seltenen Fällen ist die Lungenventilation so gestört, daß der Gaswechsel nicht mehr genügt, um das Blut zu arterialisieren. Hier ist in der Regel das einzige Mittel die Einatmung reinen Sauerstoffes. Wir erzielen damit auch oft recht auffallende Erfolge, für die uns die Physiologie erst in letzter Zeit die Erklärung geliefert hat. Wir wissen nämlich jetzt, daß die Sättigung des Blutes mit Sauerstoff, namentlich bei Anwesenheit von Kohlensäure, keine so vollständige ist, wie man früher angenommen hatte. Deshalb ist es leicht verständlich, daß es Fälle gibt, wo eben die Grenze des Schädlichen erreicht ist und auch eine relativ so geringe Verbesserung der Ventilationsbedingungen, wie wir sie durch Zufuhr reinen Sauerstoffes erreichen, gerade genügt, um die schädlichen Folgen zu beseitigen (vgl. Zuntz und Loewy).

Auch die Beseitigung des Schmerzes und die Herbeiführung von Schlaf kann dadurch einen direkten Einfluß auf die Krankheit haben, daß der Patient dadurch beruhigt und die Muskeltätigkeit vermindert wird.

3. Hydrotherapie, Lichttherapie.

Die Wirkungen der Hydrotherapie bei Erkrankungen der Respirationsorgane können teils auf der Beeinflussung der allgemeinen Zirkulation und des Nervensystems, teils auf der Lokalwirkung beruhen. Soweit die erstere Art der Wirkung in Frage kommt, unterscheidet sich die Anwendung der einzelnen Prozeduren nicht von denen bei anderen Krankheiten. Wir geben allgemein beruhigende Bäder und Wickel bei allen Zuständen, in denen wir nervöse Aufregung beseitigen wollen, wir geben erregende Prozeduren, wie kühle Bäder, Senfbäder, kalte Übergießungen, da wo wir einen kräftigen Reiz auf die Zirkulation ausüben wollen, namentlich bei den Bronchitiden und Pneumonien der kleinen Kinder. Bei den Kältereizen kommt auch noch eine expektorierende Wirkung und eine Vertiefung der Atmung zustande, die wir bei darniederliegenden Funktionen des Nervensystems wünschen, namentlich bei der Anwesenheit von Sekret in den Bronchien, das entfernt werden soll, ferner als prophylaktisches Mittel bei Gefahr der Hypostase.

Durch direkte thermische Einflüsse kann sehr leicht die Temperatur der Pleura verändert werden. Schon ältere Versuche hatten ergeben, daß Auflegen von Eis nicht nur die Haut, sondern auch tieferliegende Organe abkühlen kann; speziell für die Pleurahöhle konnten das Schlikoff und Winternitz in der Weise nachweisen, daß sie die Temperatur eines Empyems unter der Applikationsstelle eines Eisbeutels maßen und schon eine halbe

Stunde nach dem Auflegen einen Temperaturabfall um $1\frac{1}{2}^0$, nach einer Stunde um 3^0 konstatierten.

Daß eine Abkühlung der Pleura costalis auch auf die Pleura pulmonalis wirken muß, ist selbstverständlich. Heß fand auch in der Tat, daß durch eine Lunge, über der die Brusthaut abgekühlt wurde, weniger Blut floß, als durch die andere. Viel weniger scheint die Wärmewirkung in die Tiefe zu dringen. Nach den Untersuchungen Iselins hält die Hauttemperatur sich auf der Höhe der Blutwärme, selbst bei starker Hitzeeinwirkung. Erst wenn die Haut durch die Hitze geschädigt ist, steigt ihre Temperatur über die des Blutes.

Die Versuche von Quincke und von Wilms über die Steigerung der Harnröhrentemperatur durch Wärmeapplikation bis 41^0 stellen offenbar Ausnahmefälle dar, deren Resultate nicht auf die Brustwand übertragen werden dürfen.

Außer den direkten Temperaturveränderungen in den Geweben wird aber durch thermische Reize in diesen eine Veränderung der Blutverteilung hervorgebracht. Und hier kann auch die Wärme eine erhebliche Tiefenwirkung entfalten. Schäffer hat durch mikroskopische Untersuchungen nachgewiesen, daß bei Erwärmung der Haut Arterien und Venen in der Tiefe stark erweitert sind. Bei Applikationen auf die Brusthaut muß also natürlich die Blutversorgung der Pleura costalis verändert werden.

Wir können uns also sehr wohl eine Einwirkung der Wärme auf die Pleura costalis vorstellen. Damit ist aber noch nicht gesagt, daß auch die Pleura pulmonalis und die Lunge dadurch beeinflußt werden muß. Eine direkte Wirkung ist sogar höchst unwahrscheinlich. Dagegen ist eine indirekte Wirkung nicht von der Hand zu weisen. Wir haben im Abschnitt über den Schmerz bei Erkrankungen der Respirationsorgane gesehen, wie innig die Beziehungen zwischen der Innervation der Haut und der Lungen sind. So gut Erregungen der Lungennerven eine Hyperästhesie bestimmter Hautsegmente zur Folge haben können, ebensogut müssen Reize, die auf die sensiblen Nerven dieser Hautbezirke wirken, einen Einfluß auf die Innervation der Lunge haben können. Freilich können wir uns einen solchen Einfluß nur denken, wenn wir die Möglichkeit einer Beeinflussung der Lungengefäße annehmen, d. h. wenn wir den Lungengefäßen eine Innervation zuschreiben. Wir haben schon gesehen, daß Gründe für eine solche Annahme vorliegen. Freilich konnte Cohn-Kindberg bei Kaninchen keine Hyperämie der Lungen bei Applikation der Heißluftdusche auf die Thoraxhaut nachweisen, während er eine starke Hyperämie der Lungen bei allgemeiner Überhitzung der Tiere feststellen konnte.

Dagegen gelang es Heinz, durch Erwärmung des Thorax die Temperatur in der Pleurahöhle, freilich nur um $\frac{1}{100}-\frac{1}{10}^0$, in die Höhe zu treiben, was nach den Ergebnissen der Iselinschen Versuche nicht als direkte Erwärmung, sondern als Hyperämisierung aufgefaßt werden muß.

Wir sehen also, daß eine Beeinflussung der Zirkulation in den Lungen und Bronchien durch solche Applikationen auf die Brusthaut recht wohl erklärlich ist. Wir dürfen deshalb die Mittel, die uns die Empirie schon gezeigt hat, nicht außer acht lassen. Das Wichtigste sind die Wickel und Umschläge auf die Brust.

Freilich wissen wir von ihnen nur, wie sie auf die Haut, nicht wie sie auf die Thoraxorgane wirken. Kalte Umschläge haben im ersten Moment immer die Wirkung eines Kältereizes. Bei häufigem Wechsel bleibt dieser Kältereiz bestehen, doch wird das, ähnlich wie der Eisbeutel, sehr selten angenehm empfunden, höchstens von hochfiebernden Kranken. Läßt man den Umschlag länger liegen, so hängt die Wirkung davon ab, ob das feuchte Tuch von einem trockenen bedeckt ist und ob dieses noch durch Guttapercha geschützt ist. Bei Mangel jeder Bedeckung führt die Verdunstung rasch zu Abkühlung. Bei Bedeckung durch ein wollenes Tuch kommt nach der ursprünglichen Abkühlung eine Erwärmung zustande, die die reaktive Hyperämie, die nach dem ersten Kältereiz auftritt, unterstützt. Später kommt es dann zu Verdunstung und Abkühlung. Ist durch einen impermeablen Stoff die Verdunstung unmöglich gemacht, so wirkt der Umschlag als Wärmeschutz weiter und es kommt, wenn die Gefäße überhaupt reaktionsfähig sind, zu einer dauernden Hyperämie, gleich wie bei Wärmeapplikationen. Der einzige Unterschied ist dann der, daß der kalte Wickel beim ersten Auflegen als Reiz wirkt, der eine rasche reaktive Hyperämie erzeugt.

Die Erfahrung lehrt, daß die Wickel mit Guttaperchabedeckung, die man 2—4 Stunden, ev. auch über Nacht liegen läßt, bei Bronchitis, Pneumonie, frischer Pleuritis, oft auch bei Phthise usw. eine Verminderung der Schmerzen und eine Erleichterung der Expektoration herbeiführen, daß sie die Patienten im allgemeinen beruhigen, so daß wir ihnen eine allgemeine Wirkung auf den Kreislauf und eine lokale auf die Zirkulation der Respirationsorgane zuschreiben müssen. Bei empfindlichen Patienten nimmt man besser die Temperatur des Wassers warm oder lauwarm. Bei torpideren Prozessen empfiehlt sich häufigerer Wechsel, um das Spiel der Vasomotoren lebhafter anzuregen, selbstverständlich muß dazu kaltes Wasser genommen werden. Oft empfinden Patienten mit akuten oder chronischen Erkrankungen die Wickel nach längerem Liegen unangenehm. In diesen Fällen werden mit Vorteil Wickel ohne Guttapercha, nur mit wollenem Tuch bedeckt, nur ¾—1 Stunde liegen gelassen. Wo es sich nur um schmerzlindernde Einwirkung auf eine bestimmte Stelle (z. B. trockene Pleuritis) handelt, kann man Umschläge von geringer Ausdehnung applizieren, sonst sind immer ganze Brustwickel vorzuziehen, am besten mit hosenträgerförmigen Ergänzungsstücken über den Schultern bzw. Kreuzbinden.

Dauernde Kälteapplikation, z. B. häufig gewechselte kalte Umschläge, Kühlschlauch oder Eisblase, wird meist nur von hochfiebernden Patienten angenehm empfunden, kann aber bisweilen auch sehr schön schmerzlindernd wirken. Man muß sich aber, wie bei den hydrotherapeutischen Prozeduren bei Respirationskrankheiten überhaupt, durch das subjektive Gefühl des Patienten leiten lassen, da dieses bei unseren mangelhaften Kenntnissen über die Wirkung dieser Applikationen der sicherste Wegweiser ist und da die Beruhigung des Kranken immer eine wichtige Indikation bildet.

Hitzeapplikationen auf den Thorax wirken bei vielen chronischen Erkrankungen offensichtlich günstig. Es gibt mancherlei Apparate, die eine lokale Einwirkung ermöglichen, Heißluft- und Glühlichtkästen etc., auch Heißluftduschen („Föhn"), Bestrahlung mit dem Scheinwerfer leisten oft gute Dienste.

Allgemeine Hitzeapplikationen, Schwitzbäder, werden bei vielen Erkrankungen der Respirationsorgane, z. B. bei Asthma, gerühmt. Wie sie wirken, wissen wir nicht. Wenn Cohn-Kindberg bei Überhitzung eine Hyperämie der Lungen nachweisen konnte, so beweist das nichts für diaphoretische Prozeduren, bei denen die Körpertemperatur nicht oder nur wenig steigt.

Im Anschluß hieran seien die Sonnenbäder erwähnt, von denen Patienten mit alten Pleuritiden, pleuritischen Schwarten, mit chronischer Bronchitis und Emphysem oft eine erhebliche Erleichterung angeben. Es können sowohl allgemeine Sonnenbäder, als auch lokale Sonnenbestrahlung angewandt werden. So auffallend wie bei tuberkulöser Peritonitis und bei Drüsen- und Gelenktuberkulose sind die Erfolge nicht, aber gerade die Analogie mit diesen Krankheiten regen zu ihrer ausgedehnteren Verwendung an. Doch ist Vorsicht geboten, und nicht selten steigt (z. B. bei Phthisikern) die Körpertemperatur schon nach kurzer Sonnenbestrahlung an.

Daß die Lichtstrahlen dabei eine Rolle spielen, ist wohl sicher, aber über die Art der Wirkung sind wir noch ganz im unklaren. Auch um zu sagen, welche Strahlen des Spektrums die wichtigen sind, fehlen noch alle Unterlagen. Die Angaben über die besondere Wirksamkeit der Rotlichtbestrahlung bei alten pleuritischen Prozessen (Küttner und Laqueur) lauten nicht sehr überzeugend. Bei der Lichtbestrahlung mit Scheinwerfer handelt es sich vielleicht um einen einfachen Hautreiz.

Eine Wirkung der plötzlich applizierten Kälte ist die Vertiefung der Atmung. Besonders Duschen auf den Nacken und Rücken üben eine energische Wirkung aus, auch Übergießungen und kalte Bäder sind nützlich. Diese vertiefte Respiration hat Expektoration zur Folge und stellt außerdem eine Atmungsgymnastik dar. Deshalb findet der Erfolg dieser Maßnahmen bei chronischer Bronchitis etc., auch die Wirksamkeit für die Prophylaxe von Respirationskrankheiten während akuter Infektionen (Typhus) eine einfache Erklärung. Darüber, wie die Wärme auf die Atmung wirkt, sind die Autoren nicht einig.

Als Hautreiz wirken wohl die lokalen Blutentziehungen, nur kräftiger als Umschläge etc. Wir sehen vom Anlegen von Schröpfköpfen recht oft nicht nur Beseitigung der Schmerzen bei einer Pleuritis, sondern auch das auffallend rasche Verschwinden von Reiben, bei Pneumonikern eine auffallende subjektive Besserung, so daß wir wohl eine Einwirkung auf den Krankheitsprozeß annehmen müssen. Am kräftigsten wirkt das blutige Schröpfen, doch hat man auch mit dem unblutigen, das viel einfacher ist, recht gute Resultate.

Von Hautreizmitteln seien ferner erwähnt die Einreibungen mit Kampferspiritus, Ameisensäure etc., die stark wirkende Einreibung mit Krotonöl, Senfpapier, Umschläge mit 45 %igem Alkohol und der Jodanstrich, der zur Vermeidung von stärkeren Hautentzündungen am besten mit auf die Hälfte verdünnter Jodtinktur vorgenommen wird. Ob der Jodanstrich bei manchen trockenen Brustfellentzündungen auch noch einen direkt desinfizierenden Einfluß auf die Krankheitserreger selbst hat, möge dahingestellt bleiben.

4. Massage und Gymnastik, Mechanotherapie.

Massage des Thorax hat einmal die Wirkung einer Kräftigung der Thoraxmuskulatur, wie sie bei vielen chronischen Respirationskrankheiten erwünscht ist. Diese Art der Massage hat nichts Spezifisches. Dagegen sehen wir von der Massage des Brustkorbes auch direkte Einwirkungen auf dessen Inhalt. Das Wichtigste und Auffallendste ist die Beförderung der Expektoration. Am besten kommt sie zustande durch die fein ausgebildeten Methoden der schwedischen Massage, z. B. die Klatschungen und Erschütterungen des Thorax. Ich kann die Methoden hier nicht ausführlich beschreiben, sondern verweise dafür auf das Buch von Wide. Die Hauptdomäne der Thoraxmassage ist Emphysem und chronische Bronchitis.

Eng mit der Massage hängt die Gymnastik zusammen. Auch die Gymnastik wirkt teilweise auf die Thoraxmuskulatur übend ein (aktive Gymnastik), teilweise auf den Inhalt des Thorax. Die Gymnastik kann manuell oder instrumentell betrieben werden. Im ganzen hat die manuelle Gymnastik den Vorzug einer genaueren, im einzelnen Falle modifizierbaren Dosierbarkeit. Auch hier wieder ist am besten die schwedische Gymnastik.

Bei jeglicher Thoraxgymnastik handelt es sich um Inspiration und Exspiration, von denen jede, je nachdem im Rhythmus verändert, aktiv oder passiv vorgenommen und mit oder ohne Widerstand ausgeführt werden kann. Einfache passive Atembewegungen beeinflussen die Zirkulation, können aber auch die Expektoration befördern. Bei der einfachen aktiven Atemgymnastik kommt noch die Übung der Muskulatur dazu, doch bedeutet diese unter Umständen schon eine erhebliche Mehrleistung für das Herz. Durch besondere Veränderung der Frequenz und des Verhältnisses von In- und Exspiration kann auch ein veränderter Atemtypus angewöhnt werden, was z. B. bei Asthmatikern außerordentlich wichtig ist, auch kann speziell die Exspiration unterstützt werden, was für Emphysem und Asthma oft von Vorteil ist.

Die einfachste Übung ist die Atmung mit Erheben der Arme. Besonders vorteilhaft ist es, dabei die Einatmung sowohl als auch die Ausatmung in zwei Zeiten vorzunehmen: bei der Einatmung werden die Arme zuerst mit nach unten gewendeten Handflächen bis zur Horizontalen erhoben, dann werden die Hände supiniert und nun erst die Arme bis zur Senkrechten emporgehoben. Man erzielt dabei viel tiefere Inspirationen als ohne dieses einfache Mittel der Drehung des Vorderarmes. Bei der Exspiration wird dann die gegenteilige Bewegung ausgeführt und dadurch eine ganz besonders tiefe Exspiration erreicht, die eventuell durch gleichzeitige Brustkompression von seiten des Masseurs noch verstärkt werden kann.

Auch die verschiedenen Atmungsapparate gestatten die In- und Exspiration in verschiedenem Rhythmus, aktiv oder passiv vornehmen zu lassen. Hier seien nur die wichtigsten erwähnt.

Ein sehr einfacher Apparat, der in erster Linie beim Emphysem, aber auch bei anderen Krankheiten recht gute Dienste leistet, ist der Roßbachsche Atmungsstuhl, der dem

Patienten möglich macht, die Exspiration mit Hilfe seiner Armmuskulatur ausgiebiger zu gestalten. Es ist ein Stuhl mit beweglichen Armlehnen, die so konstruiert sind, daß bei ihrer Drehung nach einwärts Gurte über Brust und Bauch angezogen werden, so daß eine sehr kräftige Exspiration erfolgt. Bei der Drehung nach auswärts werden die Gurte wieder locker und die Inspiration ist möglich. Die Patienten lernen sehr rasch mit diesem Atmungsstuhl umgehen und ihn in richtigem Rhythmus handhaben. Wir sehen davon oft eine erhebliche Besserung der Zirkulation, z. B. Nachlassen der Cyanose und eine Beförderung der Expektoration, bei Asthmatikern die Gewöhnung an einen besseren Atemtypus.

Der Bogheansche Atmungsstuhl bewerkstelligt die Atmung durch rein passive Exspiration. Durch Kompression des Thorax und des Abdomens, deren Rhythmus variiert werden kann, wird die Luft ausgetrieben; die Ansaugung von Luft kommt dadurch zustande, daß der Thorax beim Nachlassen der Kontraktion wieder in die elastische Gleichgewichtslage zurückkehrt. Der Apparat besorgt nicht nur in sehr bequemer Weise die künstliche Atmung, sondern er wird überall da mit Vorteil angewandt, wo die Exspiration kräftiger gestaltet oder wo ein bestimmter Rhythmus erreicht werden soll (Apparat bei Bogheans Asthmaanstalt, Berlin NW, Luisenstraße).

Der Hofbauersche „Exspirator" besteht aus einem „Kompressorium", das am Ende jeder Exspiration auf das Abdomen drückt, und aus einem Signalapparat, der den Rhythmus der Atmung zu regeln gestattet.

Alle Atmungsgymnastik, werde sie mit oder ohne Apparate ausgeführt, hat eine Vertiefung der Atmung zur Folge und muß daher fördernd auf die Blutzirkulation wirken. Durch die Vertiefung der Atemzüge werden die Druckdifferenzen vermehrt und dadurch alle die Kräfte, die bei der Atmung fördernd auf den Kreislauf wirken (vgl. S. 214 f.), ausgiebiger gestaltet.

Wesentlich anders als bei den bisher besprochenen Methoden gestaltet sich die Beeinflussung des Kreislaufs, wenn die passive Atmung durch Ansaugen oder Einblasen von Luft vorgenommen wird. Die Apparate, die das bewerkstelligen, fallen unter den Begriff der Pneumatotherapie.

Eine besondere Art der passiven Atemgymnastik stellt die künstliche Atmung dar, wie sie bei Atemstillstand infolge von Vergiftungen oder Krankheiten, häufiger bei Ertrinken oder Ersticken zur Anwendung kommt. — George Meyer und Loewy haben die verschiedenen Methoden in ihrer Wirkung studiert und gefunden, daß die wirksamste, die Silvester-Broschsche, nicht ganz die gleiche Ventilation der Lunge hervorbringt, wie die maximale willkürliche Atmung, dagegen dieser in bezug auf die Kreislaufwirkung noch überlegen ist. Sie besteht in dem Emporheben und Senken der Arme, während der Patient mit etwas erhöhten Schultern liegt. Die nach hinten über den Kopf gezogenen Arme werden stark auf den Boden gedrückt. Bei der Exspiration werden die Arme nach abwärts geführt und dabei eine Kompression auf den Thorax ausgeübt (vgl. auch van Eysselstejn).

Maschinell kann die künstliche Atmung mit verschiedenen Apparaten ausgeführt werden, teils mit solchen, die die Luft durch den Mund einblasen und absaugen, die also unter die pneumotherapeutischen Apparate zu rechnen sind, teils durch solche, die von außen auf den Thorax wirken. Von diesen sei hier nur der schon erwähnte, bequem anzuwendende und in seiner Wirkung recht vollkommene Bogheansche Atmungsstuhl angeführt, bei dem eine rhythmische, durch elektrische Kraft getriebene Kompression des Thorax und Abdomens die Exspiration hervorruft, während die Inspiration spontan erfolgt, indem Brust und Bauch wieder in ihre elastische Gleichgewichtslage zurückkehren.

Durch alle Methoden der künstlichen Atmung kann der Rhythmus und die Tiefe der willkürlichen Respiration verändert und dadurch wichtige Einflüsse auf die Zirkulation ausgeübt werden. — Besonders wichtig ist auch der Einfluß dieser veränderten Atemmechanik auf die Zentralorgane, wodurch sich ihre Wirkung beim Asthma bronchiale erklärt.

Eine besondere Art der mechanischen Therapie ist die Erleichterung der Expektoration durch verschiedene Lagerung des Patienten. Wir sehen oft, daß Patienten mit Kavernen beim Liegen auf einer Seite eine Menge Sputum entleeren, systematisch ist aber eine bestimmte Form der Lagerung, nämlich die Erhöhung des Fußendes des Bettes, so daß der Kopf tiefer liegt, für Bronchiektasien von Quincke empfohlen worden, nachdem sie schon Apolant früher bei Lungenabszeß empfohlen hatte.

5. Pneumatotherapie.

Die Pneumatotherapie, d. h. die Anwendung verdünnter und verdichteter Luft, kann entweder so erfolgen, daß der ganze Körper dem veränderten Luftdruck ausgesetzt wird, oder daß dieser durch ein Mundstück nur auf die Lungen wirkt.

Die Einwirkung verdünnter Luft auf den ganzen Körper sehen wir beim Höhenklima dauernd in Aktion. Experimentell ist von ihr eine Vermehrung des Blutes und eine Beschleunigung des Stoffwechsels nachgewiesen, sie erzeugt auch eine Beschleunigung des Pulses und der Respiration.

Kurzdauernder Aufenthalt in verdünnter Luft hat eine Beschleunigung von Puls und Respiration zur Folge, wirkt aber beim gesunden Menschen nicht auf den Blutdruck. Auf die sichtbaren Schleimhäute wirkt er hyperämisierend.

David führt den Effekt der verdünnten Luft auf die Blutfüllung der Lungen (nach David eine Hyperämie), auf die Herabsetzung des Sauerstoffpartiärdruckes zurück und glaubt auch eine Hyperämie der Lungen bei Tieren nach einem wenige Stunden dauernden Aufenthalt in O_2-armer Atmosphäre direkt nachgewiesen zu haben. Schmidt und David haben auch einen Apparat konstruiert, um die Patienten sauerstoffarme Luft atmen zu lassen. Eine Kammer mit sauerstoffarmer Luft ist auf ihre Veranlassung in Reichenhall gebaut worden. Von Krankheiten der Respirationsorgane halten sie besonders Asthma und Bronchitis, namentlich Emphysembronchitis, für diese Behandlung geeignet.

In den pneumatischen Kammern ist eine Herabsetzung des Luftdruckes gut möglich, doch gibt es wenige Autoren (z. B. G. v. Liebig), die diese Verwendung der Kammern für die Behandlung von Bronchial- und Lungenkrankheiten empfehlen.

Häufiger wurde namentlich früher die künstliche Kompression angewandt, in den pneumatischen Kabinetten. Heutzutage ist diese Methode vielleicht mit Unrecht zu sehr vernachlässigt. Wir sehen bei ihr als tatsächlich festgestellte Wirkung hauptsächlich eine Abschwellung und Anämisierung der Schleimhäute der oberen Luftwege. Bronchitiker und Emphysematiker empfinden vom Aufenthalt in komprimierter Luft ausgesprochene Erleichterung. Solche Kammern sind in vielen größeren Städten vorhanden, auch an Kurorten, von denen hier Reichenhall, Baden-Baden, Ems, Salzbrunn, Meran, Schöneck (am Vierwaldstätter See) und Heustrich (Berner Oberland) genannt seien.

Groß ist die Zahl der Apparate, bei denen die Luftverdünnung oder -Verdichtung nicht auf den ganzen Körper, sondern nur auf die Lungen wirkt. Früher war der Waldenburgsche Apparat viel in Gebrauch, der aber in seiner Anwendung zu kompliziert ist, so daß man ihn heutzutage fast nur noch in den Rumpelkammern älterer Krankenhäuser findet. Von den neueren Apparaten, bei denen teils In- und Exspiration bei Unter- oder Überdruck vor sich gehen, teils nur eine Atemphase oder beide bei verändertem Druck erfolgen können, sind wohl die am meisten angewandten diejenigen, die eine Luftdruckerniedrigung, sei es während der ganzen Respiration, sei es nur während der Inspiration, erzeugen. Eine Atmung gegen verminderten Druck wirkt wohl in erster Linie auf die Zirkulation in den Lungen.

Wie S. 232 f. erwähnt wurde, wird die Blutströmung in den Lungenkapillaren durch Herabsetzung des Druckes im Bronchial-Alveolarraum nachweislich erleichtert. Aber auch die Ansaugung des Blutes aus den Körpervenen und die diastolische Erweiterung des Herzens muß günstig beeinflußt werden. Deshalb kommen Apparate, die diesem Zweck dienen, für die Behandlung von Zirkulationsstörungen und von Lungenkrankheiten, die zu Kreislaufshindernissen führen (also in erster Linie Emphysem) in Betracht.

Der von Bruns empfohlene, von den Drägerwerken (Lübeck) hergestellte Unterdruckatmungsapparat besteht aus einer Maske und einer sehr praktischen Vorrichtung, um im Luftraum der Maske einen Unterdruck herzustellen. Der Patient atmet also ein und aus gegen eine Luft, deren Druck niedriger ist, als der auf dem Körper lastende Luftdruck. Man beginnt mit einem Unterdruck von 5 cm Wasser, zwei Minuten lang und steigert die Druckdifferenz bei den nächsten Sitzungen auf 15—20 cm Wasser, während die Dauer der Sitzungen verlängert wird.

Die Kuhnsche Lungensaugmaske (Gesellschaft für medizinische Apparate, Berlin) bezweckt eine Verminderung des Druckes der Atmungsluft nur während der Inspiration. Sie erreicht das auf sehr einfache Weise, indem durch ein Ventil die Inspiration erschwert ist, während die Exspiration ungehindert verläuft. Es wird deshalb während der Inspiration die Luft im Lungenraum und in den oberen Luftwegen verdünnt. So kommt eine stärkere Druckdifferenz zwischen In- und Exspiration zustande und die Saug- und Pumpwirkung der Respiration auf den Kreislauf (vgl. oben S. 214 f.) muß verstärkt werden. Daneben wird die Inspirationsmuskulatur angestrengt, so daß die Methode gleichzeitig eine Gymnastik der Thoraxmuskulatur darstellt. Durch ihre dauernde Anwendung konnte Kuhn beim Hund eine Erweiterung des Thorax erreichen, andererseits sehen wir günstige Resultate beim Emphysem, wo vielleicht die Zirkulationswirkung die Hauptsache ist. Durch die einseitige Erschwerung der Inspiration, vielleicht auch einfach durch die Disziplinierung der Atmung, wirkt sie beim Bronchialasthma. Über ihre Wirkung bei der Lungentuberkulose vgl. im speziellen Teil.

Umgekehrt wirkt die von Jaquet beschriebene Miesschersche Kammer nur auf die Körperfläche, während Kommunikation des Mundes mit der Außenluft besteht. Sie erlaubt auch durch rhythmische Verdünnung und Verdichtung der Kastenluft eine passive Atmung. Sie ist bis jetzt erst von Bernoulli zu wissenschaftlichen Zwecken angewandt und therapeutisch noch nicht verwertet worden. Ihr Prinzip ist jedenfalls rationeller, als das der Apparate, die eine passive Atmung durch Ansaugung und Einblasung der Luft durch den Mund erreichen (z. B. Zülzer), wobei sich die Druckdifferenzen im Thoraxraum gerade umgekehrt als bei normaler Atmung verhalten und außerdem der Nachteil besteht, daß die Entfaltung der Lunge, wie Cloetta gezeigt hat, viel schlechter vor sich geht, wenn die Druckdifferenzen vom Trachealraum aus einwirken, als wenn sie primär an der Pleuraseite entstehen.

6. Inhalationstherapie.

Die Inhalationstherapie hat den Zweck, Medikamente in fein verteilter Form möglichst tief in die Luftwege hineinzubringen. Die Medikamente können gasförmig der Einatmungsluft beigemengt werden, sie können als feine Tröpfchen oder als Pulver bzw. Rauch beigemischt sein. Weitere Unterschiede ergeben sich in der Temperatur der eingeatmeten Luft.

Die Wirkung der Inhalation auf die verschiedenen Teile der Atemwerkzeuge ist eine sehr verschiedene, je nach der Art des Apparates. In die tiefsten Tiefen, d. h. bis in die Alveolen, gelangen mit Sicherheit nur die Gase. Die Tröpfchen und noch mehr die festen Partikel werden von den oberen Teilen des Respirationstraktus abgefangen, aber auch hier sind erhebliche Unterschiede je nach der Art des Apparates.

Die Pulverinhalation wird wohl wenig angewandt und fast nur in Form der Zerstäuber, die gestatten, das Medikament an eine bestimmte Stelle, meistens in den Kehlkopf, einzublasen.

Die Inhalation gasförmiger Stoffe kann in einfacher Weise dadurch erreicht werden, daß die Flüssigkeit, welche verdampfen soll, auf ein Tuch gebracht und dieses in der Nähe des Patienten aufgehängt wird, oder dadurch, daß man in der Nähe des Bettes einen Teller mit der Flüssigkeit aufstellt, eventuell über einem Kochapparat, um die Verdampfung zu beschleunigen. Beides wird z. B. für die Einatmung von Terpentin- oder Eukalyptusdämpfen mit Vorteil verwendet. Vollkommener ist die direkte Einatmung, die durch eine wasserpfeifenartige Vorrichtung improvisiert werden kann und noch besser durch die Curschmannsche Maske erreicht wird. Einen sehr guten Apparat hat auch Christen angegeben.

Die Inhalation tropfenförmiger Substanzen wird am vollkommensten erreicht in den Rauminhalatorien, d. h. in Zimmern, in denen die Luft von den Tröpfchen ganz erfüllt ist. Da die Tröpfchen in der Luft ruhig sind, bewegen sie sich in der Richtung des Inspirationsstromes und haben daher am meisten Aussicht, in die feineren Bronchien zu gelangen. Bei den gebräuchlichen Einzelapparaten und besonders bei den transportablen Inhalationseinrichtungen wird der Dampfstrom, der die Tröpfchen mit sich führt, in einer bestimmten Richtung wirken, deshalb werden die Tröpfchen leicht an der hinteren Rachenwand niedergeschlagen.

Bei den gewöhnlichen transportablen Apparaten saugt der aus einer Düse ausströmende Dampfstrahl die Flüssigkeit (gewöhnlich Salzlösung) an, reißt sie mit sich und zerstäubt sie. Die Zerstäubung ist eine grobe, die Tröpfchen sind groß und es kann nur heiß inhaliert werden.

Besser sind die Druckluft-Einzelapparate. Hier kann mit verschiedener Temperatur und verschiedenem Druck inhaliert werden und durch mannigfache Vorrichtungen können die Tröpfchen gröber oder feiner gestaltet werden. Am häufigsten werden die Schnitzler-Apparate (mit starker mechanischer Wirkung, aber gröberen Tröpfchen, zur Behandlung der oberen Luftwege) und die Apparate nach Haenlein (feinere Verteilung der Flüssigkeit) gebraucht. Durch nachträgliche Erwärmung der kalt vernebelten Lösung kann auch das Wasser verdunstet werden, so daß ein Staub von trockenen Partikelchen zurückbleibt (sog. trockene Inhalation).

Ob auch durch die vollkommenste Einrichtung wirklich ein reichliches Eindringen des Nebels in die Alveolen zustande kommt, erscheint fraglich. Wenn auch der Nebel (wie eingeatmeter Tabakrauch) wieder ausgeatmet wird, so ist das kein Beweis. Der ausgeatmete Nebel kann der in den gröberen Bronchien zurückgebliebene Teil des eingeatmeten sein, während der Rest in den feineren Bronchien niedergeschlagen wurde. Der Bau der Bronchien und vieles andere deutet darauf hin, daß wenig Tröpfchen oder Partikel in die Alveolen gelangen (vgl. oben S. 242).

Die Medikamente, die durch Inhalation einverleibt werden, sind:

1. reizmildernd: Decoct. rad. Althaeae, Glyzerin (zur Hälfte mit Wasser verdünnt), Emulsionen von Ol. amygdal. oder Ol. Papaveris, schließlich einfaches Wasser. Dieser Indikation wird im ganzen leichter auf anderem Wege als durch Inhalation genügt.

2. Adstringierend: Tannin 1% oder Tannin 1, Glyzerin 50, Wasser 100; Alaun 1%, beide sekretionsbeschränkend; Alaun in 5% Lösung wird als blutstillend empfohlen.

3. Resolvierend, d. h. schleimlösend (wichtigste Anwendung der Inhalationstherapie): in erster Linie Kochsalz 2—3%; Salmiak ¼—1%; Natrium- und Kaliumkarbonat ½—1%; alkalische Kochsalzwässer, alkalische Wässer (Ems, Neuenahr, Vichy) oder die daraus hergestellten Salze (in 1—2% Lösung); Schwefelwässer werden wegen der unangenehmen Wirkungen des entweichenden Schwefelwasserstoffes fast nur in den Schwefelbädern selbst inhaliert.

4. Desinfizierend: Kreosot, Eukalyptusöl, Terpentinöl, Karbolsäure, Menthol, Borsäure, Thymol; im Gegensatz zu den unter 1—3 genannten werden diese Mittel seltener durch Inhalationsapparate inhaliert, sondern die drei erstgenannten werden am besten durch die Curschmannsche Maske oder den Christenschen Apparat eingeatmet, die anderen als Spray angewandt.

Um kleinere Mengen zerstäubter Flüssigkeit in die Luftwege zu bringen oder um nur auf Nasen- oder Rachenschleimhaut zu wirken, bedient man sich mit Vorteil der Sprayapparate. Der gewöhnliche Nasenspray wirkt außer auf die Nase auch noch auf die hintere Rachenwand (durch die durch die Choanen herunterlaufende Flüssigkeit). Er kommt daher für die Behandlung der tieferen Luftwege nicht in Betracht, wohl aber für die Prophylaxe dieser Erkrankungen, indem z. B. bei Typhus abdominalis täglich mehrmals wiederholtes Einstäuben von Borsäurelösung in die Nase notwendig ist, wenn man schwere Bronchitiden und Pneumonien verhüten will. Festhaftende Schleimmassen und Borken werden durch Einsprayen einer Wasserstoffsuperoxydlösung häufig gut losgelöst.

Wenn es sich darum handelt, kleine Mengen von Medikamenten möglichst tief in die Luftwege hineinzubringen, was besonders beim Asthma erwünscht ist, so muß man Sprayapparate wählen, die eine viel feinere Verteilung der Flüssigkeit bewerkstelligen. In dieser Beziehung scheinen mir die Apparate von Sänger und namentlich von Stäubli empfehlenswert.

Hier muß noch die Einatmung feuchter Luft erwähnt werden, die bei vielen Patienten mit mangelhafter Expektoration oft große Erleichterung schafft. Sie kann durch Verdampfen von Wasser im Zimmer (eventuell unter einem um das Bett improvisierten Zelt) erzeugt werden. Am besten ist aber der „Bronchitiskessel", ein Dampfkessel mit aufgesetztem Rohr, das so gegen das Gesicht des Patienten oder in dessen Nähe gerichtet werden kann, daß er immer feuchte Luft einatmet (zu beziehen von Hausmann, A.-G., St. Gallen und C. Stiefenhofer, München).

7. Klimatobalneotherapie.

Für die Klimatotherapie der Respirationskrankheiten kommt in erster Linie die Wirkung der Luft auf die Schleimhäute und die Temperaturwirkung des Kurortes in Betracht. In der kühleren Jahreszeit heilen Katarrhe oft sehr rasch beim Übergang in ein wärmeres, staubfreies und nicht zu trockenes Klima, namentlich Südtirol oder Riviera. Im Winter sind oft noch südlichere Orte notwendig, wie Süditalien, eventuell Algier oder Teneriffa. Im Sommer genügt oft Aufenthalt in windstiller staubfreier Luft, ohne Rücksicht auf Höhenlage oder andere Kurbehelfe. Zur Unterstützung dienen Brunnen- und Inhalationskuren, bei kräftigeren Individuen Seebäder. In den Übergangszeiten sind die warmen Orte an den norditalienischen Seen, etwas später im Frühjahr Vierwaldstätter- und Genfersee, noch später die Kurorte in der Nähe des Oberrheins, Badenweiler, Baden-Baden, Wiesbaden etc. zu empfehlen. Auch die Seebäder an der englischen Küste und besonders die Insel Wight sind empfehlenswert, sowie die Kurorte am adriatischen Meer.

Bronchitiker mit reichlicher Sekretion können auch an trockenere Orte geschickt werden, im Sommer nach dem Hochgebirge, im Winter nach Ägypten, in der Übergangszeit nach Südtirol. Das Hochgebirge kommt in erster Linie bei der Phthise in Frage und soll bei dieser Krankheit besprochen werden. — Aber auch andere Kranke, namentlich solche, die gleichzeitig an allgemeiner Schwäche und an Blutarmut leiden, machen sowohl im Winter als auch im Sommer dort gute Kuren.

Wo die Wahl eines Badeortes erwünscht erscheint, hat sie in der Regel auf einen solchen zu fallen, der gute Inhalationseinrichtungen besitzt, da fast bei allen Erkrankungen der tieferen Abschnitte des Respirationstraktes auch die oberen Luftwege behandelt werden müssen. Da aber viele Kurorte mit derartigen Einrichtungen versehen sind, bleibt die Auswahl groß genug. Hier sollen nur einige der wichtigsten (alle mit Inhalationseinrichtungen) erwähnt werden, wobei die Tuberkulose nicht berücksichtigt ist.

1. Muriatische Quellen wirken sekretionsbefördernd und sind namentlich auch bei gleichzeitig bestehenden Verdauungsstörungen angezeigt: Homburg vor der Höhe, Kissingen, Pyrmont, Soden am Taunus (kalt), Baden-Baden, Wiesbaden, Oeynhausen, Bourbonne-les-bains (warm, daher besonders bei empfindlichen Halsorganen).

2. Solbäder haben erfahrungsgemäß eine allgemein kräftigende Wirkung, besonders bei anämischen Individuen, namentlich auch bei Kindern. Sie befördern die Resorption entzündlicher Residuen (pleuritischer Schwarten etc.) und wirken auf die Zirkulation. Da es sehr viele Solbäder gibt, werden oft solche, die nur regionär bekannt sind, aber weniger Anforderungen an die finanzielle Leistungsfähigkeit stellen, in Betracht kommen. Von solchen mit guten Einrichtungen für die Behandlung der Respirationsorgane seien hier nur Kreuznach, Münster am Stein, Reichenhall, Rheinfelden und Bex (zugleich Schwefelquelle) genannt.

3. Alkalische Quellen wirken sekretionsbefördernd und werden namentlich zur Behandlung frischerer Affektionen empfohlen: Neuenahr, Salzbrunn (Schlesein), Vichy.

Die Erkrankungen der Trachea, der Bronchien, der Lungen und der Pleuren. 273

4. **Alkalisch-muriatische Quellen** wirken ähnlich: Ems, Bourboule (Pyrenäen).

5. **Alkalisch-salinische Quellen** wirken in bezug auf Sekretionsbeförderung ähnlich, haben aber eine so ausgesprochene Wirkung auf die Digestionsorgane, daß man sie besonders dann schätzt, wenn gleichzeitig diese in Unordnung sind: Karlsbad, Marienbad, Tarasp, Franzensbad, Elster.

6. **Alkalisch-erdige Quellen** sollen ebenfalls sekretionsbefördernd wirken: Leuk, Lippspringe, Weißenburg (Schweiz), Fideris.

7. **Schwefelquellen** haben bei Trink- und Inhalationskuren eine sekretionsbefördernde Wirkung, außerdem auch einen guten Einfluß auf Kongestionszustände der Digestionsorgane: Leuk, Heustrich, Alvaneu, Gurnigel, Stachelberg, Yverdon, Bex (mit Solbädern), Baden (alle in der Schweiz), Aachen, Nenndorf, Langensalza (Thüringen), Landeck (Schlesien), Sirmione (Gardasee), Amélie-les-Bains, Cauterets, Eaux-Bonnes (alle drei in den Pyrenäen).

Die Indikationen für die einzelnen Bäder sind nicht scharf genug, um die Entscheidung immer sicher zu treffen. Oft muß man sich, namentlich bei chronischen Affektionen, nach den Erfahrungen des Patienten richten oder eines nach dem anderen versuchen.

8. Die medikamentöse Therapie.

Die medikamentöse Therapie hat, soweit es sich nicht um Wirkung auf das Herz, allgemeine Infektionswirkungen oder Komplikationen handelt, hauptsächlich zwei Indikationen zu erfüllen. Nämlich: den Hustenreiz zu unterdrücken und die Schleimsekretion speziell der Bronchien zu befördern.

Was die Beruhigung des Hustenreizes betrifft, so haben wir schon erwähnt, daß der Husten zur Entfernung des Sputums nicht absolut notwendig ist, daß er aber unter Umständen schädlich ist. Er ist daher in der Regel zu mildern oder zu unterdrücken, namentlich dann, wenn die Sekretion gering ist oder ganz fehlt. Dagegen darf er nicht unterdrückt werden bei sehr reichlicher Sekretion, namentlich bei somnolenten Kranken.

In vielen Fällen kann der Hustenreiz willkürlich unterdrückt werden, und die Patienten sind nach Möglichkeit hierzu zu erziehen. Oft gelingt das nicht oder ist von vornherein ausgeschlossen, und dann ist die Beruhigung des Hustenzentrums angezeigt. — Am wirksamsten ist das Morphium und seine weniger auf den Darm wirkenden Derivate. Die Morphiumdosen, die genügen, sind 1—2 mg pro dosi; selten ist mehr notwendig. Von Codein ist nach meiner Erfahrung etwa die fünffache Dosis, von Heroin und Dionin etwa die 2—3fache notwendig. Von anderen Mitteln wirkt einzig Aqua Laurocerasi und Oleum amygdalarum amarum beruhigend, wenn auch weniger als die Morphiumpräparate. Vielleicht wirkt auch Succus Liquiritiae reizmildernd.

Zur Verflüssigung und Lösung des Auswurfs sind seit langer Zeit Mittel im Gebrauch, die Expectorantia genannt werden. Trotzdem ihre Wirkung von der Pharmakologie zeitweise geleugnet wurde, sind sie von den Praktikern immer angewandt worden, und neuerdings wird ihre Wirksamkeit auch von den Pharmakologen teilweise anerkannt.

Die alten Ärzte unterschieden bisweilen Expectorantia im engeren Sinne, d. h. Mittel, die nur das Auswerfen des Sputums befördern, und Resolventia. Als solche reine Expectorantia können wir vielleicht Radix Senegae, die Cortex Quillajae und die Benzoesäure auffassen, die ein eigentümliches Kratzen im Hals hervorrufen und zum Räuspern und Husten reizen. Freilich kommt ihnen vielleicht auch eine resolvierende Wirkung im Sinne der Nauseosa zu. Wir verwenden sie mit Vorteil bei reichlichem Flüssigkeitsinhalt in den Luftwegen und geringer Sputumentleerung, z. B. bei den Katarrhen alter Leute.

Den Ausdruck „Resolventia" gebrauchen wir heute in anderem Sinne, als die alten Ärzte. Für diese war die Bezeichnung oft gleichbedeutend mit „Alterantia" oder „grumos sanguinis dissolventia" und bedeutete eine Änderung der Körpersäfte oder Umstimmung des Körpers mit Lösung pathologischer Produkte. Wir reservieren den Ausdruck für die Verflüssigung des Bronchialschleims. Es läßt sich wohl denken, daß zäher Schleim von den Flimmerepithelien viel weniger leicht weiter befördert wird als flüssiger, und die Versuche Engelmanns haben gezeigt, daß ein sehr zäher Schleimüberzug die Cilienbewegung vollständig verhindern kann, während flüssigerer Schleim ihre Wirksamkeit nicht stört. Eine Verflüssigung des Schleimes können wir uns auf zweierlei Weise vorstellen: es kann die Produktion eines dünneren Sekretes angeregt werden, oder durch Stoffe, die von der Trachea her oder aus dem Blut an den Schleimüberzug gelangen, kann dieser verflüssigt werden.

Von der Trachea aus wird eine Verflüssigung des Schleimes durch Einatmen feuchter Luft, durch Inhalation von Wasser oder Salzlösungen bewirkt. Vom Blut her wirkt vielleicht die eine der beiden Gruppen der Resolventia, die Salze, in diesem Sinne.

Die resolvierend wirkenden Salze sind in erster Linie die Chloride und Karbonate der Alkalien. Sie werden zum Teil auf die Bronchialschleimhaut ausgeschieden, und die Karbonate müssen, wenn sie in den abgesonderten Schleim gelangen, diesen alkalischer und dadurch flüssiger machen. Die Chloride reißen bei ihrer Ausscheidung auf die Schleimhaut auch Karbonate aus dem Blute mit, die dann auch ihre verflüssigende Wirkung entfalten, und alle Salze führen bei der Ausscheidung auch zu einer Ausscheidung von Wasser, so daß schon dadurch das Schleimhautsekret verdünnt wird. Das wirksamste dieser Salze, das Chlorammonium, wirkt vielleicht auch dadurch, daß auf der Schleimhaut Spuren von Ammoniumkarbonat entstehen, die das Mucin besonders leicht verflüssigen. Ob das Jodkali (0,5—2,0 pro die) auch nur in dieser Weise wirkt, oder ob es noch einen spezifischen Einfluß auf die Bronchialsekretion hat, wissen wir nicht, jedenfalls hat es die energischste Wirkung. Wir können ja damit gelegentlich bei zweifelhafter Lungentuberkulose direkt Rasselgeräusche provozieren, und wir sehen davon die glänzendsten Wirkungen bei trockenem Katarrh, speziell beim Asthma.

Die zweite Gruppe der Resolventien sind die Emetica oder Nauseosa. In größeren, brechenerregenden Dosen regen sie alle Sekretionen (Speichel-, Bronchial-, Schweißsekretion) an, in kleineren offenbar nur die Abscheidung eines dünnen Bronchialschleims. Zu den Mitteln, die in größeren Dosen das Brechzentrum direkt reizen, also zentral auf die Sekretion wirken, gehört das salzsaure Apomorphin, zu den reflektorisch wirkenden die Radix Ipacacuanhae und die Antimonpräparate (Tartarus stibiatus und Stibium sulfuratum aurantiacum).

Ob die Resolventia auch auf die Flimmerbewegung selbst fördernd wirken, erscheint zweifelhaft. Engelmann hat zwar an der Rachenschleimhaut des Frosches gezeigt, daß kleine Dosen Kohlensäure oder Ammoniak auf die Cilienbewegung fördernd, größere hemmend wirken. Aber nach dem, was wir über die Flimmertätigkeit beim Warmblüter überhaupt wissen (vgl. S. 236), erscheint ein großer Einfluß nicht sehr wahrscheinlich.

Noch zweifelhafter erscheint eine Wirkung auf die Kontraktion der Bronchialmuskulatur, wie ihn H. Meyer vermutet. Er weist darauf hin, daß die Emetica eine Vaguswirkung beim Brechakt herbeiführen, also sehr wohl auch auf die durch Vaguswirkung hervorgerufene Bronchialmuskelkontraktion wirken können.

Sekretionsbeschränkende Wirkung wird verschiedenen Mitteln zugeschrieben, und die Versuche von Roßbach und Fleischmann scheinen sie wenigstens für Terpentinöl zu beweisen.

Wenn sie Terpentindämpfe auf die Luftröhrenschleimhaut leiteten, so nahm die Sekretion von Schleim an der getroffenen Stelle ab und verschwand schließlich ganz, während in Kontrollversuchen mit Luft die Schleimabsonderung zunahm.

Terpentinöl kann durch Verdunstung und Inhalation zur lokalen Anwendung gebracht oder innerlich gegeben werden. An seiner Stelle kann auch für den innerlichen Gebrauch **Terpinhydrat** genommen werden. Ähnlich wie Terpentinöl wirkt auch **Eukalyptusöl** und **Eukalyptol** (dieses auch intraglutäal, mehrmals täglich 1 ccm, vgl. auch unten), ferner **Menthol** und **Ol. Pini silvestris** und **Ol. Pini Pumilionis** (innerlich oder einige Tropfen auf das Wasser des Bronchitiskessels). Auch den **Balsamicis** (Perubalsam und namentlich Tolubalsam) wird eine sekretionsbeschränkende Wirkung zugeschrieben, ebenso den **Myrrhen** und den **Teerpräparaten** (besonders Aqua picis). Auch die Wirkung des **Kreosots** und seiner Derivate (Guajakol, Thiokol, Sirolin bzw. Sulfosotsyrup) wird vielfach auf Sekretionsbeschränkung zurückgeführt. Vielleicht spielt dabei noch eine antiseptische Wirkung mit.

Auch die **Gefäße der Lunge** sind der medikamentösen Beeinflussung zugänglich. Wie Liebmann in Cloettas Institut gezeigt hat, führt der **Kampfer** eine Erweiterung der Lungengefäße herbei. Deshalb ist anzunehmen, daß er manche Krankheiten durch Besserung der Lungendurchblutung (nicht nur auf dem Umwege einer allgemeinen Hebung der Zirkulation) direkt beeinflussen kann.

Die Pharmakologie der **Bronchialmuskulatur** soll beim Asthma besprochen werden.

Zum Schluß lasse ich einige bewährte Magistralformeln folgen, die meist eine Kombination von resolvierenden oder sekretionsbeschränkenden mit hustenreizmildernden Mitteln enthalten.

Exspectorantia und Resolventia.

Rp. Decoct. rad. Senegae
(oder Decoct. rad. Quillajae)
    (10.0) : 200,0
Spirit. Ammon. anisat.   5,0
Sirup. simpl.   20.0
MDS. 2stündlich 1 Eßlöffel.

Rp. Ammon. chlorat.   5,0
Succ. Liquirit. dep.   2,0
Aq. dest. ad   200,0
MDS. 2stündlich 1 Eßlöffel.

Rp. Infus. rad. Ipecacuanhae (0,3) :
    130,0
Morph. hydrochlor.   0,03
Sirup. simpl. ad   150,0
MDS. 3stündlich 1 Eßlöffel.

Rp. Ammon. chlorat.   4,0
Tartar. stibiat.
Morph. hydrochloric.   ää 0,1
Succ. Liquirit.
Pulv. rad. Liquirit.   ää 2,0
M. fiant pil. Nr. 60
DS. 2stündlich (oder seltener 1 Pille).

Rp. Acid. benzoic.   0,1
Sacchar. alb.   0,3
M. f. pulv., D. tal. dos. Nr. X
ad chartas ceratas. S. 2—3stündlich 1 Pulver.

Rp. Ammon. chlorat.   4,0
Aq. destill.   200,0
Tartar. stibiat.   0,05
Morph. hydrochlor.   0,03
Succ. Liquirit.   20,0
M. D. S. 2stündlich 1 Eßlöffel.

Rp. Natr. carbon.   1,0
Aq. destill.   130,0
Sirup. simpl. ad   150,0
M. D. S. 2stündlich 1 Eßlöffel oder 1 Teelöffel (bei Kindern, auch im zartesten Alter).

Rp. Apomorphin. hydrochlor.   0,05
Aq. destill.   200,0
Acid. hydrochlor. dilut.   0,5
Morph. hydrochloric.   0,03
Sirup. simpl.   20,0
MD. ad vitr. nigr. S. 2stündlich 1 Eßlöffel (bei Kindern kein Morph., entsprechend weniger Apomorphin).

Rp. Pulv. rad. Ipecacuanhae 1,0
Morph. hydrochlor. 0,1
Succ. Liquirit. 4,0
M. fiant pilul. Nr. 50.
DS. 3stündl. (oder seltener) 1 Pille.

Rp. Stib. sulfurat. aurantiac. 1,0
Morph. hydrochlor. 0,1
Pulv. rad. Liquirit.
Succ. Liquirit. āā 2,0
M. f. pilul. Nr. 50
DS. 3stündlich 1 Pille.

Sekretionsbeschränkend.

Rp. Ol. Terebinth, rectific. 0,6
D. tal. dos. Nr. XX ad capsul.
S. 2—4mal täglich 1 Kapsel. Besser die „Perles d'essence de Térébenthine (Clertan und Thévenot).

Rp. Menthol 10,0
Eucalyptol (Schimmel) 20,0
Ol. dericini medicinal. (Nördlinger in Ferversheim) 20,0
MDS. zur intramuskulären Injektion 1 bis mehrmals 1 ccm.

Rp. Balsam. tolutan. 10,0
Morph. hydrochloric. 0,1
Gummi tragacant. q. s. ut fiant
pilul. Nr. 100
DS. 2stündlich 1 Pille.

Rp. Myrrhae 10,0
Stib. sulfurat. aurant. 1,0
Morph. hydrochloric. 0,1
M. fiant pilul. Nr. 100
DS. 2stündlich 1 Pille.

Rp. Aq. picis 250,0
Morph. hydrochloric. 0,05
Sir. balsam. Tolutan. 49,0
MDS. 3mal täglich 1 Eßlöffel (für Kinder ohne Morph.).

B. Spezieller Teil.

I. Die Zirkulationsstörungen.

1. Stauungslunge und Stauungsbronchitis.

Bei Stauungen im kleinen Kreislauf finden wir häufig Symptome, die den Eindruck einer chronischen Bronchitis machen, so daß man gewöhnlich von Stauungskatarrh spricht. In Wirklichkeit liegt diesen Zuständen niemals eine reine Bronchitis im anatomischen Sinne zugrunde, sondern auch am Lungengewebe lassen sich regelmäßig Veränderungen nachweisen, und selbst die klinischen Erscheinungen erklären sich nicht vollständig durch einen Katarrh.

Ätiologie. Die klinischen Erscheinungen der Stauungslunge können in allen Fällen auftreten, in denen der Abfluß des Blutes aus den Lungenvenen gehindert ist und deshalb eine Stauung in den Lungengefäßen zustande kommt. Man beobachtet das bei allen Mitralfehlern, wenn diese einen nennenswerten Grad erreicht haben, aber auch bei Aortenfehlern kann, wenn auch viel seltener, eine Stauungsbronchitis vorkommen. Die Vitien der Aortenklappen führen recht häufig zu einer Stauung im kleinen Kreislauf, und es ist eine bekannte Tatsache, daß bei der Aorteninsuffizienz der zweite Pulmonalton regelmäßig verstärkt ist. Doch sind die Folgen der Aortenfehler für den kleinen Kreislauf bedeutend geringer als die Folgen eines gestörten Mechanismus am Mitralostium. Dagegen können bei allen Degenerationszuständen des Herzmuskels, bei Myokarditis und bei Perikardialverwachsungen, genau die gleichen Störungen im Lungenkreislauf auftreten, wie bei einem Mitralfehler. Auch bei den Herzerkrankungen, die ursprünglich ihre Entstehung einem Lungenleiden verdanken, beim Emphysem- und Bronchitisherzen, nehmen die klinischen Erscheinungen häufig mit der Zeit den Charakter

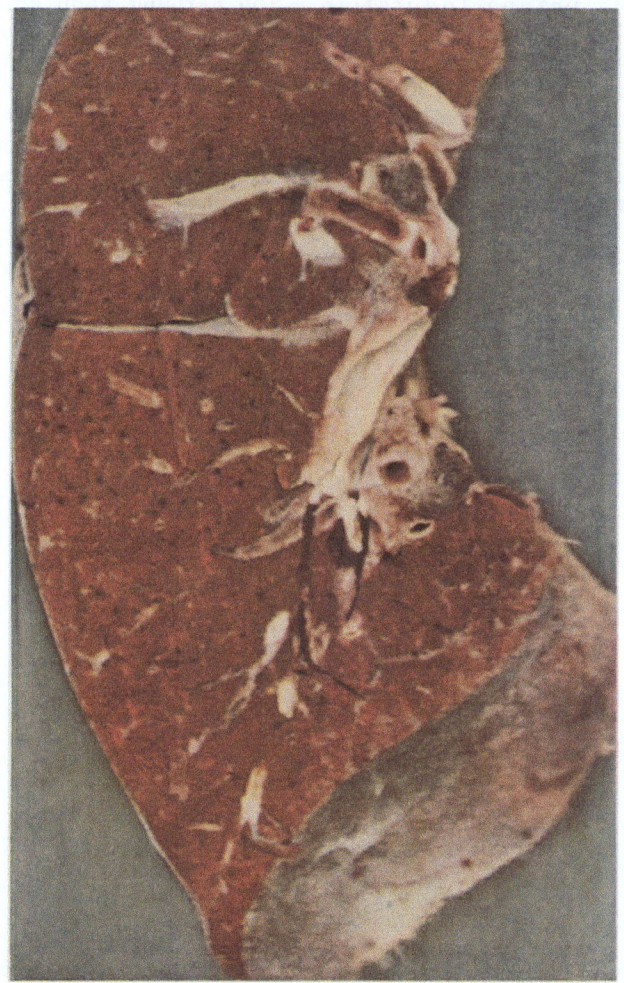

Abb. 9.
Rote Induration. (Lumièrephotographie nach einem Sammlungspräparate des Basler patholog. Instituts).

Lunge eines 17jähr. Menschen, der wiederholt an Gelenkrheumatismus litt, seit $3^{1}/_{2}$ Jahren an Atembeschwerden. Bei der Sektion hochgradige Stenose und Insuffizienz der Mitralklappe, frische Endokarditis.

des Stauungskatarrhes an. Dasselbe gilt von den chronischen Nierenkrankheiten. Ganz besonders ausgesprochen ist das Krankheitsbild bei der Kyphoskoliose. Endlich kommen ähnliche Erscheinungen auch, wie Fr. Müller betont, bei Basedowkranken vor.

Pathologische Anatomie. Die Lunge zeigt immer eine erhöhte Konsistenz. Die Schnittfläche kann rot aussehen: rote Induration. Das ist namentlich der Fall, wenn die Stauung noch nicht sehr lange besteht. Das Bild einer solchen roten Induration ist auf Abb. 9 reproduziert, die freilich die Lunge eines Falles darstellt, bei dem schon seit 3½ Jahren Beschwerden bestanden hatten. Besteht die Stauung schon seit längerer Zeit, so wird die Farbe in der Regel mehr braunrot: braune Induration. Die Färbung kann auf der ganzen Schnittfläche gleichmäßig sein, oder in der rötlich gefärbten Lunge sieht man zahlreiche braune Flecke, die über die Schnittfläche etwas hervorragen können und sich härter anfühlen als das übrige Gewebe. Die Konsistenz der braun indurierten Lunge ist noch zäher als bei der roten Induration, der Luftgehalt ist vermindert. Bei der Eröffnung des Thorax sinkt die Lunge nicht so vollständig zusammen wie die normale. Ausgedehntes Ödem ist auffallend selten in Stauungslungen zu finden.

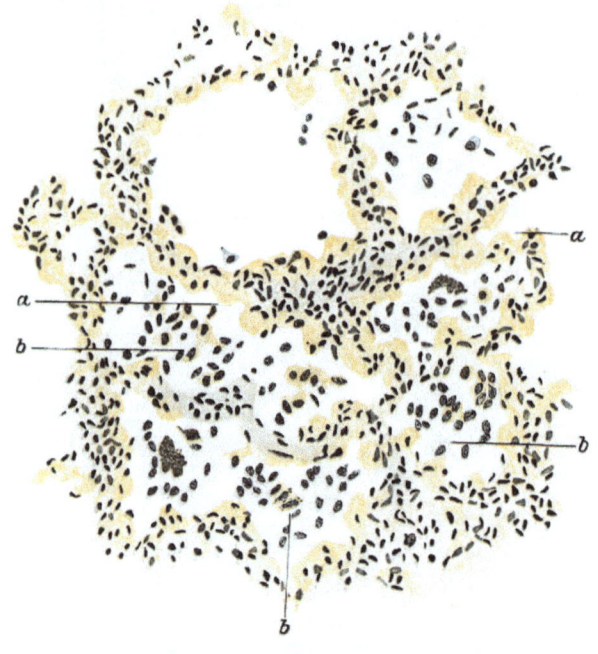

Abb. 10.
Stauungslunge (starke Vergrößerung).
a ektatische Kapillaren der Alveolarwand. b Herzfehlerzellen. (Nach Jores.)

Bei der mikroskopischen Untersuchung erkennt man in erster Linie eine abnorm starke Füllung und Schlängelung der Kapillaren. Diese sind breiter als normal und ragen oft schlingenförmig weit in das Lumen der Kapillaren hinein (vgl. Abb. 10). Das Zwischengewebe ist vermehrt, allerdings nur in mäßigem Grade. Die zellige Infiltration des Bindegewebes ist gering. An einzelnen Stellen kann man freilich eine stärkere Vermehrung des Bindegewebes finden, namentlich da, wo abgelagertes Pigment vorausgegangene Hämorrhagien beweist. Fr. Müller beobachtete Knoten von Granulationsgewebe, die in die Alveolen vorragten, also eine Veränderung, die sonst für chronische Pneumonie charakteristisch ist. Im Lumen der Alveolen sieht man häufig abgestoßene Epithelien, weiße und rote Blutkörperchen und die nachher zu besprechenden Herzfehlerzellen. Viele Alveolen sind von einer serösen, fibrinreichen Flüssigkeit gefüllt. Galdi beschrieb richtige pneumonische Zustände, in denen manche Alveolen wie bei einer Bronchopneumonie mit einem serösen Exsudat, abgestoßenen Alveolarepithelien, roten Blutkörperchen und spärlichen Leukocyten gefüllt waren. Das Fibrin war nur in geringer Menge vorhanden, Bakterien fehlten.

Der charakteristische Bestandteil der Stauungsinduration sind die **Herzfehlerzellen**. Diese findet man in einzelnen Alveolen oder in Gruppen von solchen, bisweilen die Lungenbläschen prall ausfüllend. Auch im Zwischengewebe sieh man sie nicht selten. Es sind große, eckige oder runde Zellen mit einem runden Kern, die bräunliche oder gelbliche Körnchen von verschiedener Größe und eckiger oder rundlicher Gestalt enthalten. Behandelt man die Zellen mit Salzsäure und Ferrocyankalium, so färben sich die Pigmentkörnchen blau. Sie enthalten also Eisen und der Farbstoff wird deshalb, im Unterschied zum eisenfreien Hämatoidin, Hämosiderin genannt. Häufig färbt sich auch eine Zelle, die kein körnchenförmiges Pigment erkennen ließ, diffus blau. Außer dem Pigment enthalten die Zellen häufig Myelin. Diese Zellen sind identisch mit denen, die man auch im Sputum findet (siehe Abb. 11).

Die Herzfehlerzellen werden meistens als abgestoßene Alveolarepithelien aufgefaßt. Vielfach nimmt man auch an, daß es sich um mononukläre Leukocyten handelt. Auch als Abkömmlinge der Bindegewebszellen sind sie schon angesprochen worden (Fr. Müller).

Außer in den Herzfehlerzellen findet man das Pigment auch frei in den Alveolen und im Zwischengewebe. Das eisenfreie schwarze Pigment, das man bisweilen neben dem Hämosiderin findet, und das früher als umgewandelter Blutfarbstoff aufgefaßt worden ist, ist wahrscheinlich nur Kohle. Bisweilen sieht man anthrakotische Pigmentkörner, die von einem Hämosiderinmantel umgeben sind (Neumann). Auch hellgelbe bis hellrote Pigmentkristalle, die bei Fäulnis schwarz werden, sind beschrieben (Marchand, Risel, Kaufmann).

Das Hämosiderin stammt aus Blutaustritten, die in die Alveolen und ins Zwischengewebe stattgefunden haben. Solche kleine Blutungen frischeren Datums sieht man häufig.

Während die Entstehung der Pigment- und Eisenablagerung ohne weiteres klar ist, bereitet die bisweilen beobachtete

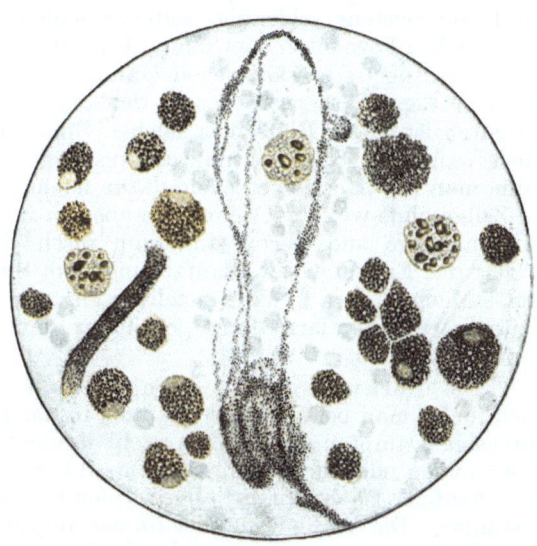

Abb. 11.
Herzfehlerzellen im Auswurf, daneben anthrakotisches Pigment, teils in Zellen, teils frei (nach Lenhartz).

Eisenalkalilunge dem Verständnis größere Schwierigkeiten. Man sieht in diesen (seltenen) Fällen, die sich makroskopisch nicht von einer gewöhnlichen Stauungslunge unterscheiden, bei der Behandlung mit Hämatoxylin auffallend dunkle Blaufärbung, und da die gewöhnlichen Calciumreaktionen stark positiv ausfallen und der „Kalk" immer zusammen mit Eisen abgelagert ist (an den elastischen Fasern), hat man von „Eisenkalklunge" gesprochen. Gigon hat aber gezeigt, daß es sich nicht um Kalk, sondern um Alkalien handelt und daß die Lungen sehr reich an Alkali (bis 10% der Trockensubstanz) sind und viel locker gebundenes Eisen enthalten. Er hält eine primäre Veränderung der elastischen Fasern mit starker Affinität zu Alkalien für das wahrscheinlichste, wodurch Verbindungen von Elastin oder dessen Spaltprodukten mit Eisen und Alkali zustande kommen.

Die **Bronchien** zeigen meistens eine dunkelrote Färbung, häufig auch Schwellung der Schleimhaut und schleimigen Belag. Fr. Müller weist darauf hin, daß die mikroskopischen Zeichen einer Entzündung, d. h. Kernvermehrung und Leukocytenansammlung vollständig fehlen können.

Pathologische Physiologie. Soweit es sich um die Entstehung von Ödem und Stauungsblutungen und deren Folgen (Herzfehlerzellen) handelt, sind keine weiteren Ausführungen notwendig. Auch die Entstehung einer Induration, einer Bindegewebsvermehrung, erscheint nach Analogie mit der Stauungsinduration anderer Organe ohne weiteres verständlich, ebenso die Tatsache, daß sich auf einer Schleimhaut, deren Zirkulation gestört ist, leicht Infektionserreger ansiedeln und Katarrhe festsetzen. Wir müssen nur daran denken, daß die Venen der kleineren Bronchien in die Lungenvenen münden.

Dagegen muß die Frage erörtert werden, ob die durch die Stauung und Induration hervorgerufene Starre eine Bedeutung für die Entstehung der Dyspnoe besitzt. Nach den Untersuchungen Romanoffs kommt durch Stauung allein eine gewisse Starre der Lunge zustande, sie erreicht aber keinen hohen Grad. Auch die Bindegewebsvermehrung ist nicht so intensiv, daß wir eine erhebliche Beschränkung der Beweglichkeit und eine daraus resultierende Dyspnoe annehmen könnten. Wir müssen deshalb die Atemnot auf andere Weise erklären, wie im allgemeinen Teil ausgeführt wurde (s. S. 229).

Symptomatologie. Die Symptome der Stauungslunge sind Atemnot, Husten und Auswurf. Die Atemnot kann verschieden intensiv sein, sie ist wohl auch nicht nur von der Stauung im kleinen Kreislauf abhängig (vgl. o. S. 229). Der Husten ist meistens nicht stark, doch kann er auch höhere Grade erreichen, die Patienten empfindlich quälen und ihnen die Nachtruhe rauben. Der Auswurf ist meistens schleimig, seltener schleimig-eiterig. Häufig hat er einen rotgelblichen Farbenton oder man erkennt rostfarbene Pünktchen und Fleckchen darin. Bei der mikroskopischen Untersuchung erkennt man, daß die Färbung auf dem Pigment beruht, das in den oben beschriebenen Herzfehlerzellen enthalten ist. Das Bild eines solchen Sputums ist in Abb. 11 wiedergegeben. Auch wenn das Sputum makroskopisch grau oder schwärzlich erscheint, so kann man oft Herzfehlerzellen darin nachweisen. Gewöhnlich erkennt man die Zellen ohne weiteres, wenn man aber im Zweifel ist, so verschafft der Zusatz von Salzsäure und Ferrocyankalium rasch Klarheit. Gelindes Erhitzen befördert das Eintreten der Blaufärbung. Im Sputum lassen sich immer ziemlich große Mengen von Eiweiß nachweisen, was der „Stauungsbronchitis" ohne weiteres eine Sonderstellung gegenüber dem gewöhnlichen Bronchialkatarrh zuweist.

Die Perkussion der Lungen kann ganz normalen Schall ergeben, doch findet man bei stärkerer Stauung in der Regel eine leichte Abschwächung. Intensive Dämpfungen beruhen wohl immer auf Komplikationen, wie Ödem, Pneumonien oder Hydrothorax. Das Atemgeräusch kann normal vesikulär sein, häufiger ist es unrein, abgeschwächt oder verschärft, bisweilen sogar unbestimmt. Die Veränderung ist immer am deutlichsten über den Unterlappen. Hier findet man meistens auch ziemlich reichliche klein- und mittelblasige Rasselgeräusche. Doch können die Rasselgeräusche auch gering sein oder fehlen. Gelegentlich hört man auch nur Rhonchi sonori und sibilantes. Die feuchten Geräusche wechseln häufig von Tag zu Tag auffallend stark. Fr. Müller weist darauf hin, daß dieser Wechsel, besonders das Verschwinden der Rasselgeräusche trotz geringer Sputumentleerung, nur zu erklären ist, wenn man annimmt, daß das Rasseln nicht durch schleimiges Bronchialsekret, sondern durch Ödemflüssigkeit erzeugt wird. In der Tat hört man bisweilen an einzelnen Tagen ein so feinblasiges krepitierendes Rasseln, daß man an Lungenödem denkt. Auch der starke Eiweißgehalt des Sputums spricht dafür.

Das Röntgenbild der Stauungslunge zeigt eine diffuse Verdunklung des Lungenfeldes, die normale Schattenzeichnung ist oft verwischt, die Stränge sind breiter als normal. Ganz besonders möchte ich betonen, was ich nur bei Aßmann erwähnt gefunden habe, daß der Hilusschatten vergrößert und verstärkt erscheint. Abb. 12 ist ein Beispiel dafür. Sie stammt von einem Patienten, der an Mesaortitis luetica, Aorten- und Mitralinsuffizienz und Herzdegeneration litt und bei dem 3 Wochen nach der Röntgenaufnahme die Sektion die Diagnose einer Stauungslunge bestätigte. Intra vitam waren Herzfehlerzellen in großer Zahl nachgewiesen worden. Das Bild zeigt eine so intensive, scharf begrenzte, vergrößerte Hiluszeichnung, daß man an einen Tumor denken könnte. Doch schützt vor dieser Verwechslung häufig die Doppelseitigkeit des Schattens, sowie die gleichmäßige Verdunkelung beider Lungenfelder.

Diese Hilusschatten erinnern an die Bilder, die man bei beginnender Pneumonie und Lungentuberkulose erhält und die häufig so gedeutet werden, daß beide Krankheiten am Hilus beginnen. Die Tatsache, daß die gleichen Hilusschatten auch bei Stauungslunge vorkommen, legt den Gedanken nahe, daß es sich auch bei der Pneumonie und der Lungentuberkulose um Hyperämie handeln könnte (vgl. die Kapitel Pneumonie und Lungentuberkulose).

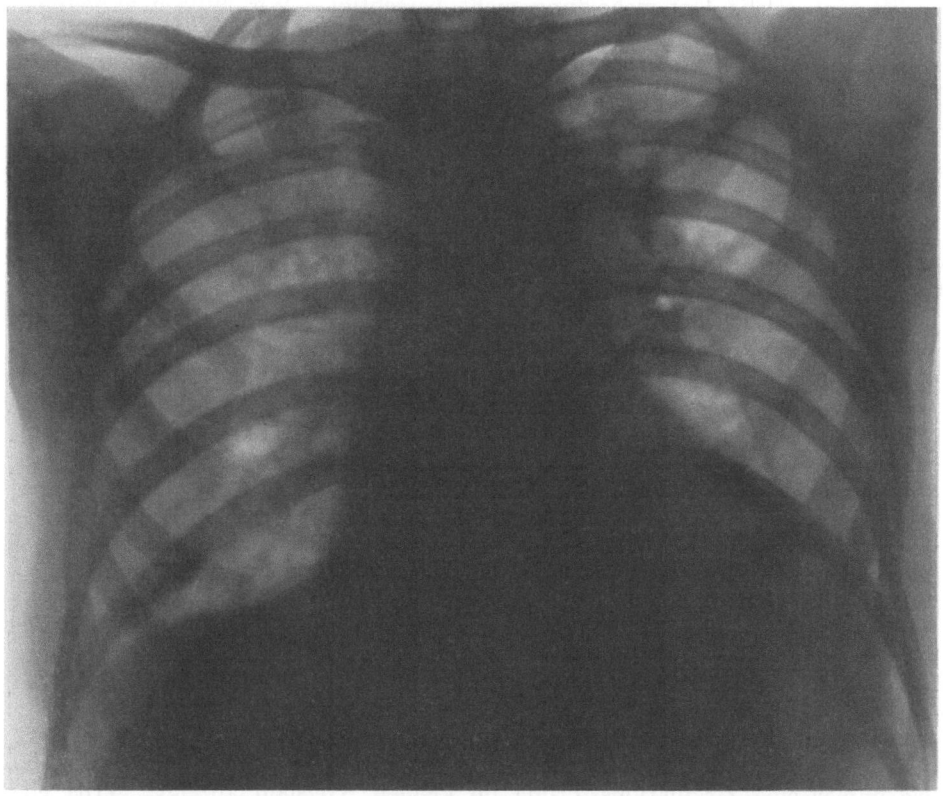

Abb. 12.
Stauungslunge.
43 jähr. Mann, gestorben an Mesaortitis luetica, Aorten- und Mitralinsuffizienz. Röntgenaufnahme 3 Wochen vor dem Tod.

Verlauf. Häufig kann man eine Stauungsbronchitis von einem gewöhnlichen Bronchialkatarrh kaum unterscheiden, in der Regel aber geht seine Intensität den übrigen Erscheinungen von Herzinsuffizienz parallel. Bei vielen Kranken bestehen überhaupt keine starken Beschwerden von seiten der Respiration und erst die genauere Befragung und Untersuchung zeigt, daß neben den übrigen Symptomen einer Herzinsuffizienz auch noch Erscheinungen vorhanden sind, die den Eindruck einer Bronchitis machen und auf die Stauung in den Lungen zurückgeführt werden müssen. In anderen Fällen können der Husten und der Auswurf die Patienten heftig plagen, und die bronchitisähnlichen Symptome führen nicht selten den Kranken zum ersten Male zum Arzt. Häufig treten die Beschwerden einer Stauungslunge auch im späteren Verlauf eines Herzleidens ganz in den Vordergrund und verlangen eine besondere Therapie.

Manchmal ist das Sputum reichlicher, mehr eitrig, die Rasselgeräusche ausgebreiteter, kurzum das ganze Bild entspricht mehr dem einer gewöhnlichen chronischen Bronchitis und nur die Herzfehlerzellen im Sputum zeigen, daß eine Stauungslunge vorhanden ist. Man könnte hier eine Kombination von Stauungslunge und chronischer Bronchitis annehmen. Da aber alle Übergänge zwischen diesen Bronchitiden und der typischen Stauungslunge (mit geringem Auswurf, wechselnden Geräuschen an der Lungenbasis etc.) bestehen, so ist eine solche Unterscheidung nicht berechtigt. Wir müssen annehmen, daß eine Stauung im Lungenkreislauf auch die Disposition zur Entstehung von Bronchitiden erhöht, daß deshalb auch ein Katarrh, der sich auf die gröberen Bronchien fortsetzt, auf Grundlage der Stauung entstehen kann.

Komplikationen. Da die Stauungslunge die Folge einer Zirkulationsstörung ist, sind ihre Erscheinungen häufig durch andere Insuffizienzsymptome kompliziert. Daß eine strenge Abgrenzung gegenüber dem Ödem unmöglich ist, geht aus der Besprechung der Symptomatologie hervor. Auch hypostatische Pneumonien, Atelektase, Hydrothorax finden sich häufig gleichzeitig, und für das Zustandekommen eines Infarkts ist vielleicht ein gewisser Grad von Stauungslunge Voraussetzung.

Diagnose. Die Diagnose ist leicht, wenn man bei einem Patienten mit den Erscheinungen einer Herzinsuffizienz Symptome einer Bronchitis nachweist und im Sputum Herzfehlerzellen findet. Gelegentlich kann aber die Unterscheidung gegenüber einer chronischen Bronchitis andersartiger Ätiologie Schwierigkeiten machen. Hier ist der Nachweis von Herzfehlerzellen entscheidend. Man beobachtet sie zwar gelegentlich auch nach einem Infarkt, seltener nach einer Pneumonie, aber dann nur vorübergehend.

Schwierig ist oft die Unterscheidung von Lungenödem, ja sie kann unter Umständen deshalb unmöglich sein, weil die beiden Zustände prinzipiell gar nicht ganz zu trennen sind. Doch ist eine Unterscheidung schon deshalb wichtig, weil ein Lungenödem ohne Stauungslunge eine viel schlimmere prognostische Bedeutung besitzt als die geringe Transsudation, die das Wesen der Stauungsbronchitis ausmacht. Daß gelegentlich eine Stauungsbronchitis übersehen und erst bei der Sektion erkannt wird (etwa bei bestehendem Hydrothorax), hat keine Bedeutung.

Prognose. Die Prognose richtet sich nach dem zugrunde liegenden Herzleiden. Die prognostische Bedeutung der Stauungsbronchitis liegt darin, daß sie immer eine Zirkulationsstörung im kleinen Kreislauf anzeigt. Tritt eine solche z. B. bei einem Aortenfehler auf, so werden dadurch die Aussichten für die Zukunft recht ungünstig gestaltet.

Therapie. Die rationelle Behandlung besteht natürlich in der Therapie der Herzinsuffizienz. Doch kann gelegentlich eine Behandlung der Bronchitis selbst notwendig werden. Sie unterscheidet sich dann in keiner Weise von der gewöhnlichen Therapie des chronischen Bronchialkatarrhes.

2. Die Lungenhypostase.

Ätiologie. Bei geschwächter Herzkraft kommt es in den abhängigen Partien zu einer Stauung und Überfüllung mit Blut. Begünstigt wird diese passive Hyperämie durch übermäßig langes Verweilen in der gleichen Körperlage und durch ungenügende Respiration. Hypostase kommt deshalb vorzugsweise in den hinteren unteren Lungenabschnitten zustande, unter den gleichen Bedingungen, die auch zu Atelektase führen, wenn sie mit Herzschwäche verbunden sind. Der rechte Ventrikel vermag das Blut nicht entgegen der Schwerkraft durch die Lungengefäße hindurchzupressen, und es fehlt die Unterstützung der Herzarbeit durch die Saug- und Druckwirkung der Atembewegungen. Wir sehen daher Hypostase namentlich bei langem Krankenlager, vor allem bei Typhus abdominalis, bei Kachektischen, bei Herzkranken, dann aber auch häufig bei alten Leuten, die aus irgendwelcher Ursache längere Zeit liegen mußten, endlich bei Auftreibung des Leibes und Empordrängung des Zwerchfells.

Pathologische Anatomie. Die atelektatischen Teile fühlen sich fester an als normal, sie sind dunkelblaurot, luftarm. Mikroskopisch erscheinen die Kapillaren stark gefüllt, sie ragen in das Lumen der Alveolen vor. Häufig sind einzelne Teile ödematös, einzelne atelektatisch. Bei Kombination dieser Zustände wird die Lunge derb, milzähnlich (Splenisation). Solche Stellen sind oft schwer von katarrhalischen Pneumonien zu unterscheiden, namentlich da man im Lumen der Alveolen oft rote Blutkörperchen, Leukocyten und Alveolarepithelien findet. Häufig entwickeln sich aber auch in den hypostatischen Lungenpartien richtige Bronchopneumonien.

Symptomatologie. Gewöhnlich besteht Cyanose und geringere oder stärkere Dyspnoe. Die physikalische Untersuchung ergibt über den abhängigen Partien beider Unterlappen Abschwächung des Schalles, bisweilen ausgesprochene Dämpfung, oft mit tympanitischem Beiklang. Diese Dämpfung kann nur 2—3 Finger breit, aber auch handbreit sein. Die Auskultation ergibt manchmal richtiges Bronchialatmen, manchmal aber auch nur unbestimmtes Atmen. Bronchophonie und verstärkter Stimmfremitus sind oft nachweisbar.

Häufig bestehen gleichzeitig bronchitische Erscheinungen. Dann hört man über den Unterlappen Rasselgeräusche und es besteht Sputum, das nicht selten von Blutstreifen durchsetzt ist.

In vielen Fällen verschwindet die Hypostase nach kurzer Zeit, wenn man für eine richtige Behandlung sorgt. Bisweilen ist es aber unmöglich, die Weiterverbreitung der Hypostase zu verhüten oder ihre Ursachen zu beseitigen. Dann bilden sich meistens nach kürzerer oder längerer Zeit im hypostatischen Gebiet Bronchopneumonien aus. Die mangelhafte Ventilation begünstigt die Ansiedelung von Bakterien, und die Hyperämie ist wahrscheinlich auch für die Entwicklung von Entzündungen förderlich. Bisweilen kann man die Entstehung einer Bronchopneumonie durch das Auftreten zirkumskripterer Dämpfungen und von lokalisiertem Bronchialatmen nachweisen, bisweilen deutet nur das Steigen der Temperatur darauf hin. Hypostase macht an sich kein Fieber, sondern dieses tritt erst auf, wenn sich Entzündungen etablieren.

Diagnose. Wenn man an die Möglichkeit einer Hypostase denkt und daraufhin untersucht, so kann dieser Zustand häufig vermutet werden. Eine sichere Diagnose ist erst möglich, wenn Atelektase hinzutritt und eine Dämpfung verursacht oder wenn die Hypostase schon zu Bronchitis oder Pneumonie geführt hat. Doch kann eine Dämpfung geringeren Grades leicht übersehen werden, da an den unteren Lungenrändern der Schall ja normalerweise leiser wird. Wichtig ist der Nachweis von unreinem Atmen längs des unteren Lungenrandes oder gar von Bronchialatmen in dieser Ausdehnung. Die Differentialdiagnose gegenüber einer hypostatischen Pneumonie bzw. die Beantwortung der Frage, ob im hypostatischen Gewebe schon eine Entzündung entstanden ist, kann oft nicht entschieden werden. Die Beobachtung der Temperaturkurve ist häufig wichtiger als die physikalische Untersuchung. Man muß aber auch bedenken, wie häufig selbst der pathologische Anatom im Zweifel ist, deshalb wird man die Unmöglichkeit einer Diagnose durch Auskultation und Perkussion ohne weiteres zugeben.

Prognose. Die prognostische Bedeutung der Hypostase ist darin begründet, daß sie leicht zu Pneumonien führt, die dem Leben des Patienten ein Ende machen können. Ist der Zustand des Kranken derart, daß die Hypostase nicht beseitigt werden kann, so ist die Prognose für das Leben überhaupt sehr ernst.

Therapie. Bei schon nachweisbarer Hypostase ist in erster Linie für Kräftigung des Herzens durch Digitalis, für vertiefte Atmung und für die Verhütung einer Sekundärinfektion zu sorgen. In letztgenannter Beziehung kommt vornehmlich die Behandlung einer vorhandenen Bronchitis und die Vorsicht bei der Ernährung (Verhütung von Aspirationspneumonien) in Betracht.

Wichtiger ist die Prophylaxe. Patienten mit geschwächter Herzkraft dürfen nicht zu lange in derselben Stellung liegen, sondern müssen häufig umgelegt werden. Durch Hydrotherapie, sei es in Form von Bädern wie beim Typhus, sei es in Form von kalten Abreibungen, muß für tiefe Atembewegungen gesorgt werden. Alte Leute lasse man überhaupt nicht zu viel im Bett liegen. Die Auftreibung des Leibes ist zu bekämpfen, namentlich muß durch Vermeidung blähender Speisen und kalter Getränke und durch Sorge für Stuhlgang dem Meteorismus entgegengearbeitet werden.

Hat man Verdacht auf eine hypostatische Pneumonie, so behandle man den Patienten so, wie wenn eine Lungenentzündung vorhanden wäre (vgl. das Kapitel Bronchopneumonie).

3. Lungenödem.

Definition. Unter Lungenödem verstehen wir die Durchtränkung des Lungengewebes mit seröser, aus den Kapillaren ausgetretener Flüssigkeit. Der Bau der Lunge bringt es mit sich, daß die Flüssigkeit nicht im interstitiellen Gewebe bleibt, sondern auch in die Alveolen ergossen wird.

Gewöhnlich unterscheidet man ein mechanisches Ödem, das zu den Zirkulationsstörungen zu rechnen ist, und ein entzündliches Ödem, das eigentlich zu dem Kapitel der Pneumonien gehört. In Wirklichkeit lassen sich aber beide Arten klinisch und oft auch anatomisch nicht von einander unterscheiden, so daß es gerechtfertigt ist, sie zusammen zu behandeln.

Pathologische Anatomie. Die ödematöse Lunge ist voluminös, schwer, fester als normal. Bisweilen fühlt sie sich wie ein pneumonisch infiltriertes Organ an. Doch bleiben Fingereindrücke auf der Oberfläche bestehen. Die Schnittfläche ist feucht, und von ihr läßt sich eine schaumige, gelblich oder rötlich gefärbte Flüssigkeit abstreifen. Bei länger bestehendem Ödem kann die Luft verschwinden, so daß man glauben kann, eine Infiltration vor sich zu haben. Bei stärkerem Druck kann man aber alle Flüssigkeit auspressen. Die Flüssigkeit ist gewöhnlich so reichlich, daß die Schnittfläche davon trieft. Bisweilen ist das Lungengewebe brüchig, leicht zerreißlich, dann hat man es häufig mit Zuständen zu tun, von denen man nicht sagen kann, ob sie zum Ödem zu rechnen sind oder einen Übergang zur katarrhalischen Pneumonie darstellen.

Die Farbe der Lunge kann durch Stauung dunkelrot, oder durch Anämie blaß sein. Anthrakose und Induration können die Farbe weiter verändern. Bei akuter Entstehung des Ödems ist der Blutgehalt meistens vermehrt, bei chronischer ist die Lunge blaß. Auch die Farbe der abtropfenden Flüssigkeit kann verschieden sein. Bald ist mehr Blut darin vorhanden, bald so wenig, daß die Flüssigkeit hellgelb ist. Durch postmortale Imbibition kann die Flüssigkeit schmutzig rot, bei Anthrakose schwärzlich oder grau, bei Herzfehlerlungen schmutzig bräunlich werden.

Beim nicht entzündlichen Ödem enthält die Flüssigkeit weniger Eiweiß, spärliche Alveolarepithelien und Leukocyten, beim entzündlichen Ödem mehr Eiweiß, reichlichere Leukocyten und zahlreiche Alveolarepithelien. Immer sind einzelne rote Blutkörperchen vorhanden.

Bei der mikroskopischen Untersuchung erkennt man, daß die Alveolen mehr oder weniger ausgedehnt mit einer eiweißhaltigen Flüssigkeit gefüllt sind, daß aber auch das interstitielle Gewebe die gleiche Flüssigkeit enthält und verbreitet ist. Ferner erkennt man, besonders bei älterem Ödem, Aufquellung und Desquamation der Alveolarepithelien.

Die gleiche schaumige Flüssigkeit wie auf der Schnittfläche sieht man auch in Bronchien und Trachea.

Pathogenese des Lungenödems. Über die Entstehung des Lungenödems sind verschiedene Theorien aufgestellt worden. Wahrscheinlich gelten für die verschiedenen Formen des Ödems verschiedene Entstehungsmechanismen. Die Schwierigkeiten der Erklärung sind die gleichen wie bei der Theorie der Ödeme überhaupt (vgl. das Kapitel Nephritis in Bd. 3 dieses Handbuchs).

Die rein mechanische Theorie ist zuerst von Welch experimentell begründet worden. Er zeigte, daß Kaninchen, denen man die Aorta ganz oder fast vollständig abklemmt, an Lungenödem zugrunde gehen, und schloß daraus, daß auch beim Menschen das Lungenödem durch Aufhören der Tätigkeit des linken Ventrikels, durch dessen Lähmung zustande komme. v. Basch und Großmann haben an Stelle der Lähmung der linken Kammer einen Krampf angenommen. Die Idee ist sehr einleuchtend, daß es zum Lungenödem kommen muß, wenn der linke Ventrikel still steht, während der rechte weiter arbeitet. Aber gegen diese Theorie lassen sich mancherlei Einwände erheben, die am schärfsten zuerst von Sahli in einer teils experimentellen, teils klinischen Arbeit formuliert worden sind. Sahli hat gezeigt, daß sich das Ödem experimentell nicht so leicht erzeugen läßt, wie Welch angenommen hatte. Selbst wenn es gelingt, es hervorzurufen, so ist dazu eine so vollständige Unterbrechung der Arbeit des linken Ventrikels notwendig, daß die Folgen der ungenügenden Blutzufuhr sich im übrigen Körper geltend machen müssen. Speziell müßte Hirnanämie eintreten. Wir sehen aber in der Regel das Lungenödem ohne besondere zerebrale Störungen verlaufen. Es gibt auch Fälle, in denen trotz bestehendem Lungenödem der Puls kräftig und gut gefüllt ist. Auch anatomisch unterscheidet sich die Krankheit beim Menschen von der experimentell erzeugten Störung, indem man bei Sektionen das Ödem selten über beide Lungen gleichmäßig ausgebreitet, sondern häufiger auf einzelne Lappen beschränkt findet. Auch ist in der Mehrzahl der Fälle die Lunge blaß, was mit der Annahme eines reinen Stauungsödems unvereinbar ist. Dazu kommt noch, daß wir uns ein vollständiges Versagen des linken Ventrikels nach dem, was wir heutzutage über die Herztätigkeit wissen, mit Ausnahme weniger Fälle nicht recht vorstellen können.

Aus diesen Gründen muß eine erhöhte Permeabilität der Gefäßwände als wichtigstes Moment für die Entstehung des Lungenödems angenommen werden. Für das Ödem bei Nephritis liegt diese Annahme ohnehin am nächsten. Hier sind wohl toxische Substanzen anzuschuldigen, in gleicher Weise wie bei der Hautwassersucht der Nierenkranken (vgl. Bd. 3 dieses Handbuches). Auch die Lungenödeme bei Intoxikationen (Äther, Methylalkohol etc.), bei infektiösen und septischen Erkrankungen (z. B. akuter Gelenkrheumatismus) sind in dieser Weise zu erklären. Damit wird das nicht entzündliche Lungenödem zum entzündlichen in nahe Beziehung gebracht. Aber die Gefäßschädigung kann unter Umständen auch durch eine Stauung bedingt sein, ähnlich wie die Schädigung der Hautkapillaren, die dem Hydrops Herzkranker zugrunde liegt.

Stauung in der Lunge kann also die Entstehung eines Ödems unter allen Umständen begünstigen, vielleicht sogar auf dem Umwege einer Gefäßschädigung direkt erzeugen. Aber auch sonst gibt es Fälle, in denen ein rein mechanisches Stauungsödem vorkommen kann. Sahli erwähnt die Kombination von Aorten- und Mitralinsuffizienz, bei der es zu einer Füllung des linken Vorhofes aus der Aorta und zu Drucksteigerung in den Lungenvenen kommen kann. Ferner wären hierher zu rechnen die Fälle von plötzlichem Verschluß der Koronararterien, bei denen man bisweilen hochgradiges Lungenödem findet.

Auch eine neurotische Entstehung des Lungenödems ist möglich. Durch mechanische Reizung der Schleimhaut der kleinen Bronchien, durch sukzessive Durchschneidung beider Vagi und Reizung des peripheren Endes am zuerst durchschnittenen Nerven, durch Faradisierung des Lungengewebes gelingt es, Ödem hervorzurufen (vgl. Jores). Die Wichtigkeit des nervösen Momentes geht auch daraus hervor, daß bei Kaninchen Lungenödem durch intravenöse Injektion von großen Mengen physiologischer Kochsalzlösung erzeugt werden kann, wenn beide Vagi durchschnitten sind, dagegen nicht durch die gleiche Injektion, wenn die Vagi intakt sind (Kraus).

Das entzündliche Ödem bildet das erste Stadium jeder akuten Pneumonie. Es kommt bei dieser Krankheit aber auch als kollaterales Ödem vor, und es liegt nahe, das terminale Ödem der fibrinösen Pneumonie so aufzufassen. A priori ist anzunehmen, daß auch Pneumonien vorkommen, die im Stadium des entzündlichen Ödems überhaupt bestehen bleiben. Man hat sie

Pneumonia serosa genannt. Solche Fälle sind beschrieben worden, ich erwähne nur einen der ersten, von Korczinsky beschriebenen, einen Patienten, der mit Schüttelfrost und Seitenstechen erkrankte und am sechsten Tage starb und bei dem die Sektion nur Lungenödem ergab. Vielleicht sind auch die nach Kopfverletzungen auftretenden Ödeme durch Aspiration pathogener Keime zu erklären (Kockel), wenn sie nicht, wie Jores meint, als neurotische Ödeme aufzufassen sind.

Im einzelnen Falle ist es oft recht schwer zu entscheiden, ob das Ödem als mechanisches, neurotisches oder entzündliches aufzufassen ist. Deshalb ist eine klinische Trennung dieser Formen nicht möglich, und die einzig mögliche Einteilung ist die rein symptomatische, je nach dem Verlauf.

Pathologische Physiologie. Für einen großen Teil der Lungenödeme gilt der Satz Cohnheims, daß „die Menschen nicht sterben, weil sie Lungenödem bekommen, sondern Lungenödem bekommen, weil sie sterben". Wenn die Herzschwäche einen gewissen Grad erreicht hat, so kann die Zirkulation nicht mehr aufrecht erhalten werden, und es tritt Lungenödem auf. Unter Umständen ist aber die Schädigung des Herzens nicht so schwer, daß keine Erholung möglich wäre, und dann kann das Lungenödem seinerseits ein Hindernis für die Wiederherstellung der Zirkulation bilden. Ganz besonders gilt das aber für die Fälle, bei denen die entzündliche Entstehung in Frage kommt.

Die Gefahr des Lungenödems besteht in der Verlegung der Luftwege durch die Flüssigkeit. Sobald diese einen gewissen Grad erreicht hat, tritt der Tod durch Erstickung ein. Aber schon bevor es dazu kommt, wird in mehr oder weniger großen Lungenabschnitten die Arterialisation des Blutes gestört, infolgedessen leiden die Organe, und die Ernährungsstörung betrifft auch das Herz, so daß dessen Funktion noch weiter geschädigt wird. So entsteht ein Circulus vitiosus, von dem sich der Mensch häufig nicht mehr erholt.

Ätiologie. Bei der Besprechung der Pathogenese wurden die Ursachen des Lungenödems erwähnt. Es ist aber notwendig, die Krankheiten, in deren Verlauf Lungenödem vorkommen kann, und die Bedingungen, unter denen ein scheinbar idiopathisches Lungenödem beobachtet wird, aufzuzählen.

Bei Herzkranken ist das Lungenödem nicht so häufig, wie man denken sollte. Schon oben wurde erwähnt, daß die Stauungslunge auffallend selten zu Lungenödem führt. Französische Autoren legen großes Gewicht darauf, daß bei Aortenfehlern häufig Anfälle von Lungenödem auftreten, die nur auf einzelne Teile der Lungen beschränkt sind und rasch vorübergehen können. Nach deutschen und englischen Autoren trifft man solche Zustände häufiger bei Mitralstenose. Welche Rolle das Lungenödem beim Symptomenkomplex des Asthma cardiale spielt, läßt sich nicht sicher entscheiden. Oft handelt es sich nur um eine agonale Erscheinung. Es kommen hier ätiologisch alle Erkrankungen des Herzens in Betracht, Herzfehler, Myokarditis, die Herzinsuffizienz der Kyphoskoliotischen, Lungencirrhose, Emphysem etc. Freilich handelt es sich hier nicht immer um ein reines Stauungstranssudat, sondern oft um entzündliche Ödeme. Nicht selten sind auch chronische Ödeme.

Bei intrathorakalen Erkrankungen verschiedener Art kann plötzlich der Tod durch Lungenödem eintreten, z. B. bei Tumoren und umfangreichen pleuritischen Ergüssen. Daß es sich um ein rein mechanisches Transsudat infolge von Kompression der Pulmonalvenen handelt, erscheint recht unwahrscheinlich. Es ist anzunehmen, daß entzündliche Einflüsse, vielleicht auch nervöse Reflexe eine Rolle spielen. Über die Frage, ob die „Expectoration albumineuse" der Ausdruck eines Lungenödems sei, vgl. das Kapitel Pleuritis.

Bei Nierenkranken ist Lungenödem häufig. Es kann ohne Vorboten ganz plötzlich auftreten und zum Tode führen, oder ebenso schnell verschwinden.

wie es gekommen ist. Es kann sich auch anfallsweise wiederholen oder endlich allmählich eintreten und viele Monate lang bestehen bleiben.

Kachexie aus den verschiedensten Ursachen kann durch Lungenödem zum Tode führen.

Infolge der Einwirkung von Giften kann es zu Lungenödem kommen. Die Ödembildung kann auftreten, wenn die Gifte auf dem Blutwege in die Lungen gelangen. Das ist von Chloralhydrat, Morphium, Muskarin, Jod, Methylalkohol beschrieben (Lit. siehe Klemensiewicz). Leichter kommt Lungenödem bei der Einatmung von Gasen zustande. Unter diesen sind Kohlensäure, Blausäure (Sahli), Äther, Chloroform zu nennen, ferner Gase, die gleichzeitig eine starke Reizung der Bronchien zur Folge haben, wie „nitrose Gase" (s. Llopart) und Phosgen. Hier kann manchmal die Frage entstehen, ob es sich wirklich um ein Ödem und nicht um eine Desquamativpneumonie handelt.

Ich habe mehrere Fälle von Phosgenvergiftung gesehen, die das Bild einer schweren allgemeinen Bronchitis und Bronchiolitis mit Lungenödem zeigten. Ein Fall kam zur Sektion, und die mikroskopische Untersuchung der Lungen ergab neben der Entzündung der Bronchien eine Anfüllung vieler Alveolen mit Flüssigkeit und starke Desquamation der Alveolarepithelien. In allen Fällen war Fieber vorhanden (vgl. Roos).

Während die toxischen Ödeme den Übergang zu den entzündlichen bilden, ist die entzündliche Natur sicher anzunehmen bei den Formen von Lungenödem, die infolge von vielen Infektionskrankheiten auftreten. Das gilt sowohl für das „kollaterale" Ödem bei der Pneumonie als auch für die seltenen Fälle von Lungenödem bei Influenza, Gelenkrheumatismus, Masern und Cholera.

Entzündliches Lungenödem sehen wir ferner bisweilen bei Alkoholikern, bei starken Erkältungen, bei Sprung ins Wasser.

Als Beispiel möchte ich einen Fall erwähnen, den ich im März 1913 beobachtet habe. Ein 23jähriges Mädchen unternahm einen Suizidversuch, indem sie ins Wasser sprang. Sie wurde gerettet und sofort ins Krankenhaus gebracht. Hier fand man zuerst normale Lungenverhältnisse, aber nach einigen Stunden begann die Patientin massenhaft hellrotes, flüssiges, stark schaumiges Sputum zu expektorieren, und man hörte hinten, über beide Lungen von oben bis unten verbreitet, Knisterrasseln. Die Venenpunktion ergab nur 50 ccm Blut. Dyspnoe, Husten und Auswurf gingen rasch zurück, und nur noch unterhalb der rechten Klavikula blieb etwas Knistern zurück, während sich in der rechten Fossa supra- und infraspinata eine geringe Dämpfung entwickelte, über der ebenfalls noch Knistern zu hören war. Im Laufe der nächsten zwei Tage hörte man über dem rechten Oberlappen mittel- und feinblasige Rasselgeräusche, eine Zeitlang bestand auch noch Trachealrasseln, dann wurde das Sputum sehr spärlich und nach 3 Tagen verschwanden alle Symptome vollständig. Im Sputum betrug der Eiweißgehalt 3%. Die Pulsfrequenz betrug anfangs 110—120 und sank in den nächsten zwei Tagen zur Norm. Die Temperatur erreichte in den ersten drei Tagen mehrmals 37,2—37,5°. Nachher blieb sie unter 37°. Ob man hier von einer Pneumonia serosa des rechten Oberlappens oder von einem entzündlichen Ödem sprechen will, ist Geschmackssache. Für die entzündliche Natur der Erkrankung spricht, daß sich der Prozeß nach einer anfänglichen allgemeinen Verbreitung auf einen Lungenlappen lokalisierte. Auch der Eiweißgehalt des Sputums paßt besser zu einem Exsudat.

Endlich gibt es noch scheinbar idiopathische entzündliche Lungenödeme. Es sei auch auf das Kapitel Lungenkongestion (S. 447) hingewiesen.

Als nervöse Lungenödeme haben wir wohl die Fälle aufzufassen, die nach Kopftraumen, Myelitis und anderen Erkrankungen des Nervensystems beobachtet worden sind (vgl. Jores). Doch soll nicht verschwiegen werden, daß auch diese vielfach als infektiös angesehen werden (Kockel). Bei den seltenen Fällen von Kombination von Asthma bronchiale mit Lungenödem (von Hoeßlin) ist der Zusammenhang schwer klarzulegen.

Symptomatologie. Die Symptome sind je nach der Ausdehnung des Ödems sehr verschieden. Bei starker Intensität des Ödems besteht heftigste Dyspnoe, Cyanose, Kühle der Extremitäten, kalter Schweiß. Weithin ist das Trachealrasseln, das auch dem Laien bekannte Todesröcheln, hörbar. Einzelne Hustenstöße unterbrechen die Atmung und fördern massenhaft schaumige dünne Flüssigkeit zu Tage. Die Farbe des Sputums kann blaß, leicht rötlich, gelblich oder zwetschgenbrühenfarbig sein. Bei Ödemen mit deutlicher entzündlichem Charakter und beim Ödem der croupösen Pneumonie ist der Auswurf mehr zäh, schleimig. Die mikroskopische Untersuchung ergibt rote Blutkörperchen und spärliche Leukocyten. Bei Essigsäurezusatz erfolgt nur ein geringer Niederschlag, beim Kochen eine starke Fällung, ja das ganze Sputum kann gerinnen. Mit dem Eßbachschen Reagens lassen sich meist mehrere Prozente Eiweiß nachweisen. Der Schleimgehalt ist meistens so gering, daß eine vorgängige Fällung des Muzins durch Schütteln mit Essigsäure nicht notwendig ist.

In weniger akuten und weniger schweren Fällen ist die Dyspnoe oft nur gering, ja sie kann ganz fehlen. Auch die Cyanose kann dann vermißt werden.

Der Puls ist meistens frequent, klein und weich. Doch gibt es auch Fälle von Lungenödem, in denen der Puls kräftig, ja sogar auffallend gespannt und gut gefüllt ist. Selbst nach dem Aufhören der Atmung kann der Puls noch längere Zeit zu fühlen sein und nur langsam verschwinden.

Die physikalische Untersuchung der Lungen ergibt meistens keine, oder nur eine geringe Dämpfung. Bei chronischem Ödem kann man aber auch erhebliche Schallabschwächungen finden. Als charakteristisch für die Auskultation wird reichliches, feinblasiges, lautes Rasseln angegeben. Man hört aber recht oft als Zeichen des beginnenden Lungenödems ein auffallend lautes, klangvolles, unreines Atemgeräusch, das keine Rasselgeräusche erkennen läßt. Bisweilen treten die Rasselgeräusche später auf, bisweilen kann aber das laute unreine Atemgeräusch bis zum Tode zu hören sein, ohne daß feinblasiges Rasseln nachweisbar wird.

Das Röntgenbild des Lungenödems zeigt eine diffuse Beschattung des Lungenfeldes. Doch ist die Beschattung nicht so homogen wie bei Atelektase, sondern läßt gewöhnlich eine undeutliche Marmorierung erkennen.

Beim entzündlichen Ödem gesellen sich zu den lokalen Symptomen noch die Zeichen einer Infektion des Körpers, namentlich Fieber. Temperaturen bis zu 39—40° können vorkommen. Häufig stellt man aus dem Temperaturanstieg die Diagnose einer terminalen Pneumonie, bei der Sektion aber findet man nur Ödem.

Verlauf des Lungenödems. Das Krankheitsbild des Lungenödems gestaltet sich sehr verschieden, je nachdem es langsamer oder rascher verläuft. Die Art des Verlaufes ist aber beim entzündlichen und nicht entzündlichen Ödem nicht sehr verschieden. Man kann nur sagen, daß das chronische Ödem klinisch selten einen entzündlichen Eindruck macht, obschon der pathologische Anatom gerade hier die Zeichen von Entzündung, Quellung und Desquamation der Alveolarepithelien zu finden pflegt.

1. **Perakutes Lungenödem.** Es kommt vor, daß Herzkranke oder Menschen, die vorher anscheinend ganz gesund waren, plötzlich Atemnot bekommen, sich aufsetzen oder ans Fenster begeben, um Luft zu bekommen, nach wenigen Minuten umsinken, blutigen Schaum vor den Mund bekommen und tot sind. Manchmal atmen sie noch einige Minuten oder eine halbe Stunde lang mühsam, mit weithin hörbarem Rasseln, während sie schon bewußtlos sind, die Respiration wird immer schwächer, und bald stehen Atmung und Herz still. Dieses stürmische Ödem tritt relativ häufig nachts auf. Es kann auch vorkommen, daß man am Morgen jemand, der am Abend vorher gesund schien, tot im Bette findet mit etwas rötlichem Schaum vor dem Munde.

Die Sektion zeigt in solchen Fällen häufig eine Affektion des Herzens oder eine chronische Nephritis. Bisweilen gelingt es aber nicht, irgendeine Ursache für das Lungenödem und den plötzlichen Tod zu finden. Auch bei Pneumonien und anderen Infektionskrankheiten kommen derartige Todesfälle vor.

2. **Akutes Lungenödem.** Der Patient bekommt mehr oder weniger plötzlich Atemnot und heftigen Husten mit reichlichem schaumigem Auswurf. Nicht selten geht Kitzeln im Hals, Oppression und Angstgefühl dem Husten voraus. Die Dyspnoe wird immer schlimmer, der Kranke ist blaß, sein Gesicht angsterfüllt, er fühlt sein Ende herannahen. Das Trachealrasseln wird immer lauter, immer mehr Auswurf wird entleert. Im Beginn des Anfalles hört man lautes unreines Atmen, dann erscheinen an der Basis der Lungen, bisweilen auch an einer anderen Stelle feinblasige klingende Rasselgeräusche und breiten sich allmählich über das ganze Gebiet beider Lungen aus. Die Lungengrenzen sind oft erweitert, der Perkussionsschall ist im Anfang hypersonor und wird allmählich leiser. Die Temperatur kann normal, subnormal oder erhöht sein. Die Extremitäten werden allmählich kühler, das Gesicht wird cyanotisch oder blaß, und im Zustand höchster Atemnot kann der Tod eintreten, nachdem bisweilen Bewußtlosigkeit und Krämpfe vorausgegangen sind.

Aber nicht alle Patienten sterben am Ödem. In jedem Zeitpunkt der Attacke, selbst wenn das Bewußtsein schon zu schwinden beginnt, kann, namentlich bei geeigneter Therapie, die Dyspnoe geringer werden, der Auswurf allmählich aufhören, das Rasseln verschwinden. Bisweilen kommt es zu vorübergehenden wiederholten Verschlimmerungen, und trotzdem kann der Patient schließlich genesen. Freilich setzt oft der Anfall nach einer Besserung mit vermehrter Kraft ein und führt doch noch zum Tode.

Die Dauer des akuten Lungenödems kann verschieden sein. Bisweilen endet es nach wenigen Stunden mit Tod oder Genesung, bisweilen hält es 1—2 Tage an.

Huchard unterscheidet zwei Perioden, nämlich ein **hypertonisches** und ein **hypotonisches (bronchoplegisches) Stadium**. Bisweilen bleibt aber auch der Blutdruck lange Zeit hindurch normal oder sinkt von Beginn an.

Die akute Form des Lungenödems ist die häufigste. Besonders zu erwähnen ist ihr Vorkommen bei der **chronischen Nephritis**, bei der das Ödem häufig das erste alarmierende Symptom ist und zur Entdeckung der Krankheit führt. Eine genaue Anamnese ergibt dann freilich in der Regel, daß schon früher Erscheinungen bestanden hatten, die aber nicht beachtet worden waren. Das Lungenödem in der **Gravidität** und während der **Entbindung** gehört wahrscheinlich auch zu den nephritischen Formen (abgesehen von den auf Herzleiden beruhenden). Bei der **Pneumonie** verläuft das Lungenödem in der Regel akut. Bisweilen macht die vermehrte Dyspnoe, bisweilen das zwetschgenbrühenfarbige, dünne Sputum, bisweilen die Veränderung des Atemgeräusches und das Auftreten von feinblasigem Rasseln (gröber als Knisterrasseln) auf den Eintritt dieser Komplikation aufmerksam. Das Ödem kann im Lauf einiger Stunden oder einiger Tage den Tod des Pneumonikers herbeiführen, aber selbst bei ausgesprochenem Ödem ist eine Heilung nicht ausgeschlossen.

3. **Subakutes Lungenödem.** Von subakutem Lungenödem kann man sprechen, wenn der Anfall länger als 1—2 Tage dauert und nach einer oder mehreren Wochen wieder verschwindet oder zum Tode führt. Das kommt hauptsächlich bei Nephritis, aber auch bei Herzleiden vor. Auch einzelne Fälle von scheinbar idiopathischem entzündlichem Ödem (Pneumonia serosa) gehören hierher.

4. **Rezidivierendes Lungenödem.** Rezidivierendes akutes Ödem sehen wir namentlich bei Nierenkranken, ferner bei Herzleidenden. Nach französischen Autoren ist es besonders häufig bei Aortenfehlern, nach deutschen

Autoren, mit denen meine Erfahrungen übereinstimmen, bei Mitralstenose. Bisweilen handelt es sich auch um ein chronisches exazerbierendes Ödem.

5. **Chronisches Lungenödem.** Nierenkranke werden bisweilen Wochen und Monate lang von Husten und Auswurf geplagt, wobei das Sputum dünnflüssig, mehr oder weniger schaumig, mehr oder weniger sanguinolent und sehr eiweißreich ist. Die Untersuchung ergibt in der Regel an der Basis beider Lungen feinblasige, klingende und nichtklingende Rasselgeräusche. Die Menge des Auswurfes kann sehr verschieden sein. Bisweilen sind es nur einige Eßlöffel, bisweilen mehr als ein halber Liter pro Tag. Häufig beobachtet man Besserungen und Verschlimmerungen, die bisweilen der Darreichung von Digitalis bzw. dem Aussetzen der Medikation parallel gehen. Selten kommt es zu einem vollständigen Verschwinden der Symptome, und meistens tritt nach einer wenige Tage anhaltenden Temperatursteigerung der Tod ein. Die Sektion ergibt dann gewöhnlich in der ödematösen Partie katarrhalisch-pneumonische Herde.

Ähnliche Zustände von chronischem Ödem, freilich weniger ausgesprochen, sehen wir manchmal bei Kachektischen und Herzkranken.

Diagnose. Die Diagnose des ausgebildeten Lungenödems begegnet in der Regel keinen Schwierigkeiten. Von allen anderen Formen von Dyspnoe unterscheidet es sich durch das schaumige, dünnflüssige, mehr oder weniger sanguinolente Sputum, in dem sich mit Leichtigkeit Eiweiß in großer Menge nachweisen läßt, sowie durch die reichlichen feinblasigen, teilweise klingenden Rasselgeräusche, die mit Vorliebe in den abhängigen Partien auftreten. Fehlt das Sputum, was namentlich bei bewußtlosen Patienten vorkommt, so kann der Nachweis eines lokalisierten Lungenödems schwieriger werden. Verwechslungen mit Hypostase und Atelektase sind möglich. Doch ist bei der Atelektase das Knistern viel feiner als beim Ödem.

Das entzündliche akute Ödem ist bisweilen von einer croupösen Pneumonie nicht zu unterscheiden. Doch handelt es sich um sehr seltene Vorkommnisse (vgl. im übrigen das Kapitel Lungenkongestion).

Besonders wichtig ist die Diagnose der allerersten Anfänge des Ödems, des „drohenden Lungenödems", weil eine rechtzeitig einsetzende Therapie manches Menschenleben retten kann. Man achte deshalb in den Fällen, in denen ein Lungenödem in Frage kommt, insbesondere bei der Pneumonie, sorgfältig auf das Sputum und auf den Lungenbefund in den abhängigen Partien. Das Auftreten der charakteristischen Rasselgeräusche und ihre rasche Ausbreitung erlauben dann häufig eine frühzeitige Diagnose. Namentlich möchte ich aber auf das eigentümliche laute und unreine Atemgeräusch hinweisen, das man häufig als erstes Zeichen des Ödems über größeren Lungenpartien hören kann.

Mackenzie hält das „Entfaltungsknistern", das man bei Herz- und Nierenkranken häufig während der ersten Atemzüge nach dem Aufsetzen hört, für ein Zeichen von Lungenödem. Doch dürfte es sich wohl eher um Atelektase handeln.

Prognose. Wenn auch der oben erwähnte Satz Cohnheims in vielen Fällen zu Recht besteht, so ist doch dem einzelnen Kranken oft nicht anzusehen, ob er wirklich nur Lungenödem bekommt, weil er stirbt und ob er nicht durch Beseitigung des Ödems gerettet werden könnte, bzw. ob das Ödem wieder zum Verschwinden gebracht werden kann. Die Prognose des Lungenödems ist immer sehr ernst, aber nur bei einem schweren Allgemeinleiden, das das Ende bald erwarten läßt, darf sie absolut infaust gestellt werden. In allen anderen Fällen rechne man mit der Möglichkeit einer Erholung und erschöpfe alle therapeutischen Möglichkeiten.

Therapie. Die Prophylaxe des Lungenödems ist am wichtigsten bei der Pneumonie, darf aber auch bei anderen Infektionskrankheiten, bei der

Nephritis etc. nicht außer acht gelassen werden. Da zum Zustandekommen des Ödems die Herzschwäche zum mindesten viel beiträgt, so ist die rechtzeitige Anwendung von Digitalis, Kampfer, Koffein etc. in erster Linie zu nennen. Auch vor der Einwirkung der Kälte, namentlich kei Nierenkranken, wird gewarnt.

Sowohl prophylaktisch als auch therapeutisch bei schon ausgebrochenem Ödem ist das wichtigste Mittel der Aderlaß. Den experimentellen Beweis für seine Wirkung hat Sahli geleistet, und die klinische Beobachtung zeigt fast täglich, das durch eine Venensektion unter Umständen ein Lungenödem zur Heilung gebracht werden kann. Am besten sind die Erfolge in den Fällen, in denen der Puls gut gefüllt und stark gespannt ist. Wichtig ist, daß man genügende Mengen Blut entleert, mindestens 300—400 ccm. Bei schweren, kräftigen Individuen wird selbst ein Blutentzug von 800 ccm ohne Nachteil ertragen. Aber auch schon bei Entnahme von kleineren Mengen sieht man in solchen Fällen, in denen sich nicht mehr entleert, bisweilen auffällige Erfolge. Am bequemsten ist die Blutentziehung durch Venaepunktion, doch darf man in dringenden Fällen, wenn die Venen nicht leicht zu punktieren sind, nicht zu viel Zeit verlieren, und es ist dann besser, die Vene rasch durch einen Schnitt freizulegen.

Weniger Erfolg hat man bei der Anwendung von Blutegeln und blutigen Schröpfköpfen.

Daneben sind Herzmittel und Analeptica in großen Dosen anzuwenden. Die besten Erfolge sieht man von Kampfer- und Koffeininjektionen. Aber auch von Strophantin (intravenös), Spartein etc. sieht man bisweilen gute Resultate. Von manchen Autoren werden auch Brechmittel empfohlen. Traube empfahl die innerliche Darreichung von Plumbum aceticum in Dosen von 0,05—0,1 in stündlichen Intervallen. Williams und Davis haben über Heilungen von Lungenödem mit Belladonna bzw. Atropin (subkutan 0,5 mg, ev. mehrmals) berichtet.

Selbst wenn es gelingt, die Zirkulation zu heben und die Transsudation in die Alveolen zum Verschwinden zu bringen, so kann die in den Luftwegen vorhandene Flüssigkeit die Erstickung herbeiführen. Deshalb muß man versuchen, diese zu entfernen. Oft leistet die künstliche Atmung gute Dienste und sie sollte bei gefahrdrohendem Ödem immer versucht werden. Bisweilen gelingt es durch Lagerung des Patienten mit herunterhängendem Kopf das Abfließen des Sekretes zu erreichen.

Einem jungen Mädchen, das Lysol getrunken hatte, um einen Abort herbeizuführen, glaube ich auf diese Weise das Leben gerettet zu haben. Es bestand hochgradiges Lungenödem, die Patientin war bewußtlos, aus dem Mund lief schaumige Flüssigkeit, und die Atemzüge hatten schon fast aufgehört. Ich ließ die Patientin so über den Bettrand hängen, daß der Kopf fast senkrecht unter den Thorax kam, und nun floß viel schaumige Flüssigkeit aus dem Mund. Unter künstlicher Atmung kam allmählich die Respiration wieder in Gang, die Wirkung von Kampfer und Koffein stellte sich ein, das Ödem verschwand und die Patientin wurde geheilt. Auch der Fötus blieb am Leben.

Bisweilen sieht man auch von ableitenden Prozeduren anscheinend Erfolge. Besonders Hand- und Fußbäder mit Senfmehl, auch heiße Teilbäder scheinen wirksam. Gegen die Atemnot leistet Sauerstoff symptomatisch manchmal gute Dienste.

4. Die Lungenembolie.

Ätiologie. Embolien der Lungenarterie, die klinisch in Betracht fallen, kommen fast ausschließlich durch Blutthromben zustande (Lit. über die verschiedenen Formen von Embolien siehe bei Beneke).

Weit seltener sind die klinisch nachweisbaren **Fettembolien**. Sie werden hie und da nach Brüchen oder Zermalmungen von Knochen beobachtet. Auch bei Entzündungen des Fettgewebes, Nekrose von Lipomen, mechanischer Zertrümmerung des Unterhautzellgewebes, nach Phosphorvergiftung, Erkrankungen des Knochenmarks, Diabetes mit Lipämie kommen Fettembolien vor. Solche, die den Tod herbeiführen, sind recht selten. In Wirklichkeit treten aber sicher recht häufig derartige Embolien auf, nur verlaufen sie ohne klinische Erscheinungen zu machen. Wenn nur wenige Todesfälle infolge von Infektionen von Paraffin oder von öligen Lösungen, die in Venen gelangt waren, beschrieben sind, so ist daran sicher nicht nur das Befolgen von Vorsichtsmaßregeln schuld, die im Anschluß an die veröffentlichten Fälle gegeben worden sind (Prüfung, ob kein Blut aus der Injektionskanüle kommt).

Die **Gasembolie**, die bei Verletzungen großer Venen sowie bei der Anlegung des künstlichen Pneumothorax beobachtet wird, gehört nur teilweise hierher, da sie nicht nur durch Schädigung der Lunge, sondern auch durch Überdehnung des Herzens und besonders durch Verlegung der Gehirnkapillaren gefährlich wird. Zur ihrer Entstehung ist eine Verletzung einer Vene notwendig, in der das Blut unter negativem Druck steht. Außer bei den Pulmonalvenen kommt deshalb die Gasembolie besonders bei den großen Venen in der Nähe der oberen Brustapertur vor, ferner bei Operationen am puerperalen Uterus in Beckenhochlagerung, selten bei blutendem Magengeschwür. Über die Gasembolie des Gehirns vgl. das Kapitel Therapie der Lungentuberkulose mit künstlichem Pneumothorax.

Embolien von Zellen, (z. B. Leberzellen, Syncytien der Plazentarzotten, Knochenmarksriesenzellen) oder von Zellgruppen, Parenchymfetzen (Leber, Fettgewebstrümmer, Knochenmarkspartikelchen) sind klinisch bedeutungslos. Die Geschwulstzellenembolie hat nur insofern Interesse, als sie die Ursache der metastatischen Tumoren der Lunge darstellt.

Auch die **septischen Embolien** sind hier nur insoweit zu behandeln, als es sich um die Verschleppung infizierter größerer Blutthromben handelt.

Alle diese Embolien treten vollständig zurück gegenüber den durch **Blutgerinnsel** herbeigeführten Verstopfungen der Lungenarterien. Die Lungenembolie macht unter den Embolien mehr als die Hälfte aus. Lubarsch fand unter 584 Fällen in 59,1% die Lungenarterien betroffen. Das ist auch begreiflich, da sich die Quelle der Lungenembolie in den Körpervenen befindet, in denen sich sehr leicht Thromben bilden. Auch im rechten Herzen können Gerinnsel entstehen, die sich losreißen und in die Lungen verschleppt werden. Die meisten Emboli stammen aus den Venen des Beins, der Vena saphena, femoralis oder aus den Venen der Wadenmuskeln, dann kommen die Beckenvenen, der Plexus prostaticus, seltener andere Bezirke.

Die Ursachen, die zur Entstehung von Embolien Veranlassung geben, fallen deshalb zusammen mit den **Ursachen der Venenthrombose** überhaupt und sind hier nicht ausführlich zu besprechen. Nur kurz sei erwähnt, daß die Embolien am häufigsten vorkommen bei Herzklappenfehlern, speziell bei Mitralstenose und bei schweren Myokardveränderungen, bei denen sich Thromben im rechten Vorhof bilden. Häufig sieht man ferner Embolien nach Geburten, ohne daß eine erkennbare Venenthrombose vorausgegangen sein muß. Es handelt sich meist um Thrombose der Beckenvenen. Auch nach fieberhaften Krankheiten, besonders Pneumonie, Typhus, Erysipel, Diphtherie, Scharlach, sieht man häufig Lungenembolien auftreten, deren Quelle oft erst bei der Sektion erkannt wird.

Dasselbe gilt auch von den Embolien, die manchmal nach Operationen, besonders Laparotomien auftreten. Ihre Häufigkeit wird sehr verschieden angegeben. Bibergeil fand unter 1140 Laparotomien nur 0,3%, Lungenembolien, Sonnenburg unter 2000 Appendicitisoperationen 5,3%.

Bei vielen Thrombophlebitiden, namentlich bei den puerperalen, kann man einen Unterschied zwischen den **Frühembolien** und den **Spätembolien** feststellen. Die ersten sind häufig gutartig, die letzten gefährlich, da sie vorzugsweise dann auftreten, wenn große Venenäste thrombosiert sind. Nach Rendu ist die gefährlichste Zeit immer die dritte Woche (vgl. a. Bd. 6 d. Handb.). Bei den Embolien der Herzkranken und Kachektischen findet man häufig eine ganze Reihe von frischen Verstopfungen der Lungengefäße, die alle ungefähr gleichzeitig entstanden sein müssen. Offenbar ist hier die **Verlangsamung des Blutstromes** die Ursache der Thrombenbildung, und die frischen Gerinnsel werden sofort losgerissen, ohne daß ein besonders kräftiger Blutstrom vorhanden wäre. In diesen Fällen hat man den Eindruck, daß der Patient nicht stirbt, weil er eine Embolie bekommt, sondern eine Embolie bekommt, weil er stirbt.

In den meisten Fällen ist aber eine **Beschleunigung und Verstärkung der Zirkulation** die Ursache dafür, daß die Gerinnsel losgerissen werden. Das Aufstehen nach einer Geburt, das Aufsitzen im Bett nach einer Laparotomie oder nach einer Pneumonie genügt, um die Gerinnsel loszureißen.

a) Die Embolie des Hauptstammes und der Hauptäste der Lungenarterie.

Pathologische Anatomie und Physiologie. Wenn der Mensch sofort nach dem Eintreten der Embolie stirbt, so findet man das Lungengewebe blaß. Hat es dagegen einige Zeit gedauert, bis der Tod eingetreten ist, so ist es im Gegenteil hyperämisch. Das kommt daher, daß die Bronchialarterien ihr Blut in das Lungengewebe einströmen lassen. Im Stamm der Lungenarterie oder in einem der beiden Hauptäste findet man ein Gerinnsel, das bisweilen aufgewickelt ist und sich bei genauerer Untersuchung als ein Thrombus erweist, dessen Entstehungsort häufig noch festgestellt werden kann.

Embolie des Stammes der Pulmonalarterie führt immer zum Tode. Das linke Herz erhält kein Blut mehr und kann also auch das Gehirn nicht mehr versorgen. Der Mensch stirbt deshalb an Hirnanämie. Bis eine solche eintritt, dauert es immerhin einige Sekunden. Es gibt aber Fälle, in denen der Patient, der bis dahin keinerlei krankhafte Symptome gezeigt hatte, plötzlich tot umfällt. Hier kann man nur eine reflektorische Lähmung der nervösen Zentren annehmen.

Ist der **Hauptstamm einer Lunge** verlegt, so wird die Strombahn des kleinen Kreislaufs auf die Hälfte eingeengt. Es wäre zu erwarten, daß das Herz dieses Hindernis leicht überwindet. Auch der Gasaustausch muß in genügender Weise vor sich gehen, wenn die Zirkulation in einer Lunge intakt ist. Das Gewebe der Lunge selbst braucht durch die Embolie der Arterie nicht zu leiden, da es von den Bronchialarterien her genügend Blut erhält.

Nun sieht man aber recht häufig Patienten an Embolie einer Lungenarterie sterben. Bei der Sektion erweist sich das Herz entweder in seiner rechten Hälfte oder im ganzen als dilatiert. Meistens sterben die Patienten erst einige Stunden oder selbst Tage nach der Embolie unter den Erscheinungen der Herzschwäche. Offenbar ist die plötzliche Erhöhung des Widerstandes eine so schwere Aufgabe für das Herz, daß es ihr nur ganz gewachsen ist, wenn es ganz gesund ist. Deshalb überstehen nur Individuen mit kräftigem Herzen die Embolie eines Hauptastes der Lungenarterie. Ist das Herz irgendwie geschwächt, so leistet der rechte Ventrikel, der gegen einen verdoppelten Widerstand zu arbeiten hat, seine Arbeit nur ungenügend oder er erlahmt bald, und so kommt es nach kürzerer oder längerer Zeit zum Tod an Herzschwäche. Da der linke Ventrikel nicht genug Blut erhält, so versorgt er vielleicht auch das Atemzentrum ungenügend, und das erklärt möglicherweise die Dyspnoe, die dabei auftritt. Das Blut ist ja genügend arterialisiert, da es in seiner Gesamtheit durch die atmende Lunge geflossen ist. Es ist aber auch möglich, daß die Dyspnoe reflektorisch bedingt ist. Das Lungengewebe erhält bei Verstopfung der Pulmonalarterie zwar genügend Blut, um nicht abzusterben, aber vielleicht wirkt das geringe Blutzufluß, den die Bronchialarterien leisten, doch in einer Weise auf die Nervenendigungen, daß ein Atemreflex entsteht. Auch die Nervenendigungen in den Pulmonalarterien selbst können eine Rolle spielen. Für eine reflektorische Beeinflussung der Atmung spricht auch die Tatsache, daß die Seite, auf der die Embolie eingetreten ist, bei der Atmung zurückbleibt. Sonst wäre diese Tatsache gar nicht verständlich, da ja weder der Lufzutritt noch die Bewegung auf der erkrankten Seite gehemmt ist. Reflektorische Einflüsse müssen wir endlich auch in den Fällen annehmen, in denen der Tod nach dem Verschluß eines Hauptastes ganz plötzlich eintritt.

Eine auffällige Tatsache ist, daß bei Embolie des Stammes oder eines Hauptastes der Pulmonalarterie ein Teil der Patienten cyanotisch, ein Teil blaß wird. Wird der Stamm plötzlich verlegt, so kann der linke Ventrikel nur das Blut in die Körperarterien befördern, das in diesem Moment im linken Vorhof und in den Pulmonalvenen enthalten ist, da er ja von den Lungen her nichts mehr erhält. Auf die Kapillaren und die Venen des Körperkreislaufes wirkt also eine sehr geringe vis a tergo. Durch die vertieften Inspirationen wird das Blut aus den Venen in den Thorax angesogen, deshalb ist es leicht verständlich, daß die Patienten blaß werden. Wenn die Kranken aber noch einige Zeit leben, so kann durch die Kontraktion der Arterien doch noch eine gewisse Menge Blut in die Venen gepreßt werden, und durch das Pressen bei der dyspnoischen Atmung kann der Abfluß in den Thorax gehindert werden, so daß sich auch ein mäßiger Grad von Cyanose erklären läßt. Anders liegen die Verhältnisse bei einer unvollständigen Verlegung der Lungenarterie. Hier erhält der linke Ventrikel eine, wenn auch verminderte Menge von Blut. Er treibt es rasch weiter, und die Arterien können durch Kontraktion den Füllungsdefekt kompensieren, so daß der Blutdruck auf der Höhe bleibt. Es wird also weiter Blut durch den Körperkreislauf getrieben, der rechte Ventrikel kann es aber gegen den vermehrten Widerstand nur teilweise weiter befördern, dadurch kommt es zu Stauung im rechten Herzen und in den Körpervenen und zu Cyanose. Es läßt sich aber auch denken, daß der linke Ventrikel, wenn er schon vorher geschwächt war, das wenige Blut, das er erhält, nicht rasch genug weiter treibt, um die Venen genügend zu füllen, so daß es auch hier, wie bei der vollständigen Verlegung, nicht zu Cyanose, sondern zu Blässe der Haut kommt. Endlich können auch hier reflektorische Momente mitspielen.

Symptomatologie. Nach dem Gesagten ist es selbstverständlich, daß die Symptome nicht immer die gleichen sind.

Bei der Embolie des Hauptstammes der Arteria pulmonalis tritt der Tod in der Regel ganz plötzlich ein. Ein Patient mit einem Herzleiden, der sich infolge von Digitalismedikation gut erholt hatte, ein Rekonvaleszent einer Pneumonie, eine Wöchnerin, die zum ersten Male aufsteht, sinkt plötzlich um, wird blaß und bewußtlos, und nach wenigen Sekunden hat das Herz aufgehört zu schlagen. In anderen Fällen tritt plötzlich hochgradige Atemnot auf, der Patient ringt mühsam nach Luft, kann vielleicht noch einige Worte sagen, wird blaß oder cyanotisch, die Haut wird kühl, dann sinkt er um, verliert das Bewußtsein, die Atemzüge hören auf und der Puls, der schon vorher schlecht war, verschwindet vollständig.

Bei der Embolie eines Hauptastes kann der Tod gleich rasch erfolgen wie bei der Embolie des Stammes. Es kann aber auch länger dauern, bis das Leben erlischt. Der Patient verspürt plötzlich heftigste Atemnot und wird von größter Angst befallen. Das Gesicht wird blau, seltener blaß, die Haut wird kühl, bedeckt sich mit Schweiß, der Puls wird klein, oft auch unregelmäßig. So kann der Patient, von Todesangst gequält, stundenlang nach Luft ringen; Kopfschmerz, Schwindel, Exophthalmus, Mydriasis, Bewußtlosigkeit, Konvulsionen können auftreten, und nach Stunden tritt der Tod ein.

Es kommt auch vor, daß die Symptome sich wieder bessern, daß dann aber von neuem eine Verschlimmerung auftritt, die zum Tode führt. Das ist namentlich der Fall, wenn ein Embolus einen Hauptast oder das Lumen des Stammes nur teilweise verlegt hatte, sich aber durch neue Embolien oder Thrombose vergrößert. Nicht selten erfolgt auch zuerst die Embolie in einen Hauptast (meist den rechten), einige Zeit nachher — wahrscheinlich infolge der verstärkten Atembewegungen, die einen neuen Thrombus loslösen — erfolgt eine neue Embolie in den anderen Hauptast und führt sofort zum Tode.

Zu erwähnen ist noch, daß fast immer der rechte Hauptast von der Embolie befallen ist, weil er weiter und die Blutströmung in ihm stärker ist.

Die physikalische Untersuchung des Patienten ergibt in der Regel keinen nennenswerten Befund. Das Atemgeräusch kann abgeschwächt sein, auch Abschwächung des Schalles ist beschrieben worden, dagegen fehlen die Zeichen von Atelektase, die schon von Virchow, neuerdings wieder von Sauerbruch und Bruns nach Unterbindung von Lungenarterien gefunden worden sind, ohne daß man diesen Befund auf den Menschen übertragen dürfte (vgl. Beneke). Mehrmals ist ein Nachschleppen der einen Seite (immer der rechten) bei Embolie eines Hauptastes beobachtet worden. Litten hat ein pfeifendes lautes systolisches Geräusch neben dem Sternum an der Auskultationsstelle der Pulmonalis beschrieben, das die Folge einer unvollständigen Verlegung der Arterie war. Manchmal kann man eine Verbreiterung des Herzens nach rechts nachweisen.

Selten ist die Heilung der Embolie eines Hauptastes. Ein Infarkt folgt ihr nicht, und nach Organisation und Rekanalisation des Embolus stellen sich wieder normale Verhältnisse her. Doch sind solche Fälle außerordentlich selten, und bei der Schwierigkeit der Diagnose lassen sich gegen ihre Deutung immer Einwendungen erheben.

Diagnose. Die Diagnose der Embolie eines Hauptastes oder des Stammes der Arteria pulmonalis selbst ist sehr schwierig. Tritt unter heftigster Atemnot Blässe oder Cyanose des Gesichtes, akuter Verbreiterung des Herzens, plötzlich der Tod ein oder fällt jemand plötzlich tot um, so darf man die Diagnose nur dann mit einer gewissen Wahrscheinlichkeit stellen, wenn Venenthrombosen nachgewiesen sind oder wenn wenigstens ein Zustand vorliegt, in dem dieses Ereignis häufig vorkommt, wenn z. B. ein Wochenbett, eine Pneumonie, oder eine Laparotomie überstanden worden ist oder wenn eine schwere Chlorose vorliegt. Ist das nicht der Fall, so darf man die Diagnose höchstens vermutungsweise äußern. Die Fälle sind recht häufig, in denen man, weil die Erscheinungen zu einer Lungenembolie gestimmt hatten und die Bedingungen dazu gegeben waren, die Diagnose stellt und nachher bei der Sektion nichts davon findet. Ist außer den erwähnten Erscheinungen auch noch das Nachschleppen der rechten Seite und das erwähnte systolische pfeifende Geräusch über der Pulmonalis oder rechts vom Sternum festzustellen, so darf man an die Embolie eines Hauptstammes denken, doch ist auch hier die Diagnose nie sicher.

Therapie. Da die Therapie wenig aussichtsreich ist, ist die Prophylaxe das Wichtigste. Sie besteht darin, daß man alle Fälle von Thrombose der Venen mit größtmöglichster Schonung behandelt, andererseits aber auch die Entstehung von Thrombosen nach Möglichkeit verhütet. Die Besprechung der Einzelheiten gehört nicht hierher. Hier sei nur darauf hingewiesen, daß eine Prophylaxe besonders bei Pneumonien wichtig ist und hier vielleicht dadurch erreicht werden kann, daß man bei Patienten mit großer Schwäche in der Rekonvaleszenz die Zirkulation durch Massage bessert. Ferner sei auf die Prophylaxe bei der Chlorose hingewiesen, bei der sie vielleicht zu wenig berücksichtigt wird (Lenhartz). Gegen die Thrombose im Wochenbett ist gegenwärtig das Frühaufstehen üblich.

Ist die Embolie eingetreten, so wird man in den seltensten Fällen je dazu kommen, den Embolus operativ zu entfernen (vgl. Bd. 6 dieses Handbuchs). Meist wird man sich darauf beschränken müssen, dem Patienten Kampfer, Koffein etc. zu injizieren, künstliche Atmung auszuführen und die Atemnot durch Morphium zu lindern. In den Fällen, in denen man mit dieser Therapie Erfolg hat, handelt es sich wohl meistens um eine falsche Diagnose.

b) Die Embolie der mittelgroßen Pulmonalarterien.

Der Lungeninfarkt.

Pathologische Anatomie und Physiologie. Wird ein Ast einer Pulmonalarterie, der einen ganzen Lappen versorgt, oder ein etwas kleinerer Ast plötzlich verlegt, so treten selten so schwere Erscheinungen auf, wie bei der Verlegung der Hauptarterie eines ganzen Lungenflügels. Doch beobachtet man gelegentlich ähnlich stürmische Erscheinungen. Das ist der Fall bei Individuen, die schon vorher an Herzschwäche litten und bei denen eine relativ geringfügige Verengerung der Lungenstrombahn genügt, um den rechten Ventrikel vollends zum Erlahmen zu bringen. Wenn es sich um multiple Embolien handelt, so kann selbstverständlich der Effekt der gleiche sein wie bei der Verlegung eines einzigen Hauptastes. Auch reflektorische Einflüsse können, wenn auch viel seltener als bei Verschluß des Stammes, an der Wirkung beteiligt sein.

Viel häufiger übersteht der Kranke die Embolie. Aber es tritt eine Gefahr auf, die beim Verschluß größerer Stämme nicht besteht, nämlich die des **hämorrhagischen Infarkts**.

Zum Zustandekommen eines hämorrhagischen Infarkts sind aber besondere Bedingungen notwendig. Er tritt nur dann auf, wenn schon eine **Stauung im Lungenkreislauf** besteht. Am häufigsten entsteht der Infarkt in den Stauungslungen, aber auch eine Störung des Pulmonalkreislaufs, die nicht zu Induration geführt hat, genügt unter Umständen. Schon das Hindernis, das die Emphysemlunge für die Arbeit des rechten Ventrikels darstellt, ist genügend, um aus einer Embolie einen Infarkt entstehen zu lassen, und wir sehen beim Emphysem nicht selten Infarkte. Selbst vorübergehende Lungenstauung infolge temporärer Herzschwäche kann offenbar bisweilen die Bedingung für eine Infarktbildung abgeben.

Kommt es in einer gesunden Lunge zum plötzlichen Verschluß eines Arterienastes von mittlerer Größe, so leidet darunter weder die Zirkulation im ganzen, da ja der Widerstand für den rechten Ventrikel nur wenig erhöht wird, noch die Ernährung des Lungengewebes, da dieses von den Bronchialarterien genügend gespeist wird. Anders liegen die Verhältnisse bei Stauung in der Lunge. Die Entstehung des Infarkts kann man sich dabei in verschiedener Weise denken, je nachdem man eine Füllung des infarzierten Gebietes durch kollaterale kapillare Fluxion oder durch rückläufige Füllung aus den Bronchialvenen annimmt.

Eine Füllung aus den Lungenkapillaren kann man sich in fogender Weise denken: Durch den Verschluß wird zuerst der von der Lungenarterie versorgte Bezirk blutarm. Das in den Kapillaren, in den feinen Arterien und Venen noch vorhandene Blut stagniert, und es entstehen stellenweise Thrombosen. Da aber reichliche Anastomosen mit dem Kapillargebiet der benachbarten, gut durchbluteten Lungenbezirke bestehen, dringt aus diesen Blut in die Bahnen des blutarmen Lungenteiles ein, aber infolge der Thrombosen kommt es zur Stauung und mit der Zeit zur Diapedese roter Blutkörperchen.

Eine Füllung aus den Bronchialvenen, wie sie zuerst Koester angenommen hat, würde die gleichmäßige Infarzierung des ganzen Bezirkes noch besser erklären. Da die Venen der kleineren Bronchien sich in die Pulmonalvenen entleeren, so werden sie bei Stauung im Pulmonalkreislauf stark erweitert und der Druck in ihnen stark erhöht, und wenn nun in den Lungenkapillaren plötzlich eine mangelhafte Füllung entsteht, so kann leicht eine rückläufige Füllung aus den Bronchialvenen entstehen. Diese Füllung wird langsam erfolgen, das eingeflossene Blut stößt auf die erwähnten durch Thromben verursachten Hindernisse, und so lassen sich die Blutungen in die Alveolen leicht erklären. Bei dieser Art der Genese ist eine viel gleichmäßigere Überschwemmung mit Blut zu erwarten, als bei einer Füllung aus den kollateralen Kapillargebieten, bei der ein großer Unterschied zwischen den zentralen und Randpartien eintreten müßte.

Man kann auch beide Theorien vereinigen und die Füllung sowohl aus den kollateralen Kapillargebieten als auch aus den Bronchialvenen zustande kommen lassen (Kaufmann).

Auf alle Fälle muß eine **Schädigung der Lungenkapillaren** angenommen werden. Das erklärt auch, weshalb es bei **septischen Embolien** leicht zu Infarktbildung kommt, ohne daß Stauung in der Lunge zu bestehen braucht. Freilich kann eine septische Embolie auch zur Entstehung von Thromben Veranlassung geben und dadurch die Infarktbildung begünstigen.

Die Bedeutung der Durchlässigkeit der Kapillarwand und der in den Kapillaren entstandenen Thromben legt die Möglichkeit nahe, daß auch ohne einen größeren Embolus ein Infarkt entstehen kann. Solche **Infarkte ohne Embolie** sind auch tatsächlich beschrieben. Sie sind nie so scharf begrenzt wie die embolischen, und es fehlt die keilförmige Gestalt.

Das in die Alveolen ergossene Blut gerinnt rasch. Deshalb gelangen in der Regel nur Spuren in die Bronchien und in das Sputum und es kommt nicht zu einer Überschwemmung der benachbarten Lungengebiete.

Ein Infarkt kann sich dadurch vergrößern, daß sich an den ursprünglichen Embolus neue Thromben ansetzen.

Die Folgen der Infarktbildung in einem embolischen Lungenbezirk bestehen darin, daß das Lungengewebe in seiner Ernährung leidet. Die Schädigung ist in größeren Bezirken erheblicher als in kleineren. Deshalb ist der weitere Verlauf der Infarkte verschiedenartig.

Ist nur ein kleiner Teil der Lunge infarziert und hat das Lungengewebe in seinem Bereich nur wenig gelitten, so kann das Blut allmählich resorbiert werden, mit der Zeit stellen sich wieder normale Verhältnisse her, und schließlich bleibt höchstens eine geringe Bindegewebswucherung und Pigmentierung zurück.

Alle größeren Infarkte sterben aber in der Regel ab. Das infarzierte Gebiet wird braun oder rotbraun, am Rande durch Fettinfiltration gelb und von einer Entzündungszone umgeben. Durch Einwachsen von Gefäßen und Granulationsgewebe von der Peripherie her und durch Resorption der nekrotischen Massen entsteht eine Organisation des Infarktes. Später erfolgt eine narbige Umwandlung. Schließlich sieht man nichts mehr als eine tief eingezogene Narbe. Die zuführende Arterie kann obliteriert bleiben oder rekanalisiert werden.

Die Pleura zeigt über den Infarkt fast immer eine fibrinöse Entzündung. Nicht selten wird aber auch die Entzündung serös oder hämorrhagisch und nimmt manchmal eine große Ausbreitung an. Wir haben uns das als Folge der Einwanderung von Mikroorganismen durch die nekrotische Lungenpartie zu erklären. Auch eitrige Entzündung kann die Folge sein.

Selten ist der Übergang des Infarktes in Erweichung, ohne daß eine Organisation folgt (aputride Nekrose). Pleuritis und Perforation der Pleura kann die Folge sein.

Ebenfalls selten ist die Sequestration des Infarktes durch Eiterung in dessen Peripherie.

Häufiger ist der Übergang eines Infarkts in Abszeß und Gangrän. Eitrige Pleuritis und Pneumothorax sind nicht ganz selten.

Symptomatologie. Eine Embolie eines mittleren Pulmonararterienastes ohne Infarktbildung macht nur geringe Symptome. Häufig findet man erst bei der Sektion einen mehr oder weniger organisierten Embolus in einem Arterienast, ohne daß man aus der Krankengeschichte erkennen kann, wann die Embolie passiert ist. Manchmal muß man auch eine plötzlich auftretende Dyspnoe, Stechen auf einer Seite oder eine Verschlimmerung des Allgemeinzustandes auf ein solches Ereignis beziehen. Bisweilen kann auch eine kleine Embolie bei einem geschwächten Individuum plötzlich zum Tode führen.

Das erste Zeichen eines Infarkts ist gewöhnlich Seitenstechen. Gleichzeitig mit diesem tritt oft eine Erschwerung der Atmung ein, die eher auf die pleuritischen Schmerzen als auf die Verstopfung der Arterie, die meist schon einige Zeit früher erfolgt ist, bezogen werden muß. Einige Zeit danach beginnt der Patient blutiges Sputum auszuwerfen. Meist ist dieses mit zähem Schleim vermischt, bisweilen so gleichmäßig, daß das Sputum homogen, dunkelrot oder braunrot erscheint. Seltener sind nur streifige Blutbeimengungen in einem schleimig eitrigen Sputum zu sehen. Auch ein rostfarbenes Sputum, das von dem pneumonischen nicht zu unterscheiden ist, kommt vor. Seltener werfen die Patienten reines dünnflüssiges Blut aus, manchmal in Mengen bis zu einem halben Liter. Mikroskopisch erkennt man außer roten Blutkörperchen fast immer auch Herzfehlerzellen.

In vielen Fällen tritt Fieber auf. Es kann manchmal mit einem Schüttelfrost beginnen, der dem blutigen Auswurf längere Zeit vorausgehen kann (nach C. Gerhardt 8—24 Stunden). Vielleicht stellt dieser Schüttelfrost den Moment der Embolie dar. Das Fieber erreicht in der Regel keine große Höhe und überschreitet 39° nur selten. Meistens dauert es nur 1—2 Tage, doch kann es auch eine Woche lang anhalten. Die Ursache des Fiebers ist nicht immer klar. Es kommt nicht nur bei infizierten Emboli vor und wird deshalb häufig durch die Resorption von Blut erklärt. In anderen Fällen ist es als Ausdruck einer Sekundärinfektion aufzufassen. Das gilt besonders dann, wenn die Temperatur anfänglich niedrig war und erst einige Tage nach dem Erscheinen des blutigen Sputums zu steigen beginnt. Manchmal kann man dann gleichzeitig mit dem Fieberanstieg pleuritisches Reiben oder gar die Ausbildung eines Exsudates nachweisen. Viele Infarkte verlaufen aber ganz fieberlos.

Die physikalische Untersuchung ergibt bei größeren Infarkten immer eine deutliche Dämpfung, die an Intensität allmählich zunehmen kann. Das Atemgeräusch ist anfangs unbestimmt, später wird es meistens bronchial. Fast immer hört man Knisterrasseln, manchmal auch gröbere Rasselgeräusche. Bei kleiner Ausdehnung des Infarkts kann Knisterrasseln das einzige nachweisbare Symptom sein. Häufig hört man auch pleuritisches Reiben, nicht ganz selten kann man ein Exsudat nachweisen. Die meisten Infarkte sitzen im rechten Unterlappen, weil die Arterie hier am weitesten und der Blutstrom am stärksten ist.

Die Röntgenuntersuchung ergibt oft ziemlich scharf begrenzte Schatten, die aber durchaus keine keilförmige Gestalt zu besitzen brauchen, wenigstens nicht bei der gewöhnlichen sagittalen Strahlenrichtung, da ja die Infarkte nicht immer in den seitlichen Partien auftreten. Sitzt der Infarkt hinten, so wird er nur bei frontaler Aufnahme keilförmig projiziert. Die Begrenzung der Schatten ist aber recht oft unscharf, weil Stauungslunge, Bronchitis und Ödem die Zeichnung verwischen können.

Verlauf. Das blutige Sputum kann rasch verschwinden, es kann aber auch längere Zeit andauern, nachdem das Fieber schon abgefallen ist, und erst nach Wochen aufhören. Es wird immer zäher, dunkler und schließlich nur noch in vereinzelten kleinen Ballen entleert. Es kann aber auch in das Sputum der Stauungsbronchitis oder der Stauungslunge übergehen. Allmählich verschwinden auch die physikalischen Symptome, doch bleibt die Dämpfung oft noch Wochen lang bestehen.

Wenn der Infarkt im Verlauf einer anderen Krankheit auftritt, so stellt sich nicht selten gleichzeitig eine allgemeine Verschlimmerung des Zustandes ein. Der Puls wird schlechter, die Dyspnoe größer, bei Herzkranken können Ödeme auftreten, die vorher nicht vorhanden waren. Bei Herzkranken mit Kompensationsstörungen, bei denen eine Embolie hinzugetreten ist, entsteht im Anschluß an diese nicht selten eine rapide Verschlimmerung, die nach kurzer Zeit den Tod herbeiführt. Oft folgt der ersten Embolie eine zweite und dritte, was bisweilen aus erneutem Seitenstechen, verstärkter Atemnot und vermehrtem Blutgehalt des Sputums erkannt werden kann. Eine solche wiederholte Embolie kann dann plötzlich den Tod herbeiführen.

Erfolgt ein Ausgang in Abszeß oder Gangrän, so bleibt das Fieber hoch oder steigt wieder an. Die Sputa werden schmutzig braunrot oder schokoladenfarbig, und man kann in ihnen makroskopisch Lungenfetzchen erkennen oder mikroskopisch elastische Fasern nachweisen. Nicht selten findet man darin auch Hämatoidinkristalle. Mit der Zeit werden die Symptome von Abszeß oder Gangrän immer deutlicher. Die Ursache der Abszedierung kann darin liegen, daß der Embolus von Anfang an infiziert war, häufiger erfolgt aber die Infektion erst sekundär von den Bronchien her.

Erneuter Fieberanstieg kann aber auch von einer eitrigen Pleuritis herrühren. Der Übergang des Infarkts in ein Empyem kann aber auch so allmählich erfolgen, daß nur eine genaue Untersuchung das Exsudat aufdeckt. Gar nicht so selten wird man bei der Sektion durch ein kleines Empyem überrascht, das der Diagnose entgangen war.

Stellt sich ein Pneumothorax ein, so markiert sich das in der Regel durch plötzliche Dyspnoe und Schmerzen auf der erkrankten Seite. Wenn bei den Patienten aber vorher schon ein schwerer Allgemeinzustand bestand, so kann der Eintritt des Pneumothorax ohne augenfällige Symptome erfolgen. Nicht selten ist der Pneumothorax nur partiell.

Diagnose. Embolie mittlerer Äste ohne Infarktbildung entgeht meistens der Diagnose. Die Diagnose des Infarkts ist leicht, wenn blutiger Auswurf und Stiche in der Seite vorhanden sind und wenn gleichzeitig Venenthrombosen bestehen. Das blutige Sputum kann aber auch vollkommen fehlen. Dann stützt sich die Diagnose auf den Nachweis von Dämpfung, Veränderung des Atemgeräusches, Rasselgeräuschen oder Knisterrasseln, pleuritischem Reiben an einer beschränkten Stelle und auf den ziemlich plötzlichen Eintritt der Erscheinungen. Fehlen alle Anhaltspunkte für die Annahme einer Venenthrombose, so wird die Deutung des Lungenbefundes oft recht schwierig. Andererseits können die lokalen Erscheinungen recht gering sein oder durch andere Veränderungen verdeckt werden, so daß sie übersehen werden. Man findet bei Sektionen oft Infarkte, die während des Lebens nicht diagnostiziert worden sind. Bei zweifelhaftem Lungenbefund spricht das Vorhandensein von Venenthrombosen oder ein Zustand des Kranken, bei dem solche vorzukommen pflegen, immer für Infarkt.

Eine trockene Pleuritis kann das einzige Zeichen eines Infarktes sein. Wenn man an einer zirkumskripten Stelle Reiben hört, sollte man immer an die Möglichkeit einer Lungenembolie denken und den Kranken auf Thrombosen, Herzveränderungen und dgl. untersuchen.

Schwierigkeiten kann unter Umständen die Unterscheidung von einer croupösen Pneumonie machen. Ein Infarkt, der mit einem Schüttelfrost beginnt, mehrere Tage mit Fieber verläuft und ein rostfarbenes Sputum zeigt, kann leicht als Pneumonie aufgefaßt werden, andererseits kann eine atypische Pneumonie den Eindruck eines Infarkts machen. Die Röntgenuntersuchung erlaubt keine sichere Unterscheidung. In zweifelhaften Fällen wird man die Diagnose darauf stützen, daß Gelegenheit zur Infarktbildung (Wochenbett, Thrombosen) vorhanden ist.

Auch Echinokokken und Tumoren können unter Umständen ähnliche blutige Sputa verursachen wie Infarkte. Plötzliches Auftreten der Symptome mit Seitenstechen und Dyspnoe, allmähliches Abnehmen der blutigen Expektoration, vorhandene Thrombosen sprechen für Infarkt, langsamer Eintritt und allmähliche Verschlimmerung der Symptome, Sitz der physikalischen Erscheinungen im Oberlappen oder in der linken Lunge sprechen gegen Infarkt. Hier leistet die Röntgenuntersuchung oft wertvolle Dienste.

Ein ähnliches Sputum wie beim Infarkt kommt bisweilen bei Lungentuberkulose vor. Eine genaue Anamnese und die Berücksichtigung des übrigen Status wird aber in der Regel die richtige Diagnose stellen lassen.

Prognose. Die Prognose richtet sich nach dem Grundleiden und nach der Möglichkeit, weitere Infarkte zu verhüten. Deshalb ist bei Herzfehlern ein Infarkt immer von ernster Bedeutung, während bei einer Schenkelvenenthrombose, wenn eine geeignete Behandlung eingeleitet werden kann, die Gefahr gering ist. Immerhin muß man in allen Fällen an die Möglichkeit einer Infektion des Embolus und der daraus resultierenden Folgen denken, schon aus dem Grunde, weil die rechtzeitige Erkennung dieser Komplikation für die Behandlung von größter Wichtigkeit ist.

Therapie. Tritt bei jemand, der bisher nicht bettlägerig war, ein Infarkt auf, so ist in erster Linie Schonung, absolute Bettruhe und Vermeidung aller unnötigen Anstrengung notwendig. Kann die Quelle der Embolie erkannt werden, so ist die Venenthrombose zu behandeln.

Gegen die Infarktschmerzen sind Brustumschläge meist recht wirksam. Führen sie nicht zum Ziele, so nützt bisweilen ein Alkoholumschlag oder ein Jodanstrich. Auch die Dyspnoe wird dadurch günstig beeinflußt. Oft ist aber auch Morphium in geringen Dosen notwendig. Besonders dann, wenn der Patient sehr aufgeregt ist und die Gefahr weiterer Embolien besteht, ist es nicht zu entbehren. Kleinere Dosen von Morphium oder seiner Präparate müssen gelegentlich zur Bekämpfung des Hustenreizes angewandt werden.

Schwierig kann die Entscheidung der Frage sein, ob man bei schlechtem Verhalten des Pulses Digitalis geben soll oder nicht. Die Gefahr, daß durch die verstärkte Herzaktion ein weiterer Thrombus losgerissen werden kann, besteht immer. In den meisten Fällen wird man sich aber sagen müssen, daß die Herzaktion doch auf die Dauer nicht so schlecht bleiben kann, daß also ihre Verstärkung und damit auch die Gefahr einer neuen Embolie später doch eintreten muß und daß durch das Darniederliegen der Zirkulation das Festwachsen der Thromben nicht sicher begünstigt, dagegen die Gefahr neuer Thrombenbildung sicher vermehrt wird. Man wird also meistens die Gefahr einer neuen Embolie in den Kauf nehmen und bei schlechter Zirkulation Herzmittel verordnen müssen.

Zu erwähnen ist noch, daß man den Patienten nicht unnötig oft untersuchen soll, schon aus dem Grunde, weil sonst das Pflegepersonal nicht die richtige Idee von der Notwendigkeit absoluter Ruhe bekommt. Freilich gilt das nur dann, wenn die Diagnose sicher ist. Ist das nicht der Fall, so ist die Sicherung der Diagnose unter Umständen wichtiger. Man gehe aber dann bei der Untersuchung mit der größten Vorsicht vor.

c) Die Embolie der kleinen Lungenarterien.

Pathologische Anatomie und Physiologie. Embolien kleiner Arterien verlaufen, wenn sie nur kleine Bezirke der Lunge betreffen, symptomlos und haben keine Folgen, abgesehen von den hier nicht zu besprechenden septischen, Geschwulst- etc. Embolien. Multiple Embolien kleiner Gefäße können dagegen das Leben gefährden. Sie kommen fast nur durch Fetttropfen oder durch Gasblasen zustande.

Bei der Gasembolie füllt die eingedrungene Luft das rechte Herz, oft mit dem Blut zu Schaum gemischt. Wenn auch manches dafür spricht, daß die Überdehnung des Herzens, dessen Kontraktionen nur eine Kompression der Luft, aber keine Blutbewegung erzeugen, die Todesursache ist, so läßt sich nach den Untersuchungen Wolfs doch nicht bezweifeln, daß wenigstens in einzelnen Fällen der Verlegung der Lungenkapillaren den Tod herbeiführt. Ein Teil der Luft verschwindet rasch aus der Blutbahn, und man wird mit Wolf annehmen müssen, daß die Luft in die Alveolen diffundiert. Vereinzelte Luftblasen können in den Körperkreislauf gelangen, doch sind wohl Hirnembolien selten. Pathologisch-anatomisch ist der Nachweis kleiner Luftembolien außerordentlich schwierig, weil bei der Sektion auch Luft in die Gefäße gelangt. Gewöhnlich findet man Ödem in einzelnen Lungenbezirken.

Die Ursachen der Fettembolie sind oben erwähnt. Der pathologisch-anatomische Befund wird nur bei mikroskopischer Untersuchung erhoben. Makroskopisch erkennt man nur mehr oder weniger ausgedehnte hämorrhagische Infiltrationen und Ödem. Bei der mikroskopischen Untersuchung erkennt man die glänzenden Fetttropfen in den Kapillaren und in den kleinen Lungenarterien. Aber es können auch Fetttröpfchen die Lungengefäße passieren, in den großen Kreislauf gelangen, Embolien im Gehirn oder in der Retinalarterie verursachen und im Urin erscheinen. Die Entfernung des Fettes geschieht teils dadurch, daß das Blut da, wo es an die Tröpfchen stößt, das Fett verseift, teils durch Aufnahme in Phagocyten.

Symptomatologie. Bei der Gasembolie entsteht plötzliche Dyspnoe, hochgradige Cyanose und rasch eintretende Bewußtlosigkeit. Oft hört man unmittelbar nach dem Eröffnen der Vene ein gurgelndes Geräusch, das auch über dem Herzen wahrzunehmen ist. Auch Konvulsionen können auftreten. An Stelle des Herzens soll tympanitischer Schall nachweisbar sein. Der Tod erfolgt plötzlich oder nach kurzer Zeit, bisweilen angeblich erst nach Tagen. Auch langsamerer Krankheitsverlauf kommt vor, und Fälle von Genesung sind beschrieben.

Die Symptome der **Fettembolie** bestehen in einer Dyspnoe, die meistens erst einige Stunden nach der Verletzung auftritt und allmählich infolge von Nachschüben des Fettes schlimmer wird. Das Krankheitsbild ist das gleiche wie bei einer anfangs unvollständigen, später komplett werdenden Obturation des Hauptstammes der Lungenarterie. Die Extremitäten werden kühl, während die Bluttemperatur steigen kann. Die Gesichtsfarbe ist stark cyanotisch.

Nicht immer tritt der Tod ein, sondern nachdem die Dyspnoe und Angst eine gewisse Höhe erreicht haben, lassen die Erscheinungen nach und die Patienten erholen sich wieder. Aber auch dann ist die Gefahr nicht vorüber, indem noch eine Hirnembolie dem Leben ein Ende machen kann.

Diagnose. Bei der Luftembolie ist die Diagnose leicht, wenn die Embolie plötzlich auftritt, während eine große Vene offen ist. Doch kann die Diagnose schwierig werden, wenn die Venenverletzung übersehen wird und der Tod langsam eintritt. Die Patienten können dann den Eindruck machen, als ob sie noch unter der Einwirkung der Narkose stünden, und nicht erwachen, sondern unter zunehmender Dyspnoe dem Tod entgegengehen.

Die Diagnose der Fettembolie kann in der Regel nur vermutungsweise gestellt werden, wenn nach einer Zertrümmerung von Knochen Dyspnoe und Angst auftritt, der Patient cyanotisch wird und die Untersuchung nichts ergibt als geringe Zeichen von Lungenödem. In manchen Fällen, wie z. B. nach einer Geburt, kann die Differentialdiagnose gegenüber einer Verstopfung der Lungenarterie durch einen Blutthrombus unmöglich sein.

Prognose. Selbst bei ziemlich schweren Erscheinungen ist die Prognose nicht absolut ungünstig, da die Fetttröpfchen die Lungenkapillaren schließlich doch noch passieren und die Gasblasen in die Alveolen diffundieren können.

Therapie. Die Therapie hat in der Anwendung von künstlicher Atmung und von Herzmitteln zu bestehen. Bei der Luftembolie muß natürlich die Öffnung der Vene verschlossen werden.

Die Prophylaxe gehört in das Gebiet der Chirurgie.

5. Die Thrombose der Lungenarterie.

Die Thrombose der Lungenarterie ist viel seltener als deren Embolie Viele Fälle, die als primäre Thrombosen gedeutet wurden, stellen in Wirklichkeit Embolien dar. Lubarsch hat darauf hingewiesen, daß man bei Lungenarterienthromben meistens auch Thromben im Venensystem findet und deshalb die meisten der anscheinend autochthonen Thromben in Wirklichkeit Emboli sind. Doch kommen sicher auch in den Lungenarterien Thromben zur Ausbildung. Ein Teil von diesen sind rein agonale Bildungen und ohne klinische Bedeutung. Doch kommen auch Fälle von Thrombenbildung vor, die mehr oder weniger klinische Erscheinungen machen.

Am meisten kommen solche Fälle bei Kindern vor. Beneke erwähnt zwei Fälle von Thrombose der Pulmonalarterie bei Kindern von 2—3 Wochen nach erschöpfendem Darmkatarrh. Etwas häufiger scheinen die Thrombosen bei Masern zu sein. Ich habe drei Kinder im Alter von 1—2 Jahren beobachtet, die an Masern starben und bei denen die Sektion mehr oder weniger ausgedehnte Thrombosen der Lungenarterien ergeben hat. In allen Fällen war die Diagnose auf Bronchopneumonie gestellt, aber nur in einem Falle waren neben den Thrombosen auch pneumonische Herde vorhanden (die Fälle sind von Lutz beschrieben).

Die Kurve eines Falles ist in Abb. 13 wiedergegeben. Das Kind war 2 Jahre alt und von jeher kränklich, Etwa 8 Tage nach Beginn der Masern kam es in die medizinische Klinik. Es zeigte Zeichen von Rachitis, pastöse Haut, in den unteren Partien der Lungen, besonders links, feuchte, nicht klingende Rasselgeräusche. Über der linken Lunge entwickelte sich allmählich eine Dämpfung, die sich die auf ganze Seite ausbreitete, darüber war Bronchialatmen und spärliches, feinblasiges. klingendes Rasseln zu hören. Das Kind wurde sehr blaß, und unter zunehmender Dyspnoe erfolgte der Tod. Die Sektion ergab einen fibrinös-eitrigen Belag auf der Pleura der ganzen linken Lunge mit Kompression des Organs, einen Thrombus in der linken Arteria pulmonalis, der die ganze Arterie von der Abgangsstelle bis in die feinsten Äste völlig verschloß, einige kleine hämorrhagische Infarkte der linken Lunge und Thrombosen in Körperarterien und Venen.

Thrombosen kleiner Äste von Lungenarterien kommen ferner vor bei Vergiftungen. Hier treten sie aber vor anderen klinischen Erscheinungen zurück. In dem S. 287 erwähnten Fall von Phosgenvergiftung fanden sich auch Thrombosen in zahlreichen kleinen Arterienästchen der Lunge.

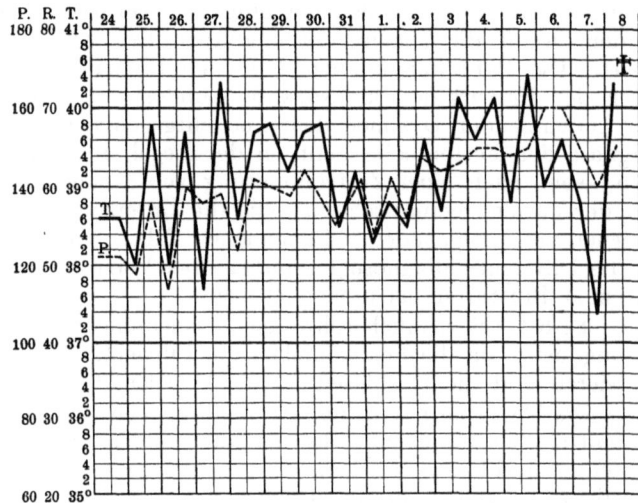

Abb. 13.
Temperaturkurve eines 2jährigen Kindes mit Lungenarterienthrombose nach Masern, vom 8. Krankheitstag an. Vgl. Lutz, Deutsche med. Wochenschr. 1913, Nr. 34, Fall 3.

Diese Thrombosen der Lungenarterien sind noch viel zu wenig bekannt, als daß man Krankheitsbilder aufstellen könnte. Eine Diagnose ist deshalb unmöglich.

Im Gegensatz zur Seltenheit der primären Thrombose steht die Tatsache, daß die Emboli in den Lungenarterien große Neigung haben, sich durch sekundäre Apposition von Thrombusmaterial zu vergrößern, worauf im Kapitel Embolie hingewiesen ist.

6. Die Hämoptoe.

Definition. Als Hämoptoe oder Hämoptysis bezeichnen wir die Expektoration von Blut, das aus den Bronchien oder aus den Lungen stammt. Sind die entleerten Mengen von Blut sehr gering oder ist dem Sputum nur etwas

Blut beigemengt, so spricht man von Hämoptysis, während der Ausdruck Hämoptoe mehr für umfangreichere Blutungen gebraucht wird.

Im Gegensatz zu dieser echten Hämoptoe wird manchmal als **falsche Hämoptoe** das Auswerfen von Blut, das aus der Mund- oder Nasenhöhle stammt, bezeichnet.

Ätiologie. Die Ursachen der Hämoptoe und Hämoptysis können verschiedene sein:

1. **Blutungen aus den Lungengefäßen.**

a) Zerreißungen des Lungengewebes durch **Verletzungen**. Die dabei auftretende Hämoptoe ist meistens sehr gering. Größere Bedeutung hat der dabei bisweilen entstehende Hämothorax.

b) **Aktive Hyperämie der Lunge**, meist entzündlicher Natur. Sie kommt bei Tuberkulose, Krebs, Echinokokken etc. in Frage. Auch die bei Malaria beobachtete Hämoptoe beruht wohl auf aktiver Hyperämie. Meist handelt es sich um geringe Blutungen, die per diapedesim in die Alveolen erfolgen. Eigentlich gehört auch die Blutbeimengung zum Sputum beim Lungenödem hierher, ebenso das pneumonische Sputum, doch wird man hier kaum von Hämoptysis sprechen. Es existieren aber alle Übergänge von rostfarbenem Sputum zu rein blutigem Auswurf.

Bisweilen treten solche Blutungen beim **Sistieren der Menses** vikariierend zu den Zeiten auf, in denen die Menses erfolgen sollten. Eine große Seltenheit ist das bei ganz gesunden Frauen und Mädchen. Bei diesen sehr seltenen Fällen ist man nie ganz sicher, ob nicht doch eine Tuberkulose der Lungen die Ursache für das Aufhören der Menses und für das Auftreten der Blutungen ist. Etwas häufiger sind die vikariierenden Lungenblutungen bei beginnender Tuberkulose. In der Regel werden nur Blutspuren ausgeworfen. Nicht so selten sind gleichzeitig mit den Menses auftretende Hämoptysen im späteren Verlauf der Lungentuberkulose (Lit. bei Cornet).

c) **Passive Hyperämie der Lunge.** Bei Stauungslunge kommt es in der Regel nur zum Auftreten einzelner roter Blutkörperchen im Sputum, die dessen Aussehen makroskopisch nicht verändern, und zur Bildung von Herzfehlerzellen, die sich manchmal durch eine gelbrötliche Sprenkelung oder gleichmäßige Verfärbung des Auswurfs kenntlich machen. Selten kommt es zu richtiger Hämoptysis. Doch hat Bäumler darauf aufmerksam gemacht, daß manche Patienten mit Mitralstenose fälschlicherweise für tuberkulös angesehen werden, weil sie wiederholt kleine Mengen von Blut auswerfen.

Auch **Kompression von Lungenvenen** durch Drüsen, Aneurysmen und andere Tumoren können mehr oder weniger erhebliche Stauungsblutungen und Hämoptysis zur Folge haben. Ferner gehört hierher der **Lungeninfarkt**, bei dem das Sputum in der Regel nur mehr oder weniger intensiv blutig verfärbt ist, bei dem es aber bisweilen auch zu ausgedehnten Blutungen kommen kann.

Stauungsblutungen sehen wir ferner bisweilen auch bei vorübergehender Stauung im Lungenkreislauf, wie sie durch **starkes Pressen**, namentlich bei Keuchhusten zustande kommt. Auch die Fälle von Hämoptoe im Anschluß an Überanstrengungen bei anscheinend vollkommen gesunden Menschen sind teilweise als Stauungsblutungen aufzufassen, während freilich nicht selten in Wirklichkeit eine Lungentuberkulose vorliegt, bei der die Blutung durch die Überanstrengung bzw. durch das mit dieser verbundene Pressen mit geschlossener Stimmritze (vgl. S. 232) nur ausgelöst wird.

d) **Hämorrhagische Diathese.** Bei Purpura, Skorbut, Hämophilie, auch bei manchen Vergiftungen kommen Lungenblutungen vor, die als kapillär aufzufassen sind. Selten erreichen sie einen beträchtlichen Grad.

e) **Arrosion von Gefäßen durch Ulzerationen** bei Tuberkulose, Syphilis, Karzinom, Aktinomykose, Echinokokkus, Distoma etc. können Blutungen zustande kommen, die bisweilen nur gering, bisweilen aber auch sehr bedeutend sind. Meistens handelt es sich um arterielle Blutungen, da die Venen offenbar zu rasch thrombosieren, als daß es zu einer Blutung kommen könnte. Auch Perforation eines Speiseröhrenkrebses gleichzeitig in einen Bronchus und in eine Pulmonalarterie kommt vor.

f) **Aneurysmen der Äste der Pulmonalarterie** bilden die häufigste Ursache der Blutung in Kavernen, speziell der Blutungen größeren Umfanges bei Lungentuberkulose.

g) **Arteriosklerose der Pulmonalarterie** führt höchst selten zu Blutungen.

2. **Blutungen aus Bronchialgefäßen.**

a) **Kapilläre Hämorrhagien aus der Bronchialschleimhaut** bei entzündlichen Zuständen, bei hämorrhagischer Diathese, endlich bei Stauungsbronchitis. Meist sind es nur geringe Spuren von Blut, die makroskopisch nicht immer zu erkennen sind. Bisweilen sieht man auch streifige Beimengungen von Blut im Auswurf. Einzig bei plastischer Bronchitis kommt es, namentlich wenn die Gerinnsel unter sehr heftigen Hustenstößen herausbefördert werden, bisweilen zu stärkeren Blutungen.

b) **Ulzerationen der Bronchialschleimhaut und Arrosion von Bronchialarterien.** Auch hier kommt es selten zu größeren Blutungen. Syphilitische, tuberkulöse, durch Parasiten hervorgerufene Geschwüre machen in der Regel nur geringe Blutungen. Auch bei Variola können Pusteln auf der Bronchialschleimhaut Blutungen zur Folge haben. Am wichtigsten sind die Blutungen bei Bronchiektasien, die nicht selten zur fälschlichen Diagnose einer Lungentuberkulose Veranlassung geben.

3. **Blutungen aus der Aorta oder einem ihrer Hauptäste.** Wenn ein Aneurysma in einen Bronchus perforiert, so erfolgt in der Regel eine tödliche Blutung. Bisweilen können ihr Vorboten in Form wiederholter geringer Hämoptysen vorausgehen. Die Perforationsblutung ist aber nicht die häufigste Todesursache beim Aortenaneurysma. Nach der Statistik von Baer sterben nur $15^0/_0$ der Aneurysmenkranken auf diese Weise.

Wenn man von den geringen Blutbeimengungen beim Sputum, der Hämoptysis absieht, so bildet weitaus die häufigste Ursache der Hämoptoe die Lungentuberkulose, viel seltener die Bronchiektasie. Man kann bei der Lungenschwindsucht zwischen Frühblutungen und Spätblutungen unterscheiden. Die ersten stellen bisweilen nur sehr geringe, vielleicht teilweise parenchymatöse Blutungen dar, können aber auch sehr reichlich werden. Dann stammen sie wohl meistens aus geplatzten Aneurysmen, die in einer latent tuberkulösen Stelle, in einer mehr oder weniger ausgeheilten kleinen Kaverne vorhanden waren. Doch wird von manchen Autoren die Mehrzahl der Initialblutungen auf venöse Hämorrhagien zurückgeführt. Die Spätblutungen sind fast immer durch Aneurysmen bedingt, die sich dadurch in Kavernen entwickeln, daß bei der fortschreitenden Ulzeration ein Gefäß verschont wird und als Strang isoliert stehen bleibt. Während die Venen obliterieren, bleiben die Arterien teilweise durchgängig und zeigen häufig aneurysmatische Erweiterungen. Die Kaverne, in der eine Blutung erfolgt, erscheint gar nicht selten vollkommen geglättet, der tuberkulöse Prozeß ausgeheilt. Im Gegensatz zu den Frühblutungen, die sozusagen nie zum Tode führen, können die Spätblutungen gefährlich werden (vgl. das Kapitel Tuberkulose).

Symptomatologie. Je nach der Menge des expektorierten Blutes sind die Symptome sehr verschieden. Die geringe Beimengung zum Sputum, die Hämoptysis, braucht hier nicht beschrieben zu werden. Dagegen sind die Symptome der schwereren Blutung, der Hämoptoe im engeren Sinne, zu erwähnen.

Häufig tritt die Blutung ohne alle Vorboten ein. Der Patient fühlt etwas Heißes im Hals, bekommt Hustenreiz und bemerkt zu seinem Schrecken, daß ihm Blut aus dem Mund stürzt. In anderen Fällen gehen Vorboten voraus, Oppression auf der Brust, Pleuraschmerzen, leichte Temperatursteigerungen, bisweilen auch blutige Streifen im Auswurf, selten rostfarbenes Sputum. Die Blutung kann so heftig sein, daß das Blut stromweise aus dem Munde fließt, sogar auch aus der Nase, ja, daß der Patient daran erstickt. Meistens erfolgt aber die Blutung langsamer, häufig schubweise, so daß der Kranke mehrmals hintereinander einen Mund voll Blut auswirft, dann wieder für einige Zeit Ruhe hat, darauf von neuem Blut auswirft u. s. f.

Die Menge des ausgehusteten Blutes kann sehr verschieden sein. Bald sind es nur wenige Eßlöffel, bald mehrere 100 ccm, selbst 1 Liter und mehr. Mengen von über 3 Liter sind schon beobachtet worden.

Das Blut ist meistens hellrot, schaumig. Bisweilen gerinnt es in einzelnen Fetzen, häufig bleibt es flüssig oder auf der Flüssigkeit schwimmen einzelne Gerinnsel. Die Ursache der Ungerinnbarkeit ist noch nicht ganz klar (vgl. Magnus-Alsleben). Bei sehr reichlicher Blutung ist in seltenen Fällen das Blut dunkel, venös. Meistens ist es mit reichlichem Speichel oder Bronchialschleim vermischt, manchmal kommt auch Mageninhalt dazu, da bei der Hämoptoe Brechreiz und Erbrechen besteht. Es kann auch vorkommen, daß ein Teil des Blutes verschluckt und nachher wieder erbrochen wird.

Bei der Hämoptoe wird meistens auch das Nervensystem stark in Mitleidenschaft gezogen, namentlich bei den ersten Attacken. Die Blutung regt den Patienten gewaltig auf, verursacht lebhafte Angst, die teilweise in der Atemnot begründet, in der Hauptsache aber durch die Furcht des Patienten vor einem schlimmen Ende bedingt ist. Das Gesicht wird blaß, der Puls häufig schwach und frequent, die Temperatur kann auf subnormale Werte sinken. Nach kurzer Zeit tritt häufig eine Reaktion auf, das Gesicht wird rot, der Puls voll und dikrot, der Patient unruhig, und nicht selten erfolgt in diesem Stadium eine neue Blutung. Bei wiederholter Blutung werden die Patienten bisweilen auch recht sorglos.

Kommt die Blutung zum Stehen, so bleibt häufig noch ein Hustenreiz zurück, den der Patient oft aus Furcht vor einer neuen Blutung ängstlich unterdrückt. Gewöhnlich werden noch einige Stunden oder Tage lang Sputa ausgeworfen, die anfangs noch fast rein blutig, später immer mehr schmutzig braunrot und schließlich nur noch schwach gefärbt werden. Meistens fühlt sich der Patient noch längere Zeit hindurch elend. In den ersten Tagen nach der Blutung pflegt Fieber aufzutreten, das vielleicht auf die Resorption von Blut, vielleicht auf entzündliche Prozesse zu beziehen ist. Das Fieber ist selten hoch und verschwindet meist nach 2—3 Tagen wieder.

Bei der Untersuchung der Lungen hört man häufig über den abhängigen Partien reichliche feinblasige und gröbere Rasselgeräusche, oft nur auf der Lunge, in der die Blutung erfolgt ist, oft auch auf beiden Seiten, dann aber auf der einen Seite reichlicher. Durch die Untersuchung der hinteren unteren Lungenpartien ist es in der Regel möglich zu erkennen, in welcher Lunge die Blutung stattgefunden hat, während die Untersuchung der Stellen, wo voraussichtlich die Quelle der Blutung ist, oft kein Resultat liefert. Seltener hört man auch an der Stelle, an der die Blutung stattfand, also in der Regel über einer Spitze, Rasselgeräusche, die vor der Hämoptoe nicht vorhanden waren unter die deshalb diagnostisch wichtig sind.

Beim Durchbruch eines Aneurysmas führt die Lungenblutung in der Regel so rasch zum Tode, daß der Arzt den Patienten nicht mehr lebend sieht. Hier erfolgt der Tod in der Regel durch Erstickung, bevor noch die Verblutung eingetreten ist. In den späteren Stadien der Lungentuberkulose kann der Patient bisweilen an der Blutung ebenfalls ersticken, viel häufiger jedoch tritt der Tod, nachdem die Hämoptoe sich vielleicht wiederholt hat, an Entkräftung ein.

Größer als die unmittelbare Lebensgefahr ist bei der Hämoptoe der Phthisiker, besonders in den früheren Stadien, die Gefahr einer Verbreitung der Tuberkulose in bisher gesunde Lungenpartien. Mit dem Blut werden nicht selten Tuberkelbazillen in die Bronchien anderer Bezirke verschleppt, und dann entstehen besonders in den Unterlappen Aspirationsherde, die sich rasch vergrößern und das Bild der akuten disseminierten Tuberkulose, seltener das der käsigen Pneumonie zur Folge haben.

Diagnose. Zuerst hat man festzustellen, daß das Blut wirklich aus der Lunge bzw. aus den Bronchien stammt. Bei reichlicher Hämoptoe ist das in der Regel nicht schwierig, wenn man sich vor Augen hält, daß das Blut bei der Hämoptoe durch Husten entleert wird, hell und schaumig, häufig mit Sputum vermischt ist. In zweifelhaften Fällen zeigt auch die Beschaffenheit der Sputa, die später entleert werden, die Anwesenheit von Blut in den Lungen an. Auch der Nachweis von Rasselgeräuschen in den abhängigen Partien einer Lunge kann die Diagnose unterstützen.

Schwierigkeiten können zunächst entstehen, wenn ein Patient behauptet eine Hämoptoe erlitten zu haben, ohne daß man der Blutung selbst beigewohnt hat oder das entleerte Blut zu Gesicht bekommt. Es kommt bisweilen bei Arbeitern vor, die behaupten, infolge eines Unfalles oder einer Überanstrengung einen Blutsturz erlitten zu haben, ferner bei hysterischen Individuen. Findet man kurze Zeit nach einer angeblich profusen Lungenblutung keinerlei Rasselgeräusche in den abhängigen Partien, so ist die Sache sehr verdächtig. Viel häufiger erhebt sich aber die Frage, ob das ausgeworfene Blut statsächlich aus der Lunge stammt oder aus einer anderen Quelle.

Nicht selten muß die Differentialdiagnose gegenüber einer Hämatemesis gestellt werden. Es wurde schon erwähnt, daß bei einer Hämoptoe Erbrechen vorkommen kann, umgekehrt führt das Blutbrechen nicht selten zu Hustenreiz. Ist das Blut alkalisch, so kann es nicht aus dem Magen stammen, ist Salzsäure darin vorhanden, so kann die Entscheidung schwierig werden. Manchmal findet man dann schaumige Partien, die nur aus der Lunge stammen können, neben den durch die Salzsäure veränderten braunen Massen, wenigstens wenn man das entleerte Blut frisch zur Beobachtung bekommt. Bisweilen führt nur die Anamnese und die Untersuchung des Patienten zum Ziele, indem ein vorhandenes Lungenleiden für Hämoptoe, eine Magenaffektion für Hämatemesis spricht. Reichliche Rasselgeräusche in den abhängigen Partien einer Lunge sprechen immer für Hämoptoe.

Das Blut kann auch von einer Epistaxis stammen. Dann werden in der Regel Blutkoagula ausgeworfen, die mit Speichel vermischt sind und die dem Herabfließen von Blut aus den Choanen ihre Entstehung verdanken. Man sieht dann bei der Inspektion des Rachens Blut oder Koagula an der hinteren Rachenwand, aus den Choanen herkommend. Selten fehlt dabei die Blutung aus den Nasenlöchern vollständig, gewöhnlich wird wenigstens beim Schneuzen Blut entleert.

Ulzerationen des Kehlkopfs, namentlich zerfallende maligne Geschwülste, können sehr reichliche Blutungen hervorrufen. Meistens sind aber schon andere Erscheinungen vorausgegangen, so daß der Verdacht auf den Kehlkopf gelenkt und eine Untersuchung, eventuell mit dem Kehlkopfspiegel veranlaßt wird.

Sehr häufig sind Blutungen aus dem Zahnfleisch, die zum Auswerfen von frischem, mit Speichel gemischtem Blut oder von blutig verfärbtem Speichel führen. Die entleerten Blutmengen sind immer sehr gering und die meisten Patienten merken selbst, daß das Blut aus dem Zahnfleisch stammt. Bisweilen ist die Ursache eine Gingivitis, eine hämorrhagische Diathese, bisweilen aber auch Erkrankungen der Zähne, insbesondere Alveolarpyorrhoe. Nur hysterische Patienten und Simulanten behaupten, daß das Blut, das sie häufig aus dem Zahnfleisch ansaugen, durch Husten aus der Tiefe befördert werde. Gewöhnlich zeigt schon die lackfarbene Beschaffenheit der vorgewiesenen Flüssigkeit, woher diese stammt, und die Untersuchung des Mundes bestätigt den Verdacht.

Chronische Pharyngitis führt häufig zu wiederholten kleinen Blutungen. Meist sind es strichförmige blutige Stellen im Auswurf, und die Untersuchung des Rachens verschafft in der Regel sofort Klarheit.

Sind alle anderen Quellen für die Blutung ausgeschlossen und ist die Diagnose einer Hämoptoe sicher, so gilt es deren Ursache festzustellen. Bei einer abundanten Blutung wird sich in der Regel eine genaue Untersuchung des Patienten verbieten und man wird sie auf einige Tage später verschieben. Handelt es sich nur um eine Hämoptysis, so untersuche man den Patienten sofort genau und denke an alle Ursachen der Blutung, die im Abschnitt über die Ätiologie erwähnt sind. Besonders denke man immer daran, daß die wichtigste Ursache die Tuberkulose ist, daß aber auch für größere Blutungen Bronchiektasien, Syphilis, Krebs, Aktinomykose etc., für geringere außerdem noch chronische Bronchitiden etc. in Betracht kommen.

Prognose. Die Prognose ist natürlich vom Grundleiden abhängig. Doch ist in den meisten Fällen die Hämoptoe eine unangenehme Komplikation, die manchmal das Leben direkt gefährdet, unter allen Umständen aber, wenn sie reichlich ist, den Kranken schwächt. Einzig die initiale Hämoptoe bei Lungentuberkulose macht eine Ausnahme. Hier ist die Prognose quoad vitam fast absolut günstig, und wenn man bei einer beginnenden Phthise oder bei einem vorher scheinbar gesunden Menschen zu einer Hämoptoe gerufen wird, so kann man den Patienten mit gutem Gewissen dadurch beruhigen, daß man ihm erklärt, daran sei noch niemand gestorben. Erfahrungsgemäß verlaufen sogar diese Tuberkulosen besonders gutartig, wohl aus dem Grunde, weil die Patienten dadurch schon früh auf ihr Leiden aufmerksam werden und in Behandlung kommen. Freilich darf man auch dann die Gefahr einer Propagation der Tuberkulose durch das in die Bronchien entleerte Blut nicht außer Acht lassen.

Therapie. Geringfügige Blutungen bedürfen keiner besonderen Behandlung, sondern die Therapie hat nur das Grundleiden zu berücksichtigen. Dagegen ist bei den umfangreicheren Blutungen die Behandlung die gleiche, was auch deren Ursache sei.

Von jeher war der erste Grundsatz, für möglichst absolute Ruhe zu sorgen. Der Patient soll ruhig im Bett liegen, oder, wenn er es vorzieht, in halbsitzender Stellung im Bett verweilen. Es ist für gute Pflege zu sorgen, so daß die Bewegungen auf ein Minimum reduziert werden. Selbst die Bewegung des Kauens ist zu vermeiden, deshalb soll der Patient nur flüssige oder höchstens breiartige Kost bekommen. Dagegen hat die übliche Vorschrift, nur kalte Kost (gekühlte Milch, Eispillen) zu verabreichen, weder theoretisch noch praktisch eine genügende Begründung (vgl. Blümel). Als Getränk kann man Zitronenlimonade oder Mixt. acida Halleri geben, obschon deren Verordnung auf etwas dunklen Vorstellungen über den Mechanismus der Hämoptoe und auf einem zum mindesten schwach begründeten Analogieschluß zu anderen Blutungen beruht.

Auch die Untersuchung des Patienten ist auf ein Minimum zu beschränken. Insbesondere hat es keinen Sinn, bei einer frischen Hämoptoe allzu eingehend nach der Spitzenläsion zu suchen. Man quält dadurch nur den Patienten und findet die Affektion häufig doch nicht (vgl. oben). Dagegen empfiehlt es sich den Kranken einmal vorsichtig aufzusetzen und hinten unten auf beiden Seiten rasch zu auskultieren. Man hört dann meistens auf der einen Seite allein oder wenigstens auf der einen Seite reichlicher Rasselgeräusche und man erkennt, aus welcher Lunge wahrscheinlich das Blut stammt.

Auf die Seite, in der man die Blutung vermutet, lege man einen Eisbeutel. Dieser hat zum mindesten die Folge, daß der Patient ruhig liegen bleibt. Deshalb fahre man mit seiner Anwendung möglichst lange fort. Es ist aber besser, zwischen die Haut und den Eisbeutel ein Stück Flanelltuch zu legen, da sonst bisweilen Neuralgien, Brustfellreizungen oder selbst Hautgangrän zustande kommen können. Es ist aber durchaus nicht unmöglich, daß die Kälte eine Kontraktion der blutenden Lungenarterie zur Folge hat (vgl. S. 264 f.).

Die absolute Ruhe hat auf alle Fälle den Erfolg, die Blutzirkulation im ganzen und damit auch den Blutstrom in der Lunge möglichst langsam zu gestalten. Eine andere Frage ist die, ob man auch die Atembewegungen auf ein Minimum reduzieren müsse. Wenn man die Lunge vollständig ruhig stellen kann, so ist die Bedingung für die Blutstillung die beste. Das ist aber nur mit Hilfe des künstlichen Pneumothorax möglich. Dieser ist daher in allen Fällen anzuwenden, in denen man sonst nicht zum Ziele kommt. Auch dann, wenn bei einer einseitigen Tuberkulose eine Hämoptoe auftritt, ist er am Platze, wenn er technisch durchgeführt werden kann (vgl. das Kapitel Lungentuberkulose). Zur Verminderung der Atembewegungen ist auch die Auflegung eines Sandsackes oder die Fixierung der Brusthälfte mittelst Heftpflasterstreifen empfohlen worden. Es ist aber fraglich, ob eine Ruhigstellung der Atmung, wenn sie nicht vollständig ist, einen Zweck hat. Freilich sollte man erwarten, daß dabei das offene Gefäß möglichst wenig gezerrt und die Thrombosierung deshalb begünstigt wird. Auf der anderen Seite wissen wir nicht, ob nicht etwa bei oberflächlicher Atmung die Durchblutung der Lunge besser ist als bei tiefer Inspiration. Deshalb gibt es Ärzte, die gerade eine vertiefte Atmung empfehlen. Egger hat neuerdings auf das Verfahren des Naturarztes Niemeyer hingewiesen, der vor 30 Jahren die blutenden Patienten stabturnen ließ. Egger empfiehlt das Verfahren, und Philippi hat sich ihm angeschlossen. Erst kürzlich sah ich bei einem Phthisiker die Blutung rasch zum Stillstand kommen, als er ein Delirium bekam und in die Tobzelle gebracht werden mußte.

Vielleicht ist so auch die Wirkung der Kuhnschen Lungensaugmaske zu erklären, die bei Hämoptoe häufig günstig wirken soll.

Sehr wichtig ist immer die psychische Beruhigung des Patienten und seiner Umgebung. Recht oft führt die Aufregung des Kranken, die durch die Familie und durch Besuche gesteigert wird, zu einer erneuten Blutung. Deshalb ist der Patient in den ersten Tagen möglichst einsam zu lassen.

Die medikamentöse Behandlung hat den Zweck, den Patienten zu beruhigen, den Hustenreiz zu unterdrücken und die Blutung direkt zu stillen.

Zur Beruhigung des Patienten ist bisweilen eine Morphiuminjektion notwendig. Vielfach wird dringend vor dem Morphium gewarnt (z. B. Blümel), und es läßt sich nicht bestreiten, daß durch die Herabsetzung der Erregbarkeit die Gefahr einer Ansammlung des Blutes in den Luftwegen und dadurch einer Erstickung herbeigeführt wird. Viele Autoren berichten auch von Fällen, in denen Patienten, die aus Angst übergroße Dosen von Morphium oder Kodein genommen hatten, gestorben sind, weil sie erst erwachten, als sich das Blut in solcher Menge angesammelt hatte, daß die Erstickung eintreten mußte. Es handelt sich hier aber immer um sehr große Dosen, und man kann daraus nur die Lehre ziehen, sich auf kleine Gaben zu beschränken. Diese führen aber bisweilen eine so bedeutende Beruhigung des Patienten herbei, daß der Vorteil weit größer ist als die Gefahr.

Die Unterdrückung des Hustens ist dann angezeigt, wenn sehr starker Reiz besteht. Eine vollständige Beseitigung des Reflexes ist aber gefährlich. Man gebe deshalb Kodein, Heroin etc. in Dosen, die eben hinreichen, um den trockenen Husten zu beseitigen, man mache aber die Patienten darauf aufmerksam, daß sie den Husten nicht zu sehr unterdrücken und das Blut nicht gewaltsam zurückhalten dürfen. Die Gefahr besteht nicht nur in der Erstickung, sondern auch in der Ansiedlung der Tuberkelbazillen in den Aspirationsbezirken.

Man hat versucht, durch verschiedene Mittel die Blutung direkt zu stillen. Zunächst sind die Hämostyptica zu nennen, die auch für die Unterdrückung anderer Blutungen, namentlich der uterinen gebraucht werden (Ergotin, Extr. Hamamelis, Extr. hydrastis canadensis). Ihr Nutzen ist aber vom theoretischen Standpunkt höchst anfechtbar und durch die Praxis nichts weniger als erprobt. Noch weniger Zweck hat das Adrenalin.

Besser theoretisch begründet sind die Mittel, die die Gerinnung des Blutes zu verbessern suchen. Unter diesen erfreut sich die Gelatine der größten Anhängerschaft. Sie wird am sichersten subkutan angewandt, am besten in Form der Merckschen 2%igen sterilisierten Lösung, eventuell mehrmals täglich 100 g.

Die Injektion von Serum (menschlichem oder tierischem), die durch Zufuhr von Thrombokinase wirken soll, wird nicht selten angewandt. Ich selbst habe keine überzeugenden Erfolge gesehen.

Neuerdings hat der Vorschlag von den Veldens, Injektionen von hypertonischer Kochsalzlösung intravenös zu machen, vielen Anklang gefunden. Auch ich habe damit einige anscheinend gute Erfolge erzielt. Man gibt am besten 4,0 ccm einer 10%igen Lösung intravenös. Von den Velden fand, daß die Wirkung auf einer Anziehung von Wasser in das Blut, einer hydrämischen Plethora beruht, wobei auch Thrombokinase aus den Geweben in die Blutbahn aufgenommen wird. Die Methode ist experimentell gut begründet, doch kann die Wirkung nicht länger als eine Stunde andauern, so daß häufig Wiederholungen notwendig sind.

Ob die Wirkung des Trinkens von Kochsalzlösung auf der gleichen Ursache beruht, ist nicht sicher. Vielleicht beruht sie auch auf dem dadurch erzeugten Brechreiz oder Erbrechen. Manche Autoren (Cornet) haben in Fällen, in denen sonst nichts mehr nützte, Stillung der Blutung durch ein Brechmittel gesehen.

Von anderen Mitteln wäre noch das Plumbum aceticum (2stündlich 0,05), das von Traube empfohlen wurde, und das Calcium lacticum (vgl. Blümel) täglich bis zu 8—10 g zu erwähnen.

Vielfach wird Digitalis (mehrmals täglich 0,05—0,1), neuerdings auch Kampfer (bis zu 30 g des 10%igen Öles täglich, Volland) empfohlen. Nachdem wir wissen, daß die Weite der Lungengefäße dadurch beeinflußt wird (vgl. S. 275), dürfte diesen Herzmitteln mehr Beachtung geschenkt werden.

Endlich ist als ein gutes Mittel noch das Abbinden der Glieder zur Verminderung des Zuflusses von venösem Blut zu erwähnen. Arme und Beine werden mit einer elastischen Binde (im Notfall genügt ein Handtuch) so stark geschnürt, daß die Venen anschwellen und das Glied blau und warm wird. Wenn es sich kalt anfühlt oder gar der Puls verschwindet, so ist die Abschnürung zu stark. Beim Lösen ist langsames Vorgehen nötig, da sonst starke Druckschwankungen entstehen, die eine erneute Blutung hervorrufen können.

7. Der Hydrothorax.

Die nicht entzündliche Flüssigkeitsansammlung in der Pleurahöhle ist immer nur Teilerscheinung einer allgemeinen Zirkulationsstörung oder — in sehr seltenen Fällen — Folge eines lokalen Hindernisses für den Blut- und Lymphabfluß. Der Hydrothorax kann aber im Krankheitsbild eine hervorragende Stellung einnehmen, er kann die Beschwerden des Patienten wesentlich vermehren und eine besondere Behandlung erfordern, er kann Gefahren für den Kranken mit sich bringen, er kann schließlich auch differentialdiagnostische Schwierigkeiten bereiten. Aus diesen Gründen ist es notwendig, ihn hier besonders zu besprechen.

Ätiologie. Die häufigste Ursache des Hydrothorax sind die Zustände, die zu einer **Stauung im großen Kreislauf** führen. (Die Venen der Pleura costalis entleeren ihr Blut größtenteils in die V. mammaria int.) Er kann deshalb bei allen Lungen- und Herzleiden zur Beobachtung kommen, die zu Ödemen, Flüssigkeitsansammlungen im Abdomen oder im Perikard, Leberschwellung etc. führen. Im ganzen kann man sagen, daß die Ansammlung von Flüssigkeit in der Pleurahöhle nur bei hochgradiger Stauung auftritt und ohne gleichzeitige Hautödeme selten zur Beobachtung kommt, es entzieht sich aber vollkommen unserer Kenntnis, weshalb es bei gleich starker Stauung das eine Mal zu Hydrothorax kommt, das andere Mal nicht.

Die Erklärung dafür ist ebenso unmöglich, wie die Antwort auf die Frage, weshalb der eine Patient schon bei geringer Leberschwellung Ödeme bekommt, der andere mit starker Cyanose und großer Stauungsleber Jahre lang ohne das geringste Anasarka herumläuft. Sicher spielt eine Schädigung der Pleurakapillaren durch die Stauung die Hauptrolle.

Das Gleiche gilt für die **Nierenleiden**, in deren Gefolge sich Hydrothorax einstellt. Auch hier sehen wir bisweilen schon bei sehr geringem Hautödem eine Flüssigkeitsansammlung in der Pleurahöhle, während sie manchmal bei Patienten mit ganz enormer Hautwassersucht vollständig ausbleibt.

In seltenen Fällen kommt ein Hydrops der Brusthöhle dadurch zustande, daß eine bösartige **Geschwulst des Mediastinums** auf die Abflußwege für die Lymphe der Pleura drückt.

Pathologische Anatomie. Man findet in der Pleurahöhle eine helle, gelbliche Flüssigkeit. Über die Natur des Transsudates wird unten zu sprechen sein. Gewöhnlich ist die Flüssigkeit in beiden Brusthöhlen ungefähr gleich reichlich. Deshalb fehlt in der Regel eine Verdrängung des Herzens nach der einen Seite. Dagegen ist die Kompression der Lunge und die Abwärtsdrängung des Zwerchfells gleich wie bei der exsudativen Pleuritis.

Bestanden vor der Entstehung des Hydrothorax Pleuraverwachsungen, so kann eine abgekapselte Flüssigkeitsansammlung entstehen (Hydrothorax saccatus). Bestehende Pleuraschwarten können ödematös, sulzig werden.

Symptomatologie. Die lokalen Symptome des Hydrothorax sind die gleichen wie die der exsudativen Pleuritis. Sie brauchen deshalb hier nicht ausführlich besprochen zu werden. Dagegen fehlen die Allgemeinsymptome der Entzündung, wie das Fieber, und auch die lokalen entzündlichen Beschwerden, wie der Schmerz und die Seitenstiche, sind meistens geringer.

Gewöhnlich wird angegeben, daß die Verschieblichkeit eines Transsudates größer sei als die eines entzündlichen Exsudates. Der Unterschied ist aber lange nicht so groß, wie meistens angenommen wird. Die Angabe der Lehrbücher hängt wohl damit zusammen, daß die Erklärung der Perkussionsverhältnisse bei der Pleuritis exsudativa früher falsch war und daß, als man bei dieser die theoretischen Erwartungen nicht bestätigt fand, zur Erklärung der tatsächlichen Verhältnisse Pleuraverwachsungen etc. herangezogen werden mußten. Für den Hydrothorax konnten diese Bedingungen nicht gelten, deshalb sollte hier die theoretisch geforderte Beweglichkeit vorhanden sein. Nachdem aber die Grundlagen für die früher herrschende Vorstellung über die Entstehung der pleuritischen Dämpfung sich als unrichtig erwiesen haben (vgl. das Kapitel Pleuritis), ist kein Grund mehr vorhanden, beim Hydrothorax eine größere Beweglichkeit des Ergusses anzunehmen als bei der Brustfellentzündung. In der Tat ist auch der Unterschied zwischen entzündlichen und nicht entzündlichen Flüssigkeitsansammlungen nur gering. Freilich kommt eine vollkommen unverschiebliche Dämpfung bei einem Transsudat (abgesehen von einem Stauungserguß bei Pleuraverwachsungen) nie vor, dagegen beschränkt sich die Verschieblichkeit beim Hydrothorax ebenso wie bei vielen Pleuritiden darauf, daß bei aufrechter Stellung die vordere, im Liegen die hintere Flüssigkeitsgrenze etwas ansteigt.

Ein Unterschied in den Perkussionsverhältnissen bei Hydrothorax und exsudativer Pleuritis besteht darin, daß die entzündlichen Ergüsse in der Regel einseitig sind, während ein Stauungsstranssudat von nennenswerter Ausdehnung kaum je auf eine Seite beschränkt ist. Deshalb fehlen die Verschiebungen des Herzens und des Mediastinums nach der einen Seite.

Diagnose. Die Diagnose eines Hydrothorax deckt sich mit der eines entzündlichen Exsudates, so daß auf das Kapitel Pleuritis verwiesen werden kann. Nur in dem Punkte besteht ein Unterschied, daß die durch Probepunktion gewonnene Flüssigkeit verschieden ist.

Das spezifische Gewicht des Exsudates ist höher als das eines Transsudates. Das beruht in erster Linie auf einem verschiedenen Gehalt an Eiweiß. Entzündliche Exsudate enthalten meist 4—6, Stauungstranssudate 1—3, hydrämische Transsudate 0,1—0,3 % Eiweiß. Die Bestimmung des Eiweißgehaltes kann durch Ausfällung und Wägung oder durch Refraktometrie (Reiß) geschehen. Der Eiweißgehalt läßt sich aber aus dem spezifischen Gewicht mit Hilfe der von Reuß angegebenen Formel berechnen: $E = \frac{3}{8}(S - 1000) - 2,8$, wobei E den Prozentgehalt an Eiweiß, S das spezifische Gewicht bedeutet. Runeberg hat angegeben, daß die Berechnung genauer wird, wenn man statt der Konstante 2,8 für Flüssigkeiten mit einem spezifischen Gewicht unter 1014 die Zahl 2,73, für solche von mehr als 1015 die Zahl 2,88 einsetzt. Daraus geht hervor, daß man an Stelle des Eiweißgehaltes einfach das spezifische Gewicht differentialdiagnostisch verwerten kann.

Reuß nahm an, daß ein spezifisches Gewicht von mehr als 1018 mit Sicherheit ein Exsudat, ein solches von weniger als 1015 einen Hydrothorax beweise. Später hat sich aber gezeigt, daß auch ein niedriges spezifisches Gewicht gelegentlich bei Exsudaten vorkommen kann. Unverrichts Schüler Lunin kam zum Schluß, daß als oberste Grenze der Transsudate ein spezifisches Gewicht von 1014 gelten müsse, daß dagegen niedrigere spezifische Gewichte einen entzündlichen Erguß nicht ausschließen lassen.

Neuere Erfahrungen haben gezeigt, daß die Regel, wonach ein spezifisches Gewicht über 1018 nur bei Exsudaten vorkommt, zu Recht besteht, daß ein niedriges spezifisches Gewicht für ein Transsudat spricht, daß aber auch bei einem niedrigen Wert eine Entzündung vorhanden sein kann und daß Zahlen zwischen 1012 und 1018 nur mit Vorsicht beurteilt werden können. Bei einer Entzündung kann die Flüssigkeit durch Hydrämie verdünnt sein, bei langer Dauer eines Stauungstranssudates steigt das spezifische Gewicht, und endlich ist der Ernährungszustand des Individuums von Bedeutung für den Eiweißgehalt der Flüssigkeit.

Ein besseres Mittel zur Entscheidung von Exsudat und Transsudat ist der Zusatz von Essigsäure in der Kälte. Er wird am besten so vorgenommen, daß man einige Tropfen konzentrierter Essigsäure in die Flüssigkeit fallen läßt oder indem man diese mit dem halben Volumen 3%iger Essigsäurelösung versetzt. Bei Exsudaten (auch bei Tumoren) entsteht nach dem Eintropfen der Essigsäure ein trübes Wölkchen, nach der Verdünnung durch 3%ige Essigsäure wird die Flüssigkeit im ganzen trübe. In einem Überschuß von Essigsäure löst sich der Niederschlag wieder auf. Die durch Essigsäure fällbare Substanz ist von Umber als Serosamucin bezeichnet worden, steht aber jedenfalls dem Globulin näher als dem Mucin (Stähelin). Rivalta hält sie für eine Mischung von Paraglobulin und Pseudoglobulin.

Differentialdiagnostische Schwierigkeiten können entstehen, wenn Ödeme der Brustwand vorhanden sind, die die Untersuchung in den abhängigen Partien der Lungen erschweren. Ferner kann bei Empordrängung des Zwerchfelles die Entscheidung schwierig sein, ob ein doppelseitiger Erguß vorhanden ist oder nicht. Ist die Dämpfungsgrenze einfach um die Höhe von ein bis zwei Dornfortsätzen in die Höhe gerückt, verläuft aber horizontal, so spricht das gegen einen Erguß. Bei diesem steigt die Dämpfungsgrenze nach außen immer etwas an. Roch und Fulpius haben neuerdings wieder darauf hingewiesen (was schon früher bekannt war), daß die Dämpfungen, die bei Empordrängung des Zwerchfelles zustande kommen und mit Abschwächung der Atmung und des Pektoralfremitus verbunden sind, beim Stehen häufig verschwinden.

Prognose. Die Prognose richtet sich nach dem Grundleiden. Der Hydrothorax ist nur ein Symptom der Kreislaufstörung, hat aber als Zeichen einer erheblichen Stauung eine wichtige Bedeutung.

Therapie. In den meisten Fällen erfordert der Hydrothorax keine besondere Behandlung. Nimmt er aber höhere Grade an, so bildet er seinerseits ein Hindernis für die Zirkulation und muß durch Punktion entleert werden. Bestimmte Regeln dafür, wann ein Stauungstranssudat punktiert werden muß, lassen sich nicht aufstellen. Im ganzen kann man sagen, daß Dyspnoe stärkeren Grades die Indikation abgibt. Namentlich wenn die Atemnot gleichzeitig mit dem Ansteigen der Dämpfung zunimmt, so zögere man mit der Entleerung nicht länger. Freilich sieht man dann manchmal den Hydrothorax wiederkehren, und auch wiederholte Punktionen haben keinen besseren Erfolg. Häufig genügt aber auch eine einzige Punktion, um die Dyspnoe dauernd zu vermindern und die Zirkulation auf lange hinaus zu verbessern.

8. Der Hämothorax.

Ätiologie. Die wichtigste Ursache des Hämothorax sind Verletzungen des Brustkorbes. Aus diesem Grunde wird der Hämothorax fast ausschließlich in chirurgischen Kliniken beobachtet. Sowohl Verletzungen der Lunge selbst als auch Kontinuitätstrennungen der Arteria mammaria interna oder der Arteriae intercostales können Blutungen in die Pleurahöhle von größerer Ausdehnung zur Folge haben. Ist die Lunge verletzt, so entsteht häufig gleichzeitig ein Pneumothorax.

Seltener kommt ein Hämothorax zustande, wenn ein Aneurysma perforiert oder wenn eine Blutung aus einer gangränösen, tuberkulösen oder karzinomatösen Stelle in die Pleurahöhle erfolgt. Auch Karies der Rippen kann durch Zerstörung einer Interkostalarterie eine Blutung in den Brustfellraum zur Folge haben. Zu erwähnen wäre noch die Blutung, die bei einer

Punktion dadurch zustande kommen kann, daß eine abnorm verlaufende Interkostalarterie verletzt wird.. Das sind aber alles seltene Vorkommnisse, und außerdem stirbt ein Teil der Patienten so rasch, daß die Diagnose erst bei der Sektion gestellt wird.

Symptomatologie. Die Symptome des Hämothorax sind die eines rasch anwachsenden Flüssigkeitsergusses in der Pleurahöhle. Dazu gesellen sich häufig die Zeichen einer inneren Blutung, Blässe, beschleunigter schwacher Puls etc. Es kann sehr lebhafte Dyspnoe vorhanden sein, die teils durch die rasch anwachsende Flüssigkeitsansammlung, teils durch die Anämie bedingt ist. Auch Schmerzen können auftreten. Bei längerem Bestehen eines Blutergusses treten nicht selten Entzündungserscheinungen der Pleura hinzu.

Eigentümlich ist, daß das Blut in der Pleurahöhle nicht zu gerinnen pflegt, was nach Zahn und Walker auf einer Veränderung des Fibrinogens durch den Kontakt mit den Pleuraendothelien beruht.

Therapie. In den seltensten Fällen wird es möglich sein, die Quelle der Blutung zu beseitigen. Meistens muß man sich damit begnügen, eine Eisblase auf die kranke Seite zu legen, absolute Ruhe zu verordnen und bei drohendem Kollaps Herzmittel und Exzitantien darzureichen. Man kann auch einen Versuch mit der Anwendung blutstillender Mittel, Gelatineinjektionen etc., machen. Wenn der Bluterguß sehr groß ist, so kann er rein mechanisch das Leben gefährden, und dann wird man sich unter Umständen zu einer Punktion entschließen müssen, obschon natürlich bei einer solchen die Gefahr einer erneuten Blutung entsteht.

9. Der Chylothorax.

Definition. Unter Chylothorax versteht man das Auftreten eines milchig aussehenden Ergusses in der Pleurahöhle. Die Flüssigkeit kann entweder chylös oder pseudochylös sein. Im ersten Fall handelt es sich um reinen Chylus in der Brusthöhle, im zweiten um eine ähnlich wie Chylus aussehende Flüssigkeit.

Der Chylothorax ist nicht in allen Fällen zu den Zirkulationsstörungen zu rechnen, sondern kommt auch bei Entzündungen vor. Der Einfachheit wegen sollen aber die entzündliche und die nicht entzündliche Form zusammen besprochen werden.

Ätiologie. Das Vorkommen von reinem Chylus in der Pleurahöhle ist außerordentlich selten. Es ist leicht möglich, wenn der Ductus thoracicus durch äußere Gewalt zerrissen oder infolge von Stauung geplatzt oder durch Arrosion eröffnet ist. Doch sind Kontinuitätstrennungen in den wenigsten Fällen nachgewiesen, und die Annahme einer Transsudation per diapedesien ist nicht von der Hand zu weisen (s. Nieriker, Löffler). Nach der Zusammenstellung von Rotmann war unter 26 Fällen 8mal äußere Gewalt die Ursache, 5mal Karzinom der Pleura, 4mal Verstopfung der Vena subclavia sinistra, je 2mal Kompression des Ductus durch Tumoren, malignes Lymphom, Lymphgefäßerkrankung (Sklerose, Lymphangiektasie), je einmal Verstopfung des Ductus thoracicus, Parasiten (Filaria?) und übermäßige Anstrengung.

Von pseudochylösem Erguß spricht man, wenn die Flüssigkeit infolge von Fetttröpfchen ähnlich aussieht wie Chylus, aber nicht aus solchen besteht. Man nimmt an, daß die Fetttröpfchen aus zerfallenen Leukozyten oder Epithelien stammen. Der pseudochylöse Erguß findet sich fast ausschließlich bei tuberkulösen und karzinomatösen Entzündungen.

Symptomatologie. Das milchige Aussehen des Ergusses ist das charakteristische Symptom, das aber die Unterscheidung zwischen chylöser und pseudochylöser Flüssigkeit nicht gestattet. Als Unterscheidungsmittel wird folgendes angegeben: Beim chylösen Erguß zeigt sich nach längerem Stehen deutliche Abrahmung, bei pseudochylösem ist sie nur gering. Der Fettgehalt ist beim chylösen Erguß hoch, bis 10% und mehr, beim pseudochylösen dagegen sehr gering, meist unter 0,5%. Unter dem Mikroskop sieht man im chylösen Erguß lauter kleinste, gleich große Fetttröpfchen, keine Zellen, im pseudochylösen Tröpfchen von verschiedener Größe und reichlichere, größtenteils verfettete Zellen. Der chylöse Erguß sammelt sich nach der Punktion rasch wieder an.

Es muß aber bemerkt werden, daß die Unterscheidung zwischen chylöser und pseudochylöser Flüssigkeit manchmal auf Schwierigkeiten stößt und daß die Erklärung des pseudochylösen Ergusses nicht für alle Fälle unbedingt einleuchtet. Bisweilen kommen Mischformen vor, es kann sich auch Chylus in ein schon vorhandenes Exsudat oder Transsudat ergießen oder ein chylöser Erguß durch eine Pleuritis kompliziert werden. Ich habe einen Fall gesehen, in dem infolge von Leberzirrhose zuerst ein Ascites, dann ein Hydrothorax entstand, beide von einer Beschaffenheit, daß sie zu dem pseudochylösen gerechnet werden sollten, ohne daß man sich vorstellen konnte, wie in der kurzen Zeit genug Zellen hätten zerfallen können, um die nötigen Fettmengen zu liefern. Lipämie, die man schon zur Erklärung herangezogen hat, bestand nicht.

Diagnose. Findet man bei einer Probepunktion eine milchig aussehende Flüssigkeit, so hat man zu untersuchen, ob sie als chylös oder pseudochylös anzusprechen ist. Gewöhnlich genügt dazu die mikroskopische Untersuchung. Chylöse Beschaffenheit spricht — bei Abwesenheit eines Traumas — entschieden für maligne Tumoren. Bei einem pseudochylösen Erguß kommt in erster Linie eine tuberkulöse oder karzinomatöse Ätiologie in Betracht. Doch gilt diese Regel nicht ausnahmslos, wie der oben erwähnte Fall beweist.

Der Nachweis von Zucker, den Senator als charakteristisch für echten Chylus ansah, beweist nichts, da Zucker auch bei chylösem Erguß fehlen kann, andererseits aber in anderen Exsudaten vorkommt.

II. Die Bronchitis.

Begriffsbestimmung und Einteilung. Unter Bronchitis verstehen wir eine Entzündung der Bronchialschleimhaut, die sich in Schwellung, Rötung und vermehrter, bisweilen auch qualitativ veränderter Schleimsekretion der Bronchialschleimhaut äußert. Wir trennen sie nicht ab vom Katarrh, der in einer reinen Sekretionsvermehrung ohne Veränderung der Bronchialschleimhaut bestehen kann. Die Übergänge von der schweren Entzündung bis zur reinen Sekretionsstörung sind so fließend, daß jede Unterscheidung etwas Künstliches hat. Früher unterschied man bisweilen zwischen Bronchialkatarrh und Bronchitis in dem Sinne, daß man als Katarrh die leichteren, ohne Fieber verlaufenden Krankheiten, unter Bronchitis die mit Fieber und Störung des Allgemeinbefindens einhergehenden bezeichnete. Aber auch diese Einteilung läßt sich nur schwer durchführen, weil es viele Zwischenformen gibt, die mit sehr geringer Temperaturerhöhung oder ohne jede solche, aber mit Störungen des Allgemeinbefindens einhergehen, wie wir sie sonst bei fieberhaften Affektionen sehen.

Auch die Unterscheidung zwischen primärer und sekundärer Bronchitis hat etwas Willkürliches. Die sog. primären Bronchitiden sind meistens ebensowenig wie die sekundären eine nur in den Bronchien lokalisierte Krankheit, sondern es sind fast immer die benachbarten Schleimhäute des Kehlkopfes, des Rachens etc. zum mindesten während einer Periode der Krankheit mitbeteiligt. Oft ist auch eine scheinbar reine oder fast reine Bronchitis der Ausdruck einer allgemeinen Infektion des Körpers, wie z. B. bei der Influenza, bei der in anderen Fällen ganz andere Organe getroffen sind.

Dagegen besteht ein schärferer Unterschied zwischen der akuten und der chronischen Bronchitis. Freilich gibt es Übergänge zwischen beiden, auch kann sich die chronische aus der akuten entwickeln, aber diese Übergänge fallen gegenüber den scharf ausgeprägten Formen nicht in Betracht, und dann ist der Unterschied zwischen akuter und chronischer Bronchitis nicht nur ein Unterschied in der Dauer der Erkrankung, sondern auch im anatomischen Befund. Eine Sonderstellung nehmen die Bronchitis putrida, die Bronchitis obliterans und die plastische Bronchitis ein.

1. Bronchitis acuta (Tracheobronchitis).

Die akute Bronchitis ist in der Regel nur eine Teilerscheinung eines Katarrhes der gesamten oberen Luftwege, so daß man oft von einer Rhinopharyngolaryngotracheobronchitis sprechen sollte. Aber die Beteiligung der Bronchien an dem krankhaften Prozeß ist häufig das am meisten Hervortretende, fast immer aber das am ernstesten zu nehmende.

Ätiologie. Die akute Bronchitis wird in den seltensten Fällen durch rein mechanische oder chemische Reize hervorgerufen. Am ehesten sehen wir das bei der Einatmung giftiger Gase oder Dämpfe, namentlich bei der Einatmung von Chlorgas und von Phosgen.

Besonders klar liegen die Verhältnisse bei der Phosgengasvergiftung. Bekannt sind die Fälle, in denen Vergiftungen mit Phosgen dadurch zustande kamen, daß eine Operation in Chloroformnarkose in der Nähe von Gasflammen ausgeführt wurde. Dabei entwickelte sich aus den Chloroformdämpfen leicht Phosgen, und die im Raume Anwesenden können an einer Vergiftung erkranken, deren wichtigstes Symptom häufig eine schwerste, zum Tode führende Bronchitis ist. Der Mechanismus ist so zu denken, daß in den feuchten Schleimhäuten aus dem Phosgengas Salzsäure entsteht, welche die Epithelien schädigt. Da das Phosgen als eminent reaktionsfähige Substanz in der Technik viel Verwendung findet, so kommen auch gewerbliche Vergiftungen zustande. Der Verlauf dieser Erkrankungen zeigt, daß sich das ganze Krankheitsbild und die Entstehung der Bronchitis auch ohne Annahme einer bakteriellen Wirkung erklären läßt. Einige instruktive Fälle, die ich zu beobachten Gelegenheit hatte, sind von Roos beschrieben.

Bei diesen Vergiftungen entwickelt sich die Bronchitis so rapide, daß die Invasion und Vermehrung der Bakterien kaum rasch genug erfolgen könnte, um bei der Bronchitis selbst eine wesentliche Rolle zu spielen.

In den meisten Fällen gestaltet sich freilich die Sache so, daß zu der Schädigung der Bronchialschleimhaut durch die Einatmung reizender Gase die Wirkung von Bakterien hinzutritt. Ronzani hat bewiesen, daß nach der Einatmung von Chlor, schwefliger Säure und Stickstofftrioxyd eine allgemeine Schädigung des Körpers und eine Abnahme im bakteriziden Vermögen der Lunge auftritt. Noch wichtiger ist die Bakterienwirkung bei den Fällen von akuter Bronchitis, die sich an die Einatmung von Staub, Rauch etc. anschließt. Hier müssen wir annehmen, daß durch die mechanische (teilweise auch durch chemische) Schädigung die Resistenz der Schleimhaut gegenüber den auf sie gelangenden Bakterien herabgesetzt und dadurch deren Weiterentwicklung und krankmachende Wirksamkeit ermöglicht wird.

Mikroorganismen können aber auch für sich allein eine Bronchitis erzeugen, wie wir es am klarsten bei den Infektionskrankheiten sehen, die mit Bronchitis einhergehen, z. B. Typhus abdominalis und exanthematicus, Variola und bisweilen auch Malaria. Hier gelangen die Erreger wohl meist auf dem Blutwege zu den Bronchien und erzeugen dort die Erkrankung. Beim Abdominaltyphus z. B. ist die Bronchitis eine so frühzeitige und regelmäßige Erscheinung, daß es am nächsten liegt, sie auf Typhusbazillen zurückzuführen, und die enterogene Infektion ist so klar, daß die metastatische Entstehung der Bronchitis kaum zu bezweifeln ist. Durch Infektionen aus der Nachbarschaft her entstehen die Bronchitiden in croupös-pneumonischen Lungenlappen, ebenso die fibrinöse Bronchitis bei Kehlkopfdiphtherie und die seltenen Fälle von Erysipel der Bronchialschleimhaut.

Bei vielen Infektionen ist es nicht klar, ob die Erreger durch Aspiration in die Bronchien gelangen, oder ob die Infektion vom Blutwege aus erfolgt. Bei Influenza, Keuchhusten und Masern könnte man an eine aerogene Entstehung der Bronchitis denken, aber z. B. bei der Influenza läßt sich auch eine Infektion auf dem Blutwege nicht ausschließen. Ob es sich bei der Bronchitis, die sich an eine Angina anschließt (worauf Hammerschmidt besonders hinweist), um eine Verschleppung der Keime auf dem Lymph- und Blutwege handelt (vgl. S. 243), erscheint zweifelhaft. Wahrscheinlich ist hier die Angina nur die Teilerscheinung einer Erkrankung der Schleimhaut der oberen Luftwege, und die Verbreitung erfolgt auf der Schleimhaut.

Bei der großen Mehrzahl der scheinbar primären Bronchitiden gelangen die Erreger zuerst in die Nase oder den Mund und von da durch den Kehlkopf in die Bronchien. Auch für die im späteren Verlauf von Infektionskrankheiten (z, B. Typhus, Variola) auftretenden Bronchitiden ist das anzunehmen. Hier liegt zweifellos fast immer eine Sekundärinfektion vor, die aerogen zustande kommt, im Gegensatz zu den initialen Katarrhen bei diesen Krankheiten.

Die Flora, die man trifft, ist eine sehr mannigfaltige. Man findet im Sputum oft nur eine oder zwei Bakterienarten, am häufigsten Pneumokokken und Staphylokokken, seltener Streptokokken, oft auch den von R. Pfeiffer beschriebenen Micrococcus catarrhalis, einen großen, gramnegativen, kaffeebohnenförmigen Kokkus, der meist als Diplokokkus erscheint und dem Gonokokkus ähnlich sieht. Recht häufig findet man bei epidemisch auftretenden Bronchitiden Pneumokokken in Reinkultur im Sputum. Ich kann Sahli darin nur beipflichten, daß der Befund von Pneumokokken bei anscheinend kontagiösen Bronchitiden unvergleichlich viel häufiger ist als der von Bazillen, die wie der Pfeiffersche Influenzabazillus aussehen.

Alle diese Mikroorganismen findet man aber auch gelegentlich in der Mundhöhle Gesunder. Damit sie eine Bronchitis erzeugen können, müssen noch andere Ursachen hinzutreten, entweder eine Schädigung des Individuums, die es gegen die Erreger empfindlicher macht, oder eine Virulenzsteigerung der Mikroorganismen.

Eine Virulenzsteigerung der gewöhnlichen Bakterienarten muß man in den Fällen annehmen, in denen es sich um das epidemische Auftreten einer Bronchitis (oder vielmehr einer Erkrankung der oberen Luftwege, da ja die Bronchien in diesen Fällen nie allein erkrankt sind) handelt. Solche Epidemien können ähnlich aussehen wie die Influenza, daher hat Heinrich Curschmann eine solche Epidemie unter dem Namen Pneumokokkeninfluenza beschrieben. Aber auch bei einer solchen Epidemie sehen wir oft, daß mit Vorliebe Individuen befallen werden, die durch eine Erkältung empfindlich gemacht sind.

Wenn die Erkrankung nicht epidemieartig auftritt, so spielt die wichtigste Rolle in der Entstehung der Bronchitis die Erkältung. Die Bedeutung der Erkältung für die Erkrankungen der Respirationsorgane ist im allgemeinen Teil (S. 244) besprochen. Freilich wirkt sie wohl nicht in erster Linie auf die Bronchien, sondern, wie der Verlauf zeigt, handelt es sich meistens um eine primäre Erkrankung der Nasenschleimhaut oder der Tonsillen, und von dort geht die Krankheit auf Kehlkopf, Trachea und Bronchien über. An dieser Weiterverbreitung des Prozesses sind wohl in erster Linie die Mikroorganismen schuld, die vielleicht erst durch ihre Weiterentwicklung in der geschädigten Schleimhaut eine vermehrte Virulenz gewonnen haben.

Auch ungenügende Ventilation der Lungen begünstigt die Ansiedelung von Bakterien. So haben wir uns das Entstehen akuter Bronchitiden in atelektatischen Lungenpartien bei Schwerkranken, oberhalb pleuritischer Ergüsse, bei Herzleidenden etc. zu erklären.

Die Bedeutung der ungenügenden Ventilation sehen wir auch beim Typhuskranken, wo die vermutlich spezifische, leichte Bronchitis zu einer Ansammlung von Sekret führt, was offenbar günstige Bedingungen für das Entstehen einer sekundären Infektion und die Entwicklung einer schweren Bronchitis bietet. Diese Katarrhe finden sich immer vorzugsweise in den abhängigen Partien, was wohl darin seinen Grund hat, daß das herabfließende Sekret sich hier ansammelt, vielleicht auch darin, daß die Blutstauung an diesen Stellen die Erkrankung begünstigt. Der letztgenannte Mechanismus zeigt sich auch bei den Stauungskatarrhen und erklärt vielleicht auch die Neigung der Nierenkranken und Fettleibigen zu akuter Bronchitis.

Ob bei den Bronchialkatarrhen, die wir bei allen infektiösen Lungenkrankheiten, z. B. bei der Pneumonie als Fortsetzung des krankhaften Prozesses vom Lungengewebe auf die Bronchien sehen, die spezifischen Erreger Ursache der Bronchitis sind oder ob die mechanische oder chemische Reizung der Schleimhaut durch die Sekrete die Bronchitis erzeugt, möge dahingestellt bleiben.

Daß auch die individuelle Disposition eine große Rolle spielt, kann man täglich sehen. Es gibt nicht nur Menschen, die bei jeder geringsten Erkältung einen Schnupfen bekommen, sondern solche (oft sind es dieselben Individuen), bei denen jede Rhinitis bis in die Bronchien hinab wandert.

Das Alter hat keinen sehr großen Einfluß auf das Auftreten der akuten Bronchitis. Doch ist das Kindesalter und namentlich das Greisenalter besonders disponiert. Besonders wenn Ernährungsstörungen in diesen Altern vorhanden sind, so entwickeln sich leicht Bronchitiden bezw. nehmen einen schwereren Verlauf.

Eine besondere Erwähnung verdient das Heufieber. Der Heuschnupfen ist S. 37 besprochen. Hier ist zu betonen, daß er fast immer bis in die Bronchien hinabsteigt. Dabei entsteht eine Tracheobronchitis, die sich aber nicht vor anderen Formen dieser Krankheit auszeichnet. Höheres Fieber kommt selten vor, dagegen häufig asthmatische Beschwerden.

Von O. M. Chiari sind drei Fälle mitgeteilt worden, die der Autor als traumatische Bronchitis deutet. In einem handelt es sich um die akute Exazerbation eines chronischen Katarrhs im unmittelbaren Anschluß an eine Brustkontusion. In den beiden anderen trat eine akute Bronchitis bei vorher gesunden Menschen sofort nach einer Verletzung mit Kontusion des Thorax auf. Außer dem zeitlichen Zusammenhang mit dem Trauma macht Chiari noch geltend, daß in allen drei Fällen sich die Bronchitis durch rasches Einsetzen der Symptome, durch sehr reichliche Sekretion und rasches Abklingen ausgezeichnet habe. Die Möglichkeit, daß eine Bronchitis durch eine Brustkontusion entsteht, läßt sich nicht bestreiten, und die Fälle scheinen am einfachsten auf diese Weise erklärt werden zu können. Chiari glaubt eine Erkältung als Ursache ausschließen zu können, da die Patienten nach dem Unfall nicht lange liegen geblieben sind und auch sonst keine Erkältung vorzuliegen schien, aber es wäre doch denkbar, daß die Entblößung während der Untersuchung oder etwas ähnliches eine Erkältung herbeigeführt haben könnte.

Pathologische Anatomie. Bei der akuten Bronchitis der großen Bronchien ist die Schleimhaut geschwollen, gerötet und mit mehr oder weniger reichlichem Sekret bedeckt, das abgestoßene Epithelien und Leukocyten enthält. Bei der mikroskopischen Untersuchung zeigt sich die Schleimhaut oft in dicken Falten emporgehoben, sehr blutreich und kleinzellig infiltriert. Die Emigration der Leukocyten läßt sich oft sehr hübsch beobachten. Ein ähnliches Bild zeigt die Trachea, die immer an der Erkrankung teilnimmt.

Bei den mittleren Bronchien ist das Bild ein ähnliches, nur sieht man manche dieser Luftröhrenäste vollständig verschlossen durch Eiter, der aus dem Schnitt hervorquillt. In mikroskopischen Präparaten kann man bisweilen Luftblasen erkennen, die durch Schleim oder Eiterfäden voneinander getrennt sind.

Die entzündeten feinen Bronchien erscheinen auf dem Schnitt oft als stecknadelkopfgroße Knötchen. Im Mikroskop kann man erkennen, daß vielfach das Epithel fehlt und die Muskelschicht oder die elastische Schicht frei liegt oder Granulationsgewebe an Stelle des Epithels vorhanden ist. Bisweilen ist die elastische Ringfaserschicht aufgelockert. Das Epithel kann so von Leukocyten durchwuchert sein, daß die Epithelzellen nicht mehr zu erkennen sind. — Das Sekret in den Bronchiallumen ist in den feineren Bronchien fast rein eitrig, während es in den gröberen Bronchien viel mehr schleimigen Charakter hat. Wenn die feinsten Bronchien erkrankt sind, so läßt die mikroskopische Untersuchung fast immer erkennen, daß sich der entzündliche Prozeß nicht auf die Bronchien beschränkt, sondern in die Umgebung weiter dringt. Man sieht an vielen Stellen Infiltration des Stützgewebes um die feinsten Bronchien und Exsudat in einzelnen Alveolen. (Näheres über die pathologische Anatomie der akuten Bronchitis siehe bei Fr. Müller.)

Pathologische Physiologie. Die Erscheinungen der akuten Bronchitis sind teilweise von der allgemeinen Infektion, teilweise von den lokalen Störungen abhängig. Von der lokalen Störung ist die Schleimsekretion der Ausdruck einer Reizung der Becherzellen, doch wird auch angenommen, daß die Deckepithelien verschleimen und den Schleim entleeren. Den Ausdruck der eigentlichen Entzündung bildet die Emigration von Leukocyten, die Eiterbeimengung zum Sputum.

Über das Verhalten der Flimmerbewegung bei der akuten Bronchitis wissen wir recht wenig. Doch ist nach dem oben Angeführten (S. 236) nicht anzunehmen, daß sie wesentlich gestört sei. Auch die bei der Bronchitis putrida angeführte Beobachtung spricht dagegen. Nur bei alten Leuten dürfte die mangelhafte Expektoration auf einem Versagen der Flimmertätigkeit beruhen. Wenn das Sekret sehr zähe ist, oder wenn das ganze Bronchiallumen mit Sekret gefüllt ist, so ist wohl die Tätigkeit der Flimmerepithelien nicht imstande, das Sekret weiter zu befördern, sonst wird es wohl ziemlich rasch gegen den Larynx hin gebracht.

In den gröberen Bronchien hat die Schwellung der Schleimhaut keinen großen Einfluß auf die Luftbewegung, doch wird bei stärkerer Schwellung eine gewisse Erschwerung eintreten. Nach dem oben (S. 221) Ausgeführten muß daraus eine reflektorische Vermehrung der Lungenventilation resultieren. Geppert fand auch tatsächlich bei zwei Emphysematikern eine Vermehrung der Lungenlüftung von 8,3 bzw. 8,9 Litern pro Minute durch das Hinzutreten eines Bronchialkatarrhs auf 10,3 und 11,8 Liter.

Die Erkrankung der feineren Bronchien führt sehr viel leichter zu einer Verengerung, ja zu einer Verschließung des Lumens. Die Folge ist die, daß keine Luft in die entsprechenden Lungenabschnitte gelangt, daß daher das Blut in ihnen nicht arterialisiert wird, und daß das Lungenvenenblut einen weniger arteriellen Charakter trägt. Daher muß eine Reizung des Atemzentrums auftreten, und tatsächlich sehen wir bei Bronchiolitis immer eine starke Dyspnoe. Ob die Cyanose, die wir bei dieser Erkrankung beobachten, sich durch die vermehrte Venosität des Blutes erklären läßt, erscheint fraglich. Wahrscheinlich wirkt hier auch noch die Stauung infolge der Zirkulationsstörung mit.

Eine Zirkulationsstörung kann nämlich bei der Bronchitis der feineren Bronchien sehr leicht auftreten. Wir finden in der Umgebung der feineren Bronchien immer eine starke Hyperämie, so daß eine Stauung im Lungenkreislauf anzunehmen ist. Ferner wirken die Hustenstöße ungünstig auf die Herztätigkeit ein. Einen wesentlichen Einfluß auf die Kreislaufsstauung haben auch infektiös-toxische Schädigungen des Herzens.

Der Husten ist bei der Bronchitis sehr verschieden stark vorhanden. Bei Erkrankung der feinsten Bronchien entsteht der Hustenreiz überhaupt erst dann, wenn das Sekret in die gröberen Bronchien gelangt ist. Stärkerer Hustenreiz entsteht nur durch Erkrankung der gröberen Bronchien, besonders aber der Trachea. Bei der Tracheitis sehen wir oft erheblichen Reizhusten, der sich häufig durch Trockenheit infolge Abwesenheit eines dünnflüssigen Sekretes auszeichnet.

Symptomatologie. Die Symptomatologie der akuten Bronchitis ist natürlich verschieden je nach der Ätiologie der Erkrankung. Doch ist eine Reihe von Symptomen allen Bronchitiden gemeinsam, nur ihre Gruppierung und der Verlauf wechseln.

Das wichtigste Symptom der akuten Bronchitis ist der Husten. Er ist je nach der Beschaffenheit des Sekretes trocken oder feucht. Meistens ist er im Beginn trocken und wird später feuchter. Er kann auch bei Erkrankungen, die sich nicht weit in die Tiefe ausdehnen, in Form von schweren, den Patienten sehr unangenehmen Anfällen auftreten. Bei Kindern führt der Husten oft zu Erbrechen, bei Erwachsenen nie. Hoffmann weist darauf hin, daß man bei Erwachsenen, die beim Husten erbrechen, immer an ernstere Krankheiten, namentlich an Phthise denken muß. Die Anstrengung des Hustens führt oft zu heftigen Schmerzen an den Seiten des Thorax oder im Epigastrium. Das Seitenstechen, das die Patienten manchmal verspüren, beruht wohl zum Teil auf Zerrungen der Interkostalmuskeln.

Aber auch sonst kommen Schmerzen bei der Bronchitis vor. Da die Bronchien keine Empfindung besitzen, so hat man sie vielfach auf eine Beteiligung des Brustfells bezogen, die zustande kommen soll, auch ohne daß das Lungenparenchym dabei merkbare Veränderungen aufweist. Das gilt vielleicht für einen Teil dieser Schmerzen, namentlich für die mehr stichartigen. Dagegen sehen wir gelegentlich bei Bronchitiden, die sich unmöglich weit in die Tiefe ausdehnen können, diffuse, rheumatoide Schmerzen auf Brust und Rücken auftreten. Für diese ist wohl die Annahme viel wahrscheinlicher, daß es sich um reflektorische Schmerzen handelt, ähnlich wie die Schmerzen an der Seite und im linken Arm bei Erkrankungen des Herzens (vgl. oben S. 240).

Die Atmung ist bei der Bronchitis acuta, wenigstens in schwereren Formen, meistens beschleunigt, bisweilen auch vertieft. Namentlich bei Bronchitis capillaris ist die Beschleunigung und Vertiefung oft sehr intensiv und kann bei Kindern bis zu 60—80 Atemzügen in der Minute gehen. Gelegentlich sieht man auch, namentlich bei Kindern, Einziehungen der unteren Thoraxabschnitte bei der Inspiration. Sie brauchen nicht immer darauf zu beruhen, daß die Bronchien der unteren Lungenpartien verstopft sind und diese daher an der Atmung nicht teilnehmen, sondern sie können einfach darauf beruhen, daß zu rasch geatmet wird, als daß die Luft rasch genug eindringen könnte. Dann wird infolge der größeren Kraft der Thoraxheber der obere Teil der Lungen stärker gefüllt und der untere sinkt ein. Bei Verengerung der feinen Bronchien und bei zähem Sekret geht die Atmung oft mit hörbarem Stridor vor sich.

Die Allgemeinerscheinungen richten sich nach der Ätiologie der Bronchitis. Eine Erkrankung der gröberen Bronchien braucht kein Fieber zu machen, dagegen sehen wir bei Beteiligung der feineren Bronchien in der Regel die Temperatur steigen. Der Puls ist oft beträchtlich beschleunigt, namentlich bei der kapillären Bronchitis der Kinder.

Die Untersuchung ergibt, wenn keine Atelektase eingetreten ist, bei der reinen Bronchitis keine Veränderung des Lungenschalles. Dagegen läßt sich oft, namentlich bei Beteiligung der feinsten Bronchien, eine Erweiterung der Lungengrenzen feststellen. Die wichtigsten Aufschlüsse gibt die Auskultation. In leichten Fällen sind die Veränderungen freilich oft nur sehr gering und bestehen nur in einer Abschwächung oder Verschärfung des Atemgeräusches und einer Verlängerung des Exspiriums. Ja es gibt Fälle, in denen gar nichts zu hören ist, obschon Husten und Sputum die Diagnose einer Bronchitis stellen lassen. Bei einer Beschränkung des Prozesses auf die größeren Luftröhrenäste und bei zähem Sekret hört man Ronchi sonori und sibilantes. Bei flüssigerem Sekret und bei Beteiligung der mittleren Bronchien hört man mittel- und grobblasige Rasselgeräusche, die um so feiner werden, je mehr die kleineren Äste betroffen sind. Bei Beteiligung der Bronchiolen entsteht ein feinblasiges Geräusch, das schon dem Knisterrasseln sehr ähnlich ist und einen mehr klingenden Charakter besitzt, und das deshalb häufig als subkrepitierendes Rasseln bezeichnet wird. Die Lokalisation der Rasselgeräusche ist eine verschiedene, in der Regel sind aber doch die Unterlappen stärker befallen. In einer Reihe von Fällen hört man von Tag zu Tag immer genau dasselbe, meistens aber wechseln die Rasselgeräusche sehr rasch, so daß man oft jeden Tag einen anderen Befund erheben kann.

Die Qualität und Quantität des Sputums ist eine sehr verschiedene, und steht weder zur Schwere der Allgemeinerscheinungen, noch zur Ausdehnung der Rasselgeräusche in einem direkten Verhältnis. Das Sputum ist bald zäh, glasig, bald mehr dünnschleimig, aus Schleim mit reichlich eingestreuten eitrigen Fädchen vermischt, bald mehr eitrig-schleimig oder rein eitrig. Im ganzen ist das Sputum um so mehr eitrig, je älter der Prozeß ist und je mehr er in die Tiefe dringt.

Krankheitsverlauf. Sofern die akute Bronchitis nur eine Teilerscheinung einer Infektionskrankheit wie Masern, Typhus etc. ist, ist der Verlauf hier nicht zu schildern. Dagegen zeigt die akute Tracheobronchitis, die sich an Erkrankungen der oberen Luftwege anschließt, einen mehr oder weniger typischen Verlauf. Meist zeigt sie sich einige Tage nach dem Auftreten eines Schnupfens, einer Pharyngitis oder Angina, gleichzeitig mit einer Tracheitis. Bisweilen kann die Erkrankung der Bronchien auch gleichzeitig mit der der anderen Teile in die Erscheinung treten. Nicht selten stellt die akute Bronchitis die Exazerbation eines chronischen Katarrhs dar, dessen Existenz man nur bei genauer Anamnese erkennt, bisweilen sogar vollständig übersieht.

Die Tracheobronchitis selbst beginnt meist mit einer Störung des Allgemeinbefindens, mit Kopfschmerzen, Appetitlosigkeit, Gefühl von Schwäche und Zerschlagenheit in den Gliedern. Wenn schon vorher Schnupfen oder Angina bestand, so kann sich das Auftreten der Tracheobronchitis in einer Verschlimmerung der schon bestehenden Allgemeinbeschwerden äußern. Auch Frösteln kann auftreten, die Temperatur steigt, aber meistens nicht sehr hoch. Nur bei Kindern werden häufig Temperaturen über 39^0 erreicht. Nicht selten sieht man einen Herpes labialis auftreten.

Sofort stellt sich auch Husten ein. Er ist oft krampfartig, trocken, doch sind eigentliche Hustenanfälle meistens nicht vorhanden. Nur bei nervösen Individuen sieht man gelegentlich richtige Paroxysmen. Meist ist der Husten verbunden mit Schmerzen unter dem Sternum, bald mehr brennend, bald mehr stechend, oft auch von der Art, als ob etwas wund sei oder zerrissen werde. Diese Schmerzen sind charakteristisch für die akute Tracheitis. Auch Schmerzen in der Muskulatur des Thorax, bisweilen von der Hustenanstrengung herrührend, bisweilen mehr rheumatoid, sind häufig. Husten, Schmerzen und Störungen des Allgemeinbefindens können ein ziemlich schweres Krankheitsbild verursachen und den Schlaf erheblich stören. Dabei wird nur wenig Sputum entleert, und dieses ist zäh, glasig, rein schleimig (Sputum crudum).

Nach wenigen Tagen wird meistens das Allgemeinbefinden sehr viel besser, der Appetit hebt sich und der Husten ist nicht mehr so quälend. Die Schmerzen unter dem Sternum und die unangenehmen Gefühle im Halse lassen nach, auch die Muskelschmerzen werden geringer, der Husten ändert seinen Charakter. Er wird feucht und das Sputum wird reichlicher entleert und nimmt eine immer mehr eitrige Beschaffenheit an (Sputum coctum). Die Temperatur sinkt rasch zur Norm ab, und nach kurzer Zeit fühlt sich der Patient ganz wohl, abgesehen davon, daß er immer noch mehr oder weniger stark an Husten und Auswurf leidet. Auch das verschwindet meist rasch. Es kann aber auch Wochen dauern, bis auch am Morgen nicht mehr ausgehustet wird und bis die Auskultation keinerlei Abnormitäten mehr ergibt.

Von diesen Fällen bis zu den allerleichtesten, die sich nur durch etwas Husten und geringen Auswurf während weniger Tage kundgeben, gibt es alle Übergänge. Auf der anderen Seite gibt es Übergänge zur Bronchitis capillaris, die ein wesentlich schwereres Krankheitsbild darstellt.

Die kapilläre Bronchitis kann von vornherein als solche auftreten und setzt dann in der Regel mit hohem Fieber und schweren Allgemeinsymptomen ein. Häufig aber entsteht sie dadurch, daß sich ein Katarrh in die Tiefe fortpflanzt, namentlich wenn dieser vernachlässigt wurde. Oft ändert sich dann mit einem Schlage das Krankheitsbild. Das Fieber, das schon im Absinken begriffen war, steigt wieder, es treten Kopfschmerzen, Appetitlosigkeit, Schmerzen auf der Seite und im Rücken auf, der Husten und der Auswurf werden reichlicher, es kann sich schwere Dyspnoe einstellen.

Ein Beispiel einer solchen schweren kapillären Bronchitis sei hier angeführt: Ein 44 jähriger Mann erkrankt auf der Heimreise aus Amerika an Husten und Auswurf. Nach 11 Tagen in Basel angelangt, kann er wegen der immer heftiger werdenden Dyspnoe die Reise nicht mehr fortsetzen und wird ins Spital gebracht. Hier zeigt sich hochgradige Cyanose, über beiden Lungen verbreitet massenhaft feinblasige Rasselgeräusche, reichlicher, dünneitriger Auswurf. Die Temperatur beträgt 38,8°, der Puls ist schlecht, und trotz Aderlaß, Herzmitteln usw. tritt nach wenigen Stunden der Tod ein. Die pathologisch-anatomische Diagnose lautet auf Bronchitis acuta purulenta, Emphysema et Anthracosis pulmonum. Pneumonische Herde waren nirgends zu finden.

Es gibt aber auch Fälle von Bronchitis capillaris, die noch viel akuter verlaufen. Posselt beschreibt einen Fall, der ganz plötzlich begann, zu schweren Erscheinungen führte und nach zwei Tagen vollständig geheilt war. Diese Fälle von akutester Bronchiolitis sind außerordentlich selten und führen meist zum Tode. Sie waren schon Laennec bekannt, der sie „Catarrhe suffocatif" genannt hat.

In anderen Fällen stellt die Bronchitis capillaris durchaus keine selbständige Krankheit dar. Der Katarrh steigt einfach an einzelnen Stellen, oft in ziemlich großer Ausdehnung, in die feinsten Bronchien hinab, die Erkrankung stellt nur eine Verschlimmerung einer gewöhnlichen Tracheobronchitis dar und heilt oft rascher, oft langsamer wieder ab. Besonders bei Zirkulationsstörungen hat die Bronchitis die Neigung, kapillär zu werden, auch bei Influenza und anderen Infektionskrankheiten ist das oft der Fall.

Die kapilläre Bronchitis im Greisenalter. Die Bronchiolitis der Greise ist keine Erkrankung für sich, sondern jede Bronchitis hat im höheren Alter die Tendenz, in die feinsten Bronchien hinabzusteigen. Aber sobald dies geschehen ist, ändert sich das Krankheitsbild, und deshalb muß die Krankheit hier besonders besprochen werden. Die Temperatur braucht nicht zu steigen, der Puls kann lange Zeit gut bleiben, aber trotzdem sind die Kranken auffallend matt, hinfällig und somnolent. Der Appetit wird schlecht, während häufig starker Durst besteht, der die Patienten zu reichlichem Wassertrinken veranlaßt. Die Folge ist, daß die Patienten durch häufige Miktionen gestört werden und sich leicht verunreinigen. Nachts sind sie oft unruhig, selbst Delirien können auftreten. Herzschwäche kann sich ziemlich bald einstellen und den Tod verursachen, es kann aber auch eine Bronchopneumonie sich hinzugesellen. Gar nicht selten wird der Zustand chronisch. Tritt Heilung ein, so folgt meistens eine ziemlich lange Rekonvaleszenz, und es kann viele Wochen dauern, bis die letzten Spuren des Katarrhs verschwunden sind. Selbst in den Fällen, die in Heilung ausgehen, kann man noch häufig an einer bestimmten Stelle die feinblasigen Rasselgeräusche lange Zeit hindurch nachweisen.

Bronchiolitis der Kinder. Während bei Kindern die akute Tracheobronchitis im wesentlichen verläuft wie beim Erwachsenen und auch nicht seltener, vielleicht sogar häufiger ist, bietet die Bronchitis capillaris ein wesentlich anderes Bild. Etwa in den ersten drei Lebensjahren stellt sie eine sehr gefährliche Krankheit dar. Sobald die Bronchitis in die feinsten Bronchien herabgestiegen ist, stellt sich Dyspnoe ein, die Zahl der Atemzüge kann auf 50 und mehr steigen, der Thorax wird eingezogen wie bei einer Kehlkopfstenose und die Kinder zeigen höchste Unruhe und Angst. Das Fieber ist hoch und das Allgemeinbefinden schwer gestört. Heftige Hustenstöße machen den Zustand noch qualvoller. Häufig sieht man vorübergehend Zustände von Besserung, aber oft stellt sich mit der Zeit zunehmende Apathie ein, aus der das Kind nur vorübergehend wieder sich erholt, der Puls wird schlechter und schließlich erfolgt der Tod an Lungenödem.

Akuteste Fälle sieht man gelegentlich bei Diphtherie mit multipler Polyneuritis (Posselt).

Die rezidivierende Bronchitis. Wie schon erwähnt, gibt es Menschen, die bei der geringsten Erkältung einen Schnupfen und im Anschluß daran eine Bronchitis bekommen, eine Disposition, die oft familiär ist. Nicht selten sieht man, daß der Husten immer in der kühleren Jahreszeit auftritt („Winterhusten"). Mit der Zeit dauert der Katarrh immer länger, das Sputum will nicht mehr aufhören, und an einzelnen Stellen sind viele Wochen lang Rasselgeräusche zu hören. Im Laufe der Jahre werden die Pausen so kurz, daß sich Katarrh an Katarrh reiht, und schließlich geht die Krankheit in eine chronische Bronchitis über. Nicht ganz selten sieht man später auch eine Tuberkulose auftreten.

Prognose. Die Prognose der akuten Bronchitis ist im allgemeinen eine günstige. Daß bei einem sonst gesunden Menschen eine Bronchitis, sei es infolge des Übergreifens auf die feinen Bronchien, sei es durch eine Bronchopneumonie, zum Tode führt, ist etwas außerordentlich seltenes. Nur einzelne auf besonderer Ätiologie beruhende Bronchitiden machen eine Ausnahme, so die durch Phosgendämpfe verursachte, die Influenza- und Masernbronchitis, die gelegentlich so schwer werden können.

Eine Ausnahme bilden die Kinder unter fünf Jahren und die Greise. Beide sind durch die Bronchitis in gleicher Weise gefährdet. Auch bei Menschen im besten Alter kann ein allgemeines Darniederliegen der Kräfte, z. B. infolge von Karzinom, Nervenleiden, Konstitutionskrankheiten, akuten Infektionen (Typhus) den Körper so verändern, daß eine akute Bronchitis ebenso gefährlich wird wie bei Greisen.

Besteht die Neigung zu Rezidiven, so ist daran zu denken, daß sich daraus schließlich eine chronische Bronchitis entwickeln kann. Auch einzelne Fälle von Influenzabronchitis heilen nicht aus, sondern gehen in chronische Bronchitis über.

Komplikationen. Die wichtigste Komplikation der akuten Bronchitis ist die Bronchopneumonie. Wir haben schon erwähnt, daß bei der Bronchiolitis in der Regel auch eine Peribronchitis vorhanden ist und sich in einzelnen Alveolen Exsudat nachweisen läßt. Aber auch abgesehen davon, finden wir bei den Sektionen von Menschen, die an einer Bronchitis gestorben sind, viel öfter kleine bronchopneumonische Herde, als die physikalische Untersuchung erwarten ließ. Oft aber kennzeichnet sich das Eintreten der Pneumonie deutlich durch Verschlimmerung des Allgemeinzustandes, Steigen von Puls und Temperatur und das Auftreten klingender Rasselgeräusche.

Selten ist die Komplikation einer Pleuritis Häufig sehen wir leichte Störungen von seiten der Verdauung, bisweilen, namentlich bei Kindern, heftige Diarrhoe. Seltener sind schwere nervöse Erscheinungen, während leichtere, wie Kopfschmerz, Schlaflosigkeit, Gliederschmerzen, gelegentlich zur Beobachtung kommen.

Diagnose. Die Diagnose der akuten Bronchitis ist in der Regel leicht. Nur in den allerleichtesten Fällen, in denen die physikalischen Symptome fehlen, kann die Beteiligung der Bronchien an einer Erkrankung der oberen Luftwege nur vermutet werden. Aber auch hier wird eine genaue Untersuchung oft eine vorübergehende Differenz im Atemgeräusch an symmetrischen Stellen ergeben und die Diagnose ermöglichen. Die Röntgenuntersuchung fördert die Diagnose nur wenig. Sie ergibt nur eine diffuse Verdunkelung, und diese nur in schwereren Fällen.

Oft ist die Entscheidung nicht leicht, ob man es mit einer Influenza oder mit einer banalen Tracheobronchitis zu tun hat. Die Diagnose einer Influenza wird sich, da der Nachweis der Bazillen und ihre Identifikation schwierig ist, oft überhaupt nur dann stellen lassen, wenn eine gleichzeitige Epidemie herrscht. Für Influenza sprechen die charakteristischen Rücken- und Kopfschmerzen, die Druckempfindlichkeit der Trigeminusäste, ferner ein auffallender Wechsel und ein herdweises Auftreten der auskultatorischen Symptome. Häufig beobachtet man auch ein gelbgrünes münzenförmiges Sputum. Eine akute fieberhalte Bronchitis kann manchmal der Ausdruck eines Abdominaltyphus sein. Überhaupt muß man sich bei jedem fieberhaften Bronchialkatarrh die Frage vorlegen, ob es sich um eine gewöhnliche Bronchitis oder um eine andere Infektionskrankheit handelt.

Schwierig ist oft die Differentialdiagnose zwischen Bronchitis capillaris und Bronchopneumonie, ja die Unterscheidung ist überhaupt oft willkürlich. Das feinblasige, fast klingende Rasseln der Bronchiolitis ist oft schwer von dem klingenden Rasseln oder Knisterrasseln der Bronchopneumonie zu unterscheiden. Die pathologische Anatomie zeigt uns, daß die Unterscheidung überhaupt etwas willkürlich ist, indem bei jeder Bronchiolitis auch kleine Bezirke des Lungengewebes ergriffen sind. Aber auch größere Herde sind oft nicht mit Sicherheit zu diagnostizieren.

Differentialdiagnostisch kommt unter Umständen auch die Lungentuberkulose in Frage. In der Regel lokalisiert sich ja die beginnende Phthise an der Spitze, die Bronchitis vorzugsweise in den Unterlappen. Es gibt aber, namentlich im Anschluß an Influenza, auch Bronchitiden der Oberlappen, die entweder Rhonchi über dem ganzen Oberlappen oder Rasselgeräusche über der Clavicula, neben der Skapula oder in der Fossa supraspinata machen. Der weitere Verlauf entscheidet in der Regel rasch. Aber andererseits verbirgt sich hinter dem Bild einer lokalisierten Bronchitis in einem unteren Teil der Lunge nicht selten eine Tuberkulose. Wenn deshalb die Erscheinungen eines solchen Katarrhs längere Zeit bestehen bleiben, so muß man immer an die Möglichkeit einer abnorm lokalisierten beginnenden Phthise denken.

Eine Verwechslung mit hysterischem Husten ist nicht unmöglich, da ja in den leichten Fällen von Bronchitis Inspektion und Auskultation im Stich lassen und die Diagnose nur aus dem Husten gestellt werden muß.

Therapie. Die wichtigste Rolle bei der Therapie der akuten Bronchitis spielt die Beförderung der Expektoration und, wo es nötig ist, die Beseitigung des Hustenreizes. Über die Wirkung der Expektorantien und Hustenmittel und über ihre Anwendungsweise sei auf den allgemeinen Teil (S. 273) hingewiesen, ebenso auf das, was dort über die sog. sekretionsbeschränkenden Mittel gesagt ist, deren Verwendung oft angezeigt erscheint. In leichten Fällen genügt es, dem Patienten ein Expectorans (am besten in Pillenform, wenn der Patient nicht zu Hause bleibt), zu geben und ihn vor Schädlichkeiten der Temperatur, des Rauches etc. zu hüten, ihm das Ausgehen am Abend und das Rauchen zu verbieten. In schwereren Fällen ist natürlich Zimmer- oder Bettruhe erforderlich. Jeder Patient mit Temperaturerhöhung, sei sie auch nur gering, gehört ins Bett.

Im Beginn der Krankheit ist energisches Schwitzen angezeigt, am besten durch Einpackung mit Wärmeflasche im Bett und Trinken von heißem Tee (Spec. pector.). Auch Salizylpräparate, die außerdem gegen die Schmerzen günstig wirken, tun gute Dienste.

Günstige Wirkungen sieht man oft von Inhalationen, namentlich bei stärkeren Reizzuständen. Gewöhnlich nimmt man Kochsalz, Natronbikarbonat oder Emsersalz, besonders reizmildernd wirkt Zusatz von Menthol. Die Hauptsache ist wohl die Wirkung auf die gleichzeitig bestehende Pharyngitis. In allen schwereren Fällen ist die Feuchthaltung der Luft durch den „Bronchitiskessel" (S. 272) nützlich.

Oft sieht man Erleichterung von der Anwendung lokaler Applikationen auf die Brust. Beim Gefühl von Oppression wendet man mit Vorteil **Schröpfköpfe** an. In allen schwereren Fällen verordne man **Brustwickel**, bei hohem Fieber kalt, häufig zu wechseln. Namentlich bei Bronchitis der Kinder tun sie gute Dienste. Für kräftige Leute mittleren Alters empfiehlt F. A. Hoffmann, der die hydriatrische Behandlung für die einzig wirksame Therapie hält, die kalte Abreibung oder geradezu die Dusche.

Bei der Bronchitis der Kinder, namentlich der kapillären, sieht man oft gute Erfolge von heißen **Bädern** mit kalten Übergießungen und von Senfbädern (eine Hand voll Senfmehl auf ein Bad). Die dadurch bewirkte Hautreaktion verbessert die Zirkulation und die Expektoration wird befördert. Auch bei der Bronchitis bei Infektionskrankheiten ist die Bäderbehandlung empfehlenswert, wie sie bei der Typhusbehandlung geübt wird.

In allen schweren Fällen, namentlich aber bei der kapillären Bronchitis, muß dem Zustand der **Zirkulation** besondere Aufmerksamkeit geschenkt werden. Man warte, wie bei der Pneumonie, nicht zu lange mit der Darreichung von Digitalis, auch Wein ist als Reizmittel nicht zu entbehren. Ist die Herzschwäche ausgesprochen, so kommen Kampfer und Coffein an die Reihe, während der Erfolg von Strychnin, das vielfach empfohlen wird, unsicher ist.

Bei starker Dyspnoe, insbesondere beim „suffokativen Katarrh", ist, so lange die Herztätigkeit es gestattet, ein Versuch mit einem **Brechmittel** erlaubt.

Bisweilen sieht man asthmaähnliche anfallsweise Steigerung der Dyspnoe. Hier dürfte ein Versuch mit **Atropin** angezeigt sein.

Während der Krankheit ist die **Diät** nach dem Zustand der Verdauungsorgane zu regeln und die Sorge für Stuhlgang nicht zu vergessen.

In der **Rekonvaleszenz** nach einer schwereren Bronchitis ist der Patient mit Vorsicht an die Rückkehr zur normalen Lebensweise zu gewöhnen und genau zu beobachten, bis ein Rezidiv unwahrscheinlich geworden ist. Zur Erholung empfiehlt sich ein Aufenthalt in staubfreier, nicht zu trockener Luft.

Besonders sorgfältig sind die Patienten in der Rekonvaleszenz zu behandeln, die durch wiederholt überstandene Katarrhe ihre **Disposition zu Bronchitis** bewiesen haben. Hier ist Schonung notwendig, bis die letzten Spuren von Sputum, bis alle auskultatorischen Symptome ganz verschwunden sind. Nachher ist eine vorsichtig eingeleitete Abhärtung am Platze. Häufig ist als prophylaktisches Mittel eine Badekur von Nutzen, namentlich an den Kurorten, wo die oberen Luftwege speziell behandelt werden, da die Krankheit von diesen oft ihren Ausgang nimmt. Überhaupt müssen Nase und Rachen in diesen Fällen genau untersucht, und, falls irgendwelche Abnormitäten (z. B. Septumdeviationen, chronische Tonsillitis etc.) vorhanden sind, behandelt werden. Oft sieht man auch schöne Erfolge von Soolbädern, besonders bei schwächlichen Individuen und Kindern, während bei Fettleibigen oft eine Entfettungskur die Neigung zu Katarrhen beseitigt. Kinder sind eventuell für längere Zeit aus der Schule zu nehmen und ins Hochgebirge oder an die See zu schicken.

Endlich sei auf die **Prophylaxe der akuten Bronchitis bei Infektionskrankheiten** bzw. auf die Verhütung einer Sekundärinfektion durch Behandeln der Nase hingewiesen (s. oben S. 271).

2. Bronchitis chronica.

Die chronische Bronchitis ist viel eher eine selbständige Krankheit als die akute. Wenn sie auch oft mit chronischer Pharyngitis oder Laryngitis kombiniert ist, so ist sie doch häufig eine scheinbar selbständige und unkomplizierte Erkrankung.

Ätiologie. Viele von den Ursachen, die das Entstehen der akuten Bronchitis begünstigen, spielen die Hauptrolle in der Ätiologie des chronischen Bronchialkatarrhs. Die chronische Bronchitis kann sich aus wiederholten akuten Bronchialkatarrhen entwickeln, indem ein Katarrh nicht vollständig ausheilt und jeder folgende einen größeren Rest zurückläßt. Sie kann aber auch von Anfang an als chronische Erkrankung auftreten. Im letzteren Falle ist sie meist, aber nicht immer, verbunden mit einem Katarrh der Rachenschleimhaut. Die Ätiologie dieser Erkrankung ist klar in den Fällen, wo dauernd Staub oder Rauch eingeatmet wird. Wir sahen das bei Arbeitern, die viel in Kohlen- und Kalkstaub verweilen, namentlich bei Steinhauern, Straßenarbeitern, Heizern, dann aber auch bei Bäckern und Müllern, bei Arbeitern, die mit Woll- oder Baumwollstaub, mit Tabakstaub oder mit dem Staub von Abfall und Kehricht zu tun haben, endlich bei Holzarbeitern, bei Metall- und Hornschleifern.

Nach der alten Zusammenstellung von Hirt, die sich auf mehr als 12 000 Staubarbeiter erstreckt, leiden 11—19% an chronischer Bronchitis. Auf der anderen Seite gibt Merkel an, daß viele Arbeiter, nachdem sie in der ersten Zeit ihrer Beschäftigung an Katarrh gelitten haben, von diesem geheilt werden (besonders durch zeitweise Entfernung aus der staubigen Atmosphäre), dann eine gewisse Immunität erlangen und schließlich den Beruf ausüben können, ohne wieder zu erkranken.

Eine wichtige Rolle in der Ätiologie der chronischen Bronchitis spielt der Tabakmißbrauch. Beim Rauchen selbst gelangt zwar der eingesogene Rauch nur bei den Menschen bis in die Bronchien hinunter, die gewöhnt sind den Rauch ein- und auszuatmen. Dagegen wird bei der Anwesenheit von Tabakrauch im Zimmer, da die Tröpfchen in der Luft ruhig stehen, der Rauch in die Tiefe dringen können. Das wichtigste scheint aber die chronische, durch direkte Reizung verursachte Pharyngitis zu sein, die sich nach unten fortpflanzt.

Eine Ursache, die bei der Entstehung der Bronchitis häufig mitwirkt, ist der chronische Alkoholismus, der freilich oft mit Tabakmißbrauch nnd anderen Schädlichkeiten verbunden ist.

Häufig sehen wir chronische Bronchitiden bei Menschen, die viel sprechen müssen. Hier ist die Ursache in der chronischen Laryngitis zu suchen, die namentlich bei unzweckmäßiger Stimmbildung die Folge der Überanstrengung der Kehlkopfmuskulatur ist. Diese Bronchitiden verschwinden meist rasch, wenn der Kehlkopfkatarrh zur Ausheilung gelangt. Auch die gestörte Nasenatmung, bei der wir häufig Bronchitiden sehen, wirkt mittelbar dadurch, daß sie einen Rachenkatarrh erzeugt.

Ein großer Teil der chronischen Bronchitiden beruht auf Stauungen im Kreislauf. Diese sog. Stauungskatarrhe sehen wir bei Herzkranken und Arteriosklerotikern in komprimierten und geschrumpften Lungen, nach Pleuraverwachsungen und namentlich bei Kyphoskoliose. Teils ist es die Stauung in der Bronchialschleimhaut, teils die ungenügende Atmung in einzelnen Lungenbezirken, die ein Liegenbleiben des Schleimes und eine Ansiedelung von Bazillen begünstigt [1]. Besonders bei der Kyphoskoliose sind die Bedingungen für eine Stagnation in den verschobenen und abnorm gekrümmten Bronchien günstig. Ob bei den Katarrhen der Nierenkranken die Zirkulationsstörung oder eine toxische Wirkung das Wichtigere ist, läßt sich nicht sagen. Häufig handelt es sich gar nicht um eine Bronchitis, sondern um chronisches oder rezidivierendes Lungenödem.

---

[1] Der Stauungskatarrh ist S. 276 zusammen mit der Stauungslunge besprochen.

Ein Reihe von **Konstitutionskrankheiten** begünstigt das Entstehen der chronischen Bronchitis, so namentlich die Fettsucht, die Gicht, die Skroulose und die Rachitis, Krankheiten, die auch das Auftreten einer akuten Bronchitis begünstigen. Daneben gibt es Menschen, die, ohne eigentlich krank zu sein, eine Neigung zu chronischer Bronchitis haben. Der eosinophile Katarrh gehört bisweilen in die Gruppe der arthritischen Diathese, auch wenn er nicht mit Asthma einhergeht.

Über den Zusammenhang der Bronchitis mit **Emphysem** ist unter dem Kapitel Emphysem das Wichtigste gesagt.

Bisweilen schließt sich eine chronische Bronchitis unmittelbar an einen akuten infektiösen Katarrh (z. B. Influenza) oder an eine Pneumonie an, so daß wir sie als **chronische Infektion** auffassen müssen.

Daß aber auch sonst bei der chronischen Bronchitis die **Bakterien** nicht nur die Rolle von Saprophyten spielen, sondern auch für das Weiterbestehen des Katarrhs von Bedeutung sind, ist nicht zu bezweifeln. Doch ist ihre Rolle offenbar weniger wichtig als bei der akuten Bronchitis.

Die Bakterien, die man im Sputum findet (s. u.) sind dieselben, die man auch im Mund gesunder Menschen finden kann, so daß es nicht klar ist, wie weit sie als Krankheitserreger, wie weit als Saprophyten aufgefaßt werden müssen. Das gilt wohl auch für Pneumokokken und Influenzabazillen, obschon den letzteren vielfach eine spezifische Bedeutung zuerkannt wird. Einzig für die Fälle, bei denen eine akute Influenzabronchitis direkt in einen chronischen Katarrh übergeht und die Bazillen andauernd im Sputum gefunden werden, ist ihre ätiologische Bedeutung kaum zu bezweifeln.

Pathologische Anatomie. Die chronische Bronchitis unterscheidet sich von der akuten dadurch, daß nicht nur die Schleimhaut, sondern die ganze Bronchialwand stark verändert ist, und teils hypertrophische, teils atrophische Veränderungen zeigt. — Die hypertrophischen bestehen in einer starken Verdickung und Infiltration besonders der Submukosa. Die glatte Muskulatur und das fibrös-elastische Gewebe können trabekuläre Verdickungen zeigen, auch das Knorpelgewebe kann wuchern. Häufig sind die Knorpel verkalkt. Die atrophischen Prozesse betreffen alle Teile der Schleimhaut. Die Schleimzellen schwinden, das Zylinderepithel kann durch kubisches oder Plattenepithel ersetzt werden. Auch das Muskelgewebe, ja selbst die Knorpel können dem Schwund anheimfallen, so daß die Wand schließlich nur noch aus einer fibrösen Membran besteht. Dabei erweitern sich die Bronchien. Aber auch die hypertrophischen Bronchien können eine solche Erweiterung zeigen. Häufig sind hypertrophische und atrophische Prozesse kombiniert (Details s. bei Fr. Müller).

Pathologische Physiologie. Der Einfluß der chronischen Bronchitis auf die spezifische Funktion der Lungen, den Gaswechsel, hängt nur davon ab, ob der Eintritt der Luft durch die verengten Bronchien erschwert oder gar unmöglich gemacht ist. Das sehen wir nur bei einer Beteiligung der feineren Bronchien und der Bronchiolen. Dann kommt es in den erkrankten Partien zu einer vermehrten Venosität des Blutes. Das ist aber wohl recht selten der Fall. Freilich liegen über die Arterialisierung des Blutes bei Bronchitis noch nicht genug Untersuchungen vor. Die einzig sicheren sind die Hürters, der bei einem Fall von diffuser Bronchitis im arteriellen Blut eine vollständige Sättigung mit Sauerstoff feststellte. Bei dauerndem Verschluß der Luftröhrenäste bildet sich Atelektase aus, deren Folgen aber hier nicht zu besprechen sind, da sie nicht mehr zum Krankheitsbild der chronischen Bronchitis gehören.

Die Dyspnoe bei der chronischen Bronchitis beruht wohl gewöhnlich nicht auf einer Verschlechterung des Blutes, sondern ähnlich wie die Dyspnoe durch mäßige Stenose der oberen Luftwege, auf rein mechanischen Bedingungen (s. oben S. 221). Doch läßt sich nicht bestreiten, daß ein Teil der Dyspnoe auf einer ungenügenden Arterialisierung beruhen kann, da ja einzelne Bezirke häufig vorübergehend durch Schleimansammlung von der Respiration ausgeschlossen sind. Wenn sie auch jeweils durch Entfernung des Sputums rasch wieder frei werden, so treten andere Bezirke an ihre Stelle. Im ganzen ist die Dyspnoe bei der chronischen Bronchitis geringer als bei einer gleichausgedehnten akuten. Sie kann in der Ruhe sehr oft gering sein, während sie sich bei der kleinsten Anstrengung erheblich steigert. Das erklärt sich leicht, da bei einer vermehrten Atmung der Widerstand für den rascheren Luftstrom ganz erheblich zunehmen muß.

Besonders wichtig ist die Rückwirkung der chronischen Bronchitis auf das Herz. Bei vermehrter Venosität des Blutes wird auch die Zirkulation beschleunigt und somit die Arbeit des Herzens vermehrt werden. Doch scheint die mangelhafte Arterialisierung des Blutes, wie erwähnt, keine große Rolle zu spielen. Ganz besonders aber wirkt der häufige Husten bei der langen Dauer des Prozesses auf das Herz ein (vgl. oben S. 232 f.). Auf der Herzinsuffizienz beruht auch die Cyanose der Bronchitiker.

Daß auch ohne die Mitwirkung spezifischer Bakterien von den erkrankten Bronchien aus toxische Wirkungen ausgehen können, erscheint nicht ausgeschlossen. Selbst wenn die normale Schleimhaut keine resorbierenden Eigenschaften besitzt, so sind doch bei pathologischen Zuständen oft Veränderungen der Struktur (Atrophie und Defekte) nachzuweisen, die eine Resorption wohl möglich erscheinen lassen. Toxische Substanzen, die resorbiert werden könnten, sind aber im Sputum wohl immer vorhanden, da es ja Zersetzungsprodukte des Eiweißes enthält. Daß aber tatsächlich solche toxische Wirkungen auftreten, ist durchaus nicht bewiesen. Wir sehen zwar bei chronischer Bronchitis recht oft Kopfschmerzen, Appetitlosigkeit und Magenstörungen, und auch die genaue Beobachtung der Temperatur ergibt, daß zwar kein richtiges Fieber, aber doch recht oft eine Erhöhung der Körpertemperatur um einige Zehntel oder vereinzelte subfebrile Zacken zu beobachten sind. Diese Erscheinungen können aber recht häufig auf andere Weise gedeutet werden. So läßt sich das Fieber meist durch kleine, unbemerkte Bronchopneumonien erklären; Magenkatarrhe infolge des Verschluckens von Auswurf oder infolge anderweitiger Ursachen lassen sich nicht ausschließen, auch für die Kopfschmerzen finden sich meistens andersartige Ursachen.

Symptomatologie. Die chronische Bronchitis zeigt als wichtigste Symptome Husten und Auswurf, die aber in sehr verschiedenem Maße vorhanden sein können. Abgesehen von den Unterschieden in den einzelnen Formen der Krankheit, die nachher besprochen werden sollen, finden sich auch zwischen den einzelnen Individuen bei der gleichen Krankheitsform ganz erhebliche Differenzen.

Die Störung des Allgemeinbefindens kann sehr verschieden stark sein. Es gibt Individuen, die nur durch den Husten und Auswurf in geringem Grade belästigt sind, andere, die sich sehr schwer krank fühlen und wenig leistungsfähig sind. Teilweise sind diese Unterschiede durch die Form und Ausdehnung des krankhaften Prozesses bedingt, teilweise auch durch das Alter der Individuen. Alte Leute leiden bisweilen schwer unter einer chronischen Bronchitis, während jüngere Leute sie oft sehr leicht ertragen, viel leichter als es im Interesse der richtigen Behandlung erwünscht wäre. Bei manchen Fällen wiederum hat man den Eindruck, daß keine Umstände vorliegen, die die Schwere der Allgemeinerscheinungen erklären könnten, und daß toxische Einflüsse von seiten des erkrankten Organs vorliegen müssen. Auch der Zustand des Herzens übt selbstverständlich einen wesentlichen Einfluß auf die Stärke der Beschwerden aus.

Die Untersuchung ergibt als wesentliches Symptom Rasselgeräusche von verschiedener Größe und Ausdehnung oder Rhonchi. Das Atemgeräusch ist meistens abgeschwächt, bisweilen aber auch verstärkt und rauh, das Exspirium verlängert. Selten findet man eine gleichmäßige Ausdehnung der Veränderungen über beiden Lungen, fast nur bei trockenen Katarrhen. Bei feuchtem Sekret sind die Veränderungen über den untersten Lungenpartien immer am intensivsten. Der Befund kann von Tag zu Tag wechseln, er kann aber auch — und das ist das häufigste — lange Zeit unverändert bleiben. Die Untersuchung ergibt viel konstantere Resultate als bei der akuten Bronchitis.

Die Lungengrenzen sind nicht selten erweitert.

Das Sputum ist entweder rein schleimig (zäh oder dünnflüssig) oder mehr schleimig-eitrig oder eitrig-schleimig, selten rein eitrig. Der Eiter erscheint entweder in Form von dünnen Fädchen, die dem Inhalt feiner Bronchien entsprechen und bei dünner Ausbreitung des Sputums zu erkennen sind, oder er erscheint mehr gleichmäßig verteilt, dann entstehen häufig mehr oder weniger distinkte Ballen. Die Verteilung von Eiter und Schleim erklärt sich in beiden Fällen dadurch, daß das Sekret der feineren Bronchien vorwiegend eitrig ist und in den gröberen Bronchien von Schleim umhüllt wird. Je nach der Qualität des Sputums können wir die verschiedenen Formen der chronischen Bronchitis voneinander trennen.

Die Bakterienflora des Sputums bei der chronischen Bronchitis ist recht mannigfaltig. Man findet alle Arten von Kokken und Stäbchen, namentlich im eitrigen Auswurf. Eine diagnostische Rolle kommt ihnen kaum zu, obschon Finkler und andere (z. B. Ortner) eine chronische Influenzabronchitis annehmen (die sich besonders durch trockene Beschaffenheit und Neigung zu asthmaähnlichen Zuständen auszeichnen soll) und neuerdings Brückner, Gaethgens und Vogt dem Befund von Influenzabazillen in vielen Fällen (speziell bei Kindern) eine große Bedeutung beilegen. Wenn bei Bronchitiden Influenzabazillen und Pneumokokken in einem größeren Prozentsatz der Fälle gefunden werden als beim Gesunden, so ist das noch kein Beweis für die ätiologische Wichtigkeit der Keime. Alle Mikroorganismen findet man viel reichlicher im eitrigen Auswurf und bei akuten Verschlimmerungen des Katarrhs. Karcher macht auch darauf aufmerksam, daß, wenn mehrere Sputa hintereinander entleert werden, die letzten bedeutend bakterienärmer gefunden werden als die ersten.

Das Herz zeigt häufig eine Verbreiterung, namentlich nach rechts. Der Puls ist oft normal und verhält sich auch bei Anstrengungen wie bei einem Gesunden. In anderen Fällen wiederum zeigt er in der Ruhe normale Frequenz, aber bei der Arbeit reagiert er oft abnorm stark, als Zeichen für die leichte Insuffizienz des Herzens. Nicht selten findet man auch in der Ruhe eine Beschleunigung des Pulses. Bei schwereren Bronchitiden zeigen sich alle Symptome der Herzinsuffizienz.

Meistens ist eine Cyanose, wenn auch oft nur geringen Grades, nachweisbar. Dyspnoe fehlt in leichteren Fällen ganz oder tritt nur bei Anstrengungen auf, in schwereren Fällen kann sie dauernd vorhanden sein und eine hohe Intensität erreichen. Dann weiß man aber gewöhnlich nicht, wie weit sie auf die Bronchitis, wie weit auf die Herzstörungen zu beziehen ist.

Die Zunge ist meist belegt. In der Regel ist die Rachenwand gerötet, oft mit Schleim bedeckt. Diese Pharyngitis kann entweder von der Reizung der Rachenwand durch Husten und Sputum herrühren oder sie kann auf den gleichen Ursachen beruhen, wie die Bronchitis selbst. Der Appetit ist oft gestört, Magenbeschwerden verschiedener Art können vorhanden sein, oft ist Stuhlverstopfung vorhanden.

Nicht selten sind Kopfschmerzen und Schlaflosigkeit, die entweder nur Folgen des Hustens sind, oder unabhängig von diesem bestehen. Viele Patienten klagen über Schmerzen auf der Seite des Thorax, auf der Brust oder dem Rücken, auch über Schmerzen im Epigastrium. Ihre Erklärung liegt, wie bei der akuten Bronchitis, entweder in der Schädigung der Muskulatur durch den Husten, oder sie sind als reflektorische Erscheinungen aufzufassen.

Bei stärkerer Herzinsuffizienz treten natürlich deren Symptome in den Vordergrund.

Fieber fehlt in leichteren Fällen ganz. Aber nicht selten sieht man, daß in Zeiten der Verschlimmerung Abendtemperaturen von 37—37,5° auftreten, um mit zunehmender Besserung wieder unter 37° zu fallen. Oft sind auch nur an einzelnen Tagen solche Steigerungen zu bemerken, und die Temperaturkurve gewinnt dadurch ein unregelmäßiges Aussehen. In schwereren Fällen können auch hohe Temperaturen auftreten, namentlich bei Beteiligung der Bronchiolen. Doch können sie auch ein Zeichen für eine komplizierende Bronchopneumonie sein.

Verlauf. Die chronische Bronchitis verläuft so verschiedenartig, daß eine Einteilung in einzelne Formen notwendig ist. Am zweckmäßigsten ist ihre Einteilung nach der Art des Sekretes, wie sie auch Fr. Müller durchgeführt hat.

1. Mucopurulente Form. Sie ist die häufigste Form der chronischen Bronchitis. Das Sputum ist schleimig-eitrig oder eitrig-schleimig, im letzteren Falle geballt. Die Menge des Sputums ist gewöhnlich nicht sehr groß, aber doch reichlicher als bei den trockenen Formen.

Diese Form der Bronchitis kann primär-chronisch auftreten und stellt den typischen Raucher- und Säuferkatarrh dar. Sie kann sich ferner aus einer akuten Bronchitis, nach Masern oder Keuchhusten oder nach einer Pneumonie entwickeln. Hierher gehört auch die chronische, aus der rezidivierenden akuten entstehende Bronchitis. Die mucopurulente Form kann aber auch das Endstadium der chleimigen Bronchitiden, in seltenen Fällen auch der Asthmabronchitis darstellen.

In den ersten Jahren ihres Bestehens macht die Krankheit meist nur geringe Beschwerden. Husten und Auswurf sind die einzigen Symptome. Die Auskultation ergibt bald eine Verschärfung, bald eine Abschwächung des Atemgeräusches in einzelnen Lungenpartien, auch etwa trockene Rhonchi. Das Allgemeinbefinden ist gar nicht gestört, Fieber fehlt. Zeitweise können alle Erscheinungen fast ganz verschwinden. Gelegentlich treten aber Verschlimmerungen auf, die mit vermehrtem Husten und Auswurf und mehr oder weniger hohem Fieber einhergehen können. Die Untersuchung ergibt dann oft das Auftreten von kleinblasigen Rasselgeräuschen an einzelnen Stellen. Fr. Müller weist darauf hin, daß man solche fieberhafte Exacerbation gelegentlich im Krankenhause bei chronischen Bronchitikern auftreten sieht zu Zeiten, wo gleichzeitig auch andere Patienten an akuten Bronchitiden erkranken, und daß dann diese Exacerbationen längere Zeit zur Rückbildung brauchen als die Bronchitiden bei den Menschen mit vorher gesunden Bronchien.

Geht die chronische Bronchitis aus der rezidivierenden akuten hervor, so ist oft nicht zu sagen, wann die eine Krankheit aufhört und die andere beginnt. Die Kranken, die jahrelang an Katarrhen gelitten haben, die immer häufiger kommen und immer länger dauern, verlieren schließlich ihre Beschwerden auch in der Zwischenzeit nicht mehr ganz, und jetzt haben wir das Bild der chronischen Bronchitis mit akuten Exacerbationen.

Die Patienten mit chronischer Bronchitis zeigen immer eine Zunahme der Beschwerden während der kälteren Jahreszeit. Auch leichte Erkältungen im Sommer rufen oft eine Steigerung der Erscheinungen hervor. Ein Schnupfen wandert leichter in die Bronchien hinab und erzeugt hier eine Verschlimmerung, die langsamer vorübergeht als ein Katarrh bei einem vorher gesunden Menschen.

In den ersten Jahren hört man oft keine Rasselgeräusche, meist nur mehr oder weniger ausgedehnte Rhonchi sonori und sibilantes, oft nicht einmal diese. Mit der Zeit treten grob- und mittelblasige Rasselgeräusche auf, die immer reichlicher werden, besonders über den unten Lungenpartien, und immer häufiger ist auch feinblasiges Rasseln wahrzunehmen. Geht aber die chronische Bronchitis aus einer akuten hervor, so bleiben in der Regel an beschränkten Stellen die gröberen oder feineren Rasselgeräusche, die schon am Ende des akuten Stadiums zu hören waren, zurück, und von da kann sich die Krankheit zeitweise weiter ausbreiten.

Im Laufe der Jahre nehmen alle Symptome zu. Zeiten, in denen es den Patienten ganz gut geht, wechseln mit solchen, in denen sie von Husten und Auswurf schwer geplagt werden und die Ernährung darniederliegt. Allmählich kommen die Verschlimmerungen immer häufiger und dauern länger, die Perioden relativen Wohlbefindens werden seltener und kürzer und führen nicht mehr zu so vollständigem Rückgang der Symptome wie früher. Mit der Zeit stellen sich Emphysem und Erscheinungen von seiten des Herzens ein, und schließlich können die Patienten an einer Herzinsuffizienz oder an einer Bronchopneumonie sterben. Nicht selten besteht aber die Krankheit viele Jahrzehnte, ohne die Gesundheit in stärkerem Maße zu stören.

Bakteriologisch findet man meistens Staphylokokken, selten in größerer Zahl, oft nur wenige. Lotz fand sie in der Klinik Müllers in allen 16 von ihm untersuchten Fällen, daneben selten Streptokokken und Sarcine, häufiger Micrococcus catarrhalis.

Anatomisch beobachtet man sowohl hypertrophische als auch atrophische Prozesse, meistens auch geringe Erweiterungen der feineren Bronchien. Fr. Müller konnte in vielen Fällen auch peribronchitische Veränderungen und Infiltration benachbarter Alveolen nachweisen. Oft findet man auch Emphysem der Lungenspitzen und der unteren Ränder, selbst wenn sich intra vitam kein Emphysem nachweisen ließ.

2. Der trockene Katarrh. „Catarrhe sec" wurde von Laennec eine Form der chronischen Bronchitis genannt, die sich durch ein spärliches, von Laennec als Crachats perlés bezeichnetes Sputum charakterisiert. Es ist außerordentlich zähe, klebt fest am Glas oder erscheint wie Froschlaich oder gekochter Sago, grau-glasig. Bei der mikroskopischen Untersuchung der Klümpchen, bei der zur Ausbreitung des Sputums ein starker Druck des Deckgläschens notwendig ist, sieht man nur wenige Leukocyten, dazwischen sog. Alveolarepithelien, die mit Pigmentkörnern und Myelintropfen gefüllt sind. Auch sonst findet man viel Myelin in Form von Kugeln und in anderen Formen im Sputum. Bakterien sind nur in sehr geringer Menge nachweisbar.

Das Sputum wird nur in geringer Menge, meist nur 1—2 Eßlöffel in 24 Stunden entleert. Dagegen besteht starker Husten, der oft gar kein Sekret zutage fördert, oft erst mühsam eine kleine Menge Auswurf nach außen gelangen läßt. Die Untersuchung der Lungen ergibt fast nur trockene Geräusche, lautes, weit verbreitetes Pfeifen und Schnurren. Nicht selten ist das Atemgeräusch über einzelnen Bezirken aufgehoben, weil die Bronchien durch das zähe Sekret verstopft sind.

Mit der Zeit tritt bei dieser Form der Bronchitis regelmäßig Emphysem auf. Wir müssen annehmen, daß der häufige Husten, der infolge des zähen Bronchialinhaltes in abgesperrten Teilen des Lungenhohlraumes zu einer erheblichen Drucksteigerung führt, die Elastizität des Lungengewebes schwächt. Vielleicht spielt auch die erschwerte Inspiration durch die teilweise verlegten Bronchien eine Rolle.

Nach jahrelangem Bestehen kann sich eine mehr dünnflüssige und mucopurulente Form des Auswurfes einstellen, doch bleibt noch lange Zeit das Sputum zäher als bei den anderen Formen der Bronchitis. Die Erscheinungen des Emphysems und bald auch der Herzschwäche treten in den Vordergrund, und der spätere Verlauf und der Sektionsbefund decken sich mit dem Bilde des Emphysems.

3. Die muköse chronische Bronchitis mit flüssigem Sekret. Diese Form unterscheidet sich von dem Catarrhe sec durch eine etwas reichlichere Menge und konfluierende Beschaffenheit, auch durch etwas stärkeren Leukocytengehalt des Sputums. Sie ist von der mucopurulenten Form nicht scharf getrennt und kann in diese übergehen. Doch gibt es ausgeprägte Fälle, die ein charakteristisches Bild darbieten, das von Fr. Müller gut gezeichnet ist. Das Leiden tritt fast jedes Jahr auf und zeichnet sich durch außerordentlich heftige Hustenattaken aus, die oft eine Viertelstunde dauern und eine geringe Menge Sputum nach großer Anstrengung zutage fördern. Solche Anfälle, die oft alle paar Stunden kommen und den Patienten nachts wecken, hinterlassen eine schwere Erschöpfung und kehren oft mehrere Wochen lang immer wieder. Allmählich wird das Sputum mehr eitrig, dünnflüssiger, und damit tritt Erleichterung ein, doch verschwindet der Husten nie vollständig.

Zu den mukösen Formen gehören auch viele Fälle von leichter primärer chronischer Bronchitis, namentlich von sog. Winterhusten und Raucherkatarrh. Hier bleibt das Sputum fast rein schleimig, und nicht selten beschränkt sich die ganze Krankheit auf einige Hustenstöße am Morgen, die ein Sekret herausbefördern, das sich nur durch die reichlichere Menge von dem normalen Morgensputum (vgl. S. 239) unterscheidet. Mit der Zeit gehen diese Erkrankungen aber meist in die mucopurulente Form über, und die Grenze gegenüber dieser ist in bezug auf die Qualität des Auswurfs ebensowenig scharf wie in bezug auf den Verlauf.

4. Der eosinophile Katarrh. Unter diesem Namen hat F. A. Hoffmann eine Form der chronischen Bronchitis abgetrennt und durch seinen Schüler Teichmüller beschreiben lassen, die sich durch den Gehalt des Sputums an eosinophilen Zellen auszeichnet. Das Sputum ist zäh-schleimig und enthält kleine gelbe Streifchen, in denen sich reichliche eosinophile Leukocyten nachweisen lassen, nicht selten auch Charcot-Leydensche Kristalle, sogar Curschmannsche Spiralen, aber wenig Mikroorganismen. Das Sputum unterscheidet sich also kaum von dem der Asthmabronchitis, nur ist es meistens nicht ganz so zähe. Von dieser Krankheit unterscheidet sich der eosinophile Katarrh dadurch, daß keine asthmatischen Anfälle auftreten, aber jedenfalls hängt er mit ihr zusammen. Dieser Zusammenhang zeigt sich auch darin, daß Fr. Müller eine Vermehrung der eosinophilen Zellen im Blut (10 bis 13 %) fand.

Die Krankheit kann in jedem Lebensalter auftreten, auch bei Kindern, und dauert einen bis mehrere Monate, rezidiviert aber sehr häufig. Der Husten ist sehr hartnäckig, und es besteht oft ziemlich starke Dyspnoe. Bei der Untersuchung hört man ausgebreitete Rhonchi und findet deutliche Lungenblähung, die mit dem Nachlassen der übrigen Erscheinungen wieder zurücktritt.

Von dem Catarrhe sec, bei dem niemals eosinophile Zellen in größerer Menge als im gewöhnlichen Sputum vorkommen, muß der eosinophile Katarrh streng getrennt werden.

5. Die Bronchitis pituitosa. Auch diese seltene Form wurde schon von Laennec abgetrennt. Fälschlicherweise wird sie oft als Bronchitis serosa bezeichnet, aber das Sputum besteht nicht aus Serum, sondern aus reinem Schleim, wie die Untersuchung auf Eiweiß ergibt. Es sieht nur äußerlich wie Serum aus und hat die Konsistenz einer dünnen Gummilösung. Im Unterschied zu der Lungenödemflüssigkeit hat es ein niedriges spezifisches Gewicht und enthält Eiweiß höchstens in Spuren. Mit diesem Sputum kann leicht Speichel, der in großer Menge bei Erkrankungen des Rachens und der Speiseröhre entleert wird, verwechselt werden.

Die Bronchitis pituitosa stellt keine selbständige Erkrankung dar, sondern kommt einerseits im Verlaufe des Bronchialasthma (daher auch Asthma humidum genannt), andererseits infolge von nervösen Störungen vor. Die Ursachen der nervösen Form sind krankhafte Prozesse, bei denen eine Läsion des Vagus nachgewiesen oder wahrscheinlich gemacht werden kann. Zwei Fälle bei Myasthenia gravis pseudoparalytica und einen Fall bei Polyneuritis beschreibt Fr. Müller. Da es sich um Kranke handelt, bei denen meistens auch der Husten- und Schluckakt oder die Mundbewegung gestört ist, so kann das Leiden zur Erstickung führen. Die asthmatische Form kann sehr bedrohliche Zustände bedingen, gefährdet aber in der Regel das Leben nicht.

6. Die Bronchoblennorrhoe. Wird ein dünn-eitriges Sputum, das keine fötide Beschaffenheit zeigt, in großer Menge entleert, so sprechen wir von Bronchoblennorrhoe. Die Erkrankung, die sich aus der mucopurulenten Form zu entwickeln scheint, zeichnet sich von dieser einerseits durch die große Menge des Sputums (100—300 ccm), andererseits aber, was viel wichtiger ist, durch die homogene Natur des flüssigen Sputums aus. Diese läßt sich nur so erklären, daß das Sputum aus den tieferen Teilen des Bronchialbaumes, das ja immer rein eitriger Natur ist, entweder so rasch und in solcher Menge durch die gröberen Teile hindurchgleitet, daß es keine Zeit hat, mit Schleim umhüllt zu werden, oder dadurch, daß auch die gröberen Bronchien oder die Trachea dasselbe rein eitrige Sekret liefern.

Pathologisch-anatomisch findet sich in der Regel eine hochgradige Atrophie der Wände der feineren Bronchien, nur selten hypertrophische Prozesse. Die Erkrankung ist über beide Lungen gleichmäßig ausgedehnt. Auf einem Querschnitt sieht man viel weniger Bronchiallumina als gewöhnlich, weil die Bronchien größtenteils kollabiert sind. Beim Aufschneiden der Bronchien erkennt man, daß die mittleren und feineren Äste erweitert sind. Bisweilen lassen sie sich als bleistiftdicke Röhren bis zur Lungenoberfläche verfolgen. Nicht selten sind auch indurative Prozesse in der Lunge selbst.

Ein prinzipieller Unterschied gegenüber der Bronchiektasie besteht also nicht, wenigstens in pathologisch-anatomischer Beziehung. Dagegen verläuft klinisch das Krankheitsbild doch erheblich anders, so daß vom klinischen Standpunkt aus eine Trennung gerechtfertigt ist.

Die Patienten haben meist keinerlei Beschwerden außer dem reichlichen Auswurf, der sie beständig husten macht. Fieber besteht nicht, doch kann gelegentlich eine hinzutretende Bronchopneumonie oder eine Sekundärinfektion mit Fäulniserregern, infolge deren das Sputum einen üblen Geruch annimmt, Fieber hinzutreten. Diese putride Beschaffenheit des Eiters verschwindet meistens bei geeigneter Behandlung sehr rasch wieder.

Mit der Zeit stellt sich aber doch eine Verschlechterung des Gesundheitszustandes ein. Die Patienten verlieren den Appetit, magern ab und werden elend. Oft stellen sich auch die Zeichen der Amyloidosis ein. Nicht selten beobachtet man auch rheumatoide Gelenkschmerzen und -Schwellungen, auch Trommelschlägelfinger können sich entwickeln. Wenn das Leiden weit fortgeschritten ist, so macht gewöhnlich eine Bronchopneumonie oder Herzschwäche dem Leben ein Ende.

Komplikationen. Die häufigste Komplikation der Bronchitis ist die Bronchopneumonie. Ihr Auftreten gibt sich meistens dadurch kund, daß die Temperatur plötzlich ansteigt und das Allgemeinbefinden schlechter wird. Bei Greisen ist oft auffallende Mattigkeit und trockene rote Zunge das erste Zeichen. Doch ist häufig die Differentialdiagnose gegenüber einer akut sich einstellenden Bronchiolitis nicht leicht oder sogar unmöglich, was deshalb weniger schlimm ist, weil die Prognose dadurch nicht alteriert wird (vgl. auch das Kapitel Pneumonie).

Eine fast regelmäßige Folgeerscheinung des chronischen Bronchialkatarrhs ist das Emphysem. Auch die Bronchiektasien sind mehr oder weniger regelmäßige Folgen der Bronchitis, wie schon aus den Bemerkungen über die pathologische Anatomie gefolgert werden muß. Auch klinisch machen die Bronchiektasien keine besonderen Erscheinungen, sofern nicht eine Bronchitis putrida hinzutritt.

In selteneren Fällen kommt es zu chronisch-interstitiellen Veränderungen im Lungengewebe, ja zu einer richtigen chronischen Pneumonie. Dieser Ausgang ist selten, wenn wir von der Stauungslunge und den Pneumokoniosen absehen, die in besonderen Kapiteln behandelt werden wollen.

Eine Seltenheit sind Fälle, in denen man als Ursache eines Hirnabszesses nur eine chronische Bronchitis gefunden hat (Literatur bei Hoffmann).

Die Veränderungen am Herzen, die Hypertrophie des rechten Ventrikels und die Herzinsuffizienz sind als direkte Folgen, nicht als Komplikationen aufzufassen. Dagegen treten sie mit der Zeit so in den Vordergrund, daß sie als Komplikation imponieren.

Diagnose. So leicht die Diagnose in ausgesprochenen Fällen ist, so schwierig kann sie unter Umständen werden. Bisweilen stellt man sie nur per exclusionem, aus dem Auftreten von Husten und Sputum bei Abwesenheit jeglichen physikalischen Befundes. Doch wird man hier nie sicher sein, ob nicht doch eine versteckte Tuberkulose vorliegt. Sicherer wird die Diagnose, wenn man Differenzen im Atemgeräusch zwischen beiden Seiten, namentlich in den unteren Partien, wahrnimmt. Doch gilt dies nur für einen symmetrischen Thorax, weil schon bei relativ geringen Difformitäten Unterschiede im Atemgeräusch auftreten können. Wenn der Befund von Tag zu Tag wechselt, oder wenn gar trockene Geräusche hinzutreten, so wird die Diagnose gesichert, doch bleibt auch dann noch immer die Möglichkeit, daß als Grundleiden eine Herzaffektion, eine Nephritis oder dergleichen vorhanden ist.

Die Differentialdiagnose gegenüber Bronchialasthma kann gelegentlich Schwierigkeiten bereiten. Wenn man die Anfälle von Atemnot nicht selbst gesehen hat, sondern auf die Beschreibung der Patienten angewiesen ist, so ist man oft im Zweifel, ob es sich um Asthma oder um anfallsweise Verstärkung der dyspnoischen Beschwerden bei einer chronischen Bronchitis handelt. Manchmal gibt die Untersuchung des Auswurfs Aufschluß, wenn aber nur vereinzelte eosinophile Zellen und Charcot-Leydensche Kristalle gefunden werden, so darf man daraus noch nicht die Diagnose auf Bronchialasthma stellen. Liegt dagegen ein richtiger eosinophiler Katarrh vor, so ist es überhaupt bei der Verwandtschaft der beiden Erkrankungen Geschmackssache, ob man die Krankheit eosinophilen Katarrh oder Bronchialasthma nennen will.

Die Frage, ob eine chronische Bronchitis oder ein rezidivierender akuter Katarrh vorliegt, ist nicht immer leicht zu entscheiden. Die Regel, daß die Bronchitis als chronisch zu bezeichnen sei, die länger als 40 Tage dauert, berücksichtigt die anatomischen Verhältnisse zu wenig. Wenn bei geeignetem Verhalten alle Symptome für längere Zeit vollkommen verschwinden, dann handelt es sich nicht um eine chronische Bronchitis.

Prognose. Wenn es sich wirklich um eine chronische Bronchitis, nicht etwa einen rezidivierenden Bronchialkatarrh handelt, so ist die Prognose in bezug auf die Heilung immer ungünstig zu stellen. Auch die Lebensdauer wird durch eine chronische Bronchitis in der Regel verkürzt. Freilich suchen gelegentlich Patienten das Krankenhaus wegen einer Verschlimmerung ihres Hustens auf, die angeben, seit 30 oder 40 Jahren beständig zu husten, und die mit 60—70 Jahren noch keine erhebliche Störung der Zirkulation zeigen. Viel häufiger aber stellt sich nach Jahren oder Jahrzehnten die Herzinsuffizienz ein, oder es tritt eine Bronchopneumonie hinzu, die dem Leben ein Ende macht. Auch die Entwicklung eines Emphysems ist bei der Stellung der Prognose zu berücksichtigen.

Therapie. Das wichtigste ist die Fernhaltung aller Schädlichkeiten, die den Katarrh unterhalten und verschlimmern können. In erster Linie ist staubfreie, nicht zu trockene Luft zu nennen. Für Patienten, die dazu in der Lage sind, kommt daher der Aufenthalt an einem hierzu geeigneten Orte, wenigstens während gewisser Jahreszeiten, in Betracht. Es sei hierfür auf den Abschnitt Klimatotherapie im Allgemeinen Teil (S. 272) verwiesen. Auf alle Fälle muß der Aufenthalt in staubiger und rauchiger Luft, so weit er nicht durch das Berufsleben absolut unvermeidbar ist, verboten werden. Unter Umständen ist ein Berufswechsel, wenigstens eine andere Verwendung im eigenen Beruf nötig. Der Tabakgenuß ist, wenn möglich, zu meiden, nicht weil der Rauch in die Bronchien dringen könnte, sondern weil er einen Reizzustand in den höheren Luftwegen unterhält. Läßt sich das Rauchverbot nicht durchführen, so gestatte man ihn nur im Freien.

Alle Formen von Bronchitis vertragen die kalte Temperatur schlecht, und so kommt es, daß sich die Spitäler im Herbst und Winter mit solchen Kranken zu füllen pflegen. Deshalb sind solche Patienten, denen es ihre Mittel erlauben, in der kühleren Jahreszeit nach dem Süden zu schicken. Gelegentlich kann auch ein Wechsel der Berufstätigkeit dem Patienten die Möglichkeit verschaffen, dauernd in einem milderen Klima zu leben.

Vor Abhärtungsmaßregeln soll man sich hüten. Im Gegenteil sind die Patienten mit chronischem Bronchialkatarrh zu Schonung zu erziehen. Wollene Unterwäsche, Wechsel der Kleidung nach Durchnässung und Schweiß, Tragen von passenden Überkleidern, Vorsicht vor Zugluft verhüten oft Verschlimmerungen und Fortschreiten des Prozesses.

Bei Verschlimmerung genügt gelegentlich ein Aussetzen der Arbeit, ein Klimawechsel, wie überhaupt viele Bronchitiker sich dauernd ganz wohl fühlen, wenn sie jedes Jahr ein- bis zweimal einen passenden Landaufenthalt machen. Bei stärkeren Verschlimmerungen dagegen ist Bettruhe erforderlich. Nur bei alten Leuten führe man wegen der Gefahr der Hypostase die Bettruhe nicht streng durch.

In allen Fällen von stärkerem Hustenreiz muß dieser bekämpft werden. Häufig genügt die willkürliche Unterdrückung des Reizes (vgl. oben S. 273), zu der die Patienten erzogen werden können und müssen. In anderen Fällen kann man es durch Trinken heißer Getränke, durch Umschläge und Wickel bis zu einem gewissen Grad erreichen, in Fällen trockenen Katarrhs auch durch die „lösende" Therapie. Ist das nicht möglich, so wende man getrost das Morphium oder seine Derivate auch für längere Zeiträume an.

Abgesehen davon hat die medikamentöse Therapie zwei Aufgaben. Die häufigere ist die Beförderung der Schleimsekretion in den Fällen, wo das Sekret zähe ist und seine Expektoration Mühe macht. Die verschiedenen Resolventien und Expektorantien sind oben (S. 273) aufgeführt, ebenso die verschiedenen üblichen Rezepte, daher kann hier auf ihre Aufzählung verzichtet werden. Im ganzen empfiehlt sich die Verordnung von Tropfen oder besonders von Pillen, die der Patient bequem mit sich herumtragen kann, da es sich ja um chronische Prozesse handelt. Die wichtigste Rolle bei der Behandlung der trockenen chronischen Katarrhe spielen die Jodalkalien, doch ist man gar nicht so selten genötigt, darauf zu verzichten, weil sie eine Pulsbeschleunigung und Herzsensationen hervorrufen.

Auch reichliches Trinken von heißer Flüssigkeit (bes. Spec. pectorales) scheint schleimlösend zu wirken.

Bei Fällen reichlicher Sekretion wäre es oft erwünscht, diese zu beschränken. Gelegentlich gelingt das auch mit Hilfe der oben erwähnten (S. 274) sekretionsbeschränkenden Mittel, namentlich aber mit Terpentininhalationen. Auch von intramuskulären Injektionen mit Eukalyptusöl (ein- bis mehrmals täglich 1 ccm) habe ich schon überraschend gute Erfolge gesehen. Auch Durstkuren sind in neuester Zeit wieder empfohlen worden (Singer).

Inhalationen zerstäubter Flüssigkeiten werden vielfach mit gutem Erfolg bei den trockenen Formen der chronischen Bronchitis angewandt, namentlich bei gleichzeitiger Erkrankung des Rachens. Am besten nimmt man Lösungen von Kochsalz und Alkali, ähnlich wie sie im Emser Wasser vorhanden sind. Läßt man Inhalationen zu Hause vornehmen, so achte man sehr darauf, daß nachher genügende Schonung eingehalten wird, weil die Schleimhäute nach der Inhalation außerordentlich empfindlich sind. Bei den Kuren in den Bädern mit salzigen Wässern sowie in den Schwefelbädern (s. S. 272) wirken außer den Inhalationen und Bädern viele nichtspezifische Faktoren mit, die staubfreie Luft, die Ruhe, die Regelung der Lebensweise etc., so daß wir dort viel günstigere Erfolge sehen als bei den Kuren im Hause. Aus den gleichen Gründen kann oft ein Spitalaufenthalt eine Besserung für viele Monate zurücklassen.

Bei stärkerer Atemnot sieht man oft von Sauerstoffinhalationen erhebliche Erleichterung, freilich nur von vorübergehender Dauer.

Bäderbehandlung unterstützt die Therapie oft in vorzüglicher Weise, indem der thermische Reiz des Bades eine Beförderung der Expektoration zur Folge hat und indem die Blutverteilung verändert und dadurch die Zirkulation verbessert wird. Man kann indifferente Bäder, besser Solbäder oder auch Kohlensäurebäder geben. Auch andere hydriatische Prozeduren dürfen nicht vernachlässigt werden, sowohl allgemeiner als auch lokaler Natur. Bei der langen Dauer der Krankheit und der verschiedenen Reaktionsform der einzelnen Individuen wird man froh sein, über eine große Auswahl verfügen zu können.

Massage und Gymnastik haben einen großen Wert für die Behandlung der chronischen Bronchitis, werden aber im ganzen zu wenig gewürdigt. Eine schlechte Technik kann freilich mehr schaden als nützen, und die besten Erfolge erzielen daher die schwedischen Masseure, die gegenwärtig in allen gesuchteren Kurorten und in allen größeren Städten zu finden sind.

Bei allen chronischen Bronchitiden, auch bei den stärker sezernierenden Formen empfinden die Patienten in der Regel von der Anwendung des sog. **Bronchitiskessels** (vgl. oben S. 272) große Erleichterung. Man lasse ihn ein- oder zweimal täglich (oder noch seltener) neben dem Bett oder Sitz des Patienten so lange stehen, bis die Füllung aufgebraucht ist, d. h. zwei bis drei Stunden. Zusatz einiger Tropfen von Eukalyptusöl oder Oleum turionum pini ist ganz zweckmäßig.

Von der **pneumatischen Therapie** kommt in erster Linie die Behandlung in verdichteter Luft in Frage, die gelegentlich recht günstig wirkt. Damit ist aber nicht gesagt, daß die Patienten den Aufenthalt in verdünnter Luft nicht ertragen. Wir sehen oft von einem Aufenthalt im Hochgebirge ganz gute Erfolge.

Niemals vergesse man, auch die **oberen Luftwege** zu behandeln. Vielfach deckt sich ihre Behandlung (Inhalationen etc.) mit der der Bronchitis, aber vielfach erfordern sie doch noch besondere Maßnahmen. Man sieht z. B. gelegentlich erhebliche Besserung der Bronchialerkrankung nach einer sachgemäßen Behandlung der Nase auftreten, sei es, daß dadurch eine chronische Rhinitis geheilt, sei es, daß die Nase durchgängig gemacht und dadurch die Ursache eines chronischen Rachenkatarrhs, der die Bronchitis unterhält, beseitigt wird.

Daß daneben eine Berücksichtigung des **allgemeinen Ernährungszustandes** Platz greifen muß, ist selbstverständlich. Bei lange bestehender Bronchitis wird es sich öfter darum handeln, den gesunkenen Ernährungszustand zu heben, als etwa bei fettsüchtigen Individuen eine Abnahme der Adipositas herbeizuführen. Bei Kindern bietet oft Rachitis oder Skrofulose besondere Indikationen. Daß bei **Herzinsuffizienz** die üblichen Herzmittel angewandt werden müssen, bedarf kaum der Erwähnung.

3. Bronchitis putrida.

Definition. Die putride Bronchitis stellt keine reine besondere Krankheitsform dar, sondern jede Bronchitis kann einen fötiden Charakter annehmen.

Sobald aber der Auswurf einen stinkenden Charakter angenommen hat, sehen wir besondere Krankheitserscheinungen eintreten und müssen in der Therapie andere Wege einschlagen, so daß die Abgrenzung dieser Krankheitsform notwendig ist.

Ätiologie. Zur fötiden Umwandlung des Bronchialsekretes ist die Mitwirkung von Mikroorganismen, die übelriechende Produkte liefern, also z. T. Anaeroben, notwendig. Über die Art der Mikroorganismen ist aber wenig bekannt. Einige Autoren geben an, aus dem Sputum Bazillen gezüchtet zu haben, die dem Bacterium coli sehr ähnlich sind und deren Kultur in Bouillon oder Agar einen ähnlichen Geruch wie das Sputum selbst verbreiten soll.

Am häufigsten sehen wir die Bronchitis putrida sich in Bronchiektasien entwickeln. Rosenstein fand sie nach Einatmen von Soor, Canali bei Aktinomykose. Dagegen wird sie bei Tuberkulose kaum je und dann nur in vorübergehender Weise angetroffen.

Die Tatsache, daß Bronchitis putrida in Lungengangrän übergehen kann, beweist, daß in beiden Fällen der gleiche Prozeß vorhanden ist, der nur in einem Fall die Bronchien, im anderen das Lungengewebe selbst betrifft. Beide Prozesse können auch zusammen vorkommen, dann ist meistens die putride Bronchitis die Folge der Lungengangrän.

Bronchitis foetida kann sich aber auch an syphilitische und andere Ulzerationen der Trachea oder der Bronchien anschließen, wir sehen sie auch bei Fremdkörpern, bei Perforation eines Ösophagus-Karzinoms etc. ferner im Anschlusse an Infektionskrankheiten, z. B. Typhus, Pneumonie etc.

Pathologische Anatomie. Bei der Sektion sieht man die Erkrankung der Bronchien bald über beide Lungen verteilt, bald nur auf einzelne Bronchien beschränkt. Die Schleimhaut ist verdickt, braunrot oder mißfarbig, oft in eine schmierige Masse verwandelt. Sie kann auch mit einer ziemlich fest anhaftenden mißfarbigen Schicht bedeckt sein. Der pathologisch-anatomische Prozeß hat Marfan veranlaßt, an Stelle des Namens putride Bronchitis den Namen Gangrän der Bronchien vorzuschlagen, was aber nicht sehr zweckmäßig erscheint (vgl. das Kapitel Bronchiektasie).

Man sollts denken, daß durch die schweren Veränderungen der Schleimhaut die Flimmerbewegung leide. In einem Fall, der S. 335 zitiert ist, konnte ich ein Stück der exzidierten Lungenpartie sofort nach der Operation untersuchen und unter dem Mikroskop beobachten, wie die Zilientätigkeit einzelne Zellen in lebhafte Bewegung versetzte. Gruppen von einigen Zellen drehten sich stundenlang im Kreise.

Symptomatologie. Das kennzeichnende Symptom ist das übelriechende Sputum. Der Geruch, den man gewöhnlich auch in der Nähe des Mundes des Kranken riecht, ist ganz charakteristisch.

Die Menge des Sputums ist gewöhnlich sehr groß, mehrere hundert ccm. Der Auswurf wird meist ohne Schwierigkeit unter geringem Husten entleert.

Im Spuckglas bilden sich nach kurzem Stehen drei Schichten. Die oberste, schaumige besteht aus Schleim, der Luftblasen enthält und in dem sich auch gut erhaltene Leukocyten und Epithelien sowie Fett und Myelintropfen finden. Von ihr ziehen Fäden nach der mittleren wässerigen Schicht herunter, die nicht farblos, sondern meistens bräunlich-schmutzig aussieht. Die unterste Schicht besteht aus einem ziemlich homogenen Bodensatz. Mikroskopisch erkennen wir darin massenhaft Mikroorganismen aller Art, Detritus, Fett in Tropfen und Nadeln. Von bloßem Auge sieht man in mehr oder weniger großer Zahl weißliche Pfröpfe von Stecknadelkopf- bis Erbsengröße (Dittrichsche Pfröpfe). Sie sind es, die am übelsten riechen. Beim Zerquetschen derselben sieht man massenhaft feine Körnchen, Leptothrixfäden, Fettnadeln, selten auch Eiterkörperchen, bisweilen auch Pigmentschollen.

Abb. 14 zeigt das mikroskopische Bild eines Präparates, das aus einem solchen „Pfropf", einem zylindrischen Gebilde von 2 cm Länge und $^1/_3$ cm Breite durch Zerquetschen hergestellt wurde. Der Patient (es ist derselbe, von dem Abb. 15 stammt) litt an Bronchiektasien mit Bronchitis putrida und bekam von Zeit zu Zeit starke Engigkeit, die erst verschwand, wenn er einen solchen Pfropf aushusten konnte, der ihm infolge des äußerst widerlichen Geruches unangenehme Gefühle, Appetitlosigkeit und Brechreiz bereitete.

Die chemische Untersuchung des Sputums hat verschiedenartige Fäulnisprodukte ergeben, Amine und Diamine, Buttersäure und Essigsäure, Schwefelwasserstoff und Ammoniak. Filehne und Stolnikow konnten ein Ferment darstellen, das tryptische Eigenschaften besaß.

Der Husten belästigt in der Regel die Patienten nur dadurch, daß er die Nachtruhe stört. Da das Sputum sehr leicht herausbefördert wird, kommt es nicht zu schmerzhaften Hustenanfällen.

Fieber ist in der Regel vorhanden und kann oft ziemlich hohe Grade erreichen. In leichteren Fällen sind nur geringe unregelmäßige Temperatursteigerungen nachzuweisen.

Das Allgemeinbefinden wird nicht nur durch das Fieber schwer beeinträchtigt, sondern auch durch die ungünstige Einwirkung des Sputums und des üblen Geruches auf den Appetit der Kranken, wahrscheinlich auch durch die Resorption von Fäulnisprodukten. Die Patienten verfallen daher meist in kurzer Zeit, magern schnell ab, werden blaß und zeigen eine trockene und welke Haut.

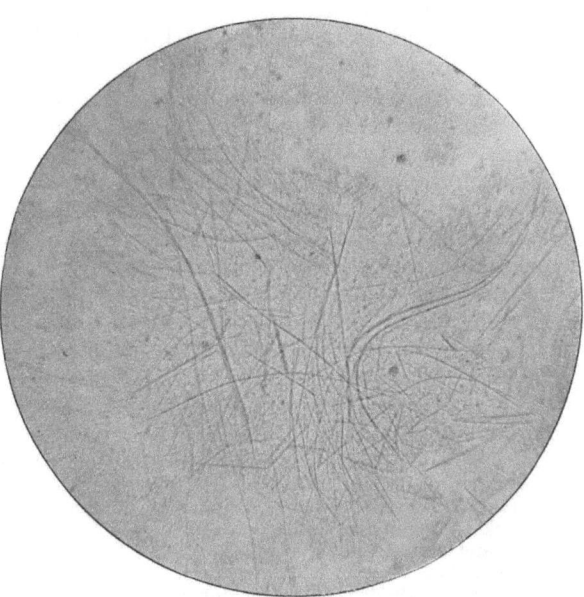

Abb. 14.
Fettsäurenadeln aus einem Dittrichschen Pfropf (Krankengeschichte des Patienten s. S. 350).

Häufig sehen wir Trommelschlägelfinger, die sich bisweilen auffallend rasch entwickeln.

Verlauf. Der Verlauf ist ein sehr verschiedener. Es gibt Fälle, die nach wenigen Wochen zum Tode führen, andere, die in geringer Intensität jahrelang dauern. Nicht selten sind aber auch leichte Fälle von kurzer Dauer, die bei chronischen Bronchitiden und Bronchiektasien vorkommen. Hier nimmt das Sputum nur vorübergehend eine faulige Beschaffenheit an, die sich relativ leicht wieder beseitigen läßt. Aber auch diese Fälle neigen sehr zu Rezidiven. In schwereren Fällen wechseln oft Zeiten relativen Wohlbefindens mit solchen ernster Erkrankung mit hohem Fieber.

Bis zu einem gewissen Grade ist für den Verlauf das Grundleiden entscheidend, indem z. B. bei ausgedehnten Bronchiektasien eine putride Bronchitis, wenn sie einmal vorhanden ist, sehr hartnäckig sich gestaltet und oft die Ursache für den raschen Verfall und das tödliche Ende ist.

Der Tod kann ohne das Hinzutreten weiterer Komplikationen erfolgen, oft aber auch wird er durch eine solche herbeigeführt.

Komplikationen. Am häufigsten ist eine Beteiligung des Lungenparenchyms. Abgesehen von der erwähnten Kombination mit Lungengangrän ist das Alveolargewebe oft durch kleine Entzündungen, die sich rasch ausbilden und wieder zurückgehen, beteiligt. Daneben kommen interstitielle Veränderungen vor, die bei längerer Dauer des Leidens die Regel sind. Trockene Pleuritiden sind nicht selten und stellen eine häufige vorübergehende Komplikation dar. Aber auch exsudative Pleuritis und Empyem können vorkommen.

Recht häufig beobachten wir rheumatische Schmerzen in den Muskeln und Gelenken, auch Anschwellungen der Gelenke, die mit Fieber einhergehen. Sie gehen in der Regel rasch zurück, wenn der Auswurf seine fötide Beschaffenheit verliert.

Selten sind metastatische Gehirn- und Rückenmarksabszesse (Literatur bei Fränkel).

Diagnose. Die Diagnose ist in der Regel leicht und beruht auf dem Nachweis rein bronchitischer Symptome beim Vorhandensein eines stinkenden Sputums. Die Rasselgeräusche können mehr oder weniger ausgedehnt sein, meistens sind sie über den untersten Teilen am reichlichsten. Dagegen kann der Nachweis eines Grundleidens Schwierigkeiten bereiten. So kann eine Ulzeration in der Trachea oder im Bronchus, deren Nachweis ja nur durch Tracheoskopie oder Bronchoskopie möglich ist, übersehen werden.

Auch die Unterscheidung gegenüber der Lungengangrän kann nicht leicht sein. Der Nachweis einer Lungengangrän wird ja durch das Auffinden von Parenchymfetzen im Sputum gesichert, aber wo diese fehlen, ist man oft im Zweifel. Vorübergehende bronchopneumonische Prozesse können leicht zur fälschlichen Annahme einer Lungengangrän führen, und auch das Röntgenverfahren kann im Stiche lassen.

In einem Fall, in dem im Anschluß an ein Ösophagus-Karzinom eine Bronchitis putrida und Empyem auftrat, habe ich fälschlicherweise eine Lungengangrän angenommen. Der 47jährige Patient, der drei Monate an Magenbeschwerden und weitere zwei Monate an Schluckstörungen gelitten hatte, ließ bei der Aufnahme durch Sondierung und Röntgenuntersuchung eine Ösophagusstenose erkennen. 14 Tage später trat eine trockene Pleuritis und hohes Fieber, nach weiteren zwei Wochen fötider Auswurf auf, der immer stärker wurde. Bald wurde aus der trockenen Pleuritis eine seröse, das Fieber blieb dauernd hoch, das übelriechende (dreischichtige) Sputum und Husten quälten den Patienten sehr. Schließlich konnte aus der Pleurahöhle eine jauchige Flüssigkeit aspiriert werden, und 3½ Monate nach der Aufnahme starb der Patient. Trotz dem Fehlen von Parenchymfetzen im Auswurf war eine Lungengangrän angenommen worden, die Sektion ergab aber nur eine Perforation des Ösophaguskarzinoms in einem Bronchus der rechten Lunge, putride Bronchitis und Empyem.

Auch die Unterscheidung zwischen einfacher putrider Bronchitis und Perforation eines verjauchten Empyems kann Schwierigkeiten bereiten, wird aber in der Regel bei genauer Beobachtung gelingen.

Prognose. Nur in den allerleichtesten Fällen, wo es sich um einen geringen Grad von jauchiger Beschaffenheit des Sputums handelt, darf die Prognose günstig gestellt werden, und auch hier ist die Möglichkeit von Rezidiven immer vorhanden. In schwereren Fällen gelingt es selten, dem Sputum seinen fötiden Charakter zu nehmen, meist stellt sich nach vorübergehender Besserung wieder Verschlimmerung ein und mit der Zeit zeigen sich mehr oder weniger rasch die schlimmen Folgen, der schlechte Allgemeinzustand und die Intoxikationssymptome. Auch vor Komplikationen ist man nie sicher. Häufig kann aus der Art der Grundkrankheit etwas Genaueres für die Prognose geschlossen werden.

Therapie. Die Therapie hat in erster Linie den fötiden Charakter des Sputums zu beseitigen. Das beste Mittel hierfür ist nach meiner Erfahrung die Inhalation von Terpentindämpfen mit Hilfe der Curschmannschen Maske. Die Maske muß so lange wie möglich getragen werden, und die meisten Patienten ertragen sie auch ohne Widerwillen mehrere Stunden im Tag. Weniger wirksam sind die Inhalationen von Kreosotdämpfen. Auch Karbolsäure und Myrthol werden empfohlen.

Ob Injektionen in die Trachea irgendwelchen Vorteil bieten, dürfte sehr zu bezweifeln sein.

Innerlich sind alle möglichen Mittel schon empfohlen worden, am meisten dürften Kreosot und Guajakolpräparate, Eukalyptustinktur, Terpentin und die verschiedenen Balsamika wirken. Auch Injektion von Eukalyptusöl kann versucht werden. Ferner kommen unterschwefligsaures Natron, Benzoë, Karbolsäure, Myrthol, Formamint in Frage. Besonders empfohlen wird auch Knoblauch, sei es als solcher, sei es als Syrupus allii acetici. Wenn es dem Kranken und der Umgebung nicht zu unangenehm ist, kann man seine Anwendung versuchen. Eine gewisse Abwechslung wird bei der langen Dauer des Leidens wohl immer notwendig sein.

Über die Allgemeinbehandlung braucht nicht viel gesagt zu werden. Der Einfluß der Ruhe und der Ernährung ist derselbe wie bei den gewöhnlichen Bronchitiden. Nur wird man oft dem Ernährungszustand eine besondere Aufmerksamkeit schenken müssen.

Im übrigen kommen alle Maßnahmen in Betracht, die im Kapitel Bronchiektasie erwähnt sind, insbesondere die Quinckesche Lagerung.

4. Bronchiolitis obliterans.

Ätiologie. Während bei chronisch-indurativer Pneumonie die Bronchiolen sich durch bindegewebige Obliteration an dem krankhaften Prozeß beteiligen können, kommt die akute oder subakute Bronchiolitis fibrosa obliterans als selbständige Krankheitsform vor. Am häufigsten tritt sie auf nach Einatmung reizender Gase, z. B. salpetrigsaurer Dämpfe, oder von Staub (beim Arbeiten mit Rabitzwänden, A. Fränkel). Doch kommt sie oft ohne ersichtliche Ursachen vor. Fr. Müller beobachtete solche Fälle bei alten Leuten, bei denn eine Bronchiolitis sich ohne erkennbare Ursache entwickelt hatte.

Symptomatologie. Nachdem in der ersten Zeit die Erscheinungen einer akuten Bronchiolitis vorhanden waren und vorübergegangen sind, folgt ein Stadium relativen Wohlbefindens, dann beginnt wieder eine Verschlimmerung, die sich durch akute Lungenblähung, Dyspnoe und Cyanose kund gibt. Bisweilen hört man feinblasige klingende Rasselgeräusche, sie können aber auch fehlen. Unter mäßigem Fieber, zunehmender Cyanose, Dyspnoe und Herzschwäche führt die Krankheit zum Tode.

Pathologische Anatomie. Bei der Sektion findet man in allen Teilen der Lunge kleine graue Knötchen, die eine große Ähnlichkeit mit Miliartuberkeln aufweisen. Bei genauer Untersuchung erweisen sie sich als quergeschnittene feinste Bronchien, die von einer der Bronchialwand entspringenden Bindegewebswucherung erfüllt werden. Das Epithel ist zugrunde gegangen, auch die elastischen Fasern sind geschädigt und vom Defekt aus ist Bindegewebe hineingewuchert. In der Umgebung finden sich oft kleine Infiltrate in den Alveolen.

Pathogenese. Es handelt sich also um eine schwere Verletzung der Schleimhaut, die bis auf die tieferen Schichten der Bronchialwand übergegriffen hat und eine reaktive Bindegewebswucherung veranlaßt hat. Das ist bei Einatmung giftiger Dämpfe leicht erklärlich, kommt aber auch bei Infektionskrankheiten (Masern, Hart, Kaufmann) vor. M. Dunin-Karwicka nimmt für ihren Fall die Entstehung der Gewebsneubildung von den peribronchialen Lymphspalten aus an.

Vielleicht sind die Fälle häufiger als man gewöhnlich annimmt, da sie in ihrem klinischen Verlauf der Miliartuberkulose ähneln können und der pathologisch-anatomische Befund mit einer solchen verwechselt werden kann.

Chronische und atypische Formen. Neben dieser wohl charakterisierten akuten oder subakuten, zum Tode führenden Form sind nun eine Reihe von chronischen Formen, Zwischenformen, geheilten Erkrankungen etc. beschrieben worden, deren Zusammenhang mit der typischen Erkrankung nicht klar ist. Auch Übergänge zur chronischen Pneumonie sind beschrieben. Die **Diagnose** solcher Formen hat noch etwas willkürliches, während die typische Krankheit aus der Verschlimmerung einer akuten, später besser gewordenen Bronchiolitis diagnostiziert werden kann.

Die **Prognose** muß immer ungünstig gestellt werden.

Die **Therapie** hat in der Anwendung von Herzmitteln, der Einatmung von Sauerstoff usw. zu bestehen.

5. Plastische oder pseudomembranöse Bronchitis.

Definition. Unter plastischer oder pseudomembranöser Bronchitis verstehen wir das Aushusten von Ausgüssen der Bronchien, dichotomisch verzweigten und verästelten Gebilden, die teils aus Fibrin, teils aus eingedicktem Mucin bestehen. Der Name fibrinöse Bronchitis ist deshalb wohl besser fallen zu lassen, da er für eine Reihe von Fällen eine falsche chemische Voraussetzung hat.

Nach dieser Definition kann es sich nicht um ein einheitliches Krankheitsbild handeln. Wir können aber nach Abtrennung der Formen, die mehr oder weniger zufällige Nebenbefunde bei anderen Krankheiten darstellen, eine idiopathische Form umschreiben.

Symptomatische Formen. Das Aushusten von Gerinnseln beobachtet man bei Diphtherie, wenn der Prozeß in die Bronchien hinabgestiegen ist. Bei der Pneumonie finden wir Ausgüsse der feinsten Bronchien, aus Fibrin bestehend, regelmäßig im Sputum, selten dagegen größere röhrenförmige Fibringerinnsel. Seltener findet man solche Gerinnsel bei anderen Infektionskrankheiten, bei Variola, Masern, bei Tuberkulose der Lungen. Gelegentlich werden auch nach der Einatmung reizender Dämpfe solche Gerinnsel ausgehustet. Auch ihr Auftreten bei Pemphigus ist beschrieben. Diesen Fällen wären solche anzureihen, bei denen Erkrankungen des Herzens vorlagen. Einmal wurden solche ausgehustet, nachdem im Anschluß an eine Pleurapunktion eine albuminöse Expektoration aufgetreten war. Das legt den Gedanken nahe, daß es sich auch in anderen Fällen um Fibrinniederschläge aus Lungenödemflüssigkeit gehandelt haben möchte, und die Fälle würden dann in die gleiche Kategorie wie diejenigen gehören, in denen nach einer Hämoptoe ausgelaugte Blutgerinnsel ausgehustet wurden.

Idiopathische Form. Daneben gibt es aber eine Form, die anscheinend idiopathisch auftritt und chronisch oder akut verlaufen kann.

Symptomatologie und Verlauf. Als Beispiel für die akute Form sei ein Fall beschrieben, den ich zu beobachten Gelegenheit hatte, und der in der Dissertation von J. Marcowitsch ausführlich beschrieben ist.

Krankengeschichte. 23jähriges Dienstmädchen, vor drei Wochen mit leichtem Husten und Stechen auf der linken Brustseite erkrankt. Am Tage vor dem Spitaleintritt Fieber und Kurzatmigkeit.

Beim Eintritt Atmung frequent, oberflächlich, über beiden Lungen Rhonchi und spärliche, nichtklingende Rasselgeräusche. Fast rein schleimiges, reichliches Sputum, darin kleine verästelte Bronchialausgüsse und kürzere, bis 3 mm dicke, sehr derbe Ausgüsse größerer Bronchien. Mikroskopisch zahlreiche Leukocyten und Charcot-Leydensche Kristalle, bakteriologisch Streptokokken und Staphylokokken.

In den ersten zehn Tagen Anstieg der Temperatur bis auf 40°, mehrmals Schüttelfröste, hochgradige Atemnot und Cyanose. Puls 120—140, sehr klein. Dann folgte eine 14tägige Pause mit subfebrilen Temperaturen und relativem Wohlbefinden, während deren aber immer weiter Gerinnsel ausgehustet wurden. Darauf erneute Fieberperiode, wie die erste, nur mit noch größerer Herzschwäche, Atemfrequenz bis 50. Geringes Exsudat in der linken Pleurahöhle. (Kulturen steril.) Links hinten reichliche klingende Rasselgeräusche. Delirien. Nach dreiwöchentlicher Dauer Abfall der Temperatur, allmähliches Verschwinden der Gerinnsel, dagegen Auftreten von Eiweiß, Zylindern und Blut im Urin, leichte Ödeme. Im Verlauf der nächsten drei Monate Ausheilen der Nephritis, nur noch wenige Temperaturanstiege, zweimal Aushusten von Gerinnseln. Geheilt entlassen.

In den meisten Fällen der Literatur ist der Verlauf ein rascherer, nur drei bis vier Wochen, unter Umständen nur 2—3 Tage. Diese akuten Fälle enden häufig tödlich. Meistens sind die auskultatorischen Erscheinungen auf eine bestimmte Stelle beschränkt, so daß man das Entstehen der Gerinnsel in einem eng lokalisierten Bezirk annehmen muß.

Der Verlauf dieser akuten Form macht den Eindruck einer **Infektionskrankheit**. Häufig ist auch Milztumor gefunden worden. Über die Ätiologie ist aber gar nichts bekannt. Gelegentlich sind auch Pneumokokken in den Gerinnseln gefunden worden.

Ein ganz anderes Krankheitsbild zeigt die **chronische Form**, die Monate und Jahre lang dauern kann. Sie besteht in Anfällen von Schweratmigkeit, die mit dem Aushusten von Bronchialausgüssen endigen. Nach dem Aushusten tritt große Erleichterung auf. Häufig sind die Anfälle bei solchen Menschen, die sonst an **Bronchialasthma** leiden. Der Zusammenhang mit dem Asthma drückt sich auch darin aus, daß in den Gerinnseln fast regelmäßig eosinophile Zellen und Charcot-Leydensche Kristalle zu sehen sind.

Die Gerinnsel sind meistens sehr derb und können eine ansehnliche Größe erreichen. Nach ihrer Entleerung wird häufig noch längere Zeit ein rein schleimiges Sputum, gelegentlich mit Curschmannschen Spiralen, ausgehustet. Mit dem Gerinnsel wird oft auch etwas Blut ausgehustet, es kann auch eine richtige Hämoptoe auftreten. Die Untersuchung ergibt oft vor und während des Anfalles Aufhebung des Atemgeräusches an einer bestimmten Stelle, ohne daß der Lungenschall verändert zu sein braucht. Die entsprechende Seite bleibt bei der Atmung häufig zurück.

Während der Anfälle tritt gelegentlich leichtes **Fieber** auf. Das **Allgemeinbefinden** kann mehr oder weniger stark gestört sein, doch gibt es auch Patienten, die zwischen den Anfällen (die auch sehr leicht verlaufen können) sich vollständig wohl befinden.

Pathologische Anatomie und Physiologie. Die Bronchialausgüsse sind meistens sehr derb und bestehen aus einem konzentrisch geschichteten Geflecht von Fasern, die sich nach der Weigertschen Methode färben, meist aber nicht so charakteristisch, wie das Fibrin bei pneumonischen oder diphtherischen Ausgüssen. Wie Friedrich Müller gezeigt hat, ist diese Färbung nicht sicher beweisend für Fibrin, sondern kann auch bei eingedicktem Mucin vorkommen. In einem Fall seiner Beobachtung konnte Neubauer durch die Bestimmung der reduzierenden Substanz nachweisen, daß die Trockensubstanz zu zwei Dritteln aus Mucin bestand. Auch Marcowitsch fand in unserem Fall einen Gehalt an reduzierender Substanz, der etwa zwei Drittel Mucin in der Trockensubstanz wahrscheinlich macht. Bisweilen, aber nicht immer, läßt sich durch die Thioninfärbung der Mucingehalt nachweisen. Möglich ist, daß die Gerinnsel sowohl Fibrin als auch Mucin in wechselnder Menge enthalten.

Wenn es sich nur um Mucin in den Gerinnseln handelte, so könnten wir uns die Erkrankung als Sekretionsanomalie deuten, die in den akuten Fällen durch einen infektiösen Prozeß, in den chronischen durch einen nervösen Einfluß hervorgerufen wird. Wenn aber Fibrin auftritt, so müssen wir entweder eine Transsudation oder Entzündung annehmen. A. Fränkel erklärt den Fibringehalt so, daß das Epithel lädiert sei und so eine Transsudation zustande komme. Fr. Müller weist diese Erklärung mit dem Hinweis darauf zurück, daß in anderen Krankheiten ein Epitheldefekt nicht zu einer Fibrinexpektoration führt, und daß alle Folgeerscheinungen eines ausgedehnten Schleimhautdefektes ausbleiben.

In den wenigen Fällen, die genau anatomisch untersucht sind, fand sich entweder nur eine geringe Rötung und Schwellung der Bronchialschleimhaut oder eine Tuberkulose des Bronchus. Die Gerinnsel lagen da, wo sie gefunden wurden, entweder lose auf der Schleimhaut auf oder klebten an ihr fest. In den akuten Fällen war die Erkrankung meistens gleichmäßig über beide Lungen verteilt. Epithelverlust konnte gelegentlich, aber nicht immer nachgewiesen werden.

Somit haben weder die anatomische, noch die chemische Untersuchung Anhaltspunkte für die Erklärung dieser merkwürdigen Erkrankungen geliefert. Die akute Form muß wohl als Infektionskrankheit aufgefaßt werden, die chronische dagegen als nicht infektiös, worauf auch das häufig festgestellte Fehlen von Bakterien in den Gerinnseln hinweist.

Diagnose. Die Diagnose kann nur durch den Nachweis der Gerinnsel im Sputum gestellt werden. Bei der akuten Form muß die Frage entschieden werden, ob es sich um eine primäre pseudomembranöse Bronchitis, oder um eine Diphtherie, Pneumonie, Scharlach oder dergl. handelt. Bei der chronischen Form muß sorgfältig auf Tuberkulose untersucht werden.

Prognose. Die Prognose der akuten Form ist sehr ernst. Beinahe die Hälfte der in der Literatur beschriebenen Fälle endete tödlich.

Bei der chronischen Form ist die Prognose quoad vitam gut. Doch läßt sich nichts über die wahrscheinliche Dauer der Krankheit aussagen. Es sind Fälle von mehr als 25 jähriger Dauer beschrieben.

Therapie. Bei der akuten Form gilt es in erster Linie die Herzkraft aufrecht zu erhalten und durch Sauerstoffinhalation die Atmung trotz der Verlegung vieler Luftwege genügend zu gestalten. Expektorantien haben meist keinen Erfolg. Immerhin wird man sie versuchen, doch ist vor Jodkali zu warnen, da nach seiner Anwendung gelegentlich Aushusten von Gerinnseln bei vorher gesunden Menschen beobachtet worden ist. Dagegen ist der Bronchitiskessel von Vorteil.

Vielleicht dürfte sich ein Versuch mit Brechmitteln empfehlen. Riegel empfiehlt besonders Apomorphin zu diesem Zwecke.

Bei der chronischen Form erweist sich besonders die innerliche Darreichung von Arsenik als wirksam.

Bei der chronischen Form sind die verschiedenen Expektorantien zu versuchen. Auch Inhalationen besonders von Kalkwasser werden gerühmt. Jodkali, Kreosot, Terpentin, Balsamika sind auch schon empfohlen worden.

III. Die Bronchiektasie.

Definition. Die Bronchiektasie ist eine erworbene oder angeborene Erweiterung der Bronchien. Ist sie sehr ausgeprägt, so stellt sie ein wohl charakterisiertes Krankheitsbild dar. Wenn sie sich aber aus einer chronischen Bronchitis entwickelt, so kann man im Zweifel sein, wo man die Grenze zwischen diesen beiden Erkrankungen zu ziehen hat. Bei jeder chronischen Bronchitis tritt mit der Zeit eine gewisse Erweiterung der Bronchien ein. Von der Bronchiektasie als besonderem Krankheitsbild dürfen wir aber erst dann sprechen, wenn diese Erweiterungen ausgesprochen sind und ihrerseits dadurch, daß sie eine chronische Bronchitis unterhalten, für den befallenen Menschen von Bedeutung werden.

Früher teilte man die Bronchiektasien nach dem anatomischen Befund in sackförmige und zylindrische ein. Da man aber diese beiden Formen intra vitam in der Regel nicht unterscheiden kann, sagt Fr. Müller mit Recht: „Wir bedürfen der Aufstellung solcher Krankheitsbilder, die wir am Lebenden diagnostizieren können, nicht solcher, welche erst auf dem Sektionstisch zu erkennen sind." Aus diesem Grunde akzeptieren wir die ätiologissche Einteilung. Wir unterscheiden: 1. **angeborene, 2. allmählich entstandene, 3. nach akuten Krankheiten aufgetretene Formen.** Eine besondere Besprechung erfordern 4. die Bronchiektasien bei Tuberkulose und nach Lungenabszessen. Außerdem ist wichtig die Unterscheidung zwischen diffusen und zirkumskripten Bronchiektasien, ferner die Berücksichtigung des umgebenden Lungengewebes, das lufthaltig, infiltriert oder verödet sein kann.

Ätiologie. 1. **Die kongenitale Bronchiektasie** entsteht dadurch, daß Teile des Lungenparenchyms in der Entwicklung zurückbleiben, d. h. daß die Alveolenbildung ausbleibt, oder dadurch, daß die Alveolen zwar richtig gebaut sind, sich aber bei der Geburt nicht mit Luft füllen oder, nachdem sie lufthaltig gewesen sind, wieder kollabieren. Diese kongenitalen Bronchiektasien müssen, wenn das Individuum überhaupt lebensfähig sein soll, auf einen bestimmten Lungenbezirk beschränkt, also zirkumskript sein. Die Unterscheidung der beiden Formen, der atelektatischen und der durch Entwicklungshemmung entstandenen, ist bei Menschen, die ein höheres Alter erreichen, nicht leicht, ja es ist möglich, daß auch die sog. fötal atelektatischen Bronchiektasien auf eine Entwicklungshemmung zurückgeführt werden müssen (vgl. Buchmann).

Bei den atelektatischen Bronchiektasien scheint die Genese ohne weiteres klar. Wenn die Alveolen sich nicht entfalten, so wird bei den ersten Atemzügen der inspiratorische Zug auf die benachbarten Alveolen, aber auch auf die alveolenlosen Bronchien selbst wirken und eine Erweiterung in dem Maße herbeiführen, als es die Elastizität dieser Gebilde gestattet. Dieser Zug wiederholt sich nicht nur immer wieder, sondern beim allmälichen Wachstum des Thorax, dem kein Wachstum von Lungenbläschen entspricht, wird der Zug immer kräftiger, so daß eine Erweiterung der Bronchien ganz begreiflich erscheint. Besonders leicht müssen Bronchiektasien entstehen, wenn über den atelektatischen Partien eine Pleuritis auftritt. Ganz ähnlich müssen die Verhältnisse liegen, wenn die Alveolen gar nicht ausgebildet sind. Auch hier müssen die Atembewegungen und das Wachstum des Thorax zu einer Erweiterung der Bronchien führen. Die Fälle von Bronchiektasien mit fehlender Anlage der Alveolen beim Fötus lassen sich auch dadurch erklären, daß beim fötalen Wachstum der Zug des Thorax eine Erweiterung der Bronchien herbeiführt. Nun zeigt aber die mikroskopische Untersuchung bisweilen auffallende Muskelwucherungen, die an Tumoren erinnern, so daß der Gedanke an eine primäre Wucherung der Bronchien als Ursache der Bronchiektasien nicht ohne weiteres von der Hand zu weisen ist.

2. **Die allmählich entstandenen Bronchiektasien** müssen teilweise auf Veränderungen der Bronchialwand, teilweise auf mechanische Verhältnisse zurückgeführt werden. Die erste Kategorie, die auf chronischer Bronchitis beruhenden Erweiterungen, werden vielfach nicht zu den Bronchiektasien gerechnet, sie müssen aber hier erwähnt werden, da ihre Abgrenzung von den kongenitalen und den durch akute Krankheiten entstandenen klinisch oft unmöglich ist. Die zweite Kategorie bilden die auf Bronchostenose und auf Lungencirrhose beruhenden Formen. Sie sollen zuerst besprochen werden.

a) **Die bronchostenotische Bronchiektasie.** Wenn ein Bronchus durch irgendeine Ursache stenosiert ist (vgl. das Kapitel Bronchostenose), so tritt fast immer in den Verzweigungen eine Erweiterung des Bronchialrohres auf. Hier handelt es sich also immer um zirkumskripte Bronchiektasien. Ihre Form kann verschieden sein, bald mehr sackförmig, bald mehr zylindrisch.

Bei der Inspiration wirkt auf die Lungenpartie, die zum stenosierten Bronchus gehört, von der Pleuraseite her der gleiche negative Druck wie auf die anderen Lungenpartien. Die Luft kann aber durch die enge Stelle nicht rasch genug eindringen, und am Schluß der Inspiration ist weniger Luft in dem Lungengebiet als in den übrigen Partien. Da aber die inspiratorischen Kräfte, die auf diesen Teil wirken, die gleichen sind, wird die gleiche Ausdehnung des Thorax auch hier erreicht, die Luft steht daher unter vermindertem Druck. Man sollte deshalb einen Zug dieses Lungenteils auf die Nachbarschaft, ein kollaterales Emphysem, aber keine Bronchiektasie erwarten. Nun kommen in der

Tat Bronchostenosen ohne Erweiterung vor (s. Hoffmann), in der Regel aber ist eine solche vorhanden. Zur Erklärung müssen die Verhältnisse während der Exspiration berücksichtigt werden. Diese kommt an den Lungenpartien, die zum stenosierten Bronchus gehören, ebenfalls mit der gleichen Kraft zustande wie in der übrigen Lunge, hat aber nicht den gleichen Effekt, da die Luft durch die enge Stelle nur langsam entweicht. Die nächste Einatmung beginnt daher, bevor die Lungenpartie genügend entleert ist, und nun kann leicht so viel Luft eindringen, daß der Raum hinter der Stenose auf das normale Volumen gefüllt wird. Da die gewöhnliche Inspiration immer durch stärkere Kräfte zustande kommt als die Exspiration, muß eine Luftstauung während jeder Ausatmung resultieren. Besonders schlimm muß die Stauung beim Husten wirken. Nun sollte man aber erwarten, daß das zu einer Erweiterung der nachgiebigsten Teile, der Alveolen, also zu einem Emphysem führt und daß die resistenteren Bronchien nicht betroffen werden. In der Tat beobachtet man in der Regel ein Emphysem neben den Bronchiektasien. Für diese selbst muß eine Veränderung der Wand der Bronchien ätiologisch in Betracht kommen. Sie ist auch tatsächlich vorhanden, da sich in den Luftröhrenästen hinter der Stenose immer Infektionen ansiedeln und eine Bronchitis ausbildet, die durch die Stauung des Sekretes hinter der Verengerung begünstigt wird. Auch peribronchitische und interstitielle Entzündungen findet man regelmäßig, so daß sich die stenotische Form der cirrhotischen nähern kann.

b) Die cirrhotische Bronchiektasie. Bei allen Formen von Lungencirrhose findet man erweiterte Bronchien in den erkrankten Bezirken. Zu dieser Form der Erweiterung könnte man auch die nach akuten Pneumonien zurückbleibenden Bronchiektasien rechnen, allein hier kommen doch andere Momente in Frage, wie unten besprochen wird. Dagegen gehören die Bronchialerweiterungen bei chronischer Lungenentzündung (selten), bei Anthrakose und anderen Pneumonokoniosen (soweit sie nicht durch Narbenstenosen bedingt sind) hierher. Je nach Ausdehnung und Art der Cirrhose sind die Erweiterungen diffus oder zirkumskript, sackförmig oder zylindrisch.

Oft wird die Entstehung der Erweiterung durch den Zug des schrumpfenden Gewebes an der Wand der Bronchien erklärt. Aber es wäre schon an sich merkwürdig, wenn eine solche Schrumpfung so gleichmäßig wirkte, daß eine Erweiterung und keine Abknickung zustande kommt. Eine gleichmäßige Schrumpfung von Bindegewebe könnte aber überhaupt niemals zu einer Erweiterung der Bronchien führen, sondern müßte eine Einschnürung, eine Verengerung zur Folge haben. Nur wenn die Pleurablätter verwachsen sind, so ist eine Zerrung der Bronchialwand im Sinne einer Erweiterung denkbar. Wir sehen in der Tat unter diesen Bedingungen besonders häufig starke Bronchiektasien, aber auch ohne pleuritische Verwachsungen kommen bei Lungencirrhose Bronchiektasien zustande. Das Hauptgewicht muß deshalb nicht auf die Zerrung der Röhren durch das schrumpfende Bindegewebe, sondern auf die Verminderung der Widerstandskraft der Bronchialwand gelegt werden. Bekanntlich bleibt diese nie unbeteiligt bei der Entzündung des Lungengewebes. An Stelle der Muskulatur und der elastischen Fasern tritt ein anfangs stark von Rundzellen durchsetztes, später narbiges Gewebe, das nie die Festigkeit der normalen Wand besitzt. Bei der Inspiration wirkt daher der Zug der benachbarten gesunden Partien erweiternd, bei der Exspiration wird die Luft gestaut und die Wand gegen das ebenfalls pathologische und wenig widerstandsfähige Gewebe der Umgebung vorgewölbt.

c) Die bronchitische Bronchiektasie ist bei der chronischen Bronchitis besprochen. Sie ist immer diffus und zylindrisch. Für die Erklärung ihrer Entstehung gilt das, was bei der cirrhotischen Bronchiektasie über die Bedeutung der Wandveränderung gesagt wurde.

3. Die nach akuten Krankheiten aufgetretenen Bronchiektasien lassen sich nicht immer scharf von den chronisch entstandenen unterscheiden, da eine chronische interstitielle Entzündung dabei ebenfalls vorhanden ist. Doch ist die Bedeutung der Bronchialwandveränderung ohne weiteres einleuchtender als bei den allmählich entstandenen cirrhotischen Erweiterungen.

a) Die pneumonischen Bronchiektasien der Erwachsenen. Wenn eine Pneumonie nicht in Lösung übergeht, sondern zu einer bindegewebigen Induration führt, was in jedem Lebensalter vorkommen kann (namentlich bei atypisch verlaufenden Pneumonien), so kann, wenn die Erkrankung auf einen kleinen Bezirk beschränkt und die Lunge nicht mit der Brustwand verwachsen ist, einfach eine eingezogene Narbe mit Emphysem der Umgebung resultieren. Sobald aber der Prozeß auf größere Strecken ausgedehnt ist oder Pleura pulmonalis und Pleura costalis verwachsen sind, so resultiert eine Erweiterung der Bronchien, die zu zylindrischen oder sackförmigen Hohlräumen führen kann.

Bei Pleuraverwachsungen läßt sich die Entstehung der Erweiterungen durch Zug des Bindegewebes teilweise erklären. Fehlen aber die Adhäsionen, so ist auch hier, wie bei den cirrhotischen Bronchiektasien, die Erkrankung der Bronchialwand maßgebend. Entzündliche Veränderungen kommen in der Tat bei Pneumonien mit verzögerter Resolution und bei Übergang in Induration vor.

Sowohl die **croupöse** wie die **katarrhalische Pneumonie** können zur Entstehung von Bronchiektasien Veranlassung geben. Bisweilen entsteht die Bronchialerweiterung nach Durchbruch eines **metapneumonischen Empyems (Bittorf)**.

Man hat schon von der gewöhnlichen Form eine Bronchiolektasie abgetrennt (F. A. Hoffmann), doch stößt die Unterscheidung bisweilen auf Schwierigkeiten. Bei Kindern ist die reine Bronchiolektasie häufiger.

Selten ist die **akute Bronchiektasie** auf pneumonischer Grundlage, wie sie v. Criegern beschrieben hat.

b) **Die pneumonische Bronchiektasie der Kinder.** Im Kindesalter kommen nicht selten Bronchopneumonien vor, die zu Erweiterung der Luftröhrenäste führen. Besonders bei Masern ist das der Fall, selten bei Keuchhusten. Vogt spricht der Influenza eine große Wichtigkeit zu.

Der Mechanismus der Entstehung ist der gleiche wie bei den Erwachsenen, nur erklärt die Beteiligung der Bronchialwand an der Entzündung, die ja bei den Kinderpneumonien eine regelmäßige Erscheinung ist, besonders gut die Neigung zu diesem Ausgang des Krankheitsprozesses.

Auch bei der kindlichen Bronchiektasie hat man eine Erkrankung der feinsten Luftröhrenäste, eine **Bronchiolektasie** abgetrennt, und in ausgesprochenen Fällen kann das anatomische Bild charakteristisch sein (Wabenlunge), aber oft ist die Unterscheidung unsicher.

c) **Die pleuritische Bronchiektasie.** Daß nach lange dauernden pleuritischen Ergüssen Bronchiektasien zurückbleiben können, ist eine längst bekannte Tatsache.

Chilesotti hat unter F. Müllers Leitung die Entstehung dieser Erkrankung studiert, indem er Kaninchen Paraffin oder andere Substanzen in die Pleurahöhle injizierte und dadurch ohne Mitwirkung von Mikroorganismen eine Kompression in der Lunge herbeiführte. Dauerte die Kompression nur etwa 4—6 Wochen, so entfalteten sich später die Lungen wieder vollkommen. Wurde die Atelektase aber längere Zeit unterhalten, so entstand eine Bindegewebswucherung, die von der Pleuraschwarte aus längs der interlobulären Septa in die Lunge hineinzog und auch zu einer Verdickung des peribronchialen Bindegewebes geführt hatte. Auch die interalveolaren Septa waren verdickt. Hatte die Kompression über drei Monate gedauert, so ließen sich die Lungen nicht mehr ganz mit Luft aufblasen.

Wir haben uns demnach die Entstehung der Bronchiektasien nicht so zu erklären, daß die Alveolarwände nach länger dauernder Atelektase aneinander kleben bleiben, sondern so, daß von der entzündeten Pleura aus Bindegewebe hineinwuchert und der Prozeß in ähnlicher Weise vor sich geht wie bei der Entstehung der Bronchiektasien nach einer Pneumonie. Das würde auch erklären, weshalb nur in einzelnen Fällen von Pleuritis und nicht immer nach den größten und am längsten anhaltenden Ergüssen sich Bronchiektasien ausbilden.

d) **Die Bronchiektasie nach akuter Bronchialgangrän.** Unter diesem Namen sind seltene Fälle von Bronchialerweiterungen beschrieben, die im Anschluß an akute schwere putride Bronchitis aufgetreten sind. Vielleicht können sich auch an akute, nicht putride Bronchitiden Erweiterungen anschließen, wenn die Entzündung die tieferen Schichten der Bronchialwand ergriffen hat.

4. Als **falsche Bronchiektasien** kann man viele der sog. bronchiektatischen Kavernen der **Phthisiker** bezeichnen. Es handelt sich dabei um Höhlen, an deren Bildung die veränderte Bronchialwand zwar auch teilnimmt, bei denen aber immer auch Lungengewebe zerfallen ist, so daß mindestens ein Teil der Höhle als Lungenkaverne bezeichnet werden muß.

Pathologische Anatomie. Die kongenitalen Bronchiektasien zeichnen sich in der Regel dadurch aus, daß die Lunge in den bronchiektatischen Bezirken kein Pigment enthält. Das gilt besonders für die Formen, die man als fötale Atelektase kennt. Hier ist die Pigmentarmut so groß, daß die Annahme einer sekundären Depigmentierung an sich unwahrscheinlich ist. Doch läßt sich natürlich denken, daß bei einer in frühester Jugend entstandenen Bronchiektasie das Pigment, das in geringer Menge aufgenommen worden ist, vollständig wieder auswandert. Aber in Lungen mit solchen pigmentlosen Bronchiektasien finden sich häufig Veränderungen, die auf andere Entwicklungshemmungen zurückgeführt werden müssen (Buchmann), so daß die Annahme einer kongenitalen Entstehung auch in den andren Fällen näher liegt. In den „Cystenlungen" kann man dagegen Pigment finden, wenn die Cysten zwischen normalem Lungengewebe liegen.

Bei der fötal atelektatischen Bronchiektasie trifft man einen großen Teil des Lappens, seltener einen ganzen Lappen etwas kleiner als normal, derb, luftleer, pigmentlos, auf dem Schnitt von unregelmäßigen Hohlräumen durchsetzt, die durch Bindegewebe von einander getrennt werden. Bisweilen ist eine gewaltige, oft tumorartige Wucherung von Muskelgewebe vorhanden, die von Davidsohn als „muskuläre Lungencirrhose" beschrieben wurde. Die Pleura ist meist verdickt. Von Lungengewebe läßt sich in den bronchiektatischen Bezirken weder makroskopisch noch mikroskopisch etwas erkennen. Die Höhlen sind von ein- oder mehrschichtigem Zylinderepithel, teilweise auch von kubischem bis plattem Epithel ausgekleidet, das auf einer Membrana propria aufsitzt. An manchen Stellen fehlt die Epithelauskleidung und ist durch Granulationsgewebe ersetzt, das in die Muskelschicht hineinreichen kann. Auch unregelmäßige Knorpelwucherungen sind beschrieben worden. In der Nähe der Hohlräume sieht man oft Gruppen von Schleimdrüsen, die z. T. cystisch erweitert und von einer lymphocytären Infiltration umgeben sind. Die Gefäße können erweitert und geradezu kavernös verändert sein. Im Lumen der Hohlräume findet man Schleim, desquamierte Epithelien, Lymphocyten und Leukocyten.

Auffallend oft ist die rechte Lunge, besonders der Oberlappen betroffen. Die übrige Lunge zeigt nicht selten Emphysem, Bronchitis und erworbene Bronchiektasien. Selten sind tuberkulöse Veränderungen zu finden.

Außerdem gibt es aber auch eine seltene angeborene Bronchiektasie, die sich über eine oder beiden Lungen erstrecken kann und ein cystisches, schwammartiges Aussehen bietet. Diese Erkrankung kommt schon im Fötalleben zustande. P. Grawitz unterscheidet zwei Formen, eine Bronchiectasia universalis und eine Bronchiectasia telangiectatica. Wenn die Individuen mit einer solchen Affektion lebensfähig sind und ein höheres Alter erreichen, so kann die gesunde Lunge kompensatorisch wachsen und in die andere Pleurahöhle hineinreichen, wobei das Herz verschoben wird.

Bisweilen kann auch die ganze Lunge von zahlreichen Cystchen durchsetzt sein, die inmitten von normalem Lungengewebe liegen. Die Epithelauskleidung der Hohlräume, die aus zylindrischen oder kubischen, freilich bisweilen auch aus platten Zellen besteht, die deutliche Membrana propria und die Armut an elastischen Fasern lassen auch die kleinsten Hohlräume von Alveolen unterscheiden. Im Zwischengewebe findet man Vermehrung von Bindegewebe und Muskulatur, Infiltration. Die chronisch pneumonische Veränderung kann ausgedehnte Lungenpartien zur Induration bringen. Die Hohlräume enthalten Schleim, desquamierte Epithelien, Lymphocyten und Leukocyten.

Bei der erworbenen zirkumskripten Bronchiektasie sieht man sackförmige, spindelförmige oder mehr zylindrische Erweiterungen der Bronchien, die gelegentlich durch Verschmelzung einen großen Sack bilden können. Das dazwischen liegende Lungengewebe ist mehr oder weniger lufthaltig oder schwielig verändert. Die Wand der Hohlräume kann verdickt sein und trabekuläre Hypertrophie, kammartige Leisten zeigen, oder sie kann atrophisch sein und ein dünnes Häutchen darstellen.

Die mikroskopische Untersuchung der Wand ergibt bald ähnliche Bilder wie bei der hypertrophischen Bronchitis, oft auch Knorpelwucherungen und Verkalkungen, bald die gleichen Erscheinungen wie bei der atrophischen Bronchialentzündung. Beide Zustände finden sich oft in der gleichen Lunge.

Der Inhalt der Hohlräume besteht teils aus Luft, teils aus Schleim oder Eiter. Nicht selten ist das Sekret mißfarbig, stinkend. Dann zeigt auch die Wand die gleichen Eigenschaften wie bei der putridem Bronchitis.

Das Bild der Lungen ist sehr mannigfaltig, je nach der Ausdehnung des Prozesses auf einzelne oder mehrere Lappen oder nur auf Teile von solchen, je nach der Größe der Hohlräume und je nach dem Verhalten der übrigen Lungenpartien. Bisweilen stellt eine ganze Lunge ein festes, von Hohlräumen durchsetztes Gebilde dar, das kleiner ist als eine normale Lunge (Corrigans Cirrhose), manchmal finden sich nur kleine bronchiektatische Bezirke in einer emphysematösen Lunge. Häufig sind gleichzeitig Bronchopneumonien vorhanden, die den Tod herbeigeführt haben.

Kombination mit Tuberkulose ist nicht die Regel, kommt aber vor. Jedenfalls kann man nicht von einem Ausschließungsverhältnis sprechen.

Die Pleura ist fast immer krankhaft verändert. Über den bronchiektatischen Partien ist sie schwielig verdickt, ohne daß das die Ursache der Erweiterung zu sein braucht. Häufig bestehen mehr oder weniger ausgedehnte Verwachsungen. Aber auch seröse oder eitrige Ergüsse kommen vor.

Die diffusen Bronchiektasien sind das Resultat der chronischen Bronchitis und sind bei dieser Krankheit beschrieben. Es gibt alle Übergänge zwischen chronischem Katarrh, bei dem die Bronchien kaum als erweitert bezeichnet werden dürfen, und dicken zylindrischen Erweiterungen.

Symptomatologie. Die Bronchiektasien machen vorwiegend dadurch Symptome, daß sich in ihnen hartnäckige Entzündungen festsetzen. Es entsteht dadurch das Krankheitsbild der chronischen Bronchitis, oft aber nimmt die Entzündung einen putriden Charakter an.

Das Krankheitsbild wird also im wesentlichen durch die Symptome der chronischen Bronchitis, putrider oder aputrider Natur, beherrscht. Wenn die Entzündung der Schleimhaut fehlt, so können jahrelang alle Krankheitserscheinungen vermißt wetden. Erst die Bronchitis macht die Bronchiektatiker krank.

Die Kranken leiden in erster Linie unter dem dauernden Husten. Das Sekret ist immer sehr reichlich und wird unter geringer Anstrengung herausbefördert. Doch kommen auch sehr quälende Hustenanfälle vor. Wichtig ist das Symptom der „maulvollen Expektoration", das dadurch zustande kommt, daß sich plötzlich das Sekret aus erweiterten Bronchien in die höheren Luftwege ergießt. Besonders am Morgen husten die Patienten große Mengen von Auswurf aus, der sich über Nacht in den Höhlen angesammelt hat. Das Sputum ist meist dünnflüssig und zeigt beim Stehen eine Schichtung, auch wenn es nicht putride zersetzt ist. Ziemlich häufig tritt Hämoptoe auf, oft mit großen Blutverlusten. Nicht selten wiederholt sie sich alle paar Jahre (vgl. unter Komplikationen).

Fieber braucht nicht vorhanden zu sein, doch sehen wir namentlich bei fötidem Charakter des Sputums dauernd oder intermittierend geringe Temperatursteigerungen, oft auch Anfälle von höherem Fieber. Auch Nachtschweiße kommen vor. Gar nicht selten sind Schüttelfröste. Eine leichte Erkältung, das Einatmen von Staub kann zu einer solchen Verschlimmerung Veranlassung geben. Meist besteht bei solchen Verschlimmerungen starke Cyanose. Auch Schmerzen treten häufig auf, namentlich während der fieberhaften Attacken, und die Brustwand kann über der erkrankten Partie druckempfindlich sein. Diese Verschlimmerungen können auf einem Aufflammen des Katarrhs beruhen. Außerdem kommen die nachher zu erwähnenden Komplikationen nicht selten vor. Wenn es sich nicht um eine solche Komplikation handelt, so tritt die Erholung nach diesen fieberhaften Anfällen oft auffallend rasch ein, so daß der Status quo ante in kurzer Zeit wieder erreicht ist.

Die Untersuchung ergibt in den seltensten Fällen Kavernensymptome. In der Regel findet man nur reichliche, mittel- und grobblasige Rasselgeräusche, die immer über denselben Lungenbezirken lokalisiert sind. Die Rasselgeräusche haben häufig, aber nicht immer einen klingenden Charakter. Das Atemgeräusch verhält sich, je nach dem Zustand des Lungengewebes, verschieden. Meistens ist es unrein vesikulär, seltener unbestimmt oder gar bronchial. Der Perkussionsschall kann normal sein, häufiger ist er etwas abgeschwächt, bei ausgedehnter fibröser Veränderung des Lungengewebes ausgesprochen gedämpft oder gedämpft-tympanitisch. Selten kommt es vor, daß man, wenn eine große Höhle vorhanden ist, entsprechend ihrer Füllung bald lauten, bald gedämpften Schall erhält.

Bei länger dauernder Erkrankung findet man immer über der befallenen Partie den Thorax eingezogen. Ist nur eine Seite befallen, so kann, namentlich wenn die Erkrankung in der Jugend begann, eine schwere Skoliose resultieren. Die angrenzenden Organe können in hohem Maße disloziert sein.

Die bronchitischen und pleuritischen Bronchiektasien sind meistens über den Unterlappen lokalisiert. Die anderen Formen können auch auf die

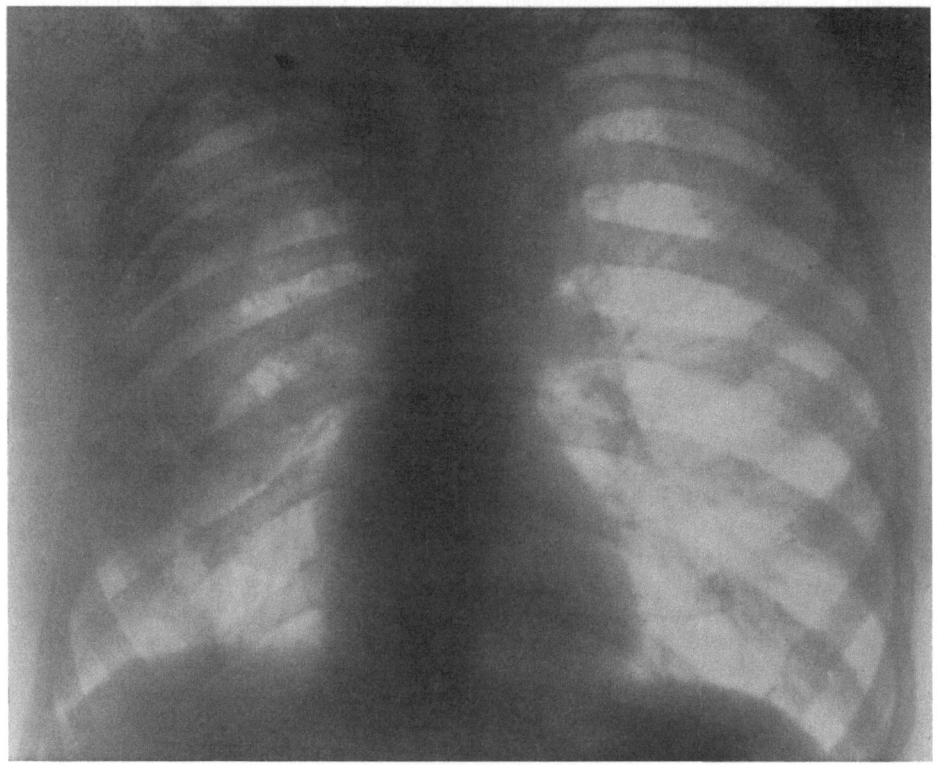

Abb. 15.
Bronchiektasien der rechten Lunge. Erklärung im Text.

Oberlappen beschränkt sein, namentlich bei kongenitalen Formen beobachtet man das nicht selten. Bei dem intermittierend auftretenden Fieber liegt dann oft eine Verwechslung mit Tuberkulose recht nahe. Wenn vollends eine Komplikation mit Tuberkulose vorliegt, so kann die richtige Deutung des Falles unmöglich werden.

Oft sind die Erscheinungen von seiten der Bronchiektasien durch das gleichzeitig bestehende Emphysem verdeckt. Dann können Rasselgeräusche, die beständig an der gleichen Stelle zu hören sind, das einzige Zeichen der Bronchiektasie sein. Das gilt besonders für die bronchitischen, diffusen Bronchiektasien. Die Rasselgeräusche können dabei feinblasig sein, auch wenn bei der Sektion ziemlich weite Hohlräume gefunden werden.

Das Röntgenbild der Bronchiektasien ist selten sehr charakteristisch. Aßmann sagt: „Es sind hiernach in den fingerförmig vom Hilus nach dem Unterlappen ausstrahlenden plumpen Streifen, in denen zentrale Aufhellungen auftreten können, aber nicht müssen (Sekretfüllung), in den wabenartig nebeneinander gereihten ringförmig begrenzten Felderungen mit zentraler Aufhellung oder rundlichen dunklen Flecken (Sekretfüllung), die häufig mit dem Hilus durch grobe Streifen in Verbindung stehen, und endlich in dem Wechsel der Bilder je nach dem Füllungszustand die wichtigsten Charakteristika der verschiedenen Arten von Bronchiektasien im Röntgenbilde gegeben." Schut (Beiträge zur Klinik der Tuberkulose, Bd. 23) gibt als charakteristisch ein Bild wieder, in dem man in einem Unterlappen Schattenstränge mit kolbig aufgetriebenen Enden sieht. Aßmann fügt seinen Ausführungen bei, daß das Bild nicht immer so klar sei, sondern fast häufiger durch Schwartenbildung, Schrumpfungs- und Infiltrationsprozesse getrübt werde. Meiner Erfahrung nach sind so charakteristische Bilder, wie sie Aßmann aufzählt, große Seltenheiten, und als typisch möchte ich das Bild des unten (S. 350) angeführten Falles wiedergeben (Abb. 15), auf dem man in der befallenen rechten Lunge nur eine ausgedehnte, unregelmäßige Schattenbildung sieht, die an einzelnen Stellen intensivere Flecke, an anderen Aufhellungen oder strang- und netzförmige Zeichnungen aufweist. Es handelte sich um zylindrische Bronchiektasien in allen Lappen der rechten Lunge und zwei Kavernen im Oberlappen, eine in der Spitze und eine im hinteren unteren Teil. Von diesen Kavernen ist nichts zu erkennen, sondern es sind nur einige ringförmige Schatten zu sehen, von denen einer etwa an der Stelle der Kaverne sitzt, aber die anderen an Orten sind, wo keine Kavernen waren, die also (wie auch klinisch diagnostiziert war) zufällige Kombinationen von Schattenstreifen darstellen. Außer diesen wenig charakteristischen Bildern sieht man noch am häufigsten bei bronchitischen Bronchiektasien auffallend weit nach außen reichende und verdickte Schattenstränge, die in ihrem Verlauf der normalen Lungenzeichnung entsprechen.

Die Untersuchung der übrigen Organe ergibt häufig eine Verbreiterung des Herzens und Stauungserscheinungen. Nur bei kongenitalen Bronchiektasien fehlt die Einwirkung auf das Herz bisweilen vollkommen, weil die veränderten Lungenbezirke für die Zirkulation nie eine Rolle gespielt haben. Doch können die Katarrhe, die sich in den kongenitalen Höhlen festsetzen, sich von da auf die übrigen Bronchien ausbreiten und in diesen Ektasiebildung hervorrufen und so sekundär zu Herzstörungen führen.

Häufig findet man, namentlich wenn eine putride Bronchitis vorhanden ist, Trommelschlägelfinger. Die Patienten sind bei längerem Bestand des Leidens in der Regel abgemagert, die Haut ist trocken, spröde, blaß oder cyanotisch.

Verlauf. Der Verlauf des Leidens ist in der Regel sehr chronisch. Der Beginn ist verschieden, je nach der Ätiologie der Bronchiektasien.

Bei den nach akuten Krankheiten entstandenen Formen bleibt nach dem Ablauf der primären Krankheit oft geringer Husten zurück, der nie recht aufhört. Wenn vorher eine Pneumonie vorausgegangen ist, so zeichnet sich meist die Rekonvaleszenz durch die Symptome der verzögerten Resolution aus, seltener kann man nach dem Ablauf der akuten Erscheinungen die Diagnose auf eine chronische Pneumonie stellen. Eine Pleuritis, die zu Bronchiektasiebildung führt, braucht durchaus nicht besonders schwer oder ausgedehnt zu sein, doch sind die lange dauernden Ergüsse am gefährlichsten. Sehr oft haben die Kranken nicht sofort nach dem Ablauf einer Pneumonie oder Pleuritis über Husten zu klagen, sondern es fällt ihnen nur auf, daß sie seit dieser Zeit zu Katarrhen neigen, daß jede Erkältung zu einem lange dauernden Husten führt.

Dieser Zustand kann viele Jahre bestehen, ohne daß der Gesundheitszustand wesentlich beeinträchtigt wird. Mit der Zeit aber treten immer häufiger Bronchitiden auf, die Rasselgeräusche verschwinden nie mehr ganz, Husten und Auswurf bleiben in wechselnder Intensität dauernd bestehen, die Expektoration wird mit der Zeit reichlicher, bisweilen „maulvoll". Übrigens kann man oft, wenn man den Fall vom Beginn an in Beobachtung hat, nachweisen, daß schon in den ersten Zeiten, so lange der Husten zeitweise verschwindet, geringe auskultatorische Symptome auch in der freien Zeit vorhanden sind. Bisweilen erfolgt auch der Übergang in das schwerere Stadium ziemlich plötzlich. Gleichzeitig mit dem Auftreten schwererer Bronchitis oder erst später beginnt auch der Ernährungszustand zu leiden, häufig tritt geringes Fieber auf, und wenn sich nun noch putride Bronchitis einstellt, so verfallen die Kräfte rasch. Die putride Beschaffenheit des Sputums verliert sich nur selten wieder und dann nur vorübergehend, meist bleibt sie dauernd bestehen, und dann stellt sich die Arbeitsfähigkeit meist nicht mehr her. In anderen Fällen treten die Erscheinungen der Herzschwäche oder des Emphysems in den Vordergrund, oder es stellen sich andere Komplikationen ein, die dem Leben ein Ende machen können. Immerhin dauert es oft viele Jahrzehnte, bis eine erhebliche Verschlimmerung eintritt, und manche Patienten erreichen bei relativ geringen Beschwerden ein hohes Alter.

Außer dieser chronischen Entwicklung der Bronchiektasien nach akuten Krankheiten kommt auch eine sehr rasche Ausbildung vor. V. Criegern hat das 1903 gezeigt, und seine Angaben haben Anerkennung gefunden. Diese akuten Bronchiektasien zeichnen sich dadurch aus, daß die Patienten plötzlich fieberhaft erkranken und eine Dämpfung über einem Lungenlappen aufweisen, so daß man an eine Pneumonie denkt, aber durch das Fehlen von rostfarbenem Sputum und durch den weiteren Verlauf an der Diagnose irre wird. Es tritt keine Krise ein, sondern das Fieber bleibt hoch, der Auswurf ist reichlich, eitrig. Über den Lungen findet man nur Dämpfung, Rasseln und Reiben, aber kein Zeichen eines Exsudates, im Auswurf kann man keine elastischen Fasern nachweisen. In einigen Wochen kommt es unter fortdauerndem Fieber und reichlichem Sputum zu einer schweren Kachexie, die schließlich zum Tode führt. Das Krankheitsbild, das an die Phthisis florida erinnert, kommt bisweilen scheinbar primär, hauptsächlich aber nach Masern, Keuchhusten und Influenza vor. Die Ursache ist wahrscheinlich eine (katarrhalische?) Pneumonie.

Der Verlauf der chronisch entstandenen Bronchiektasien richtet sich nach der Grundkrankheit und ist deshalb hier nicht zu besprechen. Besonders in bezug auf den Verlauf der bronchitischen Bronchiektasien müßte hier alles wiederholt werden, was im Kapitel über chronische Bronchitis gesagt ist. Nur darauf sei hingewiesen, daß vorhandene Bronchialerweiterungen jederzeit das Auftreten einer putriden Entzündung zur Folge haben können.

Bisweilen kann aber eine bronchitische Bronchiektasie sich sehr rasch entwickeln, so daß der Verlauf wesentlich anders als bei der chronischen Bronchitis ist.

Der folgende Fall scheint das zu beweisen, wenn wenigstens die Anamnese richtig ist und nicht etwa der Patient eine früher überstandene Krankheit verschwiegen oder vergessen hat. Möglich erscheint die Ausbildnng so schwerer Bronchiektasien in $2^{1}/_{2}$ Jahren schon, wenn man als erste Ursache eine schwere Bronchitis annehmen will. Zu den v. Criegernschen akuten Formen gehört dieser Fall nicht, da keine Pneumonie vorausgegangen zu sein scheint, ebenso wenig zu den seltenen Fällen von Ektasiebildung nach akuter Bronchialgangrän.

32jähriger Müller. Anamnese: Früher angeblich gesund. War vor zwei Jahren mit Reinigen von Frucht beschäftigt, wobei er sehr viel Staub einatmen mußte, der ihn stark zum Husten reizte. Damals zum erstenmal Katarrh, der aber nur kurz dauerte. Seither öfter Husten und Auswurf; Patient maß ihm aber keine Bedeutung bei, da er der

Arbeit immer nachgehen konnte. Mitte Februar 1912 geringe Hämoptoe, seither oft Spuren von Blut im Sputum. Der Auswurf ist seit einigen Monaten übelriechend geworden.

25. III. 1912: Über dem rechten Oberlappen geringe Dämpfung. Hinten rechts unten schmale Dämpfung mit abgeschwächtem Pektoralfremitus. Über beiden Lungen reichliche, größtenteils klingende Rasselgeräusche. Sputum reichlich, dreischichtig, etwas stinkend. Remittierendes Fieber (bis über 39⁰).

Nach einigen Tagen hellt sich die Dämpfung h. r. u. auf, die Temperatur wird fast normal, die Rasselgeräusche auf der linken Seite verschwinden, das Sputum wird spärlicher.

Von da an Temperaturen meist bis 37,5, Sputum nimmt ganz allmählich zu (mißt 100—200 ccm, gelegentlich bis zu 500—600) und wird stinkender. Terpentininhalationen und Quinckesche Lagerung bringen vorübergehend Besserung zustande, doch nie von längerer Dauer.

Alle paar Wochen Temperaturanstieg von einigen Tagen, dabei oft eine Dämpfung geringen Grades, meist h. r. u., mit schwachem Bronchialatmen und klingenden Rasselgeräuschen (die Kurve einer solchen Temperatursteigerung s. Abb. 30, S. 435).

Ab und zu hustet Patient einen erbsengroßen bis bleistiftdicken, ca. 2 cm langen Pfropf aus, der sehr übel riecht und mikroskopisch aus Fettnadeln, Detritus und Bakterien besteht (vgl. Abb. 14). Nachher fühlt er sich jedesmal sehr erleichtert.

Anlegen eines Heftpflasterverbandes führte jedesmal zu einer Verminderung der Sputummenge, aber wenn nach einigen Tagen der Verband entfernt wurde, trat der alte Zustand ein.

Die Röntgenaufnahmen (s. Abb. 15) zeigten im wesentlichem immer das gleiche Bild: über dem rechten Ober- und Unterlappen ausgedehnte, etwas marmorierte Schatten mit starker Gefäßzeichnung.

Da die Behandlung keinen Erfolg hatte, wurde Patient am 1. Oktober 1912 auf die chirurgische Abteilung verlegt. Am folgenden Tag wurde unter Überdruck von Professor de Quervain eine Thorakoplastik ausgeführt, nachdem Probepunktionen keine größeren Hohlräume ergeben hatten. Patient starb am gleichen Tag.

Die Sektion ergab als Todesursache Mediastinalemphysem. Die rechte Lunge war in ganzer Ausdehnung von dicken bindegewebigen pleuritischen Schwarten bedeckt und zeigte in allen Lappen stark klaffende Lumina von Bronchien, deren Schleimhaut z. T. stark gerötet, z. T. graugrün, mißfarben war. Viele Bronchien enthielten graugrüne trübe Massen. In der Spitze eine 3 cm im Durchmesser haltende glattwandige, mit einem Bronchus kommunizierende Kaverne, eine gleiche Kaverne von $2^1/_2$ cm Durchmesser in der hinteren untern Partie des Oberlappens. Linke Lunge vikariierend emphysematös. Geringgradige rechtsseitige exzentrische Herzhypertrophie.

Die kongenitalen Bronchiektasien führen, wenn sie hochgradig sind, wie das häufig bei der Cystenlunge der Fall ist, unter Cyanose rasch zum Tode. Ist aber der Prozeß nicht weit ausgedehnt, so können die Patienten ein hohes Alter erreichen. Meistens erhält man die Angabe, daß seit der frühesten Jugend Husten bestehe. Bisweilen wird er auf eine überstandene Kinderkrankheit bezogen, und man ist dann häufig geneigt, eine pneumonische oder pleuritische Bronchiektasie anzunehmen. Aber die Beziehung zu der früheren Krankheit ist manchmal in Wirklichkeit nicht vorhanden, sondern wird nur auf Grund des allgemein menschlichen Kausalitätsbedürfnisses von den Patienten oder ihren Angehörigen konstruiert, wie z. B. aus folgendem Fall hervorgeht.

58 jährige Hausfrau, im Spital vom 27. II. bis 3. IV. 1913, Wiedereintritt am 5. VIII., gestorben 24. VIII. 1913.

Anamnese. Mit drei Jahren Scharlach. Nachher sei Patientin nie mehr recht gesund gewesen. Sehr oft Husten mit Auswurf, starke Atemnot, namentlich nach Anstrengungen. Als Kind konnte Patientin solche Spiele nicht mitmachen, bei denen sie laufen mußte. Später konnte sie aber doch die Haushaltungsgeschäfte ohne Beschwerden besorgen. Aber bei größeren Spaziergängen, besonders beim Steigen, hatte sie zeitlebens Atembeschwerden. Bis zum 20. Lebensjahre war Patientin fast alljährlich im Herbst oder Frühling eine Zeitlang bettlägerig wegen Husten, angeblich mit Fieber. Herzklopfen beobachtete Patientin früher nie.

Vom 20.—40. Jahr war Patientin nur zweimal bettlägerig wegen derselben Beschwerden.

Patientin heiratete erst mit 40 Jahren. Keine Kinder.

Auch später waren die Beschwerden gering. Erst seit drei oder vier Jahren sind sie stärker geworden. Schon bei kleineren Spaziergängen Atemnot, seit etwa einem Jahre hat Patientin auch Mühe bei Besorgung der Haushaltung, kann nicht mehr selbst putzen usw.

Vor etwa 1 ½ Jahren hatte Patientin ca. acht Tage lang morgens Schwindelanfälle. Vor ca. einem Jahr zum erstenmal Schwellung des rechten Beines.

In den letzten Jahren mußte Patientin sich wieder häufiger zu Bett legen, 2—3 mal jährlich etwa für 14 Tage lang

Seit letztem Herbst war Patientin immer zu Hause, war auch öfters bettlägerig mit Husten, Atemnot und Herzklopfen.

Im letzten Herbst Blutsturz. Plötzlich nach geringem Husten sei ca. ½ l ziemlich hellrotes Blut zum Mund herausgekommen.

Vor 14 Tagen Schwellung des Gesichtes, der linken Hand und des rechten Beines. Die Schwellung ging im Bett zurück.

Beim ersten Eintritt in die Klinik am 27. II. fand man im Bereich des rechten Unter- und Mittellappens Bronchialatmen, reichliche Rasselgeräusche, besonders rechts, im Gebiet des Bronchialatmens von klingendem Charakter. Auf der linken Seite verschwanden die Rasselgeräusche bald, rechts wurden sie nur spärlicher. Das Sputum wurde immer in der Menge von mehreren 100 ccm entleert und war deutlich dreischichtig. Am 3. IV. wurde die Patientin gebessert mit der Diagnose Bronchiektasie und Bronchitis entlassen.

Schon Ende April trat wieder starker Husten, reichlicher Auswurf und Müdigkeit auf. Das Herzklopfen wurde wieder heftiger. Große Atemnot, starke Nachtschweiße.

Beim Wiedereintritt am 5. VIII war der Befund ähnlich wie beim erstenmal, nur bestand starke Cyanose, Ödeme und schlechter Puls. Unter zunehmender Herzschwäche, Benommenheit und Ausbreitung des Ödems erfolgte am 24. VIII. der Tod.

Die Sektion ergab kongenitale sackförmige Bronchiektasien im rechten Mittel- und Unterlappen, Myodegeneratio cordis und exzentrische rechtseitige Herzhypertrophie.

Dieser Fall ist typisch für den Verlauf der kongenitalen Bronchiektasien. In den Bronchialerweiterungen besteht beständig ein Katarrh, der sich zeitweise auch über die übrigen Lungenbezirke ausdehnt und schließlich zu Herzdegeneration führt, wenn nicht etwa eine Komplikation den Tod zur Folge hat. Solche Fälle sind gar nicht selten, Buchmann hat 5 beschrieben, die in wenigen Jahren im Basler pathologischen Institut seziert waren, ich habe in den letzten 2 Jahren mehrere zur Sektion kommen sehen. Es ist zu erwarten, daß die chronische Bronchitis auch in anderen Lungenpartien zu Bronchiektasenbildung führen kann, so daß man bei der Sektion kongenitale und erworbene Erweiterungen in der gleichen Lunge findet. Solche Fälle kommen in der Tat vor.

Ich habe einen 51jährigen Herrn behandelt, der seit seiner Jugend an Husten litt und bei dem der Hausarzt die Entwicklung eines Emphysems und bronchiektatischer Symptome im Gebiet der Unterlappen hatte verfolgen können. Seit einem Jahr bestand eine zunehmende Herzinsuflizienz, die vom Hausarzt auf reichlichen Alkoholgenuß und Überarbeitung zurückgeführt wurde. Der Tod erfolgte an Herzschwäche. Die Sektion ergab kongenitale Bronchiektasien in einem Oberlappen, erworbene (zylindrische) in beiden Unterlappen.

In anderen Fällen können die bronchitischen Symptome sich erst in vorgerückten Jahren einstellen. In einem Fall Buchmanns z. B. bestand bei der 55jährigen Frau erst seit einem Jahr Husten und trotzdem ergab die Sektion eine Cystenlunge. Der Fall ist auch dadurch interessant, daß eine Dämpfung bestand, der im Röntgenbild kein deutlicher Schatten entsprach, die aber doch zur Vermutungsdiagnose eines Mediastinaltumors oder einer chronischen Pneumonie Veranlassung gegeben hatte.

Komplikationen. Die Bronchitis putrida ist eine so häufige Folge der Bronchiektasie, daß wir sie kaum als Komplikation auffassen können. Dagegen sind als Komplikationen zu bezeichnen die akuten Entzündungen der Lunge und der Pleura, ferner die Hämoptoe.

Bronchopneumonische Herde sind nicht selten. Sie können sich manchmal nur durch erhöhte Temperaturen bemerkbar machen, ohne daß ihr Nachweis möglich wäre, sie können aber auch gelegentlich durch Konfluieren den Eindruck einer lobären Pneumonie machen. Nicht selten führen sie den Tod herbei. Aber auch richtige croupöse Pneumonien können vorkommen. Das wiederholte Vorkommen von fibrinöser Lungenentzündung beim gleichen

Individuum hat vielleicht häufig seinen Grund darin, daß nach der ersten Erkrankung Bronchiektasien zurückgeblieben sind.

Lungengangrän kann die Folge der putriden Bronchitis sein. Doch tritt sie relativ selten auf.

Blutungen geringeren Grades, Blutbeimengungen beim Sputum sind nicht selten; aber auch umfangreichere Hämoptoe kommt ziemlich häufig vor. Die Quelle der Blutung ist entweder die geschwollene hyperämische Schleimhaut, für die größeren Blutungen kommen aber nur die Aneurysmen von kleinen oder mittleren Pulmonalarterien in Betracht, die durch das Fortschreiten der Wandatrophie und durch Geschwürsbildung freigelegt werden. Es ist also derselbe Vorgang, wie wir ihn bei der tuberkulösen Hämoptoe beobachten. Diese Blutungen können leicht als tuberkulöse gedeutet werden, um so mehr als ja auch sonst die Symptome der beiden Erkrankungen sehr ähnlich sein können. Die Blutung kann so abundant sein, daß sie den Tod herbeiführt.

Die Pleura wird besonders dann affiziert, wenn die bronchiektatischen Höhlen bis an die Lungenoberfläche heranreichen. Manchmal finden wir nur vorübergehendes pleuritisches Reiben, nicht selten kommt es aber auch zu serösen Exsudaten oder Empyemen, die gelegentlich einen jauchigen Charakter aufweisen. Es ist namentlich dann der Fall, wenn eine putride Bronchitis besteht. Auch Pneumothorax kommt vor, aber selten. Zu den Seltenheiten gehören Gehirn- und Rückenmarksabszesse.

Diagnose. Die Diagnose kann dann gestellt werden, wenn man beständig an derselben Stelle die Zeichen einer hartnäckigen Bronchitis, fein- oder grobblasige, vielleicht gar klingende Rasselgeräusche findet. Ausdrücklich sei betont, daß die Rasselgeräusche auch bei sackförmigen Höhlen feinblasig sein können. Besteht eine putride Bronchitis längere Zeit, so ist das Bestehen einer Bronchiektasie schon an sich wahrscheinlich. Wichtig ist für die Diagnose auch das Symptom der „maulvollen Expektoration", namentlich wenn sie bei einer bestimmten Lage des Patienten auftritt, ebenso die Schichtung des Sputums in drei Teile, ferner das Auffinden von Dittrichschen Pfröpfen.

Schwierig ist oft die Diagnose der kongenitalen Bronchiektasie. Da die bronchitischen Erscheinungen bei dieser Erkrankung oft erst in späteren Lebensjahren auftreten, so macht die Erkrankung, besonders wenn sie in einem Oberlappen lokalisiert ist, oft den Eindruck einer Tuberkulose. Wichtig ist, daß bei diesen Formen im Gegensatz zur Tuberkulose der Allgemeinzustand oft gar nicht beeinträchtigt ist, und daß die Symptome keine Progredienz zeigen, wenn keine putride Bronchitis hinzutritt, und daß die Krankheit zu Emphysem und Herzdegeneration führt. Tritt zu einer Bronchiektasie eine Tuberkulose hinzu, so kann die Diagnose überhaupt unmöglich werden. Unter Umständen weist eine Verkleinerung der Lunge mit Verschiebung der Mediastinalorgane ohne Einziehung des Thorax auf die kongenitale Natur des Leidens hin, indem bei dieser gelegentlich eine Wachstumshypertrophie der gesunden Lunge zu einer Füllung des in normaler Weise weiter wachsenden Brustkorbes führt.

Wie kompliziert die Verhältnisse liegen, beweist der folgende Fall: 36 jährige Schneiderin, die mit 28 und 32 Jahren eine Hämoptoe durchgemacht hat, erkrankt an Husten, Fieber und erneuter Hämoptoe und kommt 14 Tage später in die Klinik. Hier findet man Dämpfung, Bronchialatmen und klingendes Rasseln über dem linken Oberlappen, Retraktion der linken Lunge, sehr starke Verziehung des Herzens, Rasselgeräusche über der rechten Spitze. Bronchitis über beiden Unterlappen. Im Sputum nie Tuberkelbazillen, dagegen einmal ein Dittrichscher Pfropf. Die Diagnose wird auf teilweise ausgeheilte Tuberkulose mit ausgeheilten Kavernen gestellt und die Patientin nach sechs Monaten auf das Land geschickt. Dort treten Ödeme auf, und nach zwei Monaten tritt Patientin wieder in die Klinik ein. Hier zunehmende Herzschwäche, starke Ödeme, nach fünf Monaten Exitus. Die Sektion ergab kongenitale Bronchiektasien im linken Oberlappen, exzentrische rechtsseitige Herzhypertrophie und eine ausgeheilte Tuberkulose der rechten Lunge. Hier war die Diagnose der kongenitalen Bronchiektasie unmöglich.

An kongenitale Bronchiektasie muß man in erster Linie denken, wenn die Anamnese Husten ergibt, der seit der Kindheit besteht. Wird dieser auf eine überstandene Krankheit zurückgeführt, so ist trotzdem eine kongenitale Bronchiektasie möglich, wie oben ausgeführt wurde.

Bei den zirkumskripten Bronchiektasien kommt außer der Tuberkulose differentialdiagnostisch alles in Betracht, was zu Höhlenbildung führen kann, wie Lungenabszeß, Gangrän, Syphilis etc. Aber auch Krankheiten, die keine Kavernen zur Folge haben, können in Frage kommen, z. B. chronische Pneumonie. Da solche Leiden häufig mit Bronchiektasien verbunden sind, kann die Differentialdiagnose bisweilen unmöglich sein.

Die diffusen Bronchiektasien sind oft von einer ohne solche verlaufenden chronischen Bronchitis nicht zu unterscheiden.

In manchen Fällen leistet der Quinckesche Versuch gute Dienste: Lagert man den Patienten so, daß der Kopf tiefer liegt als der untere Teil des Rumpfes, so tritt oft Husten und reichliche Expektoration (bisweilen „maulvoll") auf. Auch bei Seitenlage kann das der Fall sein.

Die akuten Bronchiektasien bereiten der Diagnose oft große Schwierigkeiten, wie aus der Beschreibung ihres Verlaufs hervorgeht.

Prognose. Die Prognose quoad sanationem ist immer ungünstig, und auch die Arbeitskraft stellt sich, wenn sie einmal gestört ist, selten wieder dauernd her. Ist aber eine stärkere Störung nicht vorhanden oder nur durch eine heilbare Komplikation bedingt, so ist die Prognose auch in dieser Beziehung nicht schlecht. Quoad vitam ist die Prognose ziemlich günstig, wenn der Prozeß nicht zu ausgedehnt ist und noch keine putride Bronchitis eingetreten ist. Die Patienten können ein hohes Alter erreichen und auch lange von erheblicheren Beschwerden verschont bleiben. Doch ist eine Besserung stärkeren Grades und ein relativ beschwerdefreies Leben bei irgendwie ausgedehntem Krankheitsprozeß nur dann zu erwarten, wenn die Patienten sich genügend schonen und ihrer Gesundheit leben können.

Therapie. Die Therapie sucht in erster Linie die Bronchitis zu beseitigen oder auf ein geringes Maß zu reduzieren, daneben kommen aber eine Reihe von Maßnahmen in Betracht, die durch ein Ruhigstellen oder eine Verengerung der erkrankten Seite die weitere Ausdehnung der Bronchialerweiterung zu verhüten suchen.

Was die Behandlung des Katarrhs und speziell die der putriden Bronchitis betrifft, so unterscheidet sie sich nicht von der bei diesen Krankheiten besprochenen Therapie. Besonders sei auf die Terpentineinatmung hingewiesen. Auch der innerliche Gebrauch von balsamischen Mitteln (Myrthol, A. Fränkel u. a.) wird lebhaft befürwortet. Die Expektoration muß mit allen Mitteln befördert werden. Sehr wichtig ist, daß der Abfluß des Sekretes erleichtert wird, indem man den Kranken die Lage einnehmen läßt, in der das am leichtesten vor sich geht. Bei den Bronchiektasien in den Unterlappen leistet die namentlich von Quincke (vor ihm schon Apolant) empfohlene Hochlagerung des Unterkörpers gute Dienste. Man läßt die Patienten flach im Bett liegen und erhöht das Fußende des Bettes 20—30 cm. Diese Lagerung läßt man jeden Morgen, wenn sich von dem über Nacht angesammelten Sekret ein Teil durch spontane Hustenstöße entleert hat, etwa 2 Stunden lang einnehmen. Bei sehr reichlicher Sekretion kann dabei die Entleerung des Sputums in solchem Maße vor sich gehen, daß es notwendig ist, die Lagerung jeweils nur auf kurze Zeit auszudehnen und immer wieder zu unterbrechen. Man sieht oft nach wenigen Tagen die Erscheinungen der Bronchitis rasch zurückgehen und die

Sekretion bedeutend geringer werden. C. Gerhardt läßt die Patienten Bauchlage einnehmen, die Hände auf den Rücken legen und unter Anstemmen der Füße gegen den unteren Bettrand gewaltsam aushusten. Auch manuelle oder maschinelle Gymnastik muß oft zur Beförderung der Expektoration herbeigezogen werden. Am besten und bequemsten ist die exspiratorische Thoraxkompression mit Hilfe des Roßbachschen Atmungsstuhles. Über die Atmung in verdünnter Luft (am besten mit dem Brunsschen Apparat, vgl. das Kapitel über allgemeine Therapie) fehlen mir persönliche Erfahrungen.

Werden die Patienten durch das reichliche Sekret sehr gequält, so kann es unter Umständen im Gegenteil notwendig werden, ihnen für einige Zeit Ruhe zu verschaffen. Das kann, wenn nur eine Seite vorwiegend erkrankt ist, durch Heftpflasterverbände oder durch die Fesselung des Armes der erkrankten Seite an das andere Bein nach Kuhn (vgl. S. 694) erreicht werden. Nachher muß dann aber eine um so gründlichere Entleerung bewerkstelligt werden.

Alle diese Maßnahmen haben nur einen vorübergehenden Erfolg, der freilich nicht gering zu veranschlagen ist, indem er den Patienten durch Beseitigung der schlimmsten Symptome das Leben erträglich macht und oft eine bedeutende Besserung des Allgemeinzustandes zur Folge hat. Eine Heilung aber erreicht man auf diesem Wege nicht, und in den erweiterten Bronchien siedeln sich immer wieder Entzündungen an, so daß der Patient immer schonungsbedürftig bleibt und von Gefahren bedroht ist. Man hat deshalb schon lange die chirurgische Behandlung versucht, anfangs indem man durch Verkleinerung der Thoraxwand eine Verödung der befallenen Lungenpartie herbeizuführen versuchte, später, als die erreichten Resultate nicht befriedigten, durch Resektion des erkrankten Lungenabschnittes. De Quervain hat einen Fall beschrieben, in dem wiederholte Thorakoplastiken und Unterbindung des unteren Astes der Arteria pulmonalis erfolglos waren und die Resektion des Unterlappens ein erfreuliches Resultat hatte. Für diese Operationen sei auf Bd. 6 verwiesen. Hier sei nur darauf hingewiesen, wie schwierig oft die Vorfrage nach der Ausdehnung der bronchiektatischen Veränderungen zu entscheiden ist. Wenn aber nicht im Gesunden operiert wird, so wird der wichtigste Zweck, die Vermeidung der putriden Bronchitis nicht erreicht. Auf der anderen Seite werden wir Patienten mit geringer Ausdehnung des krankhaften Prozesses der Gefahr einer Operation nicht gerne aussetzen, um so weniger als wir noch nicht wissen, welchen Einfluß die Dislokation der Thoraxorgane und die Zerrung des Herzens und der Gefäße infolge der Resektion eines größeren Lungenabschnittes im Laufe der Jahre auf die Zirkulation ausübt.

Der künstliche Pneumothorax (vgl. Kapitel Tuberkulose) kommt nur bei einseitiger Bronchiektasie in Frage, also kaum je bei den bronchitischen. Bei den anderen Formen wird man in der Regel wegen der Pleuraverwachsungen auf Schwierigkeiten stoßen, außerdem handelt es sich bei dieser Krankheit um eine dauernde Kompression, für die die Thorakoplastik vorzuziehen ist. Über gute Erfolge von künstlichem Pneumothorax berichten Volhard und Keller.

Die Pneumotomie hat nur in den Fällen einer einzigen großen Höhle einen Zweck, und diese sind außerordentlich selten. Doch wird sie empfohlen (s. Külbs).

Auch die Patienten mit leichten Bronchiektasien sollen sich dauernd unter ärztlicher Kontrolle befinden und hygienisch-diätetisch behandelt werden, da das wichtigste die Prophylaxe, die Vermeidung einer stärkeren, besonders einer putriden Infektion der Hohlräume ist. Bei jüngeren Individuen ist die Berufswahl von dem Grundsatz abhängig, daß die Reizung der

Respirationsorgane möglichst vermieden werden muß und der Körper keiner zu großen dauernden Erkältungsgefahr ausgesetzt werden darf. Bei älteren Leuten kommt oft ein Berufswechsel in Frage. In vielen Fällen müssen regelmäßig, namentlich in den Übergangszeiten, Landaufenthalte verordnet werden. Unter Umständen ist, wenn möglich, der ganze Winter im Süden zuzubringen.

IV. Stenose der Trachea und der Bronchien.

Die Stenose der Trachea und der größeren Bronchien ist keine selbständige Erkrankung, sondern kommt bei verschiedenen pathologischen Zuständen vor. Da sie aber einen gut charakterisierten Symptomenkomplex darstellt und eine diagnostische Bedeutung besitzt, muß sie hier besonders besprochen werden.

1. Die Tracheostenose.

Ätiologie. Die Verengerung des Tracheallumens wird selten durch einen intratrachealen Prozeß (Geschwülste, Granulationen nach Tracheotomie, syphilitische Narben) hervorgerufen, viel häufiger durch Druck von außen, in erster Linie durch Strumen, aber auch durch Drüsengeschwülste, z. B. Karzinommetastasen.

Symptomatologie. Geringe Verengerungen der Trachea machen keine Erscheinungen. Aus den Untersuchungen Oppikofers geht hervor, daß in Gegenden, wo Kropf häufig ist, die Trachea selten ganz normal ist und daß man bei Sektionen als Nebenbefund sogar ganz erhebliche Stenosen treffen kann.

Stenosen erheblicheren Grades verursachen aber in der Regel Beschwerden, die besonders in Atemnot bestehen. Diese tritt bisweilen nur bei Anstrengungen auf, bei stärkerer Stenose ist sie auch in der Ruhe vorhanden. Die Atmung ist verlangsamt, die Atemzüge sind tief (vgl. S. 221), und bei starker Dyspnoe sieht man eine Einziehung des Epigastriums, der Fossae supraclaviculares und der unteren Interkostalräume. Die Lungengrenzen sind oft erweitert.

Durch die vertieften Atemzüge wird in der Regel nicht nur genügend, sondern sogar mehr Luft als normal eingeatmet (vgl. S. 221). Die Einziehungen kommen also nicht daher, daß der Thorax nicht gefüllt werden kann, sondern daß bei der angestrengten Atmung der Thorax sehr stark gehoben und das Abdomen emporgezogen wird. Nur bei den höchsten Graden der Störung wird die Ventilation ungenügend, dann sieht man auch (bei Kindern) die starken Einziehungen der Brustwand.

Im Gegensatz zu den Larynxstenosen bleibt der Kehlkopf bei der Atmung ruhig oder bewegt sich nur wenig auf und ab.

Ein weiteres charakteristisches Symptom ist der Stridor. Doch kann er selbst bei sehr starken Verengerungen (bis Bleistiftdicke) fehlen.

Erfolgt die Verengerung plötzlich, so kann der Tod in wenigen Minuten eintreten. Aber auch bei chronisch sich entwickelnder Stenose kommen plötzliche Todesfälle vor. Manchmal erklärt sich das durch rasch eintretendes Nachgeben der Trachealwand. In anderen Fällen muß man an ein Versagen der Atmungsmuskulatur denken, die bisher durch vermehrte Anstrengung das Hindernis überwunden hatte. Man kann sich auch vorstellen, daß die Erschwerung der Atmung eine venöse Stauung zur Folge hat, durch die z. B. eine komprimierende Struma vergrößert wird, so daß die Stenose rasch zunimmt.

Bei langer Dauer der Stenose führt die erschwerte Atmung offenbar zu einer Störung der Venenentleerung und der Lungenzirkulation. Es entwickelt sich Zyanose, Hypertrophie und Dilatation des rechten Herzens (Rosesches Kropfherz) und schließlich Ödeme etc.

Diagnose. Die Diagnose ist in der Regel leicht. Vor Verwechslung mit Kehlkopfstenose schützt die laryngoskopische Untersuchung und die Beobachtung des Kehlkopfs (mangelnde Verschiebung bei der Atmung, während bei der Kehlkopfstenose das Organ stark auf- und abwärts bewegt wird). Dagegen ist die Kopfstellung (bei Kehlkopfstenose nach hinten, bei Trachealstenose nach vorn) kein sicheres Zeichen.

Bisweilen wird aber eine Trachealstenose übersehen, bis plötzlich gefährliche Atemnot und der Tod eintritt.

Bei einem Patienten, der mit den Erscheinungen einer Bronchitis in die Klinik eintrat, stellte sich ganz plötzlich Atemnot ein. Eine Struma war gefunden worden, hatte aber keine Beachtung gefunden, weil weder Atemnot noch Stridor bestanden hatte. Die laryngoskopische Untersuchung, die jetzt vorgenommen wurde, ergab einen Schiefstand des Kehlkopfs. Der herbeigezogene Chirurg schloß eine komprimierende Struma aus, weil man das untere Ende der Schilddrüse umfassen konnte. Die Tracheotomie (mit Einführung eines Bronchialrohres) kam zu spät. Die Sektion ergab eine Geschwulst, die zuerst als maligne Struma angesehen, dann aber als Drüsenmetastase eines symptomlos verlaufenen Speiseröhrenkrebses erkannt wurde.

Nach der Erkennung einer Trachealstenose muß deren Ursache festgestellt werden. Die Abtastung des Halses, die laryngoskopische und tracheoskopische Untersuchung, das Röntgenverfahren werden in der Regel zum Ziele führen.

Prognose. Die Prognose richtet sich danach, ob die Ursache der Stenose beseitigt werden kann. Aber auch bei der Operation einer Struma kann durch Nachgeben der erweichten Trachealwand noch der Tod eintreten.

Therapie. Wenn eine Heilung möglich ist, so hat sie in einem operativen Eingriff zu bestehen. Bei narbigen Verengerungen kann, wenn sie hoch sitzen, die Tracheotomie ausgeführt werden, sonst ist eine Sondenbehandlung vorzunehmen, deren Besprechung in die spezialistischen Werke gehört.

2. Die Bronchostenose.

Ätiologie. Die Bronchostenose kann durch Kompression, Verlegung oder Verengerung des Bronchus zustande kommen. Die häufigsten Ursachen für die Kompression sind Aortenaneurysmen und Lymphdrüsenerkrankungen, seltener Entzündung und Tumoren des Mediastinums, Erweiterung des Herzens, Ergüsse im Herzbeutel, Geschwülste der Lunge oder der Speiseröhre und spondylitische Abszesse. Verstopfung des Bronchus kann durch Fremdkörper oder Tumormassen bedingt sein, vorübergehend natürlich auch durch Sekret, was uns an dieser Stelle aber nicht beschäftigt. Verengerungen des Bronchus infolge einer Wanderkrankung können Folge von syphilitischen Geschwüren, Tuberkulose, aber auch von andersartigen Ulzerationen sein. Wenigstens sieht man, wie Friedrich Müller betont, nicht so selten bei Sektionen ringförmige Narben in den Bronchien und muß deshalb solche abgeheilte Geschwürsprozesse annehmen. Bei Anthrakose und anderen Pneumonokoniosen ist das besonders häufig der Fall. Benigne Ulcera der Bronchien sind auch schon bronchoskopisch erkannt und mit Erfolg lokal behandelt worden (Jackson).

Symptomatologie. Eine akut auftretende vollständige Verlegung eines Hauptbronchus kann zum Tode führen. Der Tod wird offenbar nicht durch die Beschränkung der respiratorischen Oberfläche verursacht, da eine solche mit der Erhaltung des Lebens vereinbar ist. F. A. Hoffmann sagt, die bedeutende Zirkulationsstörung begünstige die Entwicklung von Lungenödem auf der durchgängig gebliebenen Seite, aber diese Zirkulationsstörung ist nicht leicht zu erklären. Ein auffälliges Symptom der plötzlichen Verlegung eines Hauptbronchus ist die häufig eintretende Somnolenz und Bewußtlosigkeit. Hier liegt die Frage nahe, ob es sich nicht um reflektorische Wirkungen handelt.

Wenn die Verlegung **allmählich** eintritt oder wenn die ersten alarmierenden Symptome glücklich vorübergegangen sind, so bleibt die Atmung der befallenen Seite zurück, das Atemgeräusch ist abgeschwächt oder aufgehoben, manchmal ist ein Stridor zu hören, jedoch nicht so ausgesprochen wie bei der Kehlkopf- und Trachealstenose. Mit der Zeit wird das Lungengewebe atelektatisch, der Perkussionsschall leise, und es treten Verschiebungen der Nachbarorgane ein.

Die Symptome sind sehr verschieden, je nachdem die Stenose sich langsamer oder rascher entwickelt, je nachdem die Verengerung eine geringe oder hochgradige ist. Hinter einer verengten Stelle **erweitert sich der Bronchus und seine Verästelungen, Emphysem** tritt auf und das Bindegewebe vermehrt sich.

Stenosen **kleinster Bronchialäste** entziehen sich der Diagnose. Bei Verengerung **größerer Bronchien** sieht man ein Zurückbleiben der befallenen Thoraxpartie, der Perkussionsschall ist über einem Lungenlappen oder dem Teil eines solchen etwas gedämpft oder auch tympanitisch, das Atemgeräusch ist abgeschwächt, oft hört man Rhonchi, gelegentlich kann man auch ein Schwirren fühlen. Der Stimmfremitus ist abgeschwächt.

Die Beschwerden können merkwürdig gering sein. Atemnot tritt selbst bei vollständiger Verlegung eines der beiden Hauptbronchien nur bei Anstrengungen auf und fehlt in der Ruhe. Manchmal wird über Druck oder das Gefühl von Wundsein geklagt.

Therapeutisch kommt, soweit es sich nicht um die Entfernung von Fremdkörpern (siehe S. 686) handelt, nur bei größeren Bronchien die Dilatationsbehandlung in Frage. Sonst ist die Therapie machtlos.

V. Das Asthma bronchiale.

Historisches. Im Altertum brauchte man den Ausdruck Asthma überhaupt für Dyspnoe, und Celsus war der erste, der das Asthma von der Dyspnoe und Orthopnoe unterschied und mit Asthma eine geräuschvolle anfallsweise Atemnot bezeichnete. Daß aber das Asthma bronchiale im Altertum schon existierte, beweist die Schilderung Senecas, der selbst an der Krankheit litt. Genauere Beschreibungen haben erst Willis (1682), Floyer (1703) und Brée gebracht. In der späteren Literatur herrscht eine große Verwirrung bis auf Laennec, der die Krankheit eingehend studierte und durch einen Krampf der kleineren Bronchialäste erklärte. Die Untersuchungen über die Muskulatur der Bronchien und ihre Innervation in der ersten Hälfte des 19. Jahrhunderts brachten keine weitere Aufklärung, und Wintrich, der an diesen Untersuchungen aktiven Anteil nahm, stellte trotzdem 1854 die Theorie auf, daß der Anfall durch einen Zwerchfellskrampf zustande komme. Traube erklärte 1862 das Asthma als Catarrhus acutissimus pulmonum. Biermer begründete 1870 die Theorie eines Anfalles durch den Krampf der Muskulatur der mittleren und feineren Bronchien und erklärte speziell die Lungenblähung durch diesen Krampf. 1871 teilte Leyden mit, daß die später nach ihm benannten Kristalle regelmäßig beim Asthma gefunden werden, und sprach die Hypothese aus, daß die spitzen Kristalle durch ihren mechanischen Reiz den Bronchialkrampf auslösen könnten. 1872 hat Weber der früher von Bretonneau ausgesprochenen Theorie einer vasomotorisch bedingten Schleimhautschwellung auch in Deutschland Eingang verschafft. Curschmann wurde (1882) durch die Entdeckung der Spiralen veranlaßt, in einer Bronchiolitis exsudativa das Primäre zu suchen. In neuerer Zeit ist dann durch Talma, Strübing, Sänger u. a. das psychische Moment mehr in den Vordergrund gerückt worden.

Definition. Unter Asthma verstehen wir jede anfallsweise auftretende Atemnot. Unter **Asthma bronchiale** verstehen wir eine Reflexneurose, charakterisiert durch das Auftreten von Anfällen, die in Atemnot, Lungenblähung und (häufig, aber nicht immer) der Expektoration eines zähen Sputums mit

Curschmannschen Spiralen, Charcot-Leydenschen Kristallen und eosinophilen Zellen bestehen.

Ätiologie. Unter den disponierenden Ursachen spielt die neuropathische Disposition eine große Rolle. Zwar sind durchaus nicht alle Asthmatiker neurasthenisch, aber bei vielen lassen sich doch einzelne neurasthenische Züge nachweisen. Freilich kann ein Mensch durch eine chronische Krankheit wie das Asthma nervös werden, aber recht oft ist die neuropathische Disposition schon vor dem Auftreten der Anfälle vorhanden.

Eine Erblichkeit läßt sich in vielen Fällen nachweisen. Stammbäume von Asthmatikerfamilien sind vielfach veröffentlicht worden. Oft wird aber auch nur die neuropathische Disposition vererbt, und es gibt Familien, in denen einzelne Glieder an Asthma, andere an allgemeinen Neurosen leiden; es kommt auch vor, daß eine Generation vom Asthma übersprungen wird und nur anderweitige nervöse Symptome darbietet.

In Frankreich wird dem Arthritismus eine große Rolle zugeschrieben. Tatsächlich kommt in Familien, die viele Erkrankungen an Gicht, Diabetes, Fettsucht, Hautkrankheiten usw. aufweisen, auch Asthma ziemlich häufig vor. Wahrscheinlich ist die in solchen Familien recht häufige neuropathische Veranlagung das, was erblich übertragen wird.

Häufig tritt Asthma bei Kindern mit exsudativer Diathese auf (s. Strümpell). Oft zeigt sich ein Zusammenhang in dem Sinne, daß Menschen, die in ihrer Kindheit an exsudativer Diathese gelitten haben, später Asthmatiker werden. Doch kann man auch Fälle beobachten, in denen bei vorhandener exsudativer Diathese das Asthma in der Jugend auftritt und vor Eintritt des erwachsenen Alters verschwindet.

Bei vielen Asthmatikern sind Zeichen der Vagotonie, wie sie von Eppinger und Heß als besonderes Krankheitsbild aufgestellt wurde, nachzuweisen. Diese Neurose besteht nach Eppinger und Heß in einer funktionellen Tonussteigerung des ganzen autonomen Nervensystems und wird vorzugsweise an der erhöhten Empfindlichkeit gegenüber Pilokarpininjektionen erkannt. Sie äußert sich als Disposition zu Laryngospasmus, Asthma, nervöser Dyspepsie, Hyperazidität, Pylorospasmus, nervöser Diarrhöe, spastischer Obstipation, Colica mucosa, Gallensteinen, funktionellen Herzstörungen usw.

Stäubli nimmt eine eosinophile Diathese an, deren wichtigstes Symptom die Vermehrung der eosinophilen Zellen im Blute ist und deren Äußerungen in Asthma, eosinophiler Proktitis, Urtikaria usw. bestehen. Er denkt daran, daß die Ursache der Anomalie in einem gestörten Chemismus der Verdauung bestehen könnte.

Die erwähnten vier Konstitutionsanomalien, der Arthritismus, die exsudative und die eosinophile Diathese, endlich die Vagotonie, umfassen vielfach dieselben Zustände. Am schärfsten ist die exsudative Diathese charakterisiert, wie weit sie aber in das Gebiet der anderen Anomalien übergreift und ob diese überhaupt als wohl charakterisierte Zustände anzuerkennen sind, läßt sich zurzeit nicht sagen. Es ist aber daran festzuhalten, daß viele Asthmatiker in der Jugend exsudative Diathese durchgemacht haben und später an Ekzem, Urtikaria, Magendarmstörungen, Neigung zu Schnupfen und Bronchialkatarrhen, Migräne etc. leiden und eine Vermehrung der eosinophilen Zellen im Blute aufweisen. Auch die Neigung zu Heufieber sehen wir nicht selten bei solchen Individuen, die an den erwähnten Komplikationen des Bronchialasthmas leiden.

Auch die Tetanie bzw. Spasmophilie der Kinder kann Asthmaanfälle zur Folge haben. Neuerdings hat Lederer außerdem unter dem Namen Bronchotetanie ein Krankheitsbild beschrieben, das bei spasmophilen Kindern zur Beobachtung kommt und auf einem Krampf der Bronchien beruhen soll. Es besteht hochgradige Atemnot, Cyanose, Lungenblähung, aber auch Dämpfung und Bronchialatmen über einzelnen Lungenteilen; die Krankheit führt meist zum Tode, und die Sektion ergibt nur Atelektase. Lederer führt diese auf einen Krampf der Bronchien zurück, der den Luftzutritt vollkommen abschließen soll. Wenn die Erklärung richtig ist, so muß es, wie Rietschel bemerkt, alle Übergänge zum Bronchialasthma geben, und Rietschel publiziert einen hierhergehörenden Fall. Ob die Ledererschen Fälle wirklich auf Bronchospasmus beruhen, erscheint mir zweifelhaft, da ein Bronchialmuskelkrampf kaum so intensiv sein kann um ausgedehnte Atelektasen hervorzurufen und da er in der Kohlensäurenarkose aufhören und nicht zum Tode führen sollte. Dagegen erscheinen richtige Asthmaanfälle auf Grund spasmophiler Diathese viel leichter begreiflich. Bei Säuglingen kommt außer diesen eine Asthmabronchitis vor, deren Zusammenhang mit der Diathese einleuchtet, um somehr als sie, wie Rietschel betont, nicht in das Bronchialasthma des Kindesalters übergeht.

Sehr viele Asthmatiker leiden an einer chronischen Bronchitis. Sahli legt ihr sogar die Hauptbedeutung in der Ätiologie des Asthmas bei. Es erscheint aber zweifelhaft, ob der Bronchialkatarrh die Vorbedingung für die Anfälle sein muß.

Ein Zusammenhang von Asthma und Lungentuberkulose ist nicht vorhanden. Die beiden Krankheiten kommen sogar auffallend selten miteinander vor (abgesehen von asthmaähnlichen Zuständen, die bei Lungentuberkulose nicht so selten sind). Dagegen findet man, wie Fr. Müller und Chelmonski gezeigt haben, bei Asthmatikern oft im Röntgenbild Schatten, die sich nur als tuberkulöse Bronchialdrüsen erklären lassen, und bisweilen lassen sich bei der Sektion solche Erkrankungen nachweisen.

Auch Druck von malignen Tumoren auf den Vagus kann Asthmaanfälle zur Folge haben.

Nachdem man die Entdeckung gemacht hatte, daß bei Menschen, die an Veränderungen der Nasenschleimhaut leiden, häufig Asthma vorkommt, legte man diesen Erkrankungen der Nase und des Rachens eine große Bedeutung für die Entstehung des Asthmas bei. Man suchte durch die Behandlung dieser Störung das Asthma zu heilen. Heutzutage stehen wir auf einem andern Standpunkt, wie in diesem Band S. 35 auseinandergesetzt ist.

Auch Erkrankungen des Geschlechtsapparates wurden als Ursache des Asthma angeschuldigt. Störungen der Menstruation, Retroflexionen, etc. sollten ein „Asthma uterinum" zur Folge haben können. Es handelt sich aber nur um ein zufälliges Zusammentreffen, und die durch gynäkolische Behandlung erreichten Erfolge sind auf Rechnung der Suggestion zu setzen. Es kommt zwar nicht selten vor, daß sich der erste Anfall während der Schwangerschaft zeigt, daß die Anfälle kurz nach der Entbindung gehäuft auftreten und daß sie zur Zeit der Menstruation sich besonders gern einstellen und besonders schwer verlaufen. Hier handelt es sich aber nur um die Auslösung von Anfällen durch den abnormen Zustand des Körpers. Bei dem sogenannten „Asthma sexuale" der Männer bildet die Neurasthenie die gemeinsame Grundlage für das Asthma und für die funktionellen Sexualstörungen.

Auch Koprostase kann eine Ursache des Asthma bilden, worauf zuerst Ebstein hingewiesen hat. Wenn sie nicht einfach wie das Asthma „uterinum" aufzufassen ist, so kann ihre Wirkung auf Beeinflussung der Atembewegung (Auftreibung des Leibes) zurückgeführt werden, es kann aber auch Autointoxikation vorhanden sein (vgl. Staehelin).

Doch ist die akute Lungenblähung bei der alimentären Intoxikation der Säuglinge (vgl. Bauer, Schloßmann, Finkelstein, Nat.-Vers. Wien 1913) etwas vom Asthma ganz verschiedenes.

Auch die bisweilen als Asthma dyspepticum bezeichnete Dyspnoe bei Verdauungsstörungen gehört nicht hieher.

Die Berufe, die besonders zum Asthma disponieren, sind einerseits solche, bei denen die Sprachorgane stark angestrengt werden, wie bei Predigern und Lehrern, andererseits solche, die mit der Einatmung von viel Staub verbunden sind, wie das Müllergewerbe.

Das Asthma kann in jedem Lebensalter auftreten. Bei einem Drittel der Fälle beginnt es schon innerhalb der ersten 10 Lebensjahre, ja es kann schon im ersten Jahr beginnen (vgl. oben). Häufig stellen sich die ersten Anfälle zur Zeit der Pubertät oder bald nachher ein; das mittlere Alter ist relativ verschont, und erst nach dem 50. Lebensjahr nimmt die Disposition wieder etwas zu.

Die Gelegenheitsursachen, die einen Asthmaanfall auslösen können, sind mannigfacher Natur. Bekannt ist schon längst, daß psychische Einflüsse, Schreck, Aufregung etc. einen Anfall zur Folge haben können. In neuerer Zeit werden vielfach unterbewußte, gefühlsbetonte Erinnerungskomplexe speziell sexueller Natur verantwortlich gemacht (Freud).

In manchen Fällen erfährt man, daß die Anfälle sich bei ganz bestimmten Gerüchen einstellen. Auch das Einatmen von Staub kann die gleiche Folge haben. Apotheker bekommen bisweilen ihr Asthma beim Arbeiten mit Ipecacuanhapulver. Auch das Einatmen des Pollenstaubes, das bei disponierten Menschen das Heuasthma hervorruft, wäre zu erwähnen. Doch beginnt die Krankheit beim Heufieber immer mit einer Erkrankung der oberen Luftwege, und erst nach einigen Tagen stellen sich die Asthmaanfälle ein. Es kommt auch vor, daß bestimmte Speisen die Anfälle auslösen (Staehelin). Viele Anfälle treten scheinbar ohne besondere Gelegenheitsursache auf, sehr häufig nachts im Schlafe.

Bisweilen treten die Anfälle im Anschluss an Erkältungen oder Katarrhe der oberen Luftwege ein. Schlechte Witterung, nebliges Herbstwetter, kalter Wind, können Anfälle zur Folge haben, ohne daß eine Erkältung vorangegangen ist.

Merkwürdig ist der Einfluß des Klimas. Es gibt Asthmatiker, die an einzelnen Orten von Anfällen geplagt werden, während sie an anderen, oft gar nicht so weit entfernten Orten verschont bleiben. Irgendeine Gesetzmäßigkeit läßt sich nicht feststellen, außer daß die meisten Asthmatiker im Hochgebirge sich viel besser befinden als im Tiefland.

Pathogenese des Asthmaanfalls. Der Asthmaanfall wird meistens auf einen Krampf der Bronchialmuskulatur zurückgeführt. Die Verengerung der feineren Bronchien erklärt die Atemnot, das weithin hörbare Pfeifen und die Lungenblähung. Was die Lungenblähung betrifft, so kann man sich leicht vorstellen, daß bei einer Verengerung der feinen Luftröhrenäste der Exspirationsdruck, den der Thorax von außen auf sie ausübt, genügt, um das Lumen fast vollständig zu verschließen, während der inspiratorische Zug eine Erweiterung herbeiführt.

Cloetta hat das neuerdings durch schöne Versuche bewiesen. Wenn er die Lunge eines Tieres in eine Glaskapsel brachte und in dieser den Druck veränderte, so wurde bei Druckverminderung die Lunge auf ein bestimmtes Volumen gedehnt, bei der Rückkehr zum Nulldruck kehrte sie auf das Anfangsvolum zurück. Nach Injektion von Pilokarpin führte die Druckverminderung im „Pleuraraum" eine Erweiterung von gleichem Betrag wie vorher herbei, aber bei der Rückkehr des „Pleuradruckes" auf Null kollabierte die Lunge nicht mehr so stark wie früher, sondern es blieb ziemlich viel Luft in der Lunge zurück. Wurde die Lunge jetzt wieder durch Ansaugen von außen auf das gleiche Volumen erweitert und dann der Druck wieder auf Null gebracht und diese Prozedur mehrmals wiederholt, so nahm die Lungenfüllung zu, bis ein Gleichgewicht erreicht wurde. Atropin und Adrenalin stellten sofort wieder normale Verhältnisse her. Cloetta erklärt nach diesen Versuchen den asthmatischen Anfall folgendermaßen: Der Bronchospasmus hindert das Ausströmen der Luft bei der Exspiration, diese dauert so lange, bis der normale Enddruck erreicht ist. Dann tritt das Bedürfnis nach Inspiration ein, während die Luft noch nicht vollständig entwichen ist, und so kommt es allmählich zu dem Grad von Lungenblähung, bei dem der normale Exspirationsdruck die ganze Luft wieder einatmung wieder aus der Lunge entfernt. Wir können uns ganz gut vorstellen, daß bei einer starken Lungenblähung die verengten Bronchiolen auch in der Exspiration genügend weit offen erhalten werden, so daß jetzt die Atmung einen genügenden Luftwechsel zur Folge hat. Wenn Cloetta annimmt, daß die neue Inspiration dann beginnt, wenn der normale Enddruck der Exspiration erreicht ist, so steht das im Einklang mit der Tatsache, daß die große Mehrzahl der Asthmatiker nur das Bedürfnis nach Einatmung, nicht aber nach vertiefter Exspiration empfindet (Tendeloo, Staehelin, Cloetta u. a.). Es ist aber ganz wohl möglich, daß die Annahme einer besonderen Erschwerung der Exspiration gar nicht notwendig ist, da jede erschwerte Atmung, sogar die willkürlich vertiefte Atmung zu einer Lungenblähung führen kann.

Für jede Inspiration ist eine vermehrte Anstrengung nötig um trotz des Hindernisses genügende Luft in die Lunge zu bringen. Die Anstrengung wird aber dadurch noch größer, daß die Ventilation nicht nur gleich stark sondern stärker ist als normal (Staehelin und Schütze vgl. u.). Das erklärt die Dyspnoe an sich genügend, um so mehr, als die Arbeitsleistung unter ungewohnten Bedingungen (vermehrte Inspirationsstellung), deshalb unökonomisch vor sich geht. Cloetta legt außerdem der durch die Lungenblähung bedingten Erschwerung der Blutzirkulation eine Bedeutung für die Entstehung der Dyspnoe bei und führt als drittes Moment an „eine subjektiv-sensible Quote, bedingt durch das andauernd vermehrte Volumen des Brustkorbs bzw. seines Inhaltes mit entsprechenden Druck- und Zerrungserscheinungen". Die Hauptsache ist aber wohl der vermehrte Widerstand, den auch die Inspiration zu überwinden hat, so daß wir hier gleiche Verhältnisse wie bei der Stenosenatmung haben (vgl. S. 221).

Der Bronchialmuskelkrampf erklärt dagegen ein Symptom des Asthmaanfalles nicht, nämlich das Auftreten des charakteristischen Sputums. Wir müssen also auch noch eine Sekretionsstörung der Schleimhaut annehmen. Diese führt zur Absonderung eines zähen Schleimes, der sich bei seiner Weiterbewegung zu den Curschmannschen Spiralen umformt, ferner zum Austritt von Leukocyten, besonders eosinophilen, und zur Abstoßung von Flimmerepithelien. Woraus sich die Leydenschen Kristalle bilden, ist noch nicht festgestellt.

Die eosinophilen Zellen wandern, wie wir nach Analogie mit ihrem Auftreten auch an anderen Stellen annehmen müssen (W. Fischer) aus dem Blute aus. Wir sehen deshalb bisweilen im Beginn des Anfalles eine Verminderung der eosinophilen Zellen im Blute. Diese Verminderung übt einen Reiz auf das Knochenmark aus, und es produziert die Zellen in vermehrtem Maße. Daher beobachtet man oft am Ende des Anfalles oder nach demselben ein starkes Anwachsen der Werte für die Eosinophilen. Aber eigentümlicherweise steigen vor den eosinophilen die neutrophilen Leukocyten an, was sich dadurch erklären läßt, daß das Knochenmark auf den Reiz zuerst mit der Lieferung der Zellen antwortet, die es am leichtesten bilden und in die Zirkulation senden kann, und das sind die polynukleären. Zur Entstehung der eosinophilen Leukocytose ist dagegen längere Zeit erforderlich (siehe Salecker, Heinecke und Deutschmann).

Da wir eine Sekretionsstörung der Bronchialschleimhaut annehmen müssen, so würde es nahe liegen, als Ursache der Bronchostenose nicht einen Bronchialmuskelkrampf sondern eine vasomotorisch bedingte Schwellung der Schleimhaut anzunehmen. Diese würde die Dyspnoe und die Lungenblähung ebenso gut erklären und hätte den Vorteil mit den sekretorischen Erscheinungen besser in Einklang zu stehen.

Zu der Annahme einer akuten Schwellung der Bronchialschleimhaut würden auch die Fälle passen, in denen nach Genuß von solchen Speisen, die bei anderen Menschen Schwellungen auf Haut und Schleimhäuten hervorrufen, Asthmaanfälle ausgelöst werden (Staehelin), ebenso das häufige Vorkommen von Urticaria factitia bei Asthmatikern (vgl. a. Strümpell).

Dagegen hat die Hypothese eines Bronchialkrampfes den Vorzug, die plötzliche Entstehung eines Anfalles dem Verständnis näher zu rücken als die Annahme einer plötzlichen Schleimhautschwellung. Entscheidend erscheint mir aber die prompte Wirkung des Atropins, die wir in vielen Fällen beobachten können und die nur durch dessen lähmende Einwirkung auf die bronchokonstriktorischen Vagusfasern zu erklären ist. Wahrscheinlich hat die Schleimhautschwellung daneben auch ihre Bedeutung, und bald tritt das eine, bald das andere Moment in den Vordergrund.

Die Wirkung des Atropins, die man kaum durch Suggestion erklären kann, ist auch der Grund, die Theorien abzulehnen, die von einer Verengerung der feinen Bronchien im Anfall nichts wissen wollen und eine Erregbarkeitssteigerung des Atemzentrums oder psychische Momente als alleinige Ursache des Asthmas anerkennen. Diese Theorien haben manches für sich. Strübing konnte bei gesunden Menschen durch Nachahmung der asthmatischen Atmung Zustände hervorrufen, die einem Asthmaanfall durchaus glichen. Bisweilen stellten sich dann später z. B. im Anschluß an eine Bronchitis spontan Asthmaanfälle ein. Sahli hat gezeigt, daß Asthmatiker, die man in der anfallsfreien Zeit tief atmen läßt, in einen anfallähnlichen Zustand geraten. Er nimmt einen chronischen stenosierenden Katarrh der feineren Bronchien bei vorhandener gesteigerter Erregbarkeit des Atemzentrums als Ursache des Bronchialasthmas an und erklärt aus der Erregbarkeitssteigerung des Atemzentrums die Lungenblähung.

Sänger betont, daß jedem asthmatischem Anfall die sogenannten präasthmatischen Atemstörungen vorausgehen, die sehr verschiedener Natur sind, aber immer das Gemeinsame haben, daß das Gefühl einer, wenn auch geringen, Dyspnoe damit verknüpft ist. Diese Dyspnoe erweckt die Erinnerung an frühere Fälle und die Angst vor einem neuen Anfall. Das erzeugt eine Vertiefung der Atmung, und diese führt dann zur Entstehung eines neuen Anfalles.

Das Gefühl von Dyspnoe bildet das Gemeinsame für viele der Gelegenheitsursachen, die den Asthmaanfall auslösen. Es ist bei den Erkrankungen der Nasenschleimhaut und beim Heufieberkatarrh ebenso vorhanden wie bei der chronischen Bronchitis und beim Einatmen des Staubes von Ipecacuanhapulver und von Mehl. Auch die Koprostase führt vielleicht durch ein Gefühl von Beklemmung zum Asthmaanfall. Gewisse Gerüche erzeugen ebenfalls leichte Atemnot. Bei anderen erscheint es wahrscheinlich, daß sie die Erinnerung an eine frühere Situation erwecken, in der ein Anfall aufgetreten ist. Auch das Auftreten des Asthmas an bestimmten Orten läßt sich vielleicht manchmal auf Geruchseindrücke zurückführen. Aber auch auf manche andere Weise kann die Erinnerung an einen Anfall und dadurch die Angst vor einem solchen erweckt werden. Dieses Gefühl von Beklemmung ist häufig gering und kommt kaum zum Bewußtsein. Auch unterbewußte Erinnerungen sexueller Natur können ein Gefühl von Beklemmung oder Atemnot hervorrufen. Selbst das Auftreten der Anfälle nachts, oft genau zur gleichen Stunde, läßt sich so erklären. Wir können uns nämlich leicht vorstellen, daß eine Behinderung der Atmung bei einer bestimmten Tiefe des Schlafes durch Erschlaffung des Gaumensegels oder dgl. zustande kommt, namentlich bei einer Nasenstenose, einem Katarrh etc. Das kann schon im Schlaf zu einer Vertiefung der Atmung und zum Beginn des Anfalls führen.

Wir können uns also die Entstehung des Asthmaanfalles folgendermaßen vorstellen: Auf Grund irgendwelcher Atembehinderung oder auf Grund von Erinnerungsbildern entsteht ein Gefühl von Atemnot, das zu einer vertieften, vielleicht auch fehlerhaften Atmung führt. Diese versetzt das abnorm leicht ansprechende Vaguszentrum in Erregung (wenn die Erregung nicht durch das Atemhindernis direkt herbeigeführt wird). Die Erregung des Atemzentrums führt zur Reizung des Lungenvagus, als deren Ausdruck der Bronchospasmus und die abnormen Sekretionen der Bronchialschleimhaut aufzufassen sind. Der Bronchospasmus vermehrt die schon vorhandene Dyspnoe und führt in Gemeinschaft mit ihr zur Lungenblähung. Doch ist es wohl möglich, daß auch andere Ursachen den Bronchospasmus auslösen.

Wird in dieser Wechselwirkung von Erregung des Vaguszentrums, Bronchospasmus, Schleimhautschwellung und von subjektiven Empfindungen ein Glied ausgeschaltet, so hört der Anfall auf. Deshalb wirkt einerseits Atropin, andererseits suggestive Maßnahmen oder willkürliche Veränderung des Atemtypus günstig. Doch ist ein Erfolg psychischer Einwirkungen oder der Regulation der Atmung nur dann zu erwarten, wenn die Erregung des Atemzentrums nicht zu groß, bzw. der Bronchospasmus nicht zu hochgradig ist. Sonst kann nur die Lösung des Krampfes durch Atropin oder die Beruhigung des Atemzentrums durch Morphium oder durch Ermüdung (natürliches Ende des Anfalles) den Anfall zum Verschwinden bringen.

Neuerdings ist vielfach versucht worden, den Asthmaanfall als anaphylaktische Erscheinung zu erklären. Veranlassung dazu war die Beobachtung, daß im anaphylaktischen Shock die Lunge gebläht ist. Diese Ähnlichkeit der Symptome genügt natürlich nicht um beide Dinge in Zusammenhang zu bringen. Wichtiger sind die Fälle wie das Heuasthma und das Asthma nach Genuß gewisser Speisen, da hier die Analogie recht nahe liegt. Doch ist immer eine andere Erklärung möglich.

Pathologische Anatomie. Die anatomischen Befunde sind äußerst spärlich, da selten jemand im Anfall stirbt. Regelmäßig wurde ein desquamativer Epithelialkatarrh der Schleimhaut und eine Anfüllung der feineren Bronchien mit zähem Schleim gefunden. Ferner konnte man feststellen, daß die abgeschilferten Epithelzellen vielfach lange Fortsätze zeigen, die sich aus ihrem Protoplasma bilden, sich gegenseitig durchflechten und so zur Bildung der Spiralen beitragen.

Symptomatologie. 1. Der Anfall. Der typische Anfall beginnt meistens mit einer leichten Beklemmung, bisweilen auch mit Nießen, Verstopfung der Nase oder Sekretion aus derselben. Auch abnorme Geruchsempfindungen können den Anfall einleiten. Bisweilen ist es auch ein heftiger Husten, der in den asthmatischen Anfall übergeht. Selten tritt im Beginn des Anfalles oder vor demselben Urtikaria oder Herpes auf der Haut auf.

Nicht selten fühlt der Patient zuerst eine leichte Beengung, er bekommt nicht recht Luft, muß hie und da tief Atem schöpfen, vielleicht wird die Atmung schon etwas pfeifend. Diese „präasthmatischen Atemstörungen" können sehr bald in den richtigen Anfall übergehen, sie können auch stundenlang bestehen. Nicht selten zeigen sich diese Symptome am Nachmittag, der Patient, der sie wohl kennt, kämpft mit allen Mitteln dagegen an, aber in der Nacht kommt der erwartete Anfall dennoch.

Mehr oder weniger rasch nach den ersten Zeichen des beginnenden Anfalles wird die Atmung auffallend pfeifend, namentlich während der Exspiration. Dieser Stridor kann unter Umständen den Patienten in der Nacht wecken, während andere Kranke mit dem Gefühl von Atemnot erwachen und das Pfeifen erst später bemerken. Das Auftreten der Anfälle in der Nacht ist für das Asthma charakteristisch. Es gibt viele Patienten, die überhaupt nur nachts Anfälle bekommen.

Sehr rasch nimmt die Atemnot an Intensität zu. Der Patient empfindet immer größeren Lufthunger, die Atmung wird immer mühsamer und pfeifender. Viele Patienten geben an, dabei deutlich das Gefühl zu haben, daß besonders die Ausatmung erschwert sei; besonders Ärzte, die an Asthma leiden, machen diese Angabe. Die Mehrzahl der Kranken gibt an, nur Lufthunger zu verspüren und das Bedürfnis zu tiefem Atemschöpfen zu empfinden (vgl. oben). Die Kranken nehmen eine sitzende Stellung ein und stützen die Arme auf, um einen Fixpunkt für die Atembewegungen zu gewinnen. Überfällt sie der Anfall im Schlaf, so richten sie sich entweder im Bett auf oder sie springen heraus und setzen sich auf einen Stuhl, die Ellenbogen auf dessen Lehne oder auf einen vor ihnen stehenden Tisch gestützt. Tritt der Anfall auf der Straße ein, so bleibt der Kranke an einer Mauer oder einem Geländer stehen und hält sich mit den Händen fest. Nur Kinder bleiben während des Anfalles bisweilen auf dem Rücken liegen.

Besonders schlimm sind die Anfälle, die von Hustenattacken eingeleitet und begleitet werden. Die Kranken werden cyanotisch, empfinden die höchste

Angst und werden durch die Hustenstöße, die den ganzen Körper erschüttern, furchtbar mitgenommen.

Die Atemnot kann verschieden lang andauern. Ein schwerer Anfall dauert in der Regel 2—3 Stunden. Bisweilen erfolgt nach einiger Zeit die Entleerung eines zähen Sputums, das häufig im Munde kleben bleibt und nur mit Mühe herausbefördert wird. In diesem Moment ist die Atemnot meistens schon geringer. Wird das Sputum dünner, flüssiger, so nimmt gleichzeitig die Dyspnoe rasch ab. Doch kann es auch vorkommen, daß sie wieder von neuem einsetzt und das qualvolle Spiel sich wiederholt. Schließlich bricht sich die Kraft des Anfalles doch, die Atmung wird weniger pfeifend, der Patient fühlt sich erleichtert, und nach einiger Zeit atmet er wieder vollständig frei; es bleibt nur eine Müdigkeit zurück, häufig auch Schmerzen in der Atmungsmuskulatur (die schon während des Anfalles bestanden hatten). Oft stellt sich bald darauf ein erquickender Schlaf ein. Man kann leichte, mittelschwere und schwere Anfälle unterscheiden. In der Regel verlaufen die einzelnen Anfälle beim gleichen Patienten ziemlich ähnlich, doch kommen recht häufig neben den schweren auch leichte, selbst rudimentäre Anfälle vor, die nur in ein paar pfeifenden, mit Beklemmung verbundenen Atemzügen bestehen.

Die Inspektion ergibt während des Anfalls ein charakteristisches Bild. Der Thorax steht in extremer Inspirationsstellung. Die Hilfsmuskeln sind stark angespannt und ziehen den Brustkorb als Ganzes in die Höhe, während das Abdomen sich nicht an der Einatmung beteiligt oder durch diese eingezogen wird. Die Bauchmuskeln sind oft bretthart gespannt. Die Zahl der Atemzüge ist oft vermindert. Man hat den Eindruck, daß das Exspirium im Verhältnis zum Inspirium ganz erheblich verlängert sei. Pneumographische Untersuchungen (Staehelin und Schütze) haben freilich in einzelnen Fällen keine abnorme Verlängerung der Exspiration ergeben. Doch liegen noch sehr wenig Versuche vor. Es ist auch möglich, daß der laute exspiratorische Stridor manchmal eine Verlängerung der Ausatmung im Verhältnis zu der mit viel geringerem Pfeifen einhergehenden Inspiration vortäuscht.

Nach den Untersuchungen von Staehelin und Schütze ist die während des Anfalls in der Minute geatmete Luftmenge nicht etwa kleiner, sondern größer als im Intervall. Das kann davon rühren, daß die Mischung der Einatmungsluft mit der Alveolarluft in vielen Lungengebieten stärker erschwert ist als in anderen, so daß eine vermehrte Lungenventilation notwendig ist, um das Blut in der ganzen Lunge mit Sauerstoff zu sättigen. Es ist aber auch möglich, daß eine tatsächliche Überventilation vorliegt, die durch das Bestehen eines Atemhindernisses leicht zu erklären ist.

Durch die vermehrte Atemanstrengung und eine dadurch hervorgerufene Steigerung der Oxydationen ist diese vermehrte Ventilation nicht bedingt, da Löffler einen sehr niedrigen CO_2 gehalt der Exspirationsluft fand (noch nicht veröffentlicht).

Die Haut ist kühl, oft von kaltem Schweiß bedeckt. Das Gesicht ist blaß. Nur bei lange dauernden Anfällen kommt eine geringe Cyanose vor. Der Puls ist meistens klein und frequent. Die Temperatur ist in der Regel normal, kann aber auch leicht erhöht sein. Selten kommt richtiges Fieber vor. Bisweilen kommt es während des Anfalles zu unfreiwilligem Urinabgang.

Die Perkussion ergibt Tiefstand und mangelhafte Beweglichkeit der Lungengrenzen. Die Komplementärräume der Pleura können vollständig erfüllt, die absolute Herzdämpfung verschwunden sein. Der Schall ist laut und tief (Schachtelton) besonders hinten unten und seitlich.

Bei der Auskultation hört man meist gar kein Atemgeräusch. In der Regel nimmt man statt dessen über beiden Lungen weit verbreitete Ronchi sonori et sibilantes wahr. Im Beginn und am Ende des Anfalls hört man sie bisweilen während beider Atmungsphasen ziemlich gleichmäßig, auf der Höhe der Attaque sind sie während des Exspiriums lauter und länger. Am Ende des Anfalls hört man bisweilen, aber durchaus nicht immer, kleinblasige Rasselgeräusche. Die Ronchi können noch 4—5 Tage nach dem Anfall nachweisbar sein.

Beide Lungen sind durchaus nicht immer gleichmäßig beteiligt, wie besonders Siegel gezeigt hat. Levy-Dohrn konnte bei einem Asthmatiker im Anfall vor dem Röntgenschirm beobachten, daß die eine Zwerchfellhälfte geringe Exkursionen ausführte, die andere vollständig ruhig blieb.

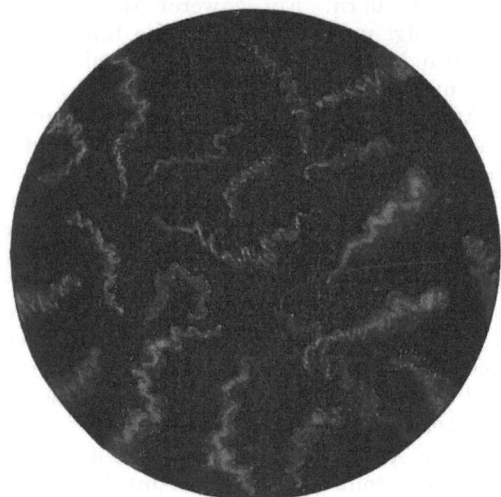

Abb. 16.
Curschmannsche Spiralen. Natürliche Größe
(nach Lenhartz).

Die laryngoskopische Untersuchung zeigt, daß die Stimmbänder sich am Ende jeder Exspiration einander nähern. Während der Inspiration sind sie in der Regel weit offen.

Das Sputum tritt in der Regel gegen das Ende des Anfalls und nach dem selben auf. Es ist grauweiß, sehr zähe, glasig, selten mehr dünnflüssig. Bisweilen wird ein einziger, ganz kleiner Ballen entleert, bisweilen ist es reichlicher. Doch gibt es auch Fälle, in denen der Auswurf vollkommen fehlt. Wenn er vorhanden ist, so ist er fast immer durch folgende Bestandteile ausgezeichnet: Curschmannsche Spiralen, Charcot-Leydensche Kristalle und eosinophile Zellen.

Die Curschmannschen Spiralen bestehen aus Schleim, der in den feinsten Bronchien abgesondert und durch den Luftstrom spiralig gedreht wird. Sie sind makroskopisch zu erkennen, wenn das Sputum in dünner Schicht ausgebreitet wird (siehe Abb. 16). Ihre Länge kann mehrere Zentimeter betragen, doch sind sie

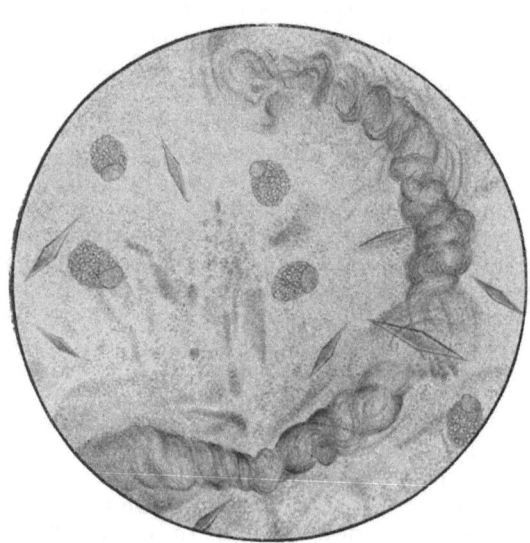

Abb. 17.
Mikroskopisches Bild einer Asthmaspirale mit eosinophilen Zellen und Charcot-Leydenschen Kristallen (nach Lenhartz).

häufig auch nur einige Millimeter lang. Im Durchmesser messen sie $^1/_2$—1 mm. Unter dem Deckglas sind sie schwer zu zerdrücken. Mikroskopisch (Abb. 17) erscheinen sie als eine zierlich geflochtene Schnur von glasig durchscheinender Beschaffenheit, die in eine hell durchscheinende Schleimschicht eingehüllt sind und in ihrer Mitte häufig einen stärker lichtbrechenden ,,Zentralfaden" erkennen lassen. Sie enthalten häufig Asthmakristalle und eosinophile Zellen. Außer diesen typischen Spiralen findet man häufig gelb gefärbte oder gelb gesprenkelte derbere Fäden, bei denen die spiralige Drehung nur angedeutet ist.

Die Curschmannschen Spiralen kommen in vielen Fällen von Asthma zur Beobachtung. Sie sind die Bestandteile des Sputums, die für diese Krankheit am meisten charakteristisch sind. Doch gibt es viele Fälle, in denen sie nie zur Beobachtung kommen. Andererseits kann man sie gelegentlich auch bei anderen Krankheiten, z. B. bei Bronchitis und bei Pneumonie (Sahli) finden.

Die eosinophilen Zellen bilden ein charakteristisches Element des Asthmasputums. Freilich kommen sie auch gelegentlich bei anderen Krankheiten vor, und beim eosinophilen Katarrh sind sie ein regelmäßiger Befund. Aber andererseits werden sie im asthmatischen Sputum kaum je vermißt. Sie können schon ohne Färbung erkannt werden, da die Größe, die starke Lichtbrechung und der gelbe Glanz ihrer Granula eine Unterscheidung von den polynukleären Zellen leicht ermöglicht. Sie sind bald in größerer, bald in geringerer Anzahl vorhanden. Fr. Müller hat sie zuerst nachgewiesen, und seine Schüler haben ihre Identität mit den eosinophilen Zellen des Blutes und den Zusammenhang der Bluteosinophilie mit dem Asthma klar gelegt (vgl. S. 362).

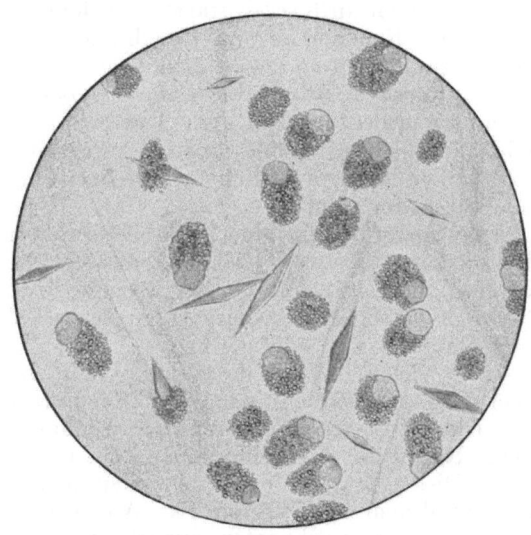

Abb. 18.
Eosinophile Zellen und Charcot-Leydenschen Kristalle in Asthmasputum (nach Lenhartz).

Außer den eosinophilen Zellen findet man bisweilen Zellen, die den Herzfehlerzellen gleichen, aber immer nur in sehr geringer Menge.

Die Asthmakristalle wurden zuerst von Leyden als regelmäßiger Bestandteil des im Anfall entleerten Auswurfs erkannt. Charcot u. a. hatten sie schon früher in der Milz und im Blut von Leukämikern nachgewiesen. Es sind spitze, matt glänzende hexagonale Pyramiden. Man findet sie in hellgrünen, rundlichen, hirsekorngroßen Körnchen, die in der schleimigen Substanz des Sputums eingebettet sind, ebenso in den Spiralen. Im Beginn des Anfalls sind sie nicht immer zu finden, am reichlichsten 2—3 Tage später. Häufig sind sie im frischen Sputum nicht oder nur in geringer Menge vorhanden, sondern sie werden erst reichlicher, wenn man den Auswurf einige Tage an der Luft stehen läßt. Sie finden sich nicht nur beim Asthma, sondern auch bei vielen anderen Erkrankungen. Ihre chemische Natur und ihre Beziehungen zu den eosinophilen Zellen sind noch nicht aufgeklärt.

2. **Symptome im Intervall.** Auch in der anfallsfreien Zeit sind beim Patienten häufig, aber durchaus nicht immer charakteristische Symptome nachzuweisen. Bei längerer Dauer des Asthmas fehlen sie selten, während im Beginn der Erkrankung oder in sehr leichten Fällen außer den Anfällen überhaupt nichts Krankhaftes nachzuweisen ist.

In bezug auf den Gesamthabitus kann man zwei Typen von Asthmatikern unterscheiden. Ein Teil sind magere, blasse Menschen, oft von grazilem Körperbau, bisweilen mit paralytischem Thorax. Der ängstliche Gesichtsausdruck und das ganze Benehmen verraten einen erheblichen Grad von Nervosität. Häufig fallen große glänzende Augen auf. Der andere Typus entspricht dem Habitus apoplecticus mit dem gedrungenen Körperbau und dem kurzen Hals. Oft erkennt man sofort den Emphysematiker. Diese Patienten sind gar nicht selten mehr oder weniger fettsüchtig. Das Gesicht erscheint oft etwas gedunsen. Viele Asthmatiker bieten aber durchaus keinen auffallenden Anblick dar.

Bei vielen Patienten findet man dauernd die Zeichen einer Bronchitis. Häufig ist es ein diffuser Katarrh, bei dem der Auswurf gering ist und der bei der Auskultation vorwiegend Ronchi, wenig feuchte Geräusche erkennen läßt. Bei andern Patienten findet man eine vorwiegend in den Unterlappen lokalisierte chronische Bronchitis mit fein oder mittelblasigen Rasselgeräuschen und mukopurulentem Sputum. Der eosinophile Katarrh ist recht oft mit Asthmaanfällen verbunden, aber die übrigen Formen der Bronchitis sind beim Asthmatiker häufiger. Nicht selten findet man auch in der anfallsfreien Zeit eine Spirale im Sputum.

Bei länger bestehendem Asthma vermißt man selten Emphysem geringeren oder stärkeren Grades. Die Lungenerweiterung kann so groß und die Thoraxstarre so intensiv sein, daß der Brustkorb während des Anfalles kaum mehr stärker erweitert werden kann. In vielen Fällen ist aber die Erweiterung der Lungengrenzen nur sehr gering.

Bei vielen Asthmatikern kann man auch in der anfallsfreien Zeit eine fehlerhafte Atmung mit gepreßter Exspiration nachweisen.

Das Blut vieler Asthmatiker zeichnet sich, wie schon erwähnt, durch seinen Reichtum an eosinophilen Zellen aus, deren Menge 10% übersteigen kann. Diese Veränderung ist bisweilen noch zu finden, wenn seit vielen Jahren kein Anfall mehr aufgetreten ist. Während des Anfalles kann dann der Gehalt an eosinophilen Leukocyten zurückgehen, während gleichzeitig die Lymphocyten ebenfalls sich vermindern und dafür die Zahl der polynukleären Zellen ansteigt. Gegen Ende des Anfalles oder kurz nachher schnellen die eosinophilen Zellen häufig auf sehr hohe Werte empor, während die polynukleären ebenso rasch abnehmen. Die Lymphocyten gehen im Lauf der nächsten Tage allmählich auf Normalwerte zurück, doch beobachtet man beim Asthmatiker nicht selten dauernd eine Lymphocytose (vgl. auch S. 362).

Auf das Heer von nervösen Symptomen, die bei vielen, aber nicht bei allen Asthmatikern nachzuweisen sind, kann hier nicht eingegangen werden. Nur auf den, zuerst von Lenhartz beschriebenen starken Dermographismus, der bei vielen Asthmatikern zu finden ist, sei hingewiesen.

Verlauf. Der erste Anfall kann sich bei einem vorher gesunden oder auch nervösen Menschen ohne irgendwelche Vorboten nach einer Anstrengung oder psychischen Erregung plötzlich einstellen und sofort alle typischen Eigenschaften aufweisen. Das kann in jedem Alter vorkommen, besonders aber in jugendlichen Jahren, nicht selten schon bei Kindern unter 10 Jahren. Doch zeigen die Kinder, bei denen das der Fall ist, meistens schon vorher die Zeichen von Nervosität oder von exsudativer Diathese. In einer anderen Reihe von

Fällen tritt der erste Anfall im Verlauf einer chronischen Bronchitis, bisweilen bei schon vorhandenem Emphysem auf. Dann gehen bisweilen den typischen Anfällen schwächere, atypische voraus.

Oft ist nach dem ersten oder nach einem rasch folgenden zweiten und dritten Anfall der Patient auf Monate und Jahre hinaus verschont. Dann erfolgt plötzlich ein neuer Anfall, dem ebenfalls wieder eine Pause folgen kann. Oder die Anfälle wiederholen sich nun immer häufiger. Es kann auch vorkommen, daß die Krankheit mit einer Reihe von Anfällen beginnt, die allmählich seltener werden und ganz verschwinden um nach kürzerer oder längerer Zeit wiederzukehren.

Die Zahl und die Häufigkeit der Anfälle ist außerordentlich verschieden. Es gibt Patienten, die in ihrem ganzen Leben wenige Anfälle durchmachen, andere, die immer und immer wieder davon geplagt werden. Meistens wechseln Perioden gehäufter Attacken mit anfallsfreien oder anfallsarmen Zeiten. Es kann allmählich Besserung und Heilung eintreten, aber nach Jahren stellen sich wieder einzelne Anfälle ein, oder das alte Leiden bricht mit erneuter Heftigkeit aus. Mit zunehmendem Alter werden die Anfälle in der Regel seltener, doch kommt auch in den höheren Jahren manchmal eine Verschlimmerung vor.

Interkurrente Krankheiten können das Leiden dauernd oder vorübergehend zum Stillstand bringen. Solche Erkrankungen dagegen, die mit einer Reizung der Luftwege einhergehen, wie Rhinitis, Pharyngitis, Kehlkopf- und Bronchialkatarrh, haben meist eine Verschlimmerung zur Folge. Gar nicht selten beobachtet man, daß Kinder während des Bestehens einer exsudativen Diathese an Bronchialasthma leiden, davon geheilt werden, später an Heufieber und neuen Asthmaanfällen erkranken und im Lauf der Jahre die Anfälle wieder verlieren, während die Disposition zum Heuschnupfen sich vermindert oder ganz verschwindet.

Bisweilen häufen sich die Anfälle so, daß der Patient täglich mehrere durchmacht und wochenlang nicht vollständig von der Atemnot befreit wird. Man kann dann von einem Status asthmaticus sprechen.

Recht häufig sind bei Asthmatikern rudimentäre Anfälle. Sie können sich spontan einstellen, besonders häufig sieht man sie, wenn eine Bronchitis auftritt oder stärker wird. Man kann bisweilen beobachten, daß bei jeder stärkeren Bronchitis die Atmung dyspnoisch, das Exspirium stridorös wird, die Lungengrenzen sich etwas erweitern, im Sputum die charakteristischen Bestandteile wenigstens vorübergehend erscheinen, ohne daß sich ein eigentlicher Anfall entwickelt. Ähnliche Symptome kann man übrigens gelegentlich auch im Verlauf einer Bronchitis bei solchen Menschen entdecken, die nicht an typischem Asthma leiden.

Über die Ursachen, die den Anfall auslösen und die Krankheit verschlimmern oder bessern, ist im Abschnitt über die Ätiologie das Nötige gesagt.

Wenn nicht schon von vornherein eine Bronchitis besteht, so entwickelt sie sich fast immer im Laufe des Leidens. Häufig ist es so, daß Ronchi, feuchte Rasselgeräusche und Auswurf, die in der Regel einige Tage nach dem Anfall verschwinden, noch nicht ausgeheilt sind, wenn der nächste Anfall eintritt. Dieser hinterläßt dann stärkere Residuen, und so entsteht nach einigen Anfällen eine Bronchitis, die zunächst ausheilt, aber durch neue Attacken wieder hervorgerufen und verschlimmert wird und schließlich dauernd bestehen bleibt. Bisweilen nimmt sie den Charakter des eosinophilen Katarrhs an, häufig unterscheidet sie sich aber gar nicht von einem gewöhnlichen chronischen Bronchialkatarrh.

Fast immer entwickelt sich im Lauf des Leidens ein Emphysem. Doch richtet sich die Ausbildung der Lungenerweiterung durchaus nicht nach der

Häufigkeit und Schwere der Anfälle. Mit der Entwicklung des Emphysems geht häufig eine auffallende Umwandlung des Krankheitsbildes einher. Die Patienten geben selbst an, daß ihre Krankheit sich völlig verändert habe. Die Anfälle werden seltener und schwächer, dafür treten aber die Emphysembeschwerden immer deutlicher und reiner hervor. Während der Kranke früher in der asthmafreien Zeit sich vollkommen gesund fühlte, tritt jetzt bei stärkeren Anstrengungen Atemnot auf, die noch einigermaßen an den Anfall erinnern kann, häufig aber von diesem ganz verschieden ist oder die Ähnlichkeit immer mehr verliert. Die Atemnot verschwindet in der Ruhe sofort wieder. Mit zunehmendem Emphysem stellt sich die Dyspnoe bei immer geringeren Anstrengungen, schließlich bei jeder Bewegung ein. Doch gibt es auch Kranke, bei denen das Asthma überhaupt erst dann auftritt, wenn sich auf Grund einer unspezifischen Bronchitis ein Emphysem entwickelt hat. Aber auch dann werden mit dem Fortschreiten der Lungenerweiterung die Anfälle atypischer und seltener. Wenn sich im Verlauf des Emphysems Herzschwäche entwickelt, so kann dann später an die Stelle der Anfälle von Bronchialasthma ein richtiges Asthma cardiale treten.

Länger dauerndes stärkeres Asthma läßt das Nervensystem nie unberührt. Die Qual der Anfälle und die Angst vor deren Wiederkehr macht die Patienten, Kinder sowie Erwachsene mit der Zeit nervös. Die Kinder werden mißmutig, launisch, ungezogen. Häufig werden sie ängstlich und traurig. Die Erwachsenen werden oft durch die Angst vor den Anfällen dazu veranlaßt, immer an diese zu denken und ihr ganzes Leben daraufhin einzurichten, wie die Anfälle vermieden werden könnten. Sie suchen nach den Gelegenheitsursachen, bilden sich alles Mögliche ein und werden schließlich zu Hypochondern. Der Erfolg ist dann meistens der, daß sie dadurch das Auftreten der Anfälle erst recht begünstigen und dadurch dann noch nervöser werden. Andere Kranke bewahren ihre Willensstärke und bleiben trotz ihrem Leiden lebensfroh und arbeitsfähig. Doch können sie sich dem Einfluß der Krankheit auf die Dauer nicht ganz entziehen und zeigen schließlich häufig einzelne Züge von Neurasthenie. Ist schon vor dem Beginn des Asthmas eine erhebliche Neurasthenie oder die Disposition zu einer solchen vorhanden, so wird das Nervensystem ganz besonders stark affiziert. In vielen Fällen weiß man auch nicht, ob die Neurasthenie schon vor dem Asthma bestanden hat oder dessen Folge ist.

Diagnose. Sieht man einen Patienten im Anfall, so kann die Diagnose kaum zweifelhaft sein. Das laute Geräusch bei der Atmung, die pfeifende langgezogene Exspiration, die Lungenblähung, vielleicht auch das Sputum, lassen an der Diagnose keinen Zweifel. Doch darf man nie vergessen, daß ein typisches Bronchialasthma auch bei einem Menschen vorkommen kann, der gleichzeitig an einer anderen Krankheit leidet. Deshalb ist die Untersuchung des übrigen Körpers nicht zu vernachlässigen.

Man muß aber immer daran denken, daß ein richtiges Bronchialasthma auch durch Druck auf den Vagus ausgelöst werden kann, z. B. infolge von malignen Tumoren oder von Bronchialdrüsentuberkulose. Besteht das Asthma schon seit vielen Jahren, so ist eine solche Ätiologie unwahrscheinlich. Handelt es sich um einen frischeren Fall, so muß man auf derartige Krankheiten fahnden. Freilich kann das nicht im Anfalle selbst geschehen, sondern man muß die Untersuchung auf das Intervall verschieben.

Ist der Anfall nicht ganz typisch, so können verschiedene Arten von anfallsweiser Dyspnoe differentialdiagnostisch in Frage kommen.

Zunächst kommen die erwähnten Krankheiten in Betracht, die durch Druck auf den Vagus Asthmaanfälle hervorrufen können. Sie führen bisweilen auch zu weniger typischen Attacken von Dyspnoe. Besonders wichtig ist die Bronchialdrüsentuberkulose, bei der die Untersuchung häufig Druckempfindlichkeit der Wirbel und Dämpfung zwischen den Schulterblättern ergibt (vgl. S. 579). Freilich werden hier selten Allgemeinsymptome wie Fieber und Abmagerung fehlen.

Glottiskrampf und Glottisödem machen in der Regel eine mehr inspiratorische Dyspnoe, ebenso Lähmung der Stimmritzenerweiterer (vgl. S. 149). Meistens wird die Anamnese Aufschluß ergeben. In zweifelhaften Fällen schafft die laryngoskopische Untersuchung Klarheit.

Bei Bronchitis, besonders bei der Kapillarbronchitis der Kinder können bisweilen asthmaähnliche Symptome vorkommen. Stridor und Lungenblähung sind vorhanden, aber der Verlauf ist ein wesentlich anderer. Die Symptome treten nicht plötzlich ein, sondern entwickeln sich langsam aus dem Krankheitsbilde der Bronchitis heraus. In zweifelhaften Fällen darf man nur dann von einem Bronchialasthma sprechen, wenn man außer der charakteristischen Dyspnoe und der Lungenblähung auch die typischen Bestandteile des Sputums nachgewiesen hat.

Gelegentlich kann auch das Lungenödem differentialdiagnostisch in Betracht kommen. Bisweilen ist es sogar mit Asthma kombiniert (v. Hößlin). Der Befund von viel Eiweiß im Sputum läßt die Diagnose auf Lungenödem stellen.

Schwieriger kann gelegentlich die Differentiladiagnose gegenüber hysterischen Atemstörungen werden. Freilich wird die hysterische Tachypnoe nie zu Verwechslung Veranlassung geben, auch der hysterische Zwerchfellkrampf kaum je, da man hier sofort erkennt, daß in den Luftwegen kein Hindernis besteht und die Atmungsbewegungen krampfhaft, von Pausen unterbrochen sind. Dagegen kommt es vor, daß Hysterische einen asthmatischen Anfall imitieren. Doch wird dabei keine erhebliche Lungenblähung erreicht, und alle auskultatorischen Erscheinungen fehlen.

Verwechslungen mit Atemstörungen, die durch Bulbärparalyse und andere Erkrankungen des Zentralnervensystems hervorgerufen werden, kommen kaum vor.

Eine äußere Ähnlichkeit mit dem Asthma bronchiale können gelegentlich das Asthma cardiale und uraemicum haben. Das Asthma cardiale macht keine oder nur geringe Lungenblähung und keine Ronchi. Tritt es aber bei gleichzeitig bestehendem Emphysem und Bronchialkatarrh auf, so kann die Unterscheidung im Anfall selbst schwierig werden. Freilich wird man selten andere Stauungserscheinungen, Cyanose, Leberschwellung, Kleinheit oder Unregelmäßigkeit des Pulses vermissen. Es gibt aber Fälle, in denen erst die weitere Beobachtung Klarheit bringt. Es kommen auch bei Asthmatikern Herzstörungen vor, doch wird man diese Fälle durch die Anamnese von einem Asthma cardiale immer unterscheiden können. Bisweilen entscheidet die Beschaffenheit des Sputums (Herzfehlerzellen) die Diagnose. In zweifelhaften Fällen ist die Blutuntersuchung nicht zu unterlassen (Eosinophilie!).

Das Asthma uraemicum geht in der Regel mit anderen urämischen Erscheinungen, Kopfschmerz, Erbrechen etc. einher, und im Urin findet man Eiweiß. Die Lungenerscheinungen können auch hier nur dann zu einer Verwechslung Veranlassung geben, wenn gleichzeitig Emphysem und Bronchitis vorhanden sind. Auch hier wird wohl in der Regel die Anamnese darüber Aufschluß geben, ob etwa eine Kombination von Bronchialasthma und Nephritis vorliegt.

In der anfallsfreien Zeit kann die Diagnose schwieriger sein. Doch beschreibt jeder Asthmatiker seinen Anfall so typisch, daß man in der Regel durch eine genaue Anamnese erfahren kann, ob wirkliches Bronchialasthma vorliegt. Eine genaue Anamnese muß aber auch in den Fällen vorgenommen werden, die schon lange als Asthma behandelt werden, weil der Laie jede Dyspnoe als Asthma bezeichnet und es vorkommen kann, daß der Patient von vielen Ärzten behandelt wird, die sich alle mit der vom Kranken gestellten Diagnose Asthma begnügt haben.

Mit der Diagnose eines Bronchialasthma ist die Diagnose noch nicht erschöpft. Es gilt zunächst alle Gelegenheitsursachen zu eruieren, dann aber die nervöse Konstitution und die Psyche des Kranken so genau zu studieren, daß ein rationeller Heilplan aufgestellt werden kann.

Prognose. Am Anfall stirbt sozusagen Niemand. Sehr selten erfolgt im höheren Lebensalter der Tod an anderen Erkrankungen während eines Anfalles. Dagegen sind die Fälle von Tod infolge des Anfalles, die Fräntzel (25jährig, Pneumothorax infolge des Anfalles) und Bamberger (35jährig, Herzschwäche im Status asthmaticus) beschrieben haben, Unica geblieben.

Die Prognose quoad sanationem ist niemals mit Sicherheit oder auch nur mit Wahrscheinlichkeit zu stellen. Die Einflüsse, die auf den Patienten wirken, seine psychische Verfassung und seine nervöse Konstitution sind so unberechenbar, daß leicht erscheinende Fälle sich als außerordentlich hartnäckig erweisen und ungünstig erscheinende Fälle plötzlich ausheilen können. Im ganzen ist die Prognose umso günstiger, je kürzer die Krankheit besteht, je weniger Heilversuche schon unternommen sind und je rascher der Patient in eine sachgemäße Behandlung kommt. Am hartnäckigsten sind die Fälle mit chronischer trockener Bronchitis und mit schwerer Neurasthenie.

Man betone dem Patienten gegenüber immer die Möglichkeit einer Heilung, verspreche aber nur eine erhebliche Besserung. Recht oft gelingt es, durch Ermittlung der Ursache, die die letzten Anfälle ausgelöst hat, das Leiden für eine gewisse Zeit zu beseitigen, aber recht häufig stellt es sich dann wieder ein und wird von jetzt an durch andere Gelegenheitsursachen ausgelöst.

Therapie. Bei der Behandlung des Asthmas ist zu unterscheiden zwischen der Behandlung des Anfalles selbst, der Coupierung des Anfalles und der Behandlung in der anfallsfreien Zeit bzw. der Prophylaxe der Anfälle.

1. Für die Behandlung des Anfalles selbst hat die bessere Erkenntnis der Pathogenese solidere Grundlagen geschaffen und zu Fortschritten in therapeutischer Hinsicht geführt. Zwei Dinge sind es, die im Anfall eine wichtige Rolle spielen: Der Bronchialmuskelkrampf und die Erregung des Atemzentrums.

Der Bronchialmuskelkrampf kann, wie die Untersuchungen von Pollack und Januschke und die neue Arbeit von Bähr und Pick zeigen, durch Lähmung oder Betäubung der erregten Vagusfasern oder aber durch Erregung der vom Sympathicus innervierten Bronchodilatatoren aufgehoben werden. Als vaguslähmendes Mittel kommt in erster Linie Atropin in Frage. Dieses Mittel wird am besten subkutan in der Dosis von 0,5 bis 1 Milligramm angewandt und wirkt in vielen Fällen überraschend schnell. Der Patient kann in 4—5 Minuten beschwerdefrei sein, und man kann die Einspritzung, wenn mehrere Anfälle im Tag eintreten, innerhalb eines Tages auch wiederholen, dann aber nur in der Einzeldosis von 0,5 Milligramm. Eine Gefahr der Gewöhnung besteht nicht. Leider reagieren durchaus nicht alle Anfälle so günstig, es kann auch vorkommen, daß das Mittel beim ersten Anfall sehr schön wirkt und bei den folgenden versagt. Wenn Emphysem und chronische Bronchitis vorhanden sind, so soll das Atropin den Anfall bisweilen direkt verschlimmern, indem es die Expektoration erschwert. Einzelne Autoren halten es deshalb bei diesen Zuständen für kontraindiziert.

Auch Amylnitrit hat nach den Untersuchungen von Bähr und Pick eine Lösung des Bronchialmuskelkrampfes zur Folge. Von den Einatmungen mit 3—4 Tropfen dieses Mittels sind in der Tat schon gute Erfolge berichtet worden. Die Räucherpulver und Asthmazigaretten verdanken ihre Wirkung teilweise ebenfalls einer direkten Wirkung von Nitriten auf den Bronchialmuskelkrampf, teilweise vielleicht auch einer Wirkung auf das Atemzentrum (siehe unten).

Von der Voraussetzung ausgehend, daß das Diuretin die glatten Muskeln der Bronchien ebenso wie die der Gefäße beeinflussen könne, hat von den Velden dieses Mittel beim Asthma versucht und über gute Resultate berichtet. Er empfiehlt im Beginn des Anfalls 1,0 in Wasser gelöst per os zu geben. Erfolgt nach 10—15 Minuten keine Linderung, so soll man eine zweite, eventuell noch eine dritte Dosis geben.

Ein Mittel, das die bronchokonstriktorischen Vagusfasern lähmt, ist das Lobelin. Deshalb wirkt oft Tinctura Lobeliae lindernd. Man gibt bis zu 20 Tropfen pro dosi eventuell in Lösung kombiniert mit Jodkali, Tinctura opii u. dgl. Im ganzen empfiehlt sich das Mittel mehr als Prophylaktikum im Intervall oder vor dem zu erwartenden Anfall.

Das gleiche gilt von der Tinctura Quebracho, die kaffeelöffelweise verordnet wird.

Eine Erregung der bronchodilatatorischen Fasern wird in erster Linie durch Adrenalin bewirkt. Man injiziert 1 ccm der 1%/$_{00}$igen Lösung subkutan oder intramuskulär. Die Wirkung kann sehr prompt sein, so daß der Anfall in 10 Minuten vorüber ist. Hie und da kommen Kollapse vor, häufiger sieht man Blässe des Gesichts und leichte Beklemmung auftreten, aber nur für kurze Zeit. Der Erfolg ist aber ganz unberechenbar und häufig nur von kurzer Dauer. Kontraindiziert ist es bei Arteriosklerose.

Eine Erregung der Bronchialerweiterer wird nach Bähr und Pick auch durch Koffein, Chinin und Jodsalze bewirkt. Während des Anfalles kann man recht wohl einen Versuch mit 0,3 Koffein subkutan machen. Interne Verabreichung von Koffein (nach Kraus 0,2 Koffein mit 0,8 Antipyrin), Chinin oder Jodnatrium bringt bisweilen Erleichterung, beseitigt aber den Anfall nicht ganz.

Die Erregung des Atemzentrums wird am sichersten durch das Morphium bekämpft. Für sehr schwere Anfälle ist es das souveräne und unentbehrliche Mittel. Doch wende man es erst an, wenn alles andere versucht worden ist, da sehr leicht eine Gewöhnung eintritt. Bei Patienten, bei denen diese Gewöhnung schon eingetreten ist und die bei jedem Anfall eine Einspritzung haben wollen, kann man versuchen, statt des Morphiums einmal Atropin oder destilliertes Wasser zu injizieren. Gelegentlich kommt es vor, daß der Patient die Täuschung nicht merkt und daß die Injektion von Wasser auf suggestivem Wege den gewünschten Erfolg bringt. Häufiger gelingt es nicht, aber dann hat man wenigstens Zeit gewonnen und kann einen Versuch mit einer etwas schwächeren Lösung als die, an die der Patient gewöhnt ist, machen und allmählich die Dosis weiter vermindern.

Auch Chloral zeigt bisweilen eine gute Wirkung, ebenso Bromoform. Hier wären ferner die Antineuralgica zu erwähnen, vor allem Antipyrin. Auch das Aspirin gehört vielleicht hierher, das bisweilen den Anfall wenigstens mildert.

Beruhigend auf das Atemzentrum wirken auch die Kalksalze, die von E. Meyer und Kayser empfohlen wurden, und zwar in folgender Form: Calc. chlorat. ($CaCl_2$) 10,0, Sirup simpl. 20,0 Aq. destill. ad 200,0, 2 stündlich 1 Eßlöffel. Im ganzen sollen 4 Flaschen genommen werden. Der Erfolg tritt erst nach 3 Tagen ein.

Bei der außerordentlichen Wichtigkeit, die den psychischen Vorgängen und der veränderten Atemtätigkeit bei der Entstehung des Asthmaanfalles zukommt, kann man häufig auch ohne die Anwendung von Medikamenten einen Anfall zum Verschwinden bringen. Gelegentlich wirkt die gröbste Suggestion Wunder. In allen Fällen ist aber zunächst jeder Umstand zu vermeiden, der das Gefühl der Atemnot steigern oder stärker zum Bewußtsein bringen könnte. Angehörige, denen man ihre Besorgnis allzusehr ansieht, sind zu entfernen. Der Patient soll nach Möglichkeit Ruhe haben und ist in der Stellung, in der ihm die Atmung am leichtesten wird, bequem zu lagern. Dann aber suche man seine fehlerhafte Atmung zu verändern, indem man ihn veranlaßt, ohne jede Anstrengung und ohne Pressen auszuatmen und nicht zu tief einzuatmen. Sänger hat zu diesem Zweck eine Zählmethode empfohlen, die darin besteht, daß der Kranke mit mäßig lauter Stimme langsam zählt und dabei besonders die Vokale lang dehnt. Auf jede Zahl soll etwa eine Sekunde kommen. Der Patient soll so lange Zahlen hersagen, als ihm irgendwie während einer Exspiration möglich ist. Ist der Lufthunger unüberwindlich, so soll er einatmen, aber nur so lange, als der Dauer einer gesprochenen Zahl entspricht, und dann wieder anfangen zu zählen, oder unter Auslassung einer Zahl weiterzählen. Doch läßt diese Zählmethode in allen schwereren Anfällen im Stich und hat auch bei leichten Anfällen nur dann Erfolg, wenn sie schon in der anfallsfreien Zeit geübt worden ist. Auch der von Sänger konstruierte „Lungenventilator" kommt für schwerere Anfälle nicht in Betracht. Von Apparaten kann einzig die Kuhnsche Lungensaugmaske während des Anfalles angewandt werden, von der man bisweilen schöne Erfolge sieht.

Auch die Wirkung der ableitenden Mittel läßt sich vielleicht dadurch erklären, daß der Reiz, der an einer andern Stelle des Körpers gesetzt wird, die Aufmerksamkeit des Kranken von seiner Dyspnoe ablenkt, so daß die Atmung ruhiger wird. Dadurch wird die Erregung des Vaguszentrums vermindert und das Verschwinden des Anfalls eingeleitet. Als solche ableitende Mittel erweisen sich Senfbäder (für Hände und Füße) Elektrisieren etc. wirksam.

Das Gefühl der Atemnot, das den Anfall auslöst und unterhält, kann auch dadurch beseitigt werden, daß man die Schwellung der Nase durch Kokain beseitigt oder daß man die Expektoration erleichtert. Für die Erleichterung der Expektoration genügt gelegentlich die Einatmung feuchter Luft, z. B. mit Hilfe des Bronchitiskessels, besonders wirksam sind die Jodsalze. Vielleicht wirkt auch die Vibrationsmassage in dieser Weise, wenn sie nicht etwa reflektorisch den Atemtypus verändert. Siegel rühmt die Vibrationsmassage besonders und empfiehlt sie an zwei Punkten rechts und links etwa 1 Fingerbreit unterhalb des Schulterblattwinkels anzuwenden. Da man während des Anfalles nicht immer einen Vibrationsapparat zur Verfügung hat, kann man die Vibrationen auch von Hand vornehmen.

Auch die Bekämpfung des Hustenreizes kann unter Umständen zur Beendigung eines Anfalles führen. Am wirksamsten ist natürlich Morphium in kleinen Dosen, bzw. seine Derivate. Die Verabreichung per os genügt immer zu diesem Zwecke.

Die Zerstäubungsmittel sollen bei der Besprechung der Kupierung des Anfalles erwähnt werden, da sie zu diesem Zwecke wirksamer sind als bei schon ausgebrochener Attacke. Dagegen schaffen die Räucherungen auch während des Anfalles oft große Erleichterung. Wie sie wirken, läßt sich im einzelnen Falle nur schwer sagen. Sie enthalten meistens Stramoniumpräparate, auch Bestandteile von Hyoszyamus und anderen Solaneen, namentlich Belladonna, ferner Salpeter. Sie werden entweder in Form von Räucherpulvern angewendet, die man in einer Menge von 1—2 Teelöffel auf einem Teller anzündet, oder als Räucherpapier (z. B. die offizinelle Charta nitrata) oder endlich in

Form von Asthmazigaretten. Die meisten Asthmatiker verfügen schon über ausgedehnte Erfahrungen und wissen, in welcher Weise sie ein Präparat anwenden müssen und welches ihnen am meisten nützt. Gelegentlich stumpft sich aber die Wirkung ab, und ein Wechsel kann dann häufig Nutzen bringen. Die Räucherpulver sind bisweilen deshalb unwirksam, weil ihr Rauch nicht genügend eingesogen wird, deshalb sind oft die Zigaretten besser. Die gebräuchlichsten Pulver sind das Reichenhaller, das Neumeiersche und das Abessynische Asthmapulver (Exibard). Auch Räucherkerzchen sind im Handel. Von den Zigaretten sind die Neumeierschen, die sog. Wiener-Zigaretten, die Espicschen, die von Plaut und die von Bier frères in Brüssel im Handel, sowie die sog. Abessynischen. (Die Zusammensetzung dieser Mittel sowie einer Anzahl von Geheimmitteln siehe bei Siegel.)

Die Auswahl der verschiedenen Mittel richtet sich nach der Schwere des Anfalles. In leichten Anfällen genügt bisweilen die Disziplinierung der Atmung, speziell mit Hilfe der Sängerschen Zählmethode. Bei schwereren Anfällen dagegen schadet man nur, wenn man den Patienten damit plagt. Dann versuche man es lieber mit Vibrationsmassage, mit Räucherungen, mit der Verabreichung von Expektorantien oder Hustenmitteln u. dgl. Wenn man damit nicht zum Ziele kommt, so mache man Einspritzungen mit Atropin oder Adrenalin. Als Ultimum refugium bleibt das Morphium.

2. Die Kupierung des Anfalles vor seinem vollen Ausbruch ist viel erfolgreicher als die Behandlung der vollentwickelten Attacke. Zum Teil kommen hier die gleichen Mittel in Betracht, die oben erwähnt wurden, aber da das nervöse Moment eine so wichtige Rolle bei der Auslösung des Anfalles spielt, ist die Suggestion viel wirksamer, und außerdem gelingt es bisweilen, den Patienten dazu zu veranlassen, daß er seine Atmung willkürlich ändert und dadurch den Ausbruch des Anfalles verhindert.

Die Disziplinierung der Atmung in der Weise, daß die Exspirationen sanfter und dadurch wirksamer gemacht und die Inspiration weniger ausgiebig gestaltet wird, genügt bisweilen um den Anfall zu kupieren. Auch die Regularisierung der häufig stoßweise und ungleich erfolgenden Atmung ist wichtig. Hier kann mit der Sängerschen Zählmethode oft viel erreicht werden. In anderen Fällen erweist sich die Anwendung der Kuhnschen Saugmaske als zweckmäßig. Doch gibt es viele Patienten, bei denen durch alle derartigen Methoden das Gefühl der Dyspnoe nur gesteigert wird und bei denen im Gegenteil alles vermieden werden muß, was ihnen irgendwie als eine Erschwerung der Atmung erscheint. Wir haben gesehen, daß das subjektive Gefühl einer Atembehinderung eine wichtige Rolle in der Genese des Asthmas spielt, und deshalb kann jede sonst noch so zweckmäßige Methode die Sachlage verschlimmern. Es gibt Patienten, die sich stundenlang mit der Zählmethode abquälen und mit dem Anfall kämpfen, bis sie auf den Kampf verzichten, durch ein paar tiefe Atemzüge ihren Lufthunger befriedigen und den Anfall dadurch vertreiben. Man muß sich durch die Erfahrungen des Kranken selbst und durch dessen Persönlichkeit und Temperament leiten lassen.

Eine wichtige Rolle spielen für die Kupierung des Anfalles die Räucherungen und die Applikationen von zerstäubten Medikamenten. Die Räucherungen sind schon erwähnt. Sie haben den Nachteil, daß sie nicht überall angewandt werden können. Zweckmäßiger sind die Medikamentenzerstäuber, die man in der Rocktasche herumtragen und jederzeit anwenden kann. Die Flüssigkeit kann in die Nase oder in den Rachen eingeblasen werden. Von allen Apparaten, die schon empfohlen worden sind, sind die besten diejenigen, die am wenigsten Raum in Anspruch nehmen und am unauffälligsten appliziert werden können. Besonders empfehlenswert scheint mir der Apparat von Stäubli

(Sanitätsgeschäft Hausmann, St. Gallen) der eine außerordentlich feine Zerstäubung des Medikaments erlaubt und nur sehr geringe Mengen des Arzneimittels erfordert. Auch der neue Sängersche Apparat (med. Klinik 1912, S. 944) kommt in Betracht, während der sehr verbreitete Tuckersche Apparat nicht so zweckmäßig und sehr teuer ist. Manche Kranke ziehen auch einen etwas größeren Apparat vor, z. B. den Ritsertschen.

Für viele Kranke ist schon das Gefühl, etwas bei sich zu haben, was den Anfall prompt beseitigt, genügend, um den Anfall zu verhindern. Manche Asthmatiker lieben es auch, vor irgendeinem geselligen Anlaß sich etwas von dem Mittel einzusprayen, und fühlen sich dann sicher. Neben dieser rein suggestiven Wirkung kommt aber auch der applizierten Flüssigkeit eine große Bedeutung bei. Wenn sie fein verteilt ist, so gelangt sie bis in die tiefsten Luftwege und kann hier sehr wohl einen Einfluß auf die Schleimhaut der feinsten Bronchien ausüben. Teilweise besteht die Wirkung in einer Abschwellung der Schleimhaut, teilweise kommt es vielleicht auch zu einer Wirkung auf die Bronchialmuskulatur.

Als Mittel, die auf diese Weise in die Luftwege appliziert werden, kommen Adrenalin, Atropin und Kokain bzw. dessen Ersatzpräparate in Betracht. Sie bilden auch die wesentlichen Bestandteile der viel verbreiteten Geheimmittel, z. B. des Tuckerschen. An der Stelle dieses außerordentlich teuren Mittels empfiehlt Einhorn: Kokainnitrit $1,028^0/_0$, Atropinnitrit $0,581^0/_0$, Glyzerin $32,16^0/_0$, Wasser $66,23^0/_0$. Goldschmidt empfiehlt: Alypin nitr. 0,3, Eumydrin nitr. 0,15, Glyzerin 7,0, Aqu. dest. 25,0, Ol. pini pumil. gtt. I. Stäubli verwendet als Vorbeugungsmittel und bei leichten Anfällen eine 1 promillige Adrenalinlösung, bei schweren Anfällen: Adrenalin (1 : 1000) 9,0, dazu von einer Lösung, die in 10 ccm Aqu. dest. 0,1 Atropin sulfur. und 0,25 Cocain muriat. enthält, 1,0 ccm. Diese Applikationen mit Hilfe des Sprays können einen schon ausgebrochenen Anfall rasch zum Verschwinden bringen, viel wirksamer sind sie aber, wenn sie beim Herannahen der ersten Zeichen, die erfahrungsgemäß einen Anfall einleiten, zur Verwendung kommen.

3. **Die Behandlung in der anfallsfreien Zeit** hat drei Dinge zu berücksichtigen: a) das zugrunde liegende Leiden, b) die abnorme Erregbarkeit des Atemzentrums, c) die Ursachen, die einen Anfall auslösen können. Außerdem ist aber oft d) die dauernde Einwirkung auf die Bronchokonstriktoren erfolgreich, und endlich gibt es e) eine Anzahl Methoden, deren Wirkung wir im einzelnen nicht vollständig verstehen und die deshalb besonders besprochen werden müssen.

a) Die Krankheit, die den Asthmaanfällen zugrunde liegt, besteht meistens in einer chronischen Bronchitis, meist mit geringem zähem Sekret. Hier ist in der Regel Jodkali von vorzüglicher Wirkung. Da es immer längere Zeit hindurch gegeben werden muß, verordne man es am besten in Tropfenform. Bei stärkerer Beklemmung kombiniert man das Jod zweckmäßig mit Ipecacuanha. Dagegen sind die organischen Jodpräparate lange nicht so wirksam. Auch Benzoesäure leistet bisweilen gute Dienste. Gelegentlich sind Hustenmittel notwendig.

Ist eine Störung der Nasenatmung vorhanden, so muß diese beseitigt werden. Eine Zeitlang glaubte man die Asthmatiker durch Behandlung der Nase heilen zu können. Wir wissen aber jetzt, daß das nur dann gelingt, wenn Störungen vorhanden sind, die durch eine Behinderung des Luftstromes ein Gefühl von Dyspnoe hervorrufen. Wenn also Polypen die Nase verlegen, wenn das Septum verbogen oder die Rachenmandel vergrößert ist, so müssen die nötigen operativen Eingriffe stattfinden. In anderen Fällen kann ein dauernder Erfolg durch die konservative Behandlung einer chronischen Rhinitis etc. erreicht werden. Gelegentlich genügt die wiederholte Applikation von Kokain oder Adrenalin auf die Nasenschleimhaut, um eine Schwellung oder vermehrte Sekretion zu vermindern und dadurch die Anfälle hintanzuhalten. Das kann mit Hilfe der erwähnten Sprayapparate geschehen, besser ist nach Wassermann das Einlegen eines Wattetampons in beide Nasenlöcher, der mit einem Anästhetikum getränkt ist, jeweils etwa 15 Minuten lang. Der Patient soll dabei den Kopf vorneüber gebeugt halten.

Wie ein Katarrh der Nase, so muß auch ein solcher des Rachens oder Kehlkopfs behandelt werden. Von anderen Krankheiten ist hauptsächlich die Obstipation wichtig, die gelegentlich die Grundlage eines Asthmas sein kann. Man bekämpft sie am besten durch Ölklistiere.

b) Die Erregbarkeit des Atemzentrums bzw. des ganzen nervösen Reflexapparates hat in der Regel nicht in der Weise zu geschehen, daß der Patient als Neurastheniker behandelt werden muß. Es ist freilich notwendig, daß das Nervensystem geschont werden muß, der Patient ist vor Übermüdung zu warnen und soll oft genug Erholungsaufenthalte machen, in denen auch die Bronchitis behandelt werden kann. Regelmäßige Körperbewegung ist notwendig, Spazierengehen, Reiten usw. ist zu empfehlen, ermüdende und anstrengende Sportarten sind höchstens mit Vorsicht zu gestatten. (Über die Klimatotherapie siehe unten.) Auch die psychische Beruhigung ist immer im Auge zu behalten, deshalb spielt die Persönlichkeit des Arztes eine große Rolle. Die Behandlung des Nervensystems muß aber in erster Linie darauf gerichtet sein, die speziell beim Asthmaanfall beteiligten Zentren und Reflexwege zu beeinflussen. Das Wichtigste ist in dieser Beziehung die Disziplinierung der Atmung, die häufig auch im Intervall fehlerhaft ist. Hier haben tägliche Übungen mit der Sängerschen Zählmethode bisweilen gute Erfolge. Vorzüglich wirkt oft die konsequente Anwendung der Kuhnschen Saugmaske.

Durch die Disziplinierung der Atmung wirken wahrscheinlich auch die meisten der empfohlenen Apparate, unter denen der Hofbauersche besonders zu erwähnen ist. Sein Prinzip besteht darin, daß In- und Exspiration durch bestimmte Signale in ihrer Dauer geregelt werden. Während der Exspiration kann außerdem im gewünschten Rhythmus ein Druck auf das Abdomen ausgeübt werden. Auch die übrigen empfohlenen Apparate, wie z. B. der Brunssche und der Zülzersche (vgl. S. 270) wirken wohl hauptsächlich in dieser Weise, ebenso der Roßbachsche Atmungsstuhl, die Bogheansche Maschine (S. 267 f.), und nicht zuletzt die manuelle Gymnastik, besonders nach der schwedischen Methode.

Beruhigend auf das Nervensystem wirken vielleicht auch die Nervina, wie das Antipyrin, von deren dauernder Anwendung man bisweilen gute Erfolge sieht, ferner der fortgesetzte Gebrauch von Calcium lacticum. Auch die mannigfachen hydrotherapeutischen Methoden sind hier zu erwähnen (vgl. u.).

c) Die auslösenden Ursachen sind, wie erwähnt, recht mannigfaltiger Natur, sie haben aber das gemein, daß dadurch ein Gefühl von Dyspnoe und die Erinnerung an einen früheren Anfall erzeugt wird. Gelegentlich kann deshalb durch eine Suggestion die Wirkung eines solchen Zustandes, der sonst einen Anfall auslöst, paralysiert werden. Manchmal gelingt es auch die Anfälle dadurch zu vermeiden, daß man die Erregbarkeit des Nervensystems während der Zeit, in der ein Anfall zu erwarten ist, herabsetzt. So kann man manchmal durch die Verabreichung eines Schlafmittels (Chloral, Brom) den nächtlichen Anfall verhüten; wenn dann eine Anzahl von Nächten ohne Anfälle verstrichen sind, so gelingt es bisweilen, die Schlafmittel zu entziehen ohne daß die Anfälle wieder auftreten.

Bei vielen Anfällen läßt sich die Ursache nicht finden. Bisweilen treten sie ein, wenn in der letzten Zeit stärkere körperliche oder psychische Anstrengungen stattgefunden hatten. In diesen Fällen ist natürlich Ruhe notwendig. In anderen Fällen handelt es sich um unterbewußte gefühlsbetonte Erinnerungen, die wohl immer mit der Erinnerung an ein Gefühl von Atemnot verbunden sind und die dem Anfall zugrunde liegen. Wenn es gelingt, durch Psychoanalyse den Erinnerungskomplex zum Bewußtsein zu bringen, so kann dadurch das Asthma definitiv geheilt werden. Doch wird diese Methode immer nur für hartnäckige Fälle zu reservieren sein, da sie sehr viel Zeit erfordert und im Falle des Mißerfolges das Leiden nur verschlimmert.

In vielen Fällen gelingt es, die auslösenden Ursachen wenigstens vermutungsweise klar zu legen. So kann die Ängstlichkeit der Eltern, besonders ihre Aufmerksamkeit auf die Atmung des Kindes für dieses die Ursache sein, sich immer wieder an seinen Anfall zu erinnern, sich davor zu fürchten und gerade deshalb von ihm heimgesucht zu werden. Dann sind die Eltern dahin zu instruieren, die Aufmerksamkeit des Kindes möglichst wenig auf seine Atmung zu lenken. Überhaupt soll die Erziehung nicht allzu nachgiebig sein. Bei Kindern kann der unbewußte Wunsch, bemitleidet und verhätschelt zu werden, den Wunsch nach einem Anfall (ebenfalls unbewußt) wachrufen. Manchmal hören die Anfälle dann auf, wenn man das Kind während derselben scheinbar unbeachtet läßt.

In anderen Fällen kann die Angst, beobachtet zu werden, den Anfall auslösen. Dann soll der Patient nachts allein schlafen, er soll am Tage, sobald er etwas Oppression spürt, allein bleiben.

Oft ist das einzige Mittel die Entfernung des Kranken aus seiner gewohnten Umgebung, dann aber für möglichst lange Zeit. Wenn die gewohnten Eindrücke fehlen, die immer wieder die Anfälle auslösen, so bleiben diese aus und kehren auch nach der Rückkehr nicht oder wenigstens seltener wieder. Freilich versagt oft auch diese Behandlung, oder sie wirkt nur sehr vorübergehend, namentlich in veralteten Fällen. Deshalb empfiehlt Avellis für alle frischen Fälle schon. nach dem ersten Anfall eine Kur von 2—3 Monaten.

d) Der Bronchialmuskelkrampf kann vielleicht auch dadurch verhindert werden, daß man lange Zeit hindurch geringe Dosen von lähmenden Mitteln gibt. Dann sprechen die motorischen Apparate nicht so leicht an, so daß die Ursachen, die sonst den Anfall auslösen, unwirksam bleiben. So haben wir wohl die Erfolge zu erklären, die man von der Darreichung von Atropin per os (2—3mal täglich 0,5—1 mg in Pillen), von Tinct. Lobeliae und Tinct. Quebracho, überhaupt von allen bei der Behandlung des Anfalls erwähnten Mitteln sieht. Koffein, Aspirin, Diuretin gehören vielleicht ebenfalls hieher.

Hier wäre auch die endobronchiale Behandlung zu erwähnen, die besonders von Ephraim empfohlen wird.

e) Spezielle Methoden: Für die Asthmatherapie ist eine gewaltige Zahl von Methoden empfohlen worden, von denen man nie weiß, ob ihre Wirkung nur auf der Suggestion beruht. Ein Teil dieser Methoden wirkt aber vielleicht doch auf andere Art, sei es durch Disziplinierung der Atmung, sei es auf dem Umwege über die Bronchitis oder auf andere Weise.

Klimatotherapie. Es ist eine bekannte Tatsache, daß viele Patienten an bestimmten Orten Anfälle bekommen, an anderen nicht. Irgendwelche Gesetzmäßigkeiten bestehen aber nicht. Einzig das Höhenklima scheint der Mehrzahl der Patienten zuträglich zu sein. Insbesondere Kinder verlieren dort in der Regel ihre Anfälle, und wenn man sie viele Monate im Hochgebirge läßt, so kann das Asthma dauernd ausheilen. Freilich sieht man das bei Kindern gelegentlich auch im Tiefland, wenn sie nur lange genug aus der früheren Umgebung entfernt werden. Von den Erwachsenen bleibt die Mehrzahl im Hochgebirge anfallsfrei. Nach der Rückkehr ins Tiefland hält aber der Erfolg nicht immer lange an. Im ganzen kann man sagen, daß die Erfolge um so besser sind, je weniger lange das Asthma schon besteht. Namentlich Stäubli tritt warm für das Höhenklima ein. Es gibt aber auch Asthmatiker, denen das Höhenklima schlecht bekommt. Besonders sind das solche, die gerne spazieren gehen und bergsteigen und bei denen im Höhenklima die Gefahr besteht, daß sie sich anstrengen statt auszuruhen. Hier ist manchmal die See vorzuziehen.

Das Seeklima wird von den meisten Asthmatikern gut vertragen. Doch gibt es auch Ausnahmen. Manchen Patienten bringt der Aufenthalt in waldiger Gegend mehr Nutzen.

Ist eine Bronchitis vorhanden, so schicke man die Patienten an einen solchen Ort, der für dieses Leiden und den speziellen Zustand desselben zuträglich ist. Bekommt ihm der Aufenthalt nicht gut, so verläßt er den Ort von selbst. Es ist besser, vorher nicht auf die Möglichkeit eines Mißerfolges aufmerksam zu machen, da er sonst mit Sicherheit eintritt.

Auch für Mineralquellen und Badeorte ist in erster Linie der Zustand der oberen Luftwege maßgebend, und es gelten die gleichen Indikationen wie für andere Respirationskrankheiten. Doch ist je nach der Individualität des Kranken ein Ort zu wählen, an dem absolute Ruhe herrscht oder an dem eine gewisse Ablenkung durch die Natur stattfindet. Dagegen sind Orte zu vermeiden, an denen die Verlockung zu Vergnügungen zu groß ist.

Hydrotherapie. Für die Hydrotherapie lassen sich keine allgemeinen Regeln aufstellen. Viele Patienten haben von ihr großen Nutzen, andere werden ungünstig beeinflußt. Man beginne immer mit milden Prozeduren und gehe langsam zu energischeren über, z. B. zu dem vielfach beliebten Nackenguß. Maßgebend muß immer sein, daß sich nach der Prozedur ein Gefühl von Behagen einstellt.

Gelegentlich sieht man gute Erfolge von Schwitzbädern, insbesondere von den Glühlichtbädern, die Strümpell empfohlen hat.

Komprimierte Luft. Am den Orten, wo pneumatische Kammern bestehen, werden Asthmatiker oft mit gutem Erfolg in diesen behandelt. Wahrscheinlich besteht die Wirkung in einer Abschwellung der Schleimhaut. Besonders bei bestehendem Emphysem sieht man gute Erfolge.

Inhalationstherapie. Viele Asthmatiker haben von der Inhalationstherapie großen Nutzen, andere vertragen sie gar nicht. Die günstige Wirkung beruht wohl auf der Beeinflussung des Katarrhes, während bei einzelnen Kranken durch die Inhalation ein Gefühl von Atembehinderung entsteht, das zu neuen Anfällen Veranlassung gibt. Häufig wird die Rauminhalation schlechter vertragen als die Einzelinhalation. Trockeninhalationen sind ganz zu vermeiden.

VI. Die Lungenentzündungen.

1. Allgemeines.

Historisches. Die alten Ärzte haben Lungenentzündung und Pleuritis nicht unterschieden, sondern gewöhnlich beide Krankheiten unter dem Namen der Peripneumonie zusammengefaßt. Auch herrschte die Meinung, daß die Krankheit ihren Ursprung an der Pleura nehme. Etwa seit 100 Jahren, seit den großen Fortschritten der pathologischen Anatomie, wurde die Unterscheidung der beiden Krankheiten und die Zerlegung der Pneumonie in verschiedene Formen möglich, und der pathologisch-anatomische Befund wurde für die Einteilung maßgebend.

Schon vor der Entwicklung der Bakteriologie wurde die rein pathologisch-anatomische Betrachtungsweise und die Auffassung der Pneumonie als einer rein örtlichen

Krankheit angegriffen und der Versuch gemacht, die Pneumonie als **Infektionskrankheit** zu erklären. Namentlich **Jürgensen** war es, der, gestützt auf klinische Beobachtungen, die infektiöse Natur behauptete und auch auf die Inkongruenz zwischen den örtlichen und Allgemeinerscheinungen hinwies. Als dann der **Pneumokokkus** entdeckt wurde, glaubte man vielfach die verschiedenen Formen der Lungenentzündung als ätiologische Einheiten auseinanderhalten zu können, und auch jetzt gibt es noch viele Autoren, die wenigstens die fibrinöse Pneumonie als eine ätiologisch einheitliche Krankheit, als die Pneumokokkeninfektion der Lunge auffassen.

Einteilung. Nachdem sich gezeigt hatte, daß auch bei der Bronchopneumonie Pneumokokken vorkommen und daß (wenigstens nach den meisten Autoren) selbst die typische croupöse Pneumonie auch durch andere Mikroorganismen als Pneumokokken verursacht werden kann, ist eine rein **ätiologische Einteilung** der Pneumonien unmöglich geworden. Aber auch die **anatomische Einteilung** in lobäre (fibrinöse, croupöse) und in lobuläre (katarrhalische) Pneumonie befriedigt nicht vollständig.

Die Fälle sind zu häufig, in denen der Kliniker eine typisch beginnende und typisch verlaufende Pneumonie vor sich hat, und der pathologische Anatom zuerst die Diagnose bestätigt, aber bei genauerem Zusehen eine pseudolobäre Pneumonie findet, als daß man diese Fälle zu den seltenen Ausnahmen rechnen könnte, welche die Regel bestätigen. Rechnet man diese Fälle aber zur Bronchopneumonie, so zerreißt man ein klinisch einheitliches Krankheitsbild und gewinnt auf der anderen Seite ein Krankheitsbild der Bronchopneumonie, das neben vielen anderen auch noch das der typischen genuinen Pneumonie umfaßt. Der Zweck der klinischen Nosologie ist nicht, Krankheitsbilder aufzustellen, die intra vitam nicht auseinander gehalten werden und nur auf dem Sektionstisch erkannt werden können, sondern solche, die in bezug auf Symptomatologie, Verlauf, Prognose und Therapie einheitlich sind.

Ferner ist zu berücksichtigen, daß pneumonische Prozesse im anatomischen Sinne auch das Wesen der Pneumonokoniosen und selbst der Lungenabszesse ausmachen und bei vielen anderen Krankheiten eine große Rolle spielen. Hier sollen aber nur die klinisch als Entzündung imponierenden selbständigen Krankheitsbilder als Lungenentzündung bezeichnet werden.

Unter diesen läßt sich die **chronische Pneumonie** verhältnismäßig gut abgrenzen. Unter den akuten Entzündungen kann man ziemlich gut zwischen **croupöser** und **Bronchopneumonie** scheiden, wenn man das Gewicht nicht in erster Linie auf die Anordnung nach Lappen oder Läppchen legt, sondern die unter dem Krankheitsbild der croupösen Entzündungen verlaufenden pseudolobären Erkrankungen zu dieser und nicht zur Bronchopneumonie rechnet. Nun gibt es aber eine Anzahl von Krankheitsursachen, die das eine Mal eine mehr oder weniger typische croupöse, das andere Mal eine typische Bronchopneumonie erzeugen. Deshalb sollen diese ätiologisch einheitlichen, anatomisch und klinisch aber variablen Krankheiten in einem besonderen Abschnitte besprochen werden.

Pathogenese der Lungenentzündungen. Sowohl für die croupöse lobäre als auch für die lobuläre Pneumonie lassen sich vier Infektionswege denken: **Aerogen** (durch direktes Eindringen der Entzündungserreger mit der Inspirationsluft in die Alveolen), **bronchogen** (durch Weiterwandern einer Entzündung der Bronchien auf das Lungengewebe), **hämatogen** und **lymphogen** (von den tracheobronchialen Lymphdrüsen aus). Nur für die an eine Bronchitis sich anschließende katarrhalische Pneumonie scheint die Genese von vornherein klar, für alle anderen Formen stehen die verschiedenen Infektionswege zur Diskussion.

Zunächst ist auffallend, daß sich alle Formen der Pneumonie mit Vorliebe in den Unterlappen lokalisieren. Und auch hier sind es bestimmte Stellen, die zuerst und mit Vorliebe erkranken. **Tendeloo** hat die Verhältnisse ausführlich studiert. Er weist darauf hin, daß die croupöse Pneumonie in den zentralen Alveolen beginnt und daß sich die Bronchopneumonie mit Vorliebe in den kaudalen paravertebralen Abschnitten der Lunge lokalisiert. Die zentralen und paravertebralen Lungenpartien zeichnen sich durch geringere Atmungsexkursionen, durch geringere Energie des Luftstromes und nach Tendeloo auch durch geringere Lymph- und Blutströmung aus. Hier ist also die Bedingung für das Haften der Infektionserreger am günstigsten. Wenn das aber die Hauptsache wäre, so müßten sich die Lungenentzündungen besonders in den kranialen Lungenteilen etablieren, wie das bei der Tuberkulose der Fall ist. Wenn sie trotzdem vornehmlich im Unterlappen auftreten, so kann dafür nur der vermehrte Blutgehalt verantwortlich gemacht werden, der nach Tendeloo die Vorbedingung für eine ausgiebige Entzündung ist. Diese günstigen Bedingungen für die Entstehung einer Entzündung müssen sich aber in allen Fällen geltend machen, gleichgültig, auf welchem Wege die Erreger in die Lungen gelangen. Wir können also hieraus keine Schlüsse für das Eindringen der Infektion ziehen.

Einzig das genaue histologische Studium spontaner und experimenteller Lungenentzündungen kann uns Aufschlüsse geben. Solche Untersuchungen sind von den verschiedensten Seiten in großer Zahl vorgenommen worden, und man kann bis zu einem gewissen Grade die Verhältnisse überblicken. Am einfachsten liegen die Dinge bei der Vaguspneumonie. Wenn man den Vagus auf beiden Seiten durchschneidet, so wird die Atmung verlangsamt und vertieft, Mundschleim und Speiseteile werden aspiriert, und nach etwa sechs Stunden ist schon eine ausgedehnte Erkrankung der feinsten Bronchien und eine Beteiligung des Lungengewebes vorhanden. Etwa zwei Tage nach der Durchschneidung gehen die Tiere an ausgedehnten Bronchopneumonien zugrunde. Die Entzündung wird hervorgerufen durch die Mikroorganismen, die mit den Fremdkörpern (Epithelien, Speiseteilchen etc.) in die tiefen Luftwege gelangen. Den Mechanismus der Erkrankung schildert W. Müller, der nach Vagotomie die Tiere in verschiedenen Zeitabständen getötet und die anatomischen Veränderungen und die Bakterienwanderung sehr genau verfolgt hat, folgendermaßen:

„1. Die Bakterien führenden Fremdkörper reizen die Bronchialschleimhaut zu stärkerer Schleimsekretion und Austritt von Rundzellen. Eine Infektion des Lungengewebes durch die Bronchialschleimhaut findet nicht statt.

2. Auf das respirierende Gewebe gelangt, erzeugen die bakterienführenden Fremdkörper zunächst eine mechanische Schädigung des nächstliegenden Lungengewebes, die in Hyperämie, Extravasation, Ödembildung und Epithelabschilferung sich äußert. Dieser Vorgang begünstigt höchstwahrscheinlich die Aufnahme der Bakterien in die Alveolarwand. Von dieser aus werden gleichzeitig die anliegenden, nicht mit dem das Infektionsmaterial zuführenden Endbronchus kommunizierenden Alveolen ergriffen. Bei der Weiterausbreitung der Bakterien in den Septen gerät dann der Endluftsack des Endbronchus mit seiner Umgebung durch Infektion der gemeinschaftlichen Wand gleichzeitig in Entzündung.

3. Die Weiterverbreitung der Bakterien von dem primären Infektionsherd in die übrige Lunge erfolgt in den Saftkanälen der Septen. Auch in den Endstadien ist eine größere Vermehrung der Bakterien entsprechend der Ausbreitung des Lymphgefäßsystems zu erkennen. Die Ausbreitungsweise der Bakterien bei der Vaguspneumonie ist somit eine interstitielle, an das Lymphgefäßsystem gebundene.

4. Die in den Septen weiter gewanderten Bakterien werden dadurch nach dem Innern der Alveole eliminiert, daß die auskleidenden Epithelien sich mit ihnen von der Wand loslösen.

5. Die Größe eines solchen von einem Punkte aus entstandenen Herdes scheint in gewisser Abhängigkeit zu stehen von der Virulenz des Infektionserregers.

6. Durch Weiterausbreitung einzelner Herde und deren Konfluenz können auf die nachgewiesene Art der Verbreitung völlig lobäre Prozesse entstehen."

Ähnliche Verhältnisse fand W. Müller auch bei menschlichen Aspirationspneumonien. Auch hier fand er in den Alveolarsepten Bakterien, noch bevor in den Alveolen ein Exsudat nachzuweisen war. Er glaubt deshalb, daß auch hier die Ausbreitung der Infektionserreger auf interstitiellem Wege in den Saftbahnen der Septen stattfindet. Auch in den Lymphgefäßen waren reichlich Bakterien vorhanden, sowohl in den peribronchialen und periarteriellen als auch in den pleuralen.

Auch bei croupöser Pneumonie konnte W. Müller ein Fortwandern der Pneumokokken in den Septen nachweisen. Er sagt:

„Die Schilderung der Bakterienverbreitung beginnen wir am besten ausgehend von dem Befunde der geringsten Gewebsveränderungen. Auch in diesen anfänglichsten Entzündungsgebieten sind die Bakterien am reichlichsten in dem ödematösen Alveolarexsudat. Nach dem Normalen zu fanden sie sich häufiger in der Nähe der Septen im Anschluß an eben sich ablösende Epithelien, die noch zum Teil sich im Kontakt mit der Alveolarwand befinden. An verschiedenen Stellen findet man aber auch, wie bei den Aspirationspneumonien, spärlich bakterienhaltige Septen nach dem Normalen zu verlaufen, die exsudatfreie Alveolen begrenzen. Dasselbe früheste Stadium zeigte auch bereits reichlichen Bakteriengehalt in den Lymphgefäßen, sowohl den perivaskulären, als in den pleuralen. Eine stärkere Rundzellenbildung fehlte noch in der Umgebung der diplokokkengefüllten

Lymphgefäße, und die bedeckende Pleura war noch ohne Exsudatbildung. Nur die pleuralen Gefäße wiesen eine maximale Füllung auf, besonders die Venen.

Die Blutgefäße dieser frühesten Stadien wurden ebenfalls auf ihren Bakteriengehalt gemustert. Es gelang aber nicht, in ihnen Mikroorganismen nachzuweisen, wie das in fest hepatisierten Lungen an den kleinen Venen gelingt.

Untersucht man etwas weiter fortgeschrittene Stadien mit starker Ödembildung, die nur spärliche Alveolenkomplexe zwischen sich noch freigelassen hat, so wird der Nachweis von bakterienhaltigen Septen nach dem Normalen zu schon recht schwer. Manchmal gelingt es noch nach langem Suchen, vereinzelte Stellen bakterienhaltiger Septen aufzufinden, die Hauptmasse der Bakterien findet sich aber in solchen Fällen ganz entschieden im Exsudat, im Innern der Alveolen."

Die Anschauung, daß die Pneumonie, auch die croupöse, in einem Bronchiolus beginnt, und daß die weitere Verbreitung auf dem Wege der Septen und Lymphspalten vor sich geht, ist sehr einleuchtend. Jede andere Erklärung begegnet großen Schwierigkeiten. Ein Eindringen der Infektionserreger auf dem Blutwege würde das Befallensein eines ganzen Lappens unter Freibleiben der übrigen Lungenteile nicht erklären. Wenn Bakterien mit dem Blut in die Lungen gelangen, so werden sie, wenn es wenige sind, vereinzelte Krankheitsherde erzeugen, wenn es viele sind, die Lungen gleichmäßig überschwemmen und wie bei der Miliartuberkulose, gleichmäßig über beide Lungen verteilt, eine disseminierte Erkrankung hervorrufen. Leichter denkbar wäre eine von den Lymphdrüsen eines Lappens ausgehende, durch die Lymphgefäße retrograd sich verbreitende Infektion. Diese würde die gleichmäßige Beteiligung eines Lappens oder eines größeren Teils desselben erklären. Bei einer aerogenen Infektion, bei der keine Verbreitung durch die Lymphgefäße und Septen stattfindet, wäre es merkwürdig, daß die Alveolen eines ganzen Lappens befallen werden, während alle übrigen Lappen frei bleiben. Es wäre doch merkwürdig, daß gerade in alle feinen Verzweigungen eines einzigen Lungenlappens alle Infektionserreger aspiriert werden. Auch wenn wir eine primäre Erkrankung der feineren Bronchien annehmen (bronchogene Infektion), so wird ohne die Annahme einer Weiterverbreitung durch die Lymphspalten die Verteilung über größere Strecken nicht recht erklärt. Ribbert ist zwar für eine solche bronchogene Infektion eingetreten. Sein Schüler Bezzola hat nachgewiesen, daß jede croupöse Pneumonie eine pseudolobäre Anordnung zeigt. Von den Alveolargängen als Zentrum aus erstreckt sich das Exsudat nach der Peripherie, und im Zentrum ist das Exsudat immer am reichsten an Zellen und Bakterien, aber fibrinarm, in der Peripherie ist es fibrinreich, aber zellen- und bakterienarm. Ribbert weist in einer Bemerkung zu Bezzolas Arbeit gegenüber einem Einwurf von Zahn darauf hin, daß eine Erklärung dieser Befunde durch Einwanderung der Pneumokokken von den Alveolen her auf große Schwierigkeiten stieße, und daß fast nur die Deutung im Sinne einer primären Erkrankung der bronchialwärts gelegenen Partien und Ausbreitung nach den Alveolen möglich ist. Wie die gleichzeitige Erkrankung so vieler Alveolargänge zu denken ist, läßt sich aber schwer sagen. Wären im Beginne der Pneumonie die Bronchien wie die Alveolen mit einem flüssigen Sekret erfüllt, so könnte man sich das Überfließen auf andere Bronchien und dadurch die Infektion größerer Lungenpartien gut denken. Auch eine primäre Entzündung eines Hauptbronchus durch Pneumokokken mit Fortwanderung der Infektion bis in das Lungengewebe würde das Bild der croupösen Pneumonie erklären. Aber gegen diese beiden Möglichkeiten sprechen alle anatomischen Befunde. Es bleibt somit die Erklärung W. Müllers einer primären bronchogenen Infektion mit Verbreitung der Entzündung auf dem Wege der Gewebsspalten und Lymphgefäße als die wahrscheinlichste übrig. Der Vergleich mit einem Erysipel, der schon wiederholt gemacht worden ist, würde für diese Anschauung passen.

Auf alle Fälle hat die Annahme einer primären bronchogenen, also durch Aspiration verursachten Infektion am meisten Wahrscheinlichkeit für sich. Auch die Fälle, in denen eine Angina oder eine andere Erkrankung der croupösen Pneumonie vorausgegangen ist, beweisen nicht, daß der Infektionserreger von den Tonsillen oder einer anderen Stelle her in den Körper eingedrungen und auf dem Blut- oder Lymphwege in die Lungen gelangt sein müßte. Man könnte sich denken, daß die Pneumokokken bei ihrem Wachstum auf den Tonsillen oder Schleimhäuten virulenter geworden sind und nun bei der Aspiration eine Entzündung erregen können.

Die Annahme einer bronchogenen Infektion bei der croupösen Pneumonie läßt die strenge Scheidung zwischen lobärer und lobulärer Lungenentzündung fallen, was mit den auf rein anatomischem Wege gewonnenen

Überzeugungen vieler Autoren, z. B. Ribbert, Tendeloo etc. übereinstimmt. Sie weisen darauf hin, daß jede lobäre Pneumonie eigentlich eine pseudolobäre ist. Für den Kliniker folgt daraus, daß die Unterscheidung der verschiedenen Pneumonien wesentlich nach dem klinischen Charakter zu treffen sei und daß eine strenge Scheidung überhaupt unmöglich ist. Es hat deshalb auch keinen Sinn, die anatomisch atypischen Formen von der croupösen Pneumonie zu trennen, wie es z. B. Aufrecht tut.

Außer den bronchogenen Formen kommen nun aber auch sicher hämatogene vor. Sie unterscheiden sich aber von jenen deutlich. Solche hämatogenen Pneumonien, die z. B. bei septischen Prozessen als Metastasen vorkommen, zeichnen sich nach Spiegelberg auch anatomisch durch stärkere Ausdehnung der Infiltration auf die Bindegewebszüge aus, ferner durch eine starke Beteiligung der Pleura, eine starke Anhäufung der Mikroorganismen in den erwähnten Partien, Anordnung der Mikroorganismen in Zügen oder Häufchen oder diffus, endlich durch eine starke kapilläre Hyperämie des Lungengewebes und ein relatives Intaktbleiben der Bronchialepithelien.

2. Die croupöse Pneumonie.
(Pleuropneumonie, genuine, fibrinöse, lobäre und pseudolobäre Pneumonie.)

Häufigkeit. Die croupöse Pneumonie ist eine häufige Krankheit. Auf der Basler Klinik wurden in den Jahren 1899—1912 unter 23 000 Kranken 1004 Fälle (= 4,4%) behandelt. Die Häufigkeit scheint in allen Ländern annähernd die gleiche zu sein. Nach Eichhorst betragen die Pneumonien in Zürich 5,4% der behandelten Fälle, in den Petersburger Spitälern 3,8%, nach v. Ziemssen machen sie 6—7% der inneren Erkrankungen aus.

Ätiologie. Die Pneumonie ist das Produkt der Wirkungen des Krankheitserregers und der Gegenwirkungen des Organismus. Deshalb ist die Ätiologie immer eine doppelte. Einerseits ist der Mikroorganismus, andererseits die Disposition des Körpers zu berücksichtigen.

Weitaus der häufigste Erreger der Pneumonie ist der Pneumokokkus, der zuerst von Talamon, später von Fränkel entdeckt worden ist. Viele Autoren stehen auf dem Standpunkt, daß außer ihm kein anderer Mikroorganismus imstande ist, eine typische croupöse Pneumonie zu erzeugen. Namentlich Fränkel verteidigt diesen Standpunkt sehr energisch. Er stützt sich auf zahlreiche eigene und fremde Untersuchungen, die im Sputum wenigstens im Beginn der Pneumonie regelmäßig diesen Mikroorganismus zutage förderten, namentlich aber auch darauf, daß es gelingt, ihn häufig auch im Blute nachzuweisen, während andere Bazillen im Blute niemals zu finden seien. Wichtig ist auch, daß es Lamar und Meltzer gelang, durch intrabronchiale Insufflation von Pneumokokken lobäre Pneumonie zu erzeugen, während Streptokokken (aus dem Herzblut einer Bronchopneumonie) bei gleicher Versuchsanordnung Bronchopneumonie hervorriefen. Auch Eichhorst, Aufrecht, Landouzy u. a. sehen im Pneumokokkus den einzigen Erreger der typischen croupösen Pneumonie.

In der Lunge der verstorbenen Pneumoniker findet man nun aber häufig keine Pneumokokken, sondern andere Mikroorganismen. Fränkel erklärt das dadurch, daß in diesen Fällen die Pneumokokken abgestorben und durch andere Mikroorganismen verdrängt worden seien. Nun kann man tatsächlich häufig im Verlauf einer Pneumonie beobachten, daß im Sputum anfänglich nur Pneumokokken vorhanden sind, daß mit der Zeit Streptokokken, Friedländersche Bazillen oder andere Mikroorganismen hinzutreten, allmählich die ersteren verdrängen und schließlich allein noch vorhanden sind. Die Pneumokokken verlieren, wie Monti und Patella durch Punktion der Lunge beim Pneumoniker erwiesen haben, auch im erkrankten Organ allmählich ihre Lebensfähigkeit, so daß es wohl möglich ist, daß man sie bei der Sektion nicht mehr findet, obschon sie die ursprünglichen Erreger der Krankheit waren. Es wäre aber doch gekünstelt, alle Fälle auf diese Weise zu erklären. Es ist auch nicht einzusehen, weshalb die Krankheit weiter bestehen und zum Tode führen kann, wenn der Erreger der Krankheit schon längst abgestorben ist. Die letzten Zweifel werden durch die Befunde von Friedländerschen und Kolibazillen im Blut beseitigt, wie sie z. B. Pässler bei Pneumonien, die sich in keiner Weise von einer gewöhnlichen Pneumokokkenentzündung unterschieden, erheben konnte.

Wie sich in den nicht seltenen Fällen, in denen sich Pneumokokken und andere Mikroorganismen zusammen finden, diese zueinander verhalten, ist schwer zu sagen. Wenn z. B. Schottmüller (Münch. med. Wochenschr. 1910, S. 620) zweimal bei Endocarditis lenta eine croupöse Pneumonie mit Streptococcus viridans und Pneumokokken beobachtete, so könnte man denken, daß der Pneumokokkus die Lungenentzündung verursachte und die Streptokokken nur mit dem Blute in die Alveolen gelangten und sich im Exsudat vermehrten. Da aber diese zwei Fälle einen relativ hohen Prozentsatz der Endokarditisfälle ausmachen, so ist es doch einfacher, anzunehmen, daß die Pneumonie eine der vielen Metastasen des Streptococcus viridans darstellt und die ubiquitären Pneumokokken sich im Exsudat ansiedeln. Zwingend ist dieser Schluß aber natürlich nicht.

Wir müssen also annehmen, daß auch Streptokokken, Bacterium coli, der Diphtherie- und Typhusbazillus in seltenen Fällen imstande sind, in der Lunge die gleiche Reaktion hervorzurufen wie der Pneumokokkus. Weitaus am häufigsten ist aber dieser der alleinige Erreger.

Grünberg fand, daß unter 29 Fällen von lobärer Pneumonie, die im Basler pathologisch-anatomischen Institut seziert worden waren, 25mal Pneumokokken (13mal allein, 12mal zusammen mit Strepto- oder Staphylokokken) nachzuweisen waren, zweimal nur Streptokokken, einmal der Friedländersche Bazillus und einmal ein nicht mehr bestimmbarer Bazillus.

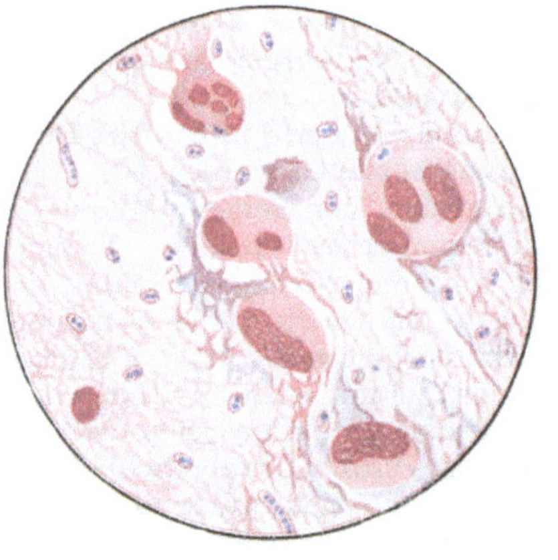

Wir müssen deshalb den Pneumokokkus etwas ausführlicher besprechen, dann aber auch den Friedländerschen Bazillus, der eine besondere Bedeutung hat, erwähnen.

Der Pneumokokkus. Dieser zuerst von Fränkel und Weichselbaum ausführlich untersuchte Diplokokkus besteht aus zwei ovalen, an ihrem freien Ende in eine Spitze ausgezogenen, mehr oder weniger deutlich kerzenflammenähnlichen Kokken von etwa $1^{1}/_{2}$ μ Breite und $2-2^{1}/_{2}$ μ Länge. Im Sputum (s. Abb. 19) zeigt er immer eine schleimige Kapsel, die bei den gewöhnlichen Färbemethoden farblos erscheint. In den Kulturen auf künstlichen Nährböden fehlt die Kapsel. Der Pneumokokkus wird nach Gram nicht entfärbt. Im Sputumausstrich kann er gut sichtbar gemacht werden, wenn man unter Erwärmen mit verdünntem Karbolfuchsin färbt.

Abb. 19.
Pneumokokken im Sputum (nach Lenhartz).

Die Kultur gelingt am besten in Nährböden, die Blut oder Serum enthalten. In Bouillon zeigt sich eine diffuse Trübung und ein geringer Niederschlag. Der Mikroorganismus wächst darin häufig zu kurzen Ketten aus (Streptococcus lanceolatus). Auf Glyzerin- oder Blutagar und erstarrtem Blutserum wachsen feine graue Kolonien, auf Blutagar üppigere Kolonien von dunkelgrüner Farbe, die sich durch ihre Größe von den kleineren Kolonien des Streptococcus viridans unterscheiden. Die Kulturen sind wenig widerstandsfähig und gehen leicht zugrunde. Eine Temperatur über 42° tötet sie ab, bei weniger als 24° hört das Wachstum auf. Im ganzen ist die Kultur um so reichlicher und widerstandsfähiger, je virulenter der Stamm ist. Auf festen Nährböden verlieren sie ihre Virulenz sehr rasch.

Im Tierversuch zeigen sich große Unterschiede in der Virulenz der Kulturen. Frische Kulturen aus pneumonischem Sputum, erkrankten Geweben, Exsudaten oder Blut sind stark virulent, bei mehrfacher Überimpfung auf künstliche Nährböden verlieren sie ihre Virulenz sehr rasch. Sputum oder Exsudat von Pneumonikern, das man eintrocknen läßt, kann seine Infektiosität länger als zwei Monate bewahren. Lebensfähigkeit und Virulenz bleiben erhalten, wenn die Pneumokokken von Eiweiß umhüllt sind.

Bei Mäusen, den empfindlichsten Tieren, verursacht die subkutane oder intrapulmonale Injektion eine rasch verlaufende Sepsis. Bei Hunden gelingt es nur durch sehr große Dosen eine Sepsis zu erzeugen. Dagegen gelingt es bei Hunden durch Injektion in die Lungen eine typische lobäre Pneumonie zu erzeugen, die in 10—14 Tagen abläuft und in der Regel ausheilt. Ebenso unempfindlich wie der Hund ist das Schaf, etwas empfindlicher das Meerschweinchen, noch empfindlicher das Kaninchen. Junge Kaninchen sind viel empfindlicher als alte. Auffallend ist, daß mit der vermehrten Empfindlichkeit auch die Eigenschaft des Blutes, als guter Nährboden zu dienen, parallel geht.

Bei Menschen, die eine Pneumonie überstanden haben, finden sich noch viele Jahre lang virulente Pneumokokken in der Rachenhöhle. Je längere Zeit seit der Pneumonie verstrichen ist, um so weniger häufig ist er nachzuweisen. Immerhin gelingt es auch nach fünf Jahren noch in 67 % (Netter). Aber auch bei Gesunden ist er nachzuweisen, etwa bei einem Fünftel aller Menschen. Besançon und Griffon konnten durch Kultur bei allen untersuchten Individuen ihn nachweisen, freilich waren lange nicht alle virulent.

Um die Pneumokokken mit Sicherheit zu identifizieren, ist der Tierversuch notwendig. Am einfachsten wird er in der Weise ausgeführt, daß man das verdächtige Material Mäusen intraperitoneal einimpft. Nach 1—2 Tagen gehen die Tiere zugrunde, und die Pneumokokken können im Milzausstrich nachgewiesen werden.

Der Friedländersche Bazillus. Dieser Bazillus ist ein kurzes, plumpes, gramnegatives Stäbchen, das von einer Kapsel umgeben ist. Auch hier ist die Kapsel beim Wachstum auf künstlichen Nährböden nicht vorhanden; er wächst auch bei gewöhnlicher Temperatur; auf Agar bildet er glasige, weiße Kolonien. Er ist für Mäuse und Hunde pathogen, weniger für Meerschweinchen, gar nicht für Kaninchen.

Der Friedländersche Bazillus wird bei einzelnen Fällen von Pneumonie, oft zusammen mit den Fränkelschen Diplokokken, im Sputum oder in der pneumonischen Lunge gefunden. Wie es scheint, findet man ihn nur in schweren Fällen.

Da der Pneumokokkus auch in der Rachenhöhle Gesunder vorkommt, so bedarf es, damit eine Krankheit entsteht, noch besonderer Umstände. Einmal kann man eine Steigerung der Virulenz des Mikroorganismus als Ursache der Infektion annehmen. Das ist die wahrscheinlichste Erklärung für das Zustandekommen von Epidemien, wie sie gar nicht selten beobachtet werden. Nie sind es große Epidemien, sondern immer nur solche, die sich über kleinere Bezirke, einzelne Dörfer und Häusergruppen, Kasernen, Schiffe etc. erstrecken. Auch ist gelegentlich in Krankenhäusern beobachtet worden, daß in einem einzelnen Bett ein Patient nach dem andern von einer Pneumonie befallen wurde. Manchmal nehmen solche kleineren Epidemien einen ganz bestimmten Charakter an, werden besonders bösartig, wie z. B. die von Butry beschriebene. Andere Male hinwiederum ist es mehr eine Häufung von Fällen zu bestimmten Zeiten und Orten ohne direkt epidemieähnlichen Charakter (z. B. bei Groß).

Jürgensen stellte in Lustnau bei Tübingen fest, daß sich die während acht Jahren beobachteten 165 Krankheitsfälle nur auf 84 der 223 Häuser verteilten, und zwar wurden 40 Häuser einmal und 44 mehrmals befallen.

Auch wenn man in diesen Fällen eine gesteigerte Virulenz des Pneumokokkus annimmt, so kann man trotzdem die Wichtigkeit der Disposition einzelner Menschen auch hier nicht in Abrede stellen. Einzelne Individuen beherbergen die gleichen Pneumokokken, die die andern krank machen, und verbreiten sie weiter, ohne selbst in ihrer Gesundheit gestört zu werden. Auch für die Menschen, die mehrmals in ihrem Leben an Lungenentzündung erkranken, liegt es näher, eine vorhandene Disposition verantwortlich zu machen, als die Tatsache, daß nach einer überstandenen Pneumonie der Diplococcus lanceolatus in der Mundhöhle weiter lebt.

Über das Wesen der Disposition wissen wir gar nichts. Auch darüber, welche Individuen besonders disponiert sind, können wir nicht viel sagen. Nicht selten sehen wir kräftige Männer in den besten Jahren an einer Lungenentzündung erkranken und sterben, ohne daß der geringste Anlaß ersichtlich wäre, ohne daß eine Erkältung vorausgegangen wäre, ohne daß in der Nähe des Erkrankten sich Pneumoniefälle gezeigt hätten. Aber auf der anderen Seite lehrt die Erfahrung doch, daß Gichtiker, Diabetiker, Nierenkranke, Patienten mit Malaria, Typhus, Erysipel, kachektische Individuen (insbesondere Krebskranke), überarbeitete Menschen, häufiger an Pneumonie erkranken als andere. Bekannt ist die besondere Disposition der Alkoholiker.

Eine Ursache für das wiederholte Befallen des gleichen Individuums mit Pneumonie soll in chronischer Influenza bestehen. Vielleicht sind manchmal Bronchiektasien der Grund für die wiederholte Erkrankung.

Eine besondere Disposition schafft das Alter. Beim Säugling sind wirkliche croupöse Pneumonien außerordentlich selten, von da an werden sie immer häufiger, die Disposition nimmt von Jahr zu Jahr bis ins Greisenalter zu. Mit zunehmender Disposition wächst auch die Gefahr für das befallene Individuum. Auch intrauterine Erkrankungen sind schon beobachtet worden, bei denen es sich um einen direkten Übergang der Pneumokokken von der erkrankten Mutter auf das Kind handelte.

Männer erkranken häufiger (nach Aufrechts Statistik z. B. $3^1/_2$ mal nach Eichhorst 2mal häufiger, nach Jürgensen nur im Verhältnis von 5 zu 4) als Frauen. Dieser Unterschied rührt in erster Linie von den Schädlichkeiten her, denen das männliche Geschlecht ausgesetzt ist, Beruf, Alkoholismus etc. Doch zeigt sich der Unterschied schon, wenn auch weniger ausgesprochen, in der Jugend. Was den Beruf betrifft, so sind, wie Aufrecht gezeigt hat, die im Freien arbeitenden Männer der Erkrankung mehr ausgesetzt als die in geschlossenen Räumen tätigen. Auch unter dem Militär ist die Erkrankung häufiger als unter der Zivilbevölkerung. Daß es hier in erster Linie die Erkältung ist, welche die Häufigkeit der Erkrankungen bedingt, ist ohne weiteres klar. Statistiken aus der deutschen und französischen Armee zeigen auch die Wichtigkeit der Abhärtung, indem der Rekrutenjahrgang, namentlich in den ersten Monaten, eine sehr viel höhere Morbidität aufweist als die älteren Soldaten.

Die Rolle der Erkältung hat zu verschiedenen Zeiten eine verschiedene Beurteilung erfahren. „Frigus pneumoniae unica causa" hieß es früher. Später, zur Zeit der Entwicklung der Bakteriologie und der Entdeckung des Pneumokokkus, wurde die Erkältung zu wenig berücksichtigt, ja sogar ganz in Abrede gestellt. Es läßt sich auch nicht leugnen, daß manchmal, wenn die Bedingungen für die Erkältungen ganz besonders vorhanden zu sein scheinen, die Pneumonien vollständig ausbleiben. So wurden beim Rückzuge der französischen Armee aus Rußland keine Lungenentzündungen beobachtet, auch von den Geretteten der im Jahre 1912 untergegangenen „Titanic", die teilweise stundenlang im eiskalten Wasser gewesen waren, erkrankte keiner an Pneumonie. Auf der anderen Seite schließt sich gar nicht selten eine Lungenentzündung so unmittelbar an eine schwere Erkältung und Durchnässung an, daß der Zusammenhang unleugbar ist. Die Erklärung der Erkältung als Hilfsursache liegt wohl, wie J. Rosenthal zuerst vermutet hat, darin, daß aus den abgekühlten Extremitäten abnorm kaltes Blut in die Lungen strömt. Ein besonders instruktives Beispiel ist eine Beobachtung des Militärarztes Welch. Von einem 652 Mann starken Regiment waren 330 in einem kalten, zugigen Ausstellungsgebäude während eines kalten Winters untergebracht, und von diesen erkrankten 38 = 11,5%. Von den übrigen 322, die besser untergebracht waren, erkrankten nur 13 = 4% (weitere Beispiele siehe bei Tendeloo und Aufrecht).

Mit der Gelegenheit zur Erkältung hängt wohl auch die Jahreskurve der Pneumonien zusammen, die in unseren Gegenden vom März bis zum Juni ihren Höhepunkt erreicht und vom August bis Dezember am niedrigsten ist. In Großbritannien soll umgekehrt im Februar und März die Erkrankungsziffer am größten sein, in London und Dublin sogar im Dezember.

Fr. Müller konnte mit seinen Schülern Nebelthau und Zillesen nachweisen, daß bei Kaninchen, die nach Durchnässung des Felles einem tüchtigen Luftzug ausgesetzt worden waren, in einzelnen Lungenbezirken Ödem, Fibrinausscheidungen in die Alveolen und Blutergüsse auftraten. Es ist klar, daß dadurch die Entwicklung der Pneumokokken begünstigt werden muß.

Nach Reid soll auch der Hitzschlag die Ursache von Pneumonien sein, die nach 1—6 tägiger Inkubation auftreten.

Daß ein Trauma eine Pneumonie auslösen könne, hat zuerst Litten gezeigt. Seither haben sich die Beobachtungen gehäuft, jeder erfahrene Arzt hat Beispiele gesehen, so daß an der Tatsache nicht mehr gezweifelt werden kann. Es handelt sich um Brustkontusionen, die eine Entzündung meist der gleichseitigen, bisweilen aber auch der kontralateralen Lunge zur Folge haben. Die bakteriologische Untersuchung ergibt fast immer Pneumokokken.

Die S. 241 erwähnten Untersuchungen von Külbs haben als Folge der Brustkontusion Hämorrhagien in der Lunge ergeben, also einen Befund, der auch nach Erkältungen eintritt.

Auffallend häufig kommen Pneumonien nach einem Sturz ins Wasser zur Beobachtung. Man könnte die Ursache hierfür in einer Erkältung, in einer Brustkontusion oder in einer Aspiration der Pneumokokken, die in der Mundhöhle saprophytisch lebten, mit dem eindringenden Wasser erblicken.

Die Einatmung von giftigen Gasen und Staub kann ebenfalls zu croupösen Pneumonien führen. Besonders gefährlich ist das Thomasphosphatmehl für die damit beschäftigten Arbeiter. Enderlen hat in den erkrankten Lungen Pneumokokken nachgewiesen.

Pathologische Anatomie. Schon Laennec hat die drei Stadien unterschieden, die wir auch heutzutage noch unterscheiden.

1. Anschoppung, Engouement. Es kann als hyperämisch-ödematöses Vorstadium bezeichnet werden. Die Lunge ist etwas schwerer als gewöhnlich, dunkelblaurot, luftarm. Von der Schnittfläche läßt sich graurote, trübe, leicht schaumige Flüssigkeit abstreifen. Die mikroskopische Untersuchung zeigt, daß in den Alveolen ein seröses Exsudat vorhanden ist, das reichlich rote Blutkörperchen, wenig zahlreiche polynukleäre Leukozyten, Alveolarepithelien und einzelne Fibrinfasern enthält. Daneben besteht eine starke Erweiterung und Blutfülle der Kapillaren.

2. Rote Hepatation. Die Lunge wird, nachdem das Stadium der Anschoppung 1—2 Tage gedauert hat, fester, leberähnlich. Die Lunge wird auch schwerer, ihr Gewicht kann 2—2½ Kilo betragen (normal 500 bis 700 Gramm). Die Schnittfläche ist rot, gekörnt, indem das geronnene Exsudat der Alveolen und Infundibula über die Schnittfläche hervorragt. Mikroskopisch erkennt man in den Alveolen ein Fibrinnetz, in das reichliche rote und spärlichere weiße Blutkörperchen eingelagert sind (vgl. Abb. 20). Nicht selten erkennt man Fibrinstränge, die durch die Poren von einem Alveolus nach dem andern ziehen (auch auf Abb. 20) zu sehen). In der Peripherie ist das Fibrinnetz am reichlichsten. Die Kapillaren sind reichlich gefüllt, auch in den Lymphgefäßen und Blutgefäßen findet man Fibrin. Pneumokokken finden sich reichlich, teils frei im Fibrinnetz, teils in Leukocyten.

3. Graurote Hepatisation. Nach einigen Tagen verändert sich die Farbe der Lunge, die Schnittfläche wird mehr grau oder graurot gefleckt (vgl. Abb. 21). Die Farbenveränderung rührt daher, daß die Kapillaren durch den Druck des Exsudates in den Alveolen komprimiert und blutärmer gemacht werden, und daß in das fibrinöse Exsudat der Alveolen immer reichlicher Leukocyten einwandern. Der geronnene Inhalt der Lungenbläschen ragt immer noch als feine Körnchen über die Schnittfläche empor, aber die Körnchen fangen an, weicher zu werden. Nachdem dieses Stadium 3—4 Tage, seltener länger gedauert hat, geht es gewöhnlich in Lösung über (wenn die Krankheit nicht zum Tode führt oder einen der unten erwähnen Ausgänge nimmt).

Lösung, Resolution. Die Lunge wird weicher, auf dem Schnitt gelb, grüngelb oder rot marmoriert. Körnchen sind nicht mehr zu sehen. Mit dem

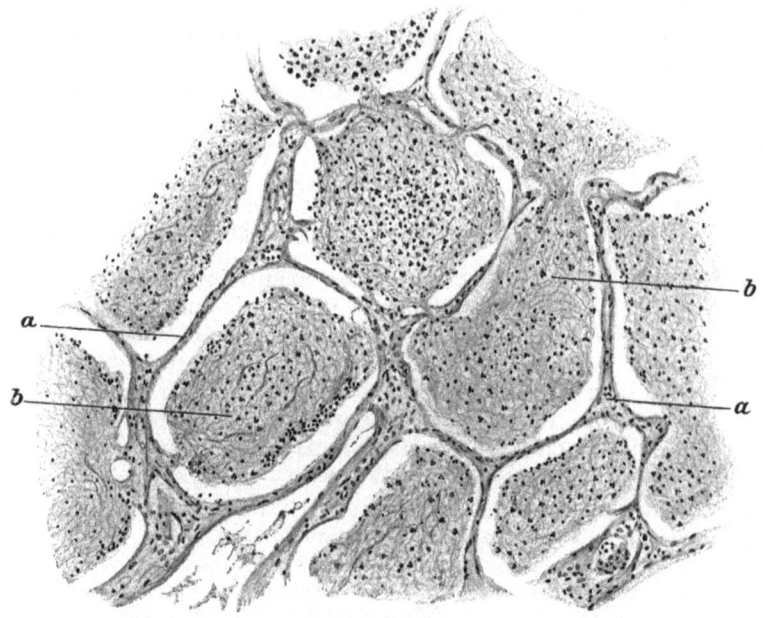

Abb. 20.
Croupöse Pneumonie. Mittelstarke Vergrößerung.
a Alveolarwand. b Exsudat in den Alveolen. (Nach Jores.)

Messer läßt sich immer mehr trübe, anfangs graugelbe, später mehr eiterartige Masse abstreifen. Das Gewebe ist noch brüchiger als vorher. Ob das auf einer vermehrten Brüchigkeit der elastischen Fasern oder auf der Infiltration der Septen beruht, möchte ich dahingestellt sein lassen. Mikroskopisch sieht man immer weniger Fibrin, die Leukocyten zerfallen immer mehr, die Pneumokokken sind in immer geringerer Menge vorhanden.

Indem das verflüssigte Exsudat hauptsächlich durch Resorption, in sehr viel geringem Maße durch Expektoration, entfernt wird, wird die Lunge wieder lufthaltig, die Alveolarepithelien regenerieren sich und die Lunge wird wieder normal, bleibt aber oft noch einige Wochen brüchig und blutreich.

Die Veränderung betrifft meistens einen ganzen Lappen, greift aber oft noch in den angrenzenden Teil eines anderen Lappens über. Die Interlobärspalte ist dann durch ein fibrinöses Exsudat verklebt. Häufig ist auch nur ein Teil eines Lappens ergriffen, oft ist ein mehr oder weniger breiter Saum, namentlich der untere und vordere Lungenrand frei. Sehr oft findet man in derselben Lunge, auch im gleichen Lappen, verschiedene Stadien der Entzündung nebeneinander. Die Grenzlinie ist nicht scharf, sie reicht vom Hilus nach der Peripherie.

Ziemlich selten ist die zentrale Pneumonie.

Selten hat man den Eindruck, daß die Pneumonie vom Hilus nach der Peripherie fortschreitet, sondern meistens ist vom Hilus bis zur Pleura die Schnittfläche gleichmäßig und das Fortschreiten findet in der Richtung nach der Basis oder Spitze der Lunge statt.

Immer sind auch die Lymphgefäße und Lymphdrüsen betroffen. Bisweilen sieht man die Lymphgefäße der Pleura als dicke, weiße, netzförmig angeordnete Stränge. Mikroskopisch erkennt man Schwellung und Desquamation der Endothelien, Anfüllung des Lumens mit Lymphzellen und Fibrin, bisweilen auch mit polynukleären Leukocyten.

Die Lymphdrüsen der Lunge und des Hilus sind vergrößert, oft in sehr hohem Grade. Sie sind gerötet, mikroskopisch zeigen sie Hämorrhagien, Infiltration mit polynukleären Leukocyten, Schwellung, Vermehrung und Desquamation der Retikulumzellen, Verschwinden der Keimzentren. Am stärksten sind die Lymphdrüsen verändert, die ihren Zufluß aus dem erkrankten Lappen haben. Aber auch die übrigen bronchialen und tracheobronchialen Lymphdrüsen sind ergriffen, selbst Drüsen in anderen Regionen bleiben nicht frei. So sind häufig die retropankreatischen Lymphdrüsen vergrößert (Franke); Gerhardt fand auch eine Schwellung der Kubitaldrüsen.

Die Beteiligung des Brustfells am Entzündungsprozeß ist eine so regelmäßige, daß die Krankheit bekanntlich auch den Namen der Pleuropneumonie erhalten hat. In jedem Fall findet man fibrinöse Auflagerungen, seltener sind seröse oder gar eitrige Ergüsse. Vielleicht sind die Empyeme häufiger, als wir gewöhnlich annehmen, da sie oft klein und durch Verwachsungen abgesackt sind, bisweilen interlobär oder basal liegen.

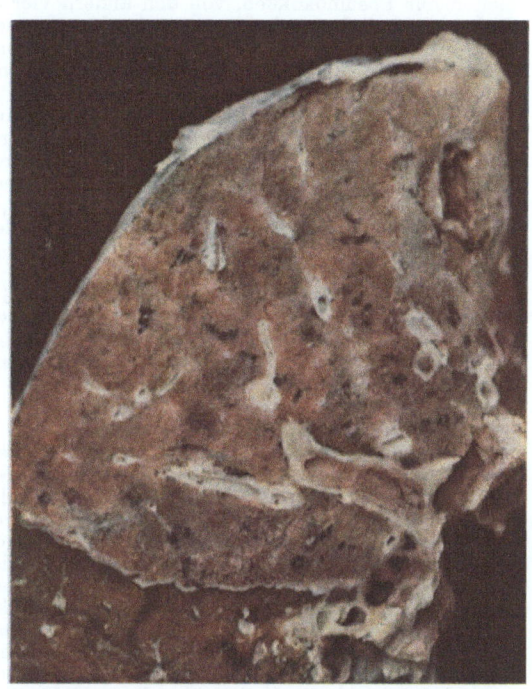

Abb. 21.
Croupöse Pneumonie in grauroter Hepatisation. Lumièrephotographie nach einem Sammlungspräparat des Basler patholog.-anatom. Instituts.

Die Bronchien sind ebenfalls beteiligt. Sie zeigen eine mehr oder weniger ausgesprochene katarrhalische Schwellung, in den kleinsten findet man ein fibrinöses Exsudat wie in den Alveolen. Dichotom verästelte Ausgüsse der Bronchien findet man nicht selten im Sputum.

Atypische Formen. Nicht selten fehlt die starke Fibrinausscheidung und Gerinnung. Die Lunge erscheint dann schlaffer, die Schnittfläche nicht gekörnt. Wir sehen das oft bei Pneumonien, die auch klinisch einen atypischen Verlauf zeigen, wo wir auch bakteriologisch abweichende Befunde erheben, häufig Streptokokken, Pneumobazillen oder Mischinfektionen feststellen können. Das ist der Grund, weshalb Fränkel u. a. alle Formen, die nicht durch den Pneumokokkus bedingt sind, von der genuinen fibrinösen Pneumonie abtrennen wollen. Wir finden aber die schlaffe (seröse) Pneumonie auch bei reiner Pneumokokkeninfektion, wenn es sich um dekrepite Individuen oder Greise handelt. Andererseits sehen wir bisweilen bei Infektionen mit andersartigen Bakterien und bei Mischinfektionen (insbesondere Influenzabazillen und Pneumokokken) oft ebenso feste Infiltrationen und gekörntes Aussehen der Schnittfläche wie bei reiner Pneumokokkeninfektion. Es ist deshalb richtiger, solche Formen zur genuinen croupösen Pneumonie zu rechnen und als atypische Formen dieser Krankheit zu bezeichnen.

Dasselbe gilt von vielen Fällen der pseudolobären Pneumonie. Hier handelt es sich um Erkrankungen, die klinisch vollständig wie eine gewöhnliche lobäre Pneumonie aussehen, und bei denen auch der pathologisch-anatomische Befund zuerst vollständig als lobäre Erkrankung imponiert, während die genaue Betrachtung zeigt, daß nicht alle Läppchen der ganzen erkrankten Partie Exsudat enthalten. So fand Grünberg unter 80 Fällen des Basler pathologisch-anatomischen Instituts sechs Fälle von pseudolobärer Pneumonie. Zwei davon waren nach Masern, einer nach Keuchhusten, einer bei Nephritis aufgetreten, bei zwei handelte es sich um genuine Pneumonien. Diese beiden letzteren Fälle enthielten nur Pneumokokken, von den andern vier einer Pneumokokken und gramnegative Stäbchen, drei Streptokokken (zweimal zusammen mit Staphylokokken). Wollte man die beiden genuinen Fälle mit Pneumokokken von der croupösen Pneumonie trennen, so würde das vom klinischen Standpunkt aus gekünstelt erscheinen.

Atypischer Ausgang der croupösen Pneumonie:

1. **Graugelbe Hepatisation.** Die Lunge ist weniger derb, äußerst brüchig, noch schwerer als vorher. Die Schnittfläche ist graugelb, bisweilen durch Kohlereichtum marmor- oder granitartig aussehend. Mit dem Messer läßt sich ein dicker graugelber Brei abstreifen. Die Körnelung ist nicht mehr so deutlich. Mikroskopisch erkennt man, daß die Alveolen fast vollständig komprimiert sind, und daß im Exsudat massenhaft Leukocyten, von denen viele fettig degeneriert und schlecht färbbar sind, vorhanden sind. Das Fibrin ist teilweise verschwunden, teilweise amorph und körnig, teilweise zu Schollen verbacken.

2. **Eitrige Pneumonie, Lungenabszeß und Gangrän.** Meistens an mehreren Stellen findet eine Einschmelzung des Lungengewebes statt, so daß man beim Abspülen der Schnittfläche Löcher im hepatisierten Gewebe erhält. Treten Fäulniserreger hinzu, so ist das Gewebe mißfarben, stinkend. Im übrigen unterscheidet sich Abszeß und Gangrän nicht von den auf anderer Ätiologie beruhenden Formen.

3. In sehr seltenen Fällen kommt es zur **Nekrose und Sequestrierung** einer oder mehrerer Lungenpartien.

4. **Übergang in chronische Pneumonie, Karnifikation.** Wenn das Exsudat nicht verflüssigt und resorbiert wird, was aus unbekannten Gründen bisweilen vorkommt, so fängt das Lungengewebe an zu wuchern, Bindegewebe durchwächst das Exsudat und es resultiert ein luftleerer, fleischartiger, zäher, rötlicher, stellenweise gelblicher Lappen. Häufig wird auch nur ein Teil des Lappens in dieser Weise verändert. Mikroskopisch erkennt man eine Bindegewebswucherung, die reich ist an Kapillaren, Spindelzellen und Rundzellen. Das noch vorhandene Exsudat zeigt vielfach fettige Degeneration. Die Septen erscheinen verdickt, auch die Bronchiolen können durchwachsen werden. Ribbert u. a. glauben, daß die Bindegewebswucherung von den Bronchien ihren Ursprung nimmt. Mit der Zeit wird das Bindegewebe immer derber, so daß die erkrankte Partie luftleer, dunkelrot, derb erscheint. Man spricht dann auch von **Lungenzirrhose**. Gewöhnlich entwickeln sich darin dann später Bronchiektasien.

Pathologische Physiologie. Aus der Besprechung der Pathogenese (S. 380 ff.) geht hervor, daß wir uns den Beginn der Pneumonie als einen rein lokalen, auf die Lunge beschränkten Vorgang zu denken haben. Sobald aber die Krankheit ausgebrochen ist, steht die Wirkung auf den übrigen Körper, die Allgemeininfektion, durchaus im Vordergrunde. Am wichtigsten ist die Schädigung der Kreislauforgane, sowohl des Herzens als der Gefäße, dann kommen die nervösen Symptome, die sich bis zu Delirien und Meningismus steigern können, das Fieber, die Schädigung der Nieren etc. Auch in der Beteiligung der Verdauungsorgane, in der (nicht seltenen) Leberschwellung, im Ikterus, im Auftreten von Herpes, in der Milzschwellung etc. haben wir einen Ausdruck der Beteiligung des ganzen Organismus am Krankheitsprozeß. Die Störungen der verschiedenen Organe beruhen wohl zum geringsten Teil auf einer Überschwemmung mit Pneumokokken. Freilich kann man recht oft die Mikroorganismen im Blut nachweisen, aber vermutlich werden sie dort rasch abgetötet und gelangen nicht in großer Menge in die Organe. Die Komplikationen, die durch lebende Pneumokokken bedingt sind, also richtige Metastasen, wie Endokarditis, Perikarditis, Meningitis, Gelenkaffektionen und allgemeine Sepsis, sind bei der Pneumonie relativ selten. Für die große Mehrzahl der Fälle haben wir nur eine Wirkung von Giften anzunehmen, die allerdings noch durchaus nicht aufgeklärt ist, da es bisher nicht geglückt ist, Pneumokokkentoxine nachzuweisen und da die Erklärung der Allgemeinsymptome mit Hilfe der anaphylaktischen Vorgänge (vgl. unten) auf schwachen Füßen steht.

Es wäre aber verkehrt, einzig die Allgemeininfektion zu berücksichtigen und den lokalen Entzündungsprozeß zu vernachlässigen. Gerade bei der Pneumonie spielen die lokalen Vorgänge eine große Rolle, und sowohl der Chemismus als auch die Immunitätsprozesse im Krankheitsherd, ja sogar mechanische Verhältnisse in der Lunge haben eine große Bedeutung für die Erklärung der Allgemeinsymptome, so daß die pathologische Physiologie der Pneumonie recht kompliziert erscheint.

Über die chemischen Vorgänge sind wir in neuester Zeit ziemlich gut unterrichtet. Die Bildung des eiweißreichen Exsudates entzieht zunächst dem Organismus viel Eiweiß. Doch findet außerdem noch ein durch die Infektion bedingter Eiweißzerfall statt, was sich in einer reichlichen Stickstoffausscheidung im Harn und negativer Stickstoffbilanz kund gibt. Die Lösung des Exsudates kommt, wie Fr. Müller und O. Simon gezeigt haben, durch ein tryptisch wirkendes Ferment zustande, das aus den Leukocyten des Exsudates stammt. Die Endprodukte dieser Autolyse werden vom Blut aufgenommen und größtenteils als Harnstoff bzw. Harnsäure mit dem Urin ausgeschieden. Infolgedessen kommt es vor und nach der Krise zu gewaltigen Stickstoffausschwemmungen (ein schönes Beispiel s. bei Svenson, Zeitschr. f. klin. Med. Bd. 43). Auch die Zwischenprodukte des Eiweißabbaues erscheinen im Urin, aber nicht immer und nur in auffallend geringer Menge. So kann man bisweilen Albumosen im Urin nachweisen, und zwar viel häufiger als bei anderen fieberhaften Erkrankungen (s. Dietschy, Morawitz und Dietschy). Auffallend ist dagegen, daß die Albumosen im Blut weniger reichlich sind als beim Typhus, bei dem doch die Albumosen im Urin viel seltener angetroffen werden (Matthes). Auch die Aminosäuren im Harn scheinen nicht immer vermehrt zu sein. Yoshida fand in einem Fall eine erhebliche Vermehrung der Aminosäuren im Harn, in einem anderen gar keine.

Merkwürdig ist die Chlorretention während der Pneumonie, die in letzter Zeit von Bittorf und Jochmann und von v. Hößlin genauer studiert worden ist. Während des Fiebers wird sehr wenig Kochsalz im Urin ausgeschieden, oft so wenig, daß Zusatz von Silbernitrat in salpetersaurer Lösung kaum eine Trübung erzeugt. Die Höhe der Kochsalzretention ist weder von der Höhe des Fiebers und von dem Allgemeinbefinden des Kranken, noch von der Ausdehnung der Lungeninfiltration abhängig. Sie beginnt häufig zugleich mit dem Fieberanstieg und dauert bis einen oder mehrere Tage nach der Krise. Beziehungen mit der Stickstoffausscheidung bestehen nicht. Die Exsudatbildung erklärt die Chlorretention nicht, da im Exsudat nur sehr wenig Chlor vorhanden ist. Die Tatsache, daß auch Kochsalzzulagen während des Fiebers retiniert werden, spricht dafür, daß die Chlorretention ähnlich wie bei den Nephritiden zu erklären ist, d. h. durch eine Niereninsuffizienz oder wahrscheinlicher durch eine spezifische Veränderung der Gefäßendothelien (vgl. Volhard, dieses Handbuch, Bd. 3). Das Verhältnis der Kochsalzretention zur Phosphorsäureausscheidung ist noch nicht vollkommen klargestellt. Bisweilen scheint das eine Salz das andere zu verdrängen, bisweilen scheint die Neubildung und der Zerfall von Leukocytenkernen in der Phosphorbilanz ihren Ausdruck zu finden.

Wie erwähnt, kommt die Lösung des Exsudats durch ein proteolytisches Ferment zustande, das aus den zerfallenden Leukocyten stammt. Der Tod dieser Zellen braucht mit Infektions- oder Immunitätserscheinungen gar nichts zu tun zu haben, sondern läßt sich einfach durch ungünstige Lebensbedingungen im Alveolarexsudat erklären.

Über die Verteilung des proteolytischen Leukocytenfermentes und seines Antifermentes im Harn, Blut und Auswurf im Verlaufe der croupösen Pneumonie liegt eine Untersuchung von Bittorf vor. Er fand, daß das pneumonische Sputum im Beginne der Erkrankung trotz reichen Leukocytengehaltes keine verdauende Wirkung auf die Löfflerplatte ausübt, weil das beigemengte Serum zu stark hemmt. Mit dem Beginn der Lösung tritt ziemlich plötzlich (durch sehr reichlich entstehendes Ferment) die proteolytische Wirkung des Sputums zutage. Ist das Sputum nicht typisch oder zeigt die Krankheit einen abnormen Verlauf, so lassen sich solche Gesetzmäßigkeiten nicht nachweisen. Im Harn erscheint das Ferment kurz vor oder mit der Resolution und verschwindet nach ein bis zwei Tagen wieder. Auch im Blut macht sich die reichliche Bildung von Leukocytenferment geltend, indem der normale Antifermentgehalt während der Lösung bisweilen sinkt.

Über die Frage einer Wasserretention während der Pneumonie sind, wie bei anderen fieberhaften Krankheiten, verschiedene Behauptungen aufgestellt worden. Es scheint, daß sie in einzelnen Fällen vorkommt.

Der Gaswechsel zeigt bei der Pneumonie keine anderen Störungen als bei anderen fieberhaften Krankheiten. Riethus fand während des Fiebers eine ziemlich starke Erhöhung des Sauerstoffverbrauchs, Svenson fand in der Rekonvaleszenz eine starke Erhöhung am ersten Tage (um 17 bzw. 29%), dann ein Absinken bis zur Norm oder unter dieselbe, in der zweiten Woche wieder eine geringe Steigerung. Diese Veränderungen zeigen, daß die respirierende Fläche für den Gasaustausch genügt, und daß von dieser Seite in der Regel keine Gefahr droht. Freilich ist zu bedenken, daß in den Fällen, in denen die Gefahr eines ungenügenden Gaswechsels auftritt, Respirationsversuche nicht ausgeführt werden können, und daß dann, wenn die respirierende Fläche nicht mehr genügt, eben der Tod eintritt. Wenn wir annehmen, daß der Energieumsatz bei der Pneumonie in ähnlicher Weise wie bei den übrigen hochfiebernden Zuständen gesteigert ist, so dürfen wir den Grundumsatz in der Ruhe auf etwa $4/3$ des normalen Ruheumsatzes bewerten. Berücksichtigen wir die Steigerung des Umsatzes bei geringen Bewegungen, wie sie bei Schwerkranken anzunehmen sind, so dürfen wir annehmen, daß die Steigerung des Gaswechsels bis auf das $1^1/_2$fache des normalen Ruhewertes sich belaufen kann. Nehmen wir weiter an (S. 213), daß die Lunge mindestens für den zehnfachen Betrag des normalen Ruhegaswechsels genügt, so hätten wir die Gefahr einer Insuffizienz des Gasaustausches dann anzunehmen, wenn etwa $6/7$ der Lunge luftleer geworden ist. Bei dieser Berechnung ist aber nicht berücksichtigt, daß die Lunge bei der Pneumonie nicht richtig entfaltet werden kann und daher nicht in gleicher Weise wie das gesunde Organ einen Ausfall zu kompensieren vermag. Siebeck hat gezeigt, daß die Totalkapazität und Mittelkapazität vermindert sind, namentlich aber auch die Reserveluft, während die absolute Größe der Residualluft normal ist. Die Vitalkapazität ist stark herabgesetzt, kaum größer als das Atemvolumen, das sich in normalen Grenzen bewegt. Die Lunge kann also von geringer Füllung aus nur kleine Exkursionen ausführen, eine Vermehrung der Inspiration ist fast gar nicht möglich, eine Vermehrung der Exspiration nur sehr wenig möglich. Die Beschleunigung der Atmung ist also das einzige Mittel zur Vermehrung der Ventilation. Doch hat die Beschränkung der respiratorischen Fläche nur in der Minderzahl der Fälle eine Bedeutung. Man sieht gelegentlich Sektionen, wo nur noch etwa $1/5$ der Lunge respirationsfähig erscheint. Sehr viel häufiger ist aber die Ausdehnung der Pneumonie sehr viel geringer, so daß man in den meisten Fällen andere Ursachen, die Infektion oder die Zirkulationsstörung, für den Tod verantwortlich machen muß.

Wenn auch die respiratorische Oberfläche für den Gasaustausch genügt, so muß dieser doch in einer veränderten Weise vor sich gehen. Einzelne Lungenpartien sind ja immer von der Respiration ausgeschaltet, deshalb muß aus ihnen das Blut mit venöser Beschaffenheit ablaufen und das Mischblut in den Lungenvenen muß ungenügend arterialisiert sein. Hürter fand denn auch in einem Fall von Pneumonie beider Unterlappen 12 Stunden vor dem Tode im arteriellen Blut eine Herabsetzung des Sauerstoffgehalts auf 15,6% (statt 18,3%), bei einer Pneumonie des rechten Unterlappens (vielleicht auch schon weiter ausgedehnt), die in Heilung ausging, eine Herabsetzung auf 12,0% (statt 15,3%). Den Kohlensäuregehalt des Blutes fand er normal, was er als Folge einer vermehrten Atmung betrachtet. Kraus, der ebenfalls einen normalen Kohlensäuregehalt im venösen Blut bei Pneumonie fand, deutet das als eine Abweichung gegenüber dem Verhalten bei anderen fieberhaften Krankheiten, indem bei diesen der Kohlensäuregehalt vermindert ist und somit ein normaler Befund bei der Pneumonie als relative Erhöhung infolge von Atmungsinsuffizienz aufzufassen wäre.

Von anderen Störungen des Stoffwechsels, die auf die Infektion zurückzuführen sind, wäre in erster Linie die Hyperglykämie zu erwähnen, ferner die gelegentlich beobachtete alimentäre Glykosurie (v. Noorden). Der nicht selten vorkommende Ikterus ist wohl in erster Linie darauf zurückzuführen, daß ein reichlicher Zerfall von roten Blutkörperchen im Exsudat stattfindet, und daß Hämoglobin resorbiert wird und seine Spaltprodukte zu Pleiocholie Veranlassung geben. Auch der gelegentliche Befund von Hämatoporphyrin im Urin ist wohl auf den Zerfall von roten Blutkörperchen zu beziehen.

Die Immunitätsvorgänge [1]), die der Erkrankung, dem Verlauf und der Heilung bei der Pneumonie zugrunde liegen, sind uns noch recht wenig bekannt. Bei der Besprechung dessen, was festzustehen scheint, müssen wir zunächst das erwähnen, was wir über

---

[1]) Siehe zusammenfassende Darstellung von Neufeld und Händel.

die Vorgänge bei der experimentellen Pneumokokkeninfektion wissen. Die Versuche, aus dem Diplococcus lanceolatus ein Toxin darzustellen, haben nicht zu eindeutigen Resultaten geführt. Radziewski wies im subkutanen Gewebe des Kaninchenohres einen rapiden Zerfall der Bakterien nach und nimmt als Ursache der Krankheitserscheinungen das Freiwerden von Endotoxinen an. Lindemann konnte diese Auflösung der Pneumokokken nicht in allen Fällen nachweisen. Er glaubt deshalb an die Möglichkeit, daß durch den Kontakt der Bakterien mit dem Körper Gifte entstehen, die dem Anaphylatoxin Friedbergers entsprechen.

Wir können uns leicht vorstellen, daß die Pneumokokken, die in die Lungen gelangen, entweder Gifte absondern (obschon sie noch nicht nachgewiesen sind) oder teilweise absterben und dadurch die Bestandteile ihres Leibes in die Umgebung gelangen lassen. Hier erzeugen diese Substanzen in den Zellen des Lungengewebes eine lokale Immunität, indem die Zellen einen Antikörper („Lysin", „Abwehrferment") produzieren, wodurch die körperfremde Substanz abgebaut wird. So lange die Giftbildung gering ist, d. h. in der Inkubationszeit, werden die Zellen auf diese Weise „sensibilisiert", es entsteht eine zelluläre Immunität, die gleichzeitig eine Überempfindlichkeit darstellt, indem die Zellen die Fähigkeit erlangen, auf erneute Zufuhr von Toxin oder Bakterieneiweiß durch beschleunigte und vermehrte Abgabe von Antikörpern und durch Entzündung zu reagieren. Diese „Allergie" hat zur Folge, daß in dem Moment, in dem durch Vermehrung der Pneumokokken die Produktion von körperfremden Substanzen reichlicher geworden ist und den Schwellenwert überschritten hat, plötzlich eine lokale Entzündung auftritt und ein reichlicher Abbau der fremden Substanzen stattfindet. Die dabei entstehenden giftigen Abbauprodukte (bzw. das Anaphylatoxin) gelangen in den Kreislauf und machen Allgemeinerscheinungen. Friedberger und Mita konnten zeigen, daß durch Injektion von Eiweiß eine Sensibilisierung des Körpers möglich ist in der Weise, daß lokale Applikation des gleichen Eiweißes eine Pneumonie erzeugt. Meerschweinchen, die 17 bis 18 Tage vorher mit Pferdeserum behandelt waren, erkrankten nach Inhalation von Spuren von Pferdeserum an Pneumonie (s. a. Schittenhelm). Obwohl diese Erklärung recht viel hypothetisches enthält, gibt sie uns doch wenigstens eine Vorstellung davon, wie die komplizierten Vorgänge verlaufen könnten.

Wenn es auch bisher noch nicht gelungen ist, ein Toxin aus den Pneumokokken darzustellen, so ist doch so viel als festgestellt zu betrachten, daß man mit jedem Material, das spezifische Leibesstoffe von Pneumokokken enthält, eine gewisse Immunität erzielen und durch steigende Dosen lebender hochvirulenter Kulturen einen hohen Grad von Immunität erreichen kann. Ferner gelingt es durch Serum von Kaninchen, die immunisiert worden sind, andere Tiere gegen die Infektion mit virulenten Pneumokokken zu schützen und sogar eine ausgebrochene Infektion zu heilen. Welcher Art aber die Antikörper in diesem Serum sind, darüber herrscht noch keine Einigkeit. Antitoxische, bakterizide und bakteriotrope Eigenschaften sind behauptet worden, sichergestellt ist aber nur die phagocytosebefördernde Wirkung des Serums. Daneben beobachtet man eine Entwicklungshemmung der Pneumokokken im Immunserum, aber in nennenswertem Maße nur im unverdünnten Serum. Sie hängt mit Agglutinationserscheinungen zusammen, die man im Immunserum regelmäßig beobachtet.

Über die Frage, ob in einem Immunserum Schutzstoffe gegen die meisten oder nur gegen einzelne Bakterienstämme vorhanden seien, ist noch keine Einigkeit erzielt. Neufeld und Händel nehmen an, daß die meisten virulenten Pneumokokkenstämme dieselben Schutzstoffe bilden und von denselben Schutzstoffen beeinflußt werden. Daneben soll es noch Gruppen von relativ wenig Pneumokokkenstämmen geben, die von den Schutzstoffen der meisten Stämme nicht beeinflußt werden und ihre eigenen Immunkörper bilden.

Die natürliche Immunität gewisser Tierarten, z. B. der Tauben und Hühner, beruht einfach auf ihrer hohen Körpertemperatur, bei der die Bakterien nicht wachsen. Bei anderen Tierarten beruht sie sicher wenigstens teilweise auf der Phagocytose. Im menschlichen Serum und besonders im Plasma hat Much thermostabile bakterizide Stoffe für Pneumokokken nachgewiesen.

Bei der menschlichen Pneumonie liegen die Verhältnisse dadurch kompliziert, daß es sich um lokale Krankheits- und Heilungsprozesse neben Allgemeinwirkungen handelt. Daß eine allgemeine Immunisierung eintritt, geht schon daraus hervor, daß trotz dem reichlichen Vorkommen von Pneumokokken im Blut sogar nach der Krise keine allgemeine Sepsis auftritt. Neufeld und Händel haben auch im Serum von Pneumoniekonvaleszenten spezifische neugebildete Schutzstoffe nachgewiesen, die nur gegen Stämme des eigenen Typus im Tierversuch schützende Eigenschaften zeigten. In einem Fall konnten sie auch nachweisen, daß diese Schutzstoffe nach der Krisis reichlicher waren als vor derselben. Welcher Art diese Schutzstoffe sind, ist noch nicht klar. Sicher ist wohl eine phagocytäre Wirkung. Stuber konnte eine Erhöhung des phagocytären Index während der Pneumonie, besonders am Tage vor der Krise, ferner ein Absinken während einer Pseudokrise nachweisen.

Der Nachweis der Phagocytose ist außerordentlich wichtig für die Erklärung des lokalen Heilungsprozesses bei der Pneumonie. Darüber, wie sich die Pneumokokken in der kranken Lunge selbst verhalten, hat Rosenow sehr wichtige Untersuchungen angestellt. Er punktierte den Krankheitsherd wiederholt und ergänzte die Befunde durch die Untersuchung des Blutes und bei tödlich verlaufenden Fällen durch die Leichenuntersuchung. Bei den zur Heilung kommenden Fällen fand er in der pneumonischen Lunge im Beginn der Erkrankung sehr reichliche Pneumokokken, dann, je näher die Krisis war, um so weniger. Bei tödlich verlaufenden Fällen nahm die Zahl der Pneumokokken immer mehr zu, sogar auch dann, wenn sich der Lungenteil schon in Lösung befand und die Erkrankung in einem anderen Teil der Lunge Fortschritte machte. Das zeigt, daß für die Heilung der Infektion nicht nur lokale Bildung von Immunstoffen in Frage kommen kann. Wichtig ist ferner auch die Tatsache, daß Rosenow Phagocytose nur in geringem Maße beobachten konnte, daß also auch noch andere Vorgänge für das Absterben der Pneumokokken verantwortlich gemacht werden müssen. Man kann sich denken, daß auch bei der Autolyse des pneumonischen Exsudates, also einem unspezifischen Vorgange, Stoffe entstehen, die die Pneumokokken abtöten. Flexner und Lamar nehmen an, daß es sich um Seifen handelt. Seifen sind ja als Produkte des autolytischen Zerfalls bekannt, und taurocholsaures Natron löst, wie Neufeld und Händel gezeigt haben, die Pneumokokken sehr prompt auf. Freilich ist, wie die Versuche Rosenows gezeigt haben, die Wirkung der Autolyse allein nicht genügend. Lamar konnte auch zeigen, daß die abtötende und auflösende Wirkung der Seifen auf Pneumokokken durch Immunserum verstärkt wird.

Wir hätten also für die Heilung der Pneumonie im anatomischen Sinne die Autolyse des Exsudates durch zerfallende Leukozyten als genügende Erklärung, für die Abtötung der Bakterien müssen wir die Kombination der Phagocytose, der Wirkung von Immunstoffen und von Zerfallsprodukten der Autolyse verantwortlich machen. Noch nicht erklärt ist aber der Fieberverlauf und die Krise. Die Krise ist in weitem Maße unabhängig von den lokalen Heilungsvorgängen. Wir sehen sie oft vor den ersten Anzeichen der Lösung, oft erst bei voller Resolution eintreten. Dagegen schreitet nach eingetretener Krise die Erkrankung nicht mehr weiter, d. h. Bezirke, die bisher noch ganz gesund waren, werden nicht mehr ergriffen. Es muß also eine Immunität sich vollständig entwickelt haben. Die oben erwähnten Resultate über die Zunahme der Bakterizidie während der Krise sind aber noch zu dürftig, um alles zu erklären. Freilich können wir uns, wie schon G. u. F. Klemperer, Neufeld und Händel u. a. gesagt haben, kaum eine andere Vorstellung machen, als daß die Krisis eintritt, sobald die im Blute sich anhäufenden Antistoffe einen gewissen Schwellenwert erreicht haben. Eine andere Erklärung gibt Friedberger. Er konnte durch Versuche mit Anaphylatoxin bei geeigneter Dosierung der Injektionen typische Krisen und Krankheitsbilder erzeugen, die dem der croupösen Pneumonie vollständig glichen. Damit ist aber noch nicht gesagt, daß anaphylaktische Vorgänge für den Krankheitsverlauf allein verantwortlich gemacht werden sollen. Daß bakterizide und ähnliche Vorgänge für die Erklärung der Krise herangezogen werden müssen, ist wohl unzweifelhaft. Daß die Anaphylaxie eine wichtige Rolle spielt, ist sicher, die Einzelheiten entziehen sich aber bisher der Beurteilung (über die Anaphylaxie bei Pneumonie vgl. Schittenhelm).

Romberg und Paeßler haben gezeigt, daß Infektion mit Pneumokokken zu einer tödlichen Blutdrucksenkung führt, die auf zentraler Lähmung der Gefäßnerven beruht. Außerdem wird aber auch der Herzmuskel geschädigt, wie pathologisch-anatomische Befunde (Degeneration, myokarditische Herde) und klinische Beobachtungen (Überleitungsstörungen) ergeben. Diese Vergiftung des ganzen Zirkulationsapparates genügt an sich vollkommen, um den Tod zu erklären. Aber es liegen auch mechanische Zirkulationsstörungen vor, die den Effekt dieser Intoxikation noch deletärer gestalten. Wie die Betrachtung der pneumonischen Lunge zeigt, findet während der ersten Stadien der Pneumonie eine Stauung, während der grauen Hepatisation eine vollständige Kompression der Lungenkapillaren statt. Eine Zeitlang legte man diesem mechanischen Hindernis im Hinblick auf die S. 231 erwähnten Versuche Lichtheims keine Bedeutung bei. Wir haben aber gesehen (s. S. 232), daß sich auch im Tierexperiment schon nach Verlegung eines relativ kleinen Teiles der Lungenkreislaufbahn Störungen für die Zirkulation nachweisen lassen, sobald an das Herz größere Anforderungen gestellt werden. Um so mehr müssen sie sich geltend machen, wenn das Herz direkt durch die Toxine geschädigt ist und wenn seine Arbeit durch die Vasomotorenlähmung erschwert ist. Wir haben uns vorzustellen, daß das Herz eine ganz bedeutende Mehrarbeit leistet, um trotz der Lähmung der Gefäße den Blutdruck hoch zu halten. Das Blut, das der linke Ventrikel ausgeworfen hat, sammelt sich in den erweiterten Gefäßen, besonders des Splanchnikusgebietes. Als Ausdruck dieser Gefäßlähmung im

Abdomen haben wir wohl auch die Auftreibung des Leibes aufzufassen, die wir in prognostisch ungünstigen Fällen zu sehen gewöhnt sind. Die linke Kammer entleert sich häufiger um möglichst viel Blut in die Aorta zu werfen und den Blutdruck hochzuhalten. Durch die häufigeren Herzkontraktionen wird auch erreicht, daß der rechte Ventrikel den linken so gut als möglich speist und durch seine ausgiebige Entleerung auch eine bessere Ansaugung des Blutes aus den Körpervenen bewirkt. So schöpft das Herz so viel Blut als möglich aus den Körpervenen und wirft es in die Arterien, und dadurch gelingt es bis zu einem gewissen Grad die Gefäßparalyse zu kompensieren, aber nur durch vermehrte Anstrengung. Kommt nun zu dieser Erschwerung der Herzarbeit auch noch eine Vermehrung des Widerstandes in der Lunge, den der rechte Ventrikel zu überwinden hat, so muß sich die Kraft des Herzmuskels um so leichter erschöpfen, namentlich da er ja selbst direkt toxisch geschädigt ist.

Solowzeff hat über den Zustand des Herzens bei einer Reihe von Pneumonikern mittelst der Katzensteinschen Methode Versuche angestellt. Die Methode besteht bekanntlich darin, daß die Arteria femoralis komprimiert und die Veränderungen des Pulses und des Blutdruckes untersucht werden. Beim Gesunden tritt eine Steigerung des Blutdruckes und eine Verlangsamung des Pulses ein, bei Zirkulationsschwäche umgekehrt eine Blutdrucksenkung und eine Pulsbeschleunigung. Solowzeff fand nun, daß die Herzfunktion, gemessen an diesem Maßstab, während des Fiebers relativ gut war, dagegen nach der Krise auffallend schlechter wurde, nach einigen Tagen sich besserte, aber noch viele Wochen lang herabgesetzt war. Das kann nun selbstverständlich nicht bedeuten, daß die Herzschwäche nach der Krise größer sei als vorher, sondern nur, daß auch nach der Krise eine Zirkulationsstörung vorhanden ist, die sich in dem Ausbleiben der normalen Reaktionen ausdrückt. Das erklärt uns wohl das auffallende Schwächegefühl der Pneumoniker nach der Krise. Während des Fiebers ist die normale Reaktion auf Vermehrung des Widerstandes trotz der vorhandenen Schädigung des Herzens und der Gefäße relativ besser erhalten. Die Katzensteinsche Methode kann die Zirkulationsschwäche während des Fiebers nur nicht mit genügender Sicherheit feststellen und quantitativ bestimmen. Dagegen zeigt sie sehr schön die Zirkulationsschädigung, die auch noch in der Rekonvaleszenz vorhanden ist. Bei einzelnen Pneumonikern fand ich mit Gressot eine sehr geringe Pulsenergie nach der Christinschen Energometermethode, bei anderen dagegen (auch bei tödlich verlaufenden) normale Werte.

Allgemeiner Verlauf der typischen Pneumonie. Dem Beginn der Pneumonie gehen nicht selten Prodromalsymptome voraus, die einige Tage dauern können und teils in Müdigkeit, Kopfschmerzen, Appetitlosigkeit usw. bestehen, sich teils in einer Angina oder in Schnupfen und Husten äußern. Namentlich die Angina wird auf Befragen vom Patienten gar nicht so selten angegeben. Doch sind alle diese Beschwerden in der Regel nur sehr gering, häufig fehlen sie ganz.

Die Krankheit selbst beginnt in der Regel ganz plötzlich, häufig mit einem Schüttelfrost. Dieser kann verschieden lange Zeit, bis zu zwei Stunden dauern; der Kranke klappert mit den Zähnen, zittert am ganzen Körper, friert und kann sich auf keine Weise erwärmen. Es besteht ein so schweres Krankheitsgefühl, daß sich der Patient nicht mehr auf den Beinen erhalten kann, sondern sofort hinlegt. Der Frost hört allmählich auf und macht einer oft fast unerträglichen Hitze Platz; die Haut, die während des Frostes blaß war, wird fieberhaft gerötet, lebhafte Kopfschmerzen treten auf, der Kranke fühlt sich ganz zerschlagen oder ist im Gegenteil fieberhaft erregt. Der Appetit fehlt vollständig, nicht selten tritt ein- oder mehrmals Erbrechen auf. Mißt man jetzt die Temperatur, so zeigt sie sich dem Allgemeinzustand entsprechend erhöht, oft über 40°.

Sofort oder nach einigen Stunden verspürt der Patient lebhaftes Seitenstechen. Bei der geringsten Bewegung, beim Husten, bei tiefer Atmung, steigert es sich noch mehr und zwingt den Kranken zu vollständiger Ruhe. Der Sitz des Schmerzes ist nicht immer an der Stelle des erkrankten Lungenlappens, bei Oberlappenpneumonien wird er meistens tiefer empfunden, ja er kann sogar auf der entgegengesetzten Seite auftreten. Die Atmung ist frequent, oberflächlich, häufig etwas unregelmäßig. Nicht selten besteht eine schwere Dyspnoe. Die Atemzüge werden unterbrochen durch trockene

Hustenstöße, die dem Patienten infolge des Seitenstechens sehr unangenehm sind.

Die Schwere der Erkrankung macht einen solchen Eindruck, daß der Arzt von vielen Patienten sofort gerufen wird. Er findet den Kranken dyspnoisch, mit fieberhaft gerötetem, häufig etwas cyanotischem Gesicht, geröteten Augen, die infolge von Feuchtigkeit und leichter Pupillendilatation einen auffallenden Glanz zeigen. Gelegentlich läßt sich auch beobachten, daß die Wange auf der Seite der Lungenerkrankung stärker gerötet ist als die andere. Das Aussehen des Patienten, die oberflächliche, frequente Atmung, die Bewegung der Nasenflügel bei jedem Atemzug, der plötzliche Beginn der Krankheit und die Klagen über Seitenstechen lassen an eine Pneumonie denken. Aber bei der Untersuchung der Lungen ist noch nichts davon nachzuweisen. Höchstens das Zurückbleiben einer Brusthälfte kann die Diagnose wahrscheinlicher machen.

Nach einem oder zwei Tagen lassen die Schmerzen nach, die Atmung wird infolge dessen etwas weniger dyspnoisch, bleibt aber immer noch frequent. Der Husten wird weniger, und nun fördert er auch manchmal das charakteristische rostbraune Sputum zutage. Auf der Oberlippe, am Naseneingang oder an einer anderen Stelle des Gesichtes erscheint ein Herpes. Die Temperatur ist immer noch gleich hoch. Die Haut ist gerötet und feucht. Jetzt kann man auch schon über einem Teil der Lunge einen tympanitischen Schall oder gar eine Dämpfung, bei der Auskultation Bronchialatmen oder wenigstens leises Knistern nachweisen.

Dieser Zustand hält in leichten Fällen einige Tage weiter an. Die Temperatur hält sich auf der Höhe, der Puls ist beschleunigt, meistens 100 bis 120 Schläge, die Dyspnoe und das allgemeine Krankheitsgefühl bleiben gleich und werden erst gegen den sechsten bis achten Tag hin etwas stärker. Auch der Puls kann um diese Zeit etwas mehr beschleunigt, kleiner und schlechter gefüllt werden, die Cyanose etwas zunehmen. Die Infiltration der Lungen kann sich weiter ausbreiten, sie kann aber auch schon in Lösung übergehen. Dann bricht ein starker Schweiß aus, die Temperatur, die noch etwas stärker angestiegen war, fällt im Laufe von 12—24 Stunden zur Norm ab, der Kranke atmet viel freier, sein Gesicht nimmt vorübergehend eine blassere, dann eine normale Gesichtsfarbe an und nach dem Absinken des Fiebers fühlt sich der Patient plötzlich ganz gesund, nur noch schwach, und versinkt in einen erquickenden Schlaf. Dem Eintritt der Krise geht häufig eine Verschlimmerung aller Symptome, eine Perturbatio critica, voraus.

In schwereren Fällen tritt die Krise nicht so prompt ein. Die Dyspnoe und die Schwäche nehmen zu; die Temperatur kann hoch bleiben, im ganzen etwas heruntergehen oder nur vorübergehende Senkungen zeigen, ohne daß die Schwere des Krankheitsbildes dadurch beeinflußt wird. Der Puls wird frequenter und schwächer, Angstzustände, Delirien und Somnolenz können sich einstellen, die Cyanose nimmt zu, Kollapse treten auf. Diese schweren Erkrankungen lassen aber immer noch die Hoffnung zu, daß die Entfieberung schließlich doch noch eintritt. Es kann sich aber auch Lungenödem hinzugesellen und den Tod herbeiführen. In anderen Fällen wird man durch eine plötzliche Änderung der vorher relativ leichten Symptome überrascht, und die Verschlimmerung kann in kurzer Zeit zum Tod führen. Aber auch wenn die Krise glücklich überstanden ist, so ist man vor gefährlichen Komplikationen noch nicht sicher.

Spezielle Symptomatologie. 1. Fieber. Der Schüttelfrost leitet nicht in jedem Fall die Erkrankung ein. Seine Häufigkeit wird sehr verschieden angegeben, im Durchschnitt dürfte er in etwa der Hälfte der Fälle ausgesprochen sein, und Jürgensen dürfte Recht haben, wenn er sagt, daß der Schüttelfrost oder mindestens ein Frieren in $^3/_5$ aller Fälle das Anfangssymptom bildet. Auch wenn er fehlt, so wird meistens schon am ersten oder zweiten Tage der Höhepunkt der Temperatur erreicht, doch gibt es nicht so ganz selten Fälle, in denen die Temperatur ganz langsam ansteigt und erst am vierten oder fünften Tage die Höhe erreicht, so daß die Temperaturkurve der eines Abdominaltyphus gleicht.

Die Regel ist, daß die Temperatur vom ersten Tag bis zur Krisis auf der Höhe bleibt und nur Schwankungen zeigt, die 1^0 kaum übersteigen. Die Temperatur ist meistens so hoch, daß mindestens die Abendtemperaturen regelmäßig 39^0, häufig auch 40^0 übersteigen. Doch gibt es nicht selten Fälle, in denen die Temperatur niemals über 39^0 steigt, ohne daß es sich um alte Leute oder um asthenische Pneumonien handelte. Bekannt ist die niedrige Temperatur bei den Pneumonien der Greise, bei denen die Krankheit sogar manchmal vollständig fieberlos verlaufen kann. Doch erscheint die Temperatur bei alten Leuten bisweilen nur bei Axillarmessung niedrig, während das Thermometer im Rektum Fieber anzeigt.

Nicht selten ist ein **unregelmäßiger Verlauf der Temperaturkurve**. Manchmal kommen fast jeden Tag Remissionen vor, die mehrere Grade betragen können. Manchmal kommt es zu einer einzigen Intermission, einer sog. Pseudokrise. Wieder in anderen Fällen steigt die Temperatur, die mehrere Tage lang zwischen 38 und 39^0 geschwankt hatte, plötzlich und verläuft nun bis zur Krise auf einem um ca. 1^0 höheren Niveau. Bisweilen kann man feststellen, daß ein plötzlicher Anstieg der Temperatur mit der Ausbreitung der Pneumonie auf einen bisher noch nicht ergriffenen Lappen zusammenhängt, oft aber auch erscheint ein solcher Anstieg vollständig unabhängig von den durch physikalische Untersuchung feststellbaren lokalen Veränderungen. Auch bei den am regelmäßigsten verlaufenden Kurven sieht man meist vom ersten Tag bis zur Mitte der Krankheit einen langsamen Anstieg, von da bis zur Krise einen ebenen Verlauf. Selten sind hyperpyretische Temperaturen, die besonders bei schweren nervösen Symptomen kurz vor oder selbst nach dem Tode auftreten.

Tiefes Sinken der Temperatur kommt vor bei **Kollapsen**. Diese können in jedem Stadium der Krankheit vorkommen (vgl. auch S. 405f.). Von der Pseudokrisis unterscheiden sie sich meist durch die subfebrile Temperatur, besonders aber durch den schlechten Puls und den schweren Allgemeinzustand. Die **Pseudokrisis** tritt in der Regel zwei bis drei Tage vor der definitiven Krise ein. Sie führt meist zu einem ausgesprochenen Wohlbefinden des Kranken, der Puls sinkt aber nicht so tief wie bei der wirklichen Krise, so daß aus dem Verhalten der Pulsfrequenz in der Regel geschlossen werden kann, ob es sich um eine Krisis oder Pseudokrisis handelt. Wie Stuber gezeigt hat, fehlt auch bei der Pseudokrisis das für die Krise charakteristische Ansteigen des phagocytären Index.

Die **Krisis** tritt meistens, nach Fränkel in 24 % der Fälle, am siebenten Tage auf. Fränkel fand am zweithäufigsten die Krise am sechsten, dann am neunten, dann am fünften Tag. Von Krisis sprechen wir, wenn die Temperatur in 12—24 Stunden zur Norm abfällt. Dauert die Entfieberung länger, so sprechen wir von protrahierter Krise, oder, wenn die Dauer sich über zwei Tage erstreckt, von Lysis. Bei der Krisis sehen wir bisweilen ein mehr staffelförmiges Absinken, bisweilen noch eine Unterbrechung durch eine ziemlich hohe Abendtemperatur.

Die lytische Entfieberung kommt in etwa $^1/_4$ der Fälle vor. Besonders häufig ist sie, wie auch ein unregelmäßiger Verlauf der Temperaturen, bei alten

Leuten und bei den sog. sekundären Pneumonien, d. h. Pneumokokkenerkrankungen im Verlauf von anderen Krankheiten. Sie kann sich auf länger als eine Woche erstrecken.

Nachfieber nach erfolgter Krisis oder Lysis, die nicht auf Komplikationen beruhen, sehen wir gar nicht selten. Zunächst sieht man in der Regel nach erfolgter Krisis die Temperatur am ersten Abend noch auf wenig über 37° steigen, und vereinzelte Temperatursteigerungen über 37°, selten über 38°, sieht man fast nach jeder Pneumonie, oft noch nach mehreren Wochen. Vielleicht handelt es sich um Resorptionsfieber, bedingt durch das noch vorhandene Alveolarexsudat. Auf allen beigegebenen Kurven sind sie zu sehen. Als Nachfieber sind aber nur die Fälle zu bezeichnen, in denen es zu stärkeren Temperatursteigerungen kommt. Doch besteht keine prinzipielle Trennung und auch keine deutliche Grenze gegenüber den erwähnten Steigerungen. Andererseits sieht man bisweilen stärkere Temperatursteigerungen, die sich von richtigen Rückfällen kaum unterscheiden.

Abb. 22 zeigt die Kurve eines Patienten, bei der zunächst zweifelhaft erscheint, ob wir von einem Nachfieber, von einer rekurrierenden Pneumonie oder von einer Pseudokrise sprechen sollen. Am ehesten dürfte der Ausdruck rekurrierende Pneumonie am Platze sein, da die erste, drei Tage dauernde Erkrankung eine Pneumonie des linken Unterlappens war, sich dagegen während der zweiten Fieberperiode eine geringe Dämpfung, Bronchialatmen und spärliches Knisterrasseln über dem oberen Teil des rechten Unterlappens nachweisen ließ, während im linken die Resolution in vollem Gange war.

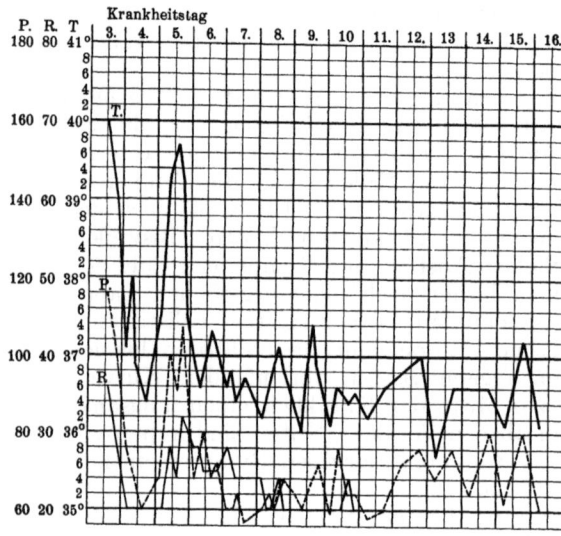

Abb. 22.
Temperaturkurve einer rekurrierenden Pneumonie. 29 jähriger Mann. 3 tägiges Fieber mit Infiltration des l. Unterlappens, nach der Krise neuer Fieberanstieg mit Infiltration im r. Unterlappen.

Rekurrierende Pneumonien sind ziemlich selten. Die Dauer zwischen den Anfällen kann wenige Tage, aber auch mehrere Wochen betragen. Gelegentlich ist der zweite Anfall der längere. Besonders häufig sehen wir kurze Rückfälle nach kurzen Pneumonien auftreten. Fränkel betont die Notwendigkeit, den Namen „rekurrierende Pneumonie" auf die Fälle zu beschränken, bei denen ein erneuter Anfall in der Rekonvaleszenz auftritt und den Namen der rezidivierenden Pneumonie für das mehrmalige Erkranken im Laufe des Lebens zu reservieren. G. Sée hat die Namen Pneumonie à rechute und Pneumonie récidive eingeführt. Meistens wird bei dem in der Rekonvaleszenz auftretenden Rezidive der schon früher befallene Lappen von neuem betroffen. Oft sind beim Beginn der Neuerkrankung die Reste der ersten Entzündung, wie sie die physikalische Untersuchung ergibt, noch nicht ganz abgelaufen.

Einzelne Menschen scheinen für atypisch verlaufende Pneumonien disponiert zu sein. Die beiden Kurven Abb. 23 und Abb. 24 stammen von demselben jungen Mann, die Abb. 23 aus dem Jahre 1908, Abb. 24 aus dem Jahre 1912.

Die Erkrankungen der Trachea, der Bronchien, der Lungen und der Pleuren.

2. **Physikalische Symptome von seiten der Lunge.** Die physikalische Untersuchung ergibt ziemlich sichere Schlüsse über das anatomische

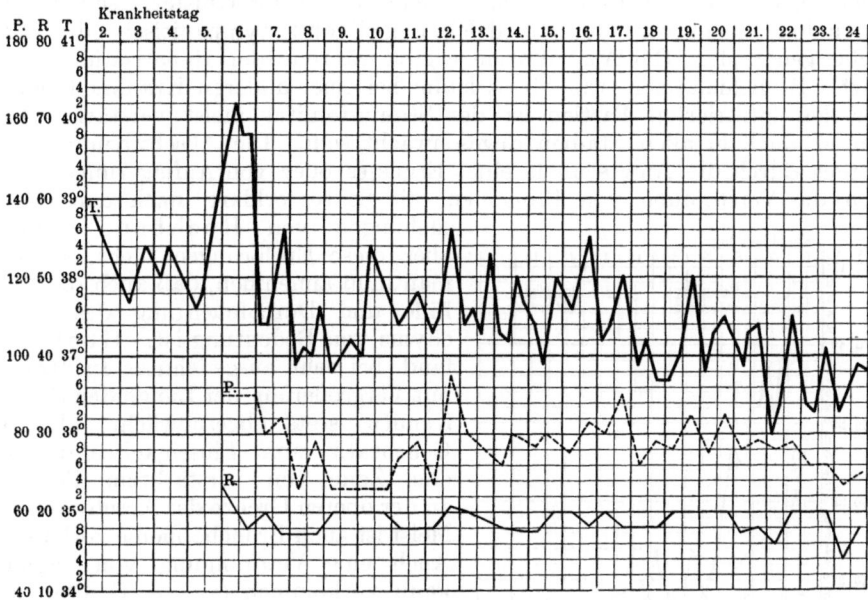

Abb. 23.

Atypisch verlaufende Pneumonie bei 24 jährigem Mann. 8 Tage lang allgemeines Unwohlsein, dann Beginn mit Schmerzen auf der Brust, kein Schüttelfrost. Langsam entstehende Pneumonie im linken Unterlappen. Am 3. Tage Herpes labialis. Langsame Lösung ohne Komplikationen.

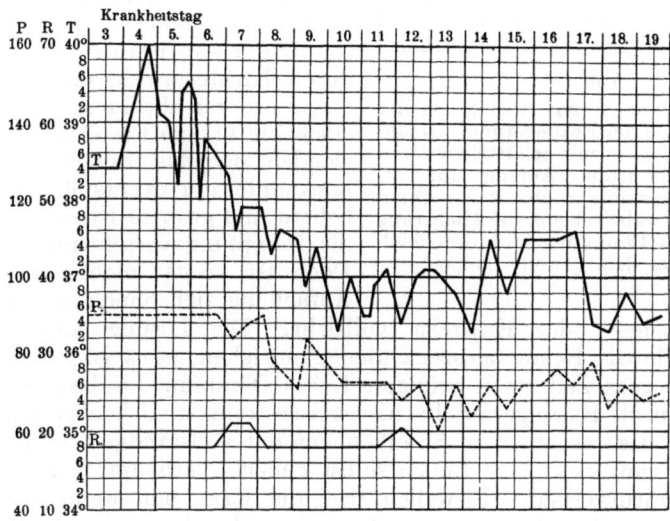

Abb. 24.

Atypische Pneumonie beim gleichen Mann wie Abb. 23, 4 Jahre später, 14 Tage vor dem Auftreten des Fiebers Stiche auf der Brust und Müdigkeit. Fieberanstieg ohne Schüttelfrost. Pneumonie im linken Unterlappen, Pneumokokken im Blute. Allmähliche Lösung ohne Komplikationen.

Verhalten der Lunge. Im Stadium der Anschoppung findet man freilich nur einen etwas vertieften oder tympanitischen Schall mit unreinem Atmen. Sobald aber die Infiltration beginnt, zeigt sich zuerst Knisterrasseln (Crepitatio indux), dann wird der Schall leiser, gedämpft, tympanitisch oder sogar absolut gedämpft. Die Auskultation ergibt während der Hepatisation ein so scharfes Bronchialatmen, wie wir es kaum bei einer anderen Krankheit hören. Über den infiltrierten Partien ist der Stimmfremitus meist verstärkt, doch kann er auch in allen Stadien abgeschwächt sein. Die Abschwächung wird meistens durch die Anwesenheit eines Ergusses oder von Auflagerungen oder durch die Verstopfung von Bronchien mit Sekret erklärt, nach den Untersuchungen von Hochhaus genügen aber diese Erklärungen nicht, sondern man muß annehmen, daß auch die Blutfülle und Durchfeuchtung des Parenchyms von Bedeutung ist. Hochhaus fand bei sehr ausgedehnter Infiltration mit Vergrößerung der Lunge den Stimmfremitus stets abgeschwächt, aber im Gegensatz zum Flüssigkeitserguß nie eine Zone von verstärktem Fremitus an der oberen Grenze der Abschwächung. Meist ist auch Bronchophonie vorhanden. Auch eine Verdrängung von Organen kann vorkommen (vgl. u. S. 408, massive Pneumonie).

In den nicht pneumonischen Lungenbezirken hört man häufig feuchte Rasselgeräusche oder Giemen, bald in geringerer, bald in größerer Ausdehnung. Sie rühren von einer begleitenden Bronchitis her, die niemals ganz fehlt.

Die Resolution zeigt sich zuerst durch Knisterrasseln an (Crepitatio redux), das reichlicher ist und oft gröber erscheint als die Crepitatio indux, dann wandelt sich das Bronchialatmen in unbestimmtes um, es entstehen immer reichlichere und gröbere Rasselgeräusche und die Dämpfung verschwindet allmählich. Doch ist es gar nicht selten, daß die Aufhellung sich ohne das Auftreten von Rasselgeräuschen oder Knistern vollzieht. Die Lösung kann sich noch wochenlang in die Rekonvaleszenz hinein hinziehen, ja es ist sogar die Regel, daß man längere Zeit nach erfolgter Krisis Dämpfung, unbestimmtes Atmen und häufig noch Rasselgeräusche nachweisen kann, und höchst selten entläßt man einen Patienten aus dem Krankenhaus mit vollständig normalem Befund. Die Veränderungen an der Lunge selbst gehen überhaupt nicht parallel mit dem Temperaturverlauf. Bisweilen tritt die Krise ein, wenn alles in voller Resolution ist, bisweilen, wenn sich noch nicht das geringste Zeichen von Lösung zeigt.

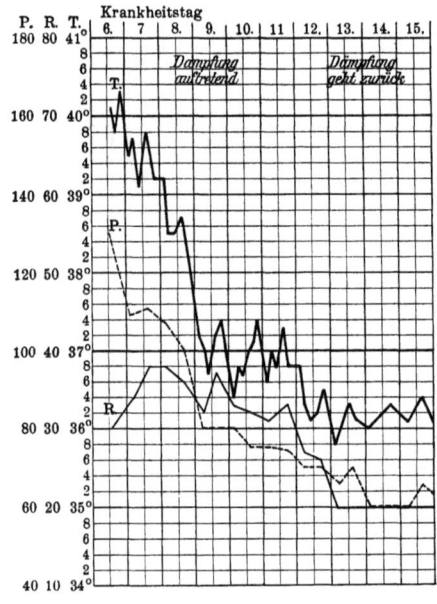

Abb. 25.
Croupöse Pneumonie mit Ausbildung der Infiltration nach der Entfieberung. 37 jähriger Mann. Beginn mit Schüttelfrost und rostfarbenem Sputum. Anfangs nur vereinzelte Rasselgeräusche über dem rechten Unterlappen, während der Entfieberung Auftreten von Dämpfung und Bronchialatmen über dem ganzen Lappen.

Abb. 25 gibt die Kurve eines Patienten wieder, bei dem während des ganzen fieberhaften Stadiums überhaupt keine Dämpfung und kein Bronchialatmen nachzuweisen war und erst während der protrahierten Krise die Dämpfung mit allen anderen physikalischen Symptomen (kein Exsudat!) auftrat, um nach einer Woche wieder zu verschwinden.

Die Erkrankungen der Trachea, der Bronchien, der Lungen und der Pleuren. 401

Einzelne Eigentümlichkeiten des physikalischen Befundes bei der Pneumonie der Kinder und der Greise sind S. 411f. besprochen.

Am häufigsten ist der Unterlappen der rechten Lunge, dann der der linken befallen. Die Oberlappen fand Fränkel nur in 16,4% seines Materials erkrankt. In der großen Statistik von Jürgensen fallen 53,1% auf die rechte, 36,5% auf die linke und 10,4% auf beide Lungen. Manchmal breitet sich die Erkrankung von einem Lappen kontinuierlich auf einen benachbarten aus (Pneumonia migrans), manchmal springt sie aber plötzlich auf einen anderen Lappen, auch auf die andere Seite über (erratische Pneumonie).

Je ausgedehnter die Pneumonie ist, um so größer ist die mechanische Gefahr für die Zirkulation. Ausgedehnte Pneumonien sind also immer ge-

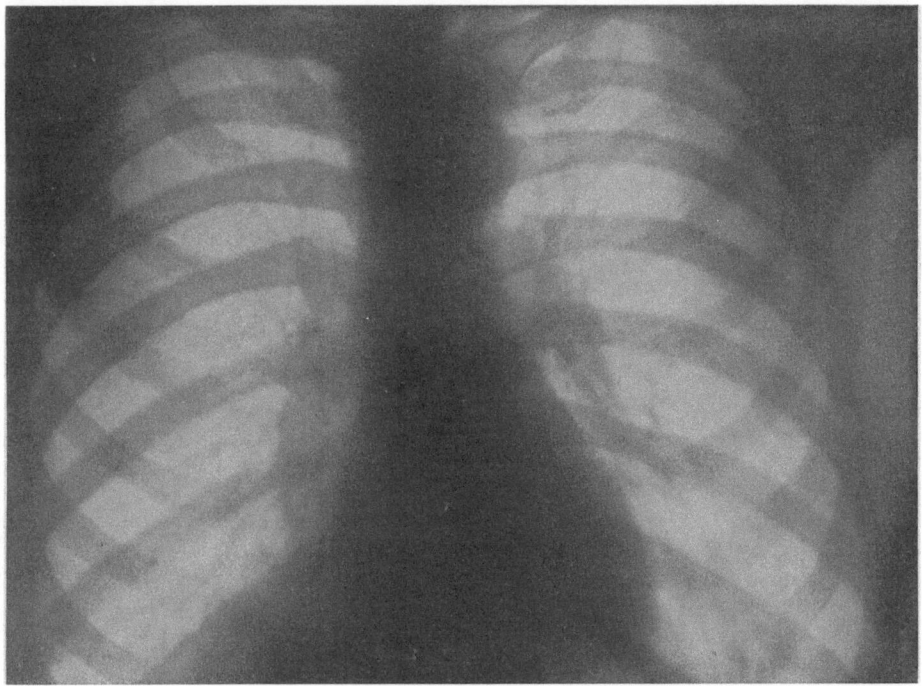

Abb. 26.
Röntgenbild einer croupösen Pneumonie des rechten Unterlappens bei 45 jährigem Patienten. 3. Krankheitstag. Keine Dämpfung, keine deutliche Veränderung des Atemgeräusches. Das Röntgenbild zeigt nur intensiven Hilusschatten.

fährlich, aber kleine Pneumonien sind nicht ungefährlich, besonders gefährlich sind die Oberlappenpneumonien, bei denen auch besonders häufig Delirien vorkommen. Bei Kindern sind die Oberlappenpneumonien viel häufiger als bei Erwachsenen.

Ziemlich selten sind die zentralen Pneumonien, bei denen Auskultation und Perkussion keinerlei Abweichungen erkennen lassen und die Diagnose aus dem Verlauf, den Allgemeinerscheinungen und dem Sputum gestellt werden muß. Nun ist auf Grund von Röntgenuntersuchungen behauptet worden, daß jede Pneumonie als zentrale beginne, doch lassen sich die Befunde auch anders deuten.

3. **Röntgenuntersuchung.** Was die Röntgenuntersuchung der Pneumonie betrifft, so ist zu bemerken, daß die Technik der Aufnahme nicht immer leicht ist, weil die Schatten nicht immer sehr intensiv sind. Im Beginn der Pneumonie sieht man manchmal einen ganz schwachen gleichmäßigen Schleier über der erkrankten Partie, der sich nur in der Hilusgegend zu einem intensiveren Schatten verdichtet.

Auf Abb. 26 ist nur dieser intensive Hilusschatten zu erkennen, der Schleier nicht. Der Hilusschatten gleicht sehr dem Schatten, den wir häufig auch bei Stauungslunge sehen. Ich glaube daher, daß er in erster Linie von der Hyperämie des Kongestionsstadiums herrührt. Daneben ist zu beachten, daß in der Hilusgegend die von den

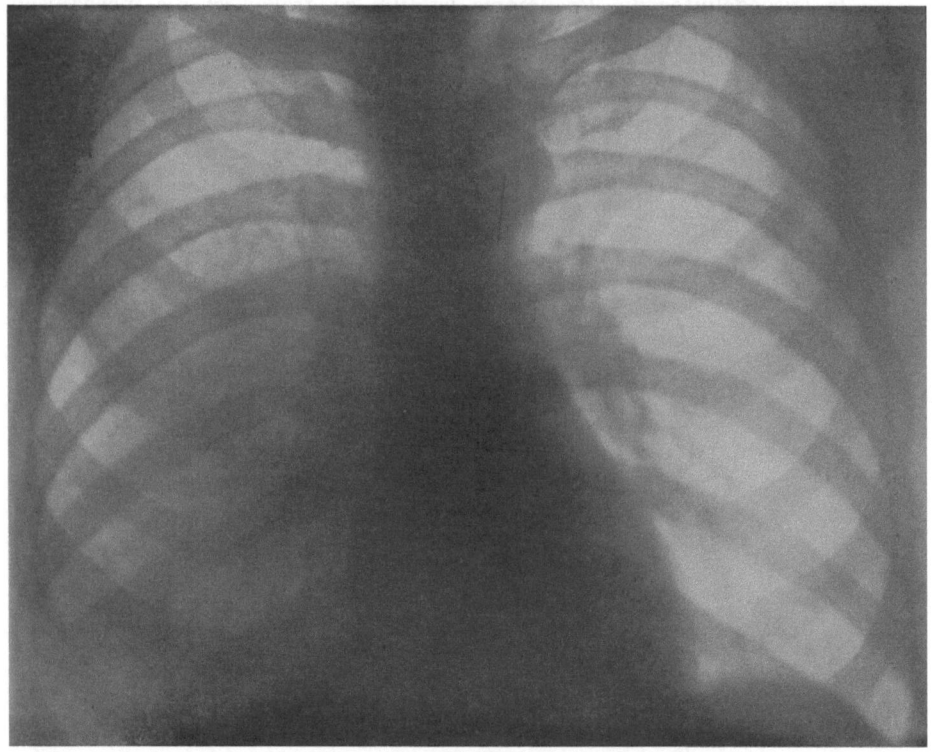

Abb. 27.
Röntgenbild des gleichen Falles von croupöser Pneumonie wie Abb. 26. 7. Krankheitstag. Intensive Dämpfung und Bronchialatmen über dem rechten Unterlappen.

Röntgenstrahlen passierte Lungenschicht am dichtesten ist, daß daher sich die Schatten dort summieren müssen.

Später verdichtet sich der schleierartige Schatten immer mehr, wird intensiver und zeigt, je nach der Ausbreitung des Prozesses, eine verschiedene Ausbreitung und Begrenzung (vgl. Abb. 27). Selten ist er so intensiv wie der der Pleuritis, und immer fehlt die für Pleuritis so charakteristische, nach oben konkave Begrenzung. Es ist nicht immer leicht, aus dem Röntgenbild die Ausdehnung und den Sitz der Pneumonie genau zu erkennen. Die Röntgenstrahlen zeigen uns ja ein vergrößertes Bild, und zwar um so stärker vergrößert, je näher der schattengebende Teil an der Röhre, je weiter entfernt er von der Platte ist. Über die einzelnen sich ergebenden Regeln für die Lokalisation siehe Steyrer und Rieder. Der Schatten erscheint meistens etwas marmoriert, und oft läßt sich aus ihm erkennen, daß die Veränderungen der Lunge selbst ausgedehnter sind, als nach der physikalischen Untersuchung zu erwarten war. (Vielleicht auch Atelektasen, Bronchitiden im nicht pneumonisch erkrankten Gebiete.) Bei der Lösung zeigt sich eine gleichmäßig verteilte oder vom Hilus, seltener von der Peripherie, ausgehende, häufig auch fleckförmige Aufhellung.

4. **Das pneumonische Sputum.** Der typisch pneumonische Auswurf ist rostbraun, zäh, glasig durchscheinend und enthält gelegentlich makroskopisch sichtbare, drehrunde, verzweigte Ausgüsse der feineren Bronchien. Seine Menge ist wechselnd, manchmal sieht man während des ganzen Verlaufes der Erkrankung nur ein oder zwei Sputa, gelegentlich fehlt er ganz. Meistens erscheint er am zweiten oder dritten Tage, und es werden dann täglich ein bis mehrere Eßlöffel ausgeworfen. Die Menge kann aber auch bis zu 200 ccm betragen.

Die mikroskopische Untersuchung ergibt rote Blutkörperchen, die gequollen, kugelig erscheinen und sich nicht geldrollenförmig aneinander legen. Sie machen auch einen blassen Eindruck. Außerdem sind spärliche weiße Blutkörperchen und mehr oder weniger reichlich Pneumokokken vorhanden, ferner häufig Fibrinfäden (vgl. Abb. 19).

Chemisch besteht das Sputum im wesentlichen aus einer Eiweißlösung und ist namentlich reich an Nuklein, das seine zähe Beschaffenheit verursacht. Die rostbraune oder mehr gelbliche Farbe des Auswurfs (Sputa rubiginosa, crocea) rührt wohl von dem ausgelaugten Blutfarbstoff her.

Fawizky hat zwar in Pneumokokkenkulturen einen roten Farbstoff gefunden und glaubt, daß er durch die Pneumokokken aus dem Blutfarbstoff gebildet werde. Wir sehen aber gleiche Sputa gelegentlich auch bei Lungeninfarkt, so daß eine besondere Pneumokokkenwirkung nicht postuliert werden muß.

Grüne Farbe des Sputums sieht man in erster Linie bei Ikterus, bei dem man den Gallenfarbstoff im Sputum auch durch Jodzusatz nachweisen kann. Doch kommt eine grünliche Färbung auch bei verzögerter Resolution, bei Übergang in Abszeßbildung und bei käsiger Pneumonie vor. Nach einigen Autoren (z. B. Herzfeld und Steiger, Med. Klinik 1910, S. 1415) kommt Gallenfarbstoff überhaupt in jedem pneumonischen Sputum vor, bisweilen auch Urobilin. Ziegelrote Färbung sieht man bei Herzkranken.

Die Herkunft des pneumonischen Sputums ist nicht ganz einfach zu erklären. Aus den hepatisierten Partien kann es nicht gut stammen, da in diesen die Pfröpfe ja sehr fest sitzen und andererseits das Sputum nicht aus geronnenem Fibrin besteht. Es wird deshalb vielfach angenommen, daß es von den feinen Bronchien produziert werde. Hanau vermutet, daß es aus den Alveolen, die sich noch im Stadium der Anschoppung befinden, herstamme. Das erscheint aber deshalb unwahrscheinlich, weil wir nicht selten auch noch nach der Krise die Entleerung des rostfarbenen Sputums beobachten können, also zu einer Zeit, da sich wohl gar keine Lungenpartie im Stadium der Anschoppung befindet.

Tritt Lungenödem zur Pneumonie hinzu, so wird das Sputum dünner, zwetschenbrühenartig.

Gegen Ende der Pneumonie und nach der Krise verändert das Sputum in der Regel sein Aussehen. Die rote Farbe und die zähe Konsistenz verlieren sich immer mehr und der Auswurf nimmt immer mehr den Charakter eines gewöhnlichen, schleimig-eitrigen oder mehr eitrigen bronchitischen Sputums an. Es gibt auch Fälle von Pneumonie, in denen das Sputum von Anfang bis zu Ende rein bronchitisch aussieht, und zwar sind es nicht nur solche, in denen vorher eine Bronchitis bestand.

5. **Zirkulationsapparat.** Die Hauptgefahr der Pneumonie besteht in der Zirkulationsschwäche. Deshalb sind die Symptome von seiten des Herzens und der Gefäße besonders wichtig.

Am Herzen selbst können wir nicht selten eine Verbreiterung nach rechts nachweisen, die indessen meist nur etwa eine Fingerbreite beträgt, so daß kritische Ärzte oft dem Nachweis dieser Verbreiterung nicht recht trauen. Es ist deshalb wichtig, daß Dietlen diese Verbreiterung auch orthodiagraphisch in vielen Fällen feststellen konnte. Schon vorher hatte Holzknecht eine Vergrößerung des rechten Herzrandes und eine verstärkte Pulsation des mittleren Bogens beschrieben und als Ausdruck einer akuten Dilatation des rechten Herzens und einer stärkeren Füllung der Pulmonalarterie aufgefaßt. Auf das Vorkommen von Galopprhythmus hat Fräntzel hingewiesen, doch ist er nicht sehr häufig. Verstärkung des zweiten Pulmonaltones ist ein fast regelmäßiger Befund.

Der Puls ist beschleunigt, in der Regel 100 bis 120 Schläge in der Minute. Eine Pulsfrequenz von mehr als 120 deutet immer (außer bei Kindern) auf einen schweren Zustand hin, namentlich, wenn die Respirationsfrequenz sehr hoch ist. Je höher der Puls im Verhältnis zur Höhe des Fiebers ist, um so ernster ist die Prognose.

Unregelmäßigen Puls können wir in verschiedenen Stadien der Pneumonie finden. Am häufigsten ist er während der Krise. Hier handelt es sich oft um eine einfache hochgradige Labilität, oft um Extrasystolen. Während des Fiebers hat das Auftreten von Intermittenzen immer eine sehr ernste Bedeutung, sowohl wenn es sich um Extrasystolen, als auch namentlich, wenn es sich um Überleitungsstörungen handelt, die ja nur durch Myokardschädigungen zustande kommen. Die im Beginn der Pneumonie vorkommenden Irregularitäten haben eine wesentlich weniger schlimme Bedeutung.

Ich habe in einem Fall am ersten Tage der Erkrankung eine Unregelmäßigkeit beobachtet, die den Eindruck einer schweren Arythmia perpetua machte (der schwere kollapsartige Zustand machte eine instrumentelle Analyse im Privathause unmöglich), aber am zweiten Tag vollständig verschwand und einem verhältnismäßig guten Puls Platz machte. Der Patient machte eine asthenische Pneumonie und ein Empyem durch und starb erst in der Rekonvaleszenz an einer Lungenembolie. Übrigens habe ich auch schon sichere Überleitungsstörungen auf der Höhe der Krankheit beobachtet, die mit Eintritt der Krise aufhörten.

In der Rekonvaleszenz ist am häufigsten eine respiratorische Arythmie vorhanden, die keinerlei Bedeutung hat. Gar nicht so selten sieht man vorübergehend Überleitungsstörungen auftreten.

Der Blutdruck ist während der Pneumonie häufig etwas erniedrigt, doch gibt es auch viele Fälle, die während des ganzen Verlaufes einen normalen Blutdruck zeigen. Im ganzen (aber durchaus nicht immer) sind die Fälle mit erniedrigtem Blutdruck die schwereren. Die Erniedrigung ist gewöhnlich nicht sehr intensiv. Nur vor dem Tode sieht man gelegentlich ein Herabgehen unter 80 mm Quecksilber. In der Regel stellt sich das Sinken des Blutdruckes erst im Verlauf der Erkrankung ein, während im Beginn der Blutdruck sogar auffallend hoch ist. Nach der Krise kann der Blutdruck ohne Zeichen irgendwelcher Störung des Allgemeinbefindens unter die Norm sinken.

Häufig stellt sich im Laufe der Krankheit Dikrotie des Pulses ein, ohne daß der Blutdruck abzusinken braucht. Eine bestimmte prognostische Bedeutung hat sie nicht. Wichtiger als die Spannung ist die Füllung und die Frequenz des Pulses.

Auf dem Versagen der Zirkulation beruht der Kollaps, bei dem der kleine, frequente, häufig unregelmäßige Puls und die Kühle und Cyanose der Extremitäten auch ohne Erniedrigung der Bluttemperatur vorkommen können.

Aufrecht unterscheidet vier Arten von Kollaps, 1. beim Einsetzen der Krankheit, 2. im Verlauf der Pneumonie, 3. während der Krise bzw. Entfieberung, 4. nach der Krise. Er weist darauf hin, daß sich die Schwere und Gefahr des Kollapses in der angeführten Reihenfolge steigere. Speziell die Kollapse nach der Krisis können fast momentan zum Tode führen und den Eindruck einer Lungenembolie machen, ohne daß die Sektion eine solche ergibt.

Das Lungenödem ist der häufigste Ausgang der tödlich endigenden Pneumonien. Meistens tritt es ein, nachdem ein allmähliches Schlechterwerden des Pulses auf den Ernst der Lage aufmerksam gemacht hatte. Gar nicht selten bleibt aber der Puls gut, und ganz plötzlich, noch während die Radialarterie sich kräftig und gut gefüllt anfühlt, tritt das Lungenödem ein. Der Kranke bekommt starke Atemnot, das Gesicht wird cyanotisch, kalter Schweiß bedeckt die Haut, und bei jedem Atemzug hört man immer lauter werdendes Rasseln. Die Auskultation ergibt anfangs nur ein lautes, unreines Atemgeräusch über beiden Lungen, dann mehr oder weniger ausgedehnte feinblasige Rasselgeräusche. Der Kranke hustet oft, aber durchaus nicht immer, ein schaumiges, zwetschenbrühenartiges Sputum aus, gelegentlich auch ein Sputum, das sich durchaus nicht von dem gewöhnlichen Ödemsputum unterscheidet. Das Auswerfen bringt aber keinerlei Erleichterung, die Atemnot nimmt zu, das Bewußtsein trübt sich und schon nach wenigen Minuten kann der Tod eintreten. Die Symptome im Beginne des Ödems können gelegentlich den Eindruck machen, als ob sich die Krise vorbereite. Nicht immer verläuft das Ödem in dieser akuten Weise, sondern es kann sich auch ganz allmählich, fast unmerklich einstellen. Man findet über einem bisher noch gesunden Unterlappen etwas Knisterrasseln und vermutet vielleicht das Übergreifen der Pneumonie auf diese Stelle. Mit der Zeit verbreitet sich das Rasseln und die Zeichen gestörter Zirkulation veranlassen eine Revision der Diagnose. Oft bleibt aber auch das Ödem auf einen kleinen Bezirk beschränkt und der Patient übersteht die Erkrankung.

6. Nervensystem. Nächst dem Zustand der Zirkulation ist das Wichtigste für den Verlauf der Pneumonie das Verhalten des Nervensystems. In vielen Fällen beobachtet man ein aufgeregtes Wesen des Patienten. Seltener ist Somnolenz, die besonders bei alten Leuten am Tage zu beobachten ist, während nachts Delirien auftreten können.

Besonders wichtig sind die Delirien, von denen wir drei Arten unterscheiden können. Das Fieberdelirium kann jederzeit während der erhöhten Temperatur auftreten. Besonders häufig ist es bei den Oberlappenpneumonien. Erschöpfungsdelirium tritt gelegentlich während der Krisis oder noch später auf; zu dieser Form sind auch die Delirien zu rechnen, die am Ende des fieberhaften Stadiums auftreten und die Entfieberung einige Tage überdauern. Das Delirium tremens tritt fast bei jeder Säuferpneumonie auf und unterscheidet sich (außer der ungünstigen Prognose) nicht vom gewöhnlichen alkoholischen Delirium.

Eine regelmäßige Begleiterscheinung der Pneumonie ist die Schlaflosigkeit, die den Patienten durch die damit verbundene Unruhe und Vermehrung der Herzarbeit schädlich ist.

Im Beginn der Pneumonie können alle möglichen Krampfformen bei dazu disponierten Individuen auftreten, Tetanieanfälle bei spasmophilen Kindern, epileptische und paralytische Anfälle bei Epileptikern und Paralytikern.

Starke motorische Unruhe und Aufregung sehen wir besonders bei der asthenischen Pneumonie. Im ganzen verschlimmert sie die Prognose. Daß alle Formen von Delirien eine üble Vorbedeutung haben, ist selbstverständlich.

Bisweilen zeigen die **Pupillen** vorübergehende reflektorische Starre. Die **Patellarreflexe** verschwinden in seltenen Fällen für kurze Zeit. Der **Meningismus** ist bei den Komplikationen besprochen.

7. **Verhalten des Blutes.** Die Pneumonie gehört zu den Krankheiten, die in der Regel mit starker **Leukocytose** verbunden sind. Zahlen von 15 000 bis 30 000 sind häufig, höhere kommen nur bei Kindern oder unmittelbar vor der Krise vor, wo man gelegentlich eine richtige Leukocytenkrise beobachten kann. Vor, während oder nach dem Temperaturabfall sinkt die Zahl der Leukocyten mehr oder weniger plötzlich. Die Vermehrung betrifft fast ausschließlich die Polynukleären, während die Eosinophilen vermindert sind und häufig ganz fehlen, um gegen die Krise hin wieder zu erscheinen. Ihr Wiederauftreten ist im ganzen von günstiger prognostischer Bedeutung. Während des kritischen Leukocytensturzes kommt es zu einer relativen Vermehrung der mononukleären Zellformen. Im ganzen kann aus der Höhe der Leukocytose kein prognostischer Schluß gezogen werden (vgl. v. Wyß).

Die Zahl der roten Blutkörperchen zeigt in der Regel während der Pneumonie eine Verminderung, die mehr als eine Million pro cmm betragen kann. Sie wird vielfach auf Wasserretention zurückgeführt.

Auffallend und schon den alten Ärzten bekannt ist die Vermehrung des **Fibrins** im Blut. Erwähnt ist oben das Vorkommen von **Albumosen.** Die **Harnsäure** ist im Blut wiederholt vermehrt gefunden worden, was sich leicht durch den gesteigerten Leukocytenzerfall erklärt, der zu einer Überschwemmung des Körpers mit den Endprodukten des Purinstoffwechsels führen muß.

In einem hohen Prozentsatz der Fälle gelingt es, aus dem Blut der Pneumoniekranken, schon im Beginne der Krankheit, gelegentlich auch noch nach der Krise, **Pneumokokken zu züchten.** Doch braucht man dazu große Blutmengen (mindestens 5 ccm), und das Blut muß in einer ziemlich großen Menge (30—50 ccm) alkalischer Nährbouillon aufgefangen werden. Durch die Aussaat auf Platten gelingt es nur in wenigen, meist schweren Fällen.

Das Blut des Pneumonikers hat während der Krankheit und in der Rekonvaleszenz die Fähigkeit, **Pneumokokken zu agglutinieren,** aber nur, wenn es unverdünnt zur Probe verwandt wird.

8. **Verdauungsorgane.** Während der Krankheit herrscht meist vollständige **Appetitlosigkeit. Erbrechen** ist im ganzen selten, nur bei Kindern und bei asthenischer Pneumonie ist es häufiger. Auch **Durchfälle** kommen vor, gelegentlich auch Singultus. Die **Zunge** ist belegt, bei schwerer Pneumonie, namentlich der Greise, kann sie auch rot und trocken sein.

Die **Leber** ist meistens etwas vergrößert, doch deuten stärkere Vergrößerungen immer auf Herzschwäche hin. Ikterus ist häufig vorhanden. Über seine Entstehung vgl. oben S. 392. Besonders ausgesprochen ist er oft bei der asthenischen Form.

Die **Milz** ist nach den Ergebnissen der Sektionen in der Regel vergrößert, doch läßt sich die Vergrößerung während des Lebens nur in der Minderzahl der Fälle nachweisen. Der Milztumor ist nach C. Gerhardt als „spodogen", d. h. durch die Ablagerung von Zerfallsprodukten der roten und weißen Blutkörperchen bedingt, aufzufassen. Vergrößerungen der **Lymphdrüsen** kommen, wie oben erwähnt, gelegentlich vor, namentlich in der Leistenbeuge.

Meteorismus kommt namentlich in den Fällen zur Beobachtung, die eine schwere Zirkulationsstörung erkennen lassen; oft tritt er auf, bevor sich andere Zeichen einer solchen nachweisen lassen. Vielleicht ist er eine Folge der Lähmung der Gefäße im Splanchnikusgebiet. Das würde seine üble prognostische Bedeutung erklären.

9. **Stoffwechsel.** Die darniederliegende Nahrungsaufnahme und die Seite 391 erwähnten Stoffwechselveränderungen führen oft zu einer ganz gewaltigen Einschmelzung von Körpereiweiß. Huppert und Riesell berechneten bei einem Pneumoniker einen Verlust von 5,1 kg Muskelfleisch = 21,2% des Fleischbestandes. Neben der Herzschwäche erklärt diese Verarmung des Körpers an Eiweiß die oft recht lange Rekonvaleszenz. Aufrecht beobachtete im Verlauf der Pneumonie Gewichtsabnahmen bis zu 10 kg.

10. **Haut.** Der Herpes kommt in wechselnder Häufigkeit vor, nach verschiedenen Autoren zwischen 13 und 43% schwankend. In den Bläschen konnte F. Klemperer zweimal Pneumokokken und dreimal Streptokokken nachweisen. Von jeher galt sein Auftreten als prognostisch günstig, und in der Tat scheint von den Kranken mit Herpes ein geringerer Prozentsatz zu sterben als von solchen ohne Bläschenausschlag.

Roseolaähnliche Effloreszenzen kommen gelegentlich vor. Bisweilen verwandeln sie sich später in Pusteln, nur selten kann man ganz typische reine Roseolen beobachten.

Die Schweißausbrüche bei der Krise und beim Kollaps sind schon erwähnt. Sonst schwitzt der Pneumoniker in der Regel wenig, nur die Lungenentzündungen der Säufer sind durch profuse Schweißbildung ausgezeichnet.

11. **Harn.** Die Urinmenge ist auf der Höhe des Fiebers vermindert, doch hängt sie natürlich von der Flüssigkeitszufuhr ab, und oft ist eine geringe Urinmenge nur die Folge einer ungenügenden Pflege, die den Patienten zu wenig zur Flüssigkeitsaufnahme veranlaßt. Der Urin ist hochgestellt, enthält viel Urobilin, häufig ein Sedimentum lateritium. Die Harnsäureausscheidung ist schon während des Fiebers vermehrt und erleidet zur Zeit der Krise und an den folgenden Tagen eine starke Steigerung, oft mehr als 3 g in 24 Stunden. Die vermehrte Ausscheidung von Harnstoff wurde schon besprochen, ebenso das Verhalten der Kochsalzausscheidung. Albuminurie kommt in beinahe der Hälfte der Fälle vor, Albumosurie noch häufiger. Die Diazoreaktion wird häufig beobachtet, gelegentlich auch vermehrte Acetonausscheidung, die wohl auf den Hungerzustand zurückzuführen ist. Die mikroskopische Untersuchung des Urins ergibt gewöhnlich beim Vorhandensein von Eiweiß hyaline Zylinder und spärliche Leukocyten. Selten ist eine richtige Hämaturie.

Die Untersuchungen von E. Fränkel und Reiche haben gezeigt, daß in den Nieren aller Pneumonieleichen, selbst wenn keine Eiweißausscheidung während des Lebens bestand, degenerative oder entzündliche Veränderungen mit ganz verschwindenden Ausnahmen festgestellt werden können.

In einer Anzahl von Fällen kann man während und nach der Pneumonie eine meist rasch verschwindende Glykosurie beobachten.

Dauer und Ausgang der Pneumonie. Am häufigsten dauert die Pneumonie etwa sieben Tage. Groß fand unter 154 kritisch endigenden Pneumonien die Krisis in 24% am siebenten, in 15% am sechsten, in 14% am neunten und in 12% am vierten Tage.

Selten sind die ganz kurzen Pneumonien, noch seltener solche, die sich über mehr als zwei Wochen hinstrecken. Bei den kurzen Pneumonien hat man bisweilen den Eindruck, daß das ganze Krankheitsbild auf eine kürzere Zeit zusammengeschoben und dadurch die Intensität der Erscheinungen erhöht sei, wieder in anderen Fällen scheint die Kürze der Erkrankung durch die Schwäche der Infektion bedingt.

Der Ausgang der Pneumonie ist entweder die Heilung, der Tod oder der Übergang in andere Krankheiten. Erfolgt der Ausgang in Heilung, so kann die Resolution, wie oben erwähnt, oft recht lange dauern. Die Dauer der Rekonvaleszenz richtet sich in erster Linie nach der Störung des Allgemeinzustandes, der Affektion der Zirkulationsorgane und dem Ernährungszustande. Kräftige Leute können oft schon acht Tage nach dem Überstehen einer kurz dauernden Pneumonie sich wieder arbeitsfähig fühlen. In der Mehrzahl der Fälle werden nach der Krise bis zur Erlangung der Arbeitsfähigkeit drei bis vier Wochen verstreichen, doch ist es gar nicht selten, daß die allgemeine Schwäche und die Labilität des Pulses noch nach längerer Zeit zeigen, daß die Erholung noch nicht vollständig ist.

Die Mortalität der Pneumonie schwankt zu verschiedenen Zeiten und an verschiedenen Orten oft ganz erheblich. Auf der Basler medizinischen Klinik wurden von 1899—1912 1004 croupöse Pneumonien beobachtet; davon sind 226, also 22,5% gestorben. Diese Zahl stimmt fast genau mit den Resultaten A. Fränkels, der 22,6% Mortalität bei seinem Berliner Krankenhausmaterial fand. In den einzelnen Jahren waren aber Unterschiede in der Mortalitätsziffer von 12 bis 30% vorhanden.

Der Ausgang in andere Krankheiten soll weiter unten besprochen werden. Hier sei nur erwähnt, daß der Übergang in Abszeß und Gangrän nach Fränkel in 1,5% der Fälle, Ausgang in ausgedehnte Pleuritis in etwa 1%, Ausgang in Empyem ebenfalls in etwa 1% vorkommt, die übrigen Ausgänge sind noch seltener. Einzig der Ausgang in chronische Pneumonie wird von einzelnen Autoren auf 2% und mehr angegeben.

Der Tod erfolgt meist an Lungenödem. Sehr selten hat man den Eindruck, daß er durch Erstickung erfolgt sei. Auch in den Fällen, in denen bei der Sektion eine solche Ausdehnung des Prozesses gefunden wird, daß man an eine Insuffizienz des Gasaustausches denken möchte, erfolgt der Tod meist ganz plötzlich unter dem Bilde der Herzinsuffizienz. Nicht ganz selten erfolgt der Tod an Lungenembolie in der Rekonvaleszenz.

Atypische Formen der Pneumonie. Auch abgesehen von den Komplikationen kann die Pneumonie sich atypisch verhalten und zwar 1. in bezug auf die physikalischen Symptome, 2. in bezug auf die Dauer, 3. in bezug auf die Allgemeinsymptome, 4. in bezug auf den Zustand des Individuums (Pneumonie bei Kindern, bei Greisen und bei Säufern und bei anderen Infektionskrankheiten).

I. Pneumonien mit abweichenden physikalischen Symptomen. a) Zentrale Pneumonie. Wenn die Pneumonie nur im Zentrum, in der Gegend des Hilus sitzt, so können alle physikalischen Symptome fehlen. Die zentralen Pneumonien zeigen in ihrem Verlauf nichts besonderes, im ganzen handelt es sich, da ja die Ausdehnung des Prozesses dabei nie sehr groß sein kann, um leichtere Pneumonien. Lépine ist der Meinung, daß die zentralen Pneumonien oft fälschlicherweise diagnostiziert werden, und daß es sich oft um eine einfache Kongestion ohne Übergang in Hepatisation handelt. Er stützt sich darauf, daß er in Fällen, die man hätte als zentrale Pneumonie deuten können, vor dem Röntgenschirm keine Verdunkelung fand.

b) Massive Pneumonie. Von massiver Pneumonie spricht man, wenn man bei der Untersuchung eine intensive, „massive" Dämpfung erhält, über der der Stimmfremitus abgeschwächt ist und weder Atemgeräusch noch Rasselgeräusche zu hören sind. Alle Zeichen eines pleuritischen Exsudates mit Ausnahme der Ägophonie scheinen vorhanden, doch ist die Begrenzung der Dämpfung auch bei Unterlappenpneumonien eine andere als die nach außen ansteigende pleuritische Dämpfung, das Garlandsche Dreieck fehlt und das Röntgenbild läßt die typische Exsudatgrenze vermissen. Gewöhnlich wird der Symptomenkomplex der massiven Pneumonie dadurch erklärt, daß die Bronchien durch Fibringerinnsel verstopft seien. Zu dieser einleuchtenden Erklärung paßt auch die Tatsache, daß sich der Befund bisweilen in den der gewöhnlichen croupösen Pneumonie verwandelt, was auf Aushusten des Gerinnsels bezogen werden kann. Demgegenüber weist Hochhaus darauf hin, daß bei solchen Pneumonien eine Schwellung der Lungen beobachtet wird, die zur Verdrängung der Organe und zum Auftreten eines Rauchfußschen Dreiecks führen kann, und daß die Abschwächung des Pektoralfremitus auf andere Weise zu erklären ist (vgl. S. 400).

c) **Oberlappenpneumonien.** Bei Kindern ist der Oberlappen nicht viel seltener befallen als der Unterlappen, beim Erwachsenen dagegen kommen Oberlappenpneumonien seltener vor und machen besonders häufig schwer nervöse Symptome, geben auch eine schlechtere Prognose. Ist nur der oberste Teil befallen, so spricht man von Spitzenpneumonie.

II. **Pneumonien mit abnormer Dauer.** a) **abortive Pneumonie.** Eine scharfe Grenze gegenüber der gewöhnlichen Pneumonie existiert natürlich nicht. In der Regel sprechen wir von Abortivpneumonie, wenn die Krankheit höchstens drei bis vier Tage dauert. Häufig sieht man bei diesen Fällen Herpes. Gar nicht selten erfolgt der Fieberabfall dabei in einem frühen Stadium des anatomischen Verlaufes, so daß die physikalischen Veränderungen noch recht lange in die Rekonvaleszenz hinein sich erstrecken. In dem Fall, dessen Temperaturkurve auf Abb. 25 abgebildet ist, muß der Abfall der Temperatur schon im Stadium der Anschoppung stattgefunden haben, wie das spätere Auftreten der Dämpfung beweist.

Auch bei den **Eintagspneumonien** (Leube) scheint es sich bisweilen um eine Entfieberung während des ersten Stadiums zu handeln, da man die Entwicklung der physikalischen Zeichen der Hepatisation und Resolution sich erst nachher entwickeln sieht. Nicht selten sind solche Fälle, in denen man einen Fieberanstieg, das typische Aussehen des Gesichtes, Dyspnoe und Seitenstechen konstatiert, die Entwicklung einer Pneumonie erwartet und am folgenden Tag überrascht ist, die Temperatur wieder normal und den Kranken gesund zu finden. Findet man dann an einer Stelle etwas Knisterrasseln oder leises Bronchialatmen, so wird man häufig geneigt sein, eine Eintagspneumonie anzunehmen, ohne aber die Diagnose beweisen zu können. Ein rostfarbenes Sputum kann sie schon sehr viel sicherer machen. Über die Frage, ob eine Pneumonie im Stadium der Anschoppung aufhören und ausheilen könne, vgl. das Kapitel „Lungenkongestion".

b) **Prolongierte Pneumonien.** Abnorm lange Dauer der Krankheit finden wir bei Pneumonie migrans, bei rekurrierender und erratischer Pneumonie. Im ganzen dauern ausgedehnte Pneumonien länger als solche von kleinem Umfang, doppelseitige länger als einseitige. Doch gibt es auch relativ wenig ausgedehnte, nicht wandernde Pneumonien, die sich auf lange Zeit hin erstrecken und erst nach zwei bis drei Wochen in Genesung übergehen oder tödlich enden können.

III. **Pneumonien mit abnormen Allgemeinsymptomen.** a) **Asthenische Pneumonien.** Die alten Ärzte unterschieden zwischen sthenischer und asthenischer Pneumonie. Sthenisch nannten sie die mit starken Reaktionssymptomen bei kräftigen Individuen einsetzende typische Pneumonie, asthenisch die bei schwächlichen Individuen auftretende, mit schlechtem Puls, schwerer Prostration und auffallenden nervösen Störungen einhergehende, häufig abnorm verlaufende Krankheit. Scharfe Grenzen zwischen beiden Formen gibt es nicht, doch ist es praktisch, die ausgesprochenen Erkrankungen dieses Charakters unter dem Namen der asthenischen Form zusammenzufassen. Das Hauptsymptom ist das Vorwiegen der Allgemeinsymptome, die Appetitlosigkeit, Somnolenz oder mit Schwäche verbundene Aufregung. Der Patient macht oft den Eindruck eines Typhuskranken. Dieser Eindruck wird noch dadurch verstärkt, daß die Temperatur häufig nicht mit einem Schüttelfrost plötzlich gestiegen ist, sondern sich langsam zur Höhe erhoben hat und nicht selten auch einen weiteren abnormen Verlauf zeigt. Die Untersuchung ergibt im Unterschied zum Typhus meistens eine auffallende Dyspnoe und weist das Vorhandensein einer, oft nicht sehr ausgedehnten Pneumonie nach.

Die Prognose dieser asthenischen Form ist außerordentlich ernst. Häufig verliert der Patient am sechsten, siebenten, achten Tag das Bewußtsein, der Puls wird schlecht und der Patient stirbt im Stadium der Hyperthermie, oft auch im Kollaps. Erfolgt die Heilung, so tritt die Entfieberung häufig in Form der Lysis auf und die Rekonvaleszenz nimmt lange Zeit in Anspruch und kann durch Komplikationen gestört werden, ja nicht selten macht schließlich noch, nachdem alles gewonnen schien, eine Lungenembolie dem Leben ein Ende.

b) Nervöse Pneumonie. Pneumonien mit auffallenden nervösen Symptomen finden wir gar nicht so selten bei den Kindern, auch die Säuferpneumonie kann hierher gerechnet werden (vgl. unten). Aber auch sonst stehen bisweilen die nervösen Erscheinungen so im Vordergrund, daß man zuerst an eine Erkrankung des Nervensystems denkt. Bisweilen sind rasende Kopfschmerzen vorhanden, das Sensorium ist benommen, die Patienten sind desorientiert, und wenn noch Nackenstarre und Kernigsches Symptom auftreten, so kann die Diagnose auf Meningitis, Hirnabszeß oder dgl. gestellt und die Pneumonie übersehen werden, namentlich wenn diese nicht sehr ausgesprochene Symptome macht.

Ein Beispiel einer nervösen Pneumonie möge hier folgen: 39jährige Frau, die früher Coxitis durchgemacht hatte, vor acht Tagen mit Schmerzen in allen Gliedern, Frösteln und Fieber erkrankt. Nach drei Tagen konnte sie nicht mehr gehen, zitterte stark an den Händen. Nach weiteren zwei Tagen konnte sie nicht mehr sprechen, bekam starke Kopfschmerzen, Erbrechen und schlief viel. Der Arzt fand Eiweiß im Urin und schickte die Patientin mit der Vermutungsdiagnose Urämie ins Spital. Hier reagierte sie nur schwer auf Anrufen, antwortete auf wiederholte Fragen nur mit schwer verständlicher verschwommener Stimme, machte aber verkehrte Angaben über ihr Alter etc. Im Bett lag sie ziemlich ruhig, machte mit den Händen viel Bewegungen, murmelte vor sich hin. Die Untersuchung der Lungen ergab h. l. o. verschärftes Atmen mit spärlichen klingenden Rasselgeräuschen. Pupillendifferenz, Strabismus convergens, Kernigsches Symptom. Im Urin Eiweiß und Zylinder. Bei der Lumbalpunktion Druck 15 cm, trübe Flüssigkeit mit mäßig reichlichen Lymphocyten. Temperatur 39—40°. Am folgenden Tag Exitus. Die Sektion ergab Pneumonie des linken Oberlappens und akute Nephritis.

Die nervöse Pneumonie wird vielfach zur asthenischen gerechnet, und die Unterscheidung ist tatsächlich, wie die Unterscheidung der einzelnen Formen überhaupt, etwas willkürlich. Die handbuchmäßige Betrachtung muß aber, um die Verschiedenheit des Verlaufs zu schildern, etwas willkürlich vorgehen. Der Verlauf der nervösen Form ist aber auch der Kinderpneumonie, die doch gewiß nicht als asthenisch zu bezeichnen ist, ähnlicher als den ausgesprochensten asthenischen Fällen.

c) Biliöse Pneumonie. Ikterus ist bei Pneumonie nicht selten. Die Fälle jedoch, die manchmal als biliöse Pneumonie bezeichnet werden, unterscheiden sich von der gewöhnlichen Pneumonie mit Ikterus durch das Vorwiegen der gastrischen Symptome. Starker Zungenbelag, Erbrechen, Diarrhoe, Leibschmerzen stehen im Vordergrund der Symptome. Daneben können auch schwere nervöse Störungen auftreten, so daß die Form allmählich in die asthenische übergeht.

d) Larvierte Pneumonie. Nicht ganz selten fehlen alle Symptome, die die Aufmerksamkeit auf die Lunge lenken. Die Patienten können sogar herumgehen, während sie sich etwas müde, aber nicht eigentlich krank fühlen. Das ist besonders bei alten und kachektischen Individuen bisweilen der Fall (s. unten). Es kommt aber auch vor, daß Krankheitsgefühl und Fieber vorhanden ist, aber alle subjektiven Symptome von seiten der Respiration fehlen und man bei der Untersuchung durch den Befund einer Pneumonie überrascht wird.

IV. **Pneumonien bei besonderer Konstitution des Individuums.**
a) **Kinderpneumonie.** Sie beginnt meistens sehr plötzlich. Doch fehlt in der Regel der eigentliche Schüttelfrost. Die Kinder klagen, wie bei allen Krankheiten, über Bauchschmerzen, und häufig zieht der gewissenhafte Hausarzt sofort einen Chirurgen zu, die Laparotomie wird gemacht und vielleicht ein etwas geröteter Wurmfortsatz gefunden und entfernt. Die Krankheit verläuft aber weiter, das Fieber bleibt hoch, und nach einem oder zwei Tagen entwickeln sich die physikalischen Zeichen der Lungenaffektion. In anderen Fällen wiederum läßt ein leichtes Erythem an einen beginnenden Scharlach oder an Masern denken. Gar nicht selten zeigen sich auch im Beginn, seltener im späteren Verlauf, Konvulsionen. Wieder in anderen Fällen stehen Kopfschmerzen, Erbrechen, Delirien, Steifigkeit der Glieder und Bauchdeckenspannung so im Vordergrund, daß man an eine Meningitis denkt und in diesem Verdacht durch das Kernigsche Symptom, ja sogar durch das Auftreten von Strabismus bestärkt wird.

Der Husten ist meist nicht stark, das Sputum wird verschluckt, häufig weist nur die Dyspnoe, das Schlagen der Nasenflügel bei der Atmung, auf eine Affektion der Respirationsorgane hin. Die Untersuchung des Thorax muß sehr genau vorgenommen, namentlich muß die Lungenspitze auch genau untersucht werden, weil die Oberlappen besonders häufig befallen werden. Freilich bleibt die eigentliche Spitzengegend zunächst oft frei, während in der Fossa infraclavicularis eine leichte Schalldifferenz wahrzunehmen ist. Selbst diese kann fehlen und mehrere Tage lang ein Zurückbleiben der Thoraxwand unterhalb der Clavikula bei der Atmung das einzige Symptom sein. Gelegentlich findet man zuerst nur ein rauhes Atemgeräusch und einen erhöhten Stimmfremitus.

In anderen Fällen steht die Dyspnoe von Anfang an im Vordergrund. Inspiratorische Einziehung der Brustwand kann vorkommen, so daß man an eine diphtherische Larynxstenose denkt.

Erst am vierten oder fünften Tag erscheint Knisterrasseln und Bronchialatmen. Das Bronchialatmen ist, wenn es überhaupt auftritt, bei Kindern meistens viel schärfer und leichter zu erkennen als beim Erwachsenen.

Während der ganzen Dauer der Krankheit besteht starke Aufregung, häufig Delirien und Bewußtseinsstörungen. Die Krankheit macht einen außerordentlich gefährlichen Eindruck, aber in Wirklichkeit ist die Gefahr der richtigen croupösen Pneumonie beim Kind nur sehr gering. Die Mortalität beträgt kaum mehr als 1%. Die Dauer der Krankheit ist sehr verschieden, abortive Formen sind nicht selten.

b) **Greisenpneumonie.** Die Pneumonie ist eine der häufigsten Todesursachen der alten Leute. In Armenhäusern kommt es nicht selten vor, daß ein Patient morgens sein Bett macht, umfällt und tot ist und daß die Sektion eine Pneumonie im Stadium der grauen oder roten Hepatisation zeigt. Solche Fälle sind freilich nicht sehr häufig. Viel häufiger zeigen die alten Leute ein leichtes Unwohlsein, verlieren den Appetit und werden auffallend schwach. Ein wichtiges Symptom ist in den ersten Tagen eine trockene, rote, oft mit braunen Krusten besetzte Zunge. Nach Landouzy und Griffon kann man sich an die Regel halten, daß ein Greis, der unwohl ist und eine trockene Zunge hat, an Pneumonie (oder an Urinretention) leidet.

Die Temperatur ist oft erhöht, aber häufig nur im Rektum, während die Axillartemperatur niedrig bleibt. Freilich kann sie auch im Rektum niedrig sein. Die physikalische Untersuchung kann ein fast negatives Ergebnis haben. Bronchialatmen kann fehlen, oder es kann auf beiden Seiten neben der Wirbelsäule das Bronchialatmen zu hören sein, das man auch bei gesunden alten Leuten hört. Gelegentlich hört man vorübergehend ein paar Rasselgeräusche.

In anderen Fällen wieder erleidet der alte Mann scheinbar aus voller Gesundheit einen apoplektiformen Insult und stirbt im Koma, und die Sektion ergibt die graue Hepatisation eines Lappens.

Die putride Umwandlung der Pneumonie und die graue Hepatisation ist im Greisenalter sehr viel häufiger als sonst.

Außerdem gibt es aber auch Fälle von Pneumonie bei alten Leuten, die sich gar nicht von denen jugendlicher Individuen unterscheiden, außer etwa durch geringeres Fieber.

c) Die Säuferpneumonie. Bei einzelnen Potatoren kann die Pneumonie ganz typisch verlaufen, in der Regel aber zeichnet sie sich durch Delirien und schweren Verlauf aus.

Meistens beginnt sie mit lebhaftem Schüttelfrost. Schon am ersten oder zweiten Tag zeigt sich das ausbrechende Delirium. Der Kranke ist zuerst geschwätzig, aufgeregt, der gleichzeitig zu beobachtende Tremor läßt ein Delirium befürchten und veranlaßt den Arzt, die Überführung ins Krankenhaus anzuordnen. Allmählich erkennt der Patient seine Umgebung nicht mehr, er bekommt Delirien, glaubt sich an der Arbeit oder im Streit. Er ist nicht im Bett zu halten. Sein Gesicht ist rot, cyanotisch, häufig ikterisch. Die Zunge ist auffallend trocken, die Temperatur meistens sehr hoch, starke Schweißausbrüche folgen sich rasch.

Am vierten oder fünften Tag ändert sich gewöhnlich die Szene. Der Patient wird ruhiger, aber der Puls wird schlechter, es zeigt sich eine schwere Kraftlosigkeit, der Patient verliert allmählich das Bewußtsein und stirbt. Mehr als die Hälfte der Delirien bei Säuferpneumonien führt zum Tode.

Es kommt nicht selten vor, daß der Patient im Delirium ins Krankenhaus eingeliefert wird, die Temperatur nicht gemessen und eine gründliche Untersuchung wegen des Deliriums nicht ausgeführt werden kann, daß der Patient dann plötzlich stirbt und die Sektion eine Pneumonie ergibt, die übersehen worden war.

d) Pneumonie bei anderen Krankheiten.

Als sekundäre Pneumonien bezeichnet man Lungenentzündungen, die im Verlauf anderer Krankheiten auftreten. Teilweise handelt es sich um croupöse, teilweise um Bronchopneumonien. Der Ausdruck sekundär ist nicht sehr gut gewählt, da der Zusammenhang ein sehr verschiedener sein kann. Beim Typhus z. B. kann eine außergewöhnliche Lokalisation des Eberthschen Bazillus vorliegen, bei Diabetes liegt nur eine Konstitution des Individuums vor, die bei einer gewöhnlichen Pneumokokkeninfektion eine abnorme Reaktion bedingen kann. Wir werden die wichtigsten Kombinationen kurz besprechen.

1. Pneumonie bei Abdominaltyphus. Der sog. Pneumotyphus, d. h. der Beginn des Abdominaltyphus mit einer croupösen Pneumonie, ist etwas außerordentlich seltenes. Wenn er vorhanden ist, so geht die Pneumonie meist in Heilung aus und der Typhus geht weiter.

Etwas häufiger ist die croupöse Pneumonie, die im Verlauf des Typhus, meist im Laufe der dritten Woche, auftritt. Der Beginn der Erkrankung macht oft wenig Symptome. Das wichtigste ist die Dyspnoe, die Zunahme der Respirationsfrequenz, die Pulsbeschleunigung und die Zyanose. Meist findet man Pneumokokken als Erreger, doch sind auch Typhusbazillen als Ursache dieser Pneumonie beschrieben worden. Die Prognose ist sehr ernst, die Krankheit führt meist schon in zwei Tagen zum Tode.

2. **Influenzapneumonie.** Die während der Influenzaepidemie von 1889/90 beobachteten Pneumonien zeigten einen ganz charakteristischen Verlauf. Nachdem schon einige Tage Influenzasymptome bestanden hatten, erfolgte die Entwicklung der Pneumonie ohne Schüttelfrost, mit schwerer Prostration, das Sputum zeigte eine Mischung von pneumonischen und bronchitischen Teilen. Häufig starben die Patienten an Herzschwäche; wenn sie genasen, so erfolgte die Rekonvaleszenz langsam. Die Sektion ergab in diesen Fällen typische croupöse Pneumonie, die bakteriologische Untersuchung eine Kombination von Influenzabazillen und Pneumokokken.

Auch heutzutage werden häufig Influenzapneumonien diagnostiziert, doch ist die Diagnose, wie S. 322f. erwähnt, außerordentlich schwierig.

3. **Pneumonie bei Erysipel** gibt eine schlechte Prognose. Sie soll auf Pneumokokken beruhen.

4. **Pneumonie bei Gelenkrheumatismus** ist ziemlich selten.

5. **Pneumonie bei Lungentuberkulose.** Abgesehen von der käsigen, gelatinösen Pneumonie kann man bei tuberkulösen Individuen auch gewöhnliche croupöse Pneumonien sehen. Die Pneumonie zeigt bei nicht zu schwerer Lungentuberkulose keine Besonderheiten im Verlauf und hinterläßt in der Regel nicht einmal eine Verschlimmerung der Tuberkulose. Bisweilen sieht man auch, daß eine anscheinend gewöhnliche Pneumonie, statt in die Krisis überzugehen, unter geringem Sinken der Temperatur weiter andauert und daß eines Tages statt der vorher vorhandenen Pneumokokken plötzlich Tuberkelbazillen im Sputum auftreten und sich das Bild einer käsigen Pneumonie entwickelt. Es ist natürlich unmöglich, festzustellen, ob sich zu einer Pneumokokkenpneumonie eine tuberkulöse Infektion hinzugesellt hat, oder ob es sich (was wahrscheinlicher ist) von Anfang an um eine tuberkulöse Lungenentzündung gehandelt hat und die Pneumokokken nur die Rolle von Saprophyten spielten.

6. **Pneumonie bei Malaria.** Wie alle Krankheiten, so wird auch die Pneumonie in vielfach unberechtigten Zusammenhang mit der Malaria gebracht, und der Begriff der larvierten Malaria hat auch hier Unheil gestiftet. Kelsch unterscheidet drei Formen von Malariapneumonie: 1. Kongestionen der Lunge beim Fieberanfall, die dem ersten Stadium der Pneumonie entsprechen sollen, 2. Mischinfektionen von Malaria mit echter Pneumonie, bei der ein im Rhythmus der Malaria remittierender Fiebertypus zustande kommt, 3. Pneumonien bei chronischer Malaria, die unregelmäßig verlaufen und sehr gefährlich sein sollen. Sie beruhen wohl immer auf Sekundärinfektionen.

7. **Pneumonie bei Diabetes.** Bei der Zuckerkrankheit ist die Pneumonie besonders gefährlich, und der Tod kann leicht im Koma erfolgen. Doch überstehen auch viele Diabetiker die Pneumonie ohne besondere Erscheinungen. Während der Pneumonie ist die Toleranz für Kohlehydrate bisweilen erhöht, bisweilen herabgesetzt. Nach dem Überstehen der Pneumonie bleibt gelegentlich eine Verschlechterung der Toleranz zurück. Verwechslungen mit den oben erwähnten Fällen von pneumonischer Glykosurie können vorkommen.

8. **Pneumonien bei Herz- und Nierenkrankheiten.** Bei Herzkranken sieht man nicht selten Pneumonien mit auffallend hämorrhagischem, gelegentlich auch ziegelrotem oder gelblichem, ziemlich flüssigem Sputum. Die Temperaturen sind oft niedrig. Manchmal schließen sich typische Pneumonien an Infarkte an. Gelegentlich kann auch die Unterscheidung zwischen Infarkt und Pneumonie Schwierigkeiten machen. Ähnlich wie die Herzkranken verhalten sich Nierenkranke. Bei beiden stellt die Pneumonie häufig die Todesursache dar. Päßler fand unter 1189 Pneumoniefällen der Leipziger

Klinik 82 Herzkranke, von denen 54 starben. Die Mortalität war von den Herzfehlern am größten bei der Mitralstenose, etwas geringer bei der Aorteninsuffizienz, am geringsten bei der Mitralinsuffizienz. Besonders schlimm war sie bei Myokarditis.

9. **Pneumonie und Perityphlitis.** Nicht selten beginnt die Pneumonie mit Schmerzen in der Blinddarmgegend, auch Muskelspannung kann vorhanden sein. In den letzten zwei Fällen dieser Art, die ich gesehen habe, fiel mir freilich auf, daß die Défense musculaire (auch das Symptom des Schmerzes beim plötzlichen Nachlassen des Drucks war vorhanden) mehr gegen die Lendengegend hin lokalisiert war. So ist es wohl erklärlich, daß gelegentlich bei einer Pneumonie am ersten Tag die Operation vorgenommen und ein gesunder Wurmfortsatz entfernt wird. In diesen Fällen handelt es sich um eine abnorme Lokalisation des Schmerzes, der sich sonst in Seitenstichen äußert.

Franke erklärt die abnorme Lokalisation des Schmerzes durch Infektion der retropankreatischen Lymphdrüsen und Beteiligung der Mesenterialnervenfasern. Die sonst gegebene Erklärung, er entstehe durch Reizung des 12. Dorsalnervs bei Beteiligung des Zwerchfells, verwirft er deshalb, weil der Schmerz auch gelegentlich auf der anderen Seite als die Lungenentzündung auftritt.

In anderen Fällen entwickelt sich aber, trotzdem man bei der Operation eine ausgesprochene Appendizitis feststellen kann, eine typische croupöse Pneumonie. Für diese Fälle kann man nur eine gleichzeitige Lokalisation der Infektion im Wurmfortsatz und in der Lunge annehmen. Solche Beobachtungen haben auch als Stütze für die hämatogene Entstehung der Pneumonie gedient, indem man eine enterogene Infektion und eine Metastase in der Lunge angenommen hat.

Endlich kommen auch im Verlauf der Pneumonie und nach der Krise gelegentlich Perityphlitiden vor, und es sind schon Pneumokokken im Eiter nachgewiesen worden. Von Pelnar ist ein Fall beschrieben, bei dem im Beginn der Pneumonie perityphlitische Symptome mit objektivem Befund in der Blinddarmgegend vorhanden waren und nach der Krise eine richtige Perityphlitis ausbrach.

e) **Pneumonie in der Schwangerschaft.** Wenn eine gravide Frau von einer Pneumonie befallen wird, so ist das Leben von Mutter und Kind ernstlich gefährdet. Ein großer Prozentsatz der erkrankten Frauen, namentlich in der zweiten Hälfte der Gravidität, stirbt, einzelne Autoren sahen unter einer Reihe von Erkrankungen zwischen dem siebten und neunten Schwangerschaftsmonat keine einzige durchkommen. In der Regel erfolgt Abort bzw. Frühgeburt.

Komplikationen und abnorme Ausgänge der Pneumonie. Die Pneumonie ist eine Erkrankung, die eine große Tendenz zu Komplikationen zeigt, von denen es sich im einzelnen Fall nicht immer sagen läßt, ob es sich um eine wirkliche Komplikation oder um eine Steigerung der bei jeder Pneumonie vorkommenden Begleitsymptome handelt. Namentlich gilt das von der

1. **Pleuritis.** Die Beteiligung der Pleura ist so regelmäßig, daß sie bekanntlich der Krankheit den Namen Pleuropneumonie eingetragen hat. Meistens handelt es sich um einen rein fibrinösen Überzug auf dem Brustfell und Verklebungen der einzelnen Lappen untereinander. Das Exsudat kann aber auch serös oder serofibrinös werden, was in etwa 10—15% der Fälle eintritt. Besonders häufig beobachten wir den pleuritischen Erguß bei Unterlappenpneumonien. Dann findet man bei der Perkussion eine absolute Dämpfung, das Atemgeräusch und der Stimmfremitus sind abgeschwächt. Aber auch bei Oberlappenpneumonien kann ein Erguß an der Basis vor-

kommen, so daß man dann unterhalb einer Zone helleren Schalles die charakteristisch begrenzte pleuritische Dämpfung nachweisen kann. Gar nicht so selten lokalisiert sich aber auch die Pleuritis interlobär. Dann kann sie nur bei genauer Untersuchung nachgewiesen werden. Findet man bei der Röntgenuntersuchung einer croupösen Pneumonie den Schatten auffallend scharf begrenzt und an der Grenze auffallend intensiv, so kann man immer daraus auf ein begleitendes, interlobäres Exsudat schließen (vgl. Abb. 28). Solche kleine Exsudate sind offenbar ziemlich häufig. Seltener sind große Ergüsse. Diese machen dieselben Symptome wie eine Pleuritis anderer Ätiologie, so daß auf ihre Beschreibung unter dem Kapitel Pleuritis verwiesen werden kann.

Wir müssen unterscheiden zwischen exsudativer Pleuritis, die während des Fiebers auftritt und solcher, die sich erst in der Rekonvaleszenz ein-

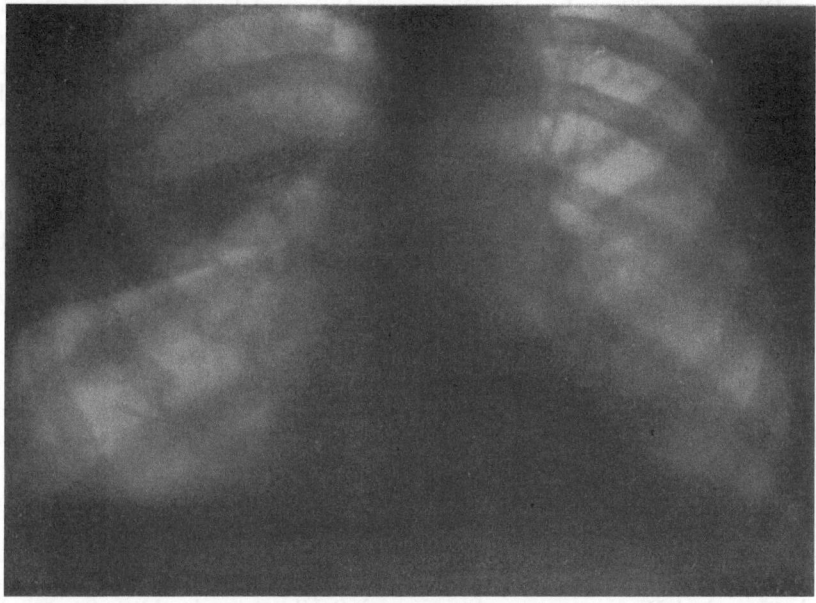

Abb. 28.
Röntgenbild einer croupösen Pneumonie des rechten Oberlappens mit auffallend scharfer Begrenzung des Schattens (interlobäres Exsudat). 55jähriger Mann. Beginn ohne Schüttelfrost. Krise am 6./7. Tage.

stellt. Ein Erguß während der Fieberperiode macht nur geringe Symptome, beeinträchtigt den Verlauf kaum und schwindet zur Zeit der Krise meist rasch. Selten bleibt das Fieber, nachdem ein teilweiser Abfall eingetreten war, noch länger bestehen, so daß man den Weiterbestand der Temperaturerhöhung auf die Pleuritis beziehen muß.

Stellt sich der Erguß erst nach der Krisis ein, so sieht man nach einem oder mehreren Tagen mit normaler oder subfebriler Temperatur das Fieber wieder steigen und mehr oder weniger lange Zeit auf der Höhe bleiben. Dann erfolgt eine lytische Entfieberung, und die Symptome des Ergusses, die mit dem Fieberanstieg sich entwickelt hatten, gehen allmählich zurück. Nur in seltenen Fällen ist man genötigt aus therapeutischen Gründen eine Punktion vorzunehmen.

Die Probepunktion ergibt meistens ein klares seröses Exsudat, das fast nur polynukleäre Leukocyten und in der Regel Pneumokokken enthält. Findet man das Exsudat steril, so sind wohl meist die Pneumokokken schon abgestorben.

2. **Empyem.** Sowohl während als auch nach der Pneumonie kann sich ein eitriger Erguß entwickeln. Doch sind die **parapneumonischen** Empyeme seltener als die metapneumonischen, auch schwerer zu erkennen, weil sie oft klein und abgekapselt sind. Die parapneumonischen Eitererüsse haben auf den Verlauf der Pneumonie meist keinen Einfluß, verlieren die Pneumokokken rasch und resorbieren sich häufig spontan (vgl. D. Gerhardt). Doch kommt auch ein bösartiger Verlauf vor.

Die **metapneumonischen** Empyeme machen hohes Fieber, mehr oder weniger schwere Intoxikationssymptome und häufig auch die physikalischen Zeichen eines Ergusses. In diesen Fällen ergibt die Probepunktion sofort die richtige Diagnose. Sitzt aber der Eiter zwischen zwei Lappen oder in der Mitte des Zwerchfells abgekapselt, so kann er lange Zeit der Diagnose entgehen und sogar erst bei der Sektion gefunden werden. Er enthält meistens Pneumokokken, häufig aber auch daneben andere Mikroorganismen, hauptsächlich Streptokokken. Wenn das Empyem steril gefunden wird, so sind wohl meistens die vorher vorhandenen Infektionserreger abgestorben.

Die Empyeme können anscheinend primär auftreten oder aus einer serofibrinösen Pleuritis hervorgehen. Es ist selbstverständlich, daß man bisweilen Ergüsse findet, von denen man im Zweifel ist, ob man sie als leicht getrübte seröse Flüssigkeit mit reichlichem Gehalt an polynukleären Zellen oder als dünnen Eiter bezeichnen will. Doch ist das im ganzen selten (vgl. auch das Kapitel Pleuritis).

Die Empyeme ergeben im ganzen eine relativ günstige Prognose, namentlich wenn man berücksichtigt, daß manche kleinere Eiteransammlungen wohl nicht erkannt werden und sich spontan resorbieren oder ausgehustet werden. Bei der überwiegenden Mehrzahl wird man aber ohne Thorakotomie (Rippenresektion oder Aspirationsdrainage) nicht auskommen.

3. **Übergang der Pneumonie in Induration** ist nach verschiedenen Autoren verschieden häufig. Im wesentlichen hängt der Unterschied der Statistiken davon ab, wie der Autor die Trennung zwischen verzögerter Resolution und Induration vornimmt. Fränkel erklärt jede Verzögerung der Resolution, die sich über drei Wochen erstreckt, ohne daß Übergang in Abszeß oder dergl. vorhanden ist, für gleichbedeutend mit sich entwickelnder Lungeninduration. Wenn man hinzufügt, daß dabei auch noch Fieber vorhanden sein muß, so ist diese Definition richtig, wenn man aber nur auf die physikalischen Symptome abstellt, so ist es zu weit gefaßt. Wir sehen gelegentlich auch noch stärker verzögerte Resolution vollkommen ad integrum ausheilen. Freilich bleiben vielleicht häufiger, als wir es nachweisen können, interstitielle indurative Prozesse zurück und darauf beruht es auch, daß man, wie Fr. Müller betont, bei mindestens zwei Dritteln der Fälle von zirkumskripter Bronchiektasie in Erfahrung bringen kann, daß sie früher einmal eine Pneumonie durchgemacht und seither ihren Husten nicht ganz verloren haben.

Erfolgt in einem größeren Lungenabschnitt der Übergang in Induration, so bleibt gewöhnlich nach einer mehr oder weniger starken Entfieberung eine leicht erhöhte Temperatur zurück, nach einigen Tagen beginnen wieder Fieberanstiege, die sich in unregelmäßigen Zeiten verschieden stark wiederholen und nach einigen Wochen wieder zur Norm zurückgehen können. Es kann aber auch die Temperatur bis zum Tode hoch bleiben. In diesen Fällen kann der Tod schon drei Wochen nach Beginn der Pneumonie eintreten. Wieder in anderen Fällen findet ein Übergang in chronische Pneumonie statt, deren Symptome in einem besonderen Abschnitt besprochen werden sollen.

Erfolgt der Tod im fieberhaften Stadium, das sich entweder direkt an das pneumonische Fieber angeschlossen oder nach einigen Tagen von fieberfreier Zeit aufgetreten ist, so findet man den erkrankten Lungenteil luftleer, zäh, auf der Schnittfläche glatt, oder höchstens andeutungsweise granuliert. Die fleischartige Konsistenz eines indurierten Lungenlappens hat Veranlassung zur Bezeichnung Karnifikation gegeben. Manchmal erscheint die Schnittfläche durch Kohlenpigment marmoriert. In späteren Stadien ist die Farbe mehr grau, schieferig. Mikroskopisch sieht man in frischeren Fällen einzelne Alveolen frei, die meisten aber mit frisch entstandenem Granulationsgewebe gefüllt, das teilweise polypös in die Alveolen hineinwuchert. Das Zwischengewebe ist verdickt und zeigt reichliche Rundzellen.

Die Ursache des Überganges in Induration ist wohl hauptsächlich in einer schweren Nekrose der Alveolarepithelien und der Epithelien der Bronchiolen zu suchen. Die Bronchien sind in frischen Fällen nicht dilatiert, in älteren Fällen tritt aber wohl immer (entgegen Charcots Annahme) Bronchiektasie ein.

4. **Eitrige Einschmelzung** des pneumonisch erkrankten Lungengewebes kann in drei Formen erfolgen: Graugelbe Hepatisation, Abszeß und Gangrän.

a) **Graue Hepatisation** (deren anatomisches Verhalten oben beschrieben ist) führt meistens zwischen dem 9. und 13. Tag nach Beginn der Pneumonie zum Tode. In diesen Fällen sinkt die Temperatur nicht, sie kann sogar im Gegenteil noch etwas steigen. Die Krise, auf die man stündlich wartete, nachdem glücklich der achte Tag überstanden war, erfolgt nicht, statt dessen wird der Patient immer schwächer, der Puls immer schlechter, das Bewußtsein immer stärker getrübt. Bei der Untersuchung hat man den Eindruck der reichlich vor sich gehenden Resolution, aber die schmutzigbraunroten reichlichen Sputa von geringer Zähigkeit deuten auf einen abnormen Prozeß in den Lungen hin. Der Patient sieht von Tag zu Tag schlechter aus, die Zunge ist trocken, mit fuliginösem Belag bedeckt, das Gesicht eingefallen, die Extremitäten werden kühl, cyanotisch, Diarrhöen können sich einstellen, und schließlich erfolgt der Tod. Diesen Ausgang sehen wir besonders bei asthenischen Pneumonien und bei Potatoren.

b) **Lungenabszeß und Lungengangrän.** Im Unterschied zur grauen Hepatisation stellt der Lungenabszeß nur eine lokale Einschmelzung von Lungengewebe dar. Meistens bleibt die Temperatur nach der Krise zuerst niedrig, dann stellen sich unregelmäßige, oft nicht hochgehende Temperatursteigerungen ein, und an einer Stelle bleibt das Bronchialatmen bestehen, oder es treten neuerdings feinblasige Rasselgeräusche und Bronchialatmen auf. Der Patient hustet ein eitriges Sputum aus, bei dem man, wenn man darnach sucht, elastische Fasern, oft ganze Parenchymfetzen, findet. Nach einiger Zeit wird das Bronchialatmen schärfer, es kann auch amphorischen Charakter annehmen, es lokalisiert sich aber mehr auf eine bestimmte Stelle. Großblasige, klingende Rasselgeräusche können auftreten, in seltenen Fällen bilden sich richtige Kavernensymptome aus. Das Röntgenbild zeigt anfangs einen mehr oder weniger zirkumskripten Schatten, später immer deutlicher eine rundliche oder ausgebuchtete Aufhellung. Die Abszesse sind meistens verhältnismäßig klein, selten multipel. Ihre Prognose ist ziemlich günstig.

Nicht ganz selten kommt bei Abszessen vorübergehend ein putrider Geruch des Sputums vor. Dagegen ist ausgesprochene Gangrän selten.

5. **Bronchitis.** Leichte Bronchitis kommt bei der Pneumonie regelmäßig vor. Es gibt aber auch Fälle, in denen der Katarrh eine große Ausbreitung oder eine große Intensität erreicht. Man findet dann reichlich Rhonchi

oder klein- bis großblasige Rasselgeräusche, bald nur an einer beschränkten Stelle, bald über beide Lungen ausgebreitet. Der Auswurf kann rein bronchitisch sein, es kann aber auch bronchitisches und pneumonisches Sputum wechseln. Wenn sich die Pneumonie an eine schon bestehende fieberhafte Bronchitis anschließt, so kann das Einsetzen der Lungenentzündung aus Mangel an einem typischen Fieberanstieg übersehen werden, es kann auch leicht die Diagnose fälschlicherweise auf Bronchopneumonie gestellt werden. Geringer ist die Gefahr einer Fehldiagnose, wenn die Bronchitis nur ein Begleitsymptom einer Pneumonie darstellt. Endlich kann eine Bronchitis nach Ablauf der entzündlichen Vorgänge zurückbleiben.

Die Bronchitis stellt in vielen Fällen eine selbständige Lokalisation des Virus dar. Häufiger ist sie wohl einfach als Reizung der Bronchien durch das pneumonische Sputum aufzufassen. Wenn sie nach Ablauf der Resolution zurückbleibt, so muß man immer an die Möglichkeit einer Lungenschrumpfung und beginnenden Bronchiektasenbildung denken.

6. **Endokarditis.** Gelegentlich lokalisiert sich der Pneumokokkus im Verlauf der Pneumonie auch an den Herzklappen. Manchmal erkennt man diese Lokalisation daran, daß während der Rekonvaleszenz leichte Temperatursteigerungen und Symptome von seiten des Herzens auftreten. Der Patient klagt über Oppression, Stiche in der Herzgegend, Herzklopfen, und bei der Auskultation hört man Geräusche. Nun kann sich das Bild einer schweren septischen Endokarditis, selten sogar mit Embolien, entwickeln, doch verläuft die Krankheit meist milde und heilt mit Hinterlassung eines Herzfehlers aus. Am häufigsten ist nach Netter die Lokalisation an der Aortenklappe, während Fränkel sie häufiger an der Mitralis findet. Es gibt aber auch Fälle, wo die sich entwickelnde Endokarditis kaum Symptome macht und später ein Herzfehler entdeckt wird, dessen Ätiologie nur dann zu erkennen ist, wenn die Beobachtung des Patienten einigermaßen fortlaufend durchgeführt werden konnte.

So sah ich einen Patienten, der nach einer Pneumonie mit vollkommen normalem Herzbefund entlassen worden war, nach einem Jahr mit einer ausgebildeten Aorteninsuffizienz wieder, ohne daß in der Zwischenzeit irgend etwas eingetreten wäre, was als Ursache für die Endokarditis hätte angesehen werden können. Andererseits sah ich eine Patientin, bei der sich im Verlauf einer Pneumonie ein Herzgeräusch entwickelt und bei der Entlassung noch bestanden hatte, nach fünf Jahren mit vollständig normalem Herzbefund.

7. **Perikarditis.** Nicht selten hört man während der Pneumonie vorübergehend perikarditisches Reiben. Noch häufiger findet man bei den Sektionen leichte perikarditische Auflagerungen. Selten ist seröse oder eitrige Perikarditis.

8. **Myokarditis.** Wir haben erwähnt, daß im Verlauf der Pneumonie und in der Rekonvaleszenz gelegentlich Überleitungsstörungen zu konstatieren sind, die wir wohl nicht anders auffassen können als durch myokarditische Herde im Hisschen Bündel bedingt, und daß man bei der Sektion häufig frische myokarditische Herde findet. Es läßt sich wohl denken, daß manche Herzinsuffizienz, die scheinbar ohne Ursache auftritt, und bei der die Sektion schwielige Herde im Myokard ergibt, auf einer pneumonischen Myokarditis beruht, die vielleicht vor vielen Jahren überstanden wurde. Selten sind aber Fälle mit in die Augen springendem Zusammenhang der Erkrankungen. Eine solche möchte ich daher anführen.

42jähriger Metallgießer, am 30. Nov. 1912 an Schüttelfrost und Pneumonie des linken Unterlappens erkrankt, am 8. Dez. vormittags Temperaturabfall, nachmittags erneuter Anstieg und Entwicklung einer Pneumonie im rechten Unterlappen. Vom 13. Dez. an starke Zyanose und Dyspnoe, die trotz der am 14. Dez. erfolgenden Krise weiter bestehen. Auf Aderlaß vorübergehende Besserung. Vom 23. Dez. an lebhafte Pulsation in der ganzen Herzgegend, auch rechts vom Sternum. Vom 31. Dez. an starkes

Ödem beider Unterschenkel, der Lendengegend und des Skrotums. Puls klein und frequent. Vom 7. Jan. 1913 an Besserung, starke Diurese, Verschwinden der Ödeme, Besserung des Pulses und des Allgemeinbefindens. Am 15. Febr. geheilt entlassen. Während der ganzen Zeit nie Herzgeräusche, keine Dilatation (auch röntgenologisch festgestellt). Ich glaube, daß hier die Diagnose auf eine pneumonische Myokarditis gestellt werden muß.

9. **Phlebitis und Venenthrombose** sind ziemlich selten nachzuweisen, kommen aber gelegentlich vor. Thrombosen müssen sogar ziemlich häufig sein, da wir gar nicht so selten in der Rekonvaleszenz Lungenembolien auftreten sehen. Es gehört zu den erschütterndsten Ereignissen, wenn ein Mensch, der eine schwere Pneumonie glücklich überstanden hat und eben anfängt wieder Kräfte zu sammeln, beim Aufsitzen im Bette plötzlich zurücksinkt, blaß wird, einige angestrengte Atemzüge macht und stirbt.

10. **Nervensystem. Meningitis und Meningismus.** Im Verlauf der Pneumonie, nicht selten auch bei ganz leichten Pneumonien, kommt eine typische Meningitis zur Beobachtung. Gelegentlich wird sie erst bei der Sektion gefunden, ohne daß ausgesprochene Zeichen intra vitam bestanden hatten, namentlich bei alten Leuten. Die Untersuchung des Lumbalpunktates ergibt vorwiegend polynukleäre Zellen, Eiweiß, Pneumokokken. Nicht selten ist das Exsudat stark trübe, bisweilen sogar ausgesprochen eitrig. In anderen Fällen ist das Exsudat absolut klar, und der pathologische Anatom kann einen vollständig normalen Befund an den Meningen erheben, obschon ausgesprochene Nackensteifigkeit, Kernigsches Symptom, ja selbst Augenmuskelstörungen bestanden hatten. In diesen Fällen sprechen wir von Meningismus.

Leichte Zeichen von Meningismus finden wir fast bei jeder Pneumonie, doch beschränken sie sich auf eine geringe Nackensteifigkeit und etwas vermehrten Widerstand beim Heben des im Knie gestreckten Beines. Bisweilen können sie aber einen so schweren Charakter annehmen, daß sie das ganze Krankheitsbild beherrschen, und daß sogar die Pneumonie vollständig übersehen werden oder als sekundäre Pneumonie bzw. terminale im Verlauf einer Meningitis aufgefaßt werden kann, namentlich wenn die Lumbalpunktion einen erhöhten Druck, etwas Eiweiß und reichlich Leukocyten ergibt. Natürlich kann auch bei einer Meningitis die Pneumonie übersehen werden. Eine sichere Differentialdiagnose zwischen Meningitis und Meningismus kann bisweilen sogar auch pathologisch-anatomisch unmöglich sein, und es ist auch tatsächlich willkürlich, ob man von Meningismus oder Meningitis serosa sprechen will.

Lähmungen. Im Verlauf der Pneumonie kommen nicht ganz selten Hemiplegien oder Monoplegien vor, schon im Beginn der Erkrankung oder erst am vierten oder fünften Tage. Treten sie bei alten Leuten auf, so handelt es sich meist um arteriosklerotische Störungen, doch kommen sie gelegentlich auch bei jungen Leuten zur Beobachtung und gehen dann rasch vorüber. Meistens handelt es sich wohl um Meningismus oder toxische Schädigungen. Die Hemiplegien sind nicht selten mit Aphasie verbunden. Auch reine Aphasie nach der Krise ist beschrieben worden (Port).

Auch multiple Neuritis, Landrysche Paralyse und Encephalitis haemorrhagica im Anschluß an Pneumonie sind beschrieben worden.

Die Delirien und Konvulsionen sind schon früher erwähnt. Dagegen muß noch erwähnt werden, daß man gelegentlich psychische Störungen sieht, die sogar den Eindruck einer Dementia praecox machen können, ohne daß bleibende Symptome daraus entstehen.

11. Von seiten der Augen ist das seltene Vorkommen von Herpes zoster ophthalmicus zu erwähnen, der Ulcera corneae und andere Folgen nach sich ziehen kann.

12. **Otitis media** ist ziemlich häufig, verläuft aber meistens harmlos.

13. **Parotitis** kommt namentlich in der Rekonvaleszenz gelegentlich zur Beobachtung.

14. **Peritonitis** kommt selten im Verlauf einer Pneumonie zur Beobachtung; sie beruht auf Pneumokokkenmetastase. Die Pneumokokkenperitonitis tritt viel häufiger primär auf.

15. **Nephritis** schwereren Grades ist selten. Meistens können wir trotz der oben erwähnten pathologisch-anatomischen Befunde nur während des Fiebers, etwa auch noch in den ersten Tagen nach der Krise, leichte Albuminurie beobachten. Doch gibt es Fälle, die bei geringen Lokalerscheinungen von seiten der Lunge mehrere Promille Eiweiß haben, so daß man, wenn der Beginn nicht typisch ist und die Allgemeinerscheinungen schwer sind, einige Tage im Zweifel sein kann, ob nicht eine Nephritis mit Bronchitis oder Hydrothorax vorliegt. Auch in diesen Fällen verschwindet die Albuminurie meist rasch.

16. **Gelenkaffektionen.** Während einer Pneumonie, besonders wenn sie einen schweren Verlauf nimmt, können Entzündungen von Gelenken auftreten, die teils seröser, teils eitriger Natur sind. Häufig ist nur ein Gelenk betroffen, und zwar meistens das Schultergelenk. Aber etwa ebenso häufig erkranken gleichzeitig mehrere Gelenke. Die Untersuchung des Gelenkinhalts ergibt meist Pneumokokken in Reinkultur, es handelt sich also um eine richtige Metastase. Schon daraus geht hervor, daß in diesen Fällen eine besonders schwere Allgemeininfektion vorhanden sein muß, und tatsächlich endigen viele dieser Fälle trotz Eröffnung der erkrankten Gelenke tödlich. Doch kann gelegentlich auch bei einer schweren Gelenkeiterung eine rechtzeitige chirurgische Behandlung das Leben des Patienten retten.

Seltener sind reine Schleimbeutelerkrankungen (Fränkel).

17. **Eitrige Mediastinitis** ist selten, sie entsteht wohl meist durch Kontaktinfektion. Eine eitrige **Strumitis**, von der einige Fälle beschrieben sind, habe ich nach der Krise in einem Fall sich langsam entwickeln sehen. Die Diagnose machte anfangs Schwierigkeiten, weil es sich um einen Abszeß in einer substernalen Struma handelte. Die Operation, welche Pneumokokken in Reinkultur ergab, führte rasche Heilung herbei.

18. Als seltenere Komplikationen wären noch **Leberabszesse**, **Furunkel**, **Haut-** und **Muskelabszesse** zu nennen.

19. **Allgemeine Sepsis.** Die zuletzt erwähnten Komplikationen stellen alle Metastasen einer allgemeinen Pneumokokkeninfektion dar. Auf der anderen Seite kann eine Pneumokokkensepsis auch bei Eindringen des Pneumokokkus an einer anderen Stelle (nach Ohraffektionen, Angina, Cholelithiasis) ausbrechen (vgl. Jochmann, dieses Handbuch Bd. I, S. 681). Deshalb muß es überraschen, daß eine allgemeine Sepsis im Anschluß an Pneumonie relativ selten beobachtet wird (s. Jochmann). Wahrscheinlich lösen die lokalen Entzündungsprozesse so starke Immunitätsvorgänge im ganzen Körper aus, daß die im Blute regelmäßig kreisenden Pneumokokken nur wenige Metastasen, und diese nur in relativ seltenen Fällen, verursachen können.

Diagnose. In der überwiegenden Mehrzahl der Fälle ist die Diagnose außerordentlich leicht. Doch ist in den ersten Stunden der Erkrankung immer eine Verwechslung möglich. Der typische Beginn mit Seitenstechen, Schüttelfrost, das stark gerötete, leicht cyanotische Gesicht, die beschleunigte Atmung, die Dyspnoe und allgemeine Abgeschlagenheit lassen sofort an eine Pneumonie denken, aber die physikalische Untersuchung ergibt keine sicheren Symptome. Man hört vielleicht ein rauhes Atmen über einem Lungenlappen, die Perkussion läßt meist im Stich. Wichtig ist hier die genaue Inspektion des Thorax. Sieht man, daß eine Seite deutlich zurückbleibt, so gewinnt die Diagnose schon an Sicherheit. Ist eine Differenz in der Atmung beider Seiten nicht deutlich, so ist trotzdem die Pneumonie immer noch weitaus das Wahrscheinlichste. Die folgenden Stunden und Tage geben meist Aufschluß. Zunächst kann man meist eine Tympanie über einem Lungenlappen, dann die übrigen typischen Erscheinungen nachweisen, und das jetzt auftretende rostfarbene Sputum bildet eine willkommene Bestätigung der Diagnose.

Nicht in allen Fällen ist aber die Diagnose so einfach. Die Schwierigkeiten können einerseits dadurch entstehen, daß die Allgemeinerscheinungen in den Vordergrund treten und den Gedanken an eine Lungenaffektion nicht aufkommen lassen, anderseits dadurch, daß die Lungenerscheinungen auch eine andere Deutung zulassen.

Eine Maskierung der Pneumonie durch Allgemeinsymptome finden wir gar nicht selten bei Kindern. Hier kann hinter nervösen Störungen, die gleichzeitig mit Fieber plötzlich ausbrechen und den Eindruck einer beginnenden Meningitis machen, sich eine Pneumonie verbergen. Aber auch bei Erwachsenen entpuppt sich manche Meningitis als Pneumonie, sei es mit komplizierender Meningitis, sei es ohne Entzündung der Hirnhäute (Meningismus). An die Pneumonie, die im Beginn eine Perityphlitis vortäuscht (vgl. oben S. 414), sei hier ebenfalls erinnert. Bei Trinkern kann ein Delirium tremens der Ausdruck einer pneumonischen Infektion sein. Im Greisenalter findet man bisweilen nur eine allgemeine Schwäche als Ausdruck einer Erkrankung, und nichts deutet auf die Lungen. In diesen Fällen genügt es in der Regel, wenn der Arzt an die Möglichkeit denkt, daß sich hinter solchen Symptomen eine Pneumonie verbergen kann, um zur genauen Untersuchung der Lungen zu veranlassen und die richtige Diagnose zu ermöglichen. Speziell bei alten Leuten, die mit unbestimmten Symptomen erkranken, soll eine auffallend trockene Zunge immer den Gedanken an die Möglichkeit einer Pneumonie wachrufen.

Auch in vielen Fällen von Pneumonie, die unter dem Bilde eines Typhus abdominalis verlaufen, ist die Diagnose richtig zu stellen, wenn man von vornherein an die Möglichkeit einer Verwechslung denkt. Doch kann die Diagnose hier längere Zeit Schwierigkeiten machen, um so mehr als auch bei der Pneumonie Roseolen, Milzschwellung und Durchfälle vorkommen können. Daß in den seltenen Fällen von Pneumotyphus die Diagnose besondere Schwierigkeiten macht, ist ohne weiteres verständlich.

Auch sonst kann sich eine Pneumonie entwickeln, ohne besondere Symptome zu machen, die die Aufmerksamkeit auf die Lunge lenken. Das ist namentlich der Fall bei Pneumonien, die sich im Laufe des Abdominaltyphus entwickeln. Eine plötzlich auftretende Dyspnoe, eine auffällige Steigerung der Puls- und Respirationsfrequenz soll immer Veranlassung geben, die Lungen zu untersuchen.

Überhaupt wird derjenige am meisten Pneumonien entdecken, der auch bei unbestimmten Symptomen an diese Möglichkeit denkt und die Lungen seiner Patienten recht oft und recht genau untersucht.

Schwierigkeit in der Deutung des physikalischen Befundes kann, abgesehen von den oben erwähnten Schwierigkeiten in den ersten Tagen, häufig entstehen. Zunächst sei die Pleuropneumonie erwähnt, bei der häufig schwierig zu entscheiden ist, ob hinter dem Exsudat die Lunge pneumonisch infiltriert ist. Namentlich bei atypischem Beginn sind Zweifel möglich. Wenn der weitere Verlauf, das Auftreten von rostfarbenem Sputum etc. nicht Auskunft gibt, so verschafft oft die Untersuchung des Exsudates Klarheit. Enthält es Pneumokokken, so kann man in der Regel eine croupöse Pneumonie annehmen, doch ist auch eine Bronchopneumonie nicht ausgeschlossen. Es muß auch darauf hingewiesen werden, daß es Fälle von

Pneumonie mit abgeschwächtem Stimmfremitus gibt (vgl. o. S. 400), bei denen sogar durch Schwellung der Lunge die Nachbarorgane verdrängt sein können und ein Rauchfußsches Dreieck auftreten kann (vgl. Hochhaus).

Auch eine Verwechslung einer massiven Pneumonie mit einer Pleuritis ist möglich, erst der weitere Verlauf und der Wechsel der Symptome ist entscheidend.

Bei Beginn einer Pneumonie kann auch eine Verwechslung mit entzündlichem Lungenödem möglich sein. Darüber und über die Frage der Lungenkongestion vgl. S. 447.

Schwierig und unter Umständen unmöglich ist die Differentialdiagnose zwischen vielen Fällen von croupöser und von Bronchopneumonie. Die Fälle von pseudolobärer Erkrankung, die wie eine typische genuine Pneumokokkenerkrankung verlaufen und bei der Sektion erst bei genauem Zusehen eine pseudolobäre Anordnung erkennen lassen, sind überhaupt zur croupösen Pneumonie zu rechnen. Aber oft ist man im Zweifel, ob eine lobäre oder eine richtige lobuläre Entzündung vorliegt. Die Bronchopneumonie zeichnet sich ja in der Regel durch allmählicheren Beginn, durch unregelmäßigere Temperatur, das Fehlen von Herpes, das schleimig-eitrige Sputum aus, die Lungenerscheinungen sind weniger homogen, zwischen Stellen mit Bronchialatmen hört man wieder bronchitische Geräusche. Aber alle diese Unterschiede können sich verwischen. Eine croupöse Pneumonie kann atypisch beginnen und atypisch verlaufen, eine Bronchopneumonie kann einen Verlauf nehmen, der sich nur wenig von dem einer genuinen fibrinösen Pneumonie unterscheidet. Bei geringer Ausdehnung einer typischen Hepatisation können ähnliche Perkussions- und Auskultationserscheinungen auftreten, wie bei Bronchopneumonie, konfluierende bronchopneumonische Herde können eine massive Hepatisation vortäuschen. Namentlich bei Kindern, bei denen die Bronchopneumonie häufiger ist und oft den Verlauf einer croupösen Pneumonie zeigt, ist die Differentialdiagnose oft unmöglich.

Die Unterscheidung zwischen Pneumonie und Lungeninfarkt bereitet in der Regel keine Schwierigkeiten. Es gibt aber Fälle, in denen der Infarkt bei seiner Entstehung zu einem raschen Temperaturanstieg führt, bei denen das Sputum ebenso rostfarbig aussieht wie bei der Pneumonie und auch vereinzelte Pneumokokken enthält. Umgekehrt kann das Sputum bei der croupösen Pneumonie, wenn auch selten, schleimig-eitrig sein und streifige Blutbeimengungen enthalten. Namentlich wenn die Gelegenheit zu Lungenembolien gegeben ist, wenn sichtbare Thrombosen bestehen oder wenn ein Puerperium, eine Operation oder ein langes Krankenlager vorausgegangen ist, oder wenn es sich um ein herzkrankes Individuum handelt, so soll man bei nicht ganz eindeutigem Befund immer an die Möglichkeit eines Lungeninfarkts denken.

Bei Spitzenpneumonien denke man immer an die Möglichkeit einer beginnenden Tuberkulose. Diese setzt freilich selten so akut ein, sie macht kein so regelmäßiges Fieber und keinen so plötzlichen Temperaturabfall, die Fälle sind aber nicht so ganz selten, in denen die Tuberkulose einige Tage lang fast den gleichen Verlauf nimmt wie eine Pneumonie und auch der Temperaturabfall ziemlich rasch erfolgt, freilich ohne zu vollständig normalen Temperaturen zu führen. Selbst Unterlappenphthisen können bisweilen am Anfang als Pneumonie imponieren. Das gilt alles für die Form der Tuberkulose, die eine peribronchiale oder nodöse Entwicklung nimmt, selbstverständlich aber in noch viel höherem Grade für die tuberkulöse Pneumonie. Es ist schon erwähnt, daß man überhaupt oft im Zweifel ist, ob es sich um eine nachträgliche tuberkulöse Infektion einer Pneumokokkenerkrankung oder um eine Mischinfektion handelt.

Auf die Schwierigkeit, die die Erkennung der zentralen Pneumonie verursachen kann, braucht nicht mehr besonders hingewiesen zu werden. Hier ist die Röntgenuntersuchung besonders wertvoll.

Überhaupt sei hier auf die Wichtigkeit der Röntgenuntersuchung hingewiesen, die bisweilen die Diagnose gestattet, bevor die physikalischen Symptome deutlich geworden sind (vgl. S. 402).

Gelegentlich leistet die Untersuchung des Urins auf Chloride gute Dienste für die Diagnosestellung. Setzt man zum normalen Urin etwas konzentrierte Salpetersäure und Silbernitratlösung, so fällt ein reichliches, dickes, weißes Sediment von Chlorsilber aus. Entsteht nur eine geringe Trübung, so ist eine Pneumonie höchst wahrscheinlich.

Bei der heutzutage nicht mehr so unmöglich erscheinenden Gefahr eines Auftretens von Pestpneumonien in unseren Gegenden ist es nicht unangebracht, auf die Einfachheit des Nachweises der Pestbazillen im Auswurf hinzuweisen. Überhaupt sollte die bakteriologische Sputumuntersuchung nie versäumt werden, da sie diagnostisch und prognostisch oft wichtige und unerwartete Resultate liefert. So ist der Nachweis von Friedländerschen Bazillen ein ungünstig verwertbares Zeichen, ein Befund von Stäbchen kann auf Koliinfektion oder Psittakose hinweisen etc.

Beim Bestehen einer Lungentuberkulose kann oft Fieber auftreten und in irgend einem bisher noch freien oder schon affizierten Lungenbezirk ein Befund erhoben werden, der es zweifelhaft erscheinen läßt, ob ein neuer Nachschub der Tuberkulose oder eine davon unabhängige Pneumonie aufgetreten ist. Häufig entscheidet erst der Verlauf, indem die Pneumonie typisch abläuft und keine Residuen, nicht einmal eine Verschlimmerung der Tuberkulose hinterläßt.

Mit dem Nachweis einer Pneumonie ist die Diagnose nicht erschöpft, sondern es handelt sich darum, den Grad der Ausdehnung und das Stadium der Entzündung in den einzelnen Lungenpartien festzustellen. Die Untersuchung muß täglich wiederholt werden, da die Prognose sich, freilich nicht in erster Linie, aber doch bis zu einem gewissen Grade, nach dem Verlauf des anatomischen Prozesses richtet.

Prognose. Wie schon erwähnt, heilen beinahe $4/5$ der Erkrankungen aus, ohne irgendwelche Störungen zu hinterlassen. Aber im einzelnen Falle ist die Prognose oft nicht leicht. Die Elemente, aus denen sich die Prognose zusammensetzt, sind genereller und individueller Art.

Generell kommt in erster Linie das Alter in Betracht. Die Gefahr der Pneumonie ist in der frühesten Jugend sehr gering, die Mortalität beträgt kaum mehr als eins auf hundert. Von da an wächst sie von Jahr zu Jahr bis zum Greisenalter. Zwischen dem 15. und 25. Lebensjahr beträgt sie etwa 1 auf 20, zwischen dem 30. und 40. Jahr entspricht die Gesamtmortalität ungefähr dem Mittel, von da an nimmt sie von Jahr zu Jahr zu, und nach dem 70. Lebensjahr stirbt über die Hälfte der Erkrankten.

Bei Frauen ist die Prognose durchweg ernster als bei Männern, auch wenn man von der großen Sterblichkeit in der Gravidität, die schon oben erwähnt wurde, absieht.

Zu berücksichtigen ist ferner, daß beim Vorhandensein eines Herz- oder Nierenleidens, namentlich aber im Verlauf eines Typhus, die Gefahr besonders groß ist. Das Auftreten einer croupösen Pneumonie im Verlauf einer Influenza ist, wie erwähnt, ein sehr ernstes Ereignis.

Eine auffallende Tatsache ist das Schwanken der Mortalität in einzelnen Jahren. Wenn man den Charakter der momentan herrschenden Infektion kennt, so kann man auch daraus prognostische Schlüsse ziehen. Bei richtigen Pneumonieepidemien ist die Mortalität meist besonders groß. Neben diesen Schwankungen der Bösartigkeit, die auf einem Wechsel der Virulenz der Pneumokokken zu beruhen scheinen, ist auch auf die Ätiologie zu achten. Einerseits ist der Nachweis von Friedländerschen Bazillen im Sputum von ernster Bedeutung, andererseits fällt die Tatsache, daß der Befallene etwa mit Thomasphosphatmehl zu tun hatte, schwer ins Gewicht.

Von den Anzeichen individueller Natur, die die Prognose berühren, fällt die Konstitution des Patienten bis zu einem gewissen Grade in Betracht. Schwächliche Individuen einerseits, fettsüchtige andererseits, erliegen entschieden häufiger als kräftige Menschen. Wichtiger ist aber das Verhalten des Pulses, der Temperatur und der Respiration.

Am allerwichtigsten ist Frequenz und Größe des Pulses. Je frequenter der Puls im Verhältnis zur Temperatur, um so größer die Gefahr. Die Höhe der Temperatur ist insofern wichtig, als hohe Temperaturen zum Wesen der sthenischen Pneumonie gehören, unregelmäßige oder abnorm niedrige zum Wesen der asthenischen. Auch exzessiv hohe Temperaturen sind ein ernstes Zeichen. Immer aber ist das Verhältnis zum Puls wichtig. Die Respirationsfrequenz ist namentlich dann prognostisch wichtig, wenn es sich um rasche Atmung bei geringer Ausdehnung des Prozesses in der Lunge handelt. Im ganzen sind alle diese Symptome um so gefährlicher, je früher sie sich zeigen. Am siebenten oder achten Tag ist die Krise bald zu erwarten, und es ist zu hoffen, daß der Kranke trotz den Zeichen von starker Infektion oder von Herzschwäche doch noch lange genug leben wird, um die Entfieberung zu überstehen, während andererseits derselbe Grad von Störung, wenn er sich schon am zweiten oder dritten Tag zeigt, voraussichtlich nicht mehr eine ganze Woche lang ertragen werden kann.

Eine starke Auftreibung des Leibes ist ein prognostisch ungünstiges Symptom. Die Erklärung liegt wohl darin, daß der Meteorismus der Ausdruck einer Lähmung der Splanchnikusgefäße ist.

Besonders sei noch auf die Unregelmäßigkeiten des Herzschlags hingewiesen. Wie schon erwähnt, haben sie am ersten Tage relativ wenig zu bedeuten, während auf der Höhe des Fiebers auftretende Extrasystolien oder gar Überleitungsstörungen eine äußerst ernste Prognose in sich schließen.

Die prognostische Bedeutung der Komplikationen, insbesondere von seiten des Nervensystems, braucht hier nicht mehr besonders erwähnt zu werden, auch nicht die Bedeutung des Alkoholismus.

Therapie. Das Ideal jeder Behandlung einer Infektionskrankheit ist die Abtötung der Mikroorganismen. Zur sog. Chemotherapie, d. h. der Einverleibung von chemischen Substanzen, die, ohne den Organismus zu schädigen, die Infektionserreger abtöten, ist vielleicht der erste Schritt getan. Morgenroth hat mit seinen Mitarbeitern im Äthylhydrocuprein, einem Chininderivat (unter dem Namen Optochin im Handel), ein Mittel gefunden, das im Tierversuch nicht nur die Mäuse prophylaktisch gegen die Pneumokokkeninfektion schützt, sondern das sie auch bei schon ausgebrochener Sepsis retten kann. Über die Anwendung des Mittels beim Menschen hat zuerst Fränkel berichtet (Berl. klin. Wochenschr. 1912, S. 663). Er bekam in 6 von 21 Fällen bei Anwendung von 1 bis 2,5 g eine prompte Entfieberung, beobachtete aber dreimal eine Amblyopie. Ich selbst habe bei Dosen von 1,5 g bei Pneumonien, die schon mehrere Tage bestanden, keine deutlichen

Resultate gesehen, wohl aber bei 3,0 g in einer Reihe von Fällen eine Entfieberung im Lauf der nächsten 24 Stunden, die durchaus den Eindruck einer Krise bzw. Pseudokrise machte. In den meisten Fällen ging die Temperatur nachher wieder in die Höhe. Die Medikation konnte aber nicht länger als einen Tag fortgesetzt werden, weil schon am ersten Tag in einer Reihe von Fällen eine hochgradige Verengerung der Netzhautarterien zu konstatieren war, die das gleiche ophthalmoskopische Bild wie die Chininamblyopie zur Folge hatte. Ein Patient, bei dem die Entfieberung dauernd blieb, war einige Stunden vollständig erblindet, die anderen, bei denen der Fieberzustand keine genaue Prüfung der Sehschärfe zuließ, hatten gar nicht oder kaum bemerkt, daß sie schlechter sahen. Dauernde Störungen blieben nicht zurück.

Die Therapie scheint um so aussichtsreicher, je früher sie angewandt wird. Vetlesen hat in einer Reihe von Fällen, in denen er das Präparat am ersten oder zweiten Tag der Erkrankung anwandte, bei Dosen von 3 mal 0,5 auffallende Erfolge erzielt, bei den meisten kritischen Temperaturabfall innerhalb 24 Stunden, bei den anderen etwas später. Ich selbst habe bei initialen Fällen mehrmals ebenfalls prompten dauernden Temperaturabfall gesehen. Es wird Sache der Zukunft sein, die geeignete Dosierung und die passende Verbindung zu finden. Das salzsaure Salz und die Base verursachen häufig Erbrechen, weniger das salizylsaure Salz. Neuerdings hat Baermann über gute Erfolge mit Optochin berichtet.

Die Serumtherapie. G. und F. Klemperer waren die ersten, die die Behandlung der Pneumonie mit dem Serum immunisierter Kaninchen versucht haben. Seither sind mancherlei Versuche angestellt worden, und gegenwärtig werden in Deutschland hauptsächlich zwei Arten von Serum angewandt. Das eine ist das von Neufeld und Händel. Zu seiner Herstellung werden hochvirulente Pneumokokken verwandt. Die klinischen Nachprüfungen haben gute Resultate ergeben (z. B. Géronne, aber nur bei Anwendung von hohen Dosen, 40—80 ccm). Das andere ist das von Römer, das unter Benutzung einer ganzen Reihe von Pneumokokkenstämmen hergestellt ist, um eine Polyvalenz zu erzielen. Nach Neufeld und Römer ist es aber gegen die atypischen Pneumokokkenstämme, die bei der menschlichen Pneumonie gelegentlich vorkommen, ebenso unwirksam wie das monovalente Serum. Klinische Untersuchungen haben auch mit dem Römerschen Serum gute Resultate ergeben. Absolut überzeugend sind aber die Resultate bei der Serotherapie bisher nicht, namentlich wenn man die spontanen Schwankungen im Verlauf der Pneumonie berücksichtigt.

Als spezifisches Mittel gegen die Pneumonie wurde früher vielfach der Aderlaß angesehen. Sydenham hielt wiederholte Aderlässe für unumgänglich notwendig zur Heilung der Pneumonie, der Gipfel wurde aber erreicht durch Bouillaud, der bei einer Pneumonie von mittlerer Schwere 2—2$^1/_2$ Lit. Blut in Verlauf von wenigen Tagen entnehmen lehrte. Diese Übertreibungen haben dann zu einer vollständigen Verwerfung des Aderlasses durch viele Kliniker geführt, doch ist die Pneumonie die Krankheit, bei der er sich am längsten gehalten hat und jetzt auch wieder am meisten zur Anwendung kommt. Nur sehen wir heutzutage in der Venaesektion nicht mehr ein spezifisches Mittel gegen die Krankheit, sondern nur ein Mittel, um bestimmte Kreislaufstörungen bei der Pneumonie zu beseitigen bzw. zu mildern. Wir machen den Aderlaß hauptsächlich bei drohendem Lungenödem, wo er das einzige Mittel darstellt, von dem noch etwas zu hoffen ist. Die relativ geringfügige Entlastung des venösen Systems, die durch die Entziehung von wenigen Dezilitern Blut herbeigeführt wird, genügt offenbar bisweilen, um die Störung eben wieder auf das Maß zurückzubringen, das das Herz unter Anwendung aller verfügbaren Reservekräfte eben noch zu überwinden vermag. Während drohendes Lungenödem eine **absolute** Indikation für den Aderlaß darstellt, gibt es noch eine **relative**. Diese besteht in den Fällen, in denen eine auffallende Kongestion des Gesichtes mit ziemlich stark cyanotischer Komponente, Schwellung der Halsvenen und leichte Zyanose der Extremitäten auf eine Erhöhung des Venendruckes hindeuten, während der Puls kräftig und voll ist. In solchen Fällen sieht man nicht selten im Anschluß an eine Venaesektion eine ganz auffallende Besserung der Dyspnoe und des ganzen subjektiven Befindens, so daß derjenige, der dies einmal gesehen hat, den Aderlaß in allen ähnlichen Fällen wieder anwendet. Selbstverständlich entsteht eine große Schwierigkeit bei der Frage, zu welchem Zeitpunkt die Venaesektion vorgenommen werden soll. Im ganzen ist es besser, nicht mehr zu warten, sobald die Erscheinungen der Stauung in den Venen ausgesprochen sind. Eventuell kann man den Aderlaß auch nach einem bis zwei Tagen wiederholen. Bei der Blutentziehung sei man nicht zu vorsichtig, sondern man lasse bei kräftigen Menschen immer 300—400 ccm ausfließen.

Die **Digitalis** galt vielfach als Spezifikum gegen Pneumonie und gilt es teilweise auch heute noch. Gibt man **große** Dosen dieses Mittels, so sinkt die Temperatur, die Pulsfrequenz geht etwas herunter, aber nicht in erheblichem Maße, sondern sie erreicht den normalen Wert erst einige Tage nach der Entfieberung, die gewöhnlich etwa am Ende des dritten Tages nach Beginn der Medikation erfolgt. Das ist der Fall bei Dosen von 3—4 g pro die, die Fränkel für Patienten mit organischen Herz- oder Nierenleiden, Verdacht auf Arteriosklerose oder Potatorium empfiehlt. Fränkel geht aber nie über die Gesamtmenge von 12 g hinaus. Petrescu geht noch viel weiter, bis zu 8 g pro die. Diese Dosen übersteigen die, die wir bei Herzaffektionen anwenden, ganz erheblich, und es liegt ihnen die Idee einer spezifischen Wirkung zugrunde. Es scheint mir nicht ausgeschlossen, daß diese in ähnlicher Weise zu erklären ist, wie die nachher zu besprechende Kampferwirkung. Doch fehlt mir persönliche Erfahrung über Dosen, die über die Mengen hinausgehen, wie sie bei Herzaffektionen üblich sind. Meistens gibt man in allen Fällen, bei denen neben der Pneumonie eine schon länger bestehende Herzschwäche oder Zirkulationsstörung nachgewiesen oder vermutet wird, und bei allen Fällen, die sonst einen schweren Verlauf erwarten lassen, von Anfang an Digitalis in den Dosen von etwa 0,5 im Tag. Dieselbe Verordnung macht man, sobald im Verlauf einer Pneumonie der Puls anfängt schlecht zu werden.

In letzter Zeit ist wiederholt die Behandlung der Pneumonie mit großen Dosen von **Kampfer** empfohlen worden (W. Löwenstein, Iwersen, Swojechotow, Seibert, Wachter etc.). Von den einen Autoren wird zweistündliche Injektion von 1—2 ccm $10^0/_0$igen Öles, von anderen 1—2 mal täglich bis zu 10 ccm $20^0/_0$igen Öles empfohlen, in einzelnen Fällen wurde schon über 70 g Kampfer in 11 Tagen gegeben. Die Resultate werden sehr gerühmt. Eine Erklärung für das Verständnis dieser Wirkung geben uns die oben (S. 275) erwähnten Versuche Liebmanns, die uns vermuten lassen, daß eine Gefäßerweiterung in den Lungen eintritt und günstig auf den Verlauf der Entzündung einwirkt. Vielleicht tritt dasselbe bei der Anwendung der Digitalis in hohen Dosen ein. Ich habe über diese Methode keine Erfahrung, sondern habe immer nur Kampfer in ausgiebiger Weise zur Behandlung der Herzschwäche bei Pneumonie angewandt.

Abgesehen von diesen spezifischen Behandlungsarten der Pneumonie, deren Wert noch fraglich ist, hat die Behandlung der Lungenentzündung im wesentlichen die zwei Aufgaben, den Patienten unter möglichst günstige

Bedingungen für den Ablauf der Erkrankung zu bringen und die Herzkraft zu erhalten.

Der erstgenannten Indikation entspricht die allgemeine hygienisch-diätetische Behandlung. Bettruhe wird man selten einem Pneumoniker während des Fiebers ausdrücklich verordnen müssen, wohl aber in der Rekonvaleszenz, wenn leichte Temperatursteigerungen oder eine auffallende Höhe des Pulses auf eine verzögerte Resolution oder irgendwelche Komplikationen hindeuten. Aber auch während des Fiebers ist auf die Vermeidung aller körperlichen Anstrengung besonderes Gewicht zu legen. Das Einhalten der Bettruhe allein genügt nicht, sondern jede unnötige Bewegung ist zu vermeiden, weil sie dem Herzen vermehrte Arbeit verursacht und dessen Kraft rascher zum Versiegen bringen kann. Die Krankenpflege hat bei der Pneumonie eine hervorragende Bedeutung für die Prognose des einzelnen Falles. Man sorge deshalb rechtzeitig für ausreichendes Wartepersonal, für geübte Nachtwachen, bei schweren Männern für einen kräftigen männlichen Krankenpfleger, und überwache die Pflege genau, man mache das Personal, wenn nötig, auch auf seine Verantwortung aufmerksam.

Diät ist die gewöhnliche Fieberdiät, doch vergesse man ja nicht die Sorge für regelmäßige Stuhlentleerung.

Für reichliche Zufuhr von Getränken ist zu sorgen. Kleine Urinmengen sind nicht nur ein Zeichen schwerer Erkrankung, sondern auch ein Zeichen ungenügenden Trinkens. Auch hier hat die Krankenpflege eine wichtige Aufgabe. Der schwerkranke Pneumoniker hat meist wenig Durst, er muß zum Trinken veranlaßt werden. Alkoholika sind entschieden nützlich. Schwere Weine, besonders Südweine, Champagner, Eiergrog haben eine ausgesprochen analeptische Wirkung. Die Pneumoniker vertragen nicht nur ziemlich große Mengen von Alkohol, sondern sie haben auch einen Nutzen davon.

In neuerer Zeit wird, hauptsächlich in Amerika, die Freiluftbehandlung der Pneumonie empfohlen. Die Resultate sollen besser sein, wenn man die Kranken Tag und Nacht im Freien läßt. Es dürfte aber fraglich sein, ob der Nutzen dieser Behandlung wirklich so groß ist. Sie bringt für die Pflege selbst da, wo sie durchführbar ist, solche Schwierigkeiten mit sich, daß der Schaden unter Umständen größer ist. Dagegen ist so viel sicher, daß bei der Pneumonie frische Luft von Vorteil ist. Das Krankenzimmer ist deshalb ausgiebig zu lüften, und der Patient muß, wenn er nicht schon in einem geräumigen, hellen, gut ventilierbaren Zimmer liegt, in ein solches gebracht werden.

Besonders wichtig ist die Sorge für Schlaf. Dieser ist in den meisten Fällen stark gestört, und die dadurch bedingten Muskelbewegungen stellen eine Anstrengung für das Herz dar, dessen Kraft in erster Linie geschont werden muß. Deshalb wird man häufig zum Morphium greifen müssen. Die Scheu vor diesem Mittel bei der Pneumonie ist nur in den Fällen begründet, in denen der Patient apathisch daliegt und eine weitere Betäubung die Gefahr der ungenügenden Lungenventilation und der Erstickung herbeiführen, oder wo die Unterdrückung einer vorhandenen reichlichen Exspektoration zu Suffokation führen könnte. In diesen Fällen wird man kaum je in Versuchung kommen, Morphium anzuwenden, in den übrigen wirkt es oft überaus wohltuend. Veronal und ähnliche Mittel haben meist nur eine geringe Wirkung, dagegen zeigt sich oft Chloral als wirksam, bei dem die Gefahr einer gefährlichen Blutdrucksenkung nur in den Büchern besteht.

Zur Beruhigung delirierender Pneumoniker, speziell bei Delirium tremens, empfiehlt sich besonders eine Kombination von Chloral und Opium

(Chloralhydrat 10,0, Tinct. opii simpl. 5,0, Syr. cort. aurant. 15,0, Aq. dest. ad 150, zweistündl. 1—2 Eßlöffel) oder Morphium-Skopolamin subkutan.

Besteht starker Hustenreiz, so ist er durch die verschiedenen Morphiumderivate zu bekämpfen (vgl. S. 273).

Die Herzschwäche ist die Hauptgefahr bei der Pneumonie, wenn man darunter auch die durch Gefäßlähmung bedingte Zirkulationsstörung rechnet. Bei dieser sucht das Herz durch Mehrarbeit die Störung zu kompensieren, daher kommt oft die Behandlung der Gefäßlähmung auf eine Therapie der Herzschwäche heraus. Übrigens wirken alle unsere Mittel auf beiden Komponenten der Zirkulation.

Ist aus irgendwelchen Gründen ein Versagen des Herzens zu fürchten, so gebe man, wie oben erwähnt, Digitalis. Ist die Herzschwäche eingetreten, so erweist sich meistens die Digitalismedikation, auch die intravenöse Strophantininjektion als wirkungslos. Hier zeigen Koffein und Kampfer viel bessere Erfolge. Empfehlenswert ist abwechselnde Injektion einer 30%igen Koffeinlösung und von Kampferöl, je nach Schwere der Erkrankung nur wenige Injektionen im Tage oder in halbstündigen Pausen. Nützt es nicht, so versuche man es mit Adrenalin, das man am besten intramuskulär injiziert. Man sieht darauf in der Regel ein rasches Ansteigen des Blutdrucks, oft auch ein Sinken der Pulsfrequenz, eine Erleichterung der Atmung und eine Besserung des Allgemeinzustandes. Der Erfolg dauert aber nicht lange an, gewöhnlich ist er nach einer halben Stunde oder nach einer Stunde vorüber. Immerhin habe ich einige Fälle gesehen, bei denen ich den Eindruck hatte, daß durch wiederholte Adrenalininjektionen das Leben gerettet wurde. Ob uns Hypophysenextrakte weiter helfen werden, bleibt abzuwarten.

Eine wichtige Rolle spielt die Hydrotherapie. Zum Zwecke der Wärmeentziehung wendet zwar heutzutage kaum mehr jemand kalte Bäder an, wohl aber kommen sie für typhöse Formen, starke Apathie und Somnolenz bei kräftigen Individuen mit guter Zirkulation in Betracht, ferner bei Kindern, aber immer nur als Reizmittel für das Nervensystem. Wichtiger sind die Wickel und Umschläge. Von lauwarmen oder kalten Brustwickeln, die man stundenlang liegen läßt, sieht man oft eine unmittelbar in die Augen springende Beruhigung des Patienten, Regulierung der Atmung, Beseitigung der Schmerzen und Verminderung des Hustenreizes. Über die Art der Wirkung vgl. oben S. 265. Wie oft die Wickel gewechselt werden sollen, ergibt sich vielfach aus den Empfindungen des Kranken. Jedenfalls aber sollte jede Pneumonie mit Brustwickeln, sei es beständig liegenden, etwa alle drei Stunden gewechselten, sei es mit wenigen, nur an einzelnen Stunden des Tages applizierten, behandelt werden.

Eine besondere Besprechung verdient die Anwendung von Schröpfköpfen. Durch trockenes Schröpfen erreichen wir fast regelmäßig ein Verschwinden oder zum mindesten eine Abschwächung der Seitenschmerzen, meistens eine auffallende Erleichterung und eine Verminderung der Dyspnoe. Wie die Wirkung zu erklären ist, ist noch ebenso unsicher, wie die Erklärung der „ableitenden" Methode überhaupt. Beim blutigen Schröpfen kommt zu dieser ableitenden Wirkung noch die der Blutentziehung. Im ganzen wird man deshalb die blutigen Schröpfköpfe für die Fälle reservieren, wo neben der Indikation für eine lokale Wirkung gleichzeitig die Wünschbarkeit eines Aderlasses vorliegt. Auch Blutegel können in ähnlichem Sinne wirken.

Von anderen ableitenden Methoden kommt noch Jodtinktur in Betracht, namentlich bei stärkerer pleuritischer Reizung. Blasenpflaster sind namentlich von französischen Autoren empfohlen worden, doch hat ihre

Anwendung u. a. den Nachteil, daß die Haut dann für andere Applikationen unbrauchbar wird.

Antipyretische Methoden sind in der Regel nicht angezeigt. Die Anwendung kalter Bäder verbietet sich mit Ausnahme der typhösen Formen von selbst, und wenn wir sie bei solchen Erkrankungen und bei Kinderpneumonien anwenden, so steht der Zweck der Antipyrese nicht im Vordergrund. Antipyretische Medikamente haben bei hyperpyretischen Erkrankungen ihre Berechtigung, ferner bei den Kranken, die durch Hitzegefühl, Kopfschmerzen und Aufregung stark belästigt und am Schlaf verhindert werden. Auffallend ist, daß das Chinin von verschiedenen Seiten empfohlen worden ist und immer wieder empfohlen wird. Vielleicht handelt es sich hier aber um eine spezifische, chemotherapeutische Wirkung, die beim Äthylhydrocuprein (vgl. oben) regelmäßiger und zuverlässiger ist.

In der Rekonvaleszenz lasse man den Patienten ja nicht zu früh aufstehen. Hat man Furcht vor der Entwicklung von Thrombosen, so lasse man Arme und Beine im Bett bewegen. Niemals lasse man aber den Patienten wieder an die Arbeit, bevor die letzten Zeichen von Infiltration verschwunden sind, namentlich nicht, so lange noch Rasselgeräusche auf eine noch nicht beendete Resolution hindeuten. Sonst entsteht leicht die Gefahr, daß sich eine Induration und Bronchiektasie ausbildet. Selbstverständlich ist das nicht so zu verstehen, daß man das Verschwinden geringer Schalldifferenzen abwarten müßte, denn solche können noch sehr lange bestehen.

3. Die Bronchopneumonie.
(Herdförmige, lobuläre, katarrhalische Pneumonie.)

Definition. Als Bronchopneumonie bezeichnen wir diejenige Form der Lungenentzündung, bei der die Krankheit nicht einen ganzen Lappen oder wenigstens einen größeren zusammenhängenden Teil eines Lappens befällt, sondern nur kleinere Bezirke der Lunge, meist einzelnen Läppchen entsprechend, ergreift. Die Erkrankung kann im Auftreten eines einzelnen Herdes bestehen, sie kann aber auch multipel auftreten, einzelne Herde können konfluieren, so daß ein ähnliches Bild wie bei der croupösen Pneumonie entsteht. Ein prinzipieller Gegensatz gegenüber dieser Krankheit besteht in pathologisch-anatomischer Hinsicht nicht, indem die croupöse Pneumonie bisweilen Andeutung von lobulärer Zusammensetzung zeigt und indem durch Konfluenz von einzelnen Herden „pseudolobäre" Entzündungen zustande kommen können.

Ähnlich verhält es sich in klinischer Hinsicht. Die Bronchopneumonie ist im Gegensatz zur genuinen fibrinösen Lungenentzündung keine ätiologische Einheit und sie macht keine so typischen Symptome wie diese. Auch sind die physikalischen Zeichen entsprechend der anatomischen Grundlage verschieden. Aber auch bei der croupösen Pneumonie kommt häufig genug ein atypischer Verlauf vor, so daß die Grenzen nicht scharf sind und alle Übergänge zwischen den beiden Erkrankungen vorkommen.

Vorkommen und Häufigkeit der Bronchopneumonie. Die Bronchopneumonie ist eine außerordentlich häufige Erkrankung. Bei einer ganzen Reihe von Menschen bildet sie die unmittelbare Todesursache. Sie schließt sich häufig an Bronchitiden an, die bei allen schwächlichen Individuen, bei darniederliegendem Kreislauf und mangelhafter Expektoration zur Entwicklung kommen können. Besonders häufig treffen wir die Bronchopneumonie im Greisenalter als eine häufige Komplikation der Bronchitis. Als mehr selbständige Krankheit tritt sie im Kindesalter auf. Sie ist die

Pneumonie des Kindes, der gegenüber die croupöse Form weit in den Hintergrund tritt.

Seltener als die katarrhalische Pneumonie im engeren Sinne, d. h. die Fortleitung einer Bronchitis auf das Lungengewebe, ist die **Aspirationspneumonie**. Wir sehen sie als Schluckpneumonie bei Lähmungen der Schluckmuskulatur, bei Bewußtlosen und Betrunkenen, bei Menschen, die vom Ertrinken gerettet worden sind, bei Schwerkranken, die unvorsichtig ernährt worden sind. Wir sehen sie aber auch bei Aspiration von Mundschleim und Speichel nach Narkosen, beim Verschlucken von Fremdkörpern. Auch ein Teil der Diphtheriepneumonien ist durch Aspiration von Membranen bedingt.

Nicht viel seltener als die Aspirationspneumonie sind die Bronchopneumonien bei **Infektionskrankheiten**. Bei Masern sehen wir oft im Anschluß an die initiale Bronchitis Bronchopneumonien auftreten, ebenso bei Keuchhusten. Schwankend sind die Angaben über **Influenzapneumonie**, je nach der Leichtfertigkeit, mit der die Diagnose Influenza gestellt wird. Bei **Diphtherie** sehen wir häufig ein Überwandern der Entzündung auf die Lunge. Auch bei **Variola** und **Scharlach** ist die Bronchopneumonie nicht selten. Die **Pest** kann primär als Bronchopneumonie auftreten. Außerdem sehen wir bei allen Infektionskrankheiten, wenn die Kräfte darniederliegen und das Herz schwach wird, sekundäre Bronchitiden entstehen und zu Pneumonien führen.

Ätiologie. Die häufigste Ursache der Bronchopneumonien ist die **Fortsetzung eines Katarrhs der Bronchien auf das Lungengewebe**. Es ist selbstverständlich, daß dieser Übergang nur durch die feinsten Bronchien geschehen kann, und daß immer eine Bronchiolitis das Bindeglied darstellen muß. Doch braucht die Bronchiolitis keine selbständigen Symptome zu machen. Die Entzündung kann sich so rasch von den gröberen Bronchien bis auf das Lungengewebe fortsetzen, daß man klinisch den Eindruck hat, als ob aus der Erkrankung der mittleren Bronchien sich direkt eine Pneumonie entwickelt hätte. In anderen Fällen wiederum entsteht die Bronchopneumonie im Verlauf einer Bronchitis capillaris, bisweilen so unmerklich, daß man nicht weiß, wann die eine Krankheit in die andere übergegangen ist. Bei der Besprechung der kapillären Bronchitis wurde auch erwähnt, daß bei jeder Entzündung der Bronchiolen auch das Lungengewebe beteiligt ist, und daß daher der Übergang nicht immer scharf sein kann.

Bisweilen handelt es sich um ein einfaches Weiterwandern der **Infektionserreger** von den Bronchien bis in die Lungen. Das haben wir wohl in den meisten Fällen von Masern, Keuchhusten, Diphtherie, Influenza und den selteneren Bronchopneumonien beim Scharlach anzunehmen. Doch ist es schon bei diesen Krankheiten mit Ausnahme der Influenza fraglich, ob es immer derselbe Erreger sei, der das Grundleiden verursacht hat, oder ob eine Mischinfektion aufgetreten sei. Bei Typhus, Variola etc. ist dagegen eine Sekundärinfektion sicher die Ursache der Bronchitiden und Bronchopneumonien.

Auch bei einer **gewöhnlichen Bronchitis** kann die Erkrankung bis in die Lunge fortwandern. Oft ist eine Erkältung, der Aufenthalt in staubiger Luft oder eine andere Schädlichkeit Ursache für dieses Ereignis. Besonders leicht tritt das bei kachektischen Individuen auf.

Bei dieser „katarrhalischen" Pneumonie spielt häufig die **Atelektase** eine wichtige Rolle. Wenn die feinsten Luftröhrenäste durch Sekret verstopft sind, so wird die Luft aus den entsprechenden Alveolen resorbiert, am

Anfang wird dabei leicht etwas Sekret durch die Inspirationsbewegungen in die Lungenbläschen angesogen werden können und mit ihm gelangen die Infektionserreger hinein. Liegen bei vollständiger Atelektase die Alveolarwände aneinander, so ist ein Weiterwandern der Mikroorganismen durch das stagnierende Sekret möglich.

Der zweite Weg, auf dem die Entstehung einer Bronchopneumonie möglich ist, ist der, daß die Infektionserreger durch Aspiration direkt bis in die Alveolen gelangen. Das ist möglich, wenn infektiöser Staub aspiriert wird, wie z. B. bei Inhalationsmilzbrand. Auch bei der Einatmung des Staubes von Thomasphosphatmehl ist das möglich, obschon auch die Möglichkeit vorliegt, daß der Staub eine Schädigung des Lungengewebes verursacht, und Mikroorganismen, die zu einer anderen Zeit aspiriert werden oder von den Bronchien her weiter wandern, die Entzündung zum Ausbruch kommen lassen. Dasselbe gilt für die Ätherpneumonien. Die Entzündungen, die man nach Äthernarkosen bisweilen auftreten sieht, sind Bronchopneumonien. Sie können teilweise durch direkte Reizung des Lungengewebes bedingt sein, ähnlich wie die viel seltener beobachteten, bisweilen erst einige Stunden nach der Narkose auftretenden Fälle von Lungenödem. Wir haben uns dann vorzustellen, daß die beständig in das Lungengewebe aspirierten Mikroorganismen, die sonst keine Schädigung hervorzurufen vermögen, in dem geschwächten Lungengewebe eine Entzündung zu erzeugen imstande sind. Oft hat man aber auch den Eindruck, daß die Äthernarkose eine Bronchitis erzeugt und diese dann bis in die Alveolen weiterwandert.

Bei Ertrinkenden entstehen nicht selten Bronchopneumonien. Das aspirierte Wasser ist teilweise schon von vorneherein bakteriell verunreinigt, es spült aber auch die Flora der oberen Luftwege in die Lungen hinein. Bei den angestrengten Atembewegungen wird das Wasser oft mit großer Gewalt in die Alveolen hineingepreßt. Doch kommen bei Geretteten, wie erwähnt, auch lobäre Pneumonien zur Beobachtung.

Die Influenza kann sich bisweilen in einer so isoliert auftretenden Bronchopneumonie äußern, daß es ganz so aussieht, als ob die Influenzabazillen direkt in die Lungen aspiriert worden seien, so daß man von einer „primären" Influenzapneumonie sprechen möchte.

Die nach Aspiration von Fremdkörpern beobachteten Bronchopneumonien entstehen wohl meistens nicht dadurch, daß Mikroorganismen direkt in die Lungen aspiriert werden, sondern die Entzündung beginnt wohl immer in den Bronchien (vgl. S. 381). Auf die Aspiration von kleinsten Fremdkörpern ist wohl die Pneumonie nach Einatmung von Rauch zurückzuführen, von der Aufrecht ein typisches Beispiel bringt. Drei Kinder, die, allein im Zimmer gelassen, das Bett in Brand gesteckt hatten, erkrankten an Bronchopneumonie. Zwei starben. Bei dem einen wurde die Sektion vorgenommen, die ausgedehnte Bronchopneumonien ergab. Auch bei den Bronchopneumonien, die sich in hypostatischen Lungenpartien entwickeln, handelt es sich wohl immer um eine katarrhalische Entstehung.

Bei Inhalation giftiger Gase und Dämpfe kann es auch zu Bronchopneumonien kommen. Am häufigsten wird das von der salpetrigen Säure berichtet, während andere reizende Gase Bronchitiden und Bronchiolitis obliterans verursachen können. Die durch salpetrige Säure hervorgerufene Pneumonie kommt wohl so zustande, daß die Schädigung der Alveolarepithelien die Entwicklung von Mikroorganismen möglich macht. Doch gilt auch hier dasselbe, was von der Ätherpneumonie gesagt wurde.

Der dritte Weg, auf dem die Mikroorganismen in die Lunge gelangen und eine lobuläre Pneumonie hervorrufen können, ist der Blutweg. Dieser

Weg wird wohl sicher eingeschlagen bei den Erkrankungen, die im Laufe von Infektionskrankheiten auftreten, und bei denen man den Erreger der Grundkrankheit in den bronchopneumonischen Herden findet. Das ist aber höchst selten der Fall. Bei einer Reihe von Krankheiten, bei denen dieser Infektionsweg für die Lungenentzündung wahrscheinlich wäre, kennen wir den Infektionserreger noch nicht, z. B. bei Scharlach, Pocken und Gelenkrheumatismus, bei denen in seltenen Fällen Bronchopneumonien zur Beobachtung kommen. Bei anderen, z. B. bei Masern und Keuchhusten, Influenza und Pest, ist die Infektion durch die Bronchien wahrscheinlicher. Bei der ziemlich seltenen Erysipelpneumonie findet man keine Erysipelkokken im Lungengewebe (Roger). Es bleiben somit wenige Fälle übrig, in denen die Erreger der Grundkrankheit in bronchopneumonischen Herden gefunden wurden, so die Befunde von Bacterium coli bei Enteritiden kleiner Kinder durch Renard und die Bronchopneumonien bei Streptokokken-Enteritis (Escherich). Aber auch bei diesen Fällen lassen sich Bedenken erheben. Finkelstein und Spiegelberg haben gezeigt, daß es sich doch wohl meistens um eine bronchogene Infektion handelt, die bei der Schwäche der Kinder, der mangelhaften Atmung und Expektoration und dem häufigen Erbrechen sehr leicht zustande kommen muß (vgl. S. 380ff.). Bei den meisten Infektionskrankheiten stellen die Bronchopneumonien somit Sekundärinfektionen dar, deren Entstehung gleich zu erklären ist, wie das Auftreten der Pneumonien bei Herzkranken, Kachektischen und anderen dekrepiden Individuen.

Eigentlich ist es merkwürdig, daß der Blutweg so selten eingeschlagen wird. Man sollte denken, daß alle Mikroorganismen, die von irgend einem Erkrankungsherd im Körper in die Blutbahn gelangen, von den Lungen abgefangen werden und hier eine Entzündung verursachen können. Offenbar verfügt das Lungengewebe über ausgedehnte Schutzkräfte, und wenn die hämatogene Infektion groß genug ist diese zu überwinden, so kommt es zu Abszeßbildung.

Im Anschluß an inkarzerierte Hernien sind schon Bronchopneumonien beobachtet worden, in denen sogar das Bacterium coli nachgewiesen worden ist. Hier handelt es sich also um eine hämatogene Entstehung, doch bilden diese Fälle große Seltenheiten (Fränkel).

Nach Brustkontusionen sind schon Bronchopneumonien beobachtet worden, aber nur in seltenen Fällen. Von einem solchen berichtet Chiari. Doch sind sie offenbar häufiger als gewöhnlich angenommen wird, da sie häufig übersehen werden (Stern).

Die Bakterienbefunde bei Bronchopneumonie sind mannigfacher Natur. Wohl am häufigsten wird der Pneumokokkus getroffen, dann kommt der Streptokokkus, der Friedländersche Bazillus, seltener sind Staphylokokken. Häufiger als bei der croupösen Pneumonie werden mehrere Bazillenarten gleichzeitig angetroffen. Über die Häufigkeit des Influenzabazillus lauten die Angaben verschieden. Kolibazillen, die wohl immer auf dem hämatogenen Wege in die Lungen gelangen, werden selten gefunden, und auch dann, wenn sie gefunden werden, läßt sich oft die postmortale Einwanderung in den Lungenherd nicht ausschließen. Auch Meningokokken sind schon gefunden worden. Zu erwähnen wäre noch der Pestbazillus, während in bezug auf den Tuberkelbazillus auf das Kapitel Tuberkulose verwiesen sei.

Bei den Lungenentzündungen im Kindesalter sind die Mischinfektionen noch häufiger als bei den Erwachsenen. Die Streptokokken und Staphylokokken treten mehr in den Vordergrund, der Friedländersche Bazillus ist seltener. Bei Bronchopneumonien im Laufe der Diphtherie findet man häufig den Diphtheriebazillus. In neuerer Zeit haben Vogt und seine Mitarbeiter angegeben, daß der Influenzabazillus bei Kinderpneumonien häufig zu finden sei.

Pathologische Anatomie. Das pathologisch-anatomische Bild ist je nach der Entstehungsweise ein verschiedenes. In vielen Fällen sieht man zunächst die Erscheinungen von Hypostase, und beim genauen Betasten fühlt man an einzelnen Stellen mehr oder weniger große Verdickungen. Beim Einschneiden auf diese Stellen erkennt man, daß ihre Schnittfläche leicht gekörnt, graurot oder graugelb ist. Doch ist die Körnelung nicht so deutlich und die Konsistenz nicht so groß wie bei der croupösen Pneumonie.

Liegen sie in atelektatischem Lungengewebe, so treten sie aus der dunkelblauroten Umgebung scharf hervor. Die lobuläre Anordnung kann man auch dann, wenn mehrere Herde konfluiert sind, deutlich erkennen. In anderen Fällen können zahlreiche Herde über beide Lungen zerstreut sein. Ist dann, wie gewöhnlich, außerdem an einzelnen Stellen infolge der Verstopfung der Bronchien Atelektase, an anderen Emphysem entstanden, so bietet die Lunge ein buntes Bild mit marmorierter Oberfläche und Schnittfläche. Die Größe der Herde ist sehr verschieden. Bald sind es nur stecknadelkopfgroße Herdchen, die an Tuberkel erinnern und von diesen oft schwer zu unterscheiden sind, bald große, aus mehreren kleineren durch Konfluenz entstandene Knoten. Von der croupösen Pneumonie unterscheidet sie außer der Ausdehnung immer die weniger derbe Konsistenz, die weniger deutliche Körnelung und bei größerer Ausdehnung die Ungleichmäßigkeit des Herdes, der nebeneinander verschiedenartige Infiltrationen und zwischen diesen lufthaltige Läppchen erkennen läßt. Immer sind die Bronchien, besonders die zu den Herden führenden, aber auch die der übrigen Lunge, entzündlich verändert, sie enthalten Schleim und ihre Schleimhaut ist gerötet und verdickt. Ist die Bronchopneumonie im Verlauf einer chronischen Bronchitis entstanden, so erweisen sich die Bronchien häufig als erweitert.

Bei der mikroskopischen Untersuchung erkennt man immer starke Veränderungen in den feineren Bronchien. Die Bronchiolen sind mit einem leukocytenreichen Exsudat erfüllt, ihr Epithel ist stellenweise verschwunden, die Wand ist infiltriert. Stellenweise kann man den direkten Übergang des Exsudates aus dem Bronchiolus in die Infundibula und Alveolen sehen. Auch die von einem Bronchiolus respiratorius ausgehenden Alveolen sind von dem Exsudat erfüllt. Immer ist das Zwischengewebe stark infiltriert, und es ist nicht merkwürdig, wenn von hier aus auch gelegentlich Alveolen in Entzündung geraten, die nicht direkt mit dem erkrankten Bronchiolus in Verbindung stehen und keinen kontinuierlichen Übergang ihres Exsudates in das des Bronchiolus erkennen lassen. An den Stellen, an denen noch nicht alle mit dem Bronchiolus in Verbindung stehenden Infundibula und Alveolen mit Exsudat erfüllt sind, erscheinen die Alveolargänge und Alveolen vielfach gebläht, die Grenze des Exsudates gegenüber der Luft ist konkav. Solange das Exsudat den Luftzutritt noch nicht vollständig verstopfte, war es hier zu einer Ansaugung von Luft während jeder Inspiration und einer Pressung bei jeder Exspiration gekommen, so daß eine Blähung der Luftsäcke entstand. Diese Prozesse lassen sich in der gleichen Lunge, z. B. bei der Masernpneumonie, nebeneinander beobachten, deshalb ist eine scharfe Unterscheidung zwischen einer peribronchialen und einer lobulären Pneumonie nicht berechtigt. Das Exsudat in den Alveolen ist viel fibrinärmer als bei der croupösen Pneumonie, doch gibt es auch einzelne Alveolen, die mit ziemlich fibrinreichem Exsudat angefüllt sind. Es enthält mehr oder weniger zahlreiche Leukocyten, desquamierte Alveolarepithelien und rote Blutkörperchen. Die Menge der zelligen Elemente kann sehr verschieden sein und man kann je nach dem Gehalt an Zellen und Fibrin ein einfach katarrhalisches, ein fibrinöses, ein hämorrhagisches und ein eitriges Exsudat unterscheiden.

Vorwiegend fibrinöse Entzündung finden wir bei der Kinderpneumonie. Im Kindesalter nimmt die Bronchopneumonie die Stelle der croupösen Pneumonie der Erwachsenen ein, während richtige lobäre Pneumonien sehr selten sind. Häufig sieht man bei Kindern hauptsächlich die paravertebralen Lungenabschnitte erkrankt (Streifenpneumonie). Ein rein fibrinöses Exsudat sieht man bei der Diphtherie, bei der sich von den Pseudomembranen der größeren Bronchien ein gleichmäßig fibrinöses Exsudat durch die ganzen Verästelungen bis in die Alveolen zieht.

Ein fibrinarmes, flüssiges, katarrhalisches Exsudat sehen wir bei den Bronchopneumonien, die sich an einen Katarrh der Bronchien anschließen. Namentlich bei den alten Leuten ist das der Fall. Bei großem Zellreichtum spricht man auch von zelliger Pneumonie. Man sieht sie besonders bei Influenza, die sich aber, auch in den Fällen mit nachgewiesenen Influenzabazillen, durch eine große Mannigfaltigkeit der Pneumonieformen auszeichnet.

Ausgang der Bronchopneumonie. Heilt die Bronchopneumonie aus, so zerfallen die zelligen Elemente, etwa vorhandenes Fibrin wird in gleicher Weise wie bei der croupösen Pneumonie gelöst, und das verflüssigte Exsudat wird wohl größtenteils oder fast ausschließlich resorbiert. Doch erfolgt die Resorption gewöhnlich viel langsamer als bei der croupösen Pneumonie.

Der tödliche Ausgang ist relativ häufig und kann auch bei sehr geringer Ausdehnung des pneumonischen Prozesses eintreten.

Ausgang in Eiterung und in Gangrän ist nicht selten, nach Fränkel kommt er in 7,5% der Influenzapneumonien vor, besonders häufig ist er bei Aspirationspneumonie, ferner bei Diabetes. Ausgang in Induration tritt ein, wenn das Exsudat nicht resorbiert wird. Es wird dann eingedickt, verfettet (Fett und Lipoide) und man sieht oft auch makroskopisch die verfetteten Partien als gelbe Pünktchen auf der Schnittfläche. Granulationsgewebe bildet sich, und es tritt eine Wucherung ein, wie bei der croupösen Pneumonie, die in Induration übergeht. Später schrumpft das Bindegewebe und es entstehen Bronchiektasien. Das ist namentlich bei Kindern bisweilen der Fall. Auch ein Ausgang in Tuberkulose kommt vor. Der Vorgang ist der, daß in das pneumonische Gewebe als einen Locus minoris resistentiae Tuberkelbazillen eindringen und hier die Bildung spezifischer, später verkäsender Knötchen verursachen. Das ist besonders bei Masern, seltener bei Keuchhusten der Fall.

Die anatomischen Veränderungen bei der Bronchopneumonie sind also die gleichen wie bei der lobären Lungenentzündung, nur weniger regelmäßig, weniger typisch und weniger ausgedehnt.

Pathologische Physiologie. Der Vorgang bei der Lösung und Ausheilung ist der gleiche wie bei der croupösen Pneumonie, nur hat er auf den Gesamtstoffwechsel, entsprechend der geringeren Ausdehnung des Prozesses, viel weniger Einfluß. Auch die Gefahr einer mechanisch bedingten Zirkulationsstörung ist sehr gering. Das wichtigste sind die Infektions- und Intoxikationsvorgänge. Aber auch hier ist der Vorgang viel weniger typisch und dementsprechend der Krankheitsverlauf unregelmäßig.

Kleine Bronchopneumonien haben bisweilen auf den Gesamtorganismus geringen Einfluß. Viel häufiger aber wundert man sich darüber, welch schweres Krankheitsbild ein ganz kleiner Herd verursacht. Die gleichen Mikroorganismen, die wir uns als Erreger der Bronchitis denken müssen, und die bei einer großen Ausdehnung des Katarrhs kaum Infektionssymptome hervorzurufen imstande sind, erzeugen das Bild einer schweren Vergiftung, sobald sie einen kleinen Entzündungsherd in einigen Lungenläppchen hervorgebracht haben. Freilich handelt es sich oft um alte oder geschwächte Individuen. Die Hauptsache ist aber wohl die, daß bei der Bronchitis das Sekret entfernt wird oder höchstens etwa in den Bronchien liegen bleibt, deren Wand wenig resorptive Eigenschaften besitzt, daß dagegen bei der Pneumonie die Sekrete keinen Abfluß ifnden und die Bakteriengifte resorbiert werden. Ähnliche Verhältnisse treffen wir etwa noch bei der Bronchiolitis, und auch hier sehen wir dieselben schweren Infektionssymptome.

Symptomatologie. Entsprechend dem wechselvollen anatomischen Verhalten und der verschiedenartigen Ätiologie sind die Symptome und der Verlauf der Bronchopneumonie außerordentlich verschieden. Es ist keine typische Krankheit, sondern ein Sammelbegriff für verschiedenartig verlaufende Krankheitsbilder.

Der Beginn der Krankheit ist meistens schleichend, besonders bei den Fällen, die sich an eine Bronchitis anschließen. Bei den mehr oder weniger selbständig auftretenden Krankheitsformen dagegen, besonders bei den Bronchopneumonien der Kinder, kann der Beginn auch ein ziemlich plötzlicher sein. Auch im weiteren Verlauf zeigen die einzelnen Symptome eine große Mannigfaltigkeit.

Fieber. Die Temperatur zeigt keinerlei typischen Verlauf. Bisweilen handelt es sich um ein niedriges, wenige Tage andauerndes Fieber, bisweilen steigt die Temperatur mehr oder weniger plötzlich auf hohe Werte, bleibt einige Tage auf der Höhe, immer aber von Intermissionen und Remissionen unterbrochen und fällt dann im Lauf einiger Tage wieder auf die Norm herab.

In Abb. 29 und Abb. 30 sind die Temperaturkurven von zwei Fällen von Bronchopneumonie wiedergegeben. Abb. 29 betrifft eine Patientin, die an einer chronischen Bronchitis litt. Die Temperatur, die vorher normal war, steigt zuerst auf Werte, die 37° nur wenig überschreiten, dann plötzlich auf 38,4°, zeigt dann eine tiefe Remission und bleibt einige Tage um 38°, unregelmäßig schwankend. Dann sinkt sie ziemlich rasch ab, bleibt mehrere Tage auf etwa 37° und geht dann zur Norm zurück. Das ist der Typus, wie wir ihn bei leichten katarrhalischen Pneumonien sehen.

Auf Abb. 30 ist die Kurve einer Bronchopneumonie bei einem Patienten mit Bronchiektasien wiedergegeben. Es ist derselbe Patient, von dem Abb. 14 und Abb. 15 stammen. Die Temperatur war schon vorher nicht normal, d. h. sie stieg oft wenig über 37°. Mit Eintritt der Pneumonie stieg sie im Verlauf von zwei Tagen auf über 38°, ging dann wieder herunter, vorübergehend wieder gegen 39° in die Höhe, um dann rasch abzusinken. Bei diesem Patienten machte die Erkrankung, obschon die Temperaturen eine ähnliche Höhe erreichen und einen ähnlichen, nur auf weniger Tage zusammengedrängten Verlauf zeigen, einen wesentlich schwereren Eindruck, was sich auch in den höheren Pulszahlen ausdrückt.

Überhaupt ist die Höhe der Temperatur bei der Bronchopneumonie nur ein sehr unvollkommener Ausdruck der Infektion und ihrer

Abb. 29.
Bronchopneumonie bei chronischer Bronchitis. 67jährige Frau.

Gefahr. Hohe Temperaturen werden selten erreicht, außer bei Kindern, bei denen die Krankheit auch hierin der croupösen Pneumonie der Ewachsenen entspricht. Bei alten Leuten kann die Temperatursteigerung auch bei einer tödlichen Erkrankung vollständig fehlen, manchmal ist sie nur bei rektaler Messung nachweisbar.

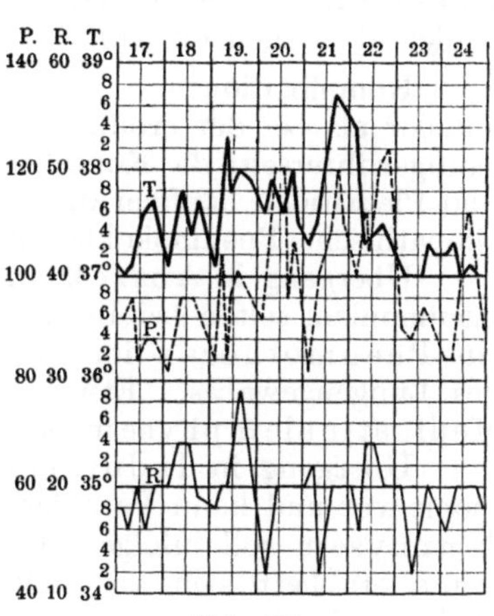

Die Atmung ist immer beschleunigt, häufig sogar auffallend stark im Verhältnis zur Ausbreitung der Lungenerkrankung. Bei Kindern kann sie so stark beschleunigt sein, daß auf zwei oder drei Pulsschläge ein Atemzug kommt, statt wie normal auf vier. Auch fehlen bei Kindern selten die Einziehungen der unteren Thoraxapertur.

Das Sputum unterscheidet sich meistens nicht von dem einer gewöhnlichen Bronchitis. Meistens ist es ziemlich rein eitrig, doch sieht man gelegentlich auch Sputa globosa wie bei einer Phthise. Selten sieht man Blut im Auswurf, am häufigsten noch in Form von blutigen Streifchen.

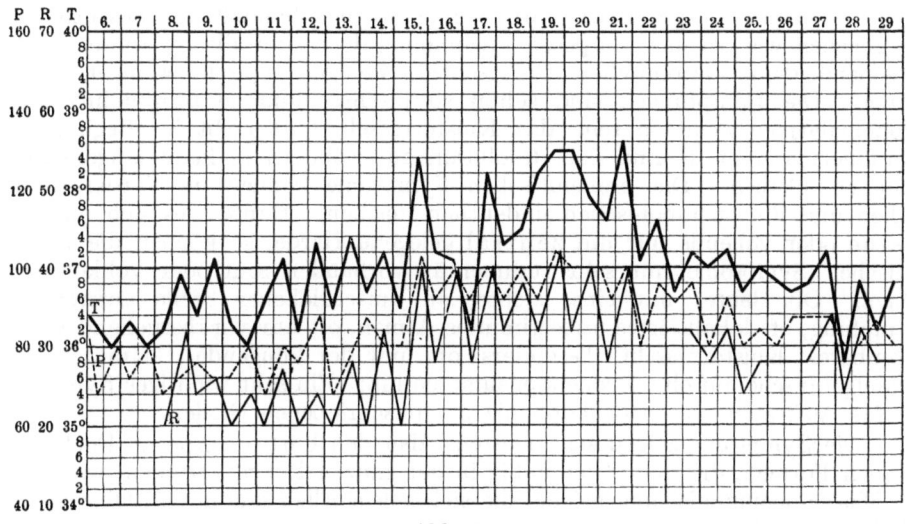

Abb. 30.
Bronchopneumonie bei Bronchitis putrida und Bronchiektasie. Derselbe Patient wie Abb. 14 und 15.

Der Puls ist bei Bronchopneumonien mäßiger Ausdehnung, sofern nicht schon vorher seine Frequenz gesteigert war (bei Herzkranken, Kachektischen), in der Regel nicht so stark beschleunigt wie bei der croupösen Pneumonie. Doch gibt es Formen, bei denen gerade eine hochgradige Pulsbeschleunigung die Regel ist. Dazu gehören die Influenzapneumonie, die Masernpneumonie, die typhösen Formen und manche epidemisch auftretenden Erkrankungen. Auf den beiden Temperaturkurven

Abb. 29 und Abb. 30 zeigt sich, daß die Pulsfrequenz durch die Lungenerkrankung nur um ca. 20 Schläge gesteigert wird.

Die physikalischen Erscheinungen von seiten der Lunge sind, sofern es sich um ausgedehnte Bronchpneumonien handelt, im wesentlichen die gleichen wie bei der croupösen Pneumonie, doch sind alle Symptome, entsprechend dem anatomischen Unterschied, weniger typisch, weniger regelmäßig. Die Dämpfungen sind selten so intensiv und so ausgedehnt, das Bronchialatmen nicht so rein, das Knisterrasseln tritt nicht im Beginn der Krankheit und im Beginn der Resolution auf, sondern es kann längere Zeit bestehen bleiben. Die bronchitischen Symptome können im Vordergrunde stehen und die pneumonischen undeutlich machen. Handelt es sich nur um kleine oder vollends nur um zentral gelegene Herde, so können die physikalischen Symptome nur sehr rudimentär vorhanden sein oder vollkommen fehlen. Oft deutet nur eine leichte, an umschriebener Stelle auftretende Dämpfung, oft lokalisiertes unbestimmtes Atmen, oft nur vorübergehend wahrnehmbares Knisterrasseln, besonders oft nur der klingende Charakter der Rasselgeräusche auf eine Bronchopneumonie hin. Ein sehr wichtiges Symptom ist das Auftreten von Bronchophonie an umschriebenen Stellen.

Die Symptome zeigen sich meistens über den Unterlappen. Doch gibt es auch Formen, die sich gleichmäßig in der ganzen Lunge verteilen, wie z. B. die Masernpneumonie, und solche, die sich gelegentlich nur in den Oberlappen lokalisieren, wie die Influenzapneumonie.

Wichtig ist der Wechsel der Symptome, der in vielen Fällen vorhanden ist. An derselben Stelle, an der deutliche Zeichen einer Pneumonie vorhanden war, können nach kurzer Zeit nur noch rein bronchitische Symptome nachzuweisen sein, neue Zeichen einer Infiltration können wieder an derselben Stelle oder entfernt davon auftreten. Der Rückgang der Symptome erfolgt aber auch oft auffallend langsam.

Komplikationen. Typische Komplikationen, wie Pleuritis, sind viel seltener als bei der croupösen Pneumonie. Die Bronchopneumonie stellt viel häufiger ihrerseits die Komplikation einer anderen Krankheit dar. Bei Kindern sind Pleuritiden häufiger die Folge einer Bronchopneumonie; manche scheinbar idiopathische Pneumokokkenpleuritis ist wohl so zu erklären.

Übergang in Abszeß und Gangrän kommt gelegentlich bei Aspirationspneumonien, selten bei Influenza- und Masernpneumonie vor. Selten entsteht ein Pneumothorax im Verlauf einer Bronchopneumonie durch Einreißen des Lungengewebes. Etwas öfter kommen Lungenblutungen vor. Auch Mediastinalemphysem ist beschrieben (Gielczynski).

Übergang in Induration kommt ebenso wie bei der croupösen Pneumonie vor und kann Veranlassung zu Bronchiektasenbildung geben. Auch Emphysem soll infolge von Bronchopneumonien entstehen können. Nicht selten etabliert sich an Stelle von herdförmigen Lungenentzündungen eine Tuberkulose.

Verlauf. Der Verlauf der Bronchopneumonie ist lange nicht so typisch wie bei der croupösen Lungenentzündung. Wir können mehrere Formen unterscheiden, die teils durch ihre Ätiologie, teils durch den Zustand des Individuums ausgezeichnet sind. Wenn sie auch teilweise sich decken, so ist die getrennte Besprechung doch notwendig.

1. **Die Bronchopneumonie bei Bronchitis capillaris.** Bei der Bronchiolitis ist, wie bei der Besprechung dieser Krankheit erwähnt, immer auch das Lungengewebe in Form von kleinen peribronchitisch-pneumonischen Herden beteiligt. Doch kommen gelegentlich auch richtige lobuläre, mehr

oder weniger ausgedehnte, bisweilen konfluierende Herde vor. An einzelnen Stellen macht das feinblasige Rasseln, das das Atemgeräusch vollständig übertönt, einem mehr oder weniger reinen Bronchialatmen Platz, eine deutliche Dämpfung kann auftreten, und während die Bronchiolitis in den übrigen Lungenteilen verschwindet, bleiben deutliche Infiltrationen zurück. Diese Bronchopneumonien können nach mehr oder weniger langer Dauer ausheilen, sie können aber auch den Tod herbeiführen, nachdem die Bronchiolitis bereits ausgeheilt war.

2. Die Aspirationspneumonie. Fälschlicherweise wird manchmal auch der Name Schluckpneumonie für Aspirationspneumonie gebraucht. Richtiger ist es, den Namen Schluckpneumonie auf die Fälle zu beschränken, bei denen durch wirkliches Verschlucken, d. h. durch Offenstehen der Glottis während des Schluckaktes, Speisen oder Getränke in die tieferen Luftwege gelangen. Das sehen wir aber nicht bei gesunden Individuen. Bei diesen können einzig größere Fremdkörper, Knochenstückchen etc. in den Bronchien stecken bleiben und hier erzeugen sie ein anderes Krankheitsbild als das der Bronchopneumonie. Damit es zu pneumonischen Veränderungen kommt, muß die normale Reaktion, das Aushusten der Fremdkörper oder Flüssigkeiten, gestört oder unmöglich sein, und es müssen Aspirationsbewegungen eintreten. Das kommt vor bei Ertrinkenden, dann aber namentlich auch bei herabgesetzter Reflexerregbarkeit der Schleimhäute, wie bei Bewußtlosen oder Schwerkranken, denen die Nahrung in unvorsichtiger Weise beigebracht wird, ferner bei Individuen, deren Exspirationsmuskulatur gelähmt oder hochgradig geschwächt ist. Hierher gehören auch die Pneumonien, die nach Narkosen, besonders mit Äther, auftreten. Durch den Äther wird eine reichliche Schleimsekretion hervorgerufen und der Schleim wird, da der Reflex fehlt, aspiriert. Auch wenn bei Schwerkranken sich Schleim in der Mundhöhle und in der Trachea ansammelt, so kann er aspiriert werden und zu Bronchopneumonien Veranlassung geben.

Bei der Schluckpneumonie ist also der Vorgang der gleiche, wie bei den anderen Aspirationspneumonien, und man muß Aufrecht darin recht geben, daß er empfiehlt, den Ausdruck Schluckpneumonie ganz fallen zu lassen.

Auch durch Aspiration von Eiter oder Gewebsstückchen, die durch Ulzerationen der Luftwege oder Durchbruch von Krankheitsherden entstanden sind, können Bronchopneumonien entstehen. Das ist der Fall bei tuberkulösen und anderen Ulzerationen des Kehlkopfes, perforierten Karzinomen und Ösophagusdivertikeln, aber auch bei Diphtherie, bei der Membranen aspiriert werden können. Auch die septischen Pneumonien von Neugeborenen bei septischer Erkrankung der Gebärenden werden auf Aspirationen zurückgeführt, indem man annimmt, daß intra partum zersetztes Fruchtwasser oder infizierte Massen aus der Scheide aspiriert werden.

Durch Aspiration von Mundspeichel oder Bronchialsekret sind auch die Bronchopneumonien bei narkotischen Vergiftungen zu erklären, z. B. Morphium- und Leuchtgasvergiftung. Dagegen kann es sich bei Vergiftungen durch Trinken von Karbolsäure, Lysol etc. auch um eine Aspiration der ätzenden Flüssigkeiten handeln.

Die Symptome der Aspirationspneumonie sind sehr verschiedenartig. Hat man Gelegenheit, das Entstehen vom ersten Beginn an genau zu verfolgen, so hört man zuerst reichliche, großblasige Rasselgeräusche, und auch sonst bestehen die Symptome einer Bronchitis, oft mehr oder weniger vermischt mit den Symptomen von Flüssigkeit in den Luftwegen. Namentlich bei vom Ertrinkungstod Geretteten zeigt die aus dem Munde entleerte Flüssigkeit durch ihre schaumige, gerötete und mehr oder weniger schleimige

Beschaffenheit, daß es sich um ein Gemenge von aspiriertem Wasser und Sekret der gereizten Schleimhaut handelt. Während nun in vielen Fällen diese Symptome im Laufe einiger Stunden oder eines Tages vollkommen verschwinden, hört man in anderen Fällen an einzelnen Stellen in den Unterlappen feinblasige Rasselgeräusche, das Atemgeräusch ist abgeschwächt, der Perkussionsschall kann verkürzt sein. Auch diese Symptome, die wir schon als den Beginn einer Pneumonie auffassen müssen, können vorübergehen, ohne daß Fieber auftritt. Es kann sich aber auch Fieber hinzugesellen, die Erscheinungen von Infiltration bleiben bestehen oder nehmen an Intensität und Ausdehnung zu.

Solche Erscheinungen können sich auch einstellen, nachdem die Bronchitis, die sich an einen Sturz ins Wasser, an eine Äthernarkose oder dergl. angeschlossen hatte, schon vollständig verschwunden war. Wieder in anderen Fällen sind die pneumonischen Erscheinungen überhaupt das erste, was der Arzt konstatieren kann, indem er erst zu dieser Zeit gerufen wird, oder indem die ersten Symptome des Durchbruches eines Karzinoms oder dergl. bei dem ohnehin schon schwerkranken Patienten unbemerkt vorüber gegangen waren.

Meist treten die pneumonischen Symptome nur im Unterlappen auf, doch kommt es auch nicht so selten vor, daß die Entzündung sich in den oberen Partien der Lunge entwickelt. Das kann der Fall sein, wenn der Bewußtlose auf dem Rücken gelegen hatte und die Flüssigkeit deshalb in die Bronchien des Oberlappens fließen konnte.

Der weitere Verlauf gestaltet sich nun sehr verschieden. Bei Menschen, die beim Sturz ins Wasser sich durch Aspiration von Wasser eine Pneumonie zugezogen hatten, kann diese nach wenigen Tagen verschwinden, ohne daß erhebliche Krankheitserscheinungen auftreten. In anderen Fällen kann sich eine mehr oder weniger ausgedehnte Bronchopneumonie, solitär oder disseminiert, über längere Zeit hinziehen, die Temperatur kann hoch steigen, zeigt aber immer einen irregulären Verlauf. Die Krankheit kann unter Herzschwäche zum Tode führen, doch ist das nur bei großer Ausdehnung des Prozesses oder bei geschwächten Individuen die Regel. Häufiger ist, wenn es sich um die Aspiration ätzender Flüssigkeiten oder stark infizierter Massen handelt, der Ausgang in Lungengangrän.

Als Komplikationen sind Endokarditis (Nauwerck), Ikterus (Silbermann), Albuminurie beobachtet worden.

3. Die hypostatische Pneumonie. Bei Individuen, deren Herzkraft nachläßt, und die längere Zeit bettlägerig sind, kommt es zu Blutansammlungen in den abhängigen Partien, und die weitere Folge ist eine Atelektase, zu der auch die mangelhafte Lungenlüftung beiträgt, und Ödem in einzelnen Partien. In solchen Lungen ist die Gelegenheit zur Infektion ganz besonders gegeben. Namentlich sehen wir das im Verlauf länger dauernder Infektionskrankheiten, z. B. Typhus, bei alten Leuten, die Bettruhe einhalten müssen (z. B. infolge von Oberschenkelhalsbruch), und bei schweren Hirn- und Rückenmarksleiden, bei denen sich, wie namentlich Aufrecht betont, oft im Verlauf von wenigen Tagen eine hypostatische Pneumonie entwickelt.

Die Symptome der hypostatischen Pneumonie sind oft auffallend gering. Husten, Auswurf, Fieber können vollständig fehlen. Oft ist nur ein hoher Grad von Erschöpfung, der sich plötzlich entwickelt, und eine schlechte Beschaffenheit des Pulses der Hinweis auf das Eintreten einer Komplikation. Untersucht man genauer, so findet man recht oft gleichzeitig mit dem Eintreten der Verschlimmerung im Allgemeinbefinden Dämpfung, Abschwächung des Atemgeräusches und des Pektoralfremitus. Hört man an einer Stelle Bronchialatmen und klingendes Rasseln, so ist damit noch nicht gesagt, daß eine Pneumonie vorhanden sein müsse. Es gibt Fälle, in denen ausgedehntes Bronchialatmen, Dämpfung und Aufhebung des Stimmfremitus sogar den Eindruck einer Pleuropneumonie erweckten, und in denen die Sektion Atelektase, Hypostase und Hydrothorax ohne die Spur einer Pneumonie ergab. Sicherer ist die Diagnose, wenn die Erscheinungen von Infiltration an einer zirkumskripten Stelle auftreten, wenn man in einem beschränkten Bezirk Bronchophonie oder verstärkten Stimmfremitus wahrnehmen kann, oder wenn eine Dämpfung sich gegen den Lungenrand zu wieder aufhellt.

Die hypostatische Pneumonie stellt oft nur das unvermeidliche Ende eines Leidens dar. Bessert sich aber die Grundkrankheit, so können auch hypostatische Pneumonien wieder ausheilen.

4. Die Bronchopneumonie der Kinder. Bei den Kindern ist die Bronchopneumonie etwa bis zum fünften Jahre viel häufiger als die lobäre Lungenentzündung, sie ist aber auch viel gefährlicher. Je jünger das Kind ist, um so schwerer die Krankheit. Oft schließt sich die Lungenentzündung an eine Bronchitis an. Oft geht ihr ein Schnupfen, oft eine gastrointestinale Störung voraus. Besonders leicht entsteht die Krankheit bei Rachitis und exsudativer Diathese.

Das Kind, das vielleicht schon vorher ziemlich schwer krank war, wird sehr unruhig, verweigert die Nahrung, wird zyanotisch, die Temperatur steigt auf 40 und 41°, nur bei allerschwersten Fällen kann sie auch niedrig bleiben, oft ist sie unregelmäßig. Nach einigen Tagen können alle Erscheinungen rasch zurückgehen und Heilung eintreten. Schreitet die Krankheit fort, so wird das Kind, das bisher ängstlich und aufgeregt war, apathisch, die Zyanose macht einer blassen Hautfarbe Platz, bei der nur noch Fingerspitzen, Nase usw. bläulich erscheinen, der Husten, der das Kind vorher gequält hatte, hört allmählich auf, die Atmung wird oft unregelmäßig, die Pulsfrequenz steigt auf 160 und 180 und schließlich tritt, bisweilen nach dem Auftreten von Konvulsionen, der Tod ein.

Wieder in anderen Fällen zieht sich die Krankheit längere Zeit hin, ohne daß größere Herde aufzutreten brauchen. Eine scheinbar harmlose, wenig ausgedehnte Pneumonie will nicht ausheilen. Die Temperatur steigt nach vorübergehendem Sinken wieder an, neue Herde treten auf, das Kind magert ab, so daß der Verdacht auf Tuberkulose entsteht. Selbst wenn es gelingt, Sputum zur Untersuchung zu erhalten (bei kleinen Kindern durch Auswischen des Mundes im Moment eines Hustenstoßes) und die Untersuchung keine Tuberkelbazillen ergibt, so läßt sich der Verdacht nicht unterdrücken, bis allmählich eine Besserung eintritt, das Kind sich langsam erholt, die Fiebersteigerungen geringer und immer seltener werden und das Kind schließlich wieder vollständig gesund wird.

Die physikalischen Erscheinungen sind bisweilen sehr ausgesprochen, die Dämpfung sehr deutlich und das Bronchialatmen sehr scharf, bisweilen hört man aber nur an einzelnen Stellen auffallend klingendes Rasseln. Bei Säuglingen findet man nicht selten die Pneumonie unmittelbar neben der Wirbelsäule (Streifenpneumonie).

5. Die Bronchopneumonie im Greisenalter. Auch im Greisenalter stellt die Bronchopneumonie eine gefährliche, aber auch eine relativ häufige Krankheit dar. Noch mehr als die croupöse Pneumonie zeichnet sich die Bronchopneumonie der alten Leute durch die Geringfügigkeit ihrer Symptome aus. Zu dem Fehlen von Fieber, von Husten und Auswurf kommt hier noch die geringe Ausdehnung und Intensität der physikalischen Symptome, so daß oft nur eine auffallende Schwäche, eine Steigerung der Pulsfrequenz oder eine Beschleunigung der Atmung, eine gerötete trockene Zunge an die

Möglichkeit einer Bronchopneumonie denken lassen. Doch sei daran erinnert, daß bei alten Leuten die Rektalmessung oft ganz erheblich höhere Temperaturen anzeigt als die Messung in der Achselhöhle.

Die Bronchopneumonie tritt bekanntlich im Greisenalter so häufig auf, daß es als Regel gilt, alte Leute, namentlich mit Bronchialkatarrhen, möglichst wenig im Bett liegen zu lassen.

6. **Die im Anschluß an Bronchitis auftretende Bronchopneumonie im mittleren Alter.** Im mittleren Lebensalter kommen Aspirations- und hypostatische Pneumonien natürlich ziemlich häufig vor, ebenso Bronchopneumonien im Verlauf von Infektionskrankheiten, ferner die weiter unten zu besprechenden, epidemieartig auftretenden Bronchopneumonien, dagegen sind Bronchopneumonien im Anschluß an eine gewöhnliche Bronchitis selten. Wenn sie auftreten, so führen sie eine mehr oder weniger plötzliche Temperatursteigerung, eine Verschlimmerung des Allgemeinbefindens herbei und machen die Symptome von mehr oder weniger ausgedehnten, meistens nur vereinzelten Infiltrationsherden. Der Verlauf ist meist gutartig. Doch kommen auch gelegentlich ohne irgendwelche besondere Veranlassung und ohne die Wahrscheinlichkeit einer spezifischen Infektion schwere Bronchopneumonien vor.

Ich erinnere mich an einen Fall, bei dem ein schweres Krankheitsbild, hochgradige Dyspnoe, reichlicher Auswurf, Zyanose und Herzschwäche bestand und bei dem physikalische Diagnostik und Röntgenuntersuchung über beide Lungen, Oberlappen und Unterlappen, zerstreute zahlreiche bronchopneumonische Herde nachwies. Nachdem alle möglichen Mittel versucht worden waren und der Krankheitszustand immer bedrohlicher geworden war, trat im Anschluß an Injektionen von Eukalyptusöl auffallend rasch vollständige Heilung ein.

Nicht ganz selten treten bei **Bronchiektasien** bronchopneumonische Herde auf, wie Abb. 30 illustriert. Es braucht nicht immer eine putride Bronchitis vorhanden zu sein, auch ohne solche kann die Entzündung auf die Nachbarschaft der Bronchiektasien übergreifen und eine Bronchopneumonie erzeugen. Bei geschwächten Individuen sind diese Lungenentzündungen recht gefährlich.

7. **Kontagiöse und nichtkontagiöse Streptokokkenpneumonien.** Finkler hat mehrere kleine Epidemien von Bronchopneumonie beschrieben, die durch Streptokokken bedingt waren. Sie verliefen sehr bösartig und sollen sich durch eine ausgesprochene zellige Beschaffenheit des pneumonischen Exsudates ausgezeichnet haben.

Bronchopneumonien, die ebenfalls durch Streptokokken bedingt waren, aber nicht kontagiös waren und gutartig verliefen, sind von A. Wassermann beschrieben worden. Sie waren teilweise in den Oberlappen lokalisiert und erweckten teilweise den Verdacht einer Tuberkulose. Auffallend war das Weiterwandern der Entzündung, das den Vergleich mit einem Erysipel veranlaßte.

Vielleicht gibt es noch verschiedene andere Mikroorganismen, die gelegentlich bei Individuen jeden Alters kontagiöse oder nicht kontagiöse Bronchopneumonien erzeugen können. Nur werden die einzelnen Fälle häufig anders, z. B. als Influenzapneumonie, bedeutet.

8. **Die bei akuten Infektionskrankheiten auftretenden Bronchopneumonien.** a) **Influenza.** Die Bronchopneumonie bildet eine recht häufige Komplikation der Influenza. Bei der großen Pandemie 1889/90 wurde an einzelnen Orten in 30—40 % der Influenzafälle diese Komplikation beobachtet. Sie tritt meistens schleichend auf, nur in seltenen Fällen stellt sie scheinbar die erste Äußerung und vorwiegende Lokalisation der Infektion dar. Der Verlauf ist oft durch Überspringen der Entzündung und das Auftreten multipler Herde ausgezeichnet. Oft ist der Oberlappen betroffen. Das Sputum ist reichlich, eitrig, oft grünlich, bisweilen mit rostfarbenen Partien vermischt. Das Fieber ist unregelmäßig und dauert oft recht lange. Das Krankheitsbild kann an einen Typhus oder an eine Sepsis erinnern. Die Mortalität der In-

fluenzapneumonie betrug in den Epidemiejahren nach der deutschen Sammelstatistik 17%. Relativ häufig war der Übergang in Lungengangrän und Induration. Gar nicht selten wurde als Nachkrankheit Tuberkulose beobachtet.

Auch jetzt noch kann man manchmal solche Influenzapneumonien beobachten. Die Diagnose sollte aber nur gestellt werden, wenn der Influenzabazillus wirklich nachgewiesen ist. Es ist nicht angängig, jede Bronchopneumonie, für die man sonst keine Ätiologie kennt, als Influenzapneumonie zu bezeichnen. Freilich soll nicht verschwiegen werden, daß der Influenzabazillus von vielen Seiten gar nicht anerkannt wird (vgl. z. B. Sahli).

b) Masern. Bei den Masern ist die Bronchopneumonie weitaus die wichtigste Komplikation, die die meisten Todesfälle an Morbillen zur Folge hat. Sie kann in jedem Stadium der Krankheit auftreten, am häufigsten aber wird sie zur Zeit des Abblassens des Exanthems beobachtet.

Tritt sie früher auf, so verschwindet manchmal das Exanthem, nachdem es sich zuerst auffallend blau verfärbt hat, ziemlich rasch. Wenn die Pneumonie schon früh auftritt, so ist sie besonders gefährlich und äußert sich in besonders schwerer Atemnot, hochgradiger Schwäche und Störung des Sensoriums. Aber auch bei den Spätformen kann ein ähnliches, an Sepsis erinnerndes Krankheitsbild auftreten.

Wenn die Pneumonie erst nach Ablauf des Exanthems auftritt, so steigt das Fieber wieder an, und die Dyspnoe und Zyanose deuten auf eine Komplikation von seiten der Lunge hin. Man findet dann meist nur an vereinzelten beschränkten Stellen die Zeichen einer Infiltration, häufig nur etwas klingendes Rasseln. Die Unterlappen sind häufiger betroffen, doch sind gar nicht selten über beiden Lungen in ziemlich gleichmäßiger Verteilung von unten bis oben pneumonische Erscheinungen nachweisbar. Gelegentlich kommt es auch durch Konfluenz der Herde zu einer ausgedehnten intensiven Dämpfung, die an eine croupöse Pneumonie denken läßt. Die Krankheit kann sich über viele Wochen hinziehen und schließlich doch noch zur Heilung kommen. Recht häufig aber erfolgt, namentlich bei schwächlichen und sehr jungen Kindern nach kürzerer oder längerer Zeit der Tod. Auch Tuberkulose kommt als Nachkrankheit vor.

c) Keuchhusten. Bei Pertussis ist die Pneumonie weniger häufig als bei Masern, sie ist aber ebenso gefährlich und stellt auch hier die häufigste Todesursache dar. Sie tritt meistens zur Zeit der gehäuftesten Anfälle auf. Ihre vorwiegende Lokalisation ist in den Unterlappen. Meistens nimmt sie einen recht langwierigen Verlauf, so daß der Verdacht auf Tuberkulose rege wird, um so mehr, als Tuberkulose sich gar nicht selten an die Keuchhustenpneumonie anschließt.

d) Diphtherie. Bei der Diphtherie kann die Bronchopneumonie auf zweierlei Weise entstehen. In den selteneren Fällen wandert die diphtherische Entzündung vom Kehlkopf durch die Bronchien direkt in die Lunge. Häufiger wird infiziertes Material aspiriert. Im ersten Fall erfolgt meist sehr rasch nach Beginn der Infektion der Tod. Im zweiten Fall ist die Krankheit auch gefährlich, doch ist die Erholung, oft nach ziemlich langer Dauer, möglich. Auch kann die Krankheit in Gangrän übergehen. Die gefürchteten Bronchopneumonien nach Tracheotomie sind ebenfalls auf Aspiration zurückzuführen.

Nach Baginsky soll außerdem noch eine infarktähnliche Pneumonie bei Diphtherie vorkommen.

e) Akuter Gelenkrheumatismus. In seltenen Fällen wird bei dieser Krankheit eine meist doppelseitig in den Unterlappen lokalisierte Bronchopneumonie beobachtet. Sie soll sich durch langwierigen Verlauf, aber ziemlich gute Prognose auszeichnen.

f) **Erysipel.** Auch bei der Rose ist die Bronchopneumonie selten, wenn man von den hypostatischen Pneumonien bei alten Individuen absieht. Wenn sie auftritt, verläuft sie bösartig und führt meist den Tod herbei.

9. **Die hämatogenen Lungeninfektionen bei septischen Prozessen.** Bei Osteomyelitis und anderen septischen Erkrankungen, vielleicht auch bei Darmaffektionen der Kinder, kommt es zu Metastasen der Entzündungserreger im Lungengewebe. Wie Seite 431 f. gesagt wurde, sind diese außerordentlich selten, und wenn sie vorkommen, so bilden sie häufig nur eine terminale Erscheinung. Die anatomischen Eigentümlichkeiten dieser metastatischen Pneumonien sind S. 383 erwähnt.

Diagnose. Die Diagnose der Bronchopneumonie ist in vielen Fällen leicht, recht oft aber ziemlich schwierig. Verwechslungen sind mit verschiedenen Krankheiten möglich.

Die Unterscheidung von croupöser Pneumonie ist bisweilen unmöglich. Oft aber zeigt sich bei genauer Untersuchung doch, daß zwischen den pneumonischen Lungenpartien Stellen mit weniger deutlichem Bronchialatmen oder nicht klingenden Rasselgeräuschen vorhanden sind, während bei der croupösen Pneumonie der Befund gleichmäßiger ist. Namentlich wenn der Beginn und Verlauf der Krankheit nicht für eine croupöse Pneumonie typisch ist, so muß die Diagnose auf Bronchopneumonie gestellt werden, während ein Herpes eher für croupöse Entzündung spricht.

Auch die Unterscheidung von nicht zu ausgedehnten **pleuritischen Exsudaten** kann Schwierigkeiten machen. Namentlich wenn die Bronchien verstopft sind, so kann die Abschwächung des Atemgeräusches, ev. auch des Pektoralfremitus, fälschlicherweise ein Exsudat vermuten lassen. Bisweilen bringt der folgende Tag durch den Wechsel des Befundes Klarheit, bisweilen erst die Probepunktion.

Ein **Lungeninfarkt** kann sehr leicht eine Bronchopneumonie vortäuschen, wenn das typische Infarktsputum fehlt. Bisweilen sichert die Berücksichtigung des Grundleidens die Diagnose, aber oft kann der Zustand des Patienten zu beiden Vorkommnissen Veranlassung geben. Auch die Temperatur kann sich in beiden Fällen gleich verhalten. Es ist deshalb nicht zu verwundern, wenn bisweilen auch umgekehrt ein Infarkt diagnostiziert wird, während eine Bronchopneumonie vorliegt.

Verwechslung mit **Atelektase** ist gar nicht selten. In vielen Fällen bildet diese ja auch das primäre Leiden, und erst mit der Zeit tritt eine Bronchopneumonie hinzu. Im ganzen spricht Fehlen von klingendem Rasseln, anhaltende Abschwächung des Atemgeräusches mehr für Atelektase.

Sehr schwierig kann die Entscheidung sein, ob bei einer **kapillären Bronchitis** auch noch ein größerer bronchopneumonischer Herd vorhanden ist. Findet man an einer Stelle ausgesprochene Bronchophonie, Bronchialatmen oder Dämpfung, so ist die Diagnose gesichert, aber in vielen Fällen wird erst die Sektion größere oder kleinere Infiltrationsherde zutage fördern.

Nicht nur bei kapillärer Bronchitis und bei Hypostase kann ein bronchopneumonischer Herd der Diagnose entgehen, sondern auch sonst werden kleinere Herde, die nicht bis an die Oberfläche reichen, recht häufig nicht erkannt. Besonders oft kann das Emphysem Infiltrationen verdecken. Beim Vorhandensein einer Bronchitis muß daher sorgfältig auf das Auftreten von klingenden Rasselgeräuschen, Bronchophonie, Abschwächung des Perkussionsschalles und Bronchialatmen bzw. unbestimmtem Atmen geachtet werden. Freilich können diese Symptome gelegentlich dadurch hervorgerufen werden, daß das Lungengewebe aus einem anderen Grunde (Atelektase, Kompression) luftleer geworden ist.

Eine Verwechslung mit Lungenödem ist möglich, wird aber selten vorkommen. Dagegen kann bei Patienten, die an Bronchiektasen leiden und fieberhaft erkrankt sind, die Entscheidung schwierig sein, ob noch eine Bronchopneumonie vorliegt.

Verwechslung mit Tuberkulose ist nicht so selten. Doch bringt meistens die Sputumuntersuchung oder der weitere Verlauf, freilich oft erst nach längerer Zeit, Klarheit. In manchen Fällen wird man auch nach Abklingen des Fiebers im Unklaren bleiben, ob nicht hinter der Bronchopneumonie doch eine Tuberkulose steckt. Dann ist die probatorische Tuberkulininjektion vorzunehmen.

Die Untersuchung des Sputums nützt für den Nachweis einer Bronchopneumonie nichts, dagegen ist sie wichtig für den Nachweis der Ätiologie. Wer eine Influenzapneumonie diagnostiziert, darf das erst nach dem Nachweis der Bazillen im Auswurf tun. Auch die Möglichkeit, daß man Pestbazillen findet, ist heutzutage nicht ganz ausgeschlossen.

Prognose. Da die Bronchopneumonie ein Sammelbegriff für alle möglichen Formen der Entzündung des Lungengewebes aus den verschiedenartigsten Ursachen darstellt, können über die Prognose keine allgemeinen Regeln gegeben werden. Es sei auf die Besprechung des Verlaufes der einzelnen Formen hingewiesen. Im allgemeinen ist die Erkrankung bei Kindern und Greisen besonders gefährlich, bei Kindern um so gefährlicher, je jünger sie sind. Auch die Konstitution des Individuums, der Kräftezustand und der Zustand des Herzens sind von größter Wichtigkeit. Wenn bei schwächlichen Individuen eine Bronchopneumonie ausbricht, so ist es ja manchmal an sich ein Zeichen dafür, daß der Tod herannaht. Daß auch die Ausdehnung der Bronchopneumonie von Wichtigkeit ist, ist selbstverständlich.

Therapie. Aus den gleichen Gründen, aus denen für die Prognose keine allgemeinen Regeln aufgestellt werden können, kann die Therapie nicht einheitlich besprochen werden. Bei ausgedehnten Bronchopneumonien gilt vielfach dasselbe, was für die croupöse Pneumonie gesagt wurde. Nur wird wohl eine spezifische Therapie kaum je in Frage kommen.

Eine besondere Besprechung ist für die Kinderpneumonie notwendig. Viele Kinderpneumonien behandelt man am besten exspektativ, d. h. man quält die Kinder gar nicht durch irgendwelche Maßnahmen, deren Erfolg doch zweifelhaft ist. Einzig ein Abführmittel im Beginn der Pneumonie dürfte in der Regel angezeigt sein. Am besten verordnet man Kalomel, 0,01 bis 0,05 je nach dem Alter des Kindes alle zwei Stunden.

Bei starken Schmerzen im Beginn der Erkrankung sind oft Schröpfköpfe auch bei Kindern von Wert. Vielfach wird am Anfang der Krankheit ein Brechmittel gegeben. Henoch empfiehlt Tartarus stibiatus in einer Lösung von 0,05—0,1 : 120 stündlich einen Kinderlöffel, bis Erbrechen erfolgt, und nachher zweistündlich weiter. Bei wiederholtem Erbrechen oder bei Durchfall soll das Mittel ausgesetzt werden. Besteht Durchfall schon von Anfang an, so ist statt Brechweinstein Radix Ipecacuanhae 2,0, Oxymellis Scillae 30,0, Aq. dest. 60,0, alle zehn Minuten ein Teelöffel oder ein Kinderlöffel bis zum Erbrechen, zu geben.

Ist die Dyspnoe hochgradig, das Bewußtsein getrübt und der Puls schlecht, so ist eine aktive Therapie notwendig. In erster Linie sind Hautreize am Platze, sei es in Form von heißen Bädern mit kühlen Übergießungen, von kalten Bädern oder von Umschlägen, sei es in Form von Senfwickeln.

Diese sind oft besonders wirksam. Man stellt sie so her, daß einige Hand voll Senfmehl mit lauwarmem Wasser zu einem Brei angerührt und auf ein Tuch ausgestrichen werden. Das Kind wird darauf gelegt und das Tuch umgeschlagen und mit einer Decke so zugedeckt, daß der Dampf nicht zum Niesen oder Husten reizt. Das Kind bleibt

20—30 Minuten in der Packung. Als Effekt sieht man nachher (nach dem Abwaschen oder einem Bad) eine starke Rötung der Haut. Ähnlich wirken auch Senfbäder.

Bei Herzschwäche der Kinder müssen die gleichen Mittel angewendet werden wie bei Herzschwäche der Erwachsenen, namentlich Koffein und Kampfer, während Digitalis meist weniger wirksam ist. Antipyretica sind bei Kindern in der Regel zu entbehren. Alkohol wird auch bei Kindern vielfach empfohlen. A. Fränkel empfiehlt sogar Kindern unter einem Jahre bis zu einem Teelöffel Ungarwein jede Stunde zu geben.

Die Diät muß leicht, aber reichlich sein, namentlich für ausgiebige Getränkezufuhr ist zu sorgen. Die Kinder müssen sorgfältig gepflegt und öfters in andere Lage gebracht werden, damit Hypostase möglichst vermieden wird.

Bei Erwachsenen ist recht oft der schon vorhandene Schwächezustand ganz besonders zu berücksichtigen. Die Ernährung muß ausgiebiger sein als bei der croupösen Pneumonie und muß die oft vorhandene Appetitlosigkeit berücksichtigen. Künstliche Nährpräparate sind oft notwendig. Mit Wein sei man nicht zu sparsam.

Der Zustand des Herzens erfordert eine besondere Aufmerksamkeit. Er ist in gleicher Weise zu beeinflussen wie bei der croupösen Pneumonie. Expektorantia wird man wegen der gleichzeitig bestehenden Bronchitis häufiger anwenden müssen als bei der fibrinösen Lungenentzündung. Auch Morphium und andere Hustenmittel werden häufiger in Frage kommen.

Da es sich vielfach um sehr elende Individuen handelt, muß die Krankenpflege besonders sorgfältig sein, das Vermeiden von Dekubitus ist oft schwierig.

In der Rekonvaleszenz drohen meistens größere Gefahren als bei der croupösen Pneumonie. Sie ist deshalb besonders sorgfältig zu überwachen. Oft werden Kuren in einem milden Klima (vgl. oben S. 272), bei Kindern Soolbäderkuren notwendig sein.

4. Pneumonien mit besonderer Ätiologie.

Sowohl bei der croupösen als auch bei der Bronchopneumonie wurde wiederholt auf Pneumonien hingewiesen, die infolge einer besonderen Infektion entstehen und sich auch durch den Verlauf vielfach von den gewöhnlichen Formen der Lungenentzündung unterscheiden. Teils sind es atypisch verlaufende croupöse Pneumonien, teils kann dieselbe Ursache bald eine lobäre, bald eine lobuläre Erkrankung zur Folge haben. Diese Erkrankungen sollen hier nochmals im Zusammenhang kurz besprochen werden.

Hauspneumonien. Schon bei der croupösen Pneumonie und bei der Bronchopneumonie (epidemische Streptokokkenpneumonie) wurde erwähnt, daß häufig in einzelnen Häusern, Kasernen, Gefängnissen etc. kleine Epidemien von Lungenentzündung auftreten. Teils sind es croupöse Pneumonien, die häufig atypisch, oft asthenisch verlaufen. Teils sind es Bronchopneumonien, die bisweilen schwerer, bisweilen leichter auftreten, bisweilen im Zusammenhang mit reiner Bronchitis bei anderen Hausgenossen. In vielen Fällen ist wegen des Mangels von Autopsien die Entscheidung unmöglich, um welche anatomische Form es sich gehandelt hat. Oft werden solche Epidemien aus Bequemlichkeitsrücksichten einfach als Influenzapneumonie bezeichnet. Da die verschiedenen Endemien sich so wenig gleichen und wir über die Ursache ihres Auftretens so wenig wissen, hat es keinen Zweck, alle beschriebenen Formen aufzuzählen. (Literatur s. Aufrecht, S. 206, Fränkel und Groß.)

Eine solche kleine Hausepidemie hatte ich im Februar 1913 zu beobachten Gelegenheit.

Die beiden Dienstmädchen einer Familie erkrankten beinahe am gleichen Tage an Schnupfen und heftigen Kopfschmerzen. Bei der einen trat nach zwei Tagen Schüttelfrost und Stechen hinten links unten auf, kurz darauf stellten sich auch Husten und roter Auswurf ein. In der folgenden Nacht erwachte sie mit heftiger Atemnot, zwei Tage nach dem Schüttelfrost wurde sie ins Spital gebracht und zeigte über dem linken Unterlappen Dämpfung, Bronchialatmen und Knisterrasseln. Die Herzdämpfung war vergrößert und ein systolisches Geräusch zu hören. Die Milzdämpfung war vergrößert. Im Sputum, das in geringer Menge entleert wurde und pneumonisch aussah, fanden sich Pneumokokken und spärliche Stäbchen. Am Tag nach dem Spitaleintritt fiel die Temperatur, die um 40° geschwankt hatte, stieg aber am folgenden Tag wieder von 36° auf 40°, während sich die Erscheinungen von Infiltration im rechten Oberlappen zeigten.

Tags darauf war der Puls, der von Anfang an 120 betragen hatte und bei der Pseudokrise nur auf 100 herabgesunken war, sehr schlecht. Zyanose und Dyspnoe wurden sehr lebhaft und trotz Venaesektion, Kampfer, Koffein und Adrenalin trat der Tod ein (am fünften Tage nach dem Schüttelfrost). Die Sektion ergab eine gleichmäßige graurote Hepatisation im rechten Oberlappen und im oberen Drittel des rechten Unterlappens, bronchopneumonische Herde in den übrigen zwei Dritteln des Unterlappens. In Abstrichen von der Lunge und Pleura fanden sich Pneumokokken und Friedländersche Bazillen.

Das andere Dienstmädchen hustete schon von Beginn des Schnupfens an, war heiser und hatte viel Auswurf. Sechs Tage nach Beginn der Erkrankung wachte sie Nachts stark frierend mit hettigen Schmerzen auf der linken Seite auf. Am zweitfolgenden Tage wurde sie mit 40° Fieber und einem Puls von 120 ins Spital gebracht. Hier fand sich über dem linken Unterlappen Dämpfung, Bronchialatmen, Knisterrasseln und grobblasiges Rasseln. Über den übrigen Lungenpartien ziemlich reichliches Rasseln. Die Milz war vergrößert. Das Sputum war pneumonisch und enthielt Pneumokokken und Bazillen, die aussahen wie die Friedländerschen. Die Leukocytenzahl betrug 27 500. Am dritten Tag des Spitalaufenthaltes zeigte sich eine ziemlich starke Herzverbreiterung, aber unter Digitalis und Koffein wurde der Puls etwas langsamer und am folgenden Tage erfolgte eine typische Krise. Die Rekonvaleszenz zog sich ziemlich in die Länge und es dauerte vier Wochen, bis die Dämpfung vollständig verschwunden war.

Pneumonien in Zusammenhang mit Brustseuche. Die Brustseuche der Pferde stellt eine hochgradig kontagiöse Pleuropneumonie dar, die bisweilen zu Abszedierung führt und besonders in großen Stallungen, z. B. beim Militär, oft große Verheerungen anrichtet. Nun sind gelegentlich in Truppenteilen, unter deren Pferden die Brustseuche herrschte, auch bei den Mannschaften Pneumonien beobachtet worden, während andere Truppenteile, die von der Brustseuche verschont blieben, auch keine Pneumoniefälle bei den Mannschaften aufzuweisen hatten. Bisweilen wurde der Ausbruch der Pneumonie unter den Soldaten erst eine Anzahl von Tagen nach dem Erlöschen der Seuche bei den Tieren beobachtet. Im Beginn erkrankten fast nur Mannschaften, die direkt mit den Pferden zu tun hatten, später griff die Krankheit bisweilen auch auf andere Soldaten über. Bei unseren mangelhaften Kenntnissen von dem Erreger der Brustseuche kann noch nicht gesagt werden, ob es sich um eine direkte Übertragung oder nur um die Vorbereitung des Terrains für das Eindringen von Pneumokokken handelt.

Von der Lungenseuche der Rinder sind Übertragungen auf den Menschen durch die Milch berichtet worden (Wiedenmann).

Psittakosis. Wiederholt (zuerst von Ritter) sind bei Menschen, die mit erkrankten Papageien zu tun hatten, äußerst bösartige, unter schweren Allgemeinerscheinungen verlaufende, teils lobäre, teils lobuläre Pneumonien beobachtet worden, die oft bei mehreren Gliedern einer Familie zum Tode führten. Es scheint sich in den meisten Fällen um den 1892 von Nocard gefundenen Psittakosebazillus gehandelt zu haben, der unter die Gruppe der Paratyphusbazillen gehört. (Literatur s. bei Fränkel, S. 396, Uhlenhuth und Hübener.)

Pestpneumonie. Die eine Äußerung der Pestinfektion ist die Lungenpest, eine primär auftretende, croupöse oder Bronchopneumonie. Sie verläuft ausnahmslos tödlich. Nach dem Berichte der deutschen Pestkommission (Arbeiten aus dem Kaiserlichen Gesundheitsamt, Bd. 16) entwickelt sie sich mit Vorliebe in der Umgebung tuberkulöser Herde, doch ist sie auch für Nichttuberkulöse in höchstem Grade ansteckend. Ihre Schilderung erübrigt sich hier, da sie in diesem Handbuch (Bd. 1, S. 910) von Jochmann beschrieben ist.

Die Schlackenpneumonie. Bei Arbeitern, die mit der Herstellung des Thomasphosphatmehls beschäftigt sind, entstehen recht oft Pneumonien, die teils lobär, teils lobulär auftreten, und außerordentlich gefährlich sind.

Bei der Herstellung von Stahl nach dem Verfahren Gilchrist-Thomas wird eine Schlacke gewonnen, die sehr viel Kalk und Phosphorsäure enthält und nach Vermengung mit anderen Substanzen einen wertvollen Dünger bildet. Bei der Herstellung des Düngers entsteht leicht ein Staub, der die Atmungsorgane heftig reizt und namentlich bei Arbeitern, die daran noch nicht gewöhnt sind, Lungenentzündungen hervorruft. Viele Arbeiter erkranken mehrmals, viele sind so intolerant, daß sie schon in den ersten Tagen der Arbeit erkranken.

Die Erkrankung bricht häufig nach leichten allgemeinen Prodromalerscheinungen oder im Anschluß an eine Bronchitis aus. Der Beginn ist oft plötzlich, und schon sehr bald fällt eine schwere Prostration und hochgradige Dyspnoe auf. Die Hautfarbe der Patienten ist infolge des eingelagerten lehmfarbigen Staubes so charakteristisch, daß der erfahrene Arzt die Ätiologie auf den ersten Blick erkennt. Oft zeigt sich auch Erbrechen, häufig Delirien. Die Hepatisation entwickelt sich sehr rasch. Der Husten ist anfangs trocken, krampfartig, bald aber stellt sich Auswurf ein, der sich zuerst von dem pneumonischen Auswurf durch eine grauschwärzliche Färbung und flüssigere Beschaffenheit auszeichnet, nach einigen Tagen aber eine rein pneumonische Beschaffenheit annimmt. Wiederholt ist ein Geruch des Sputums nach verbrannten Zündhölzchen beobachtet worden. Plötzliches Aufhören des Auswurfes ist ein prognostisch ungünstiges Zeichen. Häufig ist Pleuritis oder Albuminurie vorhanden. Außer durch den Auswurf und die schwere Prostration zeichnet sich die Schlackenpneumonie häufig durch Wandern des anatomischen Prozesses und starke Beteiligung der Bronchien aus. Bakteriologisch findet man Pneumokokken, Friedländersche Bazillen oder beide zusammen. Die Letalität beträgt nach den verschiedenen Autoren 22—60%, was um so schwerer erscheint, als es sich meistens um Leute im kräftigsten Mannesalter handelt. Die Rekonvaleszenz erfolgt langsam, und die Schwäche dauert oft lange an. (Literatur bei Fränkel, S. 262 und bei Gautret.)

Lungenmilzbrand. Als Hadernkrankheit hat man eine Erkrankung bezeichnet, die hauptsächlich bei Arbeitern in Papierfabriken, die mit dem Sortieren und Zerzupfen von Hadern beschäftigt sind, vorkommt. Sie beruht auf Inhalation von Milzbrandbazillen. Meist geht ein Prodromalstadium mit Schwindel, Schwäche, Katarrh der oberen Luftwege und Dyspnoe voraus. Die Krankheit beginnt ziemlich plötzlich und zeichnet sich vor anderen Pneumonien durch hochgradige Herzschwäche und Zyanose aus, ferner durch einen eigentümlichen Fieberverlauf in den tödlich endigenden Fällen. Die Temperatur sinkt nämlich ganz allmählich ab, bis schließlich Kollapstemperaturen erreicht werden. Regelmäßig tritt eine exsudative Pleuritis auf. Der Auswurf ist rein bronchitisch oder pneumonisch, häufig zwetschenbrühenfarbig. Mikroskopisch lassen sich sehr leicht die großen dicken Milzbrandbazillen darin nachweisen. Auch im Blut gelingt der Nachweis der Milzbrandbazillen regelmäßig. Etwa die Hälfte der Erkrankten stirbt, oft schon nach einem bis zwei, bisweilen erst nach sechs Tagen. Die Sektion ergibt lobuläre oder pseudolobäre Pneumonien. Die Erkrankung scheint seit der Monographie Eppingers 1894 seltener geworden zu sein, Lenhartz hat nur zwei Fälle gesehen, Fränkel, wie es scheint, keinen. Mir fehlen eigene Beobachtungen.

Influenzapneumonie. Bei Influenza kommen sowohl croupöse als auch katarrhalische Pneumonien vor. Sie sind in den vorhergehenden Kapiteln besprochen. Hier sei nur der relativ häufige Übergang in Gangrän, Induration und Tuberkulose erwähnt.

5. Die Lungenkongestion und die Splenopneumonie.

Von französischer Seite ist eine Reihe von Erkrankungen beschrieben worden, die von deutschen und englischen Autoren offenbar mit Recht unter andere Erkrankungen, vorwiegend abortive Pneumonien, gerechnet werden. Austregesilo nennt sie Pneumococciae bastardae. Da sie mehr oder weniger häufig vorkommende Abarten der Pneumonie vorstellen, sollen sie kurz besprochen werden.

Lungenkongestion. Woillez hat im Jahre 1854 unter dem Namen Congestion pulmonaire idiopathique eine Krankheit beschrieben, die sich besonders an Erkältungen, z. B. Sturz ins Wasser, oder Thoraxverletzungen anschließt, und durch folgende Eigenschaften auszeichnet: Der Beginn ist plötzlich und mit Schüttelfrost und Seitenstechen verbunden. Doch soll der Schüttelfrost wenig intensiv und oft absatzweise erfolgen. Später tritt Dyspnoe und reichlicher Auswurf auf. Dieser besteht aus zwei Schichten, einer schaumigen, ockerfarbigen und einer gummilösungsartigen. Gewöhnlich sind Pneumokokken nachzuweisen. Doch kann der Auswurf auch ganz fehlen, der Husten fehlt in der Hälfte der Fälle und ist in der anderen Hälfte sehr gering. Bei der Untersuchung findet man eine Erweiterung der kranken Thoraxhälfte, eine leichte Schallabschwächung, die meistens in den abhängigen Partien lokalisiert ist, gegen den vierten Tag ihre größte Intensität erreicht und sehr langsam verschwindet. Das Atemgeräusch ist meistens abgeschwächt. Im späteren Verlauf tritt unbestimmtes, weiches, hauchendes Atmen und spärliches Knisterrasseln auf. Die Allgemeinsymptome sind äußerst wechselnd, meist ziemlich gering. Im Blut ist Leukocytose nachweisbar. Am vierten oder fünften Tag erfolgt meist kritisch der Temperaturabfall. Außerdem sind auch prolongierte Fälle beschrieben.

Diese Maladie de Woillez stellt noch am ehesten ein typisches Krankheitsbild dar. Doch ist es nicht als selbständige Krankheit, sondern als eine kurze und leicht verlaufende Pneumonie aufzufassen. Die Berechtigung einer nosologischen Einheit wäre dann gegeben, wenn die Ansicht der französischen Autoren richtig wäre, daß es sich wirklich nur um das Stadium der Kongestion, der aktiven Hyperämie handelte. Das ist aber durchaus nicht bewiesen. Es kann sich ebenso gut um vorwiegend zentral gelegene, wenig ausgedehnte pneumonische Infiltrationen handeln. Beweisende Sektionen fehlen vollständig.

Es scheint überhaupt fraglich, ob die Pneumonie jemals auf dem Stadium der Anschoppung stehen bleibt und dann ausheilt. Noch fraglicher ist es, ob wir eine reine Lungenkongestion durch Auskultation und Perkussion nachweisen können. Am ehesten könnte man sie in den Fällen vermuten, in denen die Erkrankung wie eine Pneumonie beginnt, aber nach einem Tag wieder verschwindet, ohne daß man Dämpfung, Bronchialatmen u. dgl. nachweisen kann und die einzige Veränderung etwa in leicht tympanitischem Schall und Abschwächung des Atemgeräusches besteht. Diese Fälle kommen nicht so ganz selten vor und lassen keine bestimmte Diagnose zu, im Gegensatz zu den Eintagspneumonien, die einen gleichen Verlauf zeigen, aber deutliche physikalische Zeichen einer Pneumonie aufweisen.

Auch eine sekundäre Lungenkongestion wird von den Franzosen bei allen möglichen Krankheiten beschrieben. Doch ist deren Deutung noch viel unsicherer, viele Formen stellen wohl Lungenödem dar.

Die Lungenkongestion in anatomischem Sinn (d. h. aktive Hyperämie), die nicht das erste Stadium der Pneumonie darstellt und die man auf dem Sektionstisch, z. B. nach Hitzschlag, nach Einatmung reizender Gase und bei Miliartuberkulose, beobachtet, spielt klinisch keine Rolle.

Akute generalisierte Lungenkongestion. Die unter diesem Namen beschriebenen Krankheitsbilder stellen wohl alle Fälle von Lungenödem dar. Sie werden auch Lungenschlagfluß (coup de sang pulmonaire) bezeichnet. Der einzige zur Sektion gekommene, scheinbar idiopathische Fall von Weil in Lyon gehört offenbar zur paroxysmalen Hämoglobinämie.

Pleuropulmonale Kongestion. Von dieser Erkrankung werden zwei Formen unterschieden, die congestion pleuropulmonaire, type Potain, und die Fluxion de poitrine der Schule von Montpellier. Die erste zeichnet sich durch ein erstes, kongestives, und ein zweites, pleuritisches, Stadium aus, die zweite durch eine Beteiligung aller Teile der Brust an der entzündlichen Reizung, Bronchitis, Pneumonie, Pleuritis und Druckempfindlichkeit der Brustwand. Es ist klar, daß diese beiden Krankheiten in das Gebiet der gewöhnlichen Pleuropneumonie gehören.

Lungenkongestion im Kindesalter. Die Abgrenzung dieser Form hat noch weniger Zweck als die der übrigen. Es handelt sich um kindliche Pneumonien mit wenig ausgesprochenen pneumonischen Symptomen.

Die Splenopneumonie. Von Grancher sind mit dem Namen Splenopneumonie die Fälle bezeichnet worden, die vollständig den Eindruck einer Pleuritis darbieten, bei denen aber die Punktion keine Flüssigkeit ergibt. Zur Differenzierung von der Pleuritis exsudativa sind einige subtile Unterschiede angegeben worden: Lage auf der gesunden Seite, keine Abweichung des Sternums von der Mittellinie, unscharfe Grenze zwischen aufgehobenem und normalem Stimmfremitus, etwas weniger scharfes Kompressionsatmen, Knisterrasseln in der Nähe der Lungenbasis, Freibleiben des Traubeschen Raumes.

Da Sektionen fehlen, sind über die anatomische Grundlage spitzfindige Vermutungen geäußert worden. Es kann wohl, wie auch Austregesilo annimmt, kein Zweifel darüber bestehen, daß es sich um Pleuritiden mit rein fibrinösem Exsudat und Ödem der Pleura handelt, vielleicht auch um massive Pneumonien. Einen Fall, der alle Kriterien der „Splenopneumonie" darbot, und bei dem die Sektion eine Pneumonie mit Volumvermehrung der Lunge ergab, führt Hochhaus an.

6. Chronische Pneumonien.

Definition. Chronisch-pneumonische Prozesse im anatomischen Sinne finden sich bei vielen Krankheiten, so bei der Tuberkulose, bei den Pneumonokoniosen, bei vielen Fällen von chronischer Bronchitis etc. Hier sollen nur die in klinischer Hinsicht einigermaßen selbständigen Krankheitsbilder besprochen werden. Auch die käsige und die gelatinöse Pneumonie gehören nicht in dieses Kapitel, sondern in das der Tuberkulose. Die Kollapsinduration ist bei der Atelektase, die Stauungsinduration bei den Zirkulationsstörungen besprochen. Auch im Anschluß an Fremdkörper entstehen chronisch-pneumonische Prozesse, die unter dem Kapitel Fremdkörper ihre Erwähnung finden sollen.

Was hier zu besprechen ist, sind die als selbständige Krankheitsbilder auftretenden chronisch-pneumonischen Prozesse. Diese sind entweder lobärer oder lobulärer Natur. Sie können selbständig auftreten, häufiger schließen sie sich an akute Pneumonien an.

Nicht alles, was wir als chronische Pneumonie bezeichnen wollen, verdient eigentlich diesen Namen. Vieles davon sollte eher als subakut bezeichnet werden. Die Übergänge sind aber so fließend, daß eine solche Trennung immer künstlich erscheinen muß. Auch die Trennung zwischen verzögerter Resolution einer akuten Pneumonie, Übergang in Induration und chronischer Lungenentzündung bereitet oft Schwierigkeiten.

Pathologische Anatomie. Chronisch-pneumonische Lungenpartien erscheinen konsistenter als normal. Oft sind sie durch Anthrakose grauschwarz verfärbt. Man bezeichnet diesen Zustand als schieferige Induration. Bei längerem Bestand kommt es zur Schrumpfung (Cirrhose).

Diese Zustände stellen aber spätere Stadien des Prozesses dar und unterscheiden sich nicht von Cirrhosen, die aus anderen Ursachen entstanden sind. Sie sind S. 683 behandelt. Die frische chronische Pneumonie gleicht der grauroten Hepatisation, nur kann die Farbe dunkelbraunrot sein. Sie unterscheidet sich aber von der Hepatisation durch die große Zähigkeit, die verhindert, daß man mit dem Finger das Gewebe zerdrücken kann. Die Schnittfläche ist granuliert, aber weniger deutlich als bei der frischen Hepatisation. Mit dem Messer läßt sich nur ganz wenig schwach getrübter Saft abstreichen.

Bei der mikroskopischen Untersuchung erkennt man, daß es sich in diesen frischen Stadien um eine vorwiegend in den Alveolen und feinsten Luftgängen lokalisierte Erkrankung handelt. Das Zwischengewebe erscheint wenig beteiligt, es bildet aber den Ausgangspunkt der hyperplastischen Prozesse. Man sieht nämlich an einzelnen Stellen aus der Alveolarwand neugebildetes Bindegewebe in die Alveole hineinwachsen und sich von hier weiter verbreiten, oft nur zapfen- oder knopfartig eine Alveole erfüllend, oft auch weite Fortsätze in viele Alveolen und bis hinein in die Bronchien entsendend. Im Zentrum dieses neugebildeten Bindegewebes finden sich Kapillarschlingen, darum Rundzellen und mehr in den peripheren Partien Spindelzellen. Oft erstreckt sich ein Zug von Granulationsgewebe durch ein Porenkanälchen in eine andere Alveole, ähnlich wie das Fibrinnetz bei der akuten Pneumonie. Die Alveolarepithelien zeigen vielfach Verfettung und Desquamation. Sie beteiligen sich an dem ganzen Prozeß nur passiv, doch ist offenbar ihre Zerstörung an einzelnen Stellen schuld an dem Hineinwuchern von Bindegewebe. Oft ist der Inhalt der Alveole nicht fibröses Gewebe, sondern eine hyaline Masse.

Mit der Zeit beteiligt sich das interstitielle Gewebe, das anfangs nur geringe Infiltration zeigte, immer mehr, während das Granulationsgewebe in den Alveolen und Bronchiolen offenbar der fibroiden Degeneration anheimfällt.

Wenn die Cirrhose über größere Partien der Lunge sich erstreckt, so bilden diese zähe geschrumpfte Anhängsel der übrigen Lunge. Oft sind sie mit der Kostalpleura fest verwachsen, was natürlich mit einer starken Einziehung des Thorax verbunden ist. Die in der Nähe liegenden gesunden Lungenpartien sind oft ödematös. Die Bronchien sollen bei dieser Art von Lungenzirrhose nicht erweitert sein, wie Charcot behauptete. Fränkel bezweifelt diese Behauptung.

Ätiologie. Das erste Stadium dieser Veränderungen ist offenbar die Folge eines fibrinös-pneumonischen Prozesses. Wenn auch die Annahme Aufrechts, daß das Granulationsgewebe nur in Fibrinmassen hineinwächst und sie ersetzt, nicht bewiesen ist, so muß man doch als primäre Ursache immer eine Läsion des Lungenepithels annehmen, wie sie sich nur bei einer Pneumonie denken läßt. Weitaus die meisten chronischen Pneumonien schließen sich tatsächlich an eine akute croupöse Entzündung an, und dieser Ausgang der Krankheit wurde oben S. 416 erwähnt. Er kommt hauptsächlich bei schwächlichen und wenig widerstandsfähigen Individuen vor. In beschränktem Umfang findet der Übergang in chronische Pneumonie vielleicht viel häufiger statt als man gewöhnlich denkt. Es ist aber die Frage, wie weit man geringfügige Veränderungen als chronische Pneumonie, d. h. als selbständige Krankheit auffassen, wie weit man sie als Anomalien der Resolution bezeichnen will. Für Fränkel ist jede „sich über die Dauer von drei Wochen erstreckende Verzögerung der Resolution, vorausgesetzt, daß nicht anderweitige Komplikationen, wie Ausgang in Abszeßbildung und dergl. Ursache des anomalen Verlaufes sind, gleichbedeutend mit sich entwickelnder Lungeninduration" und Lungeninduration identisch mit chronischen Pneumonien. Es ist aber natürlicher, diese geringfügigen Veränderungen als Narbenbildung oder als abnormen Heilungsverlauf aufzufassen. Wir wissen nicht, wie oft sie zur vollständigen Ausheilung kommen, wie oft eine geringfügige Schrumpfung, eine Narbe, zurückbleibt. Vielleicht beruhen manche Bronchiektasien auf einer vor Jahren überstandenen Pneumonie mit derartigen chronischen Prozessen bei der Resolution. Zum Begriff der chronischen Entzündung gehört das Fortschreiten des Prozesses, wie es sich tatsächlich auch oft in Fieber und in Anwesenheit der Pneumokokken kund gibt. Freilich ist in praxi die Unterscheidung oft unmöglich, und wir können sie nur so vornehmen, daß wir die Fälle, die mit Fieber oder anderen Krankheitserscheinungen verlaufen, als chronische Pneumonie, die Fälle, bei denen trotz ungestörter Rekonvaleszenz die perkutorischen und auskultatorischen Symptome sich langsam und unvollkommen zurückbilden, als verzögerte oder unvollkommene Resolution bzw. Übergang in Induration bezeichnen.

Nicht nur aus der croupösen Pneumonie kann eine chronische Entzündung sich entwickeln, sondern auch aus der lobulären. Das ist bisweilen bei der Aspirationspneumonie, bei der hypostatischen Pneumonie, aber auch bei anderen Formen der Fall. Auch hier ist die Schwierigkeit der Trennung von einer verzögerten Resolution die gleiche.

Neben diesen sekundären Formen kommt aber auch eine anscheinend primäre, offenbar in der Regel auf Pneumokokkeninfektion beruhende vor. Nur ist sie außerordentlich selten und die Art des Beginnes meist nicht festzustellen. Wenn der Kranke zum ersten Male zur Beobachtung kommt, so lassen sich die Erscheinungen einer Entzündung meistens schon über einem ganzen Lappen oder einem Teil eines solchen wahrnehmen. Im einzelnen Falle ist man aber nie sicher, ob die Erkrankung nicht doch eine sekundäre ist, die sich vielleicht an eine Bronchopneumonie angeschlossen und dann weiter verbreitet hat. Das Weiterschreiten der Erkrankung kann im weiteren Verlauf oft verfolgt werden.

Symptomatologie. Die an eine croupöse Pneumonie sich anschließende chronische Lungenentzündung zeichnet sich dadurch aus, daß das Fieber, nachdem die Temperatur fast oder ganz zur Norm abgefallen war, wieder zu steigen beginnt, und daß die physikalischen Symptome der Resolution gar nicht oder unvollkommen eintreten. In den schwersten Fällen erreicht die Temperatur rasch nach der Entfieberung wieder hohe Werte, die Kräfte nehmen ab, der physikalische Befund bleibt unverändert, und schon einige Tage nach der Krise tritt der Tod ein. Andere Fälle zeigen etwas protrahierten Verlauf, führen aber trotzdem zum Tode. Bei der größeren Zahl der Fälle dagegen ist das Fieber gering, oder es treten nur in der Rekonvaleszenz geringfügige Temperatursteigerungen in unregelmäßigen Abständen ein, das Bronchialatmen und die Dämpfung verschwinden langsam, Rasselgeräusche treten mehr oder weniger ausgedehnt auf und bleiben wochenlang bestehen, aber schließlich wird der Lungenbefund normal, die Temperatur kehrt zur Norm zurück und die Patienten erholen sich vollständig. Freilich kann sich dann mit der Zeit der Symptomenkomplex der Lungencirrhose ausbilden (vgl. S. 683).

Bei dem Übergang der Bronchopneumonie in chronische Pneumonie sind das Fieber und die Allgemeinsymptome geringer, die Auskultation und die Perkussion ergeben kürzere oder längere Zeit das Fortbestehen der pneumonischen Symptome. Selten hat man den Eindruck, als ob der Tod an der chronischen Bronchopneumonie erfolgt sei, sondern, wenn man bei der Sektion in einem hypostatischen Lungenabschnitt einen chronisch-bronchopneumonischen Herd findet, so weiß man oft nicht, ob der Tod durch diesen oder durch die Grundkrankheit hervorgerufen ist.

Die primär chronisch auftretende Pneumonie ist sehr selten. Wagner konnte im Jahre 1883 außer einem von ihm selbst beobachteten Fall nur noch drei finden. Seither sind Fälle von verschiedenen Seiten beschrieben worden, u. a. von Aufrecht, Fränkel etc. In der Basler Klinik sind von 1899—1912 fünf Fälle zur Sektion gekommen, bei denen die anatomische Diagnose auf chronische Pneumonie lautete und die Annahme einer primären chronischen Entzündung berechtigt war.

Die Krankheit beginnt bisweilen allmählich, bisweilen akut, mit Husten, Brustschmerzen, Auswurf, Appetitlosigkeit, Fieber und anderen Allgemeinbeschwerden. Bei der Untersuchung findet man in der ersten Zeit gewöhnlich nur eine leichte Schallabschwächung über einem Lungenlappen und unbestimmtes oder schwach bronchiales Atmen. Mit der Zeit nimmt die Dämpfung zu, das Bronchialatmen wird deutlicher, auch Knisterrasseln und feinblasiges Rasseln kann auftreten. Doch werden die Symptome nie so ausgesprochen, wie bei der croupösen Pneumonie. Das Fieber ist unregelmäßig, oft wechseln

Perioden einer Continua mit subfebrilen oder unregelmäßigen Temperaturen. Das Sputum kann ganz fehlen; wenn es vorhanden ist, hat es nicht pneumonischen Charakter, wohl aber enthält es recht oft Blutbeimengungen, die offenbar aus dem neugebildeten Granulationsgewebe stammen. Die Entzündung breitet sich gewöhnlich langsam weiter aus, kann mehrere Lappen befallen und unter zunehmender Schwäche kann nach Wochen oder Monaten der Tod erfolgen. Auch Übergang in Abszeß und Gangrän kommt vor. Von den erwähnten fünf Fällen der Basler Klinik zeigte einer Abszeßbildung. Ein zweiter Fall, mit Übergang in Gangrän, möge erwähnt werden.

67 jähriger Mann. Im Dezember 1911 begann Husten und Auswurf. Am 18. Jan. 1912 drei blutige Sputa. Dann Zunahme des Hustens, Engigkeit. Anfangs Februar übler Geruch des Sputums bemerkt. 26. Februar Eintritt in die Klinik. Über dem rechten Unterlappen Dämpfung und abgeschwächtes Atmen. Am oberen Rande der Dämpfung hie und da klingendes Rasseln, sonst über den Lungen spärliche bronchitische Geräusche. Sputum schleimig-eitrig, zäh, stinkend, enthält grampositive und -negative Kokken und Bazillen, typische Pneumokokken und Streptokokken. Unter subfebrilen Temperaturen ohne wesentliche Änderung des Lungenbefundes wird Patient allmählich schwächer. Am 8. März Exitus. Klinische Diagnose: Gangränöse Pneumonie, Bronchitis putrida. Die Sektion ergab eine chronische Pneumonie, die zu einer Gangränhöhle an der Grenze des Unter- und Mittellappens geführt hatte, und putride Bronchitis mit geringer Bronchiektasenbildung.

Wie oft eine primäre chronische Lungenentzündung ausheilen kann, ist schwer zu sagen, da die Diagnose dieser Fälle schwierig ist und man, wenn keine Sektion vorliegt, nie sicher ist, ob wirklich eine chronische Pneumonie vorlag.

Diagnose. An eine sekundäre chronische Pneumonie muß man denken, wenn nach einer Lungenentzündung die Krisis zwar eintritt, nachher aber die Temperatur wieder steigt und die Dämpfung bestehen bleibt oder die Erscheinungen der Resolution nur teilweise und unvollkommen sich einstellen und die Symptome eines Lungenabszesses oder einer anderen Komplikation fehlen. Die Diagnose gewinnt an Sicherheit, wenn sich eine Retraktion der Brustwand, Verschiebung des Herzens und dergl. einstellt.

Die Diagnose der primären chronischen Pneumonie ist schwieriger. Man muß an sie denken, wenn die Erscheinungen einer Infiltration geringen Grades bestehen und allmählich deutlicher werden, ohne daß Zerfallserscheinungen auftreten. Aber auch dann kann noch lange Zeit die Differentialdiagnose gegenüber Tuberkulose, Lungenabszeß, Pleuritis und Empyem (besonders interlobär), Syphilis und Tumoren Schwierigkeiten machen. Bisweilen schafft das Röntgenbild Klarheit, doch wird man auch beim Vorhandensein eines pneumonischen Schattens mit der Diagnose vorsichtig sein müssen. Daß das Sputum immer wieder sehr genau auf Tuberkelbazillen, elastische Fasern etc. untersucht werden muß, braucht kaum erwähnt zu werden. Man wird die Diagnose oft nur per exclusionem stellen können. Selbst wenn sich nach Ablauf der pneumonischen Symptome eine Schrumpfung einstellt, kann ein anderer Prozeß als eine chronische Pneumonie die Ursache gewesen sein.

Wenn bei gleichzeitig vorhandener Tuberkulose eine chronische Pneumonie auftritt, so wird wohl immer die Diagnose fälschlicherweise auf eine käsige Pneumonie gestellt werden, wie in folgendem Fall:

29 jähriger Fuhrmann, Eintritt in die Klinik am 15. März 1912 mit folgender Anamnese: Vor sieben Wochen Erkältung, Frösteln. Konnte am folgenden Tag wieder arbeiten. Nach einigen Tagen Husten und zäher, schleimiger, grüner Auswurf. Arbeitete noch 14 Tage weiter, dann Schmerzen auf der linken Brustseite. Die Schmerzen verschwanden bald, aber der Husten blieb bestehen, hohes Fieber und allgemeine Mattigkeit traten auf. Beim Eintritt fand sich Dämpfung, Bronchialatmen und klingende Rasselgeräusche über dem linken Unterlappen. Über dem Oberlappen stellenweise Bronchialatmen, klingende und nicht klingende Rasselgeräusche. Über der rechten Lunge, namentlich über den oberen Partien nicht klingendes Rasseln. Im Sputum Tuberkelbazillen,

in der Kultur Streptokokken. Unter hohem Fieber am 28. März Exitus. Klinische Diagnose: Tuberculosis pulmonum. Pneumonia chronica tuberculosa. Die Sektion ergab eine Tuberkulose mit Kavernen im linken Oberlappen, eine nicht tuberkulöse chronische Pneumonie im linken Unterlappen.

Prognose. Wenn man bei einer chronischen primären Pneumonie die Diagnose mit einiger Wahrscheinlichkeit stellen kann, so handelt es sich meist um schwere Fälle, bei denen die Prognose quoad vitam ernst zu stellen ist. Aber selbst wenn es zur Ausheilung kommt, so bilden die Schrumpfungserscheinungen eine Gefahr für das Herz.

Tritt nach einer akuten Pneumonie eine chronische auf, so ist die Prognose je nach der Schwere der Erscheinungen verschieden. Bei hohem Fieber und schlechtem Kräftezustand ist sie ziemlich schlecht, bei geringen Temperatursteigerungen dagegen günstig, namentlich wenn die Resolution wenigstens teilweise eintritt.

Therapie. Die primäre chronische Pneumonie können wir kaum beeinflussen. Ruhe, gute Ernährung, Erhaltung und ev. Stimulation der Herzkraft ist das einzige, was wir erreichen können. Daneben muß man Umschläge auf die Brust und andere hydrotherapeutische Maßnahmen treffen. Vielleicht können sie durch Beeinflussung der Lungenzirkulation günstig wirken (vgl. oben S. 264).

Dasselbe gilt für die sekundäre chronische Pneumonie. Die Wichtigkeit einer sorgfältigen Überwachung der Rekonvaleszenz zu ihrer Prophylaxe wurde oben erwähnt.

VII. Lungenabszeß und Lungengangrän.

Abszeß und Gangrän der Lunge können nicht voneinander getrennt werden. Der Unterschied besteht einzig darin, daß bei der Gangrän andere Mikroorganismen mitwirken, die übelriechende Stoffe erzeugen. Freilich entsteht dabei anatomisch und klinisch ein schwereres Krankheitsbild als beim aputriden Abszeß, aber es kommen auch leichtere Fälle vor, die sich von einem Abszeß nur durch einen schwach fötiden Geruch unterscheiden. Sie werden von Quincke als putrider Abszeß von der Gangrän getrennt, sie sind aber mit dieser durch alle Übergänge verbunden und werden deshalb von Lenhartz und Kißling zur Gangrän gerechnet. Bei dieser Betrachtungsweise wird der Lungenabszeß so selten, daß Lenhartz in acht Jahren nur zwei Fälle beobachtete, während er 60 Fälle von Lungengangrän zu operieren Gelegenheit hatte. Es ist deshalb rationeller, beide Erkrankungen nicht von einander zu trennen.

Ätiologie. Die Erreger der Eiterung können auf dem Luftwege, mit dem Blut oder von benachbarten Organen her zur gesunden Lunge gelangen. Auch eine schon vorhandene Lungenkrankheit kann in Abszeß oder Gangrän übergehen, und endlich kann eine Resistenzverminderung des ganzen Körpers, vor allem beim Diabetes mellitus zu einer vermehrten Disposition der Lunge führen, so daß auch ohne besondere Veranlassung eine Gangrän entstehen kann. Wir kommen daher zu folgender Einteilung:

1. **Entstehung von den Bronchien aus.** a) **Aspiration von Fremdkörpern.** Alle Arten von Fremdkörpern, die mit der Einatmungsluft in die Tiefe des Bronchialbaumes gelangen, können Abszeß und Gangrän erzeugen. Getreideähren und Grashalme führen häufig zu Abszeß, verschluckte Knochenstücke, Fischgräten, Knöpfe, Zahnfragmente, Tabakblätter zu Gangrän. Aber auch in den Fällen, in denen solche Fremdkörper nicht gefunden werden, muß man häufig eine Entstehung durch Aspiration fester oder flüssiger Substanzen

annehmen; die Mehrzahl der Fälle mit unbekannter Ätiologie ist wohl in dieser Weise zu erklären. Ohne weiteres ist das klar, wenn sich die Gangrän an einen Sturz ins Wasser anschließt oder wenn sie bei einem Epileptiker nach einem Anfall auftritt. Unter Kißlings 120 Fällen waren fünf Epileptiker, bei denen man das Auftreten der ersten Symptome nach schweren oder gehäuften Anfällen nachweisen konnte. Lenhartz hat darauf hingewiesen, daß die Bakterienflora in frischen Gangränhöhlen ähnlich zusammengesetzt ist, wie die des Zahnbelages, woraus zwar freilich nicht ohne weiteres auf die Entstehung durch Verschlucken von Zahnfragmenten geschlossen werden darf, während der Nachweis von solchen, der bisweilen schon geglückt ist, dafür spricht, daß diese Ätiologie nicht ganz selten sein dürfte. Auch das häufige Vorkommen bei Trinkern ist wohl auf Verschlucken im Rausch zurückzuführen. Das häufige Vorkommen der Erkrankung in Hamburg führt Kißling zum Teil darauf zurück, daß die Patienten nicht nur Potatoren sind, sondern auch Tabak kauen. Ferner weist er darauf hin, daß unter seinen 120 Patienten vier Zigarrenarbeiter waren.

b) Entstehung von Erkrankungen der Bronchien aus. Putride Bronchitis und Bronchiektasie führen im ganzen selten zu Gangrän, doch kommt es unzweifelhaft vor. Bisweilen wird man freilich nicht mit Sicherheit entscheiden können, welches die primäre Erkrankung war.

2. Übergang von Lungenkrankheiten in Abszeß und Gangrän. a) Pneumonie. Im Kapitel Lungenentzündungen ist erwähnt, daß sowohl croupöse Pneumonien als auch Bronchopneumonien zu Abszeß und Gangrän führen können. Nach A. Fränkel ist das besonders häufig bei der Influenzapneumonie der Fall. Meistens entsteht ein Abszeß, der später in Gangrän übergehen kann, die Krankheit kann aber auch von vornehrein den Charakter des Lungenbrandes aufweisen. Besonders die durch den Friedländerschen Bazillus erzeugten Pneumonien neigen zu Gangrän.

b) Tuberkulose. Bei der Lungenschwindsucht kann sich in einer Kaverne jauchige Zersetzung bilden, doch ist das im Verhältnis zur Häufigkeit der Lungentuberkulose äußerst selten.

c) Infarkt. Ein hämorrhagischer Infarkt geht nicht selten (nicht so selten, wie Kißling annimmt) in Abszeß oder Gangrän über. Eine Infektion des abgestorbenen Gewebes ist sehr leicht möglich, und von hier aus kann dann die putride Entzündung weitergreifen. Auch die nach ausgedehnten Magen- und Darmresektionen auftretenden Lungenabszesse und -infarkte werden von Coenen zum Teil auf Embolien mit sekundärer Infektion (von den Luftwegen aus) zurückgeführt. Bisweilen ist es freilich nicht möglich, mit Sicherheit zu entscheiden, ob eine solche sekundäre Infektion eines blanden Embolus vorliegt oder ob der Thrombus schon infiziert war, wie wir ja überhaupt nicht wissen, wie viele Venenthrombosen auf einer Infektion beruhen.

d) Auch andere Lungenkrankheiten, wie Rotz und Aktinomykose, können zu Abszeß und Gangrän führen. Neoplasmen können jauchig zerfallen.

e) Traumen, besonders Stich- und Schußwunden führen häufiger zu Gangrän als zu Abszeß. Auch Quetschungen des Lungengewebes ohne eine äußere Verletzung können zur Bildung von Abszeß oder Gangrän führen, manchmal nach einer Rippenfraktur, manchmal ohne daß eine solche nachzuweisen wäre.

3. Fortleitung eines eitrigen oder jauchigen Prozesses von Nachbarorganen auf die Lunge. a) Empyeme, die nach der Lunge durchbrechen, führen selten zu Lungenabszeß. Meistens heilt die Wunde rasch aus.

b) Subphrenische Eiterungen und Leberabszesse sind nicht gerade häufige Ursachen von Lungenabszeß und Gangrän. Echinokokken der Leber führen relativ oft dazu.

c) **Bronchialdrüsen** erzeugen bei der Perforation in die Bronchien nur in Ausnahmefällen Abszeß oder Gangrän und hinterlassen selten bleibende Störungen.

d) Eine häufige Ursache der Lungengangrän ist das **Ösophaguskarzinom**. Ein Teil der Fälle würde genau genommen unter die Aspirationsgangrän zu rechnen sein, indem der Krebs in einen Bronchus durchbricht und von hier aus eine Aspiration jauchiger Massen stattfindet, die zu Lungenbrand führt. Auch im Anschluß an **Traktionsdivertikel** der Speiseröhre kommt Lungengangrän zur Beobachtung.

4. **Septische Embolien.** Bei allgemeiner Sepsis, aber auch bei Eiterungen, die sonst keine Metastasen machen, können infizierte Emboli in die Lungen gelangen. Große Thromben führen zu einem Infarkt, der in Abszeß oder Gangrän übergehen kann. Häufiger sind die Emboli so klein, daß sie keine Erscheinungen von Verstopfung einer Lungenarterie verursachen, sondern nur eine Infektion erzeugen, die zur Bildung von Abszessen führt. Nicht selten sind diese Abszesse multipel. Eine häufige Ursache ist die puerperale Sepsis, aber auch bei chronischer Mastoiditis, eitriger Sinusthrombose, Leberabszessen und anderen septischen Erkrankungen hat man schon metastatische Lungenabszesse beobachtet.

5. **Gangrän bei Diabetes mellitus.** Nach Naunyn tritt sie in zwei Formen auf. Die **akute Form**, die unter dem Bild einer pneumonischen Infiltration beginnt, führt meistens zu einer wenig fötiden Eiterung, die man noch zum Abszeß rechnen könnte. Sie kommt fast nur bei schwerem Diabetes mit schlechtem Ernährungszustand zur Beobachtung. Die **subakute und chronische Form** wurde von Naunyn nur bei älteren Leuten in gutem Ernährungszustand beobachtet.

Über die Häufigkeit der einzelnen Ursachen der Lungengangrän gibt folgende Tabelle Aufschluß, die aus den Zahlen Fränkels und Kißlings kombiniert ist.

Ursache	Zahl	Prozentzahl der Gesamtsumme
Embolische Form	7	4,7
Bronchiektasie und putride Bronchitis	27	18,0
Carcinoma oesophagi	8	5,3
Andere Formen des Aspirationsbrandes	19	12,7
croupöse Pneumonie	14	9,3
Influenzapneumonie	9	6,0
Chronische Pneumonie	1	0,7
Tuberkulose	11	7,3
Diabetes	2	1,3
Trauma	5	3,3
Nicht ganz aufgeklärte Ursachen	47	31,3
Total	150	99,9

Die Bakterien, die einen Lungenabszeß erzeugen, sind häufig die gewöhnlichen Eitererreger, Staphylokokken und Streptokokken, aber auch Bact. coli. Diese Mikroorganismen können auch die Ursache eines Abszesses nach Pneumonie sein. Doch ist zweifellos auch der Pneumokokkus imstande, ohne Sekundärinfektion einen Lungenabszeß hervorzurufen, ebenso der **Friedländersche Bazillus**.

Bei der Gangrän kommen in der Regel andere Bakterien hinzu, die den jauchigen Zerfall bedingen. Vor allem sind es anaërobe Bazillen und Kokken, unter denen der Bacillus ramosus (Guillemot) an erster Stelle steht. Daneben findet man verschiedenartige aërobe Mikroorganismen, freilich selten allein, am häufigsten noch Streptokokken (vgl. Massini).

Bei Abszeß und Gangrän ist kaum je nur eine Bakterienart allein vorhanden, sondern fast immer liegt ein **Gemisch** verschiedener Bazillen und Kokken vor.

Auch Protozoen sind nicht selten, sowohl als Sekundärinfektion als auch als primäre Erreger, wie bei den nach Dysenterie entstandenen Abszessen. Endlich wären noch die Schimmelpilze und Streptothrixarten zu erwähnen.

Pathologische Anatomie. Der Lungenabszeß bietet je nach der Ätiologie und nach dem Stadium der Erkrankung ein verschiedenes Bild. Beim Übergang der croupösen Pneumonie in Abszedierung sieht man eine graugelbe Verfärbung des Lungengewebes, das auffallend weich ist und rahmigen Eiter abstreifen läßt. Eine Anzahl kleinster Abszesse kann zu einer großen Eiterhöhle zusammenfließen, die nicht selten mehrfächerig ist. Die Abszeßwand ist uneben, häufig zerfetzt. Mit der Zeit wird sie glatt, pigmentiert. In der Höhle sieht man oft dicke Stränge, die in der Wand liegen oder durch das Lumen ziehen. Sie enthalten Arterien oder thrombosierte Venen. Bei den embolischen Abszessen erfolgt in der Regel der Tod, bevor es zur Bildung einer deutlichen Abszeßmembran gekommen ist.

Die Gangrän unterscheidet sich von dem Abszeß dadurch, daß die erkrankten Stellen mißfarbig, graugrünlich oder schmutzig braun aussehen und einen üblen Geruch verbreiten. Ist es noch nicht zur Höhlenbildung gekommen, so ist der Krankheitsherd weich, zundrig, bald aber verflüssigt er sich und verwandelt sich in eine stinkende Jauche.

Das Lungengewebe in der Umgebung von Abszessen und Gangränherden ist in mehr oder weniger großer Ausdehnung pneumonisch infiltriert. Die Bronchien sind entzündet, häufig besteht eine putride Bronchitis.

Die Pleura ist in der Regel beteiligt, bisweilen nur in der Form einer Pleuritis sicca, nicht selten in der Form einer eitrigen oder jauchigen Entzündung.

Seit Laënnec macht man einen Unterschied zwischen der diffusen und der zirkumskripten Gangrän. Die diffuse ist dadurch charakterisiert, daß sie größere Bezirke der Lunge, oft einen ganzen Lappen einnimmt und daß die abkapselnde Eiterung fehlt. Nicht selten kommt der diffuse Brand infolge von Perforation eines jauchigen Prozesses in einen Bronchus zustande, indem die zersetzten Massen aspiriert werden und im ganzen Gebiet des Bronchus zu Gangränbildung führen. Aber auch dann, wenn eine zirkumskripte Gangränhöhle besteht, können aspirierte Massen andere Teile infizieren, so daß an einer Stelle das Bild des zirkumskripten, an anderen das des diffusen Brandes zu sehen ist. Überhaupt besteht zwischen beiden Formen keine scharfe Trennung.

Symptomatologie. Die Inspektion ergibt häufig, daß die eine Seite bei der Atmung zurückbleibt. Das ist dann der Fall, wenn die Patienten bei der Atmung Schmerzen empfinden. Manchmal bestehen mehr oder weniger heftige Schmerzen, doch können sie auch sehr gering sein und die Form einer diffusen, unangenehmen Empfindung annehmen. Bisweilen fehlen sie ganz. Sie sind um so heftiger, je akuter die Krankheit auftritt, und im späteren Verlauf lassen sie regelmäßig nach.

Dyspnoe ist nur dann vorhanden, wenn sehr ausgedehnte Höhlen bestehen, ferner bei den foudroyant verlaufenden Fällen von Lungengangrän, bei denen die Atemnot als ein Zeichen der putriden Intoxikation und der Herzschwäche aufzufassen ist.

Der Husten ist gewöhnlich proportional der Menge des Sputums. Bei Gangrän führt der unangenehm riechende Auswurf nicht selten zu beständigem Hustenreiz, dann ist auch Erbrechen im Anschluß an den Husten nicht selten.

Die Untersuchung der Lungen ergibt im Beginn der Krankheit häufig unbestimmte Symptome. Bei zentralem Sitz können Perkussion und Auskultation ein vollkommen negatives Resultat ergeben. In der Regel wird man freilich recht bald an einzelnen Stellen eine leichte Dämpfung, unbestimmtes Atmen oder einige Rassel- oder Reibegeräusche entdecken. Man versäume namentlich nicht die Axillae zu untersuchen. Sitzt der Herd oberflächlich, so kann schon in frühen Stadien eine ausgesprochene Dämpfung mit Bronchialatmen und Reiben nachzuweisen sein.

Mit der Zeit bilden sich häufig mehr oder weniger deutliche Kavernensymptome aus. Doch ist ausgesprochenes amphorisches Atmen oder metallisches Rasseln selten, noch seltener kann man Schallwechsel nachweisen. Meistens hört man nur ein schwach amphorisches Atmen oder einen amphorischen Nachklang nach einem unbestimmten Atemgeräusch. Lenhartz und Kißling betonen, daß man die Patienten immer muß husten lassen, dann kann man nach den Hustenstößen den erwähnten amphorischen Nachklang häufig wahrnehmen, während er vor dem Husten vollkommen fehlte. Es muß aber betont werden, daß auch bei ziemlich ausgedehnten oberflächlich liegenden Höhlen alle Kavernensymptome fehlen können und sich der Befund nicht selten auf geringe Dämpfung, unbestimmtes Atmen und einige klingende Rasselgeräusche beschränkt. Wichtig ist in solchen Fällen ein auffallender Wechsel der Symptome, der durch Hustenstöße hervorgerufen werden kann.

Ein außerordentlich wichtiges Symptom ist das Sputum. Oft ist es reichlich und wird in ziemlich großen Mengen auf einmal entleert, namentlich bei Abszessen, die eben in der Perforation begriffen sind.

Bei Lungenabszeß ist der Auswurf in der Regel rein eitrig, rahmartig. Wenn der Abszeß aus einer croupösen Pneumonie hervorgeht, so können die Sputa anfangs grün aussehen. Doch ist das nicht für Abszeß charakteristisch, sondern kommt auch bei verzögerter Lösung und bei käsiger Pneumonie, ferner bei Ikterus vor. Bisweilen bekommt das Sputum ein semmelfarbiges Ansehen infolge der Beimischung gelbbräunlicher Partikel, die häufig reichliche Hämatoidinkristalle enthalten.

Bei Lungengängrän fällt sofort der äußerst widerliche aashafte Geruch des Sputums auf. Das Sputum ist dünnflüssig, schmutzigbraun oder schwärzlich grünlich, nicht selten zwetschenbrühen- oder schokoladefarbig und zeigt beim Stehen eine Schichtung in drei Zonen. Die oberste besteht aus den mißfarbenen, mit Luft vermischten Sputis, die zum Teil in die mittlere, bräunliche oder grünliche wässerige Schicht herunterhängen. Die unterste besteht aus einem mehr oder weniger homogenen Bodensatz.

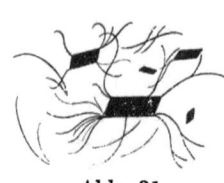

Abb. 31.
Hämatoidinkristalle bei Lungenabszess.
Vergr. 350.
Nach Lenhartz.

Sowohl bei Abszeß als auch bei Gangrän kann man in der Regel schon makroskopisch einzelne Fetzchen von Lungengewebe erkennen. Beim Abszeß unterscheiden sie sich durch ihre graue, gelbliche oder schwärzlich rötliche Farbe von dem übrigen, rahmartigen Sputum. Hier erreichen sie selten große Dimensionen. Bei der mikroskopischen Untersuchung erkennt man den alveolären Bau und die elastischen Fasern, außerdem eingelagerte Rußpartikelchen, Fetttröpfchen, Fettnadeln, Blutpigment und Hämatoidinkristalle. Diese können in Form hellerer oder dunklerer braunroter rhombischer Tafeln oder geschwungener Nadeln auftreten (Abb. 31), die oft büschelförmig zusammenliegen. Leyden hat ihnen eine große diagnostische Bedeutung beigemessen, doch kommen sie auch bei Echinokokken und anderen Zuständen vor, wenn auch viel seltener. In einzelnen Fällen fehlen aber Gewebsfetzen und elastische Fasern vollkommen.

Abgesehen von den Lungenfetzchen ergibt die mikroskopische Untersuchung des Sputums bei Lungenabszeß mehr oder weniger gut erhaltene polynukleäre Leukozyten, Fetttropfen und -nadeln, in chronischen Fällen bisweilen auch Hämatoidinkristalle (Leyden, Lenhartz).

Bei der Lungengängrän sind die Gewebsfetzen bald klein, bald bis fingerlang, häufig von schwarzer Farbe. Unter dem Mikroskop erkennt man gewöhnlich das Bindegewebsfasergerüst der Lunge, das aber auch ganz durchscheinend sein kann. Das Gerüst enthält Rußpartikelchen, Blutpigment, Fetttropfen, Detritus und Bakterien. Gewöhnlich wird angegeben, daß die elastischen Fasern vollkommen fehlen, und Filehne hat schon 1877 nachgewiesen, daß bei Lungengangrän ein Ferment vorkommt, das elastische Fasern aufzulösen imstande ist. Es gelingt aber nicht so selten, in den Fetzchen des Gangränsputums elastische Fasern nachzuweisen, nach Lenhartz in mindestens einem Drittel der Fälle.

Ein weiterer charakteristischer Bestandteil des Gangränsputums sind die Dittrichschen Pfröpfe. Sie kommen in der Größe eines Stecknadelkopfes bis einer Bohne vor und verbreiten häufig einen höchst penetranten Gestank.

Die Erkrankungen der Trachea, der Bronchien, der Lungen und der Pleuren. 457

Unter dem Mikroskop erkennt man ihre Zusammensetzung aus Detritus, Fetttropfen, Bakterien und Fettnadeln (vgl. Abb. S. 337).

Die Untersuchung des übrigen Sputums ergibt Detritus, Fetttropfen, Fettnadeln (namentlich nach längerem Bestand der Gangrän), Leukocyten, die meist in starkem Zerfall begriffen sind, Bakterien und verschiedene Pigmente, unter denen außer den Rußkörnern besonders das amorphe Hämosiderin zu erwähnen ist.

Die Bakterien, die man im Sputum findet, sind sowohl bei Abszeß als bei Gangrän sehr manigfaltiger Art. Stäbchen, Kokken und Spirillen findet man regelmäßig, daneben bei Gangrän häufig Leptothrixfäden. A. Fränkel

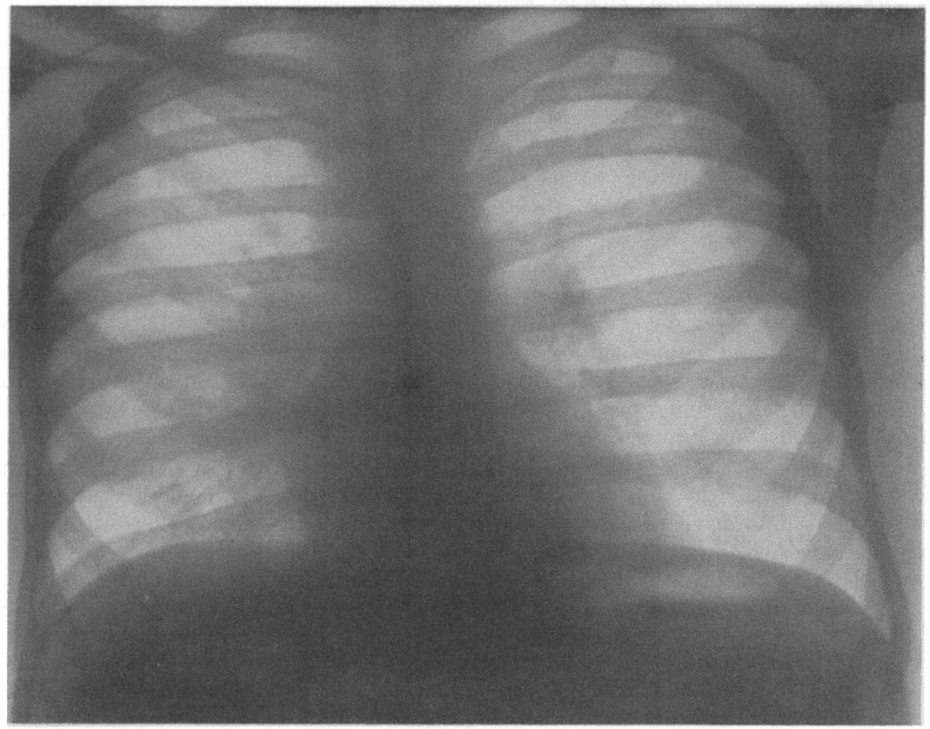

Abb. 32.
Gangrän im rechten Unterlappen.

und Pappenheim haben auf das Vorkommen von Pseudotuberkelbazillen hingewiesen, doch sieht man keine säurefesten Stäbchen, wenn man die Präparate sorgfältig mit Säure und Alkohol entfärbt, wie es im Kapitel Lungentuberkulose besprochen ist.

Die chemische Untersuchung des gangränösen Sputums ist von Jaffé vorgenommen worden. Sie ergab namentlich flüchtige Fettsäuren, Ammoniak, Schwefelwasserstoff, Leuzin, Tyrosin, dieselben Substanzen, die er auch in faulenden Sputis und in faulendem Eiter fand.

Die Röntgenuntersuchung ergibt viel sicherere Resultate als Perkussion und Auskultation. Im Beginn der Erkrankung, wenn die Diagnosenstellung besonders wichtig ist, sieht man in der Regel rundliche, wenig scharf begrenzte dunkle Schattenherde. Eine zentrale Aufhellung mit schalenförmigem tiefem Schatten (Abszeßmembran) ist vor der Entleerung der Höhle äußerst selten. Sitzt der Schatten in der Hilusgegend, so kann er wie ein vergrößerter Hilusschatten erscheinen.

Abb. 32 ist ein typisches Beispiel. Sie stammt von einem 20jährigen Manne, bei dem in der Rekonvaleszenz einer Lungenentzündung Husten, Auswurf, Dyspnoe und Fieber aufgetreten war. Die Untersuchung ergab hinten rechts unterhalb der vierten Rippe eine Dämpfung, die nur schmal war und weiter unten wieder hellem Schall Platz machte, hinten rechts klingende Rasselgeräusche und pleuritisches Reiben. Das Sputum war blutig eitrig, fötid riechend. Es bestand hohes Fieber. Im Lauf der nächsten Wochen entwickelte sich, während die Temperatur zur Norm zurückkehrte, ein kleines Empyem. Patient wurde auf die chirurgische Abteilung verlegt, dort wurde eine Rippenresektion vorgenommen und eine Gangränhöhle eröffnet. Später stellte sich wieder Fieber ein und es mußte eine weiter oben gelegene Höhle eröffnet werden. Patient wurde gebessert entlassen.

Wenn sich die Höhle entleert hat und Luft enthält, so erhält man dieselben Bilder wie bei einer tuberkulösen Kaverne, d. h. einen mehr oder weniger ringförmigen Schatten mit hellem Zentrum. Die Zeichnung unterscheidet sich aber von der tuberkulösen Kaverne meistens dadurch, daß die Kapsel nicht so scharf begrenzt ist, sondern sich allmählich in ihre Umgebung verliert.

Nicht selten sieht man in der aufgehellten Partie einen horizontalen Flüssigkeitsschatten, der bei Körperbewegungen Wellenbewegung erkennen läßt. Dann kann eine Verwechslung mit einem abgekapselten Pneumothorax möglich sein.

Der Schatten ist oft nicht leicht vom Bild eines Karzinoms zu unterscheiden, doch sind die Tumoren meistens schärfer begrenzt. Übrigens muß diese Differentialdiagnose selten mit Hilfe der Röntgenuntersuchung entschieden werden. Nur wenn eine Neubildung einschmilzt und Gangrän entsteht, dann kann es schwierig sein, zu erkennen, daß der Gangrän ein Neoplasma zugrunde liegt. Auch das Röntgenverfahren läßt dann häufig im Stich.

Besonders wichtig ist die Röntgenuntersuchung für die Lokalisation des Krankheitsherdes und deshalb für die Therapie. Zum Zwecke der topischen Diagnostik muß in verschiedenen Richtungen durchleuchtet bzw. eine Aufnahme gemacht werden. Je näher der Krankheitsherd der Platte liegt, um so schärfer und kleiner wird der Schatten (vgl. die Röntgenbilder im Kapitel Echinokokkus).

Auch die Frage, ob multiple Abszesse vorhanden sind, was für die Therapie so wichtig ist, wird durch die Röntgenuntersuchung beantwortet. Die Bildung von neuen Abszessen im Lauf der Beobachtung und das Vorwärtsschreiten der Krankheit läßt sich durch wiederholte Untersuchungen verfolgen.

Multiple Abszesse, wie sie bei Sepsis vorkommen, aber auch durch Aspiration des Inhaltes eines größeren Herdes zustande kommen können, machen zahlreiche zirkumskripte Herde, zwischen denen die Lungenzeichnung häufig diffus verdunkelt ist. Dann können Bilder entstehen, die ähnlich aussehen wie Bronchiektasien oder Tuberkulose.

Die Temperatur ist in der Regel erhöht, zeigt aber kein charakteristisches Verhalten. Hohes Fieber ist namentlich im Beginn vorhanden, später wird es unregelmäßig, bisweilen von Schüttelfrösten begleitet und durch Intermissionen unterbrochen. Es kann auch allmählich absinken und in unregelmäßige subfebrile Temperaturen übergehen. Bei Gangrän ist es im ganzen höher als bei Abszeß und zeigt einen mehr septischen Charakter. Bei dekrepiden Individuen kann es vollkommen fehlen. Nicht selten werden die Patienten von starken Schweißausbrüchen geplagt.

Der Allgemeinzustand kann bei Abszessen ungestört sein, bei Gangrän wird er in der Regel viel stärker beeinträchtigt als der Höhe des Fiebers entspricht. Der Appetit ist dann schlecht, der Patient magert rasch ab und ist auffallend hinfällig. Namentlich in den foudroyanten Fällen von Lungenbrand nimmt die Schwäche außerordentlich rasch zu. In diesen Fällen fällt auch tiefe Cyanose des Gesichts auf, und der Puls ist sehr klein, schlecht gefüllt und frequent. Bei weniger raschem Verlauf hat das Gesicht ein mehr livides Aussehen und die Kranken machen eher einen kachektischen Eindruck.

Im Urin ist meistens Eiweiß in geringer Menge nachweisbar. Im Blut findet man eine Vermehrung der Leukocyten, die auf 10 000, 20 000 bis 30 000 ansteigen können.

Verlauf. Geht die Krankheit aus einer Pneumonie hervor, so besteht das Fieber häufig weiter oder sinkt nur wenig ab, ohne daß eine Krise auftritt. In anderen Fällen zeigt sich eine Krise, die Temperatur beginnt aber bald wieder zu steigen und geht in ein unregelmäßiges, mehr oder weniger hohes Fieber über. Die Dämpfung bleibt bestehen oder hellt sich nur teilweise auf, das Bronchialatmen kann weiter bestehen oder verschwinden, während klingende Rasselgeräusche auftreten. Der Auswurf verliert seine rostbraune Farbe und wird manchmal grasgrün.

Nach einigen Tagen wird das Sputum plötzlich reichlicher und nimmt eine rein eitrige, rahmige Beschaffenheit an. Große Mengen, bis zu einem halben Liter und mehr, können entleert werden. Gleichzeitig geht die Temperatur herunter, der Patient fühlt sich wohler, der Puls wird besser. Nach mehreren Tagen, bisweilen erst nach einigen Wochen, wird das Sputum spärlicher, schleimig-eitrig, und über einer Stelle der Lunge läßt sich die Entwicklung von mehr oder weniger deutlichen Höhlensymptomen nachweisen. Wenn nicht eine der zu erwähnenden Komplikationen dem Leben ein Ende macht, so tritt jetzt im Verlauf von anderthalb bis drei Monaten Heilung ein, die Krankheit kann aber auch in Gangrän übergehen. Dann nimmt das Sputum einen übeln Geruch an, die Temperatur steigt wieder an, bisweilen unter Schüttelfrost, der Patient wird elend, verliert seinen Appetit, und es entwickelt sich das Bild des akuten Lungenbrandes.

Die Pneumonie kann aber auch direkt in Gangrän übergehen. Unter geringem Absinken der Temperatur oder nach einem bis zu 14 Tagen dauernden fieberfreien Intervall nimmt der Auswurf eine fötide Beschaffenheit an. Bisweilen klagen die Patienten zuerst über einen schlechten Geschmack im Munde, der ihnen den Appetit nimmt, und erst nach einigen Tagen wird das erste putride Sputum entleert. Der Puls wird schlechter, die Patienten fühlen sich matt, schwere Prostration tritt auf, Husten und reichlicher, übelriechender Auswurf quälen den Kranken. Auf den Lungen haben sich unterdessen aus den Symptomen der Infiltration mehr oder weniger deutliche Zeichen von Zerfall, bisweilen schwach amphorisches Atmen, bisweilen aber nur klingende Rasselgeräusche entwickelt.

Das rostfarbene Sputum kann direkt in das gangränöse übergehen, indem es bräunlich, zwetschenbrühen- oder schokoladenartig wird und bald einzelne Parenchymfetzchen erkennen läßt.

Bei putrider Bronchitis und Bronchiektasien entwickelt sich die Gangrän meistens langsamer. Die Temperatur steigt nur allmählig, der Kräfteverfall ist weniger rapid, über den Lungen entwickeln sich die Symptome der Infiltration und des Zerfalles nur langsam. Nicht selten ist das erste Zeichen der Veränderung des Krankheitsbildes eine Hämoptoe.

Wenn ein aspirierter Fremdkörper zu Abszeß oder Gangrän führt, so können die Erscheinungen ganz unmerklich auftreten, sie können aber auch ganz plötzlich sich einstellen.

Chronische Lungenabszesse können außer bei Fremdkörpern auch infolge einer chronischen Pneumonie und bei der eigentlichen Lungencirrhose auftreten. Leyden, der für diese Form die Bezeichnung chronischer Lungenabszeß eingeführt hat, weist darauf hin, daß es sich nicht um eine Höhlenbildung handelt, die aus eitriger Lungenschmelzung hervorgeht, sondern um eine Nekrose mit sekundärer Ulzeration. Fränkel hält deshalb den Namen „chronische ulzeröse Pneumonie" oder „chronisches Lungengeschwür" für besser. Ein prinzipieller Unterschied gegenüber dem Abszeß besteht aber nicht.

Der weitere Verlauf gestaltet sich sehr verschieden. Wenn ein Abszeß nicht in Gangrän übergeht, so kann er durch allmähliche Verkleinerung und Reinigung der Höhle im Laufe einiger Wochen oder Monate ganz ausheilen. Häufig finden aber infolge von Eiterretention Rückfälle des Fiebers und der Allgemeinstörung statt, aber auch dann ist, wenn keine Komplikation auftritt, nach Monaten eine Ausheilung möglich. Selten erfolgt der Tod an Kachexie. Nur bei elenden Individuen kann ein Lungenabszeß rasch zum Tod führen. Wird ein Abszeß durch Pneumotomie eröffnet, so erfolgt in der Regel rasch die Heilung.

Wird der Abszeß chronisch, so kann Amyloidentartung auftreten, Nephritis oder Marasmus entstehen. Oft entwickeln sich Trommelschlägelfinger, bisweilen in außerordentlich kurzer Zeit.

Bei der Gangrän muß man foudroyante, akute und subakute bzw. chronische Fälle unterscheiden.

Bei den foudroyanten Fällen besteht das Bild der „putriden Intoxikation". Die Patienten sind äußerst elend, bisweilen benommen, das Gesicht ist cyanotisch, schwarzblau, der Puls ist ganz schlecht und zum Schluß kann sich auch Lungenödem hinzugesellen. Auch die Operation führt in diesen Fällen häufig keine Besserung herbei. Der Tod erfolgt meist nach 1—1 $\frac{1}{2}$ Wochen.

Bei den akuten Fällen sind die Erscheinungen weniger schwer, das Gesicht ist mehr livid, blaß, die Abmagerung ist aber sehr ausgesprochen, aber nach einigen Wochen beginnt sich der Zustand zu bessern, und in 2—3 Monaten kann Heilung eintreten.

Nicht selten nimmt aber die Erkrankung einen chronischen Verlauf. Der putride Auswurf besteht weiter, es entwickelt sich das Bild der fötiden Bronchitis, die durch das Auftreten von Gewebsfetzen und die physikalischen Erscheinungen einer Lungenhöhle kompliziert wird. Unter abwechselnden Besserungen und Verschlimmerungen, unter fieberfreien Perioden und Temperaturanstiegen zieht sich die Krankheit monatelang hin und führt schließlich häufig durch eine Komplikation zum Tode.

Wird ein aspirierter Fremdkörper nach kurzem Bestehen der Gangrän ausgehustet, so kann rasche Heilung eintreten. Besteht aber die Gangrän schon lange, so führt auch die Elimination des Fremdkörpers nicht mehr zur Heilung, sondern die Krankheit schreitet, wenn auch langsamer, vorwärts.

Auch die Operation führt nicht immer eine rasche Heilung der Gangrän herbei. Die Fistel kann jahrelang bestehen bleiben, und die Krankheit führt dann schließlich doch noch zum Tode.

Die metastatischen Lungenabszesse bei Sepsis machen in der Regel keine klinischen Erscheinungen. Die bei Puerperalfieber, chronischer Mastoiditis etc. auftretende septische Lungengangrän macht dagegen oft selbständigere Symptome und nimmt meistens einen rapiden bösartigen Verlauf.

Komplikationen. In der Nähe des Krankheitsherdes ist immer das Lungengewebe entzündlich infiltriert. Selten nehmen diese Pneumonien einen größeren Umfang an. Häufiger entstehen durch Aspiration in anderen Teilen der Lunge Entzündungen, namentlich bei der Gangrän.

Haemoptoe stärkeren Grades ist ziemlich selten. Während kleine Mengen von Blut dem Auswurf häufig beigemischt sein und bei der Gangrän eine schokoladenfarbige Beschaffenheit herbeiführen können, sind größere Blutungen, wie auch Kißling betont, selten.

Pleuritis ist sehr häufig. Nicht selten sind die Exsudate serös, und werden, da die Untersuchung keine Mikroorganismen ergibt, als sympathisch aufgefaßt. Vielleicht handelt es sich aber bisweilen um anaerobe Bakterien, die durch die gewöhnlichen Methoden nicht entdeckt werden.

Häufiger sind Empyeme, die meistens durch Perforation des Lungenherdes in die Pleura entstehen und bei der Gangrän oft einen jauchigen Charakter haben. Nicht selten sind sie abgekapselt und können, wenn sie peripher sitzen, die Heilung wesentlich begünstigen, indem die Drainage des Empyems zur Ausheilung des Abszesses oder der Gangrän genügt, da jetzt ein Abfluß geschaffen ist. Wird operiert, so erleichtert die Empyemhöhle die Übersicht und läßt den Lungenherd leicht finden. Sitzen die Empyeme aber an der mediastinalen Pleura, so können sie zu eitriger Mediastinitis führen.

Beim Durchbruch in die Pleura entsteht bisweilen ein Pneumothorax, der dem Patienten gefährlich werden kann.

Allgemeine Sepsis entsteht selten. Dagegen kommen, wenn auch nicht häufig, Hirnabszesse vor, die oft multipel sind.

Diagnose. Die Diagnose der Gangrän ist selten schwierig. Der übelriechende Auswurf läßt nur die beiden Möglichkeiten des Lungenbrandes und der putriden Bronchitis offen. In der Regel wird der Befund von Gewebsfetzen im Sputum rasch die Entscheidung bringen. Dagegen kann die Differentialdiagnose schwierig werden, wenn man keine solchen Fetzen findet, während Perkussion und Auskultation Befunde ergeben, die bei beiden Zuständen vorkommen können. Ein Fall, in dem die Diagnose falsch gestellt wurde, ist S. 338 erwähnt. Freilich wird die wiederholte genaue Untersuchung des Auswurfs bei Gangrän schließlich doch ein Stückchen Lungengewebe finden lassen. Auch die Röntgenuntersuchung kann den Herd bisweilen ans Licht bringen.

Wenn der Auswurf fehlt, was bei schwerer Sepsis und bei Typhus vorkommt, so werden die Lungenherde wohl immer als pneumonische Infiltrate aufgefaßt und erst bei der Sektion als Gangrän erkannt.

Schwieriger kann die Diagnose des Abszesses werden. Wenn freilich reichlicher rahmartiger Eiter expektoriert wird und wenn gleichzeitig Höhlensymptome nachweisbar sind, so kann kein Zweifel bestehen. Aber im Beginn der Krankheit sind die Erscheinungen häufig nicht eindeutig, und man muß oft mit einer bestimmten Diagnose zuwarten, bis der Durchbruch des Eiters erfolgt und unter Temperaturabfall das charakteristische Sputum entleert wird, in dem man elastische Fasern und Hämatoidinkirstalle nachweisen kann. Eine genaue Untersuchung der Lungen wird dann bald an einer Stelle Kavernensymptome ergeben. In den Oberlappen ist die Erkennung einer Höhle in der Regel leichter, in den Unterlappen gelingt sie aber auch in den meisten Fällen. Es ist notwendig, die Kranken während der Untersuchung husten zu lassen, denn man hört nach einem Hustenstoß nicht selten amphorisches Atmen, das vorher nicht vorhanden war. Auch versäume man nicht die Gegend der Achselhöhlen zu untersuchen. Die Röntgenuntersuchung unterstützt die Diagnose ganz wesentlich, da der Nachweis eines zirkumskripten Schattens im Zusammenhang mit dem Sputumbefund wohl selten eine andere Deutung zulassen wird.

In zweifelhaften Fällen ist mit besonderer Aufmerksamkeit der Auswurf immer wieder auf elastische Fasern (vgl. S. 567) und auf Hämatoidinkristalle zu untersuchen. Besonders gilt das für die Fälle, in denen die Verwechslung mit einer bronchiektatischen Kaverne möglich ist. Die Unterscheidung von tuberkulösen Kavernen ist wohl immer möglich, da beim Vorkommen von elastischen Fasern im Sputum die Bazillen bei Tuberkulose kaum je vermißt werden.

Bei Perforation eines Empyems oder einer anderen Eiterung in einen Bronchus ist es oft nicht möglich zu erkennen, ob dabei ein Lungenabszeß entstanden ist. Kavernensymptome und elastische Fasern können fehlen, und auch das Röntgenverfahren kann im Stich lassen, da die Krankheit, die zur Perforation geführt hat, Schatten erzeugt, die das Bild verwischen können.

Die Diagnose ist mit dem Nachweis eines Abszesses oder eines Gangränherdes nicht erschöpft, sondern auch die Lage des Krankheitsherdes muß genau festgestellt werden. Hierfür ist die Röntgenuntersuchung in erster Linie maßgebend, deren Ergebnisse oben besprochen sind.

Prognose. Beim Abszeß ist die Prognose im ganzen nicht ungünstig. Je mehr die putride Zersetzung in den Vordergrund tritt, um so gefährlicher wird der Zustand. Doch sind auch bei ausgesprochener Gangrän die Aussichten nicht absolut schlecht, selbst wenn nicht operiert wird. Durch die Operation wird die Prognose erheblich verbessert. Eine Statistik der 1897—1900 in den Berliner Krankenhäusern intern behandelten 133 Fälle von Lungenbrand ergab eine Mortalität von $86 = 64,6\%$, Heilung bei $10 = 7,5\%$. Kißling fand bei 120 Fällen, die auf der Lenhartzschen Abteilung operiert waren, eine Mortalität von $40,8\%$; wenn er aber nur die Fälle berücksichtigt, bei denen die Pneumotomie richtig ausgeführt werden konnte, nur $26,8\%$.

Die Aussichten sind am günstigsten, wenn nur eine einzige schon einigermaßen abgekapselte Höhle besteht. Ganz schlecht ist die Prognose natürlich bei den Fällen, die auf dem Boden eines Lungenkrebses oder durch Perforation eines Ösophaguskarzinoms entstanden sind, ebenso bei septischen Embolien. Bei foudroyanten Fällen kann eine Operation, wenn sie früh genug ausgeführt wird und wenn nicht mehrere Herde bestehen, bisweilen noch Heilung bringen. Bei chronischen Fällen von Gangrän ist auch bei operativem Eingriff die Heilungsaussicht gering, während sie bei Abszeß in diesem Fall nicht schlecht ist.

Therapie. Im Vordergrund steht die Frage, ob eine Operation ausgeführt werden soll. Im 6. Band dieses Handbuches ist die Indikationsstellung und die Technik der Pneumotomie besprochen, doch müssen hier die wichtigsten Grundsätze der Indikationsstellung erwähnt werden.

Bei der Gangrän wird man sich im ganzen leichter zu einem operativen Eingriff entschließen, weil die Gefahr einer Entstehung sekundärer Brandherde größer ist als beim einfachen Abszeß. Bei beiden wird man sich durch die Zeichen der Allgemeinintoxikation leiten lassen. Sind diese gering, so kann einige Tage mit der definitiven Entscheidung gewartet werden. Im allgemeinen kann man sich an folgende Regeln halten:

In jedem Fall (bei Abszeß und Gangrän) ist zu operieren:

1. Wenn ein Durchbruch in die Pleurahöhle stattgefunden hat, wenn ein eitriges oder jauchiges Empyem oder ein Pneumothorax entstanden ist.

2. Wenn die Erkrankung nicht primär in der Lunge entstanden ist, sondern von der Nachbarschaft auf diese übergegriffen hat. Nicht selten wird dann ein doppelter Eingriff notwendig, z. B. nach Perforation eines Leberechinokokkus eine Eröffnung der Lungenhöhle und des suphrenischen Herdes.

3. Wenn eine große Höhle besteht, die voraussichtlich nicht von selbst kollabieren und ausheilen wird. Doch kann man in diesem Fall die Beobachtung zuerst auf eine längere Zeit ausdehnen, weil man bisweilen eine vollständige Spontanheilung recht großer Höhlen erlebt. Im ganzen heilen Herde in den

Unterlappen leichter, weil eine Einziehung der Thoraxwand und des Zwerchfells auf weniger Widerstand stößt als die Retraktion der Brustwand über den Oberlappen. Ich erinnere mich aber an einen Fall, in dem eine Höhle bestand, die anscheinend den größten Teil des Oberlappens einnahm und trotzdem in der Weise ausheilte, daß Husten und Sputum vollkommen verschwanden und an Stelle der ausgesprochenen Kavernensymptome Vesikuläratmen trat. Es ist auch zu bedenken, daß man bei einer sehr großen Höhle in der Regel nicht mit einer einfachen Pneumotomie auskommt, sondern eine plastische Operation braucht. Deshalb wird man in der Regel zunächst zuwarten und darauf achten, ob sich Zeichen einer Verkleinerung der Höhle einstellen, sofern nicht Fieber, Appetitlosigkeit und andere Intoxikationssymptome ein früheres Einschreiten ratsam erscheinen lassen.

4. Bei akut entstandenen Abszessen, wenn die Temperatur nicht in 1—2 Wochen fällt, der Allgemeinzustand sich verschlechtert und wenn der Abszeß gut lokalisiert werden kann. Die Angabe, daß metapneumonische Abszesse gutartiger seien und deshalb eher eine konservative Behandlung vertrügen, ist nicht richtig (vgl. Külbs).

5. Bei allen chronischen Abszessen.

Bei ausgesprochener Gangrän kommen dazu noch folgende Indikationen:

1. Bei foudroyanten Fällen. Hier ist die Prognose bei konservativer Behandlung so schlecht, daß man unbedingt so rasch wie möglich eingreifen muß, wenn man den Sitz des Herdes mit einer gewissen Sicherheit erkennen kann und die geringste Hoffnung hat, daß der Brand einigermaßen lokalisiert ist.

2. Bei weniger akuten Fällen, wenn nicht in kurzer Zeit das Fieber heruntergeht, der Appetit sich hebt und der Allgemeinzustand sich bessert. Je weniger putrid der Auswurf ist, um so eher kann man zuwarten.

3. Bei chronischen Fällen, bei denen eine rationelle interne Therapie schon versucht worden ist, aber keine Heilung herbeigeführt hat.

Bei den unter 4. und 5. angeführten Fällen von Abszeß und bei den unter 2. und 3. angeführten Fällen von Gangrän müssen folgende Bedingungen erfüllt sein:

a) Es dürfen keine multiplen Höhlen vorhanden sein, oder die Höhlen müssen wenigstens so gelegen sein, daß man durch das Eingreifen an einer einzigen oder an wenigen Stellen alles eröffnen kann. Freilich wird man bisweilen operieren müssen, wenn diese Bedingung nicht sicher erfüllt ist, wenn man aber fürchten muß, daß der Patient sonst der Krankheit bald erliegt. Bisweilen hat die Eröffnung des hauptsächlichsten Herdes schon einen guten Einfluß, bisweilen führt ein späterer Eingriff an einer anderen Stelle zum Ziel.

b) Die Lage des Herdes muß mit Sicherheit festgestellt sein. Wenn man an einer falschen Stelle eingreift, so wird dem Patienten ein größerer Schaden zugefügt als durch eine Verzögerung der Operation um einige Tage oder selbst 2—3 Wochen. Nach dieser Zeit ist eine sichere Lokalisation fast immer möglich.

Tiefe Lage des Gangränherdes, die früher als Kontraindikation aufgefaßt wurde, kann nur in leichten Fällen dazu veranlassen, von einer Operation abzusehen. Dagegen läßt sich nicht ohne weiteres entscheiden, ob man warten soll, bis sich eine deutliche Demarkation gebildet hat bzw. bis Höhlensymptome aufgetreten sind. Der Erfolg ist bei einer abgekapselten Höhle natürlich eklatanter, aber durch zu langes Warten kann die Aspiration putrider Massen und die Entstehung neuer Herde begünstigt werden. Auch hier hat man sich nach dem Allgemeinzustand und nach der Beschaffenheit des Sputums zu richten. Wenn der Patient gut bei Kräften ist und wenig

Auswurf hat, wenn dieser nur wenig zersetzt riecht und keine großen Lungengewebsfetzen enthält, so kann man eher warten als wenn hohes Fieber und livide Verfärbung des Gesichts, schwere Prostration, schlechter Puls und Appetitlosigkeit besteht, wenn das Sputum die ganze Umgebung verpestet und dadurch beweist, daß seine Aspiration für die gesunden Lungenteile gefährlich ist.

Konservative Therapie. Wenn man eine Operation nicht für notwendig hält oder einstweilen nicht für nützlich erachtet, so hat die Therapie die Aufgabe, den Kräftezustand zu erhalten, den Abfluß des Sekretes zu erleichtern, und die putride Zersetzung zu vermindern.

Wenn Fieber besteht oder die Erkrankung frisch ist, so ist natürlich Bettruhe notwendig. Bei chronischen fieberlosen Fällen darf dagegen das Aufstehen während eines Teiles des Tages erlaubt werden.

Die Ernährung muß der Höhe des Fiebers entsprechend leicht verdaulich, aber immer reichlich sein. Die Appetitlosigkeit kann durch Stomachica, bei üblem Geschmack infolge des putriden Auswurfs auch durch Mundspülung mit Wasserstoffsuperoxyd bekämpft werden.

Starker Hustenreiz muß durch Morphiumpräparate gemildert werden. Doch sind die Dosen so klein zu wählen, daß dadurch der Reiz gerade nur auf sein notwendiges Maß zurückgeführt wird und daß der Patient nachts Schlaf findet, da durch eine zu starke Beruhigung die Gefahr einer Retention des putriden Sekrets und der Aspiration in gesunde Partien hervorgerufen wird.

Brustwickel und andere lokale Applikationen auf die Brusthaut können den Verlauf der Krankheit nicht beeinflussen, führen aber oft ein subjektives Wohlgefühl, eine Verminderung der Schmerzen und des Hustenreizes herbei und sind deshalb nicht zu verachten.

Zur Erleichterung des Sekretabflusses sind die Resolventia natürlich nutzlos. Einzig die Hustenreizmittel, wie Senega, Benzoesäure etc. haben bei elenden und benommenen Kranken einen Zweck. Feuchthaltung der Luft, am besten durch den Bronchitiskessel, erleichtert die Expektoration häufig ganz bedeutend.

Am meisten erreicht man durch eine geeignete Lagerung des Kranken. Viele Patienten merken von selbst, daß bei einer bestimmten Lage viel Sekret abfließt und daß sie nachher für einige Zeit Ruhe haben. Bei Herden im Unterlappen ist die zuerst von Apolant, später von Quincke empfohlene flache Lage im Bett mit Hochstellung des unteren Bettendes am wirksamsten, bisweilen ist die Seitenlage besser. Hat man die passende Lage gefunden, so soll der Kranke dieselbe mehrmals täglich (besonders am Morgen nach dem Erwachen) solange einnehmen als er kann. Während der Zeit ist der Zustand gewöhnlich nicht angenehm, und der beständige Hustenreiz kann die Therapie schwierig gestalten. Man darf dann die Lagerung nicht zu lange fortsetzen und muß sich anfangs auf wenige Minuten beschränken. Mit der Zeit gewöhnen sich die Kranken daran und ertragen sie immer länger. Nachher tritt dann für kürzere oder längere Zeit Ruhe ein.

Gegen die putride Zersetzung nützen innerlich verabreichte Medikamente nicht viel. Ol. Terebinth., Menthol etc. sind empfohlen worden. Viel mehr erreicht man durch Inhalation gasförmiger desinfizierender und desodorierender Stoffe. Am besten werden sie mit der Curschmannschen Maske beigebracht. Skoda empfahl Ol. Terebinthinae, Leyden und Curschmann Karbolsäure (mit Spirit. rectif. und Glyzerin āā.) oder Kreosot. Nach meiner Erfahrung wirkt Terpentinöl am besten. Man ist bisweilen erstaunt, wie rasch der üble Geruch verschwindet. Auch bei Fehlen von putriden Zersetzung sieht man nicht selten Sinken des Fiebers und rasche Reinigung der Abszeßhöhle (Auftreten von Kavernensymptomen und Verschwinden der Rasselgeräusche).

Laut gefl. mündlicher Mitteilung von Herrn Prof. Brauer wirken intravenöse Salvarsaneinspritzungen bei Lungengangrän außerordentlich günstig.

VIII. Die Tuberkulose der Lungen.
1. Historisches.

Die Lungenschwindsucht, ihr Verlauf und ihre Symptome, waren schon im Altertum bekannt. Hippokrates hat sie klassisch beschrieben. Aber wenn die römischen Autoren schreiben, daß die Krankheit aus Tubercula entsteht, so verstehen sie unter diesem Ausdruck, der eine Übersetzung der φύματα des Hippokrates ist, keine Knötchen in unserem Sinne, sondern zirkumskripte Eiterherde in der Lunge. Erst Sylvius (1614—1672) brauchte den Ausdruck Tubercula für Knötchen in der Lunge, von denen er annahm, daß sie vergrößerte Lymphdrüsen seien und daß aus ihnen Kavernen entstehen. Er hielt sie für identisch mit Skrofeln und nahm für beide eine hereditäre Disposition an.

Sehr bald wurde allgemein angenommen, daß der Lungenzerfall eine Folge der Tuberkelbildung sei, doch wurde die Drüsennatur der Tuberkel von Morgagni (1682 bis 1771) in Zweifel gestellt, von Reid und Baillie (1785 und 1794) geleugnet. Bald wurden auch die Miliartuberkel entdeckt, und Baillie machte schon einen Unterschied zwischen den Konglomeraten von Tuberkeln und der käsigen Pneumonie. Als Gemeinsames nahm er bei beiden Prozessen den käsigen Inhalt an. Von Baillie wurde dieser als skrofulöse, von anderen später als tuberkulöse Materie bezeichnet.

Bayle (1774—1816) ging im Gegensatz zu den bisherigen Forschungen nicht von dem käsigen Endprodukt, sondern vom Miliartuberkel aus (von ihm stammt auch der Name Miliartuberkel) und verfolgte dessen Übergang in Verkäsung und Erweichung. Da Tuberkel auch noch in anderen Organen als in der Lunge vorkommen, faßte er die Lungenschwindsucht als Teilerscheinung einer „dégénérescence tuberculeuse" auf, warf sie aber mit der „Phthisie ulcéreuse" (Gangrän), „cancéreuse" etc. zusammen. Erst Laennec (1781—1826) isolierte zwei Formen Bayles, die „Phthisie tuberculeuse" und „Phthisie granuleuse", und faßte sie als Ausdrucksformen derselben Krankheit zusammen. Laennec unterschied auch die isolierten Tuberkel und die tuberkulöse Infiltration, die einen ähnlichen Entwicklungsgang wie der isolierte Tuberkel durchmacht und die zuerst als graue oder gelatinöse Infiltration erscheint, um sich dann in gelbe Infiltration umzuwandeln und schließlich zu erweichen. Laennec faßte den Tuberkel als Neubildung auf, die mit Entzündung nichts zu tun habe, während Broussais die Phthise auf eine zu Zerfall führende chronische Pneumonie zurückführte.

Neue Fortschritte brachte die mikroskopische Untersuchung der Tuberkulose, aber auch viele Mißverständnisse und Streitigkeiten entstanden daraus. Virchow sprach 1847 aus, daß die Verkäsung nicht eine spezifische Form der Tuberkulose, sondern eine der verschiedenen Arten regressiver Metamorphose darstelle. 1852 definierte er den Tuberkel als eine in der Regel aus dem Bindegewebe hervorgehende zellige Neubildung, die durch fettige Degeneration, Verkäsung und Verkreidung umgewandelt werde, unter Umständen auch nach der fettigen Degeneration resorbiert werden könne. Die Erkenntnis von der nichtspezifischen Natur der Verkäsung verleitete Virchow dazu, die käsige Pneumonie von der Tuberkulose vollständig abzutrennen. Er begründete so im Gegensatz zur unitarischen Lehre Laennecs eine dualistische Hypothese.

Erst die experimentelle Forschung brachte einen wirklichen Fortschritt, indem sie die Übertragbarkeit der Tuberkulose bewies und sie als Infektionskrankheit erkennen ließ. Zwar hatte schon Morgagni behauptet, daß die Phthise ansteckend sei, Laennec hatte die nach Sektionen phthisischer Leichen auftretenden Leichentuberkel beschrieben und mitgeteilt, daß er selbst sich bei einer Sektion verletzt, von da an gekränkelt und die Symptome der sich entwickelnden Lungenschwindsucht bemerkt habe. Aber alle Versuche, die Krankheit experimentell zu übertragen, blieben erfolglos. Dazu kam noch, daß Cruveilhier behauptete, Tuberkel könnten auch durch Injektionen von Quecksilber in die Lunge oder in die Venen hervorgerufen werden.

Klencke ist der erste, der 1843 durch intravenöse Injektion von tuberkulösem Material bei einem Kaninchen eine weit verbreitete Tuberkulose erzeugt hat. Allgemeine Bedeutung hatten aber erst die Versuche Villemins, die in größerem Stile und zielbewußt angelegt und konsequent durchgeführt waren.

Villemin teilte im Dezember 1865 mit, daß es ihm gelungen sei, durch Impfung von grauen und gelben Tuberkeln aus phthisischen Lungen unter die Haut hinter dem Ohr von Kaninchen regelmäßig Lungentuberkulose bei den Versuchstieren zu erzeugen.

Kontrolltiere, die gar nicht oder mit Phlegmoneneiter geimpft waren, zeigten keine Spur von Tuberkulose. Auch die Perlsucht der Rinder, bei der Gendrin zuerst die Knötchen beschrieben hatte, hat er untersucht. Er fand, daß ihre Verimpfung den gleichen Effekt bei Kaninchen hatte, daß aber die Erkrankung viel rascher verlief. Er hat auch schon gezeigt, daß die Meerschweinchen besonders empfindlich sind, die Hunde und Katzen nur sehr wenig. Villemin (dessen wichtigste Schrift 1868 erschien) zog aus seinen Versuchen den Schluß, daß die Tuberkulose eine Infektionskrankheit sei, die durch ein von außen in den Körper gelangendes Virus erzeugt werde. Dieses Virus sei nicht nur in den Krankheitsherden selbst, sondern auch im Auswurf enthalten. Er erkannte auch schon klar, daß die Phthise keine Folge der Vererbung, der Beschäftigung usw. sei, sondern durch Überrragung von Mensch zu Mensch entstehe. Er betrachtete deshalb als das Wichtigste für die Tuberkulosebekämpfung die Wohnungsfrage.

Villemins Lehre erregte bei ihrer ersten Mitteilung großes Aufsehen. Sie fand auch vielfachen Widerspruch, insbesondere infolge der Versuche von Aufrecht, Cohnheim und B. Fränkel etc., die zu zeigen schienen, daß es auch gelingt durch anderes als tuberkulöses Material eine Tuberkulose zu erzeugen. Aber die Versuche von Klebs, Chauveau, Ponfick, Tappeiner u. a. bestätigten die Resultate Villemins vollständig, und namentlich die von Cohnheim und Salomonsen gefundene Impfung in die vordere Augenkammer des Kaninchens erwies sich als eine sehr brauchbare Methode zur Klärung der Frage. 1879 konnte daher Cohnheim der anatomischen Definition Virchows eine ätiologische entgegenstellen: „Zur Tuberkulose gehört alles, durch dessen Übertragung auf geeignete Versuchstiere Tuberkulose hervorgerufen wird und nichts, dessen Übertragung unwirksam ist."

Nachdem histologische Untersuchungen die Kenntnisse von der Tuberkulose erweitert hatten, (z. B. Entdeckung der Riesenzellen durch Langhans, Nachweis der Tuberkel in kranken Gelenken, in Lymphdrüsen usw.) wurde nun hauptsächlich die Frage nach der Natur des Infektionsstoffes in Angriff genommen. Robert Koch war es, der diese Frage in klassischer Weise beantwortete.

Am 24. März 1882 machte Robert Koch der physiologischen Gesellschaft zu Berlin die Mitteilung, daß es ihm gelungen sei, den Erreger der Tuberkulose zu finden.

Koch hat in den tuberkulösen Herden des Menschen, des Rindes, Pferdes, Schweines, Schafes, Affen, der Ziege, des Meerschweinchens und Kaninchens und des Huhnes Bazillen nachgewiesen, die sich den Farbstoffen gegenüber anders verhielten als andere Bazillen, die sich auf künstlichen Nährböden züchten ließen und die bei der Übertragung auf Versuchstiere bei diesen eine Tuberkulose hervorriefen.

Bald darauf fand auf Grund von Kochs Versuchen P. Ehrlich eine einfache Färbemethode, um den Tuberkelbazillus von anderen Mikroorganismen zu differenzieren, und damit war schon kurze Zeit nach der ersten Mitteilung Kochs dem praktischen Arzt die Möglichkeit gegeben, die Tuberkulose zu erkennen. Koch hat aber sofort aus seiner Entdeckung die weitere Konsequenz gezogen, daß es möglich sein müsse, die spezifische Krankheit auch spezifisch zu behandeln, und heute erfreut sich das Tuberkulin weitester Anerkennung.

Wenige Tage nach der Mitteilung Kochs gab Baumgarten an, daß er in Schnitten von tuberkulösem Gewebe, das durch Überimpfung von Perlsucht erzeugt worden war, durch Aufhellung mittelst Kalilauge stäbchenförmige Bazillen zur Ansicht gebracht habe. Er hat die Tuberkelbazillen vor Kochs Veröffentlichung gesehen, Koch hatte aber ihre Eigenschaften schon sehr genau studiert und ihre ätiologische Rolle sicher bewiesen.

Die Entdeckung Kochs hatte aber auch für die Prophylaxe und Therapie große Folgen. Die Quelle war jetzt entdeckt, die verstopft werden muß, damit sie nicht mehr die Menschen vergiftet. Freilich dauerte es lange, bis man über die Ansteckungsweise gesicherte Kenntnisse erlangte. Auch jetzt sind wir von der klaren Erkennung der wichtigsten Infektionswege noch weit entfernt. Noch weiter entfernt sind wir aber von der Umsetzung der jetzt schon feststehenden Erkenntnisse ins Praktische. Zwar haben sich Private und gemeinnützige Vereinigungen schon lange der Sache angenommen und einen Kampf gegen die Tuberkulose begonnen. Auf breiter Basis wurde er erst in den letzten 2 Jahrzehnten gestellt. Der Kongreß zur Bekämpfung der Tuberkulose als Volkskrankheit im Jahre 1899 in Berlin erweckte das Interesse weiter Kreise, nachdem im Jahre vorher der Tuberkulosekongreß in Paris den Wunsch nach einer internationalen Vereinigung zur Bekämpfung der Tuberkulose ausgesprochen hatte. Im Jahre 1902 konnte dann die erste internationale Tuberkulosekonferenz in Berlin abgehalten werden, und seither wird der Kampf gegen die Tuberkulose überall immer energischer geführt. Besonders wichtig war die Einführung der „Dispensaires antituberculeux" durch Calmette in Lille. Seither sind in zahlreichen Städten solche Fürsorgestellen eingerichtet worden.

Die Therapie der Lungentuberkulose machte erst erhebliche Fortschritte, als die Heilbarkeit der Krankheit erkannt wurde. Namentlich Brehmer war es, der dafür eintrat und in der Freiluftbehandlung ein wichtiges Heilmittel erkannte. 1859 eröffnete er das erste Lungensanatorium in Görbersdorf. Alexander Spengler entdeckte dann die besondere Wirksamkeit des Höhenklimas. Die Heilstättenbehandlung auch Minderbemittelten zugänglich gemacht zu haben, ist das Verdienst L. v. Schrötters, v. Leydens, C. Gerhardts u. a. Die erste Heilstätte für Unbemittelte in Deutschland wurde 1892 in Falkenstein von Dettweiler eröffnet, nachdem in England schon länger solche bestanden. Während aber in den meisten Ländern die Errichtung von Sanatorien nur aus privaten Mitteln möglich war, wurden in Deutschland nach dem Vorgehen Gebhards, des Direktors der Hanseatischen Landesversicherungsanstalt, die Mittel der Invalidenversicherung für diesen Zweck dienstbar gemacht, so daß beispielsweise im Jahre 1907 95130 Patienten in Heilstätten verpflegt werden konnten. Später schlossen sich als Ergänzung die Heimstätten und Walderholungsheime an.

2. Vorkommen und Verbreitung der Lungentuberkulose.

Die Tuberkulose steht unter allen Krankheiten und Todesursachen in allen Ländern der zivilisierten (und zum Teil auch der unzivilisierten) Welt an erster Stelle.

In Deutschland sterben jährlich über 100 000 Menschen an Tuberkulose, in Frankreich über 70 000, in England (Großbritannien und Wales) über 50 000, in der Schweiz über 8 000 etc. Auf je 10 000 Lebende kommen Todesfälle an Tuberkulose[1]:

in Belgien (1909)	13,9
„ England (Großbritannien und Wales 1909)	14,6
„ Preußen (1910)	15,2
„ den Niederlanden (1909)	16,0
„ Spanien (1909)	16,2
„ Italien (1909)	16,6
„ Deutschland (1909)	16,8
„ Frankreich (1910)	21,7
„ der Schweiz (1911)	21,6

In der Schweiz stirbt jeder sechste bis siebente, in Preußen jeder elfte Mensch an Tuberkulose. Bei Erwachsenen ist das Verhältnis noch etwas größer.

Unter der Tuberkulose nimmt die Lungenschwindsucht die erste Stelle ein. In Preußen fallen 89% der Tuberkulosesterbefälle auf Lungentuberkulose, in ganz Deutschland 87%, in Frankreich 83%, in der Schweiz 72%.

Die Tuberkulose ist in den meisten Ländern beim männlichen Geschlecht häufiger als beim weiblichen. In Preußen betrug 1906 die Mortalität an Tuberkulose für das männliche Geschlecht 18,15, für das weibliche 16,39 auf 10 000 Lebende. Der Unterschied ist aber nur in den Städten vorhanden, in denen die Tuberkulose überhaupt größere Verheerungen anrichtet.

Auf 10 000 Lebende kamen 1906 in Preußen Todesfälle an Tuberkulose:

	männlich	weiblich
in den Statgemeinden	21,87	17,71
in den Landgeneinden	15,11	15,29

Ein richtiges Bild erhält man aber erst, wenn man die Mortalität für die einzelnen Altersklassen und für die Geschlechter berechnet.

Auf 10 000 Lebende kamen im Jahre 1901 in Preußen Todesfälle an Tuberkulose:

Altersklasse	männlich	weiblich
unter 1 Jahr	23,82	20,92
von 1—2 Jahren	16,39	15,08
„ 2—3 „	9,02	9,46
„ 3—5 „	5,97	6,37
„ 5—10 „	3,54	4,65
„ 10—15 „	4,16	7,46
„ 15—20 „	14,63	16,40
„ 20—25 „	25,24	20,81
„ 25—30 „	24,27	25,47
„ 30—40 „	27,18	24,14
„ 40—50 „	35,85	22,12
„ 50—60 „	44,99	25,06
„ 60—70 „	47,47	31,32
„ 70—80 „	29,99	21,14
über 80 Jahre	14,23	11,29

---

[1] Die Zahlen sind größtenteils den Mitteilungen entnommen, die ich dem Schweizerischen Gesundheitsamte verdanke, teilweise auch B. Fränkel (Zeitschr. f. Tuberkulose. Bd. 17. S. 534) und Cornet.

Man sieht aus dieser Tabelle, daß die Tuberkulosemortalität im Säuglingsalter sehr hoch ist, im Lauf der Kindheit rasch sinkt, im Alter von 5—10 Jahren ihren tiefsten Stand erreicht, dann bei beiden Geschlechtern in die Höhe steigt, und zwar beim weiblichen Geschlecht zunächst etwas rascher als beim männlichen, um nachher bei den Männern noch viel stärker anzuwachsen, bei den Weibern in ähnlicher Höhe zu verharren. Erst nach dem 70. Jahre sinkt dann die Tuberkulosemortalität wieder.

Da nun die Gesamtmortalität mit dem Alter zunimmt, so stellt sich der Anteil der Tuberkulose an der Gesamtsterblichkeit in den einzelnen Lebensaltern anders dar, als die auf die Einwohnerzahl berechneten Zahlen. In der Schweiz fallen im Alter von 15—20 Jahren 62% aller Todesfälle auf Tuberkulose, zwischen 20 und 30 Jahren 63%, zwischen 30 und 40 Jahren 46%, zwischen 40 und 50 Jahren 29%.

Aber unter der Tuberkulose aller Organe nimmt die Lungenschwindsucht nicht in jeder Altersstufe die gleiche Stelle ein. Das geht aus folgender Tabelle hervor, die für die Schweiz in den Jahren 1901—1908 vom Schweizerischen Gesundheitsamt so berechnet ist, daß zur Ausmerzung der durch mangelnde ärztliche Bescheinigung eintretenden Fehler die Umrechnung auf möglichst kleine Altersstufen vorgenommen wurde.

In der Schweiz sind in den Jahren 1901 bis 1908 jährlich auf 10 000 Lebende der gleichen Altersgruppe gestorben an Tuberkulose bzw. Lungentuberkulose:

Altersgruppen	männlich		weiblich	
	Tuberkulose überhaupt	Lungentuberkulose	Tuberkulose überhaupt	Lungentuberkulose
unter 1 Jahr	42,6	11,7	36,5	10,3
1 „	29,2	7,0	28,4	7,5
2—4 „	15,2	3,0	15,8	3,4
5—14 „	8,1	1,9	12,2	4,6
15—19 „	16,2	10,6	**31,7**	**23,3**
20—29 „	28,8	23,5	**36,2**	**30,1**
30—39 „	31,9	27,3	**30,9**	**26,2**
40—49 „	**37,4**	**31,7**	25,1	20,3
50—59 „	**38,3**	**31,9**	25,2	19,2
60—69 „	**42,4**	**33,5**	34,1	24,6
70—79 „	32,8	23,5	34,0	21,5
über 80 „	21,4	12,6	21,0	7,7
Alle Atersgruppen zusammen:	25,8	18,4	26,5	18,5

Aus der Tabelle geht hervor, daß die Lungenerkrankung in der Kindheit hinter der übrigen Tuberkulose stark zurücktritt und erst vom 15. Lebensjahre an die Hauptrolle spielt.

Die Ursachen der verschiedenen Tuberkulosemortalität in den verschiedenen Altern beim männlichen und weiblichen Geschlecht ist in den Kapiteln über Disposition und Infektion besprochen. Hier sei nur darauf hingewiesen, daß in der Schweiz in bezug auf den Gesamtdurchschnitt aller Altersklassen kein Unterschied zwischen beiden Geschlechtern besteht und daß in der Schweiz die weibliche Mortalität viel früher in die Höhe geht als in Preußen und schon vom 15. Jahre an sehr bedeutend wird. Das spricht sehr für die Wichtigkeit der häuslichen Faktoren (Infektion im Hause) beim weiblichen Geschlecht, während bei den Männern die Berufsschädigungen im Vordergrund stehen.

Die Wichtigkeit der Berufsschädigungen für die Entstehung der Lungentuberkulose geht deutlich aus der folgenden Tabelle hervor, die vom eidgenössischen statistischen Amt für die Schweiz in den Jahren 1889 bis 1900 ausgearbeitet ist.

Nach dieser Zusammenstellung starben in der Schweiz von je 10,000 Lebenden einer Gruppe:

Arbeiter in Kraft- und Beleuchtungsanlagen	11,8
Käser	13,5
Bauern	16,8
Waldarbeiter	17,0
Personal für Erstellung und Betrieb der Bahnen	18,6
Pfarrer	19,6
Tiefbauarbeiter	21,9
Lehrer	24,3
Bergbau- und Steinbrucharbeiter	29,5
Eisengießer und Maschinenbauer	30,0
Seidenarbeiter	30,7
Maurer und Gipser	33,0
Post- und Telegraphenangestellte	33,5

Die Erkrankungen der Trachea, der Bronchien, der Lungen und der Pleuren. 469

Zimmerleute	35,5
Spengler	36,1
Schuhmacher	38,3
Schreiner und Glaser	41,3
Schneider	42,6
Advokaten und Notare	44,0
Arbeiter in den Uhrenfabriken	47,8
Beamte	50,1
Handel	50,4
Personal der Gastwirtschaften	51,0
Coiffeure	53,6
Buchbinder	54,0
Buchdruckereipersonal	51,1
Maler	55,8
Schlosser	60,8
Küfer	63,2
Steinhauer	83,3

Die Ursachen der verschiedenen Beteiligung einzelner Berufe sind teils in vermehrter Infektionsgelegenheit (bei Berufen, die in engen Werkstätten etc. ausgeübt werden), teils in Schädigungen zu suchen, die die Luftwege treffen und die Disposition erhöhen. Die Besprechung findet sich deshalb in den Kapiteln Infektion und Disposition.

Die Bevorzugung des besten Mannesalters hat einen großen Verlust an Arbeitskraft zur Folge. Von den 108,500 Menschen, die in den Jahren 1896—1900 durchschnittlich in Preußen an Lungentuberkulose starben, standen 81000 im Alter von 15—60 Jahren. Aber auch der Verlust an Arbeitskraft und Arbeitslohn ist ungeheuer, besonders da die Tuberkulose eine chronische Krankheit ist. Für Preußen berechnet Cornet den jährlichen Verdienstausfall auf 43 000 000 Mk. (wobei einige Zahlen sicher zu niedrig gegriffen sind, z. B. die Annahme einer durchschnittlichen Arbeitslosigkeit von 1 Jahr im Verlauf einer Phthise), die jährlichen Kosten für den Staat auf 86 000 000 Mk. oder 3 Mk. pro Kopf der Bevölkerung. Dazu kommen noch alle Aufwendungen des Kranken und seiner Familie, die Versorgung der Waisen etc., so daß ein ungeheurer Verlust an Nationalvermögen resultiert.

Die Verluste, die die einzelnen Berufsarten aus der Krankheit erleiden, ergaben sich sehr deutlich aus den Zahlen der Leipziger Ortskrankenkasse über die jährlichen Krankheitstage wegen Tuberkulose (aller Art), die vom Kaiserl. Statistischen Amt berechnet sind.

Berücksichtigt man nur die Versicherten vom 15. bis 54. Jahre — übrigens weitaus den größten Teil — so entfallen auf je 1000 Mitglieder eines Berufes Krankheitstage wegen Tuberkulose aller Art bei:

Steinmetzen	3321
Feilenhauer	2922
Schriftsetzer	1860
Schneider (nicht Konfektion)	1363
Barbiere	1359
Schneider (Konfektion)	1131
Buchbinder und Kartonarbeiter	1059
Maler	937
Lithographen	846
Kellner und Wirtschaftspersonal	764
Schlosser	730
Schreiner	711
Ladenpersonal	545
Maurer	369 etc.
Durchschnitt für sämtliche Berufe	700

Bei einigen weiblichen Berufen waren die Ziffern für die Krankheitstage wegen Tuberkulose auf je 1000 weibliche Mitglieder folgende:

Dienstmädchen und Gewerbetreibende	175
Schneiderinnen und Näherinnen (Konfektion)	644
Schneiderinnen und Näherinnen (nicht Konfektion)	1018
Arbeiterinnen in Buchbindereien und Kartonagefabriken	1127
Arbeiterinnen in Buchdruckereien	1040
Arbeiterinnen in Wollkämmereien und Spinnereien	805
Durchschnitt	583

Die Tuberkulose fordert viel mehr Opfer in den finanziell ungünstiger gestellten Schichten (wenigstens in den Städten) als unter den besser Situierten. Sehr deutlich geht das aus den Berichten des Medizinalrates von Hamburg für die Jahre 1896 und 1897 hervor.

Auf 1000 Steuerzahler mit einem Einkommen	kommen durch Lungenschwindsucht herbeigeführte Todesfälle
über 3500 Mark	1,07
von 2000—3500 Mark	2,01
von 1200—2000 Mark	2,64
von 900—1200 Mark	3,93

Diese besondere Gefährdung der finanziell schlecht gestellten Klassen beruht teilweise auf ungünstigen Ernährungsbedingungen, teilweise auf der mangelhaften Wohngelegenheit.

Einen Lichtblick gewährt die Tatsache, daß die Mortalität an Tuberkulose im Abnehmen begriffen ist. Am deutlichsten zeigt sich das in Preußen.

Auf 10 000 Lebende starben jährlich an Tuberkulose:

	Im ganzen Staat	In den Stadtgemeinden	In den Landgemeinden
1875	31,90	—	—
1876	30,95	35,81	28,43
1881	30,89	35,23	28,55
1886	31,14	35,50	28,60
1891	26,72	29,75	24,82
1896	22,07	24,57	20,39
1901	19,54	22,38	17,43
1904	19,21	22,77	16,55
1906	17,26	19,76	15,20
1907	17,17	19,72	14,87
1908	16,46	19,33	14,01
1909	15,59	18,43	13,13
1910	15,21	—	—

In Preußen betrifft also die Abnahme der Sterblichkeit an Tuberkulose von 1876 bis 1909 die Städte (unter 50%) fast in gleichem Maße wie das Land (um 54%). In der Schweiz dagegen sind die Städte an der Verminderung viel stärker beteiligt. Die Zahlen lassen sich nur für die Lungentuberkulose berechnen, da erst von 1901 eine zuverlässige Statistik für die übrigen tuberkulösen Erkrankungen besteht (die von 1900—1910 eine Abnahme von 28,1 auf 23,1 pro 10 000 Lebende ergibt).

Die Sterblichkeit an Lungentuberkulose betrug pro 10 000 Einwohner:

	Größere Städte	Übrige Schweiz
1891—1895	24,8	19,8
1896—1900	23,6	18,5
1901—1905	21,7	18,2
1906—1909	19,1	16,7
Abnahme	23,0%	16,7%

In einzelnen Städten ist die Abnahme noch stärker. So fiel die Mortalität an Lungentuberkulose (auf die Einwohnerzahl berechnet) 1891—1895 bis 1906—1908 in Luzern um 46%, in Basel um 33% etc.

In manchen Ländern hat die Tuberkulosemortalität für beide Geschlechter in gleicher Weise abgenommen, in anderen für das männliche stärker:

Todesfälle auf 10 000 Lebende

in Preußen (an Tuberkulose)			in der Schweiz (an Lungentuberkulose)		
	männlich	weiblich		männlich	weiblich
1888	31,4	26,5	1886—1890	23,4	21,9
1906	18,15	16'4	1906—1908	17,7	18,1

Da wo die Tuberkulosemortalität sinkt, zeigt sich die Abnahme immer besonders im Säuglingsalter, aber auch in allen anderen Altersstufen.

Die Abnahme der Mortalität an Tuberkulose, speziell an Lungenschwindsucht, zeigt sich in den meisten Kulturstaaten:

Auf 10 000 Einwohner Sterbefälle an Lungentuberkulose:

	1876 bis 1880	1881 bis 1885	1886 bis 1890	1891 bis 1895	1896 bis 1900	1901 bis 1905	1906 bis 1908
England	20,4	18,3	16,4	14,6	13,2	12,2	11,4
Norwegen	12,6	14,0	14,4	17,3	20,6	19,6	20,0[1]

[1] 2 Jahre

	1876 bis 1880	1881 bis 1885	1886 bis 1890	1891 bis 1895	1896 bis 1900	1901 bis 1905	1906 bis 1908	
Deutschland	—	—	—	22,4	19,4	18,6	15,9	
Preußen	—	—	—	23,2[2])	19,6	17,7	15,0	[2]) 4 Jahre
Sachsen	25,1	24,4	23,6	21,2	19,4	15,4	13,5	
Württemberg	—	—	—	20,1[3])	19,6	18,9	15,5	[3]) 3 Jahre
Baden	—	31,2	29,7	27,8	24,4	21,7	18,3[4])	[4]) 2 Jahre
Schweiz	22,3	22,5	22,5	20,7	19,5	19,1	17,1	
Italien	—	—	13,7[5])	12,9	12,5	11,6	12,3	[5]) 4 Jahre
Japan	—	—	10,1	13,6	14,5	14,6	15,4	
Viktoria	—	14,1	14,5	13,3	11,9	11,2	9,7	
Queensland	—	17,4	12,9	10,6	8,7	8,1	6,5	
West-Australien	—	8,7	9,4	7,5	6,7	7,3	7,7	
New-Südwales	—	11,4	9,9	8,7	8,0	8,0	6,4	
Süd-Australien	—	10,6	10,7	10,1	8,9	8,0	8,2	
Neuseeland	—	9,1	8,4	8,1	7,8	7,0	6,4	
Tasmanien	—	—	9,7	8,7	7,0	6,3	6,3	

Über die Ursachen der Mortalitätsabnahme kann man nur Vermutungen aussprechen.

B. Fränkel ist immer dafür eingetreten, daß die Errichtung der Heilstätten daran Schuld sei, und zum Beweis hat er (Berliner klin. Wochenschr. 1909, S. 2010) die Kurven der Mortalität und der Zahl der Heilstättenverpflegungen gebracht. Aber gerade daraus sieht man, daß die Tuberkulosesterblichkeit zu sinken begann, bevor die Heilstättenbehandlung eine größere Ausdehnung annahm. Mit der Heilstättenbehandlung fällt aber auch der übrige Kampf gegen die Tuberkulose zusammen, die Belehrung weiterer Kreise über das Wesen der Krankheit und die Ansteckungsgefahr ging ihr voraus. Einen wesentlichen Anteil dürfte die soziale Gesetzgebung haben, ebenso die Fortschritte, die auch sonst in bezug auf die Arbeitsbedingungen erzielt worden sind, die Beschränkung der Arbeitszeit, die hygienischen Einrichtungen in Fabriken und Arbeitsräumen. Aber für die ländliche Bevölkerung kommt dieses Moment kaum in Frage, und hier müssen wir nach anderen Faktoren suchen. Wichtig ist sicher der gehobene allgemeine Wohlstand in vielen Ländern und die infolgedessen verbesserte Lebenshaltung. Speziell die Besserung der Wohnungsverhältnisse ist zu erwähnen. Es ist wohl kein Zufall, daß z. B. in Basel die Abnahme der Tuberkulosemortalität um ein Drittel in die Jahre fällt, in denen eine große Zahl alter Häuser niedergerissen wurden, die schlechte hygienische Zustände darboten und z. T. nachweisbare Brutstätten der Lungenschwindsucht waren (vgl. S. 498 f.).

3. Der Tuberkelbazillus.

Morphologie und färberisches Verhalten. Der Tuberkelbazillus ist ein unbewegliches schlankes Stäbchen, dessen Länge etwa ein Viertel bis halb so lang wie der Durchmesser eines roten Blutkörperchens ist.

Eastwood stellte bei Bazillen im tuberkulösen Gewebe eine durchschnittliche Länge von 0,0012—0,0041 mm fest, bei Kulturen auf Pferdeserum 0,0006—0,0013 mm. Die kleinsten Formen waren im Tierkörper und in der Kultur 0,0005 mm, die größten im Gewebe 0,008, in der Kultur 0,004 mm. Die Dicke der längeren und kürzeren Formen, der im Tierkörper und der im Kulturmedium gewachsenen, erscheint immer gleich.

Die Stäbchen sind meistens nicht gerade, sondern leicht geknickt, gebogen oder auch etwas gekrümmt. In Sekreten und Gewebsausstrichen liegen sie entweder einzeln, frei oder in Zellen, oder sie sind in Häufchen oder Gruppen angeordnet. Oft sind sie auch parallel gelagert und häufig so eng nebeneinander, daß es schwierig ist, die einzelnen Bazillen zu unterscheiden.

Die Tuberkelbazillen nehmen Farbstoffe schwer an, geben sie aber auch schwer wieder ab. Über die Färbung vgl. S. 566.

Schon Koch hat im ungefärbten Präparat manchmal stark glänzende Körnchen im Bazillenleib bemerkt. Im gefärbten Präparat erkennt man sehr deutlich, daß der Tuberkelbazillus oft nicht homogen ist, sondern aus einer Reihe von Körnchen besteht, beinahe wie eine Kette von außerordentlich kleinen Kokken.

Der Tuberkelbazillus ist nach Gram färbbar. Diese Färbbarkeit hat Much benützt, um die erwähnten Körner darzustellen.

Muchs Grammodifikation 2. 1. Färben unter Aufkochen oder 24—48 Stunden bei 37° in folgender Flüssigkeit: 10 ccm konzentrierte alkoholische Lösung von Methylviolett B.N in 100 ccm 2%iger wäßriger Karbolsäurelösung (filtrieren). 2. Lugolsche Lösung: 1—5 Minuten. 3. 5%ige Salpetersäure: 1 Minute. 4. 3%ige Salzsäure 10 Sekunden. 5. Differenzieren in Aceton-Alkohol (ana).

Muchs Grammodifikation 3. 1. Färben wie oben uuter 1. 2. Behandlung mit Jodkaliumwasserstoffsuperoxydlösung (Kaliumjodid 5,0, 2%iges Wasserstoffsuperoxyd 100 ccm) bis 2 Minuten. 3. Alcohol absolutus.

Das Muchsche Verfahren haben Wehrli und Knoll sowie L. Weiß in folgender Weise mit der Ziehlfärbung vereinigt:

Doppelfärbung nach Wehrli und Knoll. Mischung von gleichen Teilen Methylviolett (Much 2) und Karbolfuchsin. Filtrieren. 2—3 Minuten warm färben, bis Dämpfe abgehen. Behandlung mit H_2O_2, H_2O (wie Much 3) 5 Minuten oder Lugol (wie Much 2) 10 Minuten. In 1%igem HCl-Alkohol (70%) differenzieren, bis erste bläuliche Wolken sich den roten Fuchsinabgängen beimischen. Alcohol absol., Wechseln. Kontrolle unter dem Mikroskop. Xylol, Balsam.

Doppelfärbung nach Weiß. 1. Mischung von Karbolfuchsin (Ziehl) $3/4$, Methylviolettlösung (Much) $1/4$, 1—2 × 24 Stunden bei Zimmertemperatur färben. 2. 5 Minuten Lugol. 3. 1 Minute 5%ige Salpetersäure. 4. 10 Sekunden 3%ige Salzsäure. 5. Aceton-Alkohohl ana. 6. Abtrocknen, Fließpapier. 7. Nachfärben mit 1%iger Safraninlösung 5—10 Sekunden oder Bismarckbraun 1 Minute. 8. Abspülen, trocknen, Cedernöl.

Die Frage, ob die Tuberkelbazillen einen Kern und eine Hülle besitzen, begegnet den gleichen Schwierigkeiten wie bei allen anderen Bazillen. Ehrlich nahm wegen des Widerstandes, den die Tuberkelbazillen der Entfärbung durch Säuren entgegensetzten, eine Hülle an. Neuerdings neigt man eher zu der Annahme, daß es sich um eine Gerüstsubstanz handelt, die nach außen dichter wird, oder um ein Ektoplasma. Doch sind weder für die eine noch für die andere Anschauung ausreichende Beweise vorhanden. Auch die Frage, ob der Tuberkelbazillus Sporen bilde, hat zu mannigfachen Diskussionen Veranlassung gegeben. Neuerdings ist sie besonders auf Muchs Veranlassung wieder vielfach ventiliert worden. Much behauptete, daß es eine Form des Tuberkelbazillus gibt, die sich nach Ziehl nicht färben läßt, sondern nur mit der von ihm modifizierten Gramschen Methode. Diese Form besteht aus Körnern, die bisweilen noch als Stäbchen zusammenliegen, bisweilen nur zu 2 oder 3, bisweilen sogar einzeln zu sehen sind. Sie unterscheiden sich also von den schon erwähnten, in den ziehlgefärbten Bazillen sichtbaren Körnern außer durch die Färbbarkeit auch durch ihr isoliertes Vorkommen. Much faßt sie als Vegetationsformen des Tuberkelbazillus auf und glaubt nachgewiesen zu haben, daß aus einem einzigen nach Ziehl nicht mehr färbbaren Granulum Kulturen entstehen können, die wieder nach Ziehl färbbare Bazillen enthalten.

Diese Granula, an deren Existenz nicht gezweifelt werden kann, werden teils als Degenerationsformen, teils im Gegenteil als besonders virulente und resistente Modifikationen des Virus gedeutet. Nach von Behring gehen sie „auf bakteriolytischem Wege in ähnlicher Weise hervor, wie die R. Pfeifferschen Granula und deren Zerfallsprodukte aus den Choleravibrionen". Auch als Reserve- oder Vorratsstoffe sind sie angesprochen worden. Sie sind offenbar identisch mit den von C. Spengler als Sporen aufgefaßten, Splitter genannten Gebilden.

Knoll führt für die Sporennatur an, daß man oft bei der Doppelfärbung intensiv blauschwarz gefärbte Körner sieht, denen an einem oder beiden Enden rot gefärbte Protoplasmastückchen anhaften. Solche Bilder sieht man tatsächlich im Sputum nicht selten, aber für die Deutung dieser Körnchen beweisen sie nichts. Auch wenn sie wachstumsfähig sind, so brauchen sie deshalb noch keine Sporen zu sein.

Kossel faßt sie als Substanzen des Tuberkelbazillus auf, die anders chemisch zusammengesetzt sind als der übrige Bazillenleib, ohne über ihre Bedeutung eine bestimmte Vermutung zu äußern. Er vermutet, daß sie aus Fetten oder Lipoiden bestehen.

Man findet diese „Muchschen Granula" bisweilen im Sputum bei reichlichem, häufiger bei spärlichem Bazillengehalt. Für die Prognose scheinen sie aber, entgegen der Annahme mancher Autoren, keine Bedeutung zu besitzen.

Medwedeff (dessen Resultate in einer Basler Dissertation demnächst veröffentlicht werden sollen) konnte in 37 Fällen sichere Muchsche Granula neben den Tuberkelbazillen im Auswurf nachweisen, dagegen nie ohne solche. In einem Falle, in dem zuerst nur Muchsche Granula gefunden wurden, gelang es schließlich auch durch Ziehlfärbung nach längerem Suchen Bazillen zu finden. Freilich nahm er als Kriterium für die tuberkulöse Natur der Granula, daß an einzelnen Stellen mindestens zwei Körner neben einander lagen und daß sie in der Größe mit solchen übereinstimmten, die man in ziehlfesten Bazillen findet. Einzelne gramfärbbare Körper können natürlich alles Mögliche darstellen und dürfen nicht als tuberkulös angesprochen werden.

In einzelnen alten Kulturen kann man gelegentlich seitliche Auswüchse an den Bazillen beobachten. Auch Fadenbildungen kommen vor. Durch Zusatz von Salzen (Lithiumsalze, Kaliumjodid) können Fadenbildungen und Verzweigungen in den Kulturen hervorgerufen werden. Offenbar stellen sie Involutionsformen dar.

Auch kolbige Anschwellungen an den Enden der Bazillen, Keulenbildungen, sowie Auftreibungen, durch die der Bazillenfaden hindurch verfolgt werden kann, treten in alten Kulturen auf. Bei der Ziehlschen Färbung nehmen die Auftreibungen den Farbstoff besonders stark an.

Bei Kaninchen kann man nach Injektion von Tuberkelbazillen, die einem für diese Tiere wenig virulenten Bazillentypus angehören, bisweilen eine andere Art von Keulenbildung beobachten, die sich von den vorhererwähnten dadurch unterscheidet, daß die Auswüchse den roten Farbstoff nicht annehmen. Bisweilen können Formen entstehen, die an Aktinomyces erinnern, so daß man Veranlassung genommen hat den Tuberkelbazillus in die Gruppe der Strahlenpilze einzureihen.

Die chemische Zusammensetzung ist je nach der Zusammensetzung des Nährbodens etwas verschieden. Der Wassergehalt wurde zwischen 88,7 und 83,1% gefunden, der Aschengehalt zwischen 2 und 8%. In der Asche ist besonders Kalzium, Magnesium, Kalium und Phosphorsäure in größerer Menge als in der Kulturflüssigkeit enthalten.

Ein besonderes Interesse beanspruchen die Fette und Lipoide des Bazillenleibes. Durch Alkohol-Äther läßt sich eine verschiedene Menge von Stoffen (10—40%) aus den Tuberkelbazillen extrahieren. In den Extrakten ließen sich Neutralfett, Fettsäuren, Cholesterin, Lezithin und Wachs (Aronson) nachweisen. Nach Aronson soll die Hauptmenge des Wachses nicht in den Bazillen selbst, sondern zwischen ihnen liegen. Nach den meisten Autoren soll die fettartige Substanz die Ursache des färberischen Verhaltens sein, indem das Extrakt die typische Ziehlfärbung gibt. Auclair und Paris fanden aber, daß die Bazillenleiber auch nach der Extraktion sich bei Ziehlfärbung genau verhielten wie vorher.

Unter den Eiweißkörpern spielen die Nukleoproteide und die Protamine eine große Rolle. Ruppel hat durch Extraktion mit 1% Sodalösung aus den Tuberkelbazillen Substanzen gewonnen, die als Atmidalbumosen im Neumeisterschen System aufgefaßt werden müssen. Er konnte ferner eine Nukleinsäure und eine basische Substanz, die als Protamin aufgefaßt werden muß (A. Kossel), aus ihrer Verbindung trennen. Das Protamin ist phosphorfrei, wird durch Natriumpikrat in neutraler Lösung gefällt, gibt die Biuretreaktion, sonst aber keine Farbreaktionen der Eiweißkörper. Es fällt Eiweiß in amionakalischer Lösung. London und Riwkina erhielten in reichlicher Menge Arginin und Histidin, dagegen Lysin nur in geringer Menge. Sie kommen zum Schluß, daß die Eiweißstoffe des Tuberkelbazillus den Eiweißkörpern mit mittlerem Diaminosäurengehalt nahe stehen. Ruppel gibt als Zusammensetzung von 100 g scharf getrockneten Tuberkelbazillen 8,5 g Nukleinsäure (von ihm Tuberkulinsäure genannt), 24,5 Nukleoprotamin, 23,0 g Nukleoproteid und 8,3 g Albuminoide, Keratin usw. an.

Auch Kohlehydrate sind in den Tuberkelbazillen enthalten, u. a. Zellulose. Auch chitinartige Substanzen sind gefunden worden.

Kultur. Die Tuberkelbazillen lassen sich viel schwerer kultivieren als manche andere Bakterien. Sie vermehren sich außerordentlich langsam und werden deshalb von anderen Mikroorganismen leicht überwuchert.

Das Temperaturoptimum liegt zwischen 37 und 38°. Bei Temperaturen über 40 und unter 30° vermehren sie sich kaum mehr. Freilich gelang es C. Fränkel durch allmähliche Herabsetzung der Temperatur die Bazillen an ein Wachstum unter 30°, schließlich bei 20° zu gewöhnen.

Am leichtesten lassen sich Reinkulturen aus frischen Tuberkeln eben getöteter Versuchstiere gewinnen. Doch gelingt es auch aus geschlossenen Kavernen, aus Lupusherden usw., sogar aus Sputum Reinkulturen zu gewinnen.

Die Kultur der Bazillen aus dem Sputum gelingt leicht nach folgender Methode: Das Sputum, das von den Kranken morgens nüchtern in eine sterile Petrischale entleert worden ist, muß möglichst bald weiter verarbeitet werden. Eitrige Partien des Sputumballens werden mit einer Platinnadel in steriles Wasser gebracht und hier hin und her bewegt. Dabei zerfallen sie in kleine Fetzchen. Diese werden nun in einer weiteren Schale mit sterilem Wasser neuerdings gewaschen, und diese Prozedur muß mindestens 3—4mal (nach Kitasato mindestens 10mal) wiederholt werden. Kossel empfiehlt die Fetzchen jetzt in einer trockenen Schale auszubreiten, um sie von dem anhaftenden Wasser zu befreien und dann damit hintereinander vier Glyzerinserumröhrchen zu bestreichen. Bisweilen wachsen dann auf dem ersten Röhrchen noch andere Bakterien, auf einer der Verdünnungen erhält man aber eine Reinkultur.

Zur Gewinnung von Reinkulturen empfiehlt sich auch die Abtötung der übrigen Bakterien durch das Uhlenhuthsche Antiforminverfahren oder die Anwendung des Hesseschen Nährbodens (Nährstoff Heyden 5 g, Kochsalz 5 g, Glyzerin 30 g, Agar-Agar 10 g, Normallösung von Kristallsoda (28,6:100) 5 ccm, destilliertes Wasser 100 g). In den ersten 3 Tagen bleiben die Begleitbakterien zurück, und es gelingt von einzelnen Stellen Reinkulturen weiter zu impfen.

Als Nährboden dient am besten erstarrtes Rinderserum mit $2^1/_2 \%$ Glyzerinzusatz. Auf diesem wachsen die Kolonien etwa 8 Tage nach der Impfung als isolierte graue Punkte. Sind sie etwas größer geworden, so werden sie rundlich, weiß, mattglänzend. Später wachsen sie zu linsengroßen und noch größeren flachen glanzlosen Schüppchen mit unregelmäßigem Rand und gefältelter Oberfläche heran.

Ficker empfiehlt $0,5\%$ saures Kaliumphosphat, Jochmann 0,1 pro Mille Milchsäure zuzusetzen. Auch auf dem Serum anderer Tiere, auch des Menschen und auf Ascites findet Wachstum statt.

Auf Glyzerinagar wachsen die Bazillen ebenfalls, wenn die zur Herstellung benützte Bouillon nicht neutralisiert wird. Immer aber wachsen die Kulturen nur an der Oberfläche, da der Tuberkelbazillus ein großes Sauerstoffbedürfnis hat. Gießen von Plattenkulturen ist deshalb ausgeschlossen. Die auf $2-6\%$ Glyzerinagar wachsenden Kolonien erscheinen schon nach wenigen Tagen als unregelmäßige, weißgelbliche, glanzlose Auflagerungen. Später wachsen sie zu erhabenen, oft warzenförmigen Kulturen aus, die oft von einem schuppenartigen Hof umgeben sind. Sie konfluieren und nehmen nach längerer Zeit ein stark zerklüftetes Aussehen und eine gelbliche oder bräunliche, sogar rötliche Farbe an. Die Kulturen verbreiten oft einen obstartigen Geruch.

Wichtig ist ein genügender Feuchtigkeitsgehalt. Kossel empfiehlt zum Abschluß der Röhrchen sie mit Paraffin zu überziehen.

Besonders reichlich entwickeln sich die Bazillen in $4-6\%$ iger Glyzerinbouillon. Früher glaubte man, daß eine schwach alkalische Reaktion des Nährbodens nötig sei, in Wirklichkeit ist aber die ursprüngliche saure Reaktion der Flüssigkeit besser, Jochmann empfiehlt sogar 0,1 pro mille Milchsäurezusatz. Bei der Impfung ist darauf zu achten, daß die Kulturpartikelchen auf der Flüssigkeit schwimmen, da die zu Boden sinkenden sich wegen Sauerstoffmangels nicht weiter entwickeln. Nach 2—3 Wochen bildet sich eine dicke, trockene, teilweise gefältelte Haut, die am Rande des Glases emporsteigt. Diese Methode wird dann angewandt, wenn es sich um die Gewinnung reichlichen Materials handelt, namentlich auch zur Gewinnung des Tuberkulins.

Ein guter Nährboden ist die Kartoffel. Am besten werden die Kartoffelstücke in 4% Glyzerin gekocht (ohne Sodazusatz) und 3mal im Dampftopf sterilisiert. Am Boden des Röhrchens muß das Kartoffelstück in Glyzerin tauchen.

Auch auf eiweißfreien Nährböden wachsen die Tuberkelbazillen. Der einfachste, auf dem sie noch fortkommen können, ist folgendermaßen zusammengesetzt: käufliches Ammoniumkarbonat $0,35\%$, primäres Kaliumphosphat $0,15\%$, Magnesiumsulfat $0,25\%$, Glyzerin $1,5\%$. Bemerkenswert ist, daß diese Flüssigkeit nach der Entwicklung der Kolonien Tuberkulinwirkung zeigte.

Auf alle übrigen Nährböden, auf denen die Bazillen gezüchtet werden können, insbesondere auch auf die Gewinnung „homogener" Kulturen nach Arloing und Courmont, die zum Studium der Agglutination dienen, kann hier nicht eingegangen werden.

Lebensdauer und Resistenzfähigkeit. Die Kenntnis der Resistenz des Tuberkelbazillus hat nicht nur wissenschaftliches Interesse, sondern große praktische Bedeutung mit Rücksicht auf die Bekämpfung der Tuberkulose. In erster Linie erhebt sich die Frage, ob sich der Tuberkelbazillus auch außerhalb des Körpers weiter entwickelt und wie lange er ohne geeignete Entwicklungsbedingungen lebensfähig bleibt.

Der Entwicklung des Tuberkelbazillus außerhalb des Körpers stellen sich mehrere Hindernisse entgegen, nämlich sein Sauerstoffbedürfnis, die Ansprüche, die er in bezug auf die Temperatur und auch sonst an das Nährmaterial stellt, und sein langsames Wachstum. Er wird deshalb von anderen Bakterien außerordentlich leicht überwuchert und in seinem Wachstum gehemmt.

Wir dürfen also annehmen, daß außerhalb des Körpers keine nennenswerte Vermehrung der Tuberkelbazillen zustande kommt. Anders aber verhält es sich mit der Frage, wie lange die nach außen gelangten Bazillen ihre Lebensfähigkeit bewahren.

In den Kulturen stirbt der Tuberkelbazillus trotz der günstigsten Bedingungen allmählich ab. Zuerst gelingt es nicht mehr, die Kulturen auf künstliche Nährböden überzuimpfen, während Tiere noch damit infiziert werden können. Nach wenigen Monaten gelingt aber auch die Überimpfung auf Tiere nicht mehr so gut, nach einem halben Jahre meist gar nicht mehr. Doch können unter Umständen Kulturen, die bei Bruttemperatur aufgehoben waren, noch nach zwei Jahren mit Erfolg auf Tiere verimpft werden. Als Regel gilt, daß man die Kulturen alle vier bis sechs Wochen überimpfen soll.

Von größter Wichtigkeit ist natürlich die Frage, wie lange sich die Bazillen im entleerten Sputum lebensfähig erhalten. Deshalb sind vielfache Versuche angestellt worden. Sie haben ergeben, daß sich die Bazillen im eingetrockneten Auswurf viele Monate lang virulent erhalten können. Die Dauer der Lebensfähigkeit hängt außer den zu besprechenden Einflüssen des Lichtes, der Hitze usw. von der Größe der eingetrockneten Partien ab. Kirstein stellte fest, daß die Bazillen im flugfähigen Sputumstaub innerhalb vier bis sieben Tagen, in flugfähigen Kleiderfasern innerhalb fünf bis acht Tagen, in flugfähigem Straßenstaub innerhalb drei bis acht Tagen, in Aktenstaub innerhalb acht bis vierzehn Tagen absterben. Wiederholtes Anfeuchten und Trocknen tötet die Bazillen rascher.

Die Fäulnis tötet die Bazillen anscheinend nicht sehr rasch. Im flüssigen, faulenden Sputum sollen sie schon nach acht bis elf Tagen absterben, in der Kanaljauche und in der Gartenerde können sie dagegen vier bis sieben Monate und noch länger ihre Virulenz bewahren. Im Wasser bleibt das Sputum viele Monate hindurch virulent, im natürlichen Spreewasser zeigten die Tuberkelbazillen vom 107. Tage an eine Abschwächung, am 211. Tage waren sie abgestorben (Musehold).

Die Resistenz gegen Hitze ist vielfach unter den verschiedensten Bedingungen studiert worden. Eine Übersicht findet sich bei Cornet (Die Tuberkulose. Nothnagels spez. Path. u. Ther. Bd. 14, 2, 21). Hier sei soviel erwähnt, daß eine Temperatur von 55° erst bei einer Dauer von ca. sechs Stunden, eine Temperatur von 60° in einer Stunde, eine Temperatur von 90° bereits nach zwei Minuten die Bazillen tötet. Eine ganz kurz dauernde Einwirkung hoher Temperaturen, wie sie beim Pasteurisieren der Milch in der Regel stattfindet, tötet die Bazillen nur dann ab, wenn die Temperaturen dem Siedepunkt nahe liegen.

Die Resistenz gegen Kälte ist sehr groß. Cornet ließ tuberkulöses Sputum im Winter auf Asphaltplatten im Hof eintrocknen. Trotzdem Temperaturen von —10° auftraten, der Schnee drei Wochen liegen blieb und nach dem Auftauen sich wieder einstellte, war das Sputum noch nach sechs Wochen voll virulent.

Im Boden kann der Tuberkelbazillus lange Zeit lebensfähig bleiben. In begrabenen tuberkulösen Tierkadavern hielten sich die Bazillen mehrere Wochen.

Gegen Sonnenlicht sind die Tuberkelbazillen wenig widerstandsfähig. Bei direkter Sonnenbestrahlung gehen die Kulturen in wenigen Minuten bis einigen Stunden zugrunde, bei diffusem Licht in fünf bis sieben Tagen.

Gegen chemische Stoffe verhält sich der Tuberkelbazillus ähnlich wie andere Bakterien. Doch darf man sich die desinfizierende Wirkung verschiedener Mittel nicht zu groß vorstellen. Sublimat tötet selbst nach 24stündiger Einwirkung in $2^0/_{00}$iger Lösung die Bazillen im Sputum nicht, wohl aber $5^0/_0$ige Karbolsäure in 24 Stunden nach einmaligem Umrühren.

Absoluter Alkohol in zehnfacher Menge zum Sputum zugesetzt, vernichtet die Bazillen in 24 Stunden. Als besonders wirksam erkannte Koch den Tuberkelbazillen gegenüber die Cyangoldverbindungen.

Infektiosität des Tuberkelbazillus. Der Tuberkelbazillus ist für eine Reihe von Tieren pathogen, seine Pathogenität ist aber keine einheitliche, sondern je nach der Herkunft der Bazillen verschieden. Wir müssen daher mehrere Bazillentypen unterscheiden. Die Frage, ob es sich dabei um verschiedene Bazillenarten oder nur um verschiedene, ineinander übergehende Varietäten handelt, ist nicht nur in theoretischer Hinsicht wichtig, sondern hat eine große praktische medizinische und volkswirtschaftliche Bedeutung. Wir müssen deshalb die Eigenschaften der verschiedenen Typen kurz besprechen, um nachher die Frage der Variabilität zu behandeln.

Schon vor der bakteriologischen Zeit wurde die Frage erörtert, ob die Rinder- und Menschentuberkulose durch dasselbe Virus hervorgerufen werden. Villemin nahm die Identität der Ursache an, weil es ihm gelungen war, durch Einimpfung des Materials von Perlsucht die gleichen Veränderungen bei Kaninchen hervorzurufen wie mit menschlicher Tuberkulose. Virchow dagegen legte das Hauptgewicht auf die anatomischen Unterschiede, namentlich auch in bezug auf die Verkalkung. Eine Reihe von Autoren, Gerlach, Klebs, Kitt und Bollinger gelangten bei ihren Versuchen zur gleichen Ansicht wie Villemin, andere kamen zu entgegengesetzten Resultaten, und zwei Kommissionen, die von der preußischen und von der sächsischen Regierung eingesetzt wurden, kamen zu keiner endgültigen Beantwortung der Frage. Nach der Entdeckung des Bazillus durch Koch wurden die Untersuchungen auf eine festere Basis gestellt. Koch selbst hielt ursprünglich die menschliche und Rindertuberkulose für ätiologisch identisch. Er betonte auch die Möglichkeit einer Ansteckung des Menschen durch das Rind. Die Folge war, daß Maßregeln gegen den Genuß des Fleisches perlsüchtiger Tiere und gegen den Verkauf der Milch perlsüchtiger Kühe ergriffen wurden. Deshalb war das Erstaunen groß, als Koch am Kongreß in London 1901 erklärte, daß der Bazillus der menschlichen und Rindertuberkulose verschieden sei. Ebenso groß war die Überraschung, als Behring auf der Naturforscherversammlung in Kassel 1903 nicht nur die Identität des Erregers betonte, sondern die Infektion durch die Milch im Säuglingsalter für die wichtigste Ursache der menschlichen Tuberkulose erklärte und die Formalinisierung der Milch als Prophylaxe der Schwindsucht empfahl. Seither sind zahlreiche Untersuchungen angestellt worden, in England wurde eine Kommission eingesetzt, das deutsche Reichsgesundheitsamt unternahm ausgedehnte Versuche, viele Forscher haben sich mit der Frage beschäftigt, und jetzt ist in manchen Punkten Klarheit geschaffen.

Gegenwärtig ist allgemein anerkannt, daß es sich um zwei verschiedene Typen handelt, nur über die Frage, ob diese Typen ineinander übergehen können und, wenn es möglich ist, wie oft das geschieht, sind die Meinungen noch getrennt.

Wir können drei hauptsächliche Typen unterscheiden. Nämlich 1. den Typus humanus, der aus den menschlichen tuberkulösen Herden vorzugsweise gezüchtet werden kann, 2. den Typus bovinus, den Erreger der Perlsucht der Rinder, 3. den Typus gallinaceus, der die meisten Fälle von Tuberkulose der Vögel hervorruft. Im Anschluß daran wären dann noch die Tuberkelbazillen der Kaltblüter und tuberkuloseähnliche Bazillen zu erwähnen.

Der Typus humanus. Morphologie. Der menschliche Typus bildet auf den Serumkulturen schlanke Formen von 0,002—0,003 mm Länge. In Glyzerinbouillon werden die Stäbchen gleichmäßig lang, häufig etwas gekrümmt. Bei der Färbung zeigen die so kultivierten Bazillen einen gleichmäßigen Farbenton.

Kulturen. Der Typus humanus wächst auf allen Kulturmedien rasch und üppig. Glyzerinzusatz hat einen günstigen Einfluß auf das Wachstum. Auf Glyzerinbouillon wachsen die Bazillen schon in den ersten Tagen, und schon innerhalb drei Wochen entsteht eine Haut auf der Oberfläche, die sich rasch ausdehnt und an der Glaswand emporwächst. Die Haut ist brüchig, ihre Oberfläche runzlig.

Tierpathogenität. Gegen Tiere ist der menschliche Typus im ganzen wenig virulent. Das Meerschweinchen ist zwar sehr empfindlich und kann auf den verschiedensten Wegen infiziert werden, auch durch Einreiben der Bazillen auf die rasierte Bauchhaut. Dagegen ist das Kaninchen wenig empfänglich. Selbst nach Injektionen von einem Milligramm Bazillenmasse in die Ohrvene kommt es meist nur zu einer chronischen Erkrankung, die sogar ausheilen kann. Bei subkutaner Injektion bildet sich ein Infiltrat an der Impfstelle, das bald erweicht und sich durch eine Fistelöffnung nach außen entleeren, aber auch resorbieren kann. Die regionären Lymphdrüsen schwellen an, verkäsen aber nicht. Bisweilen, aber nicht immer, kommt es zu einer chronischen Lungenerkrankung. Bei intraperitonealer Injektion entwickelt sich langsam eine Peritonitis, die durch das Zwerchfell hindurch weiter wandert. Auch bei Impfung in die vordere Augenkammer entwickelt sich die Tuberkulose langsamer als beim bovinen Typus. Rinder erkranken nur bei intravenöser Injektion sehr großer Mengen. Bei subkutaner Einspritzung bildet sich eine Infiltration an der Impfstelle, die bald in Eiterung übergeht und dann ausheilt. Die regionären Lymphdrüsen schwellen an und können auch bisweilen verkalken. Verfütterung und Inhalation führen bei Kälbern niemals zu einer fortschreitenden Tuberkulose. Schweine, Schafe und Katzen sind unempfindlich, Ziegen sind wenig empfänglich ebenso Hunde, dagegen ist der menschliche Typus für Affen sehr virulent. Auch einzelne Vogelarten erkranken leicht.

Zwischen den einzelnen Stämmen des Typus humanus bestehen oft große Unterschiede in der Virulenz. Schwach pathogene Stämme sind recht häufig. Nach Cornet spielen sie bei der Infektion des Menschen eine große Rolle.

Der Typus bovinus. Morphologie. Auf Rinderserum wachsen die Perlsuchtbazillen als kurze, plumpe Stäbchen von etwa 0,001 mm Länge. In Glyzerinbouillon sind die Stäbchen ungleichmäßig lang. Bei der Färbung nach Ziehl nehmen sie den Farbstoff sehr unregelmäßig an. In den langen Stäbchen sieht man stark gefärbte Körner von verschiedener Größe, der übrige Bazillenleib ist ganz schwach gefärbt.

Kultur. Der Typus bovinus ist schwer zu züchten. Glyzerinzusatz scheint das Wachstum eher zu hindern. Auf Glyzerinbouillon erfolgt das Wachstum sehr langsam, es bildet sich ein zartes Häutchen, das sich in 4—8 Wochen über die ganze Oberfläche ausdehnen, aber auch nur beschränkt bleiben kann. Warzenartige Verdickungen auf der Oberfläche kommen vor, sind aber gering. Nach längerer Umzüchtung zeigen die Bazillen ein etwas besseres Wachstum.

Tierpathogenität. Der Typus bovinus ist viel virulenter als der Typus humanus. Bei der Impfung auf Meerschweinchen zeigt sich zwar kein deutlicher Unterschied, abgesehen davon, daß die Tiere durch geringere Dosen von bovinen Bazillen getötet werden und rascher zugrunde gehen, als bei Impfung mit dem humanen Typus. Bei Kaninchen ist der Unterschied sehr deutlich. Wenn man auch nur kleine Mengen boviner Bazillen intravenös injiziert, so gehen die Tiere in etwa 3 Wochen an Miliartuberkulose zugrunde. Auch intraperitoneale und intraokulare Impfung führt zu generalisierter Tuberkulose. Selbst Einreiben auf die rasierte Bauchhaut ruft eine Infektion hervor. Bei subkutaner Einspritzung entsteht ein derbes Infiltrat, das erweicht und sich in ein Geschwür verwandelt. Die regionären Drüsen schwellen stark an. Etwa $1^1/_2$—3 Monate nach der Subkutanimpfung erliegen die Tiere der Infektion. Bei der Sektion findet man käsig pneumonische Veränderungen in den Lungen, miliare Tuberkel in den Nieren. Auch die Rinder zeigen eine hochgradige Empfänglichkeit. Nach intravenöser Injektion gehen sie in 3—4 Wochen an generalisierter Tuberkulose zu Grunde. Auch intraperitoneale, intraokuläre und intramammäre Impfung verursacht eine allgemeine Infektion. Nach Verfütterung von Reinkulturen schon in geringer Menge erkrankt zuerst der Darm, dann kommt es zu tuberkulöser Lymphangitis und Lymphadenitis im Mesenterium, die Erkrankung greift auf andere Lymphdrüsen, auf die serösen Häute und auf die Lungen über. Inhalation führt zu käsig pneumonischen Prozessen in der Lunge. Nach subkutaner Einspritzung entsteht eine Infiltration an der Impfstelle, eine Schwellung der regionären Lymphdrüsen und eine generalisierte Tuberkulose, der die Tiere nach 2—3 Monaten erliegen. Schweine, Schafe, Ziegen, Katzen, Affen sind sehr empfänglich, Hunde, Ratten und Mäuse dagegen nur wenig. Einige Vogelarten erkranken sehr leicht, dagegen sind die Hühner nach den meisten Autoren vollkommen resistent.

Typus gallinaceus. Morphologie. Die Bazillen der Hühnertuberkulose bilden Stäbchen von verschiedener Länge. Im Ausstrichpräparat sind sie gleichmäßiger verteilt als die Säugetierbazillen, sie liegen vereinzelt und nicht in Häufchen gruppiert wie diese. Sie neigen zu Fadenbildungen und Verzweigungen.

Kultur. Der Typus gallinaceus wächst rasch. Die Kulturen zeichnen sich namentlich durch ihre feuchte Beschaffenheit aus.

Tierpathogenität. Die Bazillen vom Typus gallinaceus lassen sich leicht auf Hühner übertragen. Mäuse und Kaninchen sind leicht zu infizieren. Über die Infektion der Meerschweinchen lauten die Angaben verschieden. Jedenfalls erkranken die Tiere lange nicht so leicht wie bei Infektion mit Typus humanus oder bovinus. Rinder und Ziegen sind bis zu einem gewissen Grad empfänglich, Hunde sind refraktär.

Tuberkelbazillen der Kaltblüter. Bei Schlangen, Schildkröten, Fröschen, Blindschleichen und Fischen hat man Erkrankungen beobachtet, die eine mehr oder weniger entfernte Ähnlichkeit mit der menschlichen Tuberkulose hatten. Man konnte auch Bazillen züchten, die bei der Färbung wie Tuberkelbazillen aussehen. Sie wachsen leicht bei 25 Grad, bei Bruttemperatur sterben sie ab. Eine Anpassung an höhere Temperaturen soll unter Umständen gelingen. Nach Weber und Taute handelt es sich dabei um säurefeste Bazillen, die mit Tuberkulose nichts zu tun haben, sondern auch in normalen Tieren und in der Erde saprophytisch vorkommen. Küster dagegen hält sie für die Erreger einer richtigen Kaltblütertuberkulose und betrachtet das saprophytische Vorkommen säurefester Bazillen als eine Ausnahme.

Die Warmblüterbazillen vom Typus humanus, bovinus und gallinaceus sollen im Kaltblüterorganismus richtige tuberkulöse Veränderungen erzeugen und über ein Jahr lang im Körper von Kaltblütern ihre Lebensfähigkeit und Virulenz bewahren können. Ob sie ihre Eigenschaften verändern und sich in die Bazillen der Kaltblütertuberkulose verwandeln können, ist fraglich.

Saprophytische tuberkelbazillenähnliche Stäbchen. Moeller hat auf Thimotheegras Bazillen gefunden, die sich züchten ließen und in ihrer Gestalt und ihren färberischen Eigenschaften dem Tuberkelbazillus ähnlich waren. Später sind solche und ähnliche Bazillen aus dem Mist, aus der Kuhmilch und Butter, aus dem Körper von Rindern und Schweinen, selbst aus dem menschlichen Körper, endlich auch aus dem Wasser isoliert worden. Alle diese Bazillen haben mit dem Tuberkelbazillus die Gestalt, die Neigung zu Keulenbildungen und Verzweigungen und die Resistenz gegen Entfärbung durch Säure oder Säurealkohol gemein. Auf künstlichen Nährböden gedeihen sie viel leichter als der Tuberkelbazillus, die Kultur gleicht der Tuberkelbazillenkultur einigermaßen. Gegen Tiere sind sie in verschiedenem Grade pathogen; auch tuberkelähnliche Bildungen, die aber mehr exsudativen Charakter haben, sind beobachtet worden.

Vorkommen der verschiedenen Typen. Der Typus humanus wird in der großen Mehrzahl der Fälle von Tuberkulose aller Art beim Menschen gefunden. Bei der spontanen Tuberkulose der Schweine fand man in einem sehr geringen Prozentsatz ebenfalls den humanen Typus. Ferner kann mit dem humanen Typus eine ganze Anzahl von Tieren infiziert werden, die mit dem Menschen in enge Berührung kommen, so Hunde und Papageien, ferner sind bei den tuberkulösen Erkrankungen vieler Tiere in zoologischen Gärten Bazillen vom humanen Typus gefunden worden, so beim Affen, Löwen, Gnu, Antilope usw.

Der Typus bovinus ist der Erreger der Tuberkulose der Haustiere. Er ist als einziger Erreger bei der Perlsucht der Rinder, bei der Tuberkulose der Schafe, Ziegen, Pferde gefunden worden. In den meisten Fällen von Tuberkulose der Schweine und Hunde ist er der Erreger, auch bei einem großen Teil der Fälle von Affentuberkulose.

Der Typus gallinaceus ist in der weitaus überwiegenden Mehrzahl der Fälle von Vogeltuberkulose der Erreger. Er erzeugt nicht nur die Tuberkulose der Hühnervögel, sondern auch die meisten Erkrankungen der Vögel in den zoologischen Gärten. Auch beim Pferd, Schwein, Affen, Rind, bei der Maus und Ratte ist Spontantuberkulose durch den Typus gallinaceus festgestellt worden.

Das Wichtigste ist nun die Feststellung, wie weit ein Vorkommen des Typus bovinus und gallinaceus bei den tuberkulösen Erkrankungen des Menschen in Frage kommt. Aus der Besprechung der Eigenschaften der verschiedenen Typen geht hervor, daß die wesentlichen Unterschiede zwischen dem bovinen und humanen Typus in der Wachstumsenergie und in der Virulenz bestehen, während der Typus gallinaceus einige andere Abweichungen zeigt. Die Bazillen des Typus bovinus sind schwerer züchtbar, dagegen infektiöser.

Das Verhalten der verschiedenen Tierstämme gegenüber den beiden Typen läßt sich, wie Behring ausführt, durch die verschiedene Empfänglichkeit der Tiere vollkommen erklären. Behring[1]) sagt: „Wenn wir die Empfänglichkeitsskala gegenüber dem Tuberkulosevirus . . . . . auf Grund unserer erweiterten Erfahrungen korrigieren und ergänzen, so würden wir jetzt immer noch Meerschweine obenanstellen, dann aber Kaninchen, Schafe, Hunde und Ziegen folgen lassen, während Rinder, wenigstens junge Rinder von 5—8 Monaten, Pferde, weiße Mäuse, tiefere Stufen der Empfänglichkeitsskala einnehmen dürften. Unter Zugrundelegung dieser Skala für die subkutane Infektion mit Tuberkulosevirus glauben wir behaupten zu können, daß unsere von Säugetieren abstammenden Tuberkulosekulturen sämtlich sich ähnlich verhalten wie Milzbrandstämme verschiedener Herkunft, bei welchen bisher in einwandfreier Weise ein Herausfallen aus der allgemein gültigen Skala noch nicht demonstriert ist.

Im Gegensatz zu der Lehre R. Kochs von der Unschädlichkeit der Rindervirulenten Tuberkelbazillen für den Menschen möchten wir demzufolge zu der zuerst von A. de Jong (Semaine médicale 1902 Nr. 3) vertretenen Auffassung hinneigen, welche in den nachfolgenden Sätzen zusammengefaßt wird: „On peut admettre, que le bacille du boeuf jouit d'une virulence supérieure à celle du bacille humain" und „on ne peut pas accepter que la supériorité de virulence des bacilles tuberculeux du boeuf, — supériorité qui s'est manifestée dans des expériences comparatives sur le boeuf, le mouton, le chèvre, le chien et le singe — ne puisse se montrer également chez l'homme."

Auch bei demselben Typus kann man einzelne Stämme beobachten, die sich durch ihre Züchtbarkeit und Virulenz in ähnlicher Weise, wenn auch in viel geringerem Maße voneinander unterscheiden wie der Typus humanus und bovinus. Die virulenteren Stämme sind die schwerer züchtbaren.

Es spricht also manches dafür, daß der Typus bovinus für den Menschen durchaus nicht harmlos ist. Deshalb ist es von größtem Interesse, wie oft tatsächlich Rindertuberkelbazillen beim Menschen gefunden werden. Es sind denn auch zahlreiche Untersuchungen angestellt worden und die englische Regierung hat eine besondere Kommission zum Studium der Frage eingesetzt. Als Ergebnis der bisherigen Forschungen hat sich gezeigt, daß der Typus gallinaceus höchst selten ist, der Typus bovinus häufiger vorkommt, aber nicht bei der Lungentuberkulose, wo er nur einen geringen Prozentsatz ausmacht. Außerdem hat die englische Kommission in manchen Fällen von Lupus Bazillen gefunden, die sich in den Kulturen wie bovine Bazillen verhielten, sich aber von diesen durch geringe Virulenz gegen Kaninchen und Rinder unterschieden. Sie werden als boviner Typus mit abgeschwächter Virulenz aufgefaßt.

Die Ergebnisse der Untersuchungen in 1290 Fällen, in denen das Alter der Erkrankten angegeben war, hat H. Kossel in einer Tabelle zusammengefaßt, die hier wiedergegeben werden soll.

„Umstehender Tabelle liegt die Berechnung von Park und Krumwiede zugrunde, zu der hinzugezählt wurden die inzwischen von Burckhardt, der englischen Kommission, Jancsò und Elfer, Möllers, H. Kossel veröffentlichten Fälle, so weit eine sichere Altersbestimmung möglich war."

In dieser Tabelle ist die Lungentuberkulose nicht entsprechend ihrer Häufigkeit berücksichtigt, aber immerhin kann man aus 732 Fällen genügende Schlüsse ziehen. Unter diesen finden sich nur vier Fälle mit Typus bovinus, nämlich ein Fall de Jong-Stuurmans, zwei Fälle der englischen Kommission und ein Fall Kossels, bei dem eine Doppelinfektion vom Typus humanus und bovinus bestand. Wie weit diese Mischinfektionen (in der Tabelle im ganzen sieben) für den Körper von Bedeutung sind, läßt sich natürlich nicht sagen.

---

[1]) Einführung in die Lehre von der Bekämpfung der Infektionskrankheiten. Berlin 1912. S. 343f.

Tabelle.

Feststellung der verschiedenen Typen von Tuberkelbazillen bei Tuberkulose des Menschen.

Formen der Erkrankung	Gesamtzahl der untersuchten Fälle	Gezüchtet wurden Kulturen des			Prozentzahl der Fälle mit bovinen Bazillen E = Personen über 16 Jahr K = Personen unt. 16 Jahr	
		Typus humanus	Typus bovinus	Typus gallin.		
Lungentuberkulose	732[1])	728	4	1	E = 0,56% K = 0 ,,	(4 :707) (0 :25)
Tuberkulose der Knochen u. Gelenke	98[1])	94	5	—	E = 7 ,, K = 4,3 ,,	(2 :29) (3 :69)
Meningitis tuberculosa	32	29	3	—	E = 0 ,, K = 10,7 ,,	(0 :4) (3 :28)
Generalisierte Tuberkulose	172[2])	141	33	1	E = 2,5 ,, K = 23,8 ,,	(1 :40) (32 :134)
Tuberkulose der Halsdrüsen	157	112	45	—	E = 6 ,, K = 40 ,,	(3 :51) (42 :106)
Tuberkulose der Abdominalorgane	99[3])	70	30	1	E = 13,6 ,, K = 49 ,,	(7 :51) (23 :4)
	1290[4])	1174	120	3		

[1]) Darunter 1 Fall von Mischinfektion (humanus u. bovinus) bei 1 E.
[2]) ,, 3 Fälle ,, ,, ,, ,, ,, ,, 3 K.
[3]) ,, 2 ,, ,, ,, ,, ,, ,, ,, 2 E.
[4]) ,, 7 ,, ,, ,, ,, ,, ,, ,, 3 E u. 4 K.

In der Tabelle fällt die Häufigkeit der bovinen Bazillen bei der abdominalen Tuberkulose im Kindesalter auf. Das könnte für die Beurteilung der Infektion mit Tuberkulose beim Menschen (vgl. später) ins Gewicht fallen. Aber die Beteiligung der bovinen Bazillen scheint nicht immer so groß zu sein. Gaffky und Rothe haben in Berlin unter 400 untersuchten Kinderleichen 78 mal eine Infektion der Mesenterial- oder Bronchialdrüsen festgestellt und 76 mal den Bazillentypus mit Sicherheit feststellen können. Nur in einem Fall (von 56, in denen die mesenterialen Drüsen erkrankt waren) war der bovine Typus vorhanden, sonst immer nur der humane. Jancsò und Elfer konnten in Koloszvar, wo die Rindertuberkulose sehr selten ist, in 94 Fällen von Tuberkulose verschiedener Organe niemals den bovinen Typus finden.

Daraus geht hervor, daß für die Lungentuberkulose fast nur der humane Typus in Betracht kommt. Freilich würde das wenig beweisen, wenn der Bazillus im menschlichen Körper selbst seinen Charakter ändern könnte (vgl. darüber später).

Noch weniger Bedeutung hat der Typus gallinaceus. In neuerer Zeit hat ihn Löwenstein im Auswurf eines Phthisikers, M. Koch und L. Rabinowitsch in der Milz eines an Miliartuberkulose verstorbenen Mannes gefunden. Kossel betont diesen Befunden gegenüber, daß die Möglichkeit einer Mischinfektion vorliege, da der Nachweis, daß die Hühnertuberkelbazillen die einzigen Erreger waren, fehlt.

Variabilität der verschiedenen Bazillentypen. Aus der oben S. 480 wiedergegebenen Tabelle geht hervor, daß der Typus bovinus bei der Lungentuberkulose des Menschen recht selten ist. Man könnte daraus schließen, daß er ätiologisch für die Lungenerkrankung des Menschen kaum in Betracht kommt. Dieser Schluß gilt aber nur, wenn eine Umwandlung des bovinen Typus in den humanen ausgeschlossen ist. Kommt aber eine solche Umwandlung vor, so könnte das alleinige Vorkommen des humanen Typus bei der menschlichen Lungentuberkulose möglicherweise nicht darauf beruhen, daß alle Erkrankungen aus einer Infektion mit diesem Typus hervorgegangen sind, sondern darauf, daß bovine Bazillen bei einem mehr oder weniger großen Teil der Infizierten die Erreger wären, sich aber allmählich an den menschlichen Körper gewöhnt und die Eigenschaften des humanen Typus angenommen hätten. Es ist klar, daß die Prophylaxe der Lungentuberkulose sehr wesentlich von der Entscheidung dieser Frage abhängt.

Wenn eine Umwandlung möglich ist, so sollte man erwarten, daß es Zwischenformen zwischen beiden Typen gibt und daß eine Umzüchtung des einen Typus in den anderen im Tierexperiment möglich ist.

Zwischenformen zwischen beiden Typen sind in der Tat beobachtet worden. L. Rabinowitsch, Beitzke, Fibiger und Jensen haben derartige Formen beschrieben. Demgegenüber betonen andere Autoren, namentlich Kossel, daß die Abweichungen in den meisten Fällen nur einzelne Merkmale betreffen, während der Stamm sich nach seinen meisten Eigenschaften dem einen oder andern Typus einordnen lasse, ferner daß die Mischkultur immer den Eindruck eines atypischen Stammes machen müsse. Am allerwenigsten beweisend sind Unterschiede in der Virulenz. Bei allen Bakterien sehen wir Stämme, die weniger oder stärker virulent sind als der Durchschnitt der betreffenden Art. Da der bovine Typus der virulentere ist, so sollte man erwarten, daß schwächer virulente Stämme mehr dem humanen Typus sich nähern sollten. Nun hat die englische Kommission bei Lupus Stämme gefunden, die sich kulturell wie bovine verhielten, aber durch eine geringere Virulenz auszeichneten. Es liegt nahe, diese Befunde im Sinne der Artverschiedenheit aufzufassen, doch wäre es auch bei Artgleichheit möglich, daß zuerst die Virulenz und erst später die kulturellen Eigenschaften sich geändert hätten. Übrigens ist nicht einzusehen, weshalb nicht auch dann, wenn es sich um verschiedene Spezies handelt, ebenso gut Zwischenformen vorkommen könnten, wie zwischen Typhus und Coli.

Wichtiger sind die Versuche, die Typen ineinander umzuwandeln. Da die Versuche am Menschen nicht gemacht werden können, so hat man natürlich immer nur versucht den humanen Typus in den bovinen umzuwandeln. Behring und Römer haben zuerst Ziegenpassagen zu diesem Zweck benützt. Nach 10 monatlichem Verweilen eines menschlichen Stammes in einer Ziege haben sie aus dieser einen bovinen Typus gewonnen. Auch Dammann und Müssemeier und de Jong erhielten ähnliche Resultate, Weber gelang dagegen die Umzüchtung in der Ziege nicht. Eine Umzüchtung durch Einimpfung eines menschlichen Stammes auf das Rind ist den meisten Forschern nicht gelungen. Gegen die gelungenen Versuche wird der Einwand erhoben, daß es sich hier um Mischinfektionen handeln konnte, sei es daß das Ausgangsmaterial eine Mischkultur war, oder daß sich zu der humanen Infektion eine bovine hinzugesellte.

Für die Artverschiedenheit werden die Fälle angeführt, in denen beim Menschen rein bovine Infektionen ohne irgend welche Anpassung des Typus an den Menschen gefunden wurden. So konnte man acht Jahre nach dem Bestehen einer bovinen Hautinfektion einen ganz reinen Rinderstamm züchten, und die auf der Tabelle S. 480 angeführten bovinen Erkrankungen waren teilweise Mischinfektionen, aber atypische Stämme sind nicht darunter.

Auch die Umwandlung des Typus gallinaceus ist verschiedentlich versucht worden. Die meisten Experimente verliefen ergebnislos, und gegen die positiven lassen sich auch Einwände erheben.

Noch weniger beweisend sind die Versuche, Säugetierbazillen in Kaltblüterbazillen umzuwandeln. In einer Reihe von Versuchen behielten die Warmblüterbazillen ihre Eigenschaften bei, bei den andern Untersuchungen liegt die Möglichkeit vor, daß die gezüchteten Mikroorganismen gar nicht mehr der eingeimpfte Stamm, sondern die spontan vorkommenden säurefesten Bazillen der Kaltblüter gewesen seien.

Die Umwandlung des einen Typus in den anderen ist somit nicht erwiesen, ja sie ist sogar unwahrscheinlich, aber auch nicht mit Sicherheit widerlegt.

Leicht scheint diese Umwandlung keinesfalls vor sich zu gehen, und wenn sie auch möglich sein sollte, so ist damit noch durchaus nicht bewiesen, daß sie im menschlichen Organismus mit einiger Häufigkeit zustande kommt. Die in der Tabelle auf S. 480 wiedergegebenen Zahlen sprechen dagegen.

Nachweis des Tuberkelbazillus im Tierversuch. Weitaus am besten eignet sich das Meerschweinchen zum Nachweis der tuberkulösen Infektion. Das verdächtige Material wird unter die Bauchhaut etwas seitlich von der Mittellinie injiziert, nachdem die Haare entfernt und die Haut mit Alkohol oder Jodbenzin gereinigt worden ist. Die erste Krankheitserscheinung ist eine Vergrößerung der Lymphdrüsen in der Kniefalte, die man meist schon nach einer bis zwei Wochen fühlen kann. Bloch hat empfohlen, die Drüsen vor der Infektion zu quetschen, um ihre Erkrankung zu beschleunigen. Die Methode hat aber den Nachteil, daß die Quetschung auch eine Erkrankung durch andersartige Mikroorganismen, u. a. auch durch säurefeste Bazillen nicht tuberkulöser Natur, zur Folge haben kann. Sicherer ist, wenn man möglichst rasch ein Resultat zu erreichen wünscht, die Methode von Weber. Sie besteht darin, daß man die Drüsen, sobald sie vergrößert sind, exzidiert und mikroskopisch untersucht. Römer empfiehlt die infizierten Meerschweinchen mit der Intradermoreaktion zu prüfen, die schon bald nach der Infektion positiv ausfällt.

Etwa vier Wochen nach der Injektion erkrankt auch die Milz, und meistens nach sechs bis acht Wochen stirbt das Tier an Tuberkulose. Es kann aber unter Umständen auch viel länger dauern, bis der Tod eintritt. Immer müssen mindestens zwei Tiere geimpft werden, da ein Tier auch ohne Tuberkulose zugrunde gehen kann und da bei geringem Gehalt an Tuberkelbazillen nicht jedes Tier erkrankt.

4. Die Infektionswege des Tuberkelbazillus.

a) Experimentelles.

Die ersten Versuche, die unternommen wurden, um die infektiöse Natur der Tuberkulose zu beweisen, beschränkten sich im Anschluß an Villemin meistens auf die subkutane Impfung. Später wurden namentlich intravenöse Einspritzungen vorgenommen. Cohnheim und Salomonsen fanden dann die Impfung in die vordere Augenkammer des Kaninchens, später wurden auch an verschiedenen anderen Stellen Impfungen probiert. Alle diese Versuche hatten in erster Linie den Zweck, die Infektiosität der Tuberkulose zu beweisen. Erst die Entdeckung des Tuberkelbazillus und die Frage nach der Identität der menschlichen und Rindertuberkulose veranlaßte dann die Untersuchung der praktisch wichtigsten Infektionswege, nämlich der Inhalation und der Verfütterung. Mit der Zeit gelang es dann auch, die richtige Dosierung und die geeigneten Versuchstiere für die verschiedenen Infektionsarten zu finden, so daß es jetzt auf den verschiedensten Wegen gelungen ist, die Tuberkulose zu übertragen.

Intravenöse Injektion. Bei Einspritzung in die Ohrvene oder in die Vena jugularis kommt es zu einer Tuberkulose, die mit der menschlichen allgemeinen Miliartuberkulose die größte Ähnlichkeit hat. Die Lunge ist vorwiegend betroffen, während sie bei Injektion in den linken Ventrikel hinter anderen Organen, namentlich den Nieren, zurücksteht.

Subkutane Impfung. Bringt man infektiöses Material unter die Haut, so verkleben zunächst die Wundränder, nach einigen Tagen entwickelt sich eine Infiltration, und später kommt es, je nach der Beschaffenheit des Materials und der Empfänglichkeit der Tiere zu Resorption oder Erweichung, zu Durchbruch oder Ausheilung oder zu Geschwürsbildung. Fast immer schwellen im Laufe der nächsten Wochen die zunächst gelegenen Lymphdrüsen an. Bei Impfung auf der einen Seite des Bauches erkranken zuerst die Kniefaltendrüsen auf der infizierten Seite, später dann auch auf der anderen Seite. Bei genügender

Impfung verkäsen und erweichen später die Drüsen. Auf die Erkrankung der Inguinaldrüsen folgt die der Retroperitonealdrüsen. Etwa am 30.—40. Tage erkrankt die Milz, etwa vom 40. an die Leber und die Lunge mit den Bronchialdrüsen. Doch kann man in der Lunge erst mit der Zeit reichlichere Knötchen nachweisen.

Bei Infektion zwischen den Zehen eines Hinterfußes entsteht an der Impfstelle nur ein kleiner Schorf, nach 2 Wochen schwillt die Drüse am Kniegelenk, dann kommen die Inguinaldrüsen der gleichen Seite, später geht die Infektion weiter wie bei der Impfung unter die Bauchhaut, nur daß es bis zum Eintritt der Allgemeinerkrankung länger dauert. Bei der Impfung zwischen die Zehen der Vorderextremität kommt es in analoger Weise zu einer Erkrankung der Kubital- und Achseldrüsen, dann aber erfolgt zuerst die Infektion der Bronchialdrüsen und der Lunge. Bei Impfung am Kopf erkranken zunächst die Halsdrüsen, später die Bronchial- und Mediastinaldrüsen und die Lunge, erst viel später die übrigen Organe.

Kutane Infektion. Einreibungen in die Haut machen lokal entweder nur leichte Reizung oder Geschwüre oder lupusähnliche Veränderungen, regelmäßig aber auch Erkrankung der regionären Lymphdrüsen, der eine Allgemeininfektion nachfolgt.

Bei **Infektion der Schleimhäute** (Mund, Nase, Urethra, Vagina) kann die Schleimhaut äußerlich alle Zeichen von Veränderung vermissen lassen, obschon es zu einer Erkrankung der regionären Drüsen und zu einer Allgemeininfektion kommt.

Impfung in das Auge. Nach dem Einbringen von Tuberkelbazillen in die Konjunktiva oder auf die Cornea treten zuerst Geschwüre auf, später Verkäsung der Halsdrüsen, der Bronchialdrüsen, Erkrankung der Lunge und schließlich auch der Bauchorgane. Doch kann auch jede sichtbare Veränderung der Konjunktiva ausbleiben und trotzdem die Erkrankung weitergehen. Bei Impfung in die vordere Augenkammer dauert es etwa 1—2 Wochen, bis man Tuberkel an der Iris beobachten kann, später schreitet die Infektion weiter, wie bei Impfung der Konjunktiva und Cornea.

Intraperitoneale Infektion. Bringt man tuberkulöses Material in die Bauchhöhle, so entwickeln sich an beiden Blättern des Peritoneums zahlreiche kleine Tuberkel. Auch die Inguinaldrüse der entsprechenden Seite kann anschwellen, was offenbar auf einer Infektion der Bauchdecken während der Einspritzung beruht. Besonders reichlich entwickeln sich die Knötchen im Netz, das unter Umständen eine dicke, mit käsigem Material gefüllte Masse bilden kann. Exsudatbildung kann eintreten oder ausbleiben. Sehr früh erkranken die Retroperitonealdrüsen, später Milz und Leber. Durch das Zwerchfell kriecht die Erkrankung auf die Pleura über, später kommt es zur Infektion von Bronchialdrüsen und Lunge.

Infektion des Darmkanals. Fütterungsversuche sind in großer Anzahl angestellt worden. Bei empfänglichen Tieren kann es zu Schleimhautgeschwüren kommen, die der menschlichen Darmtuberkulose vollständig gleichen. Es können sich aber auch Tuberkel im follikulären Apparat des Darmes ohne Geschwüre entwickeln, oder der Prozeß kann endlich in das Mesenterium eindringen, während die Schleimhaut ganz intakt aussieht. Immer schwellen zuerst die Mesenterialdrüsen an, sie können verkäsen, später erkrankt auch die Leber, erst sehr spät die Lunge. Wenn man Erkrankungen der Halsdrüsen dabei beobachtet, so rührt das wohl in der Regel von einem Eindringen der Keime durch die Mundschleimhaut her, wozu bei der Verfütterung ja reichlich Gelegenheit ist.

Zur Infektion des Darmkanals ist immer die Verfütterung einer großen Bazillenmenge notwendig. Um das empfindlichste Tier, das Meerschweinchen, krank zu machen, braucht man 3—6 Millionen Bazillen (Friedel, Pfeiffer und Friedberger).

Infektion der Luftwege. Inhalationsversuche sind in großer Zahl und in vielfachen Variationen angestellt worden, namentlich durch Cornet. Läßt man Tiere feucht verstäubtes Sputum oder verstäubte Reinkulturen von Tuberkelbazillen einatmen, so kommt es zu einer Miliartuberkulose der Lunge. Gleichzeitig vergrößern sich die Lymphdrüsen, die zu großen Paketen anschwellen und in großer Ausdehnung verkäsen können. Wählt man das Infektionsmaterial spärlich genug, so kommt es nur zu vereinzelten Lungenherden, das Tier bleibt länger am Leben und es entwickeln sich Lungenherde, bei denen käsig pneumonische Prozesse und Kavernenbildung zu einem ähnlichen Bild wie die fortgeschrittene menschliche Phthise führen können. Ist das Infektionsmaterial reichlich, so finden sich schon von der 3.—5. Woche an Tuberkel in Milz und Leber. Die Halsdrüsen erkranken selten.

Versuche mit Inhalation getrockneten Sputums blieben lange Zeit erfolglos. Erst Cornet ist es geglückt die Ursache des Fehlschlagens festzustellen und positive Resultate zu erzielen. In den früheren Versuchen wollte man, um die Einatmung ja recht sicher zu erzwingen, den Sputumstaub dadurch recht nahe an die Tiere bringen, daß man sie in enge verschlossene Kästen setzte oder ihnen Beutel mit Sputumstaub vor den Mund band od. dgl. Die Folge ist aber, daß die Ausatmungsluft das zu inhalierende Material sofort feucht macht, so daß es kleben bleibt und gar nicht zur Inhalation kommt. Cornet vermied den Fehler, indem er dafür sorgte, daß die Tiere wirklich trockene Luft einatmeten, und auch als er die Versuche sehr ähnlich wie die menschliche Infektionsgelegenheit gestaltete, indem er auf einem Teppich tuberkelbazillenhaltiges Sputum antrocknen und den Teppich kräftig aufkehren ließ, gelang es ihm bei 35 von 36 Tieren, die in verschiedener Entternung und Höhe in dem Zimmer gehalten wurden, die Entwicklung einer typischen Bronchial- und Lungentuberkulose zu erzeugen.

Spritzt man das Infektionsmaterial in die Luftröhre, so entstehen in der Lunge käsig-pneumonische Veränderungen, oft in ziemlich großer Ausdehnung. Die Krankheit verläuft ähnlich weiter wie viele Fälle von Inhalationstuberkulose.

Die Infektion durch Inhalation gelingt viel leichter als durch Verfütterung. Während zu dieser 3—6 Millionen Bazillen notwendig sind, genügt zur Infektion der Lunge die Einatmung von 100 Bazillen (Findel, Pfeiffer und Friedberger).

Es muß hier darauf hingewiesen werden, daß die Entwicklung einer käsigen und zu Kavernen führenden Lungentuberkulose nicht nur durch Inhalation oder intratracheale Injektion gelingt, sondern auch durch eine Infektion von anderen Körperstellen aus. So hat von Baumgarten durch Injektion von Tuberkelbazillen in die Harnröhre nach 5—6 Monaten Kavernenbildung in den Lungen beobachtet (vgl. a. S. 510 f.).

Als wichtigstes Ergebnis dieser Tierversuche ist hervorzuheben, daß (mit Ausnahme der Impfung in die Venen oder das Herz) immer zuerst eine **Erkrankung der regionären Lymphdrüsen** stattfindet, die sich auch auf benachbarte Lymphdrüsengebiete fortsetzen kann, ferner daß es zu einer Erkrankung des lymphatischen Apparates kommen kann, ohne daß an der Eintrittspforte eine krankhafte Veränderung zu entstehen braucht. Doch ist auch zu betonen, daß vereinzelte Herde in entfernten Organen offenbar durch Infektion auf dem Blutwege ohne allgemeine Miliartuberkulose zustande kommen können, z. B. Lungentuberkulose nach Einimpfung in die Harnblase. Über die Infektion des immunen Organismus vgl. u. S. 500ff.

b) Die Infektionswege beim Menschen.

In der ersten Zeit nach der Entdeckung des Tuberkelbazillus betrachtete man die Einatmung von Bazillen als die selbstverständliche Infektionsquelle für die Lungentuberkulose. Das Verschlucken von tuberkulösem oder perlsüchtigem Material kam höchstens für die Infektion des Darmkanals in Betracht. Seitdem sich aber, namentlich seit der Einführung der Kutanimpfung nach v. Pirquet, gezeigt hat, daß bei der Mehrzahl der Menschen die tuberkulöse Infektion in der Jugend stattfindet, und nachdem die Häufigkeit der intestinalen Infektion im Kindesalter entdeckt worden ist, rückt die Möglichkeit anderer Infektionsquellen wieder mehr in den Vordergrund. Deshalb müssen die verschiedenen Möglichkeiten besprochen werden.

Kongenitale Infektion. Die Tatsache der Erblichkeit der Tuberkulose führte in der ersten bakteriologischen Zeit auf den Gedanken einer direkten Übertragung des Tuberkelbazillus von den Eltern auf das Kind. Namentlich v. Baumgarten hat diese Ansicht vertreten, aber ein Teil seiner Argumentation ist in neuerer Zeit hinfällig geworden, indem sich gezeigt hat, daß alle möglichen Bazillen im Blute kreisen und irgendwo eine Herderkrankung erzeugen können, ohne daß die primäre Infektionsquelle nachgewiesen werden kann. Baumgarten hatte aus dem Vorkommen primärer Tuberkulose an Stellen, an denen kein Eindringen von außen möglich erschien, geschlossen, daß der Tuberkelbazillus schon in den Keim hineingelangt sein müsse. Aber auf anderem Wege, durch den Nachweis von Tuberkelbazillen in der Plazenta, ist in neuerer Zeit die Möglichkeit einer kongenitalen Tuberkulose wieder mehr beachtet worden.

Eine **germinative Übertragung** spielte eine zeitlang eine große Rolle, ist aber heutzutage recht unwahrscheinlich geworden, nachdem sich bei der Syphilis, bei der die Tatsachen am ehesten für eine germinative Übertragung gesprochen hatten, seit der Einführung der Wassermannschen Reaktion gezeigt hat, daß in allen Fällen kongenitaler Syphilis die Mutter infiziert ist. Auch hat sich gezeigt, daß sämtliche Fälle von kongenitaler Tuberkulose des Menschen von tuberkulösen Müttern stammen.

Eine **plazentare Übertragung** der Tuberkulose ist dagegen mit Sicherheit nachgewiesen. Nur frägt es sich, wie oft sie vorkommt. Neuere Untersuchungen haben gezeigt, daß sich in der Plazenta tuberkulöser Mütter gar nicht so selten Tuberkelbazillen nachweisen lassen. Selbst bei initialer Lungentuberkulose der Mutter hat man Tuberkelbazillen in der Plazenta gefunden (Schmorl und Geipel, Lit. s. bei Aronade). Es ist aber noch nicht gesagt, daß die Tuberkelbazillen aus der Plazenta auch auf den Fötus übergehen müssen. Wenn das der Fall ist, so müssen wir nach allem, was wir über Säuglingstuberkulose wissen, annehmen, daß sich dann eine rasch fortschreitende Tuberkulose entwickelt. Es ist denn auch eine Reihe von Fällen beschrieben worden (Lit. s. bei Cornet), in denen das Kind kurz nach der Geburt unter den Erscheinungen der Tuberkulose erkrankte und starb. Doch können Kinder mit sicher intrauterin erworbener Tuberkulose 6 Monate leben.

Im ganzen sind bis jetzt wenige Dutzend Fälle von sicher kongenitaler Tuberkulose beschrieben worden. Diese Zahl ist im Vergleich zur Tuberkulose überhaupt und zur Zahl der tuberkulösen Mütter so gering, daß die kongenitale Übertragung offenbar nur eine sehr geringe Bedeutung hat. Häufiger scheint die plazentare Tuberkulose und die Übertragung auf den Fötus beim Rind.

Intestinale Infektion. Die primäre Infektion vom Darme aus kann für die Lungentuberkulose eine wichtige Bedeutung haben, nicht nur wenn die Möglichkeit einer metastatischen Lungeninfektion vom Abdomen aus gegeben ist, sondern auch dann, wenn die Lungenerkrankung durch Einatmung zustande kommt. Es ist für den Körper nicht gleichgültig, ob beim Eintritt der Lungeninfektion schon eine anderweitige Infektion bestanden hat oder nicht.

Früher schätzte man die Häufigkeit der primären Darminfektion beim Menschen nicht hoch ein. Später hat von anatomischer Seite namentlich Heller das häufigere Vorkommen betont. Behring hat dann eine fast regelmäßige Infektion durch den Darm angenommen. Er ging von einer Beobachtung seines Schülers Römer aus, wonach verfütterte Eiweißkörper beim Säugling unverändert die Magendarmwand passiert. Er bewies dann die geringe Resistenz der Tiere in den ersten Lebenstagen gegenüber der Milzbrandinfektion durch Verfütterung. Ferner stützte er sich auf die Angaben Disses, daß die Schleimhaut des Intestinalkanales in der ersten Jugend sich anatomisch anders verhalte und deshalb für Tuberkelbazillen durchgängiger sei. Wenn auch die Angaben Disses teilweise widerlegt worden sind (Benda, Reyher, von der Leyen) so spricht doch vieles für eine erhöhte Durchlässigkeit der Schleimhaut im Säuglingsalter (vgl. den in Behrings „Einführung etc." S. 372 abgedruckten Brief Bendas).

Die Angaben über die Häufigkeit der primären Darmtuberkulose lauten etwas verschieden. Die älteren Statistiken sind nicht zu verwerten, weil auf Reste von Darminfektionen nicht genügend genau geachtet wurde. Die besser zu verwertenden Statistiken hat Edens in einer Tabelle zusammengefaßt, die umstehend wiedergegeben ist.

Aus dieser Tabelle geht hervor, daß die primäre Darmtuberkulose doch nicht so selten ist. Mit Ausnahme der Zahlen von Orth und Henke kommt der Befund einer primären Darmtuberkulose bei etwa 3—5% aller Sektionen überhaupt vor. Unter der Kindertuberkulose macht sie einen großen Prozentsatz aus, in Edens zweiter Beobachtungsreihe sogar 47,6 %. Auf die größten Zahlen ist das meiste Gewicht zu legen, da die Befunde um so häufiger positiv werden, je gewissenhafter und geübter der Untersucher ist.

Aus der Tabelle geht hervor, daß man bei etwa 10—20% aller Kindersektionen eine frische oder ausgeheilte primäre Darmtuberkulose findet. In der Regel handelt es sich dabei um eine Affektion der Mesenterialdrüsen allein, während die Darmschleimhaut intakt erscheint. Edens konnte das bei 35 von 43 primären Intestinaltuberkulosen feststellen, von isolierter Schleimhauterkrankung fand er keinen einzigen Fall. Umgekehrt findet man bei **sekundärer** Darmtuberkulose vorwiegend die Schleimhaut, selten die Mesenterialdrüsen allein erkrankt.

Die auf der Tabelle wiedergegebenen Zahlen werden in wertvoller Weise ergänzt durch die Untersuchungen bei Kindern, die an Diphtherie gestorben waren. Aus diesen zufälligen Befunden läßt sich die Häufigkeit der Intestinaltuberkulose im Kindesalter am besten ersehen. Schultz (in Hellers Institut) fand bei 255 Diphtheriesektionen 45 Tuberkulosen, darunter 9 isolierte Mesenterialdrüsentuberkulosen = 20% der Tuberkulösen. Cohaus fand unter 459 Diphtheriesektionen 95 Tuberkulosen, darunter 33 primäre Darmtuberkulosen = 35% der Tuberkulösen. Die Amerikaner Councilman, Mallory und Pearce fanden unter 200 Diphtheriesektionen 35 Tuberkulosen, darunter 13 primäre Darmtuberkulosen = 37,1% der Tuberkulösen. Daraus geht hervor, daß etwa 6% aller anscheinend gesunden Kinder an Darmtuberkulose leiden oder eine solche durchgemacht haben.

Tabelle.
Häufigkeit der primären Darmtuberkulose (nach Edens).

Autor	Zahl der Sektionen	Zahl der Tuberkulösen	Zahl der Kinder	Zahl der tuberkulösen Kinder	Primäre Darmtuberkulose			
					Prozentsatz der Tuberkulose	Prozentsatz der Kindertuberkulose	Prozentsatz aller Sektionen	Prozentsatz aller Kindersektionen
Orth (1902—03)	1558	—	203 v. ¼—15 J.	47	—	2=4,25%	0,13%	—
Orth (1904—05)	—	—	—	73	—	7=9,6%	—	—
Henke	1100	—	228	62	—	7=11%	0,64%	—
Ciechanowsky	4631	1203	—	—	86=7,1%	—	1,8%	—
Hamburger	—	—	848	335	—	0	—	—
Nebelthau	—	—	—	26	—	5=19,2%	—	—
Lubarsch	1820	1087	297	63	61=5,5%	14=21,2%	3,3%	—
Brüning	—	—	400	44	—	8=18,2%	—	—
Fibiger-Jensen	600	311	—	—	31=15%	—	5,17%	—
Symes-Fischer	—	500	102 (1—12 J.)	—	—	12=11,7%	—	—
Price-Jones	—	—	55	21	—	6=28,5%	—	—
Kingsford	—	—	—	339	—	64=18,9%	—	—
Harbitz	585	256	—	—	30=7,7%	—	5,5%	—
Ogya	250	116	—	20	12=10,3%	6=30%	4,8%	—
Wagener (Heller)	600	—	76 (1—15 J.)	33=43,5%	—	16=21,1%	4,7%	20,8%
Wagener (Berlin)	410	67	—	—	—	11=16,4%	20=4,9%	16,5%
Edens	491	176	91	31	25=35,8%	11=35,5%	25=5,1%	12%
Edens	409	152	74	21	18=37,1%	10=47,6%	35=4,4%	13,6%

Wir müssen annehmen, daß von diesen Darmtuberkulosen eine Anzahl auf Infektion mit Perlsuchtbazillen beruht. Nach den Angaben der Tabelle auf S. 480 macht die Infektion mit Perlsuchtbazillen etwa die Hälfte aus. Andererseits ergibt aber die Betrachtung beider Tabellen, daß einerseits lange nicht alle Kindheitsinfektionen primär intestinaler Natur sind, und daß andererseits der bovine Typus bei den anderen Infektionen lange nicht die Rolle spielt, wie bei den intestinalen.

Infektion der Haut und der Schleimhäute. Die verschiedenen Formen der Hauttuberkulose und die Hauttuberkulide sind hier nicht zu besprechen. Es sei nur darauf hingewiesen, daß bei Lupus und anderer Hauttuberkulose auffallend selten die Entwicklung einer Lungentuberkulose beobachtet wird. Die Erkrankung der Haut führt offenbar zu einer Immunität. Andererseits müssen wir auch eine Immunität der Haut bei vorhandener

Lungenaffektion annehmen, da wir sonst viel mehr tuberkulöse Hauterkrankungen bei Schwindsüchtigen beobachten müssten.

Die primäre Hauttuberkulose führt also höchstens in ganz seltenen Fällen zur Phthise. Sie kommt für die Entstehung der Lungentuberkulose nur insofern in Betracht, als von ihr aus Tuberkelbazillen durch Berührung usw. verschleppt werden können.

Die Schleimhäute des Mundes, der Nase, der Genitalien, des Auges usw. werden bei vorhandener Lungenerkrankung oft sekundär infiziert. Die Fälle von primärer Infektion (besonders Lupus, der häufig an der Schleimhaut beginnt) kommen für die Entstehung der Lungentuberkulose, abgesehen davon, daß vom Mund aus die Halsdrüsen infiziert werden können (vgl. u.) nicht in Betracht.

Infektion der Lymphdrüsen. Beim Eindringen des Tuberkelbazillus in den menschlichen Körper kommt es ebenso wie bei der experimentell erzeugten Tuberkulose zu einer Erkrankung der regionären Lymphdrüsen. Die Eintrittspforte kann dabei erkranken oder intakt bleiben. Wahrscheinlich bleibt namentlich bei primärer Infektion eine Erkrankung der Eintrittsstelle aus. Behring hat den Satz aufgestellt: „Tuberkulinüberempfindlich gewordene Individuen neigen zur Herderkrankung an der Eintrittsstelle für das Tuberkulosevirus." Edens hat die Richtigkeit dieses Satzes bei der Darmtuberkulose gezeigt, indem sich bei der primären Infektion hier fast nie eine Schleimhauterkrankung nachweisen läßt, bei der sekundären dagegen fast ausnahmslos die Schleimhautaffektion im Vordergrund steht. Ob das auch für die häufigste Lymphdrüsentuberkulose, die der Halsdrüsen (die Bronchialdrüsentuberkulose soll hier nicht berücksichtigt sein) gilt, ist schwer zu sagen. Wir sehen ja freilich die Halsdrüsentuberkulose häufig als anscheinend primäre Erkrankung, und andererseits beobachten wir bei Phthisikern nicht so ganz selten Affektionen der Mundschleimhaut, dagegen selten sekundäre Halsdrüsentuberkulose. Es mag aber auch eine anatomische oder physiologische Eigentümlichkeit des Eintrittsgebietes, der Tonsillen und Mundschleimhaut dabei eine Rolle spielen.

Im Tierexperiment sehen wir, daß sich an die Infektion der regionären Lymphdrüsen die Erkrankung benachbarter Drüsengebiete anschließt. Auch beim Menschen hat man vielfach ein Übergreifen der Halsdrüsentuberkulose auf die bronchialen Lymphknoten angenommen. Wahrscheinlicher ist aber, daß die Infektion, wenn sie überhaupt über das Gebiet der Zervikaldrüsen hinausgeht, zu einer Einschwemmung von Bazillen in das Venensystem und auf diesem Wege in die Lungen führt (vgl. S. 243).

Infektion durch Inhalation. Eine Infektion durch Inhalation scheint zunächst am natürlichsten die Lungenerkrankung zu erklären. Sie wird deshalb immer noch von der Mehrzahl der Autoren als die wichtigste Ansteckungsweise betrachtet. Die Gründe, die gegen sie vorgebracht werden, liegen auch nicht darin, daß man die Möglichkeit dieses Infektionsweges in Abrede stellt oder gar widerlegt hätte, sondern darin, daß die Infektion mit Tuberkulose vielfach in die früheste Jugend verlegt wird. Doch hat noch niemand bewiesen, daß nicht auch später eine Erstinfektion durch Inhalation zustande kommen kann und daß beim Vorhandensein einer Kindheitsinfektion auf dem Luftwege eingedrungene Bazillen nicht haften bleiben können.

Gelangen Bazillen mit der Einatmungsluft in den Körper, so können sie zunächst in der Nasen- und Mundhöhle zurückgehalten werden. Doch erzeugen sie hier, wie schon erwähnt, sozusagen nie eine primäre Erkrankung. Dagegen kann ein Teil, eben so gut wie bei Fütterung, durch die unverletzten Schleimhäute hindurch in die Drüsen gelangen und deren Erkrankung veranlassen. Wie oben erwähnt, kann aus einer solchen Halsdrüsentuberkulose eine Lungenerkrankung kaum anders als auf dem Blutwege entstehen.

Gelangen die Bazillen tiefer, so können sie eine Erkrankung des Kehlkopfes hervorrufen. Fälle von primärer Larynxtuberkulose sind sichergestellt, sie sind aber ganz außerordentlich selten. Noch seltener ist eine primäre Infektion der Trachea oder der gröberen Bronchien. Die Hauptmasse der Bazillen wird durch Schleimabsonderung und Flimmerbewegung aus dem Körper wieder entfernt. Ein Teil dagegen gelangt bis in die Alveolen. Hier werden die Bazillen vielleicht durch die bakteriziden Kräfte der Lunge abgetötet, vielleicht gelangen sie größtenteils lebend in den Lymphstrom und werden von diesem den Lymphdrüsen zugeführt. Wir müssen annehmen, daß auch beim gesunden Menschen gelegentlich Tuberkelbazillen auf diesem Wege in den Körper gelangen, eben so gut oder sogar noch besser als Staubpartikel. Wenn ziemlich große Rußteilchen und Eisensplitterchen in die Lungen inhaliert werden können, so muß das für die viel leichteren Tuberkelbazillen in noch viel höherem Grade zutreffen. Es ist deshalb auch gar nicht merkwürdig, daß eine Anzahl von Forschern in den Lymphdrüsen von Leichen, die keinerlei tuberkulöse Veränderungen erkennen ließen, lebende Tuberkelbazillen fanden (Bartel und Weichselbaum, Harbitz usw. Lit. s. bei Cornet). Hier können sie noch recht lange am Leben bleiben, ohne daß krankhafte Veränderungen aufzutreten brauchen. Bartel konnte 172 Tage nach der Verfütterung noch lebende Bazillen in den Mesenterialdrüsen, die ganz normal aussahen, nachweisen. Man hat aus dem Vorkommen einer solchen langen Latenz geschlossen, daß eine Kindheitsinfektion in späteren Jahren zur Entwicklung einer Lungentuberkulose führen könne. Es ist aber gar nicht einzusehen, daß ev. aus der Kindheit zurückgebliebene Bazillen eher eine Erkrankung veranlassen sollten, als solche, die von neuem an die gleiche Stelle gelangen. Ferner ist es sehr viel wahrscheinlicher, daß die Bazillen, die in der Lunge eine Erkrankung verursachen, auf dem nächstliegenden Weg der Inhalation dahin gelangt sein sollten, als etwa durch rückläufigen Lymphstrom aus den Bronchialdrüsen. Auch ist die Annahme Behrings, daß die Tuberkelbazillen 10 bis 15 Jahre latent bleiben und ihre Virulenz bewahren könnten, etwas willkürlich. Nur wenn sich im Körper irgendwo ein Herd mit reichlichen Bazillen befindet, so läßt sich wohl denken, daß von hier aus eine Infektion der Lunge auf dem Blutwege leichter zustande kommen könnte, als etwa eine Infektion durch die spärlichen eingeatmeten Bazillen.

Wenn nun die Bazillen in besonders reichlicher Menge eingeatmet werden oder wenn die Schutzkräfte des Körpers herabgesetzt sind, so bleiben die Bazillen haften und es kommt zur Entwicklung einer Erkrankung. Da die Tuberkulose sich weitaus am häufigsten an der Lungenspitze entwickelt, so erhebt sich die Frage, ob sich die Bevorzugung der Spitze mit der Annahme einer Inhalationstuberkulose vereinigen lasse oder gar für eine solche spreche, ferner wie sich die nicht primär in der Spitze lokalisierten Phthisen durch die verschiedenen Infektionswege erklären lassen.

c) Die Erklärung der primären Krankheitslokalisation in der Lunge durch die verschiedenen Infektionswege.

Die Infektion der Lunge kann auf drei Wegen zustande kommen: lymphogen, hämatogen und aerogen.

Die lymphogene Infektion von den Bronchialdrüsen aus ist deshalb angenommen worden, weil man bei frischer Lungentuberkulose oft eine alte Bronchialdrüsenaffektion findet. Die Infektion kann von den Bronchialdrüsen aus entweder durch direkte Kontaktinfektion oder durch retrograden Transport in den Lymphgefäßen stattfinden. Direktes Übergreifen der Entzündung von einer tuberkulösen Drüse und Weiterverbreitung über die übrige Lunge sehen wir bisweilen bei Kindern. Es bildet aber die Ausnahme. Ein retrograder Lymphtransport ist möglich, da in den Lymphgefäßen durch die Atembewegungen eine beständige Ebbe und Flut (Tendeloo) erzeugt wird. Von den Pneumokokken, ja selbst von Staubteilchen ist bewiesen, daß sie sehr rasch vom Hilus bis unter die Pleura gelangen können. Ob dieser Weg aber von den Tuberkuloseerregern oft beschritten wird, erscheint zum mindesten zweifelhaft. Nur wer aus theoretischen Gründen die Lungenerkrankung absolut auf eine metastatische Autoinfektion zurückführen will, darf ihn als letzte Erklärungsmöglichkeit betrachten. Sonst stößt man auf die Schwierigkeit, daß eine primäre Infektion der Bronchialdrüsen eine Infektion auf einem Wege voraussetzt, der viel rascher zur Lunge als zu den Bronchialdrüsen führt.

Die Infektion der Bronchialdrüsen kann ihrerseits nur von der Lunge aus (aerogen) oder vom Blutwege aus erfolgen. Das Fortschreiten einer Infektion von benachbarten Lymphdrüsen aus ist möglich, aber recht unwahrscheinlich (vgl. S. 243).

Der Blutweg führt aus dem linken Herzen, in das die Bazillen aus der Lunge gelangt sein müssen. Die Infektion der Lymphdrüsen geschieht also mit größter Wahrscheinlichkeit von der Lunge aus, indem die Bazillen aus den Lymphspalten der Lunge, in die sie auf dem Blutwege oder durch Aspiration gelangt sind, in die Lymphgefäße und von da in die Drüsen verschleppt werden. Dieser Weg ist um so wahrscheinlicher geworden, als Ghon in 184 Fällen von kindlichen Bronchialdrüsentuberkulosen den primären Lungenherd 170mal gefunden hat. In den übrigen 14 kann er ausgeheilt sein, oder die Infektion kann stattgefunden haben, ohne daß an der Eintrittspforte eine Erkrankung auftrat, wie es bei Fütterungstuberkulose beobachtet wird. Wir müßten also für die Erkrankung der Lunge eine Rückwanderung der Mikroorganismen an eine Stelle annehmen, die sie bei ihrer ersten Passage nicht krank gemacht haben. Da ist doch selbst in den Fällen, in denen zu einer alten Bronchialdrüsentuberkulose eine frische Lungenerkrankung hinzutritt, eine neue Infektion der Lunge auf demselben Wege wie die Erstinfektion wahrscheinlicher als ein Zurückwandern der Bazillen. Eine Ausnahme bilden die Fälle, in denen die Krankheit sich von den Drüsen aus direkt auf die anliegenden Partien ausbreitet, und die Fälle von Durchbruch einer Drüse in den Bronchus.

Zuerst muß aber noch der Versuch gemacht werden, die Tuberkulose der Lunge durch Infektion von den Zervikaldrüsen aus zu erklären, ohne den unwahrscheinlichen Weg über die Bronchialdrüsen annehmen zu müssen. Grober glaubte durch Injektion von Tusche in die Tonsillen gezeigt zu haben, daß ein direkter Weg durch das Lymphsystem von den Tonsillen zu der Pleurakuppe besteht, er schloß daraus, daß die Tuberkulose zuerst zu einer Pleuritis der Spitze und von hier aus zu einer Affektion der Lunge selbst führe. Offenbar handelt es sich aber bei diesen Versuchen um abnorm künstliche Verhältnisse, da die Untersuchungen Mosts u. a. gezeigt haben, daß keine Kommunikation der Zervikaldrüsen mit diesem Gebiet besteht (s. S. 243). Also fallen die Zervikaldrüsen außer Betracht.

Für die große Mehrzahl der Fälle kommt also nur die aerogene oder die hämatogene Infektion in Betracht. Welcher Weg von beiden in Wirklichkeit beschritten wird, sollte, wie man meinen könnte, am einfachsten durch das Tierexperiment entschieden werden können. Aber das stößt auf Schwierigkeiten, indem die für den Menschen typische Lokalisation, die Spitzenerkrankung, lange Zeit überhaupt nicht gelang. Man suchte deshalb festzustellen, ob die Lokalisation an der Spitze sich aus bekannten Tatsachen mit Hilfe der Hypothese einer aerogenen oder hämatogenen Infektion besser erklären lasse.

Tendeloo hat die Bedingungen der Ansiedlung einer Inhalationstuberkulose sehr genau studiert und mit der Möglichkeit andersartiger Infektionswege verglichen. Er kommt zum Schluß, daß an den Lungenspitzen einmal die Gelegenheit zum Niederfallen korpuskulärer Elemente besonders groß ist, weil in den kranialen paravertebralen Lungenteilen die Bewegungsenergie des exspiratorischen Luftstromes am geringsten ist. Das Wichtigste sieht er aber darin, daß die Energie des Lymphstromes in den am wenigsten dehnbaren und am wenigsten atmenden Lungenpartien am geringsten ist, das gilt am meisten für das perivaskuläre und peribronchiale Gebiet der kranialen paravertebralen Lungenabschnitte. Hier müssen aufgenommene Bazillen am leichtesten liegen bleiben, statt vom Lymphstrom fortgeschleppt zu werden. Das erklärt aber am besten die nachher zu besprechenden Beobachtungen Birch-Hirschfelds über die erste Lokalisation der Lungentuberkulose. Eine hämatogene Infektion hält Tendeloo deshalb für unwahrscheinlich, weil die physikalische Gelegenheit für das Haftenbleiben einer hämatogenen Infektion in allen Lungenteilen die gleiche wäre. Er ist deshalb der Ansicht, daß die Lokalisation der beginnenden Lungentuberkulose nicht nur im Einklang steht mit einer aerogenen Infektion, sondern direkt für eine solche spricht.

Gegen diese Beweisführung läßt sich aber geltend machen, daß die Bazillen, die durch den Blutstrom in die Kapillaren gelangen, insofern es sich nur um vereinzelte Exemplare handelt, in die Lymphbahnen übertreten können, ohne zunächst eine Schädigung zu verursachen. An den Orten mit guter Lymphbewegung werden sie entfernt, in den kranialen Teilen bleiben sie liegen und erzeugen eine Tuberkulose. Die von Tendeloo betonte Bedeutung des Lymphstromes bleibt also bestehen, sie bringt aber keine Entscheidung zwischen aerogener und lymphogener Infektion.

Neue Gesichtspunkte ergaben sich, als durch die Untersuchungen Birch-Hirschfelds und Schmorls die Freundschen Arbeiten zur Geltung kamen (vgl. u. S. 512). Die Bedeutung des ersten Rippenringes für die Abschnürung der Lungenspitze wurde erkannt, und daraus hat Bacmeister die Konsequenzen für eine experimentelle Erforschung der Lungenspitzeninfektion gezogen.

Bacmeister suchte den tierischen Thorax dem zur Spitzentuberkulose disponierenden menschlichen Brustkorb ähnlich zu gestalten. Er legte deshalb wachsenden Kaninchen eine Drahtschlinge um den Thorax, so daß die Tiere in die Schlinge hineinwuchsen. In der Tat konnte er auf diese Weise die Ausbildung einer abgeschnürten Lungenspitze erreichen. Die erste, teilweise auch die zweite Rippe riefen eine deutliche Druckfurche hervor, im Lungengewebe selbst war eine Druckatelektase häufig nachweisbar. Wenn er bei diesen Tieren Zinnober intravenös injizierte, so fand er zuerst eine Ablagerung der Farbstoffteile im Gebiete der Druckebenen selbst, später eine Ablagerung in dem abgeschnürten Lungenteil. Er erklärt das so, daß im Gebiet der Druckebene eine Verengerung der Kapillaren vorhanden ist, die die Farbstoffpartikel an dieser Stelle besonders leicht zurückhält, daß aber in dem abgeschnürten Teil der Blutstrom verlangsamt ist, so daß „korpuskuläre" Elemente, welche Zeit haben, einzudringen, in den Gefäßen und Kapillaren länger festgehalten werden und so viel besser wie in normalen Spitzen Gelegenheit haben, in die Lymphbahnen des Lungengewebes überzutreten. Eine besonders starke Ablagerung der hämatogen eingebrachten Teilchen finden wir nach einiger Zeit im perivaskulären und peribronchialen Gebiete des komprimierten Bronchus wieder.

Auch bei Inhalation von Ruß fand er eine Bevorzugung in der Spitze. Die Kohlepartikelchen lagen zum Teil in Alveolen und Bronchiolen, zum Teil in den Lymphwegen des peribronchialen und perivaskulären Gewebes sowie in den peribronchialen Lymphknötchen. Dieser Befund ist durch mangelhafte

Ventilation und behinderte Lymphzirkulation in dem abgeschnürten Spitzenteile zu erklären.

Injizierte er den Tieren **Tuberkelbazillen in die Blutbahn**, so fand er regelmäßig Entwicklung von Tuberkeln in den abgeschnürten Spitzen oder in der Druckfurche. In den übrigen Lungenteilen waren in einzelnen Fällen ganz zerstreute Tuberkel zu beobachten wie bei den Kontrolltieren. Alle Spitzenherde lagen im peribronchialen oder im perivaskulären Gewebe. Bei einem Tier, bei dem er durch subkutane Injektion eine **Lymphdrüsentuberkulose** erzeugt hatte, kam nun aber in der abgeschnürten Lungenspitze eine **echte tuberkulöse Peribronchitis** zur Entwicklung, die also auf hämatogenem Wege entstanden war.

Durch **Inhalation** war es Bacmeister zunächst nicht gelungen, eine Spitzentuberkulose zu erzeugen. Nach den Ergebnissen der Rußeinatmung mußte man aber annehmen, daß das bei geeigneter Versuchsanordnung gelingen müsse. Tatsächlich hat auch Bacmeister in einer späteren Arbeit über erfolgreiche Versuche berichtet. In diesen hat er die Stenosierung erst nach dem Beginn der Bazilleninhalation vorgenommen. Dieses Resultat beweist nicht etwa, daß auch beim Menschen die Infektion der Stenosierung vorausgehen müsse, sondern nur, daß die Infektion durch Inhalation beim Tier nur durch besonders günstige Versuchsanordnung (Immunisierung, vgl. u. S. 510) zu erreichen ist.

Nachdem also die experimentelle Forschung ergeben hat, **daß die Infektion der Lungenspitze sowohl hämatogen als auch aerogen erfolgen kann**, und daß auch der zur Erkrankung führenden Zweitinfektion beide Wege offen stehen, kann die Frage nach dem, was tatsächlich vorkommt, nur so beantwortet werden, daß die verschiedenen Infektionsgelegenheiten und die Wahrscheinlichkeit der einen oder anderen Infektionsweise im täglichen Leben erörtert werden. Aus dem Abschnitt über die Infektionsquellen für den Menschen geht hervor, **daß die Ansteckung durch Inhalation für die Entstehung der chronischen Lungenschwindsucht die meiste Wahrscheinlichkeit für sich hat**.

Was für die Spitzenerkrankung gilt, ist auch bei den Affektionen wahrscheinlich, die von **anderer Stelle** aus (infolge Verletzung, Deformität des Thorax, anderen Lungenkrankheiten etc.) ihren Ursprung nehmen und gleich verlaufen wie die gewöhnliche Form. Auch für viele **Kindertuberkulosen**, die ursprünglich nicht an der Spitze lokalisiert sind, darf man analog eine Inhalationsinfektion annehmen. Dagegen gilt die Deduktion nicht für die meisten **akuten Formen der Lungentuberkulose**.

Sowohl für die pneumonische als auch für die disseminierte Form der akuten Lungentuberkulose läßt sich die Infektion auf beiden Wegen denken. Von vorneherein wird man bei einer Verschleppung von Bazillen auf dem **Blutweg** erwarten, daß die ganze Lunge oder wenigstens ein großer Teil (z. B. bei Einbruch eines Herdes in eine Lungenarterie) gleichmäßig mit Erkrankungsherden durchsetzt werden. Bei starker Überschwemmung wird das Bild der Miliartuberkulose entstehen und der Tod eintreten, bevor die Krankheitsherde (produktiver oder mehr exsudativer Natur) Zeit haben, sich zu vergrößern und weitere Umwandlungen durchzumachen. Sind aber die Bazillen in geringerer Zahl vorhanden und ist ihre Virulenz groß oder ist die Widerstandskraft gering, so können daraus rasch große verkäsende Herde entstehen. Beim Einbruch eines Tuberkuloseherdes in den Hauptast einer Lungenarterie wird der ganze Lappen unter dem Bilde einer Miliartuberkulose erkranken, die Knötchen können sich aber vergrößern, weil die übrigen Lungenteile intakt sind und der Tod nicht sofort eintritt, in der Umgebung kann auch eine rasch sich ausbreitende käsige Entzündung entstehen, und durch Konfluenz der pneumonischen Infiltration kann das Bild einer pseudolobären käsigen Pneumonie resultieren.

Bei der Aspiration großer Mengen von Bazillen, besonders nach Entleerung von Kaverneninhalt in einen Bronchus oder nach Durchbruch einer erweichten Drüse in einen Luftröhrenast sind bronchopneumonische Herde zu erwarten, die keine regelmäßige Verteilung zeigen, bald größere, bald kleinere Läppchenbezirke einnehmen. Eine so gleichmäßige Durchsetzung wie bei der hämatogenen Aussaat ist kaum zu erwarten. Auch tuberkulöse Bronchitis ist möglich. Stehen die Herde dicht, so können sie konfluieren und das Bild der pseudolobären käsigen Pneumonie hervorrufen.

Bei der lobären bzw. pseudolobären käsigen Pneumonie hat man nun schon öfter den Ausgangspunkt in einer perforierten Drüse aufgefunden, auch oft die Aspiration von Kaverneninhalt wahrscheinlich machen können. Dagegen kenne ich keinen Fall dieser Krankheit, in dem die Perforation eines Erweichungsherdes in eine Lungenarterie nachgewiesen worden wäre. Eine Verschleppung von einem entfernt gelegenen Herde her durch das linke Herz würde aber nie die Erkrankung eines ganzen Lappens ohne Beteiligung der übrigen Lungenteile erzeugen können. Wir müssen daher wohl alle lobären bzw. pseudolobären käsigen Pneumonien als Aspirationskrankheiten auffassen, und da, wo sich in den Luftwegen keine Aspirationsquelle nachweisen läßt, eine Einatmung von reichlichem Infektionsmaterial annehmen (vgl. S. 574). Nun hat Tendeloo darauf hingewiesen, daß durch Aspiration nur das Ergreifen der unteren Lappen erklärt wird, daß dagegen eine Aspiration in die Oberlappen nur bei abnormer Lage des Patienten möglich ist. Auch v. Hansemann betont, daß eine Aspirationspneumonie im Oberlappen nur unter bestimmten Bedingungen zustande kommen könne. Er stützt sich auf die Verteilung des Blutes bei Hämoptoe und führt einen Fall an, in dem das Blut nur deshalb im Oberlappen gefunden wurde, weil der Unterlappen pneumonisch infiltriert war. Feste Partikel verhalten sich aber anders als flüssiges Blut, und durch Hustenstöße könnte ganz leicht ein Käsebröckel oder dergl. in den Oberlappenbronchus gelangen und von hier in dessen Verzweigungen verteilt werden.

Die disseminierte Form der akuten Tuberkulose kann viel eher auf beiderlei Wegen zustande kommen. Bei der Sektion wird man es dem einzelnen Herd oft nicht ansehen, ob er hämatogen oder bronchogen entstanden ist. Nur bisweilen läßt die starke Verkäsung eines Bronchus einen Schluß zu. Auch hier gilt aber, daß die Aspiration vorzugsweise in die Unterlappen erfolgt. Die Weiterverbreitung einer Tuberkulose in den Unterlappen kommt oft so zustande. Bei Herden, die gleichmäßig verteilt sind, kann man daher zweifelhaft sein, ob sie auf dem Blut- oder Luftwege entstanden sind. Bisweilen kann aber auch hier die hämatogene Entstehung ausgeschlossen werden, sei es, daß man eine perforierte Drüse oder eine entleerte Kaverne nachweisen kann, oder daß aus anderen Gründen die Aspiration die allein mögliche Erklärung bildet. Ein solches Beispiel (eine Säuglingslunge) bildet Tendeloo ab (Schröder-Blumenfeld S. 55). Die Entstehung durch Aspiration ist also auch für die akute disseminierte Form der akuten Lungentuberkulose am wahrscheinlichsten.

d) Die Infektionsquellen für den Menschen.

Es ist schon erwähnt worden, daß der Tuberkelbazillus sich außerhalb des Körpers kaum vermehrt und nur unter besonders günstigen Bedingungen seine Virulenz beibehält. Deshalb kann eine Ansteckungsquelle menschlicher

Tuberkelbazillen nur da vorhanden sein, wo tuberkulöse Individuen sind. Die andere wichtigste Quelle ist die Tuberkulose der Haustiere, besonders der Kühe.

α) **Der Mensch als Infektionsquelle.**

Vom tuberkulösen Menschen ist in erster Linie das Sputum infektiös. Man hat berechnet, daß ein Tuberkulöser täglich über eine halbe Milliarde Bazillen im Sputum nach außen abgeben kann. Unter dem Sputum ist aber in diesem Sinne nicht nur der ausgespuckte Auswurf zu verstehen, sondern auch die durch Hustenstöße usw. herausgeschleuderten Sputumtröpfchen. Sehr viel weniger wichtig, aber auch nicht zu vernachlässigen sind die Bazillen, die aus offenen Hautherden, z. B. Lupus, nach außen befördert werden. Dagegen kommen Urin, Fäzes, Eiter usw. viel weniger in Betracht, da sie in der Regel so entfernt werden, daß eine Weiterverbreitung der Bazillen ausgeschlossen ist.

Da das Sputum, das aus der Lunge selbst stammt und die Tuberkelbazillen enthält, in den gröberen Bronchien mit Schleim umhüllt wird, enthalten die inneren Partien des Auswurfs am meisten Bazillen, aber trotzdem bleiben noch genug Bazillen in der Mundhöhle hängen. Durch direkte Kontaktübertragung, durch den Finger, durch Küssen usw. ist eine Verbreitung sehr wohl möglich, sie spielt aber sicher nicht die gleiche Rolle wie das getrocknete Sputum. Die Ausatmungsluft selbst ist ganz oder nahezu keimfrei. Die Bazillen werden durch den Schleim festgehalten und durch den gewöhnlichen Exspirationsstrom nicht fortgerissen. Sobald aber eine stoßweise Ausatmung oder gar ein Hustenstoß erfolgt, so werden Tröpfchen aus der Luftröhre, dem Kehlkopf und der Mundhöhle losgerissen und ausgeschleudert. Diese bringen selbstverständlich Tuberkelbazillen in die Luft.

Die Gefahr dieses Vorganges für die Umgebung, die Tröpfcheninfektion, ist namentlich von Flügge und seinen Schülern hervorgehoben und genau studiert worden. Es hat sich ergeben, daß durch das Aushusten selbst die Keime bis auf einen Meter Entfernung vom Mund auf Objektträger gehustet werden können. Viel weiter reicht die Zerstreuung sicher nicht. Man hat gefunden, daß die Bazillen namentlich gegen das untere Bettende verbreitet werden, dagegen kaum hinter das obere gelangen. Die Schwebedauer dieser Tröpfchen ist von Flügge auf sechs bis sieben Stunden angenommen worden. Spätere Untersuchungen haben aber ergeben, daß der größte Teil der Tröpfchen bzw. der darin enthaltenen Bazillen viel früher zu Boden fällt. Die Hauptmenge hat sich schon nach einer halben Stunde und noch weniger abgesetzt, nach einer Stunde findet man nur noch wenige in der Luft. Die Menge der Bazillen, die dabei in die Luft gelangen, darf man sich nicht zu groß vorstellen. B. Fränkel sammelte die Bazillen, indem er eine Anzahl Phthisiker längere Zeit eine Maske tragen ließ, und fand, wie er berechnet hat, mit 219 solcher Masken in 32 Tagen 2600 Tuberkelbazillen. Das ist eine verschwindend kleine Zahl im Verhältnis zu einem einzigen Sputumballen. Man muß aber bedenken, daß in der saubereren Bevölkerung das Sputum doch häufig auf eine unschädliche Art entfernt oder heruntergeschluckt wird. Wenn nun trotzdem in der Familie Infektionen vorkommen, so dürfte die Infektionsgelegenheit durch Tröpfchen doch nicht zu vernachlässigen sein. Die Tröpfchen fallen auf die Bettwäsche oder auf den Boden etc., und nach dem Eintrocknen gelangen die Keime in genau gleicher Weise in die Luft, wie bei eingetrocknetem Sputum.

Manche Autoren schätzen die Tröpfcheninfektion sehr gering ein. Sie legen das Hauptgewicht auf die Verstäubung eingetrockneten Sputums. Ihre Versuche, die die Möglichkeit einer Infektion durch Sputumstaub beweisen, der durch Aufkehren eines Teppichs in die Luft gelangt ist, sind oben erwähnt. Es ist deshalb ganz sicher, daß das Eintrocknen von Sputum eine große Infektionsgefahr schafft. Doch muß man sich darüber klar sein, daß die Hauptgefahr von dem wirklich auf den Boden gespuckten Sputum herrührt. Wird das Sputum ins Taschentuch entleert, so wird es selten so eintrocknen, daß beim Herausziehen des Tuches Staub ausgeschüttelt wird. Das Ausspucken auf die Bettwäsche, wodurch beim Aufschütteln der Betten eine Verbreitungsgefahr entsteht, ist doch wohl in Wirklichkeit so selten, daß es als allgemeiner Infektionsweg nicht in Betracht kommt. Die größte Gefahr bildet deshalb das Sputum in den Arbeitsstätten, in Korridoren, auf Treppen und im Freien. Aber auch hier ist die Gefahr nur teilweise vorhanden. Im Straßenstaub können die Bazillen durch wiederholtes Eintrocknen und Anfeuchten, durch Sonnenlicht usw. sehr rasch zugrunde gehen, außerdem ist für die Mehrzahl der Menschheit die Dauer der Einwirkung von Straßenstaub nicht sehr groß. Einzig für Kinder liegt diese Gefahr sehr nahe. Die Infektion kann aber bei den Kindern, die am Boden spielen, ebenso gut durch Beschmutzen der Hände und Verschlucken tuberkulösen Materials als durch Einatmen zustande kommen. Für die Erwachsenen kommt namentlich die Infektion an den Arbeitsstätten durch ausgeworfenes Sputum in Frage. Wenn wir aber eine Infektion in der Familie und Wohngenossenschaft statistisch nachweisen können, so ist dadurch bewiesen, daß nicht nur das eingetrocknete, ausgeworfene Sputum, sondern auch das durch Husten verstäubte Material die Ansteckung verbreiten kann, allerdings nicht in erster Linie im Sinne der Einatmung schwebender Tröpfchen, sondern wohl in erster Linie im Sinne einer Einatmung trocken zerstäubten Materials.

Die Untersuchung des Staubes auf Tuberkelbazillen ist schon vielfach vorgenommen worden. Die ausgedehntesten Versuche sind die Cornets. Die Tabelle mit seinen Resultaten möge deshalb wiedergegeben werden.

	Wieviel Staubproben im ganzen?	In wieviel Fällen ist wenigstens 1 Tier tuberkulös?	In wieviel Fällen sind die Tiere gesund geblieben?	Wieviel Tiere im ganzen?	Wieviel Tiere sind an andern Krankheiten gestorben als an Tuberkulose?	Wieviel Tiere sind im ganzen tuberkulös geworden?	Wieviel Tiere sind im ganzen gesund geblieben?
In 7 Krankenhäusern	38	15	12	94	52	20	22
In 3 Irrenanstalten	11	3	6	33	16	13	14
In 2 Gefängnissen	5	—	4	14	6	—	8
Im Inhalations-Versuchszimmer	2	1	1	4	—	2	2
In Wohnung, Werkstätten von Privatpatienten							
a) mit positivem Nachweis	27	21	—	75	38	34	3
b) mit negativem Nachweis	35	—	22	95	53	—	42
Poliklinik, Waisenhaus, pathologisches Institut	12	—	9	28	14	—	14
Chirurgische Säle	3	—	3	8	1	—	7
Straßen usw.	14	—	12	41	16	—	25
Hauptergebnis	147	40	69	392	196	69	137

Aus diesen Versuchen geht hervor, daß virulente Bazillen in der Regel nur in Wohnungen, Hotels, Werkstätten und Anstalten vorhanden sind, in denen sich Phthisiker aufhalten. Vielfach nimmt man an, daß nur die Schwindsüchtigen gefährlich sind, die mit dem Auswurf unvorsichtig umgehen. Bei dieser Betrachtungsweise besteht aber die Gefahr, daß Wichtiges mit Unwichwichtigem verwechselt wird. So wird das Spucken ins Taschentuch, das doch sicher nicht unter allen Umständen zu einer Verbreitung der Bazillen führt, als höchst gefährlich erklärt, dagegen die Zerstäubung der ausgehusteten Tröpfchen vernachlässigt.

Auffallend ist, daß im Straßenstaub noch nie Bazillen gefunden worden sind. Teilweise rührt das von den erwähnten ungünstigen Bedingungen für das Weiterleben der Bazillen her, teilweise davon, daß sich das bazillenhaltige Sputum in der ungeheuren Menge Staubes verliert. An einzelnen Stellen wird doch noch virulentes Material vorhanden sein. Mit der Seltenheit der Bazillen im Straßenstaub hängt zusammen, daß Straßenkehrer und Kutscher, wie Cornet gezeigt hat, selten an Tuberkulose erkranken.

Es muß aber bemerkt werden, daß vielleicht die Technik der bisherigen Untersuchungen nicht fein genug war, um die Bazillen immer nachzuweisen. Engelhardt konnte die Technik so verbessern, daß er öfter positive Resultate erhielt als mit den bisher üblichen Methoden. Für eine größere Verbreitung der Tuberkelbazillen sprechen auch die Resultate der Untersuchungen der Landbevölkerung mit der Pirquetschen Methode.

β) Milch und Fleisch als Infektionsquelle.

Unter den Haustieren, besonders unter dem Rindvieh, ist die Tuberkulose außerordentlich verbreitet. Unter den Erkrankungen der Kühe nimmt die Eutertuberkulose eine hervorragende Stellung ein. Kühnau schätzt die Zahl der an Eutertuberkulose leidenden Kühe in Deutschland auf 50 000 bis 100 000.

Eine Verbreitung der Tuberkulose vom Rindvieh auf den Menschen durch Einatmung kommt wohl höchst selten in Frage. Dagegen spricht auch die Seltenheit des bovinen Bazillentypus bei der menschlichen Lungentuberkulose (s. S. 480). Viel gefährlicher ist die Milch der Kühe. Da die Milch heutzutage in den meisten Städten in Mischungen aus Material verschiedener Herkunft in den Handel kommt, so genügt unter Umständen die Milch einer einzigen kranken Kuh um viele Liter zu infizieren.

Ein lehrreiches Beispiel teilt Kühnau mit. Im Hamburger Schlachthofe wurden 76 Schweine von 80, die aus der gleichen Quelle stammten, tuberkulös gefunden. Die Schweine waren mit Zentrifugenschlamm ernährt worden, der von 800 Kühen stammte. Die Nachforschung ergab, daß 2 von diesen 800 Kühen tuberkulöse Milch lieferten. Diese hatten genügt um 76 Schweine krank zu machen. Freilich ist der Zentrifugenschlamm besonders bazillenreich.

Durch das Kochen werden ja meistens die Bazillen abgetötet. Doch können, abgesehen von ungenügendem Kochen, die Bazillen auch durch die Verfütterung mit der Butter, mit Käse und Sahne genossen werden.

Zahlreiche Untersuchungen haben nun ergeben, daß die Milch und die Butter in vielen Städten Tuberkelbazillen mehr oder weniger reichlich enthält. Die Zahlen der einzelnen Proben sind dem Zufall unterworfen. So wurden in Berlin in der Butter von einzelnen Untersuchern in $0^0/_0$ der Proben, in anderen in $100^0/_0$ Tuberkelbazillen gefunden, für die Milch schwankten die Zahlen für Berlin von 0 bis $30^0/_0$. Ähnliche Schwankungen finden sich auch für andere Städte. Die Zahlen s. bei Cornet S. 122 f.

Viel weniger gefährlich als die Milch ist das Fleisch tuberkulöser Tiere. Zwar kann auch durch Schlachtinstrumente, die bei tuberkulösen Tieren benützt wurden, das Fleisch gesunder Tiere infiziert werden, doch führt das wohl zu keiner großen Bazillenverbreitung. Überhaupt wird das Fleisch ja in der Regel gekocht, so daß die Gefahr im Vergleich mit der

Milch außerordentlich gering ist. Man hat deshalb in letzter Zeit auch vorgeschlagen, die rigorosen Bestimmungen über den Verkauf des Fleisches tuberkulöser Tiere zu mildern. Jedenfalls stehen sie in keinem Verhältnis zu der mangelhaften Kontrolle des Milchverkaufes und dessen Gefahren.

Die Möglichkeit einer intestinalen Infektion durch Milch und Butter ist also in hohem Maße vorhanden. Auf S. 485f. wurde erwähnt, daß die primäre Darminfektion nicht so selten ist, wie man früher annahm. Aber immerhin macht sie auch bei Kindern, bei denen sie am häufigsten ist, höchstens die Hälfte der Fälle von Tuberkulose aus. Und bei Kindern kommt auch die Möglichkeit des Verschluckens von menschlichen Tuberkelbazillen gar nicht so selten in Betracht. Als Milchinfektionen müssen wir, wenn wir keine gekünstelten Hypothesen machen, zum mindesten die Mehrzahl der Fälle mit intestinaler Infektion mit dem Bovintypus auffassen. Diese betragen aber etwa die Hälfte der kindlichen Abdominaltuberkulose.

Gegen die allzu starke Betonung der Bedeutung einer Ansteckung durch die Milch kann angeführt werden, daß die Tuberkulosemorbidität und -mortalität weder in ganzen Ländern noch in kleineren Bezirken mit der Perlsuchtverseuchung parallel geht.

e) Klinische Erfahrungen über die Infektionsgefahr beim Menschen.

Man hat vielfach versucht, durch Statistiken über die Häufigkeit der verschiedenen Infektionsmöglichkeiten und über ihr tatsächliches Vorkommen ein Urteil zu gewinnen. Die Grundlage dieser Statistiken ist aber oft recht unsicher. Vollständig ungeeignet sind Sammelforschungen. Größeres Vertrauen verdienen genaue Untersuchungsreihen einzelner Forscher, doch sind die Zahlenreihen im ganzen um so geringer, je genauer die Einzelforschung. Nicht einmal über die Frage, ob die Heredität zu Recht besteht oder immer durch Infektion in der Familie vorgetäuscht ist, sind einwandsfreie statistische Untersuchungen vorhanden. Wenn in Waisenhäusern die hereditär belasteten Kinder nicht an Tuberkulose erkranken, so beweist das noch nicht, daß sie nicht disponiert sind. In dem Alter, in dem die Menschen meistens an Tuberkulose erkranken, haben sie das Waisenhaus längst verlassen. Immerhin spricht die Seltenheit der Tuberkulose bei hereditär belasteten Waisenkindern dafür, ebenso wie einzelne andere Beobachtungen, daß die meisten Erkrankungen der Kinder phthisischer Eltern nicht auf Disposition, sondern in erster Linie auf Infektion zurückzuführen sind. Freilich ist es falsch, daraus zu folgern, daß „Disposition gleich Exposition" ist (Cornet). Aber über das Verhältnis zwischen Disposition und Exposition ist es schwierig, ein Urteil zu gewinnen.

Bei der Beurteilung der Infektionsmöglichkeiten stößt man einmal auf die Schwierigkeit, daß es nicht möglich ist, mit Sicherheit festzustellen, wie viele Menschen überhaupt tuberkulös sind. Wenn man daraus, daß ein Siebentel der Menschen an Tuberkulose stirbt, den Schluß zieht, daß ein Siebentel der Lebenden lungenkrank sei, so ist das ein Fehlschluß, obschon er selbst von Behring gemacht wird. Cornet sucht die Zahl der lebenden Tuberkulösen im Verhältnis zu den Lebenden überhaupt nach der Formel zu berechnen:

$$\frac{\text{Zahl der an Tuberkulose Gestorbenen} + \text{Zahl der Geheilten} \times \text{Krankheitsjahre}}{\text{Zahl der Lebenden überhaupt.}}$$

Gegen die Richtigkeit dieser Formel läßt sich nichts einwenden, dagegen fehlt es für die Häufigkeit der Heilung und für die Dauer der Krankheit an genügenden statistischen Unterlagen. Cornet berechnet die Krankheitsdauer der Verstorbenen nach seinem Material auf durchschnittlich drei Jahre,

Dettweiler auf sieben Jahre, wobei freilich zu bemerken ist, daß Cornets Material mehr dem Durchschnitt der Bevölkerung entsprechen dürfte, als Dettweilers gut situierte Patienten. Cornet findet bei seiner Berechnung auf 1000 Lebende im Durchschnitt 11,5 tuberkulöse Menschen, für die Erwachsenen schätzt er einen Phthisiker auf 80 bis 100 Gesunde (s. Cornet in Kolle-Wassermann). Am niedrigsten berechnet er das Verhältnis zwischen dem 5. und 10. Jahre mit 0,5 bzw. 0,6$^0/_{00}$, am höchsten für das 60. bis 70. Lebensjahr mit 23,3$^0/_{00}$ Männer und 16,1$^0/_{00}$ Frauen. Aus der Übereinstimmung seiner durchschnittlichen Zahlen mit den Untersuchungen Brauers über die Häufigkeit der Tuberkulose in einzelnen Bezirken Badens schließt Cornet auf die Richtigkeit seiner Berechnungsweise. Brauer berechnete nach seiner Untersuchung für das Großherzogtum Baden 13 650 Lungenkranke, Cornet kommt mit seiner Formel auf 13 400.

Diese Übereinstimmung ist selbstverständlich kein Beweis, da beide Zahlen auf nicht sehr sicheren Grundlagen beruhen.

M. Burckhardt hat aus dem Material der Basler Poliklinik nachgewiesen, daß die Berechnungsweise Cornets falsch ist. In Basel haben die Einwohner, deren Einkommen eine gewisse Summe nicht erreicht, Recht auf Behandlung durch die Ärzte der Allgemeinen Poliklinik. Im Jahre 1900 betrug die Zahl der Poliklinikberechtigten 20 000 (bei 108 000 Einwohnern). Behandelt wurden an Tuberkulose in diesem Jahre 841 = 4,2$^0/_0$, d. h. auf einen Tuberkulösen kommen 28 nichttuberkulöse Poliklinikberechtigte. Nun ist freilich zu berücksichtigen, daß die Tuberkulose gerade unter diesen Bevölkerungsschichten besonders groß ist und daß manche Familie erst in Folge von Schwindsucht in die poliklinikberechtigte Kasse herabsinkt. Auf der anderen Seite kam nicht jeder Lungenkranke in Behandlung. Unter Berücksichtigung dieser Tatsachen berechnet Burckhardt die Zahl der Tuberkulösen in Basel im Jahre 1900 auf ca. 2500 = 2,3$^0/_0$ der Bevölkerung, d. h. auf 1 Tuberkulösen kommen 47 Nichttuberkulöse.

Aber wenn wir auch annehmen, daß in Wirklichkeit nicht, wie Cornet berechnet, ein Tuberkulöser auf 80 bis 100, sondern auf 40 bis 50 Nichttuberkulöse kommt, so ist das Verhältnis doch nicht so groß, daß man aus diesem Grunde von einer ubiquitären Verbreitung des Tuberkelbazillus sprechen könnte, namentlich da ja lange nicht alle Tuberkulöse Bazillen verbreiten. Die Feststellung, daß wahrscheinlich im Durchschnitt auf 100 Gesunde kaum zwei Tuberkulöse kommen, vielleicht noch weniger, ist aber in Anbetracht der nachher zu besprechenden Feststellungen von Wichtigkeit. Über die Ubiquität des Bazillus wird bei Anlaß der Besprechung der Resultate, die die Pirquetsche Impfung bei der Untersuchung der Kinder ergeben hat, noch weiter zu sprechen sein (S. 528 f.).

Bei der Beurteilung der natürlichen Infektionsgelegenheiten muß man sich auch hüten, allzuviel Gewicht auf sog. Paradefälle zu legen. Einzelne in der Literatur immer wieder angeführte Beispiele beruhen übrigens auf höchst zweifelhaften Mitteilungen. So hat Behring die Unglaubwürdigkeit einer immer wieder erzählten Geschichte gezeigt. Mitulescu hatte berichtet, daß in New-York 20 Bureaubeamte hintereinander dadurch schwindsüchtig wurden, daß sie mit Aktenbündeln und Heften zu tun hatten, die ein einziger Phthisiker beim Umblättern mit benetzten Fingern infiziert habe. Behring hat gefunden, daß in der Originalmitteilung die Geschichte schon vom Hörensagen aus zweiter Hand berichtet wird. (Einführung etc. S. 356).

Infektion durch die Ehe. Schon lange war die Häufigkeit der Tuberkulose bei Ehegatten aufgefallen. Die Statistiken haben verschiedene Prozentzahlen ergeben.

Nach der Statistik von Thom ließ sich unter 402 Ehen nur 12 mal, d. h. in 3$^0/_0$ eine Infektion des Gatten nachweisen, Cornet fand sie unter 594 Ehen 135 mal, d. h. in 23$^0/_0$, wobei er aber noch betont, daß von den 459 Fällen, in denen nur ein Gatte erkrankt war, 157 wegen Scheidung oder Todes eines Gatten vor der Infektion außer Betracht fallen. de la Camp fand von 573 untersuchten Ehefrauen Lungenkranker 264 = 46$^0/_0$ tuberkulös. Selbst wenn die nicht Untersuchten alle gesund gewesen wären, so beträge der Prozentsatz der erkrankten Frauen noch 35$^0/_0$. Jacob und Pannwitz konnten bei 1540 verheirateten Fällen in 131 eine Erkrankung des Gatten konstatieren, = 8,5$^0/_0$. Die Verschiedenheiten beruhen teilweise auf dem Material, indem z. B. Thom die Patienten des Sanatoriums Hohenhonnef zugrunde legte, die größtenteils schon frühzeitig im Beginn der Erkrankung aus der Familie entfernt worden waren. Auf andere Fehlerquellen, die die Zahl der infizierten Ehegatten zu niedrig erscheinen läßt, hat Cornet hingewiesen.

Viel besser als diese Methoden ist die von Weinberg angewandte. Weinberg verfolgte das Schicksal der überlebenden Ehegatten von 3932 an Tuberkulose verstorbenen Personen und verglich deren Sterblichkeit an Tuberkulose mit der der übrigen entsprechenden Altersklassen. Er fand, daß die tatsächliche Zahl der Todesfälle in den ersten 5 Jahren, nach dem Tod des ersten Gatten, die Erwartung um 167% überstieg. Im ganzen berechnet er einen Überschuß der Erfahrung über die Erwartung um 106%.

Über die Gefahr für Mann und Frau kommen Jacob und Pannwitz zu folgenden Schlüssen: „Schließt ein tuberkulöser Mann die Ehe mit einer vorher gesunden Frau, oder erkrankt der Mann in der Ehe zuerst an Tuberkulose, so unterliegt die Frau häufig schon nach wenigen Monaten oder Jahren der Ansteckung seitens ihres Mannes. Ist dagegen die Frau vor Beginn der Eheschließung mit einem gesunden Manne bereits tuberkulös oder erwirbt sie in der Ehe die Tuberkulose, so wird der Mann im allgemeinen nur dann gefährdet, wenn die Tuberkulose der Frau einen sehr schweren tödlichen Verlauf nimmt." Auch Weinberg findet eine etwa 3 mal so große Ansteckungsgefahr für die Ehefrauen als für die Männer. Für diese besondere Gefährdung der Frau in der Ehe sind verschiedene Gründe vorhanden, einmal die gefährliche Wirkung der Schwangerschaften und Geburten, dann aber auch die Tatsache, daß die Frau viel mehr in der infizierten Wohnung weilt als der Mann. (Über weitere Gesichtspunkte vgl. Weinberg.)

Infektion in der Familie. In vielen Fällen sieht man, wie die Tuberkulose ein Familienmitglied nach dem andern befällt. Eine Reihe von solchen Beispielen führt Cornet an. In einigen blieben die Kinder verschont, die weniger zu Hause waren, in anderen trat die Tuberkulose bei Kindern erst auf, wenn sie in höherem Alter zu den schwindsüchtigen alten Eltern zurückkehren. Solche Fälle werden mit Vorliebe in dem Sinne verwertet, daß nicht die Disposition vererbt werde, sondern daß die Heredität in Wirklichkeit in einer Gelegenheit zur Infektion in der Kindheit bestehe. Man muß sich aber hüten, aus Beispielen, und seien es noch so viele, allgemein gültige Schlüsse zu ziehen. Doch geht aus den schon erwähnten Untersuchungen in Waisenhäusern mit Sicherheit hervor, daß die Gefährdung der Kinder für eine Erkrankung in der Jugend aufhört, wenn sie aus dem verseuchten Elternhause entfernt werden.

Bernheim veranlaßte 3 tuberkulöse Mütter von Zwillingen, sich von je einem zu zu trennen, den anderen aber im Hause von einer gesunden Amme ernähren zu lassen. Die 3 isolierten Zwillinge blieben gesund, die 3 zu Hause aufgezogenen starben an Tuberkulose, mit ihnen auch 2 der Ammen.

Infektion durch die Wohnung. Wenn Infektionen in der Ehe und in der Familie vorkommen, so müssen selbstverständlich auch andere als verwandte Bewohner der gleichen Wohnung infiziert werden können. Beispiele solcher Infektionen kann man täglich beobachten. Eine Anzahl führt Cornet an.

Dagegen ist die Tatsache, daß in Wohnungen mit wenig Zimmern mehr tuberkulöse Fälle vorkommen als in größeren Wohnungen, absolut nicht beweisend, da die Zimmerzahl in ziemlich direktem Verhältnis zum Wohlstand der Bewohner steht. Wichtiger ist dagegen der Nachweis, daß es in Städten Häuser gibt, in denen die Tuberkulosefälle gehäuft vorkommen.

Für Basel konnte das z. B. M. Burckhardt nachweisen und auch die allmähliche Durchseuchung neuer Häuser zeigen. In Posen, das schon früher in dieser Hinsicht von Wernicke untersucht worden war, fand in einer neuen interessanten Arbeit von Greck die früher von Wernicke infiziert gefundenen Häuser immer noch durchseucht. Auch die Abnahme der Tuberkulosemortalität in größeren Städten läßt sich am einfachsten durch die Besserung der Wohnungsverhältnisse erklären. So ist die Sterblichkeit an Lungentuberkulose in Basel von 23,6 auf 10,000 Einwohner in den Jahren 1891—1895 auf 15,9 in den Jahren 1906—1908, also um 33% gesunken, während zahlreiche alte unhygienische Häuser niedergerissen wurden, die stark übervölkert und mit Tuberkulose durchseucht waren.

Infektion durch Berufsgenossen. Wenn eine Infektion im erwachsenen Alter stattfindet, so muß sie besonders leicht durch Berufsgenossen zustande kommen, die in einem geschlossenen Lokal arbeiten und mit dem Sputum nicht sorgfältig umgehen. Der Mann ist hier der Infektion viel mehr ausgesetzt als zu Hause, da er in der Familie weniger Stunden im Tag wachend zubringt und das Schlafen für die Wohnungsgenossen weniger gefährlich ist, indem beim ruhigen Atmen gar keine Keime nach außen gelangen. Es ist in der Tat festgestellt worden, daß einzelne, vorwiegend in geschlossenen Räumen arbeitende Berufsklassen eine sehr hohe Tuberkulosemortalität haben, während sie bei mehr im Freien arbeitenden Berufsklassen mit ähnlicher Beschäftigung viel geringer ist. So fand Cornet, daß die Todesfälle an Lungenschwindsucht unter den gesamten Todesfällen bei den Tischlern und Stuhlmachern 61,5%, bei den Zimmerern und Stellmachern 39,2% ausmachen. Cornet bringt auch mehrere Beispiele, die zeigen, wie in einer Werkstätte einer nach dem andern erkranken kann. Dagegen ist auf Statistiken, die die Infektionsquelle bei den einzelnen Lungenkranken durch Ausfragen feststellen wollen, und die bei einer Anzahl von Kranken eine Infektion durch Berufsgenossen fanden, kein Gewicht zu legen.

Infektion durch Krankenpflege. Großes Aufsehen erregte die Statistik Cornets über die Sterblichkeit in den katholischen Krankenpflegeorden, nach der mehr als zwei Drittel der Krankenschwestern an der Tuberkulose sterben, so daß eine Krankenpflegerin im 25. Lebensjahre durchschnittlich nicht mehr länger zu leben erwarten darf als eine 58jährige Person außerhalb des Klosters, eine 33jährige nicht mehr länger als sonst eine 62jährige. Cornet zog daraus den Schluß auf Ansteckung bei der Pflege Lungenkranker. Verschiedene andere Autoren haben dieser Ansicht unter Hinweis darauf, daß die neben der Krankenpflege geübte Askese das Gefährliche sein könne, widersprochen, und Aufrecht hat darauf hingewiesen, daß bei genauer Untersuchung vor Antritt des Dienstes sich herausstellt, daß eben manche von denen, die man sonst als im Dienst erkrankt ansehen würde, schon vorher krank waren Später fand Cornet bei evangelischen Krankenschwestern, daß von 195 Gestorbenen etwa 42% der Tuberkulose zum Opfer gefallen waren. Er behauptet, daß die Zahl noch größer wäre, wenn nicht etwa die Hälfte der Eingetretenen wieder aus den Diakonissenhäusern ausgetreten wären, und er nimmt an, daß sich unter diesen viele Tuberkulöse befinden. Nun finden aber die Austritte wegen Krankheit aus Diakonissenhäusern in der Regel nur im Beginn des Dienstes statt, und wenn sich zu dieser Zeit Tuberkulose entwickelt, so wird sie wohl höchst selten auf einer Infektion im Dienst beruhen, sondern es wird sich um eine latente, durch die Anstrengungen des Dienstes manifest gewordene Erkrankung handeln. Außerdem ist die Zahl von 195 Gestorbenen viel zu klein, um daraus Prozente zu berechnen.

Die Statistik der Erkrankungen des Pflegepersonals stößt überhaupt auf große Schwierigkeiten. Einzig in den katholischen Orden ist sie zuverlässig, insofern als keine Austritte stattfinden, während besonders das Laienpersonal von Krankenhäusern so viel Wechsel aufweist, daß Statistiken gar nichts beweisen. Ich habe einige Erkrankungen von Wärterinnen beobachtet, aber die Mehrzahl von diesen Pflegerinnen war gar nicht auf den Lungensälen beschäftigt gewesen, sondern mehrere im chirurgischen Operationssaal oder an ähnlichen Stellen, an denen viel körperliche Anstrengung verlangt wurde. Auffallend oft waren es Mädchen aus gutsituierten Familien, die krank wurden.

Hier liegt doch die Annahme viel näher, daß die ungewohnte Arbeit, die noch mit besonderem Eifer getan wird, den Anstoß zur Erkrankung gibt, als daß es sich um eine Infektion handeln könnte. Was die Infektionsmöglichkeit betrifft, so ist in Betracht zu ziehen, daß in gutgeleiteten Spitälern die Gefahr nur in der Tröpfcheninfektion besteht, also in der Nähe der Betten hustender Kranker, nicht einmal im ganzen Krankensaal vorhanden zu sein braucht.

Für die Frage, ob im erwachsenen Alter eine Infektion möglich und wahrscheinlich ist, beweisen also die Gesundheitsverhältnisse des Krankenpflegepersonals nichts.

Daß Ärzte, die mit Lungenkranken zu tun haben, nicht besonders gefährdet sind, ist eine bekannte Tatsache und leicht erklärlich. Sie sind lange nicht so viel mit den Patienten zusammen als deren Hausgenossen oder das Pflegepersonal. Es soll aber nicht verschwiegen werden, daß auch über Ansteckungen von Ärzten berichtet wird (Cornet).

5. Die Tuberkuloseimmunität (Allergie, Tuberkulinwirkung).

Die Untersuchung der Tuberkuloseimmunität nimmt ihren Ursprung von einer Beobachtung Kochs, die hier in Kochs Worten wiedergegeben sei:

„Wenn man ein gesundes Meerschweinchen mit einer Reinkultur von Tuberkelbazillen impft, dann verklebt in der Regel die Impfwunde und scheint in den ersten Tagen zu verheilen, erst im Laufe von 10 bis 14 Tagen entsteht ein hartes Knötchen, welches bald aufbricht, und bis zum Tod des Tieres eine ulzerierende Stelle bildet.

Aber ganz anders verhält es sich, wenn ein bereits tuberkulöses Meerschweinchen geimpft wird. Am besten eignen sich hierzu Tiere, welche vier bis sechs Wochen vorher erfolgreich geimpft worden sind. Bei einem solchen Tiere verklebt die kleine Impfwunde auch anfangs, aber es bildet sich kein Knötchen, sondern schon am nächsten oder zweitnächsten Tage tritt eine eigentümliche Veränderung an der Impfstelle ein. Dieselbe wird hart und nimmt eine dunkle Färbung an, und zwar beschränkt sich dies nicht auf die Impfstelle selbst, sondern breitet sich auch auf die Umgebung bis zu einem Durchmesser von 1 cm aus.

In den nächsten Tagen stellt sich dann immer deutlicher heraus, daß die so veränderte Haut nekrotisch ist, sie wird schließlich abgestoßen und es bleibt eine flache Ulzeration zurück, welche gewöhnlich schnell und dauernd heilt, ohne daß die benachbarten Lymphdrüsen infiziert werden."

Ein anderer Satz Kochs lautet:

„Tuberkulöse Meerschweinchen dagegen werden schon durch die Injektion geringer Mengen solcher abgetöteter Bazillen getötet, und zwar je nach der angewendeten Dosis nach 6 bis 48 Stunden."

Hierin sind alle wichtigen Probleme der Immunität und Überempfindlichkeit schon enthalten. Die vorhandene Erkrankung verhindert die Progression einer zweiten Infektion, aber der Körper ist dadurch nicht etwa einfach unempfindlich geworden, sondern an der Stelle der zweiten Injektion kommt es zu einer viel stärkeren und rascher auftretenden Schädigung des Gewebes, und der Körper ist gegen die Bazillenleiber so empfindlich geworden, daß deren Injektion in einer bestimmten Dosis den Tod herbeiführt.

Es hat längere Zeit gedauert, bis die Resultate Kochs von anderer Seite bestätigt und die Ursache des verschiedenen Ausfalls der Injektionsversuche gefunden wurde. Namentlich Römer hat die Verhältnisse klargestellt. Er zeigte, daß es gelingt, durch die Injektion großer Dosen von Bazillen, seien sie lebend oder tot, tuberkulöse Tiere akut zu töten. Dagegen gelang es ihm, die **Immunität** der infizierten Tiere nachzuweisen, wenn er die Dosis für die Reinfektionen so klein wählte, daß die Tiere dadurch nicht getötet wurden, aber immerhin groß genug, daß sie bei einem nichtinfizierten Tiere sicher eine Erkrankung erzeugen. Die Immunität ist also eine **relative**.

Sehr wichtig sind die Arbeiten v. Pirquets. Er zeigte, daß die Erscheinungen, die bei der Reinfektion auftreten, unter den Begriff der **Allergie** fallen, d. h. der Ausdruck einer zeitlich, qualitativ und quantitativ veränderten Reaktionsart des Organismus sind. Die zeitliche Allergie zeigt sich in dem frühzeitigen Auftreten von Krankheitserscheinungen, die qualitative in der Ausbildung einer Nekrose an Stelle der Infiltration und in der lokalen Beschränkung des Prozesses, die quantitative in der stärkeren Gewebsschädigung bei geringer Reinfektion, im Tod des Tieres bei massiver Reinfektion.

In neuester Zeit hat Lewandowsky durch histologische Untersuchung der Vorgänge bei der Reinfektion den Prozeß unserem Verständnis näher gerückt (Naturforscherversamml. Wien 1913). Er hat gezeigt, daß die Nekrose, die Geschwürsbildung und die reaktive Entzündung in der Umgebung dazu dienen, die Bazillen mitsamt dem infizierten Gewebe auszustoßen. Wir sehen also hier, wie in der tuberkulös erkrankten Lunge, das Bestreben des Körpers, sich der Infektion zu entledigen, also eine zweckmäßige Allergie. Diese Tatsache ist auch für die Erklärung der menschlichen Lungenschwindsucht außerordentlich wichtig.

Auch Hamburger erhielt ganz ähnliche Resultate wie Römer. Römer ist es dann ferner gelungen, zu zeigen, daß diese Immunität nicht nur gegenüber subkutaner Impfung, sondern gegenüber jeder Art von Infektion besteht. Er demonstrierte die Widerstandsfähigkeit tuberkulöser Tiere nicht nur gegen Einspritzung, sondern auch gegen **Verfütterung** und gegen **Inhalation** von Bazillen und gegen **spontane Infektion**, wie sie bei Kontrolltieren durch das Verweilen in den gleichen Käfigen nachzuweisen war.

Auch bei **Rindern** hat man feststellen können, daß bei einer spontanen Perlsucht-Erkrankung eine Impfung mit bovinen oder humanen Bazillen bei geeigneter Dosierung ohne Erfolg bleibt. Wichtiger wäre es natürlich, wenn es gelänge den umgekehrten Weg zu beschreiten und durch Impfung mit Bazillen das Ausbrechen einer Spontan-Infektion zu verhüten. Aber weder durch Verwendung menschlicher (Tauruman) noch boviner Bazillen (Bovovaccination Behrings) gelingt es nach den meisten Autoren die Tiere zu schützen (Lit. bei Zwick und Titze). Bei Kaninchen läßt sich auch bei der Impfung in die vordere Augenkammer nachweisen, daß die Iristuberkulose bei vorbehandelten Tieren nicht zustande kommt, während sie bei Kontrolltieren einen schweren typischen Verlauf nimmt. Ja selbst die Infektion eines Auges kann das andere Auge gegen schwache Dosen schützen. Auch bei anderen Tierarten ist die Immunität nachgewiesen worden, so beim Schaf (Römer) und beim Affen.

Es steht also fest, daß tuberkulöse Tiere gegen eine Neuinfektion bis zu gewissem Grade immun sind. Freilich ist die Immunität nicht hochgradig. Nur bei sehr geringer Reinfektionsdosis (und nach primärer Infektion mit sehr virulentem Virus) ist sie vollständig. Bei etwas größerer Dosis der Reinfektion wird der Verlauf der zweiten Infektion nur abgeschwächt; gegen noch größere Dosen versagt der Schutz und gegen ganz große Dosen zeigt sich eine Überempfindlichkeit. Die Erklärung dieser Überempfindlichkeit und ihres Mechanismus hängt, ebenso wie die Erklärung der Immunität, enge mit der Kenntnis der Gifte des Tuberkelbazillus zusammen. Sie sollen deshalb zuerst besprochen werden.

a) Die Gifte des Tuberkelbazillus.

Das Tuberkulin.

Wenn man gesunden Tieren tote Tuberkelbazillen subkutan injiziert, so entsteht an der Einspritzungsstelle eine lebhafte Entzündung und ein

Eiterherd. Es ist gleichgültig, ob die Bazillen durch Erhitzung, durch Chemikalien oder sonstwie abgetötet sind.

Nach intravenöser Injektion bei Kaninchen entstehen, wenn man eine genügende Menge von Impfmaterial nimmt, tuberkelähnliche Zellwucherungen in den Lungen, die Riesenzellen enthalten und verkäsen können. Auch nach trachealer Injektion entstehen bei Kaninchen Knötchen mit epithelioiden und Riesenzellen.

Nach intravenöser Injektion zeigt sich aber auch eine allgemeine Vergiftung, die sich in Marasmus und Degenerationen in den inneren Organen äußert und bei Kaninchen und Meerschweinchen in drei bis vier Wochen den Tod herbeiführen kann.

Diese Tatsachen erklären sich nicht durch den mechanischen Reiz der Bazillenkörper, sondern setzen voraus, daß Gifte in den Leibern vorhanden sind (Endotoxine).

Nach Aronson wird das Gift durch Erhitzen der getrockneten Bazillen auf 105 bis 110° nicht zerstört. Nach Cantacuzène führt auch die Entfettung der Bakterien durch Methylalkohol und Petroläther keine Abschwächung des Giftes herbei.

Im Gegensatz zu den Endotoxinen stehen die in die Kulturflüssigkeit abgegebenen Gifte (Lytine Behrings), sie sind aber jedenfalls nicht so konstant, wie die Endotoxine, und ihre Bedeutung wird sehr verschieden beurteilt.

Die filtrierte Kulturflüssigkeit rief in den Versuchen von Strauß und Gamaleia bei gesunden Tieren nur eine vorübergehende Gewichtsabnahme hervor. Maragliano erhielt durch Einengung filtrierter Kulturbouillon bei 30° eine Flüssigkeit, die gesunde Meerschweinchen tötete, die aber bei Erhitzen auf 100° im Gegensatz zu den Endotoxinen ihre Giftigkeit verlor. Therapeutisch ist die Kulturflüssigkeit von Denys verwendet und empfohlen worden. (Denyssches Tuberkulin, Bouillon filtré).

In den Kulturflüssigkeiten sind nun aber nicht nur die Stoffwechselprodukte der Bakterien, sondern auch die aus den Leibern von abgestorbenen Bazillen ausgelaugten Substanzen. Nach der Meinung der Mehrzahl der Autoren spielen die von lebenden Bazillen abgegebenen Substanzen gegenüber den in ihren Leibern enthaltenen Giften keine besondere Rolle.

Die Angabe Marmoreks, daß er die Tuberkelbazillen durch Züchtung mit leukotoxischem Serum zur Abgabe von Giften an die Kulturflüssigkeit gebracht habe, steht vereinzelt da.

Deshalb wird in der Regel der Rückstand der Kulturflüssigkeit mit den Extrakten der Bazillenkörper vereinigt und das Gemenge nach dem Vorgange Kochs Tuberkulin genannt.

Koch selbst ging von der schon erwähnten Beobachtung aus, daß abgetötete Bazillen bei Injektion in größerer Dosis tuberkulöse Tiere töteten. Bei Injektion kleinerer Dosen fand er nur eine geringe Reaktion an der Impfstelle, die schließlich ausheilte. Bei wiederholten Injektionen beobachtete er eine Besserung im Zustand des erkrankten Tieres.

Koch nahm an, daß diese Wirkung durch eine lösliche Substanz bedingt sei, die durch die Körperflüssigkeiten aus den toten Bazillen ausgelaugt werde. Er suchte deshalb diese Substanz aus den Bazillen zu gewinnen.

Ursprünglich übergoß Koch die auf Glyzerinagar gezüchteten und von diesen abgenommenen Bazillen mit 4%iger Glyzerinlösung, dampfte das ganze auf $^1/_{10}$ des Volumens ein und filtrierte die Flüssigkeit von den Bazillenleibern ab. Später erreichte er eine bessere Ausbeute an wirksamer Substanz durch Eindampfen von 6—8 Wochen alten Glyzerinbouillonkulturen. Das so hergestellte Präparat wird noch jetzt unter dem Namen Alt-Tuberkulin (T. A.) als wichtigstes Präparat verwandt.

Das Alttuberkulin wird so hergestellt, daß Kölbchen mit flachem Boden (von etwa 100 ccm Inhalt) mit einer 4—5%igen Kalbfleischbouillon, der 1% Pepton zugesetzt ist, gefüllt und mit Bazillen geimpft werden. Nach 6—8 Wochen langem Wachstum bei 38° werden die Kulturen auf dem Wasserbad auf ein Zehntel eingedampft und dann durch Ton- oder Kieselguhrfilter filtriert.

Von anderen Tuberkulinen, die in den Handel kommen, seien folgende erwähnt: Das **Tuberkulin-Original-Alt** (T. O. A.) unterscheidet sich von T. A. dadurch, daß es nicht durch Kochen auf ein Zehntel des Volumens eingeengt ist. Das **Vakuum-Tuberkulin** wird durch Eindampfen im Vakuum statt auf dem Wasserbad gewonnen. Ein größerer Unterschied besteht beim **Albumosefreien Tuberkulin** (T. A. F.) Es wird gewonnen, indem man Bazillen des Humantypus auf einem Nährboden züchtet, der als einzige Stickstoffquelle Asparagin enthält. Löwenstein und Pick haben diesen Nährboden zuerst angegeben. Er hat folgende Zusammensetzung: 6,0 Asparagin, 6,0 milchsaures Ammon, 3,0 neutrales Natriumphosphat, 6,0 Kochsalz, 40,0 Glyzerin auf 1000 Wasser. Dampft man das albumosefreie Tuberkulin auf ein Zehntel des Volumens ein, so soll der Giftwert des Präparates gleich sein wie bei Alt-Tuberkulin. Das **Neu-Tuberkulin** (T. R.) wird dadurch hergestellt, daß getrocknete Kulturen von Tuberkelbazillen fein zerrieben und in physiologischer Kochsalzlösung aufgeschwemmt werden. Dann wird die Aufschwemmung zentrifugiert, die obere Schicht entfernt, und die untere, die die zertrümmerten Bazillenleiber enthält, verwendet. Das Präparat enthält in cm^3 etwa $^1/_{10}$ mg fester Substanz. Auch die abgeschleuderte Flüssigkeit (T.O.) wird manchmal verwendet. Die **Neutuberkulin-Bazillenemulsion** unterscheidet sich von T. R. dadurch, daß die aufgeschwemmten Bazillen von der Flüssigkeit nicht mehr getrennt werden. Die zu Staub zerriebenen Bazillen werden mit 50%igem Glyzerin aufgeschwemmt

Zu diesen Präparaten, die alle von den Höchster Farbwerken hergestellt werden, kommen noch einige andere, die auch vielfach Verwendung finden. Daß das **Denyssche Tuberkulin** eine filtrierte Bazillenkultur ist, wurde schon erwähnt. Das **Béranecksche Tuberkulin** (Laboratorium Béraneck, Neuchâtel) enthält die Substanzen der albumosefreien Kulturbouillon und die durch 1%ige Orthophosphorsäure aus den Bazillen extrahierten Körper. Das **Landmannsche Tuberkulol** (Merck) wird durch fraktionierte Extraktion aus den Tuberkelbazillen gewonnen, damit alle Substanzen der Bazillenleiber zur Wirkung kommen. Es wird so eingestellt, daß 1 ccm genau die für ein gesundes Meerschweinchen von 250 g tödliche Dosis enthält.

Über die chemische Zusammensetzung des Tuberkulins, sowie auch über die Frage, ob es sich wirklich um eine einheitliche Substanz oder um ein Gemenge verschiedener Körper handelt, sind die Meinungen noch geteilt. Ursprünglich wurde als selbstverständlich angenommen, daß es sich um einen Eiweißkörper oder um eine Albumose handeln müsse. Löwenstein und Pick haben ein Tuberkulin, das auf Asparagin-Nährboden gezüchtet wurde, untersucht und gefunden, daß es biuretfrei war, durch Gerbsäure, Jodquecksilberkalium und Quecksilbersulfat in saurer Lösung gefällt wurde, hitzebeständig und dialysabel war und durch Pepsin - Salzsäure und Trypsin - Soda zerstört wurde. Sie schließen daraus, daß es sich um ein Polypeptid handelt. Die Beweise für den polypeptidartigen Charakter sind aber dadurch nicht geliefert. Interessant ist, daß die Substanz die Kohlehydrat-Reaktion nach Molisch gab. Bei der Herstellungsweise des Tuberkulins müssen auch Lipoide im „Tuberkulin" enthalten sein. Deycke und Much gehen so weit, zwei immunisierende Substanzen anzunehmen, von denen die eine ein Neutralfett ist, das den Namen Tuberkulonastin erhalten hat.

Injiziert man das Tuberkulin gesunden Tieren, so vertragen sie große Dosen ohne irgendwelche Schädigung. Auch bei gesunden Menschen kann man sehr große Dosen geben. Koch hat sich selbst 0,25 ccm injiziert und eine schwere Allgemeinreaktion bekommen. Das erklärt sich daraus, daß er an einer chronischen Lungentuberkulose litt. Nach neueren Erfahrungen beweist die Reaktion eines scheinbar gesunden Menschen auf solche Dosen nur, daß der Mensch eine tuberkulöse Infektion einmal durchgemacht hat. Und das ist bei der großen Mehrzahl der Menschen der Fall Schloßmann hat nichttuberkulösen Säuglingen 1 ccm Tuberkulin injiziert, ohne daß irgendwelche Reaktionserscheinungen auftraten.

Injiziert man dagegen einem Kaninchen, das etwa vier Wochen **vorher infiziert worden ist, 0,1 bis 0,3 ccm Kochsches Tuberkulin subkutan**, so stirbt es innerhalb 6 bis 24 Stunden. Bei Tieren, die acht bis zehn Wochen vorher infiziert wurden, fand Koch schon 0,01 ccm genügend, um den Tod herbeizuführen. Die Sektion ergibt an der Injektionsstelle eine starke Gefäßinjektion, die sich auch auf die Umgebung ausdehnt und die benachbarten Lymphdrüsen ergreift. Auf der Oberfläche von Milz und Leber sieht man zahlreiche kleine Fleckchen, die den Eindruck von Ekchymosen machen, sich aber bei der mikroskopischen Untersuchung als Erweiterung der Kapillaren in der Umgebung tuberkulöser Herdchen erweisen. Ähnliches sieht man in der Lunge. Der Dünndarm ist stark gerötet.

Bei Injektion geringerer Dosis findet man bei kranken Tieren nur eine mehr oder weniger starke Fieberreaktion und Abnahme des Körpergewichts.

Diese Wirkungen des Tuberkulins sind gleich wie der Effekt der Injektion toter oder lebender Bazillen.

Injiziert man wiederholt kleine Mengen von Tuberkulin, so kommt es, wie zuerst Löwenstein und Rapaport zeigten und wie die klinische Erfahrung bestätigt, bisweilen zu einer **Überempfindlichkeit**. Auch nach einmaliger Injektion einer großen Dosis kann es zu einer, freilich rasch vorübergehenden Überempfindlichkeit kommen.

Die staatliche Prüfung des Tuberkulins in Deutschland geschieht durch Feststellung der tödlichen Dosis bei subkutaner Injektion an Meerschweinchen, die mit 0,5 mg Bazillen von einer 12—14 tägigen Bouillonkultur etwa 3 Wochen vorher subkutan infiziert worden sind. Als Kontrolle dafür, ob diese Tiere wirklich tuberkulös sind, wird die Abnahme des Körpergewichts verlangt. Eine solche Kontrolle ist deshalb notwendig, weil die verschiedenen Tuberkuline je nach dem Ausgangsmaterial verschieden stark sein können. Virulentere Kulturen liefern stärker giftige Tuberkuline. Das Perlsucht-Tuberkulin ist nach manchen Autoren giftiger, wenn man aber ein menschliches und ein Perlsucht-Tuberkulin vergleicht, die für Meerschweinchen gleich giftig sind, so findet man bei Rindern keinen Unterschied. Die Frage der Giftigkeit des bovinen Tuberkulins beim Menschen wird verschieden beantwortet. Tuberkulin des Typus gallinaceus ist Säugetieren gegenüber weniger wirksam als Tuberkulin von Säugetierbazillen.

Man sollte nun erwarten, daß das Tuberkulin, das bei tuberkulösen Tieren die gleichen Wirkungen hervorruft wie lebende Bazillen, ebenso wie diese eine **immunisierende Wirkung** haben müßte. Aber schon Koch war es nicht gelungen, Tiere mit Tuberkulin oder mit abgetöteten Bazillen zu immunisieren, und zahlreiche Forscher nach ihm hatten auch nicht mehr Glück. Weder mit abgetöteten Bazillen irgend eines Säugetierstammes, noch mit irgend einem Bestandteil der Kultur gelang es, eine Schutzwirkung zu erreichen, ebenso wenig wie mit den Bazillen der Kaltblütertuberkulose, bei der nur selten eine ganz geringe Verlängerung des Lebens der Impftiere erreicht werden konnte (Orth, Friedmann siehe Virchows Arch. Bd. 190). Erst in letzter Zeit ist es Noguchi mit Hilfe von ölsaurem Natron, das die Komplementwirkung verstärkt, gelungen, die Vorbehandlung von Meerschweinchen mit Tuberkulin wirksamer zu gestalten, so daß die Infektion bei ihnen milder verlief als bei Kontrolltieren. Zeuner hat auf Grund dieser Resultate das Tebesapin für die Praxis empfohlen, das die aus den Tuberkelbazillen mit ölsaurem Natron ausgelaugten Substanzen enthält. Verschiedene Autoren (Broll, Marxner) haben die Resultate bestätigt, aber immer handelt es sich nur um eine geringe immunisierende Wirkung, die mit der Resistenz von Tieren, die mit lebenden Bazillen geimpft sind, keinen Vergleich aushält. Deycke und Much haben durch Extraktion der Bazillen mit Cholin und Neurin keinen Immunisationseffekt erzielt.

Das Tuberkulin entfaltet seine Wirkung nur im infizierten Organismus. Es erhebt sich nun die Frage, ob die Reaktion wirklich ganz spezifisch ist. Verschiedene Autoren haben gefunden, daß tuberkulöse Tiere auch durch andersartige Bakterienproteine in ähnlicher akuter Weise getötet werden können wie durch Tuberkulin. Auch beim Menschen wurde eine solche Überempfindlichkeit gegen andere Bazillenextrakte, die der Tuberkulinüberempfindlichkeit parallel gehe, behauptet. Dadurch ist aber die Spezifität der Tuberkulinreaktion nicht erschüttert. Nicht nur in den Kulturmedien der verschiedenen Kulturen sind dieselben Substanzen enthalten, die teilweise giftig wirken können, sondern auch im Körper selbst müssen wir bei verschiedenen Infektionen einen

Zerfall von Eiweiß annehmen, wobei der Körper gegen die Zerfallsprodukte Antikörper bilden kann, die deshalb bei verschiedenartigen Infektionen dieselben sein müssen. Diese Antikörper können auf den nichtspezifischen Anteil der Bazillenkörper bzw. des Tuberkulins gleich reagieren, wie auf die Substanzen anderer Mikroorganismen. Wir werden deshalb beim Tuberkulin immer neben dem spezifischen Teil der Reaktion noch einen nichtspezifischen anzunehmen haben. Ferner muß eine Überschwemmung des durch Tuberkulose schwer geschädigten Körpers durch große Mengen irgend eines Giftes auf diesen selbstverständlich deletär wirken. Nun haben aber genaue Versuche bei Mensch und Tier gezeigt, daß bei schwächerer Dosierung doch erhebliche Unterschiede zwischen Tuberkulin und anderen Bakterienextrakten nachzuweisen sind. Die Tatsache, daß das Tuberkulin ganz spezifisch auf Tuberkulose wirkt, ist also durch nichts erschüttert.

Die Tuberkulinwirkung zeigt sich erst, wenn die Infektion schon einige Zeit bestanden hat. Koch hat schon in der ersten Mitteilung angegeben, daß die Tiere erst drei bis sechs Wochen nach der Infektion für Tuberkulinversuche reif sind. Bei menschlichen Säuglingen hat man noch nie früher als acht Wochen nach der Geburt eine Tuberkulinreaktion beobachtet und daraus geschlossen, daß die Tuberkulose hier acht Wochen bestehen müsse, bis eine Tuberkulinempfindlichkeit nachzuweisen ist.

Eine Bestätigung hat die Annahme einer spezifischen Wirkung durch die Kontrolle bei der Sektion gefunden. Beim Rind hat sich gezeigt, daß von den positiv reagierenden Tieren mindestens 85—90% bei der Schlachtung tuberkulös gefunden werden, von den negativ reagierenden (was natürlich nicht viel beweist) etwa 10%. Beim Menschen zeigen die Untersuchungen von Mettetal und Binswanger an Kindern, daß die Sektion sozusagen ausnahmslos die Diagnose bestätigt, mit Ausnahme der Fälle, in denen die Tuberkulinempfindlichkeit infolge schwerer Erkrankung nachgelassen hat. Beim Erwachsenen liegen große Untersuchungsreihen vor. Die wichtigste ist die von France, der eine Anzahl von Geisteskranken subkutan impfte. 34 kamen zur Sektion, von diesen zeigten 5, die nicht reagiert hatten, keine Zeichen von Tuberkulose, 29 mit positiver Reaktion erwiesen sich als tuberkulös.

Ein Beweis für die spezifische Natur des Tuberkulins ist die Tatsache, daß die Impfung in die Haut nach Pirquet und die subkutane Injektion bei tuberkulösen Menschen an der Impfstelle Infiltrate mit epithelioiden und Riesenzellen, ja sogar typische Tuberkel mit Verkäsung erzeugen kann.

Ein positives Impfresultat bei fehlender Tuberkulose hat v. Pirquet nur bei zwei Kindern gefunden. Bei diesen konnte kein pathologisch-anatomisches Zeichen für Tuberkulose gefunden werden. Aber selbst das ist kein Beweis, daß keine Infektion stattgefunden hat, indem eine solche nicht ausnahmslos pathologisch-anatomisch sichtbare Veränderungen zu erzeugen oder zurückzulassen braucht.

Ein Grund, den man früher gegen die spezifische Natur des Tuberkulins ins Feld führte, bestand darin, daß man nicht wagte eine so allgemeine Durchseuchung der Menschheit mit Tuberkulose anzunehmen, wie sie die Resultate der Kutanreaktion zur Voraussetzung hatten. Nachdem die Untersuchungen Nägelis allgemeine Bestätigung gefunden haben, ist dieser Grund hinfällig geworden.

Eine andere Frage ist aber die, ob die Reaktion auf Tuberkulin beweist, daß der Körper zurzeit mit Tuberkulose infiziert ist, d. h. lebende Bazillen beherbergt, oder nur, daß er einmal eine Tuberkulose durchgemacht hat, bzw. ob die Tuberkulinreaktion auch bei ausgeheilter Tuberkulose bestehen bleibt. Vielfach wird angenommen, daß die Überempfindlichkeit das Bestehen einer Infektion beweise, und man hat sich dabei auf die nachgewiesene lange Latenz des Tuberkelbazillus berufen. Auch in den scheinbar ausgeheilten abgekapselten Herden können, wie L. Rabinowitsch gezeigt hat, noch lebende virulente Bazillen gefunden werden. Man hat auch mit dem Milzbrand und mit Protozoenkrankheiten eine Parallele gezogen, bei denen nach der Heilung noch lebende Bazillen im Blute gefunden werden (bei Milzbrand) oder die Krankheit durch geheilte Tiere weiterverschleppt werden kann (Löwenstein, Römer). Die Frage ist aber wohl endgültig entschieden durch die Resultate, die Bloch bei der Trichophytie erhalten hat. Bei dieser Krankheit, bei der das Verschwinden der Pilze mit Sicherheit konstatiert werden kann, wies Bloch eine jahrelang bestehende Immunität und Überempfindlichkeit nach. Das beweist, daß diese Erscheinungen auch nach vollständiger Heilung der primären Erkrankung zurückbleiben können.

Beim Menschen kann man durch verschiedenartige Anwendungsweisen des Tuberkulins verschiedenartige Reaktionen erzeugen. Man unterscheidet folgende Formen:
1. Allgemeinreaktion (Fieber, Störungen des Allgemeinbefindens, Kopfschmerz etc.).
2. Herdreaktion (hyperämische und entzündliche Erscheinungen in der Umgegend von tuberkulösen Krankheitsherden).
3. Lokalreaktion (hyperämische oder entzündliche Erscheinungen an der Applikationsstelle).
    a) Kutanreaktion (von Pirquet),
    b) Intrakutanreaktion (Mantoux),
    c) Stichreaktion (Epstein, Escherich),
    d) Perkutanreaktion (Moro),
    e) Schleimhautreaktionen: Ophthalmoreaktion (Wolff-Eisner, Calmette) und Reaktionen auf der Schleimhaut der Nase, Vagina etc.

Die Ausführung der Reaktionen und ihr praktisch diagnostischer Wert sind S. 561f. unter Diagnose besprochen. Hier ist wichtig zu betonen, daß das Tuberkulin lokale Erscheinungen verursachen kann, sowohl wenn es in den Erkrankungsherd selbst gelangt, als auch wenn es eine bisher nicht erkrankte Stelle des Körpers trifft. So sehen wir bei subkutaner Injektion Herdreaktionen in der Lunge, aber auch Lokalreaktion an der Impfstelle auftreten. Ferner ist wichtig, daß eine Lokalreaktion ohne Allgemeinreaktion auftreten kann, was eine Veränderung des ganzen Körpers beweist und für eine zelluläre Überempfindlichkeit spricht.

b) Die Immunisationsvorgänge im infizierten Organismus.

Die Erklärung der Resistenz infizierter Tiere und der Überempfindlichkeit gegen Tuberkulin begegnet bedeutenden Schwierigkeiten. Die Stoffe, die man bei der Immunität gegenüber anderen Mikroorganismen nachweisen kann, sind bei der Tuberkulose teilweise gar nicht, teilweise inkonstant und in geringer Menge gefunden worden.

Agglutinine und Präzipitine sind bei tuberkuloseimmunen Tieren recht häufig gefunden worden. Das Auftreten dieser Substanzen beweist aber nur, daß der Körper auf die eingedrungenen Bazillen reagiert, bei der Resistenz gegen Neuinfektion spielen diese Substanzen keine Rolle.

Die Bedeutung der komplementablenkenden Substanzen, die man im Serum tuberkulös erkrankter und immuner Tiere und Menschen findet, ist noch ganz unklar.

Eine größere Bedeutung haben die Opsonine. Wright hat ursprünglich dem opsonischen Index eine große Bedeutung für die Prognose zugesprochen. Später hat sich gezeigt, daß die Verhältnisse nicht so einfach liegen. Immerhin aber scheint so viel sicher, daß Schwankungen der opsonischen Kraft bei Tuberkulösen häufig sind, ferner daß im ganzen der opsonische Index bei günstig verlaufenden Fällen häufiger erhöht, bei ungünstig verlaufenden häufiger herabgesetzt gefunden wird. Nun findet man freilich im tuberkulösen Gewebe recht selten phagozytierte Tuberkelbazillen. Man hat daraus geschlossen, daß die Phagozytose überhaupt keine Bedeutung für die Heilungsvorgänge besitze. Man hat sogar umgekehrt angenommen, daß das Eindringen von Tuberkelbazillen in die Leukozyten zur Weiterverbreitung der Erkrankung beitrage, indem die mit Bazillen beladenen weißen Blutkörperchen diese in gesunde Lungenpartien weiterschleppen. Der histologische Bau des Tuberkels macht eine stärkere Mitwirkung der Phagozytose bei der Entstehung und Heilung der Knötchen recht unwahrscheinlich. Auf der anderen Seite beweisen aber die Veränderungen des opsonischen Index doch, daß die Phagozytose nicht ganz ohne Bedeutung sein kann.

Da man bisher antibakterielle Stoffe im tuberkulös erkrankten Organismus nie hatte nachweisen können, hatte man vielfach eine richtige Immunität überhaupt in Abrede gestellt. Man berief sich auch auf die Untersuchungen Hamburgers, der gefunden hatte, daß bei der Injektion von Tuberkelbazillen unter die Haut tuberkulöser Meerschweinchen die Impfstelle lange Zeit scheinbar unverändert bleiben kann, um erst nach 6—8 Monaten plötzlich aufzubrechen und zu einem Geschwür zu führen, das dem Primäraffekt eines vorher gesunden Tieres nichts nachgibt („tuberkulöse Exazerbation" nach Hamburger). Auch insofern besteht ein Unterschied gegenüber der Immunität bei anderen Krankheiten, als die Immunität sich bisher nur bei Tieren mit noch aktivem Krankheitsprozeß nachweisen ließ. Petruschky lehnt deshalb den Ausdruck „Immunität" vollständig ab und spricht nur von „Durchseuchungsresistenz".

Man hatte bisher noch nie nachweisen können, daß bei einer Reinfektion die neueingeführten Bazillen überhaupt vom Organismus angegriffen werden.

Einen ganz wesentlichen Fortschritt bedeutet daher der Befund von Kraus und Hofer, daß bei Injektion von Tuberkelbazillen in das Peritoneum von Tieren, die vorher auf irgend eine Weise tuberkulös gemacht waren, die Bazillen in der Bauchhöhle die Erscheinungen einer hochgradigen Lyse zeigen. In den rotgefärbten Bazillen treten schon nach 15 Minuten sehr reichliche blaue Körnchen und Kügelchen auf, die von Kraus und Hofer mit den Produkten der Bakteriolyse von Choleravibrionen im Pfeifferschen Versuch verglichen werden. Kraus und Hofer sprechen deshalb der Bakteriolyse eine wichtige Rolle bei der Tuberkuloseimmunität zu.

Der Nachweis dieser Bakteriolyse ist außerordentlich wichtig und erklärt nicht nur die Unempfänglichkeit kranker Tiere für eine erneute Infektion, sondern gibt den Theorien über die Tuberkulinwirkung und die Überempfindlichkeit eine bessere Stütze.

Wie groß aber die Wirkung dieser Bakteriolysine bei der natürlichen oder künstlichen Immunität ist, läßt sich nicht abschätzen. Wenn man bedenkt, daß trotz eintretender Immunität die Bakterien noch am Leben bleiben können, so ist man geneigt, der Bakteriolyse keine allzugroße Rolle zuzuschreiben.

Gegen die Wirksamkeit von Stoffen, wie sie bei anderen Infektionen produziert werden und ins Blut gelangen, spricht die Tatsache, daß es bisher noch höchst selten gelungen ist, eine passive Immunität zu erzeugen. Die verschiedensten Autoren haben versucht, die Immunität zu übertragen, aber die Resultate sind höchst mißlich verschieden. Vallée ist es gelungen mit dem Serum „hyperimmunisierter Pferde", in dem sich reichlich komplementablenkende Substanzen, aber keine Agglutinine fanden, Rinder vor Tuberkulose zu schützen. Freilich starben einige Tiere an Anaphylaxie. Ruppel und Rickmann haben durch Vorbehandlung mit verschieden virulenten Tuberkelbazillen und Tuberkulin bei Tieren eine sehr hohe Immunität erreicht, wobei das Serum einen sehr hohen Gehalt an Agglutininen und komplementablenkenden Substanzen erwarb. Dieses Serum soll abgetötete Tuberkelbazillen und Tuberkulin so entgiften, daß es für tuberkulöse Tiere unschädlich wird. Durch Einwirkung des Serums auf zermahlene Tuberkelbazillen stellen sie die „sensibilisierte Bazillenemulsion" her, die ungiftig wirken, dagegen noch Komplement zu binden imstande sein soll. Nach der Angabe der Autoren schützt das Serum nicht nur Meerschweinchen vor der Infektion, sondern es heilt die Tiere sogar nach einer 16 Tage lang bestehenden Infektion. Andere Autoren haben aber diese Angaben nicht bestätigen können. Die besten Resultate hat Römer mit dem Serum eines immunisierten Schafes erzielt, aber nur bei Schafen. Es scheint also, daß sich die passive Immunität mit einiger Sicherheit nur auf artgleiche Individuen übertragen läßt, was natürlich für die Anwendung beim Menschen ein großes Hindernis ist. Die in der Praxis angewandten Seren von Maragliano und Marmorek haben sich im Tierversuch bei zahlreichen Nachprüfungen unwirksam gezeigt.

Über den Mechanismus der Infektion und Immunität bei der Tuberkulose ist es deshalb außerordentlich schwer, sich ein begründetes Urteil zu bilden. Es ist klar, daß das Tuberkulin, das auf den tuberkulösen Organismus den gleichen Einfluß hat wie lebende Tuberkelbazillen, bei der Infektion eine Rolle spielen muß. Es liegt sehr nahe, anzunehmen, daß die infizierenden Bakterien Tuberkulin an das Gewebe abgeben und dadurch die Tuberkelbildung und Verkäsung veranlassen. Dafür spricht, daß das Tuberkulin bei tuberkulösen Tieren Tuberkelbildung und Verkäsung erzeugt.

Die Verkäsung braucht aber kein spezifisches Produkt der Tuberkulinwirkung zu sein, sondern kann auch dadurch bedingt sein, daß das abgestorbene Gewebe bzw. das Exsudat infolge mangelnder Sauerstoffzufuhr dieser speziellen Metamorphose anheimfällt. Ein solcher Sauerstoffmangel könnte leicht durch eine toxische Schädigung der Kapillaren erklärt werden (vgl. Schlaepfer). Aber wenn man die Tuberkelbildung einfach als Wirkung des Tuberkulins auffassen will, so muß man zuerst erklären, weshalb die Tuberkulininjektion nur im tuberkulösen Organismus Knötchenbildung hervorruft.

Man könnte sich denken, daß die Bazillen außer dem, was wir im Tuberkulin unter den Händen haben, noch andere Gifte absondern, die den ersten Anstoß zur Neubildung geben, oder daß durch die beständige Abgabe von Tuberkulin die Zellen anders beeinflußt werden als durch die Injektion beim gesunden Tier. Häufig führt man die Proliferation auf den „mechanischen Reiz" des Bazillus zurück, was aber höchst unwahrscheinlich ist, wenn man nicht mit diesem Ausdruck einen mystischen Begriff verbindet.

Wassermann und Bruck glauben nun den Nachweis erbracht zu haben, daß **Antikörper gegen das Tuberkulin im tuberkulösen Gewebe selbst vorhanden sind.**

Sie ließen die Extrakte tuberkulöser Organe auf Tuberkulin wirken und fanden dabei, daß Komplement gebunden wird. Sie nehmen an, daß dieses Gewebsantituberkulin das Tuberkulin zu binden und in den tuberkulösen Herd herein zu ziehen vermag. Die Verbindung Tuberkulin-Antituberkulin hat eine große Affinität zum Komplement, reißt es an sich. Da das Komplement eine verdauende Wirkung hat, wird das Gewebe eingeschmolzen.

Gegen diese Theorie haben sich Weil und Nakayama sowie Morgenroth und Rabinowitsch gewandt, teils weil der Nachweis des Antituberkulins nicht sicher sei, teils weil das gebundene Komplement unwirksam sei. Morgenroth und Rabinowitsch stellen sich auf den Standpunkt von Pirquet und Schick, daß eine Überempfindlichkeit der Zellen im erkrankten Gewebe, eine Allergie, die Ursache der lokalen Reaktion sei. Citron ist der Ansicht, daß kein Widerspruch zwischen Wassermann und Bruck einerseits und Morgenroth und Rabinowitsch andererseits besteht. „Denn die freien Antikörper und die fixen Rezeptoren der überempfindlichen Stellen sind identische Gebilde. Es handelt sich nicht um zwei verschiedene Vorgänge, sondern nur um zwei verschiedene Stadien eines Vorganges, bei dem die Antikörper freilich nur ein ephemeres Dasein haben, während die Überempfindlichkeit der Zellen etwas langwährendes darstellt. Unter Überempfindlichkeit sind dabei vor allem zwei Dinge zu verstehen: 1. Die vermehrten Rezeptoren vermögen das Krankheitsvirus (das fremde Antigen) in erhöhtem Maße an sich zu ziehen und zur Resorption zu bringen, beschleunigte Reaktion i. e. verkürzte Inkubationszeit der Krankheit. 2. Die Zellen haben in erhöhtem Maße die Fähigkeit des Ersatzes ihrer Rezeptoren, beschleunigte Antikörperbildung: kürzerer Ablauf der Krankheit, Immunität."

Wir können uns also vorstellen, daß der Tuberkelbazillus bzw. das Tuberkulin die Zellen im erkrankten Gewebe zur Bildung von Antituberkulin veranlaßt, das zunächst als sessiler Rezeptor in der Zelle bleibt, aber auch abgestoßen werden und in die Zirkulation gelangen kann. Da wo solche sessile Rezeptoren sind, veranlaßt das Hinzukommen von neuem Tuberkulin Gefäßschädigungen, ev. auch Neubildung (Tuberkel) oder Zerfall, wenigstens von Eiweiß, vielleicht auch ohne daß Nekrose eintritt. Citron macht darauf aufmerksam, daß durch die Bindung gewisser Teile des Tuberkulins die Zellen selbst geschädigt werden können, so daß sie zerfallen. Sie lassen Spaltprodukte entstehen, die als körperfremde Substanzen die benachbarten Zellen zu Abwehrmaßregeln veranlassen, so daß sie selbst abgebaut werden. Wir hätten also die Bildung sekundärer nicht spezifischer Antigene aus eigenem Körpereiweiß, ein Vorgang, den schon früher Weichardt als allgemein gültig behauptet hatte.

Wir hätten also anzunehmen, „das artfremde Protein resp. Bakterieneiweiß regt den Körper lokal und dann universell zur Bildung von Antikörpern (verdauenden Fermenten) an, diese bauen das artfremde Protein ab, und die dabei entstehenden giftigen Antikörper wirken schädigend auf das Protoplasma der Zellen, das partiell degeneriert resp. eingeschmolzen wird (erhöhte N-Ausfuhr). Die bei dem Zerfall des degenerierten Körpereiweißes frei werdenden Eiweißabbauprodukte können ihrerseits als Antigene wirken." (Schittenhelm).

Es gelingt nun, wie es scheint, beide Arten von Antikörpern nachzuweisen. Nicht spezifische (nicht gegen das Tuberkulin gerichtete) hat Citron mit Klinkert im Marmorekserum und im Serum tuberkulöser Meerschweinchen nachgewiesen. Die antibakteriellen Antikörper sind dadurch nachgewiesen worden, daß Tuberkelbazillen durch spezifisches, durch Komplement aktiviertes Serum bei 37° in vitro vorverdaut wurden. Dabei erlangten sie eine große Giftigkeit, während sie vorher wenig giftig waren.

Wir hätten demnach recht komplizierte Prozesse von Wirkung verschiedener Gifte und Gegengifte, wozu noch kommt, daß das Tuberkulin vielleicht ein Gemenge verschiedener Gifte darstellt. Bei der spezifischen, anatomisch wohl ausgeprägten Wirkung der Tuberkelbazillen und des Tuberkulins müssen wir wohl einen bestimmten Stoff als hauptsächlich wirksam annehmen, dagegen können wohl noch andere Substanzen daneben vorhanden sein. Weichardt hat wahrscheinlich gemacht, daß beim Einreiben von Tuberkulin auf die Konjunktiva einzelne physiologisch besonders wirkende Substanzen das Konjunktivalfilter passieren.

Im Anschluß an die Theorie Wolff-Eisners vertritt Sahli eine wesentlich einfachere Auffassung. Das Tuberkulin ruft die Bildung eines Antikörpers mit Ambozeptorcharakter, eines Lysins hervor. Durch dieses Tuberkulinolysin wird das Molekül des Bakterieneiweißes abgebaut. Das lysierte Tuberkulin („Tuberkulopyrin"), das dadurch entsteht, ist weit giftiger, als das primäre Tuberkulin. Früher nahm Sahli an, daß dieses Tuberkulopyrin seinerseits die Bildung eines Antikörpers, eines Antitoxins, veranlasse. Neuerdings nimmt er an, daß die Lysinanreicherung im Körper, die durch die Krankheit selbst oder durch Tuberkulinbehandlung zustande kommt, alle Überempfindlichkeits- und Unempfindlichkeitserscheinungen zu erklären vermag. Trifft das injizierte Tuberkulin auf reichliches Lysin, so wird es rasch in giftiges Tuberkulopyrin umgewandelt. Ist das vorhandene Lysin sehr reichlich, so wird das Tuberkulopyrin so rasch weiter abgebaut, daß es überhaupt nicht Zeit hat eine klinisch nachweisbare Giftwirkung zu entfalten.

Diese Theorie ist sehr einfach, aber sie entspricht wohl nicht den tatsächlichen Verhältnissen. Sie hat zur Voraussetzung, daß es sich auch bei der Tuberkulose um ähnliche Prozesse handelt, wie sie der Anaphylaxie bei anderen Krankheiten zugrunde liegen. Das scheint aber nicht der Fall zu sein.

Die Erklärung der Tuberkulinüberempfindlichkeit als Anaphylaxie ist vielfach versucht worden. Aber alle maßgebenden Untersucher sind dabei nicht zum Ziele gekommen.

Baldwin konnte freilich durch Einverleibung wäßriger Extrakte von gut gewaschenen Tuberkelbazillen eine spezifische Überempfindlichkeit bei Meerschweinchen erzeugen, die zu einem typischen anaphylaktischen Shock bei der Reinfektion führte. Aber die Tiere waren nur gegen das gleiche Bazillenextrakt überempfindlich, Alt-Tuberkulin war wirkungslos. Es handelt sich also offenbar um eine Überempfindlichkeit gegenüber einem, aus den Tuberkelbazillen extrahierten Eiweißkörper, nicht um eine spezifische Anaphylaxie. Daß solche Eiweißkörper in den Bazillen vorhanden sind, ist selbstverständlich. Sie scheinen aber bei der Tuberkulinüberempfindlichkeit keine Rolle zu spielen. Dieser Versuch beweist aber, daß die Verhältnisse recht kompliziert liegen können und daß in einzelnen Fällen vielleicht Substanzen, die in der Regel keine Bedeutung haben, in vermehrtem Maße in Reaktion treten und merkbare Erscheinungen verursachen können.

Ein Beweis gegen die Auffassung der Tuberkulinüberempfindlichkeit als einer einfachen Anaphylaxie — wie die gegen andere Infektionen oder gegen Eiweiß — wird dadurch geliefert, daß es nicht gelingt, die Überempfindlichkeit passiv zu übertragen.

Auch die Erklärung der Unempfindlichkeit gegen Tuberkulin stößt auf Schwierigkeiten. Wir sehen eine solche Unempfindlichkeit häufig im Verlauf einer Tuberkulinkur auftreten, und sie ist ja für viele das Ziel der Behandlung. Wir sehen sie aber auch bei schwer verlaufenden Phthisen, im Endstadium der Erkrankung und bei Miliartuberkulose. Man hat sie als Antianaphylaxie zu erklären versucht, wozu passen würde, daß sie auch durch eine einmalige große Dosis, aber nur vorübergehend erzeugt werden kann. Es kann sich aber nicht um eine solche Antianaphylaxie handeln, da sie nicht mit dem Serum passiv übertragen werden kann, sondern man kann im Gegenteil mit dem Serum von Tuberkulinunempfindlichen die Pirquetsche Reaktion verhindern, woraus hervorgeht, daß die Antikörper nicht abgesättigt sind. Wahrscheinlich ist die Erklärung hier in der Richtung zu suchen, wie sie Sahli annimmt, daß bei der Tuberkulinimmunität die Antikörper so reichlich vorhanden sind, daß sie zu einem raschen Abbau des Tuberkulins, bzw. anderer Produkte führt, ohne daß die giftigen Substanzen Zeit hätten ihre Wirkung auszuüben. Der Unterschied gegen Sahlis Auffassung besteht nur darin, daß die Sache nicht auf einen einzigen Körper zurückgeführt und deshalb auch jede Bezeichnung mit einem bestimmten Namen vermieden wird.

Die Immunitätsphänomene sind aber nicht nur humoraler, sondern auch histogener Natur. Die Analogie der Pirquetschen Reaktion mit der Trichophytie ist so groß, daß wir für die Tuberkulose ganz ähnliche Verhältnisse annehmen müssen, wie sie Bloch für die Trichophytie gefunden hat. Bloch hat Haut vom trichophytieimmunen Menschen auf den Gesunden transplantiert und festgestellt, daß die angeheilte Haut ihre Überempfindlichkeit und Immunität bewahrt hatte und daß dieses Verhalten der transplantierten Haut so lange bestand, bis man annehmen konnte, die transplantierten Hautelemente seien jetzt durch Wucherung von seiten des anderen Individuums ersetzt. Gleiche Verhältnisse haben wir auch beim Menschen in bezug auf die Tuberkulose anzunehmen. Sahli hat auch tatsächlich zusammen mit Dubi bei kutaner Tuberkulinbehandlung des Menschen das Entstehen einer Überempfindlichkeit der behandelten Hautstellen nachgewiesen.

Es kommt also bei der Lungentuberkulose nicht nur im erkrankten Organe selbst, sondern auch im übrigen Körper zu einer Umstimmung der Gewebe, zu einer Allergie. Diese Umstimmung haben wir uns wohl so vorzustellen, daß im Protoplasma der Zellen „Seitenketten" oder sessile Rezeptoren entstehen, die fermentartig auf das Gift wirken. Da aber dabei die Zellen selbst geschädigt werden und ihren Abbau wieder giftige Substanzen entstehen und zur Bildung von Antikörpern Veranlassung geben können, entstehen komplizierte Vorgänge, deren Entwirrung bisher nicht möglich ist. Man kann sich aber vorstellen, daß durch die Wirkung dieser sessilen Rezeptoren und ihre Abstoßung ins Blut, durch ihre raschere oder langsamere Wirkung eine Immunität, aber auch eine Überempfindlichkeit gegen die Bakterien und ihre Produkte zustande kommen kann. Diese Umstimmung überdauert auch die Heilung der Krankheit selbst.

c) Die Bedeutung der Allergie für den Verlauf der Lungenschwindsucht.

Die neueren Untersuchungen haben also die schon von Koch festgestellten Haupttatsachen erweitert und unserem Verständnis näher gerückt. Wenn der Organismus mit Tuberkelbazillen infiziert wird, so wirkt deren Produkt, das Tuberkulin, sobald sich die Mikroorganismen genügend vermehrt haben, zunächst wie irgend ein anderes Gift schädigend auf die Zellen der Infektionsstelle. Dann aber entwickelt sich in diesen Zellen und in den übrigen Geweben des Körpers (wenigstens in einem Teil, jedenfalls in der Haut) die Allergie, d. h. die Fähigkeit, das Tuberkulin zu zerstören und durch lebhafte Entzündung die Bazillen und das nekrotische Gewebe zu isolieren und herauszuschaffen.

Ist die Impfung mit reichlichem Material erfolgt, so wandert die Infektion weiter, bevor sich die Allergie ausbilden kann. Dieser Verlauf der experimentellen Tuberkulose erinnert an die Erkrankungen im frühen Kindesalter und an einzelne akute Formen, die man gelegentlich bei Erwachsenen sieht. Die Allergie fehlt aber bei der schweren Erstinfektion nicht, und sie kann genügen, um eine Reinfektion an der Weiterverbreitung zu hindern. Infolge der Allergie kommt es zu einer beschleunigten und intensiveren Entzündung, das infizierte Gewebe wird nekrotisch und durch Ulzeration ausgestoßen, bevor die Bazillen Zeit haben, sich stark zu vermehren.

Ist dagegen die erste Impfung mit wenig Material erfolgt, so hat die Allergie Zeit sich so weit auszubilden, daß der erste Krankheitsherd abgekapselt wird und ganz ausheilt. Die Allergie bleibt aber bestehen und äußert sich gegenüber einer Neuinfektion. Geschieht diese mit wenig Bazillen, so kommt es zu einer raschen Entzündung an der Impfstelle und Ausstoßung der erkrankten Partie bzw. Abtötung der Bazillen. Bei starker Allergie kann die beschleunigte Reaktion so rasch verlaufen, daß die Bazillen gar keine Zeit haben, sich zu vermehren und der ganze Vorgang sich abspielt, ohne bemerkt zu werden. Ist umgekehrt das Reinfektionsmaterial sehr groß, so ist die Reaktion so stürmisch, daß (durch die dabei entstehenden Zwischenprodukte) der Tod des Tieres erfolgen kann. Beim Menschen kommt das nie vor, dagegen erinnert die Kavernenbildung in der Lunge an die Ulzeration der Haut bei Reinfektion mit mäßig zahlreichen Bazillen. In der Tat läßt sich eine chronische Lungentuberkulose im Tierexperiment nur dann hervorrufen, wenn schon vorher im Körper ein tuberkulöser Herd vorhanden war. Auch Bacmeister beobachtete nur dann die Entwicklung einer, der menschlichen Tuberkulose ähnlichen, von den Spitzen ausgehenden Lungenerkrankung, wenn bei einem tuberkulös erkrankten Tier durch Inhalation oder hämatogene Metastase eine Affektion der Lunge herbeigeführt wurde. Diese metastatische Autoinfektion kommt für den Menschen ebenfalls in Betracht (vgl. Kapitel Phthiseogenese).

Wenn nun bei einem allergischen Individuum die Lunge durch Neuinfektion oder durch Verbreitung der schon im Körper vorhandenen Bazillen infiziert wird, so kann man sich den weiteren Verlauf folgendermaßen denken (v. Pirquet):

„Sind die Bazillen ganz vereinzelt, so werden sie abgetötet und verursachen bei ihrer Verdauung eine minimale toxische Reaktion in der Umgebung, wie die Frühreaktion bei der Vaccine.

Sind sie in größeren Haufen, so werden sie wohl von den Antikörpern angegriffen, aber das Zentrum des Haufens wird nicht getötet, sondern bleibt am Leben und vermehrt sich. In der Umgebung entsteht eine Zone entzündlicher Reaktion, die einen Einschmelzungsprozeß durchmacht."

Auch im weiteren Verlauf spielt der Grad der Allergie eine wichtige Rolle. Je nachdem ein neuer Herd durch beschleunigte Reaktion rasch abgekapselt wird, bevor es zu einer Vermehrung der Bazillen kommt, oder ein Herd durch eine größere Ulzeration abgegrenzt wird, je nachdem die Allergie ein Durchtreten der Mikroorganismen durch die Grenzzone verhindert oder zuläßt, kommt es zur Heilung oder zum Fortschreiten der Phthise.

6. Die Disposition zur Phthise.

Jede Infektionskrankheit ist das Produkt von Infektion und Disposition. Nun ist eine Disposition für die Tuberkulose bei jedem Menschen vorhanden, was daraus hervorgeht, daß sozusagen jeder erwachsene Mensch tuberkulös ist. Damit aber aus der tuberkulösen Infektion eine Krankheit entsteht, muß das Verhältnis von Infektion und Disposition so geändert werden, daß die Summe beider größer ist, als bei dem nicht erkrankenden Menschen (vgl. Freund, dieses Handbuch Bd. 4, S. 533). Die Summe Disposition + Exposition kann entweder durch Vermehrung der Disposition oder durch Vermehrung der Infektionsgelegenheit wachsen. Eine vermehrte Disposition kann die Erstinfektion begünstigen, sie kann die Vermehrung der latent lebenden Bazillen begünstigen und zu einer metastatischen Autoinfektion Veranlassung geben, sie kann die Reinfektion möglich machen und sie kann endlich den Verlauf der ausgebrochenen Krankheit beschleunigen. In allen Fällen kann aber auch bei geringer Disposition der gleiche Effekt durch Eindringen einer größeren Bazillenmenge zustande kommen, d. h. durch Vermehrung der Exposition. Die einen Autoren legen mehr Gewicht auf den einen Faktor, die anderen mehr auf den anderen. Ferner bestehen Unterschiede darin, ob bei der Disposition mehr das hereditäre Moment oder die auf das Individuum einwirkenden Einflüsse, die die angeborene Disposition verändern können, in den Vordergrund gerückt werden.

Am einseitigsten wird die Exposition von Behring betont, der so weit geht, zu erklären: „Gelegenheit ist alles". Er stützt sich darauf, daß es bei allen Tierarten gelingt, durch entsprechende Dosierung eine Tuberkulose von der gewünschten Form zu erzeugen, sogar auch eine Lungenschwindsucht beim Meerschweinchen. „Nachdem ich aber gesehen habe, daß sie möglich ist, würde es offenbar eine sehr voreilige Schlußfolgerung sein, wenn ich das Mißlingen eines Schwindsuchtserzeugungsversuchs auf eine differente, ererbte Disposition verschiedener Meerschwein-Individuen zurückführen wollte. Die exsistiert so wenig, daß selbst die Deszendenten von tuberkulösen Meerschweinchen mir keine Anzeichen einer vom Arttypus abweichenden kongenitalen Disposition dargeboten haben." Also deshalb, weil in groben Tierversuchen keine Heredität nachgewiesen werden kann, soll sie nicht existieren! Ein weiterer Grund, weshalb Behring nichts von der Heredität der Disposition wissen will, ist der, daß man sie nicht erklären kann. „Bei den m r bekannt gewordenen Antworten auf diese Frage handelt es sich im Großen und Ganzen immer um Wortspiele von der Art, die Fritz Reuter persiflierte, wenn er die Armut von der pauvreté herstammen ließ." Man kann aber die Heredität ebensowenig wie die Armut aus der Welt schaffen, indem man feststellt, daß man sie nicht erklären kann!

Die Disposition zur Phthise ist aber nicht identisch mit der Disposition zur Tuberkulose. Es besteht noch eine besondere lokale Disposition, die den Beginn der Erkrankung an einer bestimmten Stelle erklärt. Ist die Lokaldisposition besonders stark, so kann jemand, dessen antibakterielle Resistenz sonst genügend wäre, um eine Infektion zu verhüten, an Tuberkulose krank werden und ihr erliegen. Bei geringer antibakterieller Resistenz wird die lokale Disposition zur Folge haben, daß die Erkrankung an einer bestimmten Stelle beginnt.

Auch die lokale Disposition kann angeboren oder erworben sein. Die angeborene ist in der Regel (außer bei kongenitaler Bronchiektasie oder dergl.) für die Lungenspitzen vorhanden, während die erworbene oft andere Teile des Organs betrifft.

a) Heredität.

Da wir sehen, daß alle körperlichen und geistigen Eigenschaften vererbt werden können, müssen wir annehmen, daß das auch für die Anlage zur Schwindsucht zutrifft. Es frägt sich nun, ob die Existenz dieser Anlage statistisch bewiesen werden kann und welche disponierenden Eigenschaften vererbt werden können.

Wenn wir berücksichtigen, wie schwierig statistische Nachweise bei der Tuberkulose überhaupt sind, wie schwierig der Nachweis der Infektion im erwachsenen Alter und der einwandfreie Nachweis eines verschiedenartigen Verlaufes bei verschiedenen Völkern, so werden wir nicht erwarten, daß die Heredität sich leicht durch einwandfreie Zahlen beweisen lasse. In der Tat lassen sich gegen alle statistischen Erhebungen Einwände machen. Auch die beste statistische Arbeit, die von Weinberg, kommt zu keinen sicheren Resultaten. Schlüter hat viele derartige Beweise gesammelt, wenn man sie aber durchsieht, so wirken sie nicht absolut überzeugend. M. Burckhardt (Zeitschr. f. Tuberk. Bd. 5, S. 297) hat gezeigt, daß die „hereditäre Belastung" auch bei Nichttuberkulösen groß ist und daß in bezug auf die Erkrankung des Vaters fast genau gleiche Belastung bei beiden Kategorien herrscht, während das häufige Vorkommen der Tuberkulose bei Mutter, Geschwistern, Onkel und Tante sich auch durch Infektion erklären läßt. Am einwandfreiesten erscheinen noch die Beobachtungen an Ahnentafeln, die Riffel für kleine Ortschaften aufgestellt hat, und die Schlüter referiert. Ferner ist eine Beobachtung Turbans von Wichtigkeit, der bei 55 Familien „die volle ausnahmslose Übereinstimmung der Lokalisation der Tuberkulose zwischen Eltern und Kindern wie zwischen Geschwistern" feststellen konnte. Wenn sogar der Locus minoris resistentiae vererbt wird, so ist die Erblichkeit der Anlage damit bewiesen. Die Angabe Turbans gewinnt dadurch an Wichtigkeit, daß sie durch Jacob und Pannwitz bestätigt worden ist.

Die Vererbung der Anlage zur Tuberkulose können wir uns in verschiedener Art denken. Es kann eine anatomische Eigentümlichkeit oder eine physiologische Eigenschaft, eine Reaktionsweise gegenüber bestimmten äußeren Reizen vererbt werden. Für beides haben wir aus der täglichen Erfahrung genügend Beispiele, und auch für die Tuberkulose könnte beides in Frage kommen. Nun haben wir eine sichere anatomische Eigentümlichkeit, die die Disposition zur Phthise erklärt, nämlich den Thorax phthisicus.

Der Thorax phthisicus, der teilweise mit dem Thorax paralyticus oder Habitus asthenicus identisch ist (vgl. unten), war schon den Alten als disponierendes Moment bekannt, hat aber erst in letzter Zeit seine richtige Würdigung gefunden. W. A. Freund hat zuerst erkannt, daß das Primäre die Stenose der oberen Thoraxapertur ist und daß darauf seine Bedeutung für die Entstehung der Schwindsucht und ihre Lokalisation an der Spitze beruht, und er hat die Resultate seiner erschöpfenden Untersuchungen 1858 und 1859 veröffentlicht. Aber erst in neuester Zeit ist seinen Arbeiten die richtige Würdigung zuteil geworden und im Zusammenhang damit hat die Lokalisation der Tuberkulose an der Lungenspitze überhaupt ihre richtige Erklärung gefunden. Deshalb muß hier, obschon der Thorax phthisicus in Bd. 4 dieses Handbuches, S. 547 ff. als Teilerscheinung des Infantilismus behandelt ist, nochmals darauf eingegangen werden.

W. A. Freund war davon ausgegangen, daß die gewöhnlich gegebene Erklärung der Verknöcherung des ersten Rippenknorpels, wie man sie bei Phthisikern häufig findet, auf Schwierigkeiten stößt. Man nahm nämlich immer an, daß diese Verknöcherung des ersten Rippenknorpels eine Folge der Pleuritis an der Lungenspitze bei der Lungenschwindsucht sei. Freund fand, daß die Verknöcherung des ersten Rippenknorpels aber durchaus nicht an der Fläche beginnt, die der Pleura anliegt, sondern immer am oberen Rande, später auf der vorderen Fläche. In weiteren Untersuchungen fand er, daß der erste Rippenknorpel bei vielen mit tuberkulösen Spitzenaffektionen behafteten Leichen abnorm kurz ist und daß infolge dessen die obere Thoraxapertur verengt wird. Er hat die Untersuchungen fortgesetzt und zusammen mit den Untersuchungen über die anderen Rippenknorpel und über die Entstehung des faßförmigen Thorax in zwei Schriften 1858 und 1859 niedergelegt. Er stellte fest, daß der erste Rippenknorpel eine Sonderstellung vor den übrigen einnimmt. „Während alle anderen Knorpel gelenkig mit dem Sternum verbunden sind, zeigt der erste eine gelenklose Verwachsung mit breiter Fläche, so daß er sowohl der Rippe als auch dem Sternum angehörend als ein in die Länge gezogener Nahtknorpel erscheint; endlich ist er von derberer Struktur als die übrigen. Auf diesen Beschaffenheiten beruht die verschiedene mechanische Beteiligung des ersten und der unteren Rippenknorpel am Atemgeschäft." Der erste Rippenknorpel wird im Gegensatz zu den unteren aus einer exspiratorischen ebenen Lage in die inspiratorische Spiralstellung gebracht. Ein Zurück-

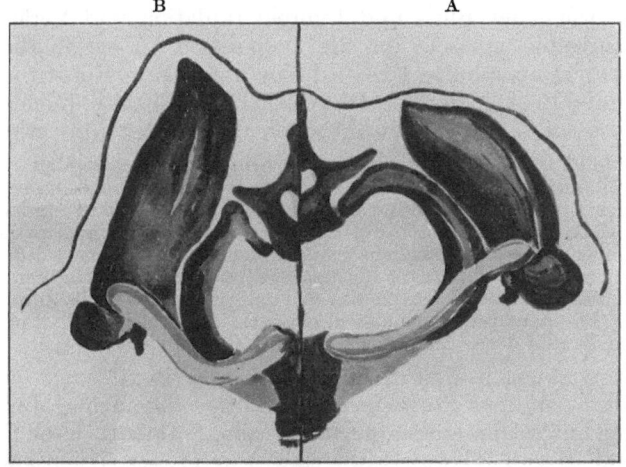

Abb. 33.
Obere Thoraxapertur mit Schultergürtel. A links normal. B rechts stenosiert.
(Schematisch n. anatomischen Präparaten.) (Aus Freund, Leben u. Arbeit, Berlin 1913.)

bleiben des ersten Rippenknorpels auf einer niedrigen Stufe seiner Entwicklung betrachtete Freund als Ursache einer Verengerung der oberen Thoraxapertur. Er fand die mittlere Länge des ersten Rippenknorpels bei Männern zu 3,8 cm, bei Weibern zu 3,1 cm im Durchschnitt. Verkürzungen fand er bis auf 2,2 cm herab. Die Verkürzung des Rippenknorpels muß zu einer Verengerung der oberen Brustapertur führen. Die Untersuchungen Harts haben in Ergänzung der Freundschen Arbeiten ergeben, daß dabei die obere Apertur seitlich zusammengedrückt, viereckig, statt queroval erscheint. Die Bilder in Bd. 4 dieses Handbuchs, S. 549 illustrieren das Verhalten.

Als weitere Folge der Verknöcherung und Verkürzung des ersten Rippenknorpels ergibt sich eine verstärkte Neigung der oberen Apertur zur Wirbelsäule. Das Sternum steht zu tief, die Rippen verlaufen schräg nach abwärts, die Schultern hängen nach abwärts und nach vorne, die Schulterblätter stehen flügelförmig ab, und das Resultat ist eine Form des Brustkorbes, die dem Habitus phthisicus entspricht. Die Folgen für die Ausbildung und Stellung des Schultergürtels gibt die Abbildung Freunds (Abb. 33) wieder. Alle Eigentümlichkeiten des phthisischen Thorax lassen sich aus einer Verkürzung der ersten Rippe oder ihres Knorpels leicht ableiten. In dieser Beziehung sei auf Bd. 4, S. 547 ff. verwiesen.

Auch einseitige Stenosen hat Freund beobachtet, in einem Fall verbunden mit einer schiefen Ausbildung des ersten Brustwirbelkörpers. Diese einseitigen Stenosen sind dann namentlich von Hart und Harrass weiter untersucht und in ihrer Bedeutung und in ihrem Zusammenhang mit Veränderung der Wirbelsäule gewürdigt worden.

Nach Freunds Ausführungen führt die schwere Beweglichkeit der obern Apertur zu einer reflektorisch gesteigerten Muskelaktion der Musculi scaleni anticus und medius und des Musculus subclavius. Infolge der Zerrung dieser Muskeln am Perichondrium und am Ligamentum costo-claviculare kommt es zu einer Perichondritis, schließlich zu einer scheidenförmig den Knorpel umhüllenden Verknöcherung.

Freund fand nun, daß diese Stenose der oberen Brustapertur auffallend häufig mit einer Lungenspitzenerkrankung zusammenfiel. Da er aber auch in den frühesten Stadien einer solchen Lungenaffektion, ja sogar ohne eine solche, die Anomalie am Skelett nachweisen konnte, schloß er daraus, daß die Skelettveränderung das Primäre sei. Die Verengerung der oberen Thoraxapertur führt zu einer Abschnürung des obersten Teiles der Lunge. Sehr schön ist dieser Effekt an den in Bd. 4 dieses Handbuches, S. 557 reproduzierten Thoraxausgüssen zu erkennen. Freund nahm an, daß deshalb in den Lungenspitzen. eine Störung der Blut- und Lymphzirkulation und Veränderungen im Stoffwechsel eintreten müssen, die die Disposition zu entzündlichen Erkrankungen abgeben. Damit hatte Freund eine vererbbare Konstitutionsanomalie gefunden, die die Erblichkeit der Disposition zur Phthise (nicht die Erblichkeit der Phthise selbst, wie Freund schon damals betonte) erklären konnte.

Freund fand auch Zustände, die man als Kompensationsvorgänge auffassen konnte und die mit Lungenbefunden verbunden waren, die als Naturheilungsvorgänge imponierten. Bisweilen war der Angulus Ludovici stark ausgesprochen, so daß die zweite Rippe befähigt war, die Rolle der stenosierten oberen Apertur zu übernehmen und so eine bessere Lüftung der Lungenspitze zu ermöglichen. Als wichtigeren Kompensationsvorgang fand er eine sekundäre Gelenkbildung im ersten Rippenknorpel. Die verstärkte Muskelaktion reißt den teilweise verknöcherten Knorpel an irgend einer Stelle durch, und es bildet sich zuerst eine Pseudarthrose, schließlich ein richtiges Gelenk mit Epiphysenbildung. Ein solches ist in Band 4 dieses Handbuches Seite 550 abgebildet.

Die Untersuchungen Freunds fanden keine Beachtung, bis in neuester Zeit die Resultate anderer Forscher eine wichtige Ergänzung dazu boten und die Aufmerksamkeit wieder auf sie gelenkt wurde. Namentlich die Feststellungen Schmorls und Birch-Hirschfelds sind von großer Wichtigkeit. Birch-Hirschfeld fand beim systematischen Suchen nach beginnender Lungentuberkulose in Leichen, die an anderen Krankheiten verstorben waren, daß die Tuberkulose in der Wand eines Bronchus dritter bis fünfter Ordnung beginnt. Er konnte aus solchen, durch Zufall zur Sektion gekommenen Tuberkulosen eine lückenlose Reihe von der beginnenden Schleimhauttuberkulose bis zur richtigen Phthise herstellen.

Als Ursache für die Lokalisation der Tuberkulose an dieser Stelle fand Birch-Hirschfeld Mißbildungen der Bronchien, in denen die Krankheit ihren Ursprung nimmt.

Durch Ausguß des Bronchialbaumes mit Woodschem Metall gewann er ein getreues Abbild der Bronchialverzweigungen. Birch-Hirschfeld sagt: „Der obere Ast des Lappenbronchus (des Bronchus für den rechten Oberlappen) kann wegen seiner Beziehung zur rechten Lungenspitze als Bronchus apicalis dexter benannt werden, derselbe verläuft schräg, etwas dorsal und nach außen gerichtet, nach oben, teilt sich bald in einen vorderen und hinteren Ast. Der erste gibt zunächst einen kurzen Ast nach innen ab (der sich subpleural verzweigt); die Fortsetzung des Astes teilt sich in einen inneren und äußeren Ast, der erstere versorgt steil aufsteigend die vordere Partie der Spitze unter Bildung einer Gabel. Der äußere Ast verzweigt sich in der unterhalb der Spitze nach außen gelegenen Partie. Der hintere Ast des Bronchus apicalis d. richtet seinen Verlauf nach hinten und oben, derselbe gibt zunächst einen ziemlich starken kurzen Ast lateralwärts ab, der sich nach außen gelegenen subapicalen Partie des Oberlappens verzweigt. Aus der zur Lungenspitze emporsteigenden Fortsetzung des hinteren Hauptastes des Bronchus apicalis d. gehen meist zwei (zuweilen auch drei) auffallend lange Spitzenäste hervor, die den hinteren und gleichzeitig den mehr medial gelegenen Teil der rechten Lungenspitze versorgen. Der als dritter Hauptast des rechten Lappenbronchus aufgefasste hintere Bronchus gibt einen direkt lateral und einen in etwas bogenförmigem Verlauf zu den Lungenpartien unmittelbar hinter der Lungenspitze aufsteigenden Ast ab. Das Verzweigungsgebiet des zuletzt erwähnten subapikalen Astes erscheint an den meisten Ausgüssen auffallend zusammengedrängt, in den Endästen oft förmlich verbogen. Auch an dem Astwerk des hintern Spitzenbronchus, dessen Verzweigungsgebiet unmittelbar nach oben und innen an den subapikalen Bezirk anzweigt, **macht die Zusammendrängung und der Verlauf der Endäste den Eindruck, als wenn ihre Entfaltung räumlich beeinträchtigt wäre.** Es bedarf jedoch noch einer größeren Zahl von Beobachtungen, um derartige individuelle Variationen partiell verkümmerter Entwicklung (bzw. Rückbildung) des Bronchialbaumes zu fixieren. Ähnlich verzweigt sich der Bronchialbaum im linken Oberlappen, auch hier wird der vordere Teil der Spitze von der aus einem langen Gabelzweig hervorgehenden vorderen Astbildung versorgt, während vom hinteren Spitzenzweig die hintere Spitzenpartie einen Hauptzweig erhält und außerdem Äste für die hinteren subapikalen Partien zu unterscheiden sind, die ganz ähnlich den erwähnten auf der rechten Seite oft eine unregelmäßig verkümmerte Astbildung zeigen."

Nach Birch-Hirschfeld besteht also kein wesentlicher Unterschied zwischen rechter und linker Spitze. Helm (Krönig) und Seufferheld konnten dagegen eine stärkere Verzweigung des rechten Bronchialbaumes konstatieren.

Eine wichtige Ergänzung brachten die Untersuchungen Schmorls. Schmorl fand ebenfalls primäre Schleimhauttuberkulose in den gleichen Bronchien wie Birch-Hirschfeld. Als Ursache der Verkümmerungen des Bronchialbaumes an dieser Stelle sah er eine Furche an, die er in einer Anzahl von Lungen Erwachsener gefunden hatte. Sie umgreift die Lungenspitze von hinten und oben nach vorne und unten.

„Diese Furche ist in einzelnen Fällen verschieden stark entwickelt, bald erscheint sie als flache Rinne, die eben nur angedeutet ist, bald als 1 cm breite, scharf von der Umgebung abgesetzte bis fingerdicke Einsenkung, durch welche eine Abschnürung der Lungenspitze von den übrigen Lungenabschnitten angedeutet wird. Stets ist sie an den hinteren Abschnitten des Lungengewebes am stärksten ausgesprochen und am tiefsten. Sie liegt 1—2 cm unterhalb der höchsten Erhebung der Lungenspitze, also gerade im Verbreitungsbezirk derjenigen Bronchialäste, welche nach Birch-Hirschfeld einerseits am häufigsten Irregularitäten ihres Verlaufs und ihrer Anordnung erkennen lassen, andererseits aber die Prädilektionsstelle für die beginnende Tuberkulose bilden. Mitunter läßt sich im Bereich des hinteren Abschnittes dieser Furche eine leichte schwielige Verdickung der Pleura nachweisen, ohne daß aber Adhäsionen mit der Brustwand beständen."

Schmorl führte diese Furche auf einen dauernden **Druck der mangelhaft entwickelten ersten Rippe** auf die Lunge zurück. Die Beziehung zwischen der Rippe und der Schmorlschen Furche geht sehr schön aus den Abbildungen in Bd. 4, S. 552/553 hervor.

Nachdem die Veröffentlichungen Birch-Hirschfelds und Schmorls auf die Bedeutung der ersten Rippe aufmerksam gemacht hatten, sind die Untersuchungen Freunds von Hart wieder aufgenommen und in Gemeinschaft mit Harras fortgesetzt worden. Hart und Harras fanden unter Ausdehnung der Untersuchungen auf den Lebenden (Röntgenaufnahmen), daß die Deformitäten der oberen Apertur nicht nur in Verkürzung und Verknöcherung des Rippenknorpels (von Freund als infantilistische Bildung aufgefaßt), bestehen, sondern daß Mißbildungen der Rippe selbst, ferner Veränderungen der Wirbelkörper zu einer Deformität der oberen Thoraxapertur führen können. Sie unterscheiden:
  a) die primären, kongenitalen Aperturdeformitäten
    1. die doppelseitig (symmetrisch) stenotische Apertur, bedingt durch eine angeborene Wachstumsstörung
      a) der ersten Rippenknorpel   } häufig
      b) der ersten knöchernen Rippen } kombiniert.
    2. Die einseitig (asymmetrisch) stenotische Apertur, bedingt durch eine Wachstumsstörung vorwiegend
      a) des einen ersten Rippenknorpels   } (selten)
      b) der einen ersten knöchernen Rippe }
  b) die sekundäre (erworbene) Aperturdeformität, die sekundäre Aperturasymmetrie
    a) die skoliotische
    b) die rachitische.

Hart und Harras haben die primäre Bedeutung der Aperturstenose für den Habitus phthisicus und für die Entstehung der Spitzentuberkulose erkannt und durch ihre Ausführungen gestützt. Sie haben auch die primäre Bedeutung der Veränderungen des Sternalwinkels, wie sie Rothschild behauptet hatte, zurückgewiesen.

Stiller hat den Thorax phthisicus mit dem von ihm beschriebenen Thorax asthenicus identifiziert und faßt diese Anomalie als ein Zeichen allgemeiner Entwicklungsschwäche auf. In der Tat nehmen auch Hart und Harras an, daß der Stillersche Habitus wahrscheinlich alle Merkmale des Habitus phthisicus trage. Das Wichtigste ist die Beeinträchtigung der Lungenspitze, und diese kommt auch dann zustande, wenn durch abnorm starkes Längenwachstum der Wirbelsäule und relative Senkung der vorderen Thoraxpartien die oberste Rippe einen abnorm schrägen Verlauf nimmt. Der phthisische Thorax würde dann den asthenischen (paralytischen nach Engel) in sich schließen und außerdem noch andere Zustände, infolge von Skoliose etc. umfassen, bei denen das abnorme Längenwachstum der Wirbelsäule, die Costa decima fluctuans etc. fehlen kann. Stiller betont mit Recht, daß die freie Endigung der 10. Rippe eine kongenitale Anomalie bedeutet. Damit ist der Habitus asthenicus auch in das Gebiet der Infantilismen verwiesen und die Behauptung Hofbauers, er sei eine erworbene Anomalie (z. B. in Folge von Krankenlager) fällt dahin.

Auch Hansemann hat die Freundschen Resultate bestätigt und ergänzt, indem er zeigte, daß dann, wenn eine Tuberkulose nicht in der Spitze beginnt, dafür immer besondere lokale Bedingungen an der Erkrankungsstelle (z. B. Rippenfraktur) verantwortlich gemacht werden können. Er empfiehlt auch warm die Durchschneidung des ersten Rippenknorpels aus prophylaktischen Gründen.

Diese Untersuchungen ergänzen sich auf das schönste. Als primäre Ursache hätten wir eine Verengerung der oberen Apertur, die eine Kompression auf die Lunge ausübt (Schmorlsche Furche) und eine Verkümmerung der Verzweigungen der Bronchien, namentlich des Ramus apicalis posterior zur Folge hat, und in deren Schleimhaut siedelt sich die Tuberkulose an. Den Schlußstein des Gebäudes hat dann Bacmeister geliefert, indem er wachsenden Kaninchen eine Drahtschlinge um den Thorax legte, dadurch eine Abschnürung der Lungenspitze erzeugte und durch hämatogene Infektion und durch Inhalation eine typische Spitzentuberkulose zustande brachte, was bisher bei Tieren noch nie gelungen war (Bacmeisters Versuche s. S. 490f.). Diese Versuche bringen die Lehre von der Prädisposition der Lungenspitze überhaupt und von der Disposition einzelner Individuen zu einem gewissen Abschluß und können als die experimentelle Gegenprobe zur Beweisführung Freunds betrachtet werden.

Hier muß noch betont werden, daß die Stenosierung der oberen Thoraxapertur durch Mißbildungen der Rippe und des Knorpels die Abschnürung der Lungenspitze, die schon normalerweise vorhanden ist, nur verstärkt, freilich in sehr hohem Grade. Es darf uns deshalb nicht wundern, wenn auch Individuen, die keine Mißbildung der oberen Brustapertur zeigen, an einer Lungenspitzentuberkulose erkranken. Auch das ist leicht erklärlich, daß bei Kindern, bei denen die Lungenspitzen noch nicht in die obere Apertur hineingewachsen sind, eine Lokalisation der Erkrankung in den oberen Lungenteilen stattfinden kann. Die von Tendeloo (s. S. 489f.) auseinandergesetzten speziellen Verhältnisse der kranialen Partien behalten ihre Gültigkeit. Selbstverständlich braucht nicht jede Stenose der oberen Thoraxapertur zu einer Erkrankung zu führen. Zum Entstehen der Krankheit gehört ein bestimmtes Verhältnis von Infektion und Disposition, und auch beim anatomisch disponierten Menschen spielt das Zusammentreffen zeitlich verminderter Widerstandskraft mit dem Eindringen von genügend vielen Infektionserregern die Hauptrolle.

Durch die Freundsche Lehre von der primären Stenose der oberen Thoraxapertur gewinnt die Lehre von der Heredität der Anlage zur Schwindsucht eine faßbare Gestalt. Die Vererbung einer solchen anatomischen Konfiguration ist etwas beinahe Selbstverständliches. Es ist ebenso natürlich, daß die Form der Thoraxapertur vererbt wird, wie die Form der Nase (Freund). Wir sehen auch tatsächlich, daß der Habitus phthisicus gar nicht selten von den Eltern auf die Kinder vererbt wird und daß die Kinder genau gleich wie die Eltern an Tuberkulose erkranken. Da die Folgen der Aperturstenose sich erst am Ende der Wachstumsperiode geltend machen, so wird dadurch auch der Ausbruch der Erkrankung um diese Zeit erklärt.

Ein weiterer Zustand, der durch Vererbung zur Entstehung einer Tuberkulose führen könnte, ist die exsudative Diathese (Czerny). Diese besteht in einer Neigung zu exsudativen und chronisch-entzündlichen Prozessen der Haut und der Schleimhäute, die durch die Ernährung auffallend beeinflußbar ist (vgl. Vogt, dieses Handbuch Bd. 4, S. 733). Die exsudative Diathese hat eine geringere Resistenz der Körperdecken gegenüber dem Eindringen von Bakterien zur Folge, und durch die tuberkulöse Infektion des mit dieser Konstitutionsanomalie Behafteten entsteht die Skrofulose.

Die wichtigsten Erscheinungen der Skrofulose sind die Drüsenerkrankungen. Wir haben sie so aufzufassen, daß eine auf dem Boden der exsudativen Diathese (Czerny), die mit der lymphatischen Konstitution (Escherich, Heubner) identisch ist, hyperplastisch gewordene Lymphdrüse oder Lymphdrüsengruppe tuberkulös infiziert wird. Dazu kommen Hauttuberkulosen und Tuberkulide, tuberkulöse Affektionen des Auges und Mittelohrs, bisweilen auch Knochentuberkulose. Daneben bestehen die Erscheinungen der exsudativen Diathese, nicht spezifische Ekzeme, Konjunktivitiden und Keratitiden, Rhinitis, Pharyngitis, adenoide Vegetationen, Bronchitis usw.

Die Erscheinungen der Skrofulose heilen meistens zur Zeit der Pubertät mehr oder weniger vollständig aus; es ist aber eine bekannte Tatsache, daß die Individuen, die in ihrer Jugend an Skrofulose litten, auffallend häufig später an Lungentuberkulose erkranken. Wir haben hier ein typisches Beispiel für die Römersche Anschauung, daß eine massive Kindheitsinfektion die Ursache der Lungentuberkulose darstellen kann. Es ist aber auch ein typisches Beispiel dafür, daß erst eine angeborene Disposition diese massive Infektion ermöglicht, aber auch dafür, daß die Disposition nur unter gewissen Bedingungen der Ernährung zur Geltung kommt, und daß zu dieser Konstitutionsanomalie die Infektion noch hinzutreten muß.

Thorax phthisicus und exsudative Diathese sind die beiden einzigen konstitutionellen Faktoren, in denen wir eine Heredität nachweisen können. Denkbar wäre natürlich noch manches andere. Aber es fehlen vorläufig alle Anhaltspunkte.

Die beiden erwähnten Zustände haben die Eigentümlichkeit, daß sie der Behandlung mehr oder weniger zugänglich sind. Der Begriff der Heredität schließt somit eine Bekämpfung der Schwindsucht durchaus nicht aus. Für die Behandlung der oberen Aperturstenose hat Freund schon 1859 Gymnastik empfohlen und die Durchschneidung des ersten Rippenknorpels in Vorschlag gebracht. Ob dieser Vorschlag jemals ausgeführt worden ist, weiß ich nicht. Hart lehnt die Durchtrennung ab, da sie wohl die Unbeweglichkeit der ersten Rippe beseitigt, aber auf Kosten der Torsionswirkung des ersten Rippenknorpels. Gegen diese Überlegung ließen sich verschiedene Einwände machen, doch hat bisher die prophylaktische Durchtrennung keine Anhänger gefunden, weil die Erkennung einer Aperturstenose zur richtigen Zeit auf Schwierigkeiten stößt und weil wohl auch die Patienten selten für die Vornahme einer Operation zu haben wären, wenn man ihnen nicht mit Sicherheit sagen kann, daß sie bei Unterlassung dieser Operation lungenkrank werden.

Das Geschlecht hat keine nachweisbare Bedeutung für die Disposition zur Phthise. Zwar sterben in den meisten Ländern durchschnittlich mehr Männer als Frauen an Schwindsucht. (vgl. S. 467). Aber der Unterschied läßt sich durch die Verschiedenheit der Infektionsgelegenheiten leicht erklären. Namentlich wird das deutlich, wenn man den Unterschied zwischen beiden Geschlechtern in den einzelnen Altersstufen berücksichtigt. Die Mortalität an Tuberkulose und Lungenschwindsucht auf je 1000 Lebende einer Altersstufe ist in den Tabellen auf S. 467f. für Preußen und die Schweiz angegeben. Die dort mitgeteilten Zahlen lassen sich leicht erklären, ohne daß man eine besondere Geschlechtsdisposition annehmen muß. Im ersten Lebensjahr ist entsprechend der allgemeinen Sterblichkeit auch die Tuberkulosemortalität bei Knaben größer. (Doch ist für die Lungentuberkulose der Unterschied gering, vgl. S. 468.) Im zweiten Jahre sind beide Geschlechter den gleichen Infektionsbedingungen im Haus ausgesetzt, nachher aber entfernt sich der Knabe immer häufiger aus dem Haus, während das Mädchen der Wohnungsinfektion viel mehr ausgesetzt ist. Dieser Einfluß macht sich bis zum 20. Jahre geltend (besonders deutlich vom 15. bis 20. Lebensjahre in der Schweiz). Später wirkt auf das männliche Geschlecht der Beruf ein, während bei den Frauen die Berufsinfektion viel geringer ist und der Einfluß der Schwangerschaften demgegenüber wenig in Betracht kommt, so daß sich jetzt das Verhältnis umkehrt und die Berufsmortalität bis ins höchste Alter maßgebend bleibt.

Mit dem Alter nimmt die Disposition immer mehr ab, wie wir nach den Ergebnissen der Sektionen und den Tuberkulinuntersuchungen annehmen müssen (vgl. S. 525ff.). Denn es ist doch anzunehmen, daß die Disposition zu Erkrankung und zu tödlichem Verlauf parallel gehen. Deshalb sinkt auch die Mortalität, wie aus den Tabellen auf S. 467f. hervorgeht, im Laufe der ersten drei Jahre rasch ab. Später kommt aber als entgegengesetzter Einfluß die vermehrte Infektionsgelegenheit, so daß die Mortalität wieder steigt, und zwar bei den Männern viel stärker, bis nach dem 70. Jahre der Berufseinfluß wieder zurücktritt. Aber bis ins höchste Alter macht sich die früher erworbene Infektion noch geltend.

Ein Einfluß der Rasse ist bis jetzt nicht nachgewiesen. Die hohe Mortalität wilder Völker erklärt sich durch die mangelnde Durchseuchungsimmunität (vgl. S. 529). Übrigens ist zu bemerken, daß alle Angaben über die Tuberkulose fremder Völker auf den Eindrücken einzelner Beobachter beruhen und weit davon entfernt sind, Anspruch auf wissenschaftliche Zuverlässigkeit machen zu können (vgl. S. 529f.).

b) Erworbene Disposition.

Wir haben schon erwähnt, daß die angeborenen Veränderungen, wie die Wachstumsstörung des ersten Rippenringes und die exsudative Diathese sich erst mit der Zeit geltend machen und teilweise durch äußere Umstände beeinflußt werden können. Es handelt sich aber trotzdem um angeborene Zustände. Eine Reihe von anderen disponierenden Faktoren wirkt nun im Laufe des Lebens auf den mehr oder weniger disponierten Menschen ein und kann seine Disposition erhöhen.

Am klarsten liegen die Verhältnisse bei den Pneumonokoniosen. Diese schaffen direkt eine anatomische Disposition. Die Lymphbahnen veröden und die eingeatmeten Bazillen können deshalb nicht auf dem normalen Weg abgeführt und unschädlich gemacht werden.

Nun hat Merkel in Fällen von Siderosis und Tuberkulose gefunden, daß die Bazillen vielfach im Zentrum der bindegewebigen Herde lagen, teilweise vollständig abgekapselt. Er schloß daraus, daß die Bazillen vor oder zum mindesten mit dem Eisenstaub in die Lunge gelangt sein müssen und hier liegen geblieben sind. Es ist aber an sich schon merkwürdig, daß sie ihre Färbbarkeit so lange bewahrt haben sollen.

Dem gegenüber schreibt Fränkel: (Spez. Path. der Lungenkrankheiten S. 515.) „Abgesehen von der Unwahrscheinlichkeit eines solchen Verhaltens muß hier auf die Beobachtungen Thorels verwiesen werden, daß die Tuberkelknötchen in Staublungen verhältnismäßig früh eine vollkommene bindegewebige Organisation erfahren oder, mit anderen

Worten, fibrös entarten. Es ist demnach durchaus gewagt, aus dem Bakterienbefunde in noch so derben Knoten und Schwielen pneumonokoniotischer Lungen irgendwelche allgemeinen Schlüsse auf den Zeitpunkt der stattgehabten Invasion und dessen Beziehungen zu dem Vorgange der Staubaufnahme überhaupt zu machen."

Man wird Fränkel hierin beistimmen müssen, ebenso wie seinen weiteren Ausführungen: „Wichtig erscheint mir der von Thorel in einem Falle von Specksteinlunge erhobene Befund, daß das Produkt der Bazillen, d. h. die tuberkulöse Neubildung, wesentlich an solchen Stellen angetroffen wird, an welchen die Staubdeposita fehlten. Doch vermag ich mich nicht mit den daraus abgeleiteten Folgerungen zu befreunden, indem Thorel darin nur den Beweis einer chemischen Wirkung des Staubes erblickt, welche die Ansammlung der Bazillen an den Hauptstätten seiner Ablagerung hindert. Meines Erachtens bildet die unzweifelhaft richtig beobachtete Tatsache eine wertvolle Stütze der von mir geäußerten Ansicht, daß die Verstopfung der Lymphbahnen es ist, welche die Ansiedlung der Bazillen im Lungenparenchym begünstigt. Dieselben bleiben am Rande der Staubinfiltrationsherde haften, weil ihnen der Weg in das Innere derselben verlegt ist. Ist die Staubanhäufung sehr diffus und dicht, so werden die Bazillen nicht einmal in die Lymphdrüsen abgeführt, wie u. a. aus der Angabe Merckels, daß er trotz des überaus häufigen Zusammentreffens von Siderosis und Tuberkulosis niemals Tuberkelbazillen in den Bronchialdrüsen aufzufinden vermochte, hervorgeht. Andererseits erklärt die hier dargelegte Auffassung, weswegen es nicht immer gerade Fälle sehr beträchtlicher Pneumonokoniose sein müssen, zu denen Tuberkulose hinzutritt. Ein Übermaß von Staubanhäufung wird unter Umständen die Entwicklung und Ausbreitung der Lungentuberkulose hindern, ein mäßiger Grad sie umgekehrt fördern können." Fränkel weist aber selbst darauf hin, daß daneben die Beschaffenheit des Staubes noch einen Einfluß haben müsse, wie aus der verschiedenen Häufigkeit der Tuberkulose bei den Arbeitern in verschiedenartiger Staubatmosphäre hervorgeht.

Es ist eine bekannte Tatsache, daß die Anthrakose verhältnismäßig selten zu Tuberkulose führt, und daß besonders bei den Arbeitern in Kohlenbergwerken die Tuberkulose wenig verbreitet ist. Man hat das auf die chemische Eigentümlichkeit des Kohlenstaubes zurückgeführt und hat sogar angenommen, daß dieser eine schützende Wirkung ausüben könne, doch kann auch die Erklärung Cornets richtig sein, daß in den Kohlenbergwerken die feuchte Luft die Eintrocknung des Sputums verhindert, so daß keine Zerstäubung eintritt und die Arbeiter keine Gelegenheit zur Infektion haben. Auch der Kalkstein scheint verhältnismäßig wenig zur Entstehung von Tuberkulose Veranlassung zu geben, viel mehr dagegen der Sandsteinstaub, der metallische und organische Staub.

Sommerfeld fand unter Berliner Arbeitern folgende Mortalitätszahlen:

	Von 1000 Lebenden sind an Lungenschwindsucht gestorben	Von 1000 Sterbefällen entfallen auf Lungenschwindsucht
Berufe ohne Staubentwicklung	2,39	381,0
„ mit „	5,42	480,0
Berufe „ Entwicklung metallischen Staubes	5,84	470,58
von Kupferstaub	5,31	520,5
„ Eisenstaub	5,55	403,7
„ Bleistaub	7,79	501
mineralischen Staubes	4,42	403,43
organischen Staubes	5,64	537,04
von Leder- und Fellstaub	4,45	565,9
„ Wolle- und Baumwollestaub	5,35	554,1
„ Holz- und Papierstaub	5,96	507,5
„ Tabakstaub	8,47	598,4
im Durchschnitt	5,16	478,9
Berliner männliche Bevölkerung im Alter von mehr als 15 Jahren	4,93	332,3

Noch deutlicher geht der Einfluß der Einatmung von Metallstaub aus der Statistik Oldendorffs über die Sterblichkeit der Metallschleifer und Eisenarbeiter in Solingen hervor:

Es starben von je 1000 Lebenden an Lungenschwindsucht:

im Alter von:	Schleifer	Eisenarbeiter	übrige männl. Bevölkerung
bis zu 20 Jahren	9,9	3,6	—
20—30 Jahren	14,0	13,4	8,1
30—40 ,,	31,9	9,5	5,7
40—50 ,,	50,2	21,5	9,1
über 50	67,3	31,6	13,3
zusammen	23,8	13,5	9,0

Nun sind bei einer Berufsart meistens mehrere Umstände vereinigt, die eine besondere Disposition zur Phthise schaffen können, aber aus allen Erfahrungen und Statistiken geht hervor, daß die Einatmung von Staub, die Pneumonokoniosen, die Entwicklung der Tuberkulose begünstigt, und daß die verschiedenen Staubarten sich dabei nicht gleich verhalten.

Ähnlich wie bei der Pneumonokoniose ist auch die **Entwicklung der Tuberkulose auf dem Boden anderer Lungenkrankheiten** zu erklären. Die Fälle zeichnen sich dadurch aus, daß sich die Bazillen immer im Gebiet der Grundkrankheit ansiedeln, auch wenn diese nicht in den kranialen Teilen lokalisiert ist. Wir beobachten das bei der **Bronchiektasie**, bei der **Syphilis**, der **Aktinomykose**, der **chronischen Pneumonie**, besonders oft beim **primären Lungenkarzinom**. Wie bei der Pneumonokoniose ist hier die Verlegung der Lymphbahnen dafür verantwortlich zu machen, daß die Erreger haften bleiben. Hansemann weist auf die Tuberkulose bei Lymphangitis hin, die im Anschluß an chronische Bronchitis entstanden ist.

Auch der Einfluß, den die **Erkrankungen der oberen Luftwege** auf die Disposition zur Tuberkulose ausüben, läßt sich unschwer erklären. Gar nicht so selten sieht man, daß jemand, der jahre- und jahrzehntelang an chronischem Schnupfen, immer wiederkehrender Pharyngitis und absteigenden Katarrhen, an rezidivierender Bronchitis gelitten hat, schließlich an einer Lungentuberkulose erkrankt. Offenbar begünstigen die immer wiederkehrenden Schleimhauterkrankungen die Ansiedelung der Bazillen.

Auf einer Veränderung der Schleimhaut der Luftwege beruht es vielleicht auch, daß von den **Infektionskrankheiten** namentlich die mit starker Bronchitis einhergehenden, eine Neigung zu Lungentuberkulose zurücklassen. Dazu gehören die **Masern**, der **Keuchhusten**, die **Influenza**. Doch können hier auch die pneumonischen Prozesse, die ja die Neigung zum Chronischwerden haben, die Grundlage für die Tuberkulose bilden. Aber diesen Erklärungen steht die Schwierigkeit entgegen, daß dann eine Neuinfektion der Luftwege angenommen werden müßte und die Gelegenheit dazu während der Rekonvaleszenz gering ist. Deshalb ist eher anzunehmen, daß die akute Entzündung der Lymphdrüsen zu einer Mobilisierung der dort latent lebenden Bazillen und einer Ausbreitung in die Lungen führt.

Dagegen ist die Tuberkulose im Anschluß an **Pneumonie** etwas seltenes, und die meisten Fälle, die den Eindruck machen, als gehe die Pneumonie in Tuberkulose über, sind sicher primäre tuberkulöse Pneumonien.

Die **Pleuritis** wurde früher als disponierende Erkrankung betrachtet. Seit wir aber wissen, daß die Mehrzahl der Pleuritiden tuberkulöser Natur ist, haben wir die Pleuritis im Gegenteil als eine frühe Manifestation der Infektion aufzufassen, die vielleicht umgekehrt einen verzögernden Einfluß auf die Weiterentwicklung der Tuberkulose ausüben kann. Jedenfalls sehen wir auffallend selten eine fortschreitende Lungentuberkulose sich unmittelbar an die Pleuritis anschließen, sondern meistens tritt die Lungenaffektion erst einige Zeit nach der Brustfellentzündung in die Erscheinung.

Bei **Kyphoskoliose** und **Emphysem** gilt die Entwicklung von Tuberkulose als etwas seltenes. Die Erkrankungen schließen sich nicht aus, aber häufig ist ihr Zusammentreffen entschieden nicht. Man erklärt das in der

Regel aus der Blutfülle der Lungen. Einzelne Fälle, wie zwei von Hansemann beobachtete, in denen eine Deformation des Thorax zu einem Druck auf eine untere Lungenpartie geführt und sich im komprimierten Teil eine Tuberkulose entwickelt hatte, beweist die Wichtigkeit lokaler Momente für die Entstehung der Phthise. Die Seltenheit solcher Fälle bei Kyphoskoliose spricht aber für ein gewisses Ausschließungsverhältnis.

Ebenfalls als Folge der Blutanhäufung in den Lungen hat man auch die Seltenheit von Lungentuberkulose bei Herzfehlern erklärt. Nur bei Stenose der Pulmonalis ist die Entwicklung der Tuberkulose außerordentlich häufig, so daß ein Abhängigkeitsverhältnis vorhanden sein muß. Es lag deshalb sehr nahe, in dem verminderten Blutzufluß zur Lunge ein begünstigendes, in der venösen Stauung im Lungenkreislauf ein hemmendes Moment für die Entwicklung der Tuberkulose anzulegen. Während der erste Teil dieser Annahme sicher richtig ist, wie die Häufigkeit der Phthise bei Pulmonalstenose beweist, herrscht in bezug auf den zweiten noch keine Übereinstimmung. Birch-Hirschfeld fand unter 4359 Sektionen 907 mal, d. h. in 20,8% chronische Phthise, unter 107 Herzklappenfehlern 5 mal, d. h. in 4,6%, und von diesen waren zwei Fälle Pulmonalstenose, also nur drei Fälle andere Herzfehler. Eine solche pathologisch-anatomische Statistik ist doch entschieden beweisender als klinische Statistiken, so daß wohl an der Tatsache, daß sich bei Herzfehlern Lungentuberkulose relativ selten entwickelt, nicht zu zweifeln ist. Das spricht auch dafür, daß das relativ seltene Vorkommen von Tuberkulose bei Emphysem und Kyphoskoliose durch die Stauung in den Lungen zu erklären ist.

Ein Zusammenhang von Tuberkulose mit Chlorose wird oft behauptet. Exakte Untersuchungen fehlen aber. Auch wenn ein Zusammenhang sich nachweisen ließe, so bleibt die Möglichkeit offen, daß ein Teil der Fälle von sog. Chlorose in Wirklichkeit schon beginnende Tuberkulosen sind. Es kann auch sein, daß beide Krankheiten auf einer ähnlichen Konstitution beruhen.

Eine Krankheit, deren disponierende Fähigkeit unbestritten ist, ist der Diabetes mellitus. Die Tatsache, daß bei Zuckerkranken häufig eine Tuberkulose auftritt, die oft abnorm lokalisiert ist, meist sehr rasch verläuft und in kurzer Zeit den Tod herbeiführt, ist schon lange bekannt und wurde in der vorbakteriologischen Zeit so erklärt, daß das schlechtgenährte Lungengewebe bei der Zuckerkrankheit zerfalle. Erst durch den Nachweis der Tuberkelbazillen wurde der Zusammenhang in dem Sinne aufgeklärt, daß durch die Ernährungsstörung des Gewebes die Ansiedelung und Entwicklung der Bazillen begünstigt wird.

Über das Verhältnis von Syphilis und Gonorrhoe sind verschiedene Behauptungen aufgestellt worden, von denen nur so viel richtig zu sein scheint, daß bei einer tertiären Lungensyphilis die Ansiedelung von Tuberkulose häufig ist.

Karzinom und Tuberkulose haben im ganzen (in Rücksicht auf die übrigen Organe) wenig Zusammenhang, wenn man von den Fällen von Lupuskarzinom absieht, bei denen die Tuberkulose mehr ein zufälliges auslösendes Moment darstellt. In der Lunge dagegen kommt bei primärem Karzinom oft eine tuberkulöse Infektion hinzu, deren Erklärung oben erwähnt wurde.

Daß eine Tuberkulose auf Grundlage eines Traumas zustande kommen kann, ist absolut sicher. Zuerst wurde das bei den chirurgischen Tuberkulosen festgestellt, für die Lungenphthise wurde der Beweis erst später in einwandfreier Weise geführt. Häufig ist die traumatische Phthise nicht. Nach Großer existierten bis 1903 in der Literatur etwa 50 einigermaßen sichere Fälle. In der preußischen Armee waren bei 6924 Tuberkulosen 95 mal Verletzungen, darunter 79 mal Brustquetschungen vorangegangen. Wenn man auch allen solchen Statistiken gegenüber Vorsicht üben muß, so sprechen doch einzelne Beobachtungen mit Sicherheit für den Zusammenhang eines Traumas mit der Tuberkulose der Lunge, namentlich wenn sich die Tuberkulose an der Stelle einer Verletzung entwickelt (s. S. 552). Dagegen erhebt sich immer die Frage, wie der Zusammenhang zu denken sei. Wenn ein Stich, ein Schuß oder eine Rippenfraktur (Heller, Hansemann u. a.) zur Entwicklung einer Tuberkulose an der Verletzungsstelle führt, so ist es klar, daß sich im geschädigten Gewebe Bazillen angesiedelt haben. Aber nach den Untersuchungen von Külbs muß man annehmen, daß auch bei einer Brustkontusion häufig kleine Zerreißungen und Blutungen im Lungengewebe entstehen, selbst wenn keine Hämoptoe vorhanden ist. An diesen Stellen können sich dann sehr leicht Bazillen ansiedeln, die auf dem Luftwege oder durch das Blut hingelangen. Wir müssen doch annehmen, daß auch der gesunde Mensch häufig Bazillen bis in die Lungen einatmet und gar nicht so selten einzelne lebende Tuberkelbazillen im Blut beherbergt. Diese Annahme trifft für alle Fälle zu, in denen die Tuberkulose sich an einer ungewöhnlichen Stelle entwickelt. Diese Stelle braucht nicht einmal am Ort der Verletzung zu sein, sondern kann sogar in der anderen Lunge liegen. Deshalb ist es auch möglich, daß sich eine Spitzentuberkulose in dieser Weise erklären läßt. Häufiger ist wohl aber in diesem Falle der Zusammenhang so, daß in einer latent tuberkulösen Lungenspitze durch die Brustquetschung eine Zerstörung von Gewebe durch Blutung oder Zerreissung stattfindet, und daß die Bazillen aus dem vorher vielleicht abgekapselten Herd in diese lädierten Partien gelangen und eine fortschreitende Erkrankung herbeiführen.

Da die Tuberkulose sich nur langsam entwickelt, wird man bei einem solchen Entstehungsmodus erst ziemlich spät nach der Verletzung die ersten nachweisbaren Symptome erwarten dürfen. Ein Tuberkel braucht acht Wochen zu seiner Entwicklung, und ein Tuberkel ist noch lange nicht nachweisbar. Cornet hat deshalb recht, wenn er die meist beobachtete Regel als falsch erklärt, daß ein Zusammenhang nur dann bejaht werden dürfe, wenn der Zeitraum zwischen der Verletzung und den ersten nachweisbaren Symptomen ein halbes Jahr nicht übersteigt.

Doch ist wohl nicht anzunehmen, daß die ersten subjektiven Symptome, die Störung des Ernährungszustandes, die Temperatursteigerung, auch der Husten länger als einige Wochen oder Monate auf sich warten lassen. Aber selbst wenn man den Zwischenraum auf ein halbes Jahr beschränkt, so bleiben noch genug Fälle übrig, in denen ein Zusammenhang zweifelhaft bleibt. Ein Arbeiter erinnert sich, wenn er krank wird, recht häufig an Verletzungen, die er in der letzten Zeit erlitten hat, und führt die Erkrankung darauf zurück. Das beruht nicht nur auf dem Verlangen nach Entschädigung, sondern auf dem allgemeinen Kausalitätsbedürfnis des Menschen, das sich namentlich in bezug auf die Krankheiten geltend macht. Wenn man also nicht allen Begehren Tür und Tor öffnen will, so muß der Zeitraum zwischen der Verletzung und der Erkrankung, bei dem man noch einen Zusammenhang annehmen will, auf etwa ein halbes Jahr beschränkt werden, und ferner muß gefordert werden, daß die Verletzung derart war, daß eine Schädigung der Lunge angenommen werden durfte.

Viel häufiger ist aber der behauptete Zusammenhang aus dem Grunde zweifelhaft, weil die ersten Erscheinungen schon auffallend kurz nach dem Trauma aufgetreten sind. Findet man schon wenige Tage nach der Verletzung eine nachweisbare Lungenspitzenaffektion, so kann diese selbstverständlich nicht durch das Trauma verursacht sein. Wohl aber ist es möglich, daß eine bis dahin latent oder wenigstens recht gutartig verlaufende Erkrankung durch eine traumatische Schädigung des Lungengewebes verschlimmert und zu einer rasch progredienten gestaltet wird. Auch in diesem Falle ist eine Entschädigungspflicht vorhanden.

Die Entscheidung kann hier oft Schwierigkeiten bereiten. Im ganzen wird man auch hier daran festhalten, daß das Trauma zu einer Kontusion des Brustkorbes geführt haben muß, wenn ein Zusammenhang mit einer Verschlimmerung des Lungenleidens angenommen werden darf.

Nun wird eine beginnende Lungenkrankheit oder die Verschlimmerung eines schon bestehenden Leidens recht häufig auf eine Verletzung oder Überanstrengung zurückgeführt, die ohne Beteiligung des Brustkorbes verlaufen ist. Die Möglichkeit eines Zusammenhanges auch in diesen Fällen läßt sich nicht mit Sicherheit ausschließen. Wir sehen, daß bei Lungenkranken, selbst bei Gesunden, eine starke Überanstrengung unter Umständen zu einer Hämoptoe führen kann, und das beweist, daß eine Lungenverletzung stattgefunden hat. Es kann also eine schon bestehende Lungentuberkulose in dieser Weise verschlimmert oder die Ansiedelung einer neuen Erkrankung ermöglicht werden. Wenn wir aber bedenken, wie selten bei Lungengesunden eine Hämoptoe ist, so kann man annehmen, daß eine solche Verschlimmerung durch Überanstrengung oder gar die Entstehung einer neuen Tuberkulose ziemlich selten ist. Für die Feststellung einer Entschädigungspflicht muß aber unbedingt verlangt werden, daß die Überanstrengung eine über das Maß der gewöhnlichen Berufsarbeit hinausgehende gewesen sei. Ist das nicht der Fall, so muß der Zusammenhang abgelehnt werden, ebenso wie bei einer Lungenblutung eines Tuberkulösen, die ja selbstverständlich besonders leicht nach stärkeren Anstrengungen auftritt (auch bei jemand, der nicht unfallversichert ist), aber eben in erster Linie doch auf der Krankheit selbst beruht.

Dagegen ist es nicht notwendig, daß die Blutung unmittelbar nach der Überanstrengung aufgetreten sei, sondern sie kann oft auch erst in der folgenden Nacht oder am folgenden Tage sich einstellen.

Um die Folgen des Unfalles für eine Verschlimmerung einer bestehenden Tuberkulose abzuschätzen, kann man oft aus dem Verlauf der Erkrankung gewisse Anhaltspunkte gewinnen. Gewöhnlich geht die Verschlimmerung nach einiger Zeit bei geeigneter Behandlung zurück, und oft darf man nach einem halben Jahr oder einem Jahr annehmen, daß sich der Kranke im gleichen Zustand befindet wie vor dem Unfall. Zu diesem Zeitpunkt dürfte nach allen billigen Forderungen die Entschädigungspflicht aufhören. Auch wenn sich im Anschluß an ein Trauma eine frische Erkrankung bildet, so muß man berücksichtigen, daß auch beim Verletzten zum Zustandekommen der Infektion eine gewisse Disposition vorhanden sein muß. Es kann deshalb von dem Entschädigungspflichtigen nicht mehr verlangt werden, als was zur Heilung einer leichten Affektion in der Regel notwendig ist. Wenn deshalb nach einem Sanatoriumsaufenthalt oder einer sonstigen geeigneten Behandlung während eines halben bis eines ganzen Jahres keine Heilung aufgetreten ist, so muß der weitere Verlauf auf die beim Kranken vorhandene Disposition bezogen werden. Etwas anders liegen die Verhältnisse, wenn die Tuberkulose sich an der Stelle der Verletzung entwickelt hat. Auch hier ist ja eine Disposition des Verletzten zum Entstehen der Tuberkulose notwendig, aber sie spielt lange keine so große Rolle, wie wenn die Erkrankung an der Spitze entstanden ist.

Ein Zusammenhang zwischen einer Verletzung, die nicht die Lunge betroffen hat, und einer Tuberkulose läßt sich auch in der Weise denken, daß eine erhebliche Schwächung des Körpers, ein langes Krankenlager usw. die Widerstandskraft des Verletzten herabsetzen und so den Ausbruch einer Tuberkulose ermöglichen können. Aber hier muß in noch ganz besonderem Maße eine Disposition vorhanden sein, die über kurz oder lang doch zum Ausbruch der Krankheit geführt hätte. Die Entschädigungspflicht kann sich in solchen Fällen nur auf einen sehr kleinen Anteil beschränken, und es muß gefordert werden, daß durch die Verletzung wirklich eine schwere Schädigung des allgemeinen Ernährungszustandes herbeigeführt wurde.

Erkältungen spielen im Laienpublikum unter der Ätiologie der Tuberkulose eine viel zu große Rolle. Ganz unberechtigt ist aber die Annahme einer ursächlichen Beziehung nicht. Beweisen läßt sich freilich der Zusammenhang nur in den seltensten Fällen. Es ist im Gegenteil auffallend, wie wenig Tuberkulose bei Berufen, die Erkältungen viel ausgesetzt sind, vorkommt. Doch hängt das natürlich auch damit zusammen, daß diese Berufsarten abgehärtet sind.

Ähnlich verhält es sich mit dem Einflusse von schweren Anstrengungen, Entbehrungen usw. Man hat auch die Häufigkeit der Tuberkuloseerkrankungen in der Armee als Beweis hierfür angeführt. Nun ist aber die Zahl der Erkrankungen in Wirklichkeit nicht sehr hoch. In der preußischen Armee erkrankten in den Jahren 1874 bis 1894 (nach Cornet) von 10 000 Mann der Iststärke 31,7 an Tuberkulose, in der bayerischen Armee im gleichen Zeitraum 39,5, in der österreichisch-ungarischen 56,5, in der belgischen während einer ähnlichen Zeitdauer 49,6. Unter diesen Zahlen sind aber auch alle Geheilten inbegriffen, so daß man diese Erkrankungsziffer im Vergleich mit der Zivilbevölkerung nicht einmal als sehr hoch bezeichnen darf. Auch die Mortalitätsziffern kann man nicht unbedingt mit der Mortalität der Zivilbevölkerung vergleichen, da man nicht weiß, wieviel nach der Entlassung gestorben sind. Im deutschen Heer betrug die Mortalität 1882 bis 1883 $0{,}63^0/_{00}$, 1898 bis 1899 $0{,}16^0/_{00}$, im französischen Heer war die Mortalität an Tuberkulose 1890/91 fast $1^0/_{00}$, 1899/1900 $0{,}52^0/_{00}$.

Cornet führt zum Beweis, daß die Tuberkulose in der Armee nicht durch die Anstrengungen verursacht werde, die Tatsache an, daß der größere Teil der Erkrankungen im ersten Dienstjahr, viele davon sogar im ersten Halbjahr stattfinden. Daraus geht hervor, daß die Leute schon latent tuberkulös eingerückt sind und daß die Erkrankung nur durch die Anstrengungen zum Ausbruch gekommen ist. Wenn wir aber daran denken, daß die Mehrzahl der Menschen infiziert ist, so müssen wir doch dem Militärdienst die Rolle des auslösenden, d. h. die Rolle eines die Resistenz herabsetzenden oder die Disposition erhöhenden Agens zuschreiben.

Daß Menschen, die an schwere Arbeit nicht gewöhnt werden, dann erkranken, wenn sie plötzlich solche zu leisten haben, sieht man nicht so selten. Die S. 499 erwähnten Erfahrungen beim Krankenpflegepersonal sprechen auch in diesem Sinne.

Schlechte Ernährung kann oft den Ausbruch einer Tuberkulose begünstigen. Auch ein ungünstiger Gemütszustand kann unzweifelhaft eine Einwirkung haben, meistens wahrscheinlich auf dem Umwege einer ungenügenden Ernährung oder anderer unzweckmäßiger Körperzustände. Die Ursache, weshalb in ungünstigen sozialen Verhältnissen die Tuberkulose häufiger ist, beruht aber zum Teil auch auf der erhöhten Infektionsmöglichkeit.

Eine große Rolle spielt der Alkoholismus bei der Entstehung der Tuberkulose, sowohl bei dem Erkrankten selbst als auch bei dessen Nachkommen. Das geht sehr deutlich aus den Tabellen v. Bunges hervor (Virchows Archiv Bd. 175), doch ist wohl die Ursache nicht nur in einer Degeneration der Nachkommen zu suchen, worauf v. Bunge das Hauptgewicht legt, sondern auch darin, daß der Alkoholismus des Vaters das soziale Niveau der

Familie herabdrückt, und daß dadurch die Ernährung der Kinder verschlechtert und die Infektionsgelegenheit vermehrt wird.

Tabakmißbrauch führt an sich nicht zu einer vermehrten Disposition, kann aber durch chronische Bronchitis und Pharyngitis ungünstig wirken.

In den letzten Jahren ist der Einfluß der Schwangerschaft mit Rücksicht auf die Frage des künstlichen Abortes ausführlich erörtert worden. Eine Übereinstimmung der Meinungen ist aber nicht erzielt. Im allgemeinen kann man die Brehmersche Beobachtung bestätigen: ,,Ich erinnere nur an die wohl nicht angezweifelte Tatsache, daß die Phthise während der Gravidität stillzustehen scheint, nach der Entbindung aber meist ausnahmslos einen schnelleren Verlauf nimmt." Man braucht aber seinen weiteren Ausführungen nicht unbedingt zuzustimmen: ,,Während der Gravidität wird nicht bloß durch das Abdomen der Brustraum beengt, sondern gleichzeitig nimmt auch etwas die Größe des Herzens zu, so daß das Verhältnis, das zwischen Herz und Lunge besteht, resp. die Ernährung der letzteren wesentlich besser, das Fortschreiten der Phthisis also behindert wird." Es ist sehr wohl möglich, daß die allgemeine Besserung des Ernährungszustandes, die wir bei vielen graviden Frauen beobachten, die Neigung zu Fettansatz während der Gravidität, ferner die erzwungene ruhigere Lebensweise auch die Lungeninfektion günstiger beinflussen. Nach der Gravidität sehen wir aber nicht nur eine schon vorhandene Phthise sich verschlimmern, sondern auch gar nicht so selten eine bis dahin latente Erkrankung ausbrechen. Man erhält recht oft die Anamnese, daß die Krankheit nach der Geburt des ersten Kindes ausgebrochen sei und sich nach der Geburt jedes weiteren Kindes verschlimmert habe. Es ist deshalb nicht zu bezweifeln, daß die Gravidität einen nicht nur deletären Einfluß auf die schon bestehende Erkrankung hat, sondern auch den Ausbruch der Tuberkulose veranlaßt, aber meist nicht während der Gravidität, sondern erst nach der Geburt. Am deutlichsten ist der Einfluß bei Frauen, die stillen. Doch auch bei Nichtstillenden kann eine Phthise in den ersten Wochen nach der Geburt zum Ausbruch kommen. Vielleicht wirkt hier die allgemeine Tendenz zu Involutionsvorgängen (man denke an das Zurückgehen der Hautpigmentierungen, der Zahnfleischhypertrophie, der Schilddrüsenschwellung etc.) auch auf die Lunge und begünstigt hier die Zerfallserscheinungen. Vgl. auch Bd. 6 dieses Handbuchs.

7. Die Phthiseogenese beim Menschen.

Die Vorstellung, die man sich von der Erkrankung an Lungentuberkulose macht, hängt davon ab, ob man der Disposition oder der Infektion die Hauptrolle zuschreibt. Im Kapitel ,,Disposition" ist auseinandergesetzt, daß wir ohne die Annahme einer Anlage zur Tuberkulose, die bei allen Menschen mehr oder weniger vorhanden, aber bei einzelnen besonders stark ist, nicht auskommen. Das Verhältnis ist aber nicht einfach so, daß dann, wenn Disposition und Infektionsgelegenheit zusammentreffen, die Infektion erfolgt und sich die Erkrankung unmittelbar daran anschließt. Die Infektion ist viel häufiger als die progrediente Erkrankung.

Unsere Anschauungen über die Erkrankung an Tuberkulose sind ganz wesentlich modifiziert worden durch die Untersuchung der Leichen auf kleine tuberkulöse Herde und durch die Untersuchung der Lebenden auf Tuberkulinempfindlichkeit. Diese beiden Untersuchungsmethoden haben zur Überzeugung geführt, daß die Erstinfektion an Tuberkulose fast ausnahmslos in der Jugend erfolgt, und daß die große Mehrzahl der Menschheit infiziert wird.

Schon frühere Mitteilungen hatten behauptet, daß man in Leichen von Menschen, die nicht an Tuberkulose verstorben sind, auffallend oft Veränderungen findet, die teils sicher tuberkulöser Natur, teils mit größter Wahrscheinlichkeit als ausgeheilte tuberkulöse Prozesse aufzufassen sind. Nägeli hat dann die Resultate von 500 Sektionen mitgeteilt, in denen genau auf solche Veränderungen geachtet wurde, die man als tuberkulös auffassen mußte. Er kam dabei zu dem Resultat, daß bei 96—97 % aller Erwachsenen Veränderungen zu finden waren, die man mit Sicherheit oder mit Wahrscheinlichkeit als tuberkulös ansehen mußte. Seine Zahlen sind folgende:

Auf 100 Sektionen einer Altersstufe berechnet, wurde gefunden

	letale Tuberkulose	latente aktive Tuberkulose	latente inaktive Tuberkulose	latente Tuberkulose (aktive + inaktive)	Tuberkulose überhaupt
im Alter unter 1 Jahr	0	0	0	0	0
im Alter von 1—5 Jahren	17	0	0	0	17
„ „ „ 5—9 „	25	8	0	8	33
„ „ „ 9—17 „	15	15	8	23	38
„ „ „ 18—30 „	35	36	24	60	96
„ „ „ 30—40 „	27	28	39	68	95
„ „ „ 40—50 „	22	23	55	78	100
„ „ „ 50—60 „	20	18	62	80	100
„ „ „ 60—70 „	9	25	66	91	100
„ „ „ über 70 „	0	23	78	100	100

Daraus ergibt sich, daß die Tuberkulose überhaupt während der Jugend immer häufiger wird, so daß vom 18. Jahre an beinahe jeder Mensch tuberkulös ist. Dagegen nimmt die Zahl der aktiven Tuberkulosen vom 30. Jahre an relativ stark ab. Hierzu ist noch zu bemerken, daß Nägeli zu den inaktiven Tuberkulosen noch eine kleine Zahl von Fällen rechnete, von denen nicht mit Sicherheit festzustellen war, ob sie nicht doch etwa noch aktiv waren. Die letale Tuberkulose nimmt bis zum 30. Jahre zu, nachher wieder ab. Das ist nicht die Folge davon, daß die Letalität der Tuberkulose erst zunimmt, um dann wieder abzunehmen, sondern davon, daß die Letalität vom Säuglingsalter an konstant abnimmt, während die Infektion konstant zunimmt, so daß zwischen dem 18. und 30. Lebensjahre die Bedingungen zur besonders häufig auftretenden, aber auch besonders tödlichen Tuberkulose gegeben sind. Die mit dem Alter sinkende Letalität geht aus Nägelis Zahlen deutlich hervor:

Im Alter von 1— 5 Jahren betragen die letalen Fälle 100 % der überhaupt konstatierten Tuberkulose
„ 5— 9 „ „ „ 75 „ „ „ „ „
„ 9—17 „ „ „ 33 „ „ „ „ „
„ 17—30 „ „ „ 36 „ „ „ „ „
„ 30—40 „ „ „ 32 „ „ „ „ „
„ 40—50 „ „ „ 24 „ „ „ „ „
„ 50—60 „ „ „ 20 „ „ „ „ „
„ über 60 „ „ „ 5 „ „ „ „ „

Die Häufigkeit der gefundenen latenten Tuberkulose mußte überraschen, und es sind auch eine Reihe von Arbeiten erschienen, die zu anderen Schlüssen kamen. Die Einwände, die gegen Nägelis Schlußfolgerungen gemacht worden sind, hat aber der Autor mit guten Gründen widerlegt. Die Einwände waren hauptsächlich folgende:

1. Die angegebenen Zahlen latenter Tuberkulose sind zu hoch.
2. Die Deutung der gefundenen Veränderungen ist zum Teile nicht richtig und für Tuberkulose nicht vollkommen beweiskräftig.
3. Die Übertragung der erhaltenen Resultate an Leichenmaterial auf die Gesamtbevölkerung ist nicht zulässig.
4. Die Veränderungen sind zwar tuberkulöse, aber es handelt sich zum Teile um von vornherein schwach virulente und avirulente Tuberkelbazillen, zum Teile sogar um andere säurefeste Bakterien.

1. Gegenüber dem ersten Einwand weist Nägeli mit Recht darauf hin, daß die Statistiken, die einfach auf Grund der vorhandenen Sektionsprotokolle gemacht wurden, viel zu niedrige Zahlen ergeben müssen. Geringe Veränderungen werden nur dann gefunden, wenn der Untersucher selbst danach fahndet und eine gewisse Übung besitzt. Das wird jeder, der schon viele Sektionen gesehen hat, bestätigen müssen. Mehrere genaue Statistiken haben tatsächlich auch Zahlen ergeben, die den Nägelischen sehr nahe kommen. Burkhardt fand in Dresden unter 1452 Sektionen bei 91 % der Erwachsenen tuberkulöse Veränderungen, und Schmorl, unter dessen Leitung die Arbeit ausgeführt war, teilte mit, daß er bei 94 % der von ihm selbst gesehenen Sektionen tuberkulöse Prozesse konstatiert

habe. Im schulpflichtigen Alter fand Burkhardt mehr Tuberkulose als Nägeli. (Über weitere Statistiken bei Kindern, die ähnliche Werte ergaben, s. Römer, Beitr. z. Klinik der Tuberkulose. Bd. 17, S. 389.)

2. In bezug auf die Deutung der gefundenen Herde weist Nägeli darauf hin, daß er als Zeichen latenter Tuberkulose Spitzenadhäsionen, pleuritische Narben mit darunter liegenden Indurationen nur dann als Zeichen latenter Tuberkulose aufgefaßt hat, wenn gleichzeitig Kalkherde und Käseherde in Lungen oder Lymphdrüsen gefunden wurden oder wenn die mikroskopische Untersuchung Tuberkulose ergab. Kalkherde hat er immer als tuberkulös aufgefaßt, und dagegen läßt sich doch kaum ein berechtigter Einwand erheben. Wenn man übrigens seine 111 Fälle von inaktiven latenten Tuberkulosen durchsieht, so ergibt sich, daß kein einziger ohne Drüsenaffektion und nur 16mal beide Lungen frei waren. Die Einwände gegen die Deutung der Befunde sind daher zum mindesten gekünstelt.

3. Daß das Material nicht als besonders durchseuchtes Großstadtproletariermaterial anzusehen ist, geht daraus hervor, daß die ländliche Bevölkerung, darunter mindestens 40%, die Privatpatienten $6\frac{1}{2}$% darin ausmachen und daß die Todesursache in $22\frac{1}{2}$% die Tuberkulose ist, während die Tuberkulosesterblichkeit für den Kanton Zürich 26—28% beträgt.

4. Die Annahme Cornets, daß die gefundenen Veränderungen durch schwach virulente oder tuberkuloseähnliche Bazillen hervorgerufen seien, ist eine absolut willkürliche.

Wir müssen also annehmen, daß wenigstens in den Städten 90 bis 100% der Menschen nach dem 30. Lebensjahre einen ausgeheilten oder noch lebende Bazillen beherbergenden tuberkulösen Herd in sich tragen.

Über die Häufigkeit der Erkrankungen in der Jugend seien noch die Statistiken von Hamburger und Sluka wiedergegeben.

Im Alter von	kamen auf 100 Sektionen einer Altersstufe Leichen mit Tuberkulosebefund	waren unter 100 Sektionen mit Tuberkulosebefund tödliche Tuberkulosen
0—3 Monaten	4	100
4—6 „	18	100
7—12 „	23	71
1—2 Jahren	40	68
3—4 „	60	72
5—6 „	56	65
7—10 „	63	67
11—14 „	70	47

Mit den anatomischen Untersuchungen stimmen nun die Untersuchungen an Lebenden mit Hilfe der Pirquetschen Reaktion auffallend überein. Bei Erwachsenen fand zuerst der österreichische Militärarzt Franz, der 480 gesunde Rekruten untersuchte, in 61% eine positive Reaktion. Spätere Nachprüfungen haben oft einen noch höheren Prozentsatz ergeben. In der Kindheit tritt die Reaktion von Jahr zu Jahr häufiger auf. Einige Beispiele über den Prozentsatz der reagierenden Kinder in den einzelnen Altersklassen möge hier folgen:

	Feer (Heidelberg) viel ländliche Poliklinikkinder	Cohn (Posen) Kinder tuberkulöser Eltern	Hillenberg (Landstadt Springe)
0—6 Monate	0	—	—
6—12 „	7	—	—
1—2 Jahre	7	—	—
2—3 „	21	66,6	—
3—4 „	18	66,6	—
4—5 „			—
5—6 „	27	66,6	4,5
6—7 „		77,5	19,2
7—8 „			26,0
8—9 „	44	77	28,3
9—10 „			34,6
10—11 „		80,5	12,8
11—12 „			22,2
12—13 „	57	89,9	38,4
13—14 „			37,7
14—15 „		100	44,3

Aus der Verschiedenheit dieser Statistiken ergibt sich die Bedeutung der Umgebung für die Infektion mit Tuberkulose. Je nachdem, ob vorwiegend städtische oder ländliche Bevölkerung, Kinder aus durchseuchter oder gesunder Umgebung, aus armen oder wohlhabenden Kreisen untersucht werden, ergeben sich Unterschiede. Schloßmann fand in wohlhabenden Familien nur 5% der Kinder positiv reagierend. An einzelnen Orten ist mit dem zehnten oder elften Altersjahr der Höhepunkt erreicht, so in Groningen mit 56% (Scheltema), an anderen Orten sogar schon mit sechs Jahren. Calmette fand in Lille schon im sechsten Lebensjahre über 90% positive Reaktionen. An anderen Orten steigen die Zahlen noch bis ans Ende des schulpflichtigen Alters oder etwas nachher an. Wie rasch der Prozentsatz steigt, wenn die Kinder in tuberkulöser Umgebung leben, geht aus der angeführten Tabelle Cohns über 273 Kinder tuberkulöser Eltern hervor.

Eine wertvolle Ergänzung bilden die Untersuchungen in ländlichen Kreisen. Jacob fand bei schulpflichtigen Kindern in 45,9% eine positive Pirquetsche Reaktion und zwar im ersten Schuljahre 35,6%, im letzten 64,4%. Hillenberg fand im ersten Schuljahr 18%, im 15. Jahr 36,4% der Kinder positiv reagierend. In den einzelnen Ortschaften fand er Unterschiede von 10 bis 61,7% im Durchschnitt.

Zu allen diesen Untersuchungen ist zu bemerken, daß die Technik der Impfung verschiedene Resultate ergeben kann. Viele Untersucher hätten nach anderen Methoden wahrscheinlich höhere Werte bekommen. So hatten Hamburger und Monti mit der Kutanmethode in 52%, mit der vereinigten Kutan- und Stichmethode 95% positive Resultate bei 11—14jährigen Kindern. Aus allen Untersuchungen geht aber hervor, daß die Zahl der tuberkulinempfindlichen Individuen vom Säuglingsalter an beständig zunimmt und etwa in den Pubertätsjahren die definitive Höhe erreicht.

Aus den Untersuchungen an Leichen und an Lebenden geht also hervor, daß die große Mehrzahl der Menschen im Laufe der Jugend tuberkulös infiziert wird. Es erhebt sich nun die Frage: Woher kommt das infektiöse Material und wie gelangt es in den Körper?

Tuberkelbazillen können mit der Milch perlsüchtiger Kühe in den Körper gelangen. Behring stellt diesen Infektionsmodus in den Vordergrund. Dagegen spricht aber, daß die Infektion mit zunehmendem Alter, d. h. wenn die Milch in der Ernährung immer mehr zurücktritt, immer häufiger wird. Ferner hat sich gezeigt, wie früher besprochen wurde, daß nur in einem Teil der Tuberkuloseherde bei Kindern der bovine Typus gezüchtet werden kann. Das spricht dafür, daß eine andere Quelle daneben noch in Betracht kommt.

In durchseuchten Familien und Häusern liegt diese Quelle klar zutage (s. S. 498). Es gibt aber auch Fälle, in denen die Infektion schwer zu verstehen ist. Namentlich die ländliche Bevölkerung ist dafür ein Beispiel. Aus den Resultaten von Jacob und Hillenberg geht hervor, daß etwa die Hälfte der Kinder, die am Schluß der Schulzeit infiziert befunden werden, ihre Infektion schon in die Schule mitgebracht hat. Sie müssen also im Elternhaus infiziert worden sein. Nun konnte freilich Jacob nachweisen, daß da, wo offene Tuberkulosefälle in einem Haus waren, die Kinder fast stets reagierten. Andererseits aber fand er in Dörfern, in denen seit Jahren keine Schwindsuchtserkrankungen mehr vorgekommen waren, bei 30 bis 40% der Kinder positive Reaktionen. Hillenberg ermittelte sechs Landgemeinden und einen Gutsbezirk, wo seit zehn Jahren kein Todesfall an Tuberkulose mehr vorgekommen war und trotzdem 25% der Kinder positiv reagierten. Auch die Infektion durch Perlsucht konnte in diesen Fällen unwahrscheinlich gemacht werden. Man muß deshalb annehmen, daß an allen diesen Orten entweder unerkannte Tuberkulosen vorhanden waren oder daß der Tuberkelbazillus doch auch außerhalb des Körpers verbreiteter ist als man denkt. Römer macht auf die Möglichkeit aufmerksam, „daß vielleicht doch auch der latent tuberkulös Infizierte zur Verbreitung der Infektion in irgend einer, heute uns noch unerkannten Weise beitragen kann. Auf diese Möglichkeit, die nicht mehr beansprucht als eine bloße Hypothese zu sein, bringen mich aus der Veterinärpraxis mitgeteilte und auch von mir gemachte Beobachtungen. Man kann gelegentlich feststellen, daß die Einstellung eines tuberkulinreagierenden Rindes in einen bis dahin völlig tuberkulosenfreien Stall allmählich zu einer völligen Durchseuchung des Stalles führt in dem Sinne, daß schließlich fast alle Rinder reagieren, obwohl sich nicht nachweisen läßt, daß jenes importierte Rind tuberkuloseerkrankt im klinischen Sinne ist, und obwohl die üblichen Methoden des Nachweises von Tuberkelbazillenausscheidung bei ihm versagen."

Bei einem Teil der Infizierten kommt es sofort zu einer progredienten, tödlich verlaufenden Erkrankung. Namentlich im Säuglingsalter scheint die Infektion ausnahmslos zum Tode zu führen. Bei der großen Mehrzahl dagegen heilt die primäre Infektion aus. Die Untersuchungen Nägelis machen es wahrscheinlich, daß es sich meistens um eine Lungenerkrankung handelt, die mit Hinterlassung von Narben ausheilt. In einer Anzahl von Fällen sind es aber intestinale Infektionen. Wie oft daneben noch Infektionen vorkommen, die spurlos ausheilen, läßt sich nicht feststellen. Die erwähnten zwei Fälle von Pirquet (S. 505) sprechen dafür, daß das tatsächlich vorkommt.

Ein großer Teil der Menschen erkrankt bald nach der Pubertät oder später an Tuberkulose der Lungen. Diese Krankheit verläuft meistens chronisch und unterscheidet sich dadurch von der großen Mehrzahl der experimentellen Infektion und von der Säuglingstuberkulose. Die Ursache des chronischen Verlaufes ist nun sicher darin begründet, daß es sich nicht um eine primäre Infektion, sondern um eine Erkrankung in einem schon infizierten, teilweise immunen Organismus handelt.

Einen weiteren Beweis dafür, daß die Mehrzahl der Lungenaffektionen beim Menschen deshalb einen chronischen Verlauf nimmt, weil die Erkrankung bei einem vorher schon infizierten Organismus ausbricht, liefert die Tatsache, daß die Tuberkulose bei Völkern, die noch nicht durchseucht sind, viel akuter verläuft als bei den Kulturvölkern.

Römer (Beiträge zur Klinik der Tuberkulose Bd. 22, S. 305 ff.) führt eine Reihe solcher Beobachtungen an. Besonders interessant sind die Untersuchungen, die Metschnikoff, Burnet und Tarassevitch im Kalmückengebiet angestellt haben. Sie gingen von einer Erfahrung aus, die in den höheren russischen Schulen gemacht worden ist. Es war dort aufgefallen, daß die Söhne von Kalmückenfamilien, die in Astrachan solche Schulen besuchten, erschreckend häufig an akuten Tuberkuloseformen erkrankten und starben. Nun sind die Kalmücken ein Nomadenvolk, das zwar von allen möglichen Infektionskrankheiten, besonders Syphilis, stark durchseucht aber von der Lungentuberkulose auffallend frei ist. Metschnikoff und seine Mitarbeiter haben nun mit Hilfe der Kutanreaktion nach von Pirquet die Verbreitung der Tuberkuloseinfektion unter den Kalmücken untersucht und dabei festgestellt, daß in der Peripherie des Gebietes die positiven Reaktionen ähnlich häufig sind, wie unter der russischen Bevölkerung. Hier unterscheidet sich aber auch der Verlauf der Phthise nicht von dem in anderen Ländern üblichen. Im Zentrum des Kalmückengebietes dagegen, das mit der Außenwelt nur durch ganz geringen Verkehr in Beziehung steht und fast vollständig abgeschlossen ist, zeigt die Kutanreaktion nur eine geringe Durchseuchung an; die hier beobachteten Tuberkulosefälle dagegen verlaufen vorwiegend in der Form akuter Erkrankungen, generalisierter Tuberkulose, allgemeiner Drüsentuberkulose usw.

Vielen Beobachtungen gegenüber muß man freilich ein zurückhaltendes Urteil bewahren. Wenn Calmette darüber berichtet, daß von 2000 Polynesiern, die von einer englischen Industriegesellschaft nach Lima eingeführt waren, 80 % innerhalb 18 Monaten an Tuberkulose gestorben sind, so wird man nach den Zeitungsberichten hier auch noch die schlechte Behandlung der Arbeiter durch die Gesellschaft und die Mangelhaftigkeit der Statistik in Betracht ziehen müssen. Auch bei den Beobachtungen Westenhöffers fehlt die einwandfreie Beweisführung. Westenhöffer fand in 17 Fällen (!) eine akute Tuberkulose. Sein ganzes Material betrug 258 Sektionen (!). 200 Sektionen im Jahre in einer Stadt wie Santiago mit 300 000 Einwohnern geben kein Bild von der Verbreitung einer Krankheit, und eine solche Statistik läßt sich nicht mit unseren Ländern vergleichen. In Basel wurden z. B. 1910 47% aller Verstorbenen seziert. Aus Eindrücken dürfen keine Schlüsse gezogen werden. Immerhin decken sich die Behauptungen über den akuten Verlauf der Tuberkulose bei den nicht durchseuchten Völkern mit den Beobachtungen, die unter diesen Völkerschaften über den Einfluß anderer Krankheiten, die durch Europäer eingeschleppt wurden, gemacht worden sind.

Wir dürfen also annehmen, daß in unseren Gegenden die Lungentuberkulose nur höchst selten bei einem vorher tuberkulosefreien Individuum auftritt, sondern daß meistens schon aus der Kindheit her ein Krankheitsherd zurückgeblieben ist, der entweder Bazillen beherbergt oder vollständig abgeheilt ist. Wie oft noch lebende Bazillen im Körper verweilen, ist nach den bisherigen Untersuchungen nicht mit Sicherheit zu entscheiden. Bei der Betrachtung der Nägelischen Resultate fällt auf, daß die nachweisbar aktive Tuberkulose bis in das höchste Lebensalter hinauf einen relativ großen Prozentsatz der latenten Erkrankungen ausmacht. Hieraus und aus der Tatsache, daß sich bei Tieren bisher noch keine Immunität ohne bestehende Erkrankung nachweisen ließ, hat man den Schluß gezogen, daß der Nachweis der Überempfindlichkeit auch die Anwesenheit lebender Bazillen beweise. Eine scheinbare Stütze erhielt dieser Schluß durch den häufigen Nachweis von Tuberkelbazillen im Blute gesunder Menschen. Da man aber gegen diesen Nachweis berechtigte Einwände erheben kann (s. S. 601), darf er nicht mehr in dem erwähnten Sinne verwertet werden. Freilich kann die Möglichkeit, daß sozusagen jeder erwachsene Mensch lebende Tuberkelbazillen in sich beherbergt, nicht widerlegt werden. Es ist aber nach Analogie mit den Blochschen Untersuchungen über Trichophytie (vgl. S. 506) auch möglich, daß die Neuinfektion bei einer ausgeheilten Tuberkulose ebenso verläuft, und daß zum mindesten bei einem Teil der Menschen die primäre Erkrankung abgeheilt ist, wenn die neue auftritt.

Wodurch kann nun der Ausbruch der Krankheit bei einem chronisch infizierten oder durch ausgeheilte Erkrankung teilweise immunen Menschen erklärt werden? Entweder muß es sich um eine Neuinfektion (Reinfektion bei ausgeheilter, Superinfektion bei noch bestehender Krankheit) oder um eine Vermehrung der im Körper vorhandenen Bazillen handeln. Namentlich Römer vertritt den Standpunkt, daß es sich in der Regel um eine metastatische Autoinfektion handele, d. h. daß die, nach Behrings Meinung meistens durch Säuglingsinfektion in den Körper eingedrungenen Bazillen infolge irgendwelcher Herabsetzung der Widerstandskraft des Körpers sich vermehren, an andere Stellen verschleppt werden und hier eine Erkrankung auslösen.

Man kann sich leicht vorstellen, wie eine solche Herabsetzung der Widerstandskraft die Ausbreitung der Tuberkelbazillen ermöglicht. v. Pirquet weist auf die durch seine Kutanreaktion nachweisbare Verminderung der Allergie während der Masern hin. In solchen Perioden können die Tuberkelbazillen durch die reaktiven Zonen der älteren Herde hindurchwuchern. Man kann sich aber eine Verbreitung auch rein mechanisch vorstellen: Eine verkäste Drüse kann durchbrechen und ihr Inhalt aspiriert werden oder ins Venensystem gelangen, oder aus einem verkästen abgekapselten Herd an der Spitze können durch rein mechanische Ursachen einzelne bazillenhaltige Teile abgelöst und in die Nachbarschaft aspiriert werden.

Römer stellt sich das Zustandekommen der Phthise folgendermaßen vor (Beiträge zur Klinik der Tuberkulose. Bd. 22, S. 325): „In der Kindheit stattfindende Tuberkuloseinfektionen führen, wofern sie nicht akut tödlich sind, zu einer — verglichen mit dem normalen Organismus — erhöhten Widerstandsfähigkeit gegen die Tuberkuloseinfektion. Die so erzeugte Immunität reicht in der Regel gegen von außen kommende Infektionen späterer Jahre aus. Ermöglichen besondere Umstände physiologischer oder pathologischer Art den im Körper heimischen Tuberkelbazillen eine derartige Vermehrung, daß der vorhandene Immunitätsgrad nicht mehr ausreicht, die krankmachenden Folgen einer metastatischen Reinfektion zu verhüten, so kommt es zur Entwicklung neuer Tuberkuloseherde und erneuter tuberkulöser Krankheitserscheinungen. Erfahrungsgemäß treffen diese eine erfolgreiche metastatische Reinfektion ermöglichenden Verhältnisse für die in der Kindheit relativ schweren Infektionen ausgesetzt gewesenen Erwachsenen zu. Ein besonderes, lokal disponierendes Moment für das Entstehen derartiger sekundärer metastatischer Lungenherde bildet vielleicht der sog. Thorax paralyticus, der seinerseits zum mindesten in einer großen Zahl der Fälle durch eine relativ schwere, in der ersten Kindheit erfolgte Tuberkuloseinfektion bedingt ist."

Die Lungentuberkulose würde dann, wie zuerst Petruschky ausgeführt hat, eine tertiäre Tuberkulose darstellen, wie etwa die Lungensyphilis eine tertiär syphilitische Manifestation bedeutet (vgl. Ranke). Demgegenüber muß doch betont werden, daß Erfahrung und Statistik viel mehr ins Gewicht fallen als die Analogie mit der Syphilis, die denn doch bedenklich hinkt. Schon in dem Verhalten syphilitisch und tuberkulös infizierter Tiere gegenüber Reinfektionen bestehen so bedeutende Unterschiede, daß Analogieschlüsse nicht erlaubt sind. Aus allen Erfahrungen und statistischen Erhebungen ergibt sich aber mit Sicherheit, **daß der erwachsene Mensch leichter an Tuberkulose erkrankt, wenn er Gelegenheit zu reichlicher wiederholter Infektion hat, als wenn er in bazillenfreier Umgebung lebt.** Dafür sprechen die Wohnungsinfektionen, die Häufigkeit der Tuberkulose bei Ehegatten usw. Ganz besonders sei hier auf die Arbeit Weinbergs (Die Kinder der Tuberkulösen) hingewiesen.

Auf der anderen Seite muß Römer zugegeben werden, daß erfahrungsgemäß **Menschen, die in der Kindheit relativ schweren Infektionen ausgesetzt gewesen sind, im erwachsenen Alter besonders häufig an Lungentuberkulose erkranken.** Ob hier aber wirklich eine besonders massive Kindheitsinfektion die Ursache ist nnd nicht eine hereditäre Disposition, ist nicht bewiesen. Daß die Heredität eine Rolle spielen muß, und daß der Thorax phthisicus anders zu bewerten ist, als Römer annimmt (der sich vorwiegend auf Pollak stützt), ist in dem Kapitel über Heredität und Infektion (S. 490 f., 512 ff.) auseinandergesetzt.

Wir möchten annehmen, daß die Erkrankung an Phthise in vielen Fällen durch eine von außen kommende Super- oder Reinfektion ausgelöst wird, daß aber daneben vielleicht eine Entstehung durch metastatische Autoinfektion im Römerschen Sinne vorkommt. Für beides ist die Annahme einer hereditären Disposition und einer Gelegenheitsursache notwendig. Je weniger resistent die Lunge in anatomischer (Aperturstenose) oder in physiologischer Hinsicht ist, um so geringere Infektionen von außen einerseits, um so kleinere Herabsetzungen der Widerstandskraft anderersetis genügen zum Entstehen einer fortschreitenden Lungenerkrankung.

Als Eintrittspforte des reinfizierenden Virus haben wir in erster Linie die Luftwege anzunehmen. Wenn auch die Möglichkeit einer Entstehung der Lungentuberkulose auf hämatogenem Wege nachgewiesen ist und sich auch eine Reinfektion durch Verschlucken von Bazillen, Aufnahme durch die

Tonsillen etc. denken läßt, so lassen sich die Tatsachen doch am ungezwungensten durch die Inhalationsinfektion erklären.

Wir möchten also die Sätze Römers folgendermaßen modifizieren:

In der Kindheit stattfindende Tuberkuloseinfektionen führen, wofern sie nicht akut tödlich sind, zu einer — verglichen mit dem normalen Organismus — erhöhten Widerstandsfähigkeit für die Tuberkuloseinfektion. Die so erzeugte Immunität reicht in der Regel gegen von außen kommende Infektionen späterer Jahre aus. Ermöglichen besondere Umstände physiologischer oder pathologischer Art den im Körper heimischen Tuberkelbazillen eine derartige Vermehrung, oder werden derartig große Mengen von Bazillen von außen in die Lungen aufgenommen, oder endlich erleidet der vorhandene Immunitätsgrad des Organismus infolge irgendwelcher Einflüsse eine derartige Verminderung, daß der vorhandene Immunitätsgrad nicht mehr ausreicht, die krankmachenden Folgen einer Neuinfektion oder einer metastatischen Reinfektion zu verhüten, so kommt es zur Entwicklung neuer Tuberkuloseherde und erneuter tuberkulöser Krankheitserscheinungen.

Mischinfektion. Zum Schluß ist noch die Frage der Mischinfektion zu erörtern. Schon bald nach der Entdeckung des Tuberkelbazillus wurde die Vermutung geäußert, daß an dem verschiedenartigen Verlauf der Lungenphthise die Beteiligung anderer Bakterien schuld sei und daß eine Sekundärinfektion bei der Schwindsucht überhaupt eine große Rolle spiele. Die Hauptgründe, die zu dieser Annahme führten, bestanden in der Beobachtung des mannigfachen Verlaufes der Krankheit, die bei einer einheitlichen Infektion unerklärlich schien, ferner in der Tatsache, daß oft rasch vorübergehende, bronchitische und pneumonische Prozesse im Verlauf der Tuberkulose zu beobachten sind, endlich in den Resultaten von Impfversuchen mit dem Sputum Tuberkulöser, die häufig zu einem Tod der Tiere an Septikämie führten. In tuberkulösen Lungen, namentlich in Kavernen, sowie im Sputum Tuberkulöser, findet man recht häufig Bakterien verschiedener Art, Pneumokokken, gewöhnliche Eitererreger und andere Mikroorganismen, die sich im Tierversuch teils als pathogen, teils als wenig oder gar nicht virulent erweisen. Die Anwesenheit dieser Bakterien ist aber noch kein Beweis dafür, daß sie für den Verlauf der Erkrankung eine Rolle spielen. Wichtiger ist schon die Tatsache, daß man diese Mikroorganismen nicht nur im Inhalt der Kavernen, sondern auch in deren Wand, im Gewebe selbst, nachweisen kann, und daß viele Kavernen mit einer richtigen pyogenen Membran ohne tuberkulöse Veränderungen und ohne Tuberkelbazillen ausgekleidet sind. Doch gilt das nur für die Minderzahl der Kavernen. Im Blut Lungenkranker glaubte man wiederholt Mischbakterien gefunden zu haben, aber wenn die Untersuchung mit einwandfreier Technik und nicht erst in den letzten Stunden vor dem Tode vorgenommen wird, so gelingt dieser Nachweis nicht.

Man hat geglaubt, besonders das hektische Fieber durch Sekundärinfektion erklären zu müssen. Der Grund für diese Behauptung, die rein äußerliche Ähnlichkeit der Fieberkurve mit dem Temperaturverlauf bei einzelnen septischen Erkrankungen, ist aber keineswegs überzeugend. Es spricht gar nichts dagegen, daß jede Form von Fieber durch den Tuberkelbazillus erzeugt werden könnte.

Das Einzige, was die Bedeutung der Sekundärinfektion in einzelnen Fällen beweist, ist die Tatsache, daß es Patienten gibt, bei denen sich mit der Opsoninmethode Wrights eine spezifische Beziehung ihres Blutserums zu den aus ihrem Sputum gezüchteten Mikroorganismen nachweisen läßt, und daß eine aktive Immunisierung mit diesen Bakterien auffallende Besserungen hervorrufen kann. Doch stehen solchen Fällen andere (und zwar die Mehrzahl) gegenüber, bei denen entweder gar keine Opsonine nachweisbar sind oder die Vaccination erfolglos ist.

Wir wissen also nicht, bei welchen Fällen die Sekundärinfektion von Bedeutung ist. Im kavernösen Stadium spielt sie vielleicht eine nennenswerte Rolle für die Vergrößerung der Hohlräume. Bei der beginnenden Tuberkulose dürfte sie bedeutungslos sein.

8. Pathologische Anatomie.

Die Veränderungen pathologisch-anatomischer Natur bestehen der Hauptsache nach einerseits in Neubildung (Tuberkelbildung, Desquamativpneumonie), andererseits in Exsudationsvorgängen. Diese beiden Prozesse gehen nebeneinander her und sind in der verschiedenartigsten Weise kombiniert. Dazu kommt der Zerfall der Neubildung und reaktive Bindegewebswucherung, so daß die mannigfachsten Bilder resultieren.

Tuberkelbildung. Wenn die Tuberkelbazillen in das Gewebe gelangen, so kommt es zu einer Wucherung der fixen Bindegewebselemente, der Endothelien und vielleicht auch der Epithelzellen. Dadurch entsteht ein gefäßloses Knötchen (Abb. 34), das aus epithelioiden Zellen zusammengesetzt ist, aber auch Rundzellen enthält. Die Gefäße im Bereich der Neubildung gehen zugrunde. Außerdem findet man auch Riesenzellen, große vielkernige Gebilde, deren Kerne

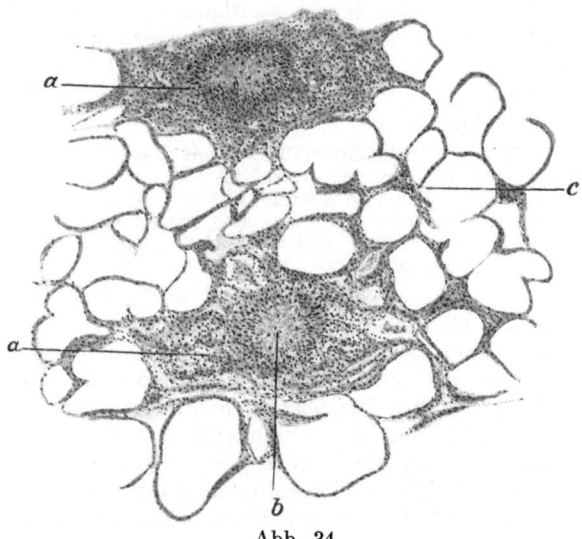

Abb. 34.
Miliartuberkulose der Lunge (schwache Vergr.).
a Tuberkel. b Verkästes Zentrum desselben. c Unverändertes Alveolargewebe. (Nach Jores.)

meist an der Peripherie der Zelle liegen. Zwischen den Zellen kann man in sehr dünnen Schnitten oft ein feines Fasernetz, das sog. Retikulum des Tuberkels erkennen. Die Fasern werden teils als ausgeschiedenes Fibrin oder Fibrinoid, teils als Reste der aufgelockerten Fibrillen des Bindegewebes, teils als Fortsätze der Zellen oder auch als neugebildete Bindegewebsfibrillen erklärt.

Je nach dem Vorwiegen der epithelioiden oder der Rundzellen unterscheidet man den Epithelioid- und den Rundzellentuberkel.

Die Rundzellen werden wohl allgemein als Lymphocyten aufgefaßt, die aus den Gefäßen oder aus den seßhaften Lymphknötchen auswandern. Die Epithelioidzellen können nach den Angaben der meisten Autoren aus Bindegewebszellen und Gefäßendothelien, vielleicht auch aus Epithelien entstehen. Dagegen nimmt Metschnikoff und seine Schule an, daß sie ebenfalls aus weißen Blutkörperchen hervorgehen. Die Theorie stützt sich darauf, daß die Epitheloidzellen amöboide Bewegungen zeigen, doch spricht das nicht gegen ihre Ableitung aus fixen Gewebselementen. Umstritten ist noch die Entstehung der Riesenzelle. Nach Weigert, Baumgarten u. a. kommt ihre Bildung dadurch zustande, daß die Kerne sich lebhaft teilen, während die Teilung des Protoplasmas damit nicht gleichen Schritt hält, weil das Protoplasma schon teilweise in Nekrose begriffen ist. Die Bildung der Riesenzelle wird also auf eine Hemmung, eine degenerative Erscheinung zurückgeführt. Im Gegensatz dazu sieht Metschnikoff in der Bildung der Riesenzellen eine teleologische Erscheinung. Nach ihm verschmelzen eine Reihe epithelioider Zellen, um die Phagocytose in großem Maßstabe betreiben zu können. Metschnikoff spricht deshalb von Makrophagen. Sie werden dadurch mit den Riesenzellen bei Fremdkörpern zusammen im Sinne einer Abwehrvorrichtung des Organismus aufgefaßt. Aber auch ihre Deutung als Hemmungserscheinung tut der einheitlichen Auffassung aller Arten von Riesenzellen keinen Abbruch.

Die Tuberkelbazillen findet man größtenteils in den größeren Epithelioidzellen und namentlich in den Riesenzellen. Zwischen den Zellen sind sie nur vereinzelt zu sehen. In verkästen Stellen kann man sie nur noch vorwiegend in der Peripherie finden, während sie im Zentrum meistens nicht mehr zu sehen sind. In verkäsenden Riesenzellen findet man die Tuberkelbazillen meistens nur da, wo die Kernfärbung noch erhalten ist.

Der Tuberkel ist als gefäßloses Gebilde nicht sehr lange lebensfähig. Mit zunehmendem Wachstum werden die Ernährungsbedingungen für die zentralen Partien schlechter und schließlich sterben sie ab. Dieses Absterben geschieht unter dem Bilde der Verkäsung, der Bildung einer feinkörnigen oder schollig-streifigen Masse, bei der alle Zellkonturen verwischt und die Kerne nicht mehr färbbar sind.

Für die Entstehung der käseartigen Masse kommt wohl ein spezifischer Einfluß des Tuberkelbazillus weniger in Betracht als die anatomische Struktur des Tuberkels, infolge deren die Sauerstoffzufuhr aufhört. Ob diese Struktur des Tuberkels auch an dem Absterben der zentralen Partien an sich, nicht nur an der Form der Degeneration allein schuld ist, oder ob ein direkt nekrotisierender Einfluß des tuberkulösen Giftes vorhanden ist, bleibe dahingestellt.

In anderen Fällen kommt es zu einer Bindegewebswucherung und einer fibrösen Umwandlung des Tuberkels. Tritt sie rasch und reichlich auf, so kann der ganze Tuberkel in Bindegewebe verwandelt werden und vollständig ausheilen. In anderen Fällen kommt die bindegewebige Umwandlung nur in der Peripherie zustande, während das Zentrum verkäst (käsig-fibröser Tuberkel). Auch eine hyaline Umwandlung mehr oder weniger großer Teile des Knötchens, besonders der Fasern des Retikulums, kommt vor, ebenso wie eine hyaline Umwandlung des fibrös gewordenen Tuberkels.

Das reinste Bild des Tuberkels sehen wir bei der akuten Miliartuberkulose. Hier ist die Lunge durchsetzt von harten Knötchen, die grau, transparent, oder mehr gelblich-weiß, trüb aussehen. Die durchscheinenden sind kleiner als ein Hirsekorn, die opakeren ungefähr wie ein solches oder etwas größer. In den Oberlappen sind sie größer als in den übrigen Teilen, weil sie offenbar rascher wachsen. Diese Tatsache ist für die Erklärung der Bevorzugung kranialer Teile bei der Tuberkulose von Wichtigkeit, indem sie als Beweis für die günstigen Entwicklungsbedingungen, die diese Partien dem Tuberkelbazillus bieten, aufgefaßt werden kann (Tendeloo). Untersucht man die Knötchen mikroskopisch, so erkennt man im Zentrum der Knötchen meistens Verkäsung, um so mehr, je größer sie sind, oft aber auch in der Peripherie Exsudation in die Alveolen, so daß die Knötchen vielfach von einem pneumonischen Herd umgeben sind. Ja diese pneumonische Veränderung kann das Vorwiegende sein, die einzelnen Herde bei der Miliartuberkulose können sogar fast rein pneumonischer Natur sein und aus einer Gruppe von Alveolen mit zelligem oder käsigem Inhalt bestehen, während das Gewebe kaum verändert ist.

Bei längerer Dauer, wie sie bei akuter allgemeiner Miliartuberkulose selten, dagegen bei vereinzelten Knötchen häufig vorkommt, werden die Knötchen allmählich größer, verkäsen, können hyalin und fibrinös umgewandelt werden und sogar auf die Wand kleiner Bronchien übergreifen. Diese kann verkäsen und schließlich kann ein ähnliches Bild resultieren wie bei einer primär interstitiellen Wucherung.

Wenn durch den Blutstrom Bazillen in die feinsten Gefäße gelangen, so sollte man erwarten, daß gelegentlich auch eine Ansiedelung in der Gefäßwand selbst erfolgt. In der Tat kommt das bei der Miliartuberkulose, bei der große Bazillenmengen verschleppt werden, zur Beobachtung, während vereinzelte Bazillen offenbar leicht in das interstitielle Gewebe übertreten. Diese Tuberkel in der Gefäßwand, die Intimatuberkel, können, wie Ribbert gezeigt hat, dann ihrerseits wieder zu einer weiteren Verschleppung von Bazillen führen. Die Knötchen lokalisieren sich sowohl in den Venen als auch in den Arterien, und sie können in den kleinen Gefäßen bei der Miliartuberkulose ganz massenhaft nachzuweisen sein. Beobachtet man ein solches Knötchen im Beginn, so stellt es eine flache, ins Lumen wenig vorragende Erhebung dar, die hauptsächlich aus Rundzellen besteht und den Eindruck macht, als sei sie aus einer Thrombose hervorgegangen. Später prominieren die Knötchen stärker in das Lumen hinein, können ein kleines Gefäß ganz verstopfen und bestehen aus einem zellreichen Gewebe, das auf die Gefäßwand und durch diese hindurch auf die Umgebung übergreift. In der Mitte zeigen sie bald Verkäsung, auch Riesenzellen sind vorhanden. Oft hängen sie mit einem außerhalb des Gefäßes liegenden Knötchen im Lungengewebe so zusammen, daß man nicht weiß, ob man einen in das Lungenparenchym perforierten Intimatuberkel oder einen in das Gefäß einbrechenden Lungentuberkel vor sich hat. Tatsächlich kommt beides vor und beide Wege führen zu einer Weiterverbreitung der Tuberkulose. Der Einbruch von Lungenknötchen in Arterien ist nicht ganz so selten und hat dann eine miliare Aussaat in einzelnen Lungenpartien zur Folge, wie man sie bei chronischer Tuberkulose manchmal sieht.

Exsudation. Neben der Knötchenbildung kommt als zweite wichtige anatomische Folge der tuberkulösen Infektion die Exsudation zur Beobachtung. Sie kommt auch in Verbindung mit der Knötchenbildung vor, ja sie ist meistens mit ihr kombiniert, selbst, wie erwähnt, bei der Miliartuberkulose. Tritt die Exsudation selbständig auf, so kann man nach dem Aussehen schon makroskopisch mehrere Formen unterscheiden.

Die käsige Pneumonie kann in mehr oder weniger ausgedehnten Herden lobulär auftreten und durch Konfluenz solcher Herde kann eine richtige pseudolobäre Ausbreitung stattfinden. Eine richtige lobäre käsige Pneumonie ist sehr selten. Die erkrankten Partien sind luftleer, voluminös, schwer, wie bei einer croupös-pneumonischen Hepatisation. Im Unterschied zu dieser ist aber die Schnittfläche trockener, die Farbe ist mit Ausnahme der Anfangsstadien, wo ein grauroter Farbenton herrscht, gelbweiß, die Schnittfläche ist granuliert.

Untersucht man mikroskopisch, so findet man eine eiweißartige Masse, in der auch Fibrin nachzuweisen ist und die polynukleäre Leukocyten, Lymphocyten, rote Blutkörperchen und abgestoßene Alveolarepithelien enthält und die alveoläre Struktur noch teilweise erkennen läßt. Mit der Elastinfärbung sind die elastischen Fasern oft noch schön nachweisbar. In früheren Stadien kann man die rasch eintretende Nekrose der Zwischenwände verfolgen. Tuberkelbazillen findet man oft in großen Mengen, namentlich an der Peripherie der Käseherde. Das Endresultat ist immer Ausstoßung der verkästen, zerfallenen Massen und Hohlraumbildung, außer wenn der Prozeß sich auf kleine Bezirke beschränkt und eine fibröse Ausheilung möglich ist.

Die glatte Pneumonie oder gelatinöse Infiltration unterscheidet sich von der käsigen Entzündung durch eine graurote, gallertig-glasige Beschaffenheit der Schnittfläche. Sie kann, ebenso wie jene, in größeren oder kleineren Bezirken, lobulär oder pseudolobär auftreten und mit der käsigen Pneumonie kombiniert sein. Mikroskopisch sieht man ein zellarmes Exsudat in den Alveolen, sehr wenig oder gar keine Tuberkelbazillen; nur in seltenen Fällen treten reichlich Bazillen auf.

Die gelatinöse Pneumonie kann in Resorption oder Verkäsung ausgehen. Vielfach wird angenommen, daß die Resorption dann eintritt, wenn wenig oder keine Bazillen vorhanden sind, die Verkäsung dagegen bei reichlichen Bazillen. Doch erscheint diese Formel zu schematisch, als daß wir bei unseren mangelhaften Kenntnissen eine solche Erklärung als sicher hinstellen dürften. Auch der Schluß, daß die gelatinöse Pneumonie immer die Vorstufe der käsigen sei, ist unberechtigt.

Eine besondere Stellung nimmt die Buhlsche Desquamativpneumonie ein.

Buhl beschrieb unter diesem Namen eine Pneumonie, die sich durch brüchige Beschaffenheit und marmoriertes Aussehen der Schnittfläche auszeichnet und auf einer rein desquamativen Form der Entzündung beruht. Die Erkrankung sollte nach Buhl außerordentlich häufig sein und das Vorstadium und eine Begleiterscheinung der Lungenphthise und anderer Prozesse darstellen. Die allzugroße Bedeutung, die Buhl der Erkrankung beilegte, war die Ursache, daß sie überhaupt nicht anerkannt wurde. Auch die Versuche Aufrechts, sie als besondere klinische Form zur Geltung zu bringen, sind mißglückt. Dagegen zeigt sich in neuerer Zeit immer mehr, daß die Desquamativpneumonie bei einigen Krankheiten, namentlich bei der Tuberkulose eine große Rolle spielt und neben der käsigen und gelatinösen Form als besondere Manifestation der tuberkulösen Erkrankung zu betrachten ist.

Die Desquamativpneumonie erreicht selten eine so große Ausdehnung wie die käsige und gelatinöse Infiltration. Meist sind es nur kleine, oft nur stecknadelkopf- bis erbsengroße Herde, die sich durch schwefelgelbe Farbe und trockene Beschaffenheit auszeichnen. Mikroskopisch erkennt man eine starke Füllung der Alveolen mit zelligen Elementen, vorwiegend Epithelien. Viele der Zellen enthalten zwei und mehr Kerne, zahlreiche Zellen sind verfettet. In den späteren Stadien kommt es zu einer vollständigen Desquamation der Epithelien. Weiße Blutkörperchen und Fibrin findet man nur in sehr geringer Menge.

Den Ausgang der Desquamativpneumonie bildet Verkäsung, Resorption oder Bindegewebswucherung.

Buhl nahm an, daß man die Erkrankung an dem reichlichen Auftreten von Alveolarepithelien im Sputum erkennen könne. Eine solche Diagnose aus dem Auswurf ist aber unmöglich, und wir müssen uns darauf beschränken, in der Desquamativpneumonie eine Form der Lungenentzündung zu sehen, die hauptsächlich bei Tuberkulose vorkommt, aber der klinischen Erkennung meist viel weniger zugänglich ist, als die gelatinöse und käsige Form, weil sie sich nicht über so große Bezirke verbreitet.

Auch pneumonische Veränderungen nicht spezifischer Natur kommen in mehr oder weniger großer Ausdehnung bei der Tuberkulose vor, in der Umgebung peribronchitischer Herde sind sie sogar recht häufig. Die Annahme, daß sie immer auf einer Mischinfektion beruhen, ist aber vollkommen willkürlich und es ist nicht einzusehen, weshalb der Tuberkelbazillus oder sein Gift nicht ebenso gut wie eine gelatinöse, käsige oder desquamative, auch eine croupös-katarrhalische Entzündung sollte erzeugen können.

Peribronchiale und perivaskuläre Tuberkulose. Am häufigsten sind die pneumonischen Prozesse mit der Knötchenbildung in der Form der tuberkulösen Peribronchitis kombiniert. Das erste Stadium dieses Prozesses besteht in der Bildung von Tuberkeln, entweder isoliert oder in Gruppen, im Gewebe um die Bronchien und Bronchiolen und um die Gefäße. Auch in der Wand größerer Bronchien können die ersten Knötchen sich etablieren. Mit der Zeit vergrößern sich die Knötchen, in ihrer Umgebung entstehen neue (vgl. Abb. 35) und so bilden sich oft ziemlich große Konglomerate. Im Zentrum zerfallen die Knötchen, in der Peripherie tritt mehr oder weniger fibröse Umwandlung auf. Das dazwischen liegende Lungengewebe kann verdichtet oder pneumonisch verändert, mit Exsudat durchsetzt oder fibrös umgewandelt sein.

Ebenso wie bei der käsigen Pneumonie tritt auch bei den käsig-umgewandelten Knötchen mit der Zeit eine Erweichung der käsigen Massen ein. Wodurch die Erweichung eintritt, ist nicht klar. Jedenfalls wandern Leukocyten ein, und zum Teil beruht der ganze Prozeß einfach auf einer Fremdkörperwirkung der toten verkästen Massen. Die erweichten Massen brechen an irgend einer Stelle durch, entweder in Alveolen oder in Bronchien. Der Durchbruch findet meistens in der Weise statt, daß sich die tuberkulöse Granulation immer weiter gegen die Oberfläche zu ausdehnt, und daß die von der Ernährung abgeschnittenen neugebildeten Zellen an der Oberfläche verkäsen und erweichen. Daneben finden aber immer bindegewebige Veränderungen statt. Sie können einen Käseherd so umgeben, daß er vollständig abgekapselt wird und ein Fortschreiten der tuberkulösen Affektion unmöglich gemacht wird. Der im Zentrum liegende Käse wird immer mehr eingedickt und kann schließlich verkreiden oder verkalken. Kleinere Käsemassen können aber auch mit der Zeit der Resorption verfallen.

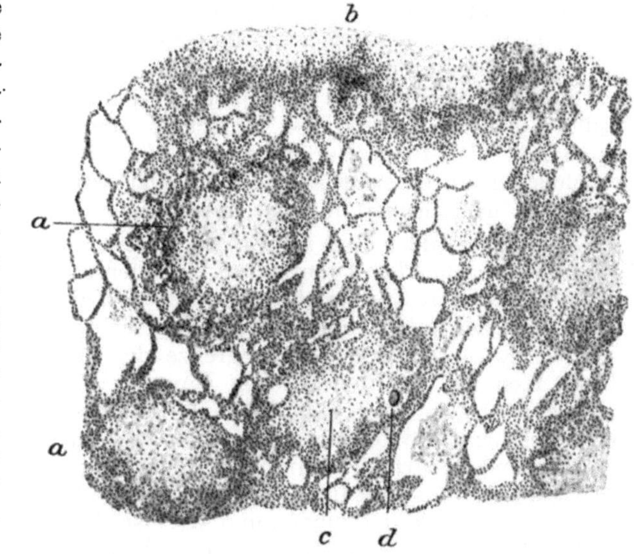

Die Herde, die sich in der Wand der Bronchien entwickeln, erreichen bei ihrer Vergrößerung die Bronchialschleimhaut und verursachen in dieser eine Verkäsung, aus der schließlich ein Ulcus entsteht. Diese Herde wurden früher immer als primäre Schleimhauttuberkulose aufgefaßt und, nachdem Birch-Hirschfeld gezeigt hatte, daß sie in vielen Fällen die erste Lokalisation der Tuberkulose darstellen, als durch Einatmung von Bazillen entstanden betrachtet. Aber schon Birch-Hirschfeld beobachtete Fälle, in denen die Erkrankung nur in den tieferen Schichten bestand und die Oberfläche der Schleimhaut noch nicht erreicht hatte. Seitdem Bacmeister solche Herde auch durch hämatogene Infektion hervorrufen konnte, muß man annehmen, daß die primäre Lokalisation nicht in der Schleimhaut stattzuhaben braucht, sondern in den tieferen Schichten möglich ist. Damit ist aber nicht gesagt, daß diese Erkrankungen nicht auf aerogenem Wege zustande kommen könnten, sondern man muß sich vorstellen, daß die Bazillen die Schleim-

Abb. 35.
Peribronchitis tuberculosa (schwache Vergr.).
a Tuberkel. b Konfluierende Tuberkel (nur die Hälfte derselben liegt im Bereich der Zeichnung). c Verkästes Zentrum eines Tuberkels. d Riesenzelle. In vielen Alveolen Exsudat. Alveolarwände teilweise infiltriert. (Nach Jores.)

haut selbst intakt lassen und auf dem Lymphwege in die subepithelialen Schichten gelangen, um sich hier weiter zu entwickeln.

Hat der Prozeß die Bronchialschleimhaut ergriffen, so verbreitet er sich hier weiter und führt zu einem mehr oder weniger ausgebreiteten Zerfall, woraus schließlich eine bronchiektatische Kaverne hervorgehen kann. In den gröberen Bronchien findet die Ausbreitung mehr in der Form der Knötchenbildung statt, in den feineren kommt es oft zu einer diffusen Verkäsung. In der Wand selbst entsteht eine diffuse Infiltration, auch die Umgebung des Bronchus nimmt daran Teil, und in das Lumen wird ein zellig-fibrinöses Exsudat ausgeschieden, das zusammen mit den veränderten Gewebsteilen verkäst. Aber auch hier kann eine Abkapselung eintreten, um den Käseherd herum bildet sich eine indurative Entzündung, der Käse bleibt liegen, dickt sich ein, verkreidet und verkalkt schließlich. Auch relativ weite Bronchien können vollkommen obliterieren. Es können aber auch käsige Massen durch Aspiration in andere Lungengebiete verschleppt werden.

Die Erkrankung schreitet längs des Bronchus weiter, aber auch in der Peripherie entsteht teils interstitielle Neubildung, teils Exsudation. Das Resultat ist eine tuberkulöse Bronchitis, Peribronchitis und peribronchiale Pneumonie. Da diese Veränderungen sich längs der Endausbreitung eines Bronchus bilden, so sieht man oft kleeblattartige Figuren. Oft aber kommt es auch zu mehr isolierten Knoten von rundlicher Form.

Ähnliche Bilder, wie bei der von interstitiellen oder peribronchialen Tuberkeln ausgehenden Tuberkulose, kommen auch durch Aspirationsherde zustande. Werden Käsebröckel aspiriert, so bildet sich manchmal eine richtige tuberkulöse Herdpneumonie, die wie eine nichttuberkulöse in den Bronchiolen beginnt. Es entsteht in den angrenzenden Alveolen zunächst ein fibrinöszelliges Exsudat, im interstitiellen Gewebe bildet sich eine Wucherung aus, und so entsteht ein Knötchen, das genau gleich aussehen kann wie ein bronchopneumonischer Herd bei Masern und sich von einem solchen nur durch größere Derbheit und schärfere Abgrenzung unterscheidet. Mikroskopisch fällt der Reichtum an Riesenzellen im Alveolenexsudat auf. Bald tritt auch Verkäsung der Neubildung hinzu, und der Herd ist von einem aus einer interstitiellen Wucherung hervorgegangenen nicht mehr zu unterscheiden.

Besonders zu erwähnen sind noch die Herde, die in einem Lymphknoten entstehen. Heller hat gezeigt, daß solche Lymphknötchen in der Lunge sehr verbreitet sind, namentlich in der Kindheit, und mit Vorliebe subpleural liegen. Ein solches Lymphknötchen bildet häufig den Ausgangspunkt einer Tuberkulose, die entweder knotig bleiben und abgekapselt werden, oder sich in Form einer Peribronchitis ausbreiten kann.

Lokalisation und Schicksal der ersten Herde. Die ersten Herde lassen also bei der chronischen Lungentuberkulose, sobald sie eine gewisse Größe erreicht haben, oft nicht mehr erkennen, ob sie aus einem Intimatuberkel (hämatogen entstanden) oder aus einem interstitiellen oder submukösen (hämatogen oder aerogen entstandenen) Knötchen, oder endlich aus einer primären Aspirationspneumonie entstanden sind. Fast immer sitzen sie an der Lungenspitze, nur die atypischen Formen (v. Hansemann) machen eine Ausnahme, die sich fast regelmäßig aus einer lokaldisponierenden Ursache (Trauma, Erkrankung der Lungenpartie mit Verödung der Lymphgefäße, Kompression etc., vgl. S. 547) erklären läßt. Diese ersten Herde heilen in der Mehrzahl der Fälle aus. Die Knötchen können sich vollständig fibrös umwandeln; ringsum entsteht eine Bindegewebswucherung, an der auch die benachbarte Pleura teilnimmt, und es resultiert eine etwas eingezogene verhärtete Stelle. Da die

Lymphbahnen veröden, so werden die eingeatmeten Rußpartikelchen nicht mehr entfernt, sie bleiben im Gewebe liegen, und so entsteht eine **schiefrige Induration**. Aber nicht immer tritt die Heilung so früh und so vollkommen ein, sondern der Herd wird erst dann durch die Bindegewebswucherung abgekapselt, wenn das Zentrum schon **verkäst** ist. Dann resultiert ein stecknadelkopfgroßes oder größeres Knötchen, das meist vollständig von Bindegewebe umgeben ist und im Zentrum Käse enthält, in dem sich oft noch Tuberkelbazillen nachweisen lassen. Bisweilen besteht auch eine Kommunikation mit einem Bronchus. Mit der Zeit tritt dann **Verkreidung** oder **Verkalkung** ein, und man findet einen größeren oder kleineren Knoten, der vollständig abgekapselt erscheint. Aber bei allen diesen Herdchen ergibt bisweilen die mikroskopische Untersuchung doch noch typische Tuberkel.

Wenn aber keine Heilung eintritt, so kann sich der Prozeß in verschiedener Weise weiter verbreiten. Auch von einem scheinbar abgeheilten Herd kann die Erkrankung weiterschreiten. Die Ausbreitung geschieht auf den gleichen Wegen, die auch im späteren Verlauf der Phthise beschritten werden.

Der Einbruch in die **Blutbahn**, der zur Entstehung der akuten Miliartuberkulose führt, und bisweilen, aber selten, im weiteren Verlauf der chronischen Phthise eine Rolle spielt, braucht uns hier weiter nicht zu beschäftigen.

Weitere Ausbreitung der Tuberkulose. Eine Vergrößerung des ursprünglichen Herdes kann durch **Apposition** stattfinden. Die Wucherung ergreift die nächsten Partien, und während die alten Granulationen verkäsen oder fibrös umgewandelt werden, schreitet die Proliferation vorwärts. So entstehen massige ,,Infiltrate", Konglomerattuberkel, die auch durch pneumonische Prozesse kompliziert werden.

Hier wäre das Weiterwandern durch **pneumonische Infiltration** noch zu erwähnen. Wenn in einzelne Alveolengruppen ein Exsudat ergossen wird, so können mit diesem auch Bazillen in die angrenzenden Gewebsteile gelangen und hier Granulationsbildung hervorrufen.

Am meisten wird aber der Weg durch die **Lymphspalten** und **Lymphgefäße** benützt. Bazillen gelangen aus einem Knötchen oder einer pneumonischen Stelle in den Saftstrom und erzeugen in geringerer oder größerer Entfernung einen neuen Herd. Man sieht daher in der Umgebung älterer Herde oft eine Aussaat von neuen kleinen Tuberkelbildungen. Frische Herde in der Umgebung alter Narben oder verkäster und verkalkter Knoten an der Spitze werden oft in dieser Weise erklärt. Doch kann es sich hier auch um Neuinfektionen handeln, für die die Schrumpfung einen günstigen Boden abgibt (wenn nicht die lokale Immunität in der Nähe der alten Infektion überwiegt). Diese lymphogenen ,,Metastasen" werden allmählich größer, konfluieren und verkäsen.

Oft findet die Ausbreitung in den peribronchialen Lymphbahnen (auch entgegen dem normalen Lymphstrom) statt, so daß eine lobuläre Anordnung resultiert. Durch das Hinzutreten von Exsudation kommen Bilder, wie bei einem primär bronchopneumonischen Herd oder bei einem vorwiegend durch Apposition fortschreitenden Prozeß zustande.

Endlich kommt auch auf dem **Luftweg** eine Verbreitung vor, und diese führt zu der raschesten Propagation. Wenn ein Nekroseherd auf die Oberfläche eines Bronchus vordringt, oder wenn ein erweichter Herd durchbricht, so gelangen die Käsemassen in das Lumen der Luftröhrenäste und werden entweder ausgehustet oder in andere Lungenbezirke aspiriert. Hier erzeugen sie dann die gleichen Herde wie die primär aspirierten Bazillen. Da es sich oft um größere Bazillenmengen handelt, können sie sich verteilen und in mehrere Äste des gleichen Bronchus gelangen. Namentlich nach den Unterlappen werden solche Massen aspiriert, wie die Aspirationspneumonien sich ja auch mit Vorliebe in den Unterlappen lokalisieren, doch kommt auch ein Eindringen in den Oberlappen (durch Husten) nicht selten vor, wie das Auftreten einer neuen Erkrankung an der gesunden Lungenspitze beweist (wenn sie nicht etwa hämatogen zu erklären ist). Die Aspiration in die Unterlappen ist wohl die Ursache für viele der scheinbar in den kaudalen Lungenteilen beginnenden Phthisen. In Wirklichkeit wird der Inhalt alter Spitzenkavernen eingeatmet und führt hier zur Ausbildung eines oder mehrerer Herde, die infolge der reichlichen Infektion rasch wachsen. So erklärt sich die schlechte Prognose der abnorm lokalisierten Formen.

Der Erfolg der Aspiration ist je nach Menge und Verteilung der aspirierten Massen verschieden. Es kann eine tuberkulöse, käsige oder gelatinöse Pneumonie (vgl. S. 574), eine multiple, disseminierte, akute Tuberkulose, oder endlich nur ein einzelner Herd bzw. wenige Herde resultieren, und diese Herde können sich langsamer oder rascher zu käsig-pneumonischen oder zu indurierenden Knoten entwickeln.

Kavernenbildung. Alle erwähnten Formen führen schließlich, wenn sie nicht abheilen oder durch den Tod des Individuums an der Weiterentwicklung gehindert werden, zur Verkäsung. Größere Käseherde werden selten abgekapselt, noch seltener werden größere Lungenstücke sequestriert, sondern meistens entsteht durch Erweichung eine Kaverne.

Man unterscheidet bronchiektatische Kavernen, die aus einer Erweiterung eines Bronchus hervorgegangen sind, und Kavernen im engeren Sinne. Bei der Tuberkulose ist aber der Unterschied häufig willkürlich, indem eine Bronchitis tuberculosa zu einer Zerstörung der Wand mit reaktiver Bindegewebswucherung in der Umgebung, also gewissermaßen zu einer Neubildung der Bronchialwand Veranlassung geben und somit eine bronchiektatische Kaverne entstehen lassen kann, während gleichzeitig der Zerfall auch im Lungengewebe fortschreitet. Eine Kaverne kann aber auch im Lungengewebe selbst entstehen und durch Ergreifen des Bronchus sekundär eine Erweiterung desselben herbeiführen. Entsteht die Kaverne im Lungenparenchym, so kann jede Kommunikation mit einem Bronchus ausbleiben, indem die in das zerfallende Gewebe führenden Äste durch Exsudat verstopft oder durch Bindegewebsbildung obliteriert sind. Eine solche geschlossene Kaverne kann dann sekundär in einen Bronchus durchbrechen. Vollständig (im anatomischen Sinne) geschlossene Kavernen sind nicht häufig, jedenfalls nicht so häufig, wie sie nach dem vielfach üblichen ärztlichen Sprachgebrauch angenommen werden sollten. Dieser bezeichnet als geschlossene Kaverne einfach solche, die keine Bazillen nach außen gelangen lassen. Überhaupt muß betont werden, daß das, was in der Klinik als Kaverne bezeichnet wird, lange nicht alle anatomischen Kavernen in sich schließt.

Entsteht die Kaverne aus einem kleinen käsig peribronchitischen oder bronchopneumonischen Herd, so ist sie klein, mehr oder weniger zirkumskript und rundlich. Entsteht sie dagegen aus einem größeren pneumonischen Herd, so ist sie von anfang an größer und unregelmäßig begrenzt. Aber auch kleinere Kavernen können konfluieren und große, unregelmäßige, buchtige Hohlräume bilden. Später können die Hohlräume durch Zerfall der Zwischenwände wieder eine regelmäßigere Gestalt annehmen. Die Wand der frischen Kaverne ist mit tuberkulösem Käse ausgekleidet. Mit der Zeit bildet sich aber um die Kaverne herum fibröses Bindegewebe und offenbar auch nichttuberkulöses Granulationsgewebe, so daß die tuberkulösen Massen sich abstoßen und die Kaverne sich glättet. Die tuberkulöse Wucherung kann aber auch fortschreiten, das neu gebildete tuberkulöse Material zerfällt und die Kaverne wird immer größer. Daneben können auch nicht spezifische ulzeröse Prozesse in der Wand auftreten, die durch Streptokokken, Staphylokokken und andere Mikroorganismen bedingt sind. In dieser Beziehung spielt die Mischinfektion für den Fortschritt der Phthise eine große Rolle.

Der Inhalt der Kavernen besteht aus Eiter, käsigem Material oder verflüssigten Massen. Oft sind solche verschiedene Bestandteile gemischt, oft sind auch größere Parenchymfetzen darin. Die Kavernen können vollständig gefüllt oder teilweise oder ganz leer sein. Selten kommt es zu putrider Zersetzung des Inhaltes.

Am längsten widerstehen die Gefäße dem Zerfall. Man sieht sie deshalb in den Kavernen oft als Stränge von einer Wand zur anderen ziehen, umgeben von festem Bindegewebe. In den meisten Gefäßen bildet sich durch entzündliche Vorgänge eine Verdickung der Wand, die zu vollständiger fibrinöser Umwandlung führen kann. Aber vollständig widersteht die Wand der Schädigung nicht. An manchen Stellen bilden sich Aneurysmen und diese führen in der Regel die Blutungen herbei. Die geringfügigen Blutungen dagegen, die bisweilen im Beginn der Erkrankung vorkommen, entstehen aus kleinen Arterien, nach manchen Autoren auch aus Venen.

Ist die Bindegewebsentwicklung um die Kaverne herum stark ausgebildet, so kann es zu einer vollständigen Glättung der Kaverne kommen und die Tuberkulose kann vollkommen ausheilen. Kavernen mit stark indurierter Wand haben starke Tendenz zur Schrumpfung und üben nicht nur auf das umgebende Lungengewebe, sondern auch auf die Brustwand einen starken Zug aus. Die Schrumpfung der Kavernen führt zusammen mit der Schrumpfung anderer Lungenteile zu Verlagerungen der angrenzenden Organe, besonders des Herzens, Hochstand des Zwerchfells usw.

Die verschiedenen Formen der Lungentuberkulose. Die interstitiellen und peribronchitischen Neubildungen, die pneumonischen Prozesse, der Zerfall und die Bindegewebswucherung kombinieren sich in so mannigfacher Weise, daß kein Fall dem andern gleicht. Je nach dem Vorwiegen des einen oder anderen Prozesses und je nach der Art der Ausbreitung, kann man verschiedene Formen unterscheiden, die vielfache Übergänge zeigen, aber doch auch in typischen Beispielen vorkommen.

I. Die akute Miliartuberkulose. Diese Krankheit ist in Bd. 1, S. 856 dieses Handbuches beschrieben und soll deshalb hier nicht besprochen werden. Dagegen muß darauf hingewiesen werden, daß bei einer schon bestehenden Phthise, wenn auch selten, eine akute Miliartuberkulose hinzutritt, und daß in einzelnen Lungenabschnitten infolge von Durchbruch eines Tuberkels in eine Lungenarterie eine miliare Aussaat zustande kommen kann.

II. Pneumonische Formen. Wir unterscheiden die gelatinöse, die käsige und die desquamative Pneumonie. Die letztere erreicht selten eine große Ausdehnung und spielt fast nur in den Mischformen eine Rolle.

Die käsige und die gelatinöse Pneumonie können, sei es, daß sie rein oder fast rein auftreten, oder daß sie zu einer schon bestehenden chronischen Tuberkulose in großer Intensität hinzutreten, den Eindruck einer lobären Pneumonie machen, meistens erkennt man aber doch, daß es ein pseudolobärer Prozeß ist. Häufiger handelt es sich aber um eine ausgebreitete, über mehr oder weniger große Partien der Lunge disseminierte Bronchopneumonie. Das Gewebe zwischen den bronchopneumonischen Herden kann hyperämisch oder auch unspezifisch pneumonisch infiltriert sein. Dauert die Pneumonie lange genug, so kommt es zur Einschmelzung und Kavernenbildung.

III. **Knotige Form.** Hier handelt es sich um isolierte, mehr oder weniger reichliche, kleinere oder größere Knoten, die auf verschiedenem Wege entstanden sein können. Die Knoten können mehr aus frischem, tuberkulösem

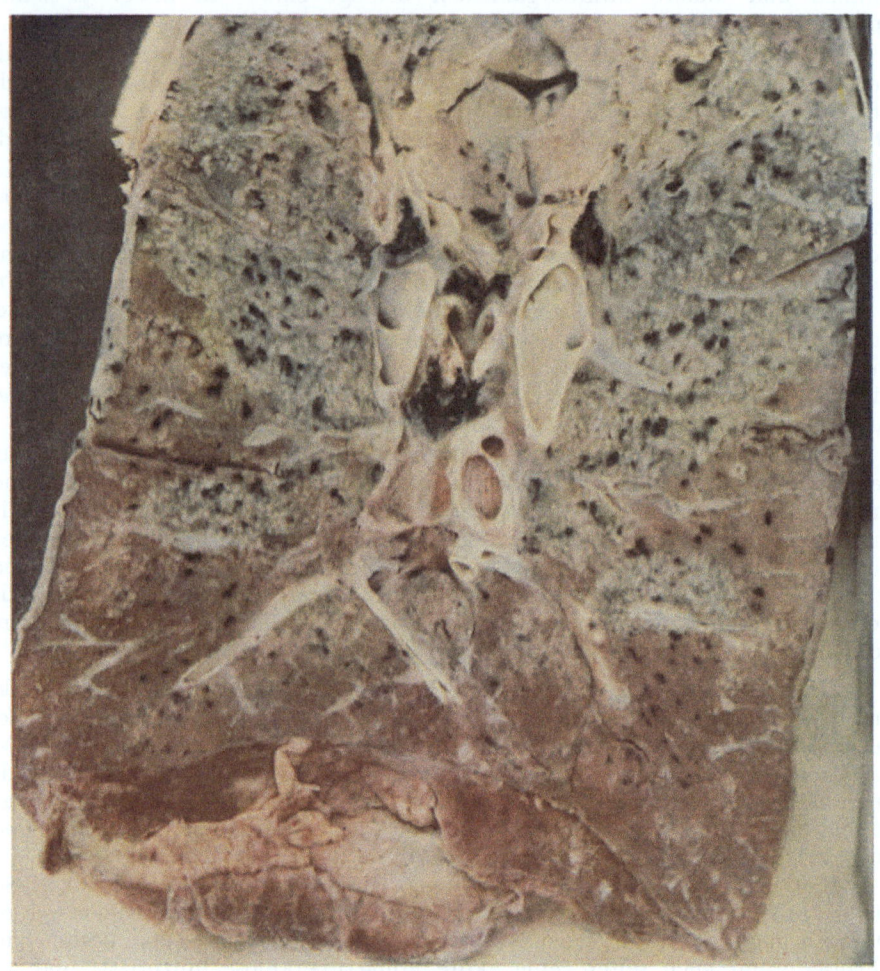

Abb. 36.
Chronische Lungentuberkulose, kavernös-nodös-pneumonisch. Man erkennt kleinere, desquamativpneumonische und kleinere und größere gelatinös- (teilweise auch käsig-) pneumonische Herde. Lumièrephotographie nach einem Sammlungspräparat des Basler patholog.-anatom. Instituts.

Granulationsgewebe, mehr aus Bindegewebe oder mehr aus käsigem Material bestehen. Sie können eine lobuläre Anordnung zeigen. Man kann grobknotige und kleinknotige Formen unterscheiden.

IV. Die **fibröse Form.** In reiner Form bildet sie das Endstadium der ausgeheilten Tuberkulose. Häufiger aber findet man daneben noch frische Prozesse, aber wir dürfen von fibröser Phthise sprechen, wenn die Schwielenbildung das Bild beherrscht.

V. Kavernöse Form. Eine rein kavernöse Phthise kommt nur dann zustande, wenn eine Tuberkulose unter Hinterlassung von Kavernen ganz oder

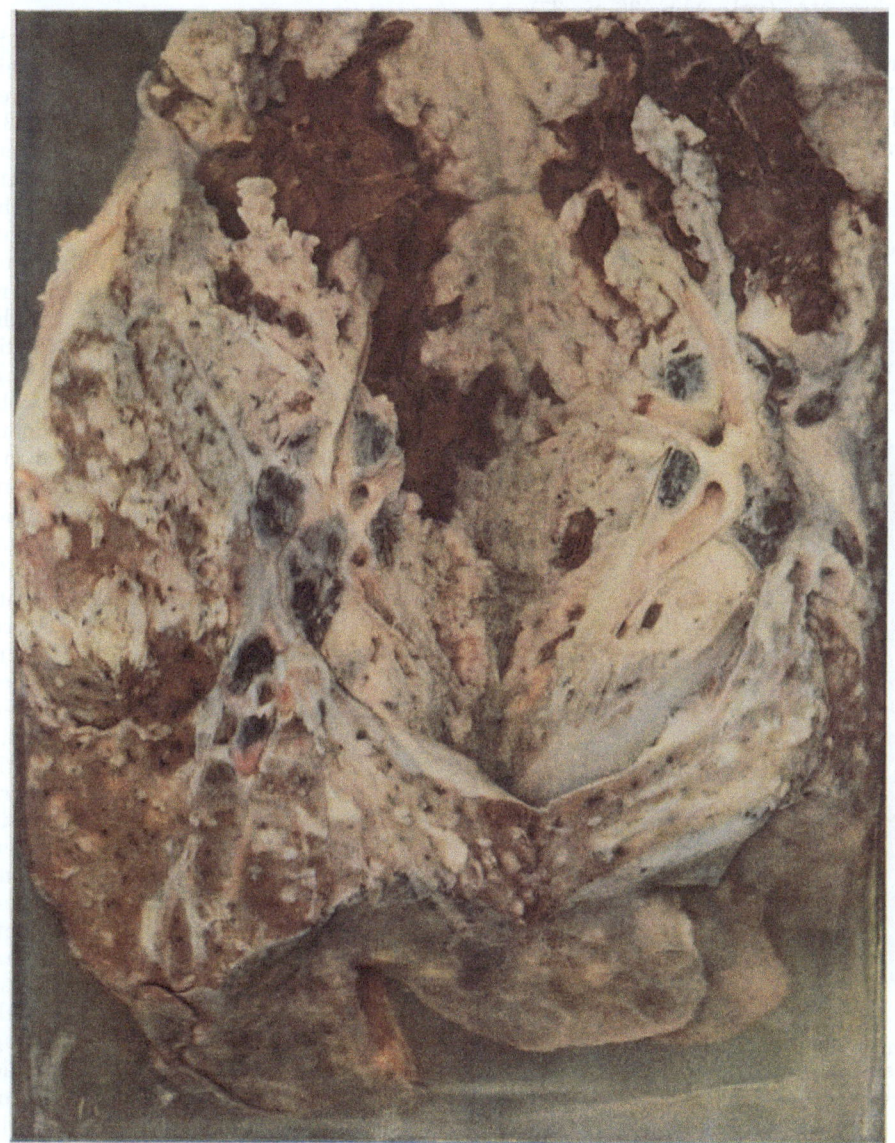

Abb. 37.
Frische Blutung in eine tuberkulöse Kaverne. Lumièrephotographie nach einem Sammlungspräparat des Basler patholog.-anatom. Instituts.

beinahe ausheilt. Formen mit starker Kavernenbildung bilden dagegen das Schlußstadium der meisten chronischen Phthisen.

VI. Mischformen. Die meisten Fälle sind Mischformen, bestehend aus peribronchialer und perivaskulärer, knotiger und pneumonischer, teilweise in Verkäsung und Kavernenbildung übergegangener Tuberkulose, kombiniert mit schwieligen Veränderungen. Man spricht deshalb, je nach dem Vorwiegen des einen oder anderen Prozesses, von kavernös-nodöser, käsig-fibröser Tuberkulose etc. (vgl. Abb. 36 u. 37).

Eine besondere Besprechung verdient die Tuberkulose der Kinder. Sie ist ausgezeichnet durch die starke Neigung zur Verkäsung, die Seltenheit der Kavernenbildung und das Vorwiegen pneumonischer Prozesse. Ein weiteres Charakteristikum ist die starke Beteiligung der Bronchialdrüsen (vgl. Abb. 38). Gar nicht selten kann man sehen, daß der tuberkulöse Prozeß von den erkrankten und mit der Nachbarschaft verwachsenen Lymphdrüsen auf die Lunge übergegriffen und sich von hier aus verbreitet hat (Hilustuberkulose). Ferner kommen Durchbrüche verkäster Drüsen in die Bronchien vor, bisweilen mit einer doppelten Öffnung, sowohl nach der Trachea als nach einem Hauptbronchus hin. Auch in diesen Fällen ist aber die Bronchialdrüsentuberkulose nicht das primäre, sondern bei genauem Suchen findet man recht oft einen alten Lungenherd, namentlich im Oberlappen, der als primäre Erkrankung aufgefaßt werden muß. Ghon vermißte unter 184 Fällen nur 14 mal einen solchen primären Lungenherd.

Ein weiteres Charakteristikum der Kindertuberkulose ist ihre Neigung zur Generalisierung. Der Prozeß ist selten auf die Lunge beschränkt, sondern meist findet man bei den zur Sektion gekommenen Fällen auch Knötchen in vielen anderen Organen. Miliartuberkulose ist häufig. Am stärksten zeigt sich die Neigung zur Generalisierung im Säuglingsalter, in dem die Tuberkulose fast nie in der Form einer reinen Lungenkrankheit auftritt.

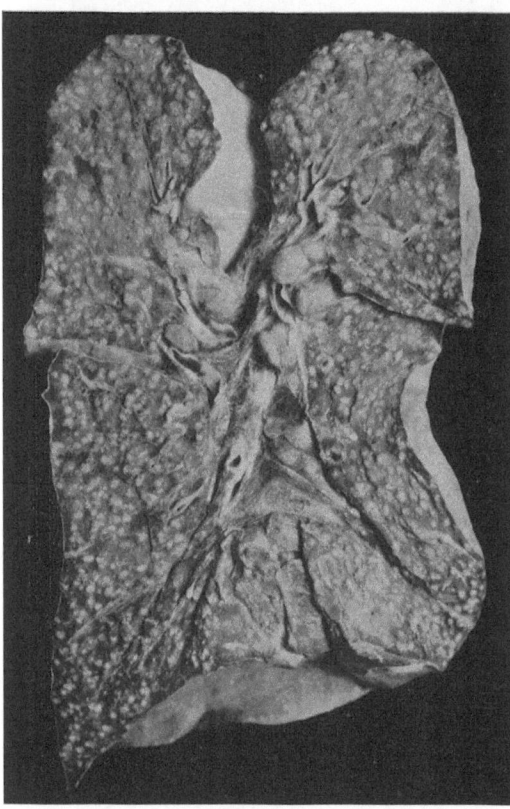

Abb. 38.
Lunge eines Falles von generalisierter Tuberkulose des Kindesalters ($^3/_4$ natürl. Größe). Etwas oberhalb der Mitte des Bildes die vergrößerten und verkästen Hilusdrüsen. (Nach Jores.)

Mit zunehmendem Alter wird der Verlauf immer häufiger chronisch und dem des Erwachsenen ähnlich, aber erst etwa vom zehnten Lebensjahr an macht die chronische Phthise einen erheblichen Prozentsatz der Kindertuberkulose aus.

Außer an der Lunge findet man regelmäßig Veränderungen an der Pleura. Bald sind nur einzelne strangförmige Verwachsungen oder fibrinöse Beläge, häufiger aber ausgedehnte Schwielenbildung und Verwachsungen, so daß die Entfernung des Organs aus der Brusthöhle nur mit Verletzungen möglich ist. Auch exsudative Pleuritis kann bei tödlich verlaufenden Phthisen vorkommen.

Regelmäßig sind auch die Bronchialdrüsen erkrankt. Oft findet man nur bei genauer Untersuchung vereinzelte Herde in scheinbar nicht vergrößerten Drüsen, in der Regel ist aber eine ausgedehnte Schwellung mit Erweichung einzelner Drüsen vorhanden, häufig sind Kalkherde. Bei Kindern sind die Drüsenveränderungen besonders ausgedehnt und oft im Verhältnis zu den Lungenveränderungen so schwer, daß man in der Drüsenerkrankung die Todesursache zu sehen geneigt sein kann.

Am Kehlkopf findet man mindestens in einem Drittel der Fälle Ulcera, häufig auch tiefgreifende Veränderungen. In der Trachea sind Ulzerationen besonders dann vorhanden, wenn auch der Kehlkopf erkrankt ist.

Einen fast regelmäßigen Befund bildet Tuberkulose des Darms, die bisweilen nur als Knötchenbildung, häufiger als zirkuläre Geschwüre im Ileum und Kolon (namentlich ascendens) auftritt. Sie kommen in mindestens 80—90% der tödlichen Lungentuberkulose zur Beobachtung. Auch Tuberkulose der Mesenterialdrüsen ist nicht selten.

Auch in anderen Organen, in Niere, Leber, in den Tonsillen und am Zungengrund etc. findet man oft tuberkulöse Herde.

Ferner ist die Amyloidentartung in Leber, Niere, Milz und Darm zu nennen. Häufiger sind aber parenchymatöse Degenerationen und Verfettung in Leber und Niere, aber auch im Herzen, in der Magen- und Darmschleimhaut. Die Milz ist häufig vergrößert. Das Herz ist meist klein, weich, selten dilatiert. Gar nicht selten findet man eine frische oder ältere fibrinöse oder sogar exsudasive Perikarditis. Häufig ist eine Endocarditis verrucosa, die fast immer durch Streptokokken bedingt ist (vgl. das Kapitel Komplikationen).

Die Leber zeigt häufig zirrhotische Veränderungen. Leberzirrhotiker sterben nicht selten an Phthise. Häufiger ist eine vergrößerte Fettleber.

Liebermeister hat eine auffallende Häufigkeit arteriosklerotischer Veränderungen auch bei jugendlichen Phthisikern nachgewiesen.

Thrombosen sind häufig. Sie beruhen weder auf Zirkulationsschwäche, noch auf der Wirkung von Toxinen, die aus der Lunge ins Blut gelangen, wie man früher annahm, sondern, wie Liebermeister gezeigt hat, auf der Anwesenheit von Tuberkelbazillen.

Das gleiche gilt von der ziemlich häufigen degenerativen Neuritis.

Die Muskulatur ist meistens dünn und fettarm, blaß oder braun. Die mikroskopische Untersuchung ergibt braune Atrophie, fettige Entartung und andere degenerative Prozesse. Die Volumverminderung ist nicht durch eine Abnahme der Zahl der Muskelelemente, sondern durch eine Verschmälerung bedingt.

9. Allgemeine Symptomatologie, Verlauf und Diagnose.

Die Symptome und der Verlauf sind bei der Lungentuberkulose so außerordentlich verschieden, daß kaum ein Fall dem andern gleicht. Um die Symptome besprechen zu können, muß aber eine mehr oder weniger schematische Einteilung vorgenommen werden. Diese kann nach verschiedenen Gesichtspunkten geschehen.

Zunächst empfiehlt es sich, die akuten Formen (unter denen man pneumonische, disseminiert herdförmige und miliare trennen kann), sowie die fibröse und die bronchiektatische Form abzutrennen und die Tuberkulose des Kindesalters und die Altersphthise gesondert zu betrachten. Aber auch für die gewöhnliche chronische Lungenschwindsucht der Erwachsenen ist eine Einteilung notwendig.

Die einfachste Einteilung der gewöhnlichen chronischen Phthise ist die Scheidung in **verschiedene Stadien** je nach der Ausbreitung des Prozesses. Diese Einteilung ist sehr nützlich, wenn es gilt, die momentane Schwere eines Falles möglichst kurz zu bezeichnen. Turban hat zuerst ein solches Schema aufgestellt, das sich eine ziemlich große Beliebtheit erworben hat. Er unterscheidet:

1. Leichte Fälle, bei denen die Erkrankung höchstens im Volumen eines ganzen oder zweier halber Lappen nachweisbar ist, in der Weise, daß man in dieser Ausdehnung nur leichte Dämpfung, Veränderung des Atemgeräusches und feines oder mittelblasiges Rasseln findet.

2. a) Fälle, in denen die Symptome nicht schwerer, aber etwas weiter ausgedehnt sind, aber nicht die Ausdehnung zweier Lappen überschreiten.

b) Schwere Erkrankungen, die nicht über einen ganzen Lappen hinausgehen.

3. Sämtliche über die Ausdehnung von 2. hinausgehenden Fälle.

Vom **deutschen Kaiserlichen Gesundheitsamte** ist ein einfacheres, und deshalb für viele Fälle brauchbareres Schema angegeben worden.

I. Leichte, nur auf kleine Bezirke eines Lappens beschränkte, insbesondere an der Lungenspitze nicht über das Schlüsselbein oder die Schulterblattgräte hinunterreichende Erkrankung mit oder ohne kleinblasige, nicht klingende Rasselgeräusche.

II. Über die örtliche Grenze von I. hinausgehende, aber hinter III. zurückbleibende tuberkulöse Lungenerkrankung.

III. Verdichtung eines ganzen oder mehrerer ganzen Lappen oder Zeichen von Höhlenbildung.

Beide Einteilungen haben den Nachteil, daß das dritte Stadium eine große Reihe verschiedenartiger Fälle in sich schließt, die teils sehr schwer, teils prognostisch weniger ungünstig sind, so daß die Mehrzahl der in Spitälern behandelten Kranken in das dritte Stadium gehört. Deshalb hat Philippi vorgeschlagen, das dritte Stadium der Turbanschen Einteilung in leichtere Fälle mit einer Ausdehnung auf weniger als drei Lappen und in schwerere Fälle, bei denen das Gebiet dreier Lappen oder mehr ergriffen ist, zu trennen.

Die Einteilung des kaiserlichen Gesundheitsamtes fasst also in der Gruppe III fast alle Fälle des Turbanschen 2. und 3. Stadiums zusammen, trennt das erste Stadium Turbans in zwei Teile, das Stadium I und II und teilt dem Stadium II auch noch einen Teil der Fälle 2b Turbans zu. Die Turbansche Einteilung mit der Philippischen Ergänzung würde vielleicht die beste sein, aber für die Zwecke der Versorgung Lungenkranker in Heilstätten hat sich die Einteilung des Kaiserlichen Gesundheitsamtes als praktischer erwiesen. Überhaupt hat eine derartige Einteilung nur die Bedeutung einer oberflächlichen Orientierung über die Ausdehnung der Krankheit, aber als solche ist sie notwendig, und deshalb ist es wichtig auf die Unterschiede dieser beiden Einteilungen hinzuweisen.

Für die klinische Betrachtung ist die althergebrachte Einteilung der chronischen Schwindsucht in die **Phthisis incipiens**, die **Phthisis confirmata** und die **Phthisis consummata** viel praktischer. Sie entspricht drei relativ leicht zu unterscheidenden Abschnitten im Verlauf der gewöhnlichen chronischen Lungentuberkulose. Deshalb soll hier Symptomatologie und Verlauf der chronischen Tuberkulose unter Einteilung in Phthisis incipiens, confirmata und consummata beschrieben werden, dann sollen Symptomatologie und Verlauf der fibrösen und bronchiektatischen Form und der akuten Formen folgen und den Schluß sollen die Tuberkulose in der Kindheit und im Greisenalter bilden.

Vielfach versucht man eine mehr anatomische Einteilung der klinischen Betrachtung zugrunde zu legen. Da aber immer die verschiedenen anatomischen Zustände der Tuberkelbildung, des Zerfalls und der Vernarbung kombiniert sind und nur in dem einen Fall der eine Prozeß, in dem anderen Fall der andere vorwiegt, resultiert immer eine gekünstelte Einteilung.

a) Die gewöhnliche Form der Lungentuberkulose.

α) Phthisis incipiens.

Die meisten Fälle von Tuberkulose beginnen mit einer Erkrankung der Lungenspitze, die lange Zeit schleichend verlaufen, stationär bleiben und auch wieder ausheilen kann. Ihr Verlauf unterscheidet dieses Stadium ganz wesentlich von der progredienten Phthisis confirmata. In früheren Zeiten unterschied man deshalb diesen Lungenspitzenkatarrh scharf von der Schwindsucht und nahm an, daß er nur bisweilen in diese übergehe. Nach der Entdeckung des Tuberkelbazillus erkannte man, daß bei diesem Spitzenkatarrh in vielen Fällen Tuberkelbazillen im Sputum gefunden werden, aber noch 1899 schrieb Liebermeister: „Nicht jeder hartnäckige Lungenspitzenkatarrh beruht auf Tuberkulose; er kann aber, wenn Gelegenheit zur Infektion besteht, leicht in Tuberkulose übergehen und ist deshalb immer ernsthaft zu nehmen und sorgfältig zu behandeln" (Ebstein-Schwalbe, I. Aufl. Bd. 1, S. 345). Heutzutage wissen wir, daß die Sache umgekehrt liegt. Chronische nicht tuberkulöse Lungenspitzenkatarrhe sind, wenn sie überhaupt vorkommen, eine extreme Seltenheit (abgesehen von der S. 555f. besprochenen „Kollapsinduration"), sogar akute Spitzenaffektionen unspezifischer Natur sind sehr selten. Andererseits wissen wir, daß die Spitzentuberkulose sehr häufig ist, ja sogar fast niemanden verschont. Sie heilt aber bei der Mehrzahl der Menschen aus, macht nur bei einer Minderzahl überhaupt Erscheinungen, und führt bei einer noch geringeren Zahl zu einer progredienten Schwindsucht.

Der alten Anschauung liegt die richtige Beobachtung zugrunde, daß der „Lungenspitzenkatarrh" eine heilbare Krankheit und als solche von den späteren Stadien der Phthise verschieden ist. Der Spitzenkatarrh unterscheidet sich aber von den symptomlos verlaufenden Affektionen, wie sie bei den meisten Menschen vorkommen, nicht nur durch die deutliche Störung des Allgemeinbefindens, sondern auch durch die Neigung zur Progredienz, so daß man einem Lungenspitzenkatarrh nie von vornherein ansehen kann, ob er zur Schwindsucht führen wird oder nicht. Deshalb ist der früher sog. Lungenspitzenkatarrh, die Phthisis incipiens, als ziemlich wohl charakterisierte Äußerung der tuberkulösen Infektion gesondert zu besprechen.

Symptomatologie. Die ersten Anfänge sind meist schleichend. Nicht selten verbergen sie sich unter Erscheinungen einer Anämie oder Dyspepsie, so daß man von larvierter Tuberkulose spricht. Wieder in anderen Fällen ist der Beginn akuter, mit lebhaften Erscheinungen von seiten des Respirationsapparates oder mit Fieber, oder endlich mit einer Hämoptoe. Es empfiehlt sich deshalb eine, wenn auch schematische, Einteilung vorzunehmen. Selbstverständlich gibt es zwischen den einzelnen Formen zahlreiche Übergänge, aber für jede der zu besprechenden Formen sieht man manche typische Beispiele.

Der Besprechung der einzelnen Formen ist noch die Bemerkung voranzuschicken, daß alles auch für einen Teil der Erkrankungen gilt, die nicht an der Spitze beginnen. Doch sind die atypisch lokalisierten Fälle immer ernster zu beurteilen und viele zeigen mehr Neigung zu rascher Progredienz. Das rührt daher, daß ein großer Teil der scheinbar in den Unterlappen beginnenden Fälle keine Phthisis incipiens darstellt, sondern sich als eine Ausbreitung einer alten Spitzentuberkulose erweist. Wenn die Affektion wirklich an einer anderen Stelle als an der Spitze beginnt, so liegen, wie v. Hansemann betont, immer lokaldisponierende Momente vor: Syphilis, Aktinomykose oder Karzinom der Lunge, chronische Lymphangitis infolge von Bronchitis, Bronchiektasien, Verletzungen oder Deformitäten des Thorax.

1. **Katarrhalische Form.** Am häufigsten beginnt die Lungentuberkulose mit katarrhalischen Erscheinungen. Die Patienten leiden an **Husten**, der anfangs nur selten auftritt und wieder verschwindet, später häufiger wird und nicht mehr aufhören will. Anfangs glauben die Patienten, sich erkältet zu haben, und erst die Hartnäckigkeit der letzten „Erkältung" führt sie zum Arzt. Eine Verwechslung mit einer **Erkältungsbronchitis** ist um so leichter möglich, als es sich bisweilen um Individuen handelt, die häufig an Schnupfen und Husten leiden. Manchmal kann man durch Befragen feststellen, daß sich der letzte hartnäckige Husten nicht an einen Nasenkatarrh angeschlossen hat, in anderen Fällen erfährt man aber, daß ein richtiger Schnupfen im Anschluß an eine nachgewiesene Erkältung vorausgegangen ist, daß sich dann die Erscheinungen einer Pharyngotracheitis ausgebildet haben, und daß, während die akuten Erscheinungen abklangen, ein Husten zurückblieb, der, wie die spätere Beobachtung ergibt, auf einer Spitzenaffektion beruht.

Auch **Heiserkeit** kann vorübergehend auftreten oder längere Zeit andauern und den Patienten zum Arzt führen, während der Husten gering ist und vom Kranken übersehen wird.

Auswurf fehlt in der ersten Zeit meistens ganz, aber schon nach kurzer Dauer stellt er sich in der Regel ein. Nicht selten behauptet der Patient auch, nichts auswerfen zu müssen; wenn man ihn aber genauer frägt und ihn auffordert, genau darauf zu achten, so stellt sich doch heraus, daß er am Morgen hier und da einen oder mehrere Sputumballen herausbefördert. Untersucht man das Sputum, so erweist sich dieses meistens als schleimig-eitrig oder fast rein schleimig, und bisweilen lassen sich Bazillen darin nachweisen. Findet man keine, so begnüge man sich nicht mit einer Untersuchung, sondern wiederhole die Untersuchung. Nicht selten gelingt es schließlich doch, Bazillen zu finden.

Es ist aber eine Ausnahme, wenn die Krankheit mit so reinen katarrhalischen Symptomen beginnt. Meistens spürt der Patient schon von Anfang an **Beschwerden allgemeiner Natur**, oft sogar schon, bevor er den Husten bemerkt. Auch in den Fällen, in denen der Patient zuerst nichts davon erwähnt, kann man bei genauerem Befragen erfahren, daß solche Störungen des Allgemeinbefindens vorhanden sind, aber nur bisher nicht beachtet wurden. Nicht selten werden **Schmerzen** oder **Stiche** empfunden, bald mehr in der Gegend der Lungenspitze, bald mehr über den unteren Partien der Brust oder des Rückens. Sie brauchen nicht auf derselben Seite aufzutreten, auf der die Erkrankung nachweisbar ist. Sie können aber auch vollständig fehlen, ev. nur bei größeren Anstrengungen, längerem Gehen usw. auftreten.

Appetitlosigkeit und **Abmagerung** kann zu dieser Zeit schon vorhanden sein, kann aber auch vollständig fehlen. Bisweilen fällt es der Umgebung oder dem Patienten selbst auf, daß er blasser geworden ist und schlechter aussieht, wenn die Wage auch noch keine Gewichtsabnahme anzeigt. In der Regel haben die Patienten schon die Beobachtung gemacht, daß sie sich müder fühlen als sonst, daß ihnen der Rücken bei anstrengender Beschäftigung leicht weh tut, daß sie weniger Lust zur Arbeit haben.

Das Wichtigste aber ist, daß zu dieser Zeit meist schon **Veränderungen der Körpertemperatur** nachweisbar sind. Die Körperwärme ist abends oder auch mittags etwas erhöht, übersteigt vorübergehend 37°, ja sie kann sogar bisweilen auf 38° und mehr sich erheben. Die Patienten spüren bisweilen die leichte Temperatursteigerung, in der Regel haben sie aber keine Empfindung von Fieber. Dagegen erfährt man auf Befragen oft, daß **Nachtschweiße** bestehen, ja daß diese schon seit längerer Zeit vorhanden sind. Oft ist man bei der Messung der Körpertemperatur überrascht, daß trotz gutem Allgemeinbefinden regelmäßiges Fieber vorhanden ist, viel öfter findet man dagegen nur vereinzelte unregelmäßige Erhebungen oder nur eine Umkehr des Temperaturtypus oder nur an einzelnen Tagen am Morgen eine höhere Zahl als am Abend. Endlich kommt es gar nicht selten vor, daß die Temperaturkurve vollständig normal aussieht, und daß nur nach körperlichen Anstrengungen, z. B. nach einem Spaziergang, eine abnorme Erhebung auftritt.

Der Puls zeigt meistens eine erhöhte Frequenz, freilich oft nur nach Bewegungen. Die Verdauung kann normal sein oder geringe Störungen zeigen, wie sie bei den dyspeptischen Formen im Vordergrund stehen.

Die Untersuchung der Lungen ergibt in der ersten Zeit oft keine deutlichen Veränderungen. Bisweilen kann man auch, wenn die Krankheit durch eine akute Bronchitis eingeleitet wurde, anfangs durch die Symptome eines über die ganze Lunge verbreiteten Bronchialkatarrhs über die wahre Natur des Leidens getäuscht werden.

Mit der Zeit werden aber die physikalischen Symptome deutlicher, eine Schalldifferenz ist nachzuweisen, hie und da hört man, namentlich am Morgen, Rasselgeräusche, das Atemgeräusch verändert seinen Charakter, wird leise oder rauh oder unbestimmt. Gar nicht selten kommt es vor, daß man schon bei der ersten Untersuchung eine ziemlich starke Schrumpfung an der Lungenspitze nachweisen kann, die nur dadurch zu erklären ist, daß schon früher hier eine Erkrankung bestanden hat.

2. Anämische Form. Nicht selten sieht man junge Mädchen, die den Eindruck einer Chlorose machen, bei denen aber die Blutuntersuchung normale Werte oder höchstens eine ganz geringfügige Herabsetzung des Hämoglobins und der roten Blutkörperchen ergibt. Auch anämische Geräusche, Hochstand der Lungengrenzen, Pulsbeschleunigung kommen häufig vor. Ein Teil dieser Fälle entpuppt sich nach Monaten oder Jahren, oft nach vorübergehendem Verschwinden der anämischen Symptome, als beginnende Tuberkulosen. Die Erscheinungen der katarrhalischen Form treten hinzu, Husten und Auswurf lassen an eine Lungenaffektion denken, und der weitere Verlauf ist gleich wie bei der katarrhalischen Form.

Auch beim männlichen Geschlecht sind derartige Fälle häufig, und manche Anämie des Jünglingsalters erweist später ihren tuberkulösen Ursprung. Auch hier können die anämischen Erscheinungen den ersten nachweisbaren Symptomen von seiten der Lunge jahrelang vorausgehen.

Ein wichtiges Symptom ist in vielen solchen Fällen das Herzklopfen. Bei ungenügender Untersuchung wird es meist als anämisch oder nervös erklärt, während bei einiger Aufmerksamkeit die Affektion der Lungenspitze schon entdeckt werden könnte. In der Mehrzahl der Fälle wird diese freilich erst viel später nachgewiesen. Es ist deshalb notwendig, die Lungen immer wieder von neuem zu untersuchen.

3. Dyspeptische Form. Dyspeptische Störungen sehen wir bei Phthisis incipiens recht häufig. Bald ist es ein Druck in der Magengegend, Gefühl von Völle nach dem Essen, bisweilen auch Brechreiz, bald Erscheinungen von seiten des Darmes, Schmerzen und Störungen in der Stuhlentleerung, Obstipation oder Diarrhöe.

Oft gehen nun diese dyspeptischen Störungen dem Ausbruch der Lungentuberkulose monatelang voraus. Namentlich bei lange dauernden Diarrhöen kann sich schließlich eine Lungenaffektion herausstellen. Es kommt auch vor, daß die Diarrhöe verschwindet, nach einiger Zeit wiederkehrt und wieder verschwindet, und daß erst nach mehr als einem Jahre Lungensymptome hinzukommen.

Es ließe sich denken, daß eine nicht spezifische Diarrhöe den Körper schwächt und für eine Infektion empfänglicher macht, es ist aber auch möglich, daß die Diarrhöe ein Infektionssymptom darstellt. Die zweite Annahme hat mehr Wahrscheinlichkeit für sich, da eine grundlos auftretende Diarrhöe etwas Merkwürdiges wäre.

Häufiger liegt die Sache aber so, daß die dyspeptischen Erscheinungen zwar gleichzeitig mit den Lungensymptomen auftreten, aber mehr beachtet werden. Die Patienten kommen mit Klagen über Magen- oder Darmbeschwerden, und wenn der Arzt nicht von vorneherein an die Häufigkeit dieses Zusammenhanges denkt, so wird die Lunge nicht untersucht. Wird aber eine Untersuchung vorgenommen, so findet man mehr oder weniger ausgesprochene Veränderungen an den Lungenspitzen, und oft ist man erstaunt, daß man bei einem Patienten, der nur über dyspeptische Beschwerden klagt und höchstens auf Befragen hin sich daran erinnert, manchmal an Husten zu leiden, schon eine ziemlich weit vorgeschrittene Affektion findet.

4. Febrile Form. Es kommt vor, daß ein Lungenleiden sich anfangs nur durch Fieber bemerkbar macht, und daß man erst nach langer Zeit überhaupt an die Möglichkeit einer Lungenaffektion denkt. Ein vorher ganz gesunder Mensch fühlt sich unwohl, klagt über Frost und Hitze, und wenn die Temperatur gemessen wird, so findet man 38°, 39° und selbst mehr. Der Patient klagt über nichts als über Fiebergefühl und Nachtschweiße und über allgemeine Schwäche, die sogar im Verhältnis zur Temperatursteigerung auffallend gering sein kann. Der Beginn kann schleichend oder mehr akut sein, die Temperatur kann unregelmäßig verlaufen; bisweilen erfährt man auch, daß die Nachtschweiße schon seit einigen Wochen bestehen. Das Fieber läßt an einen Typhus, eine Leukämie, eine Miliartuberkulose denken, aber man findet keinerlei Lokalsymptome, außer etwa einem geringen Nachschleppen der einen Brusthälfte bei tiefer Atmung und einer mangelhaften Verschieblichkeit der entsprechenden Lungengrenze. Dieser Befund und das auffallende Mißverhältnis zwischen Allgemeinbeschwerden und Fieber läßt schließlich die Diagnose einer Lungentuberkulose stellen, aber erst nach Wochen wird die Diagnose durch das Auftreten nachweisbarer Spitzenveränderungen bestätigt. Diese Fälle können einen auffallend gutartigen Verlauf nehmen, indem das Fieber nach einigen Wochen heruntergeht und ganz verschwindet, und es kann bald eine vollständige Heilung eintreten. Es kann sich aber auch nach dem Abklingen der ersten Fiebersymptome das gewöhnliche Bild einer Phthisis incipiens entwickeln.

Im Beginn sind diese Fälle oft nicht von einer akuten bronchopneumonischen Form zu unterscheiden. Doch schafft der weitere Verlauf meistens bald Klarheit. Bei der käsigen Pneumonie kann das Krankheitsbild nur wenige Tage ähnlich sein.

Im Gegensatz zu diesen Fällen mit hohem Fieber stehen welche, bei denen monatelang geringe Temperatursteigerungen, bald kontinuierliche subfebrile Temperaturen, bald unregelmäßige Steigerungen, ohne alle andere Symptome vorhanden sind. Bisweilen verschwinden die Temperatursteigerungen wieder, und man ist im Zweifel, ob es sich um ausgeheilte tuberkulöse Veränderungen im Körper gehandelt hat, bisweilen kommt schließlich doch eine Spitzenaffektion zum Vorschein.

Leichte febrile Formen ohne nachweisbare Lokalaffektion sind wohl viel häufiger als man denkt. Viele Fieberzustände unklaren Ursprungs bei Kindern sind wohl in dieser Weise zu erklären und vielleicht teilweise für die schiefrigen Indurationen verantwortlich zu machen, die man bei Sektionen so oft als zufälligen Befund sieht. Von einem Patienten, der an einer rein febrilen Form (mit hohem Fieber) erkrankt war und in kurzer Zeit in Arosa (wo man geringfügige Veränderungen an einer Lungenspitze konstatieren konnte) rasch gesund wurde, erfuhr ich, daß er schon vor einem Jahr an Fieber und Nachtschweißen gelitten hatte, diese aber während der Absolvierung eines Militärdienstes und der Ausführung von Bergtouren vollständig verloren hatte.

5. **Pleuritische Form.** Daß eine Pleuritis exsudativa die erste Äußerung einer tuberkulösen Infektion sein kann, ist bekannt. Auch hinter einer Pleuritis sicca kann sich eine Spitzenaffektion verbergen. Die Patienten erkranken an Seitenstechen, Rückenschmerzen und Fieber oder subfebrilen Temperaturen, und die Untersuchung ergibt mehr oder weniger ausgedehntes Reiben über einer oder beiden Seiten. Das Reiben kann längere Zeit, oft viele Wochen bestehen bleiben, es kann verschwinden und an anderen Stellen auftreten, schließlich ist es nicht mehr zu hören, aber die Temperatur bleibt hoch oder kehrt wenigstens nicht ganz auf die Norm zurück, und mit der Zeit entwickeln sich mehr oder weniger deutlich die Symptome einer Lungenspitzenerkrankung.

In vielen Fällen heilt auch die Pleuritis nach einigen Wochen aus, die Temperatur kehrt zur Norm zurück und man glaubt schon, daß man sich getäuscht hat und daß die Brustfellentzündung trotz der relativ langen Dauer nicht tuberkulöser Natur war, aber sobald der Patient zur Arbeit zurückkehrt, zeigt sich die Krankheit wieder, und schließlich stellt sich die Lungenaffektion doch heraus. Nicht ganz selten findet man in diesen Fällen eine ungewöhnliche Lokalisation des tuberkulösen Herdes in den unteren Teilen des Oberlappens oder in einem Unterlappen.

Über die Beziehungen der Pleuritis exsudativa und sicca zur Tuberkulose vgl. auch das Kapitel Pleuritis.

6. **Hämoptoische Form.** Bei einer ziemlich großen Anzahl von Lungenkranken beginnt das Leiden mit einer Lungenblutung. Etwa ein Zehntel aller Fälle zeigt diese initiale Hämoptoe. Sie kann ganz ohne alle Vorboten auftreten und mehr oder weniger profus sein, oft mehrere 100 ccm zutage fördern. Dieses Ereignis hat eine geradezu dramatische Wirkung, der Patient und seine Umgebung erschrecken heftig, und der Arzt hat Mühe, die Leute zu überzeugen, daß noch nie jemand an einer initialen Hämoptoe gestorben sei. Nach einigen Stunden, seltener nach einigen Tagen, kommt die Blutung zum Stillstand und es werden nur noch einige Tage lang braunrote Sputa ausgeworfen, die allmählich ihre Farbe ganz verlieren.

Nicht selten erfährt man, daß schon vor der Hämoptoe Erscheinungen bestanden, die auf das Bestehen einer Lungenaffektion hindeuteten, aber nicht beachtet worden waren. Auch in diesen Fällen macht aber die Homoptoe den Eindruck, als habe sie einen vorher gesunden Menschen betroffen, und der erschreckende Effekt auf den Patienten und seine Umgebung ist derselbe.

In anderen Fällen ist die Menge des entleerten Blutes nur gering, aber da beim Publikum die Bedeutung des Bluthustens bekannt ist, so führt die Blutung den Kranken in der Regel zum Arzt.

Der weitere Verlauf kann sehr verschieden sein. Fast immer ist die Temperatur in den ersten Tagen erhöht, ja es kann hohes Fieber auftreten. In der Regel erholt sich der Patient sehr rasch von der Blutung, die Temperatur wird normal und nach einigen Tagen kann sich der Kranke so wohl fühlen wie vorher. Meistens bleibt noch einige Wochen ein geringes Schwächegefühl zurück. Damit kann die Sache aber auch abgetan sein, und es gibt viele Menschen, die einmal oder mehrmals in ihrem Leben eine mehr oder weniger abundante Lungenblutung durchgemacht haben, ohne sonst jemals die geringsten Zeichen von Phthise zu zeigen.

Nicht immer geht es aber so gut. Die Blutung kann sich wiederholen und schließlich entwickelt sich immer deutlicher die Affektion einer Lungenspitze. Nicht selten kommt es auch vor, daß man schon kurz nach der Blutung die Spitzenerkrankung findet, die aber ebenso harmlos oder wenigstens scheinbar harmlos weiterverläuft wie bisher, ohne erheblichere Beschwerden zu verursachen. In diesen Fällen ist die Hämoptoe ein zufälliger Anlaß, der zur Entdeckung einer bisher latent verlaufenden Phthisis incipiens führt. Das hat dann zur Folge, daß der Patient sofort in richtige Behandlung kommt, während es sonst noch lange gedauert hätte, bis man die unterdessen weiter vorgeschrittene Erkrankung erkannt hätte. Solche Fälle sind die Grundlage für die Erfahrung, daß eine Lungentuberkulose mit initialer Hämoptoe eine bessere Prognose gibt als die Mehrzahl der anderen Fälle.

Es kommt aber auch vor, daß die Hämoptoe zu einer raschen Verbreitung der Krankheit führt. Dann sinkt die nach der Blutung erhöhte Temperatur nicht oder nicht vollständig, ja sie kann sogar wieder steigen, und im Anschluß an die Blutung entwickelt sich eine rasch fortschreitende Tuberkulose in der Gegend der Spitze, bisweilen aber auch über anderen Lungenpartien. Auch eine käsige Pneumonie kann in den nächsten Tagen auftreten. Diese Fälle waren die Ursache dafür, daß früher angenommen wurde, das in die Lunge entleerte Blut könne in Verkäsung übergehen. In Wirklichkeit verhält sich aber die Sache so, daß mit dem Blut Tuberkelbazillen in bisher gesunde Lungenteile verschleppt werden.

Im entleerten Blut kann man oft Bazillen nachweisen, besonders in den Fällen, in denen die Blutung zu einer Propagation der Tuberkulose führt.

Die physikalischen Symptome sind, wie auch die subjektiven Empfindungen gleich wie bei jeder anderen Hämoptoe und sind S. 304 ff. beschrieben.

7. Traumatische Form. Wenn sich die Lungentuberkulose an ein Trauma anschließt, so kann sie wie eine gewöhnliche Spitzenaffektion verlaufen. Der Patient, der eine Brustkontusion erlitten hat, die vielleicht zu einer geringen Hämoptoe führte, erholt sich zunächst ganz gut von den Folgen der Verletzung, aber nach einigen Wochen oder Monaten beginnt er über allgemeine Schwäche, Fiebergefühl und Husten zu klagen und allmählich entwickelt sich die Tuberkulose einer Spitze wie bei der primär katarrhalischen Form. Der Zusammenhang mit dem Trauma kann hier überhaupt fraglich erscheinen (vgl. S. 521 ff.).

Anders ist es in den Fällen, in denen rasch nach dem Trauma Erscheinungen einer Spitzenaffektion deutlich zum Vorschein kommen. Hier handelt es sich um die Verschlimmerung einer schon vorher bestehenden Erkrankung.

Noch klarer liegen die Verhältnisse, wenn die Tuberkulose an der Stelle der Verletzung sich entwickelt.

Ich hatte folgenden Fall zu begutachten: Ein Arbeiter war von einer Transmission erfaßt und zu Boden geworfen und bewußtlos nach der chirurgischen Klinik gebracht worden. Als er erwachte, klagte er über Kopfweh, Schwindel und Schmerzen auf der linken Brustseite. Die objektive Untersuchung ergab außer Schürfungen am rechten Arm eine handtellergroße Schürfung und Druckempfindlichkeit in der linken vorderen Axillarlinie, etwa von der 7. bis zur 9. Rippe. Nach einigen Tagen veränderte sich die Stimmung des Verletzten, er klagte über Schlaflosigkeit und benommenen Kopf. Als einzige objektive Veränderung blieb zunächst eine allmählich abheilende Sehnenscheidenentzündung des rechten Extensor pollicis longus zurück. Der Patient klagte aber noch weiter über Schwindelgefühl, Kopfschmerzen und Schmerzen auf der linken Seite. Bei der Untersuchung machte es den Eindruck, als ob ein Teil seiner Beschwerden stark übertrieben sei. Es konnte aber konstatiert werden, daß die linke Brusthälfte etwas enger war als die rechte und daß links der Perkussionsschall etwas leiser war als rechts. Ferner hörte man ganz deutlich links hinten unten und seitlich pleuritisches Reiben. Anfangs war das Reibgeräusch nicht immer nachweisbar, mit der Zeit wurde es aber immer konstanter und stärker, doch wechselte seine Intensität stark. Die Axillartemperaturen überstiegen häufig abends 37°. Auf Injektion von 0,5 mg Tuberkulin trat Fieber bis über 39° auf, aber keine Reaktion auf Lungen oder Pleuren. Allmählich stieg die Temperatur und das Reiben griff auch auf die rechte Seite über, und das Roentgenbild zeigte jetzt einen deutlichen Schattenherd im linken Unterlappen.

Die Beobachtung, daß sich eine Tuberkulose an der Stelle eines Traumas (Stichwunde, Rippenfraktur) entwickelt, ist schon wiederholt gemacht worden (Heller, Hansemann, Großer etc.).

Der weitere Verlauf der traumatischen Phthise kann der einer gewöhnlichen chronischen Lungentuberkulose sein, er kann sich aber auch ganz akut gestalten.

Diagnose der Phthisis incipiens. Die Diagnose einer beginnenden Lungentuberkulose hat für den Patienten weittragende Folgen. Die Verkennung der Krankheit oder die zu spät erfolgte Diagnose kann dadurch, daß der günstige Zeitpunkt für die Behandlung des Patienten versäumt wird, dem Patienten großen Schaden zufügen. Aber auch eine fälschlich gestellte Diagnose kann ihm viele Monate seines Lebens rauben und ihn zu unnützen Auslagen veranlassen, seine ganze Lebensfreude auf lange hinaus zerstören und seine psychische Verfassung schwer beeinträchtigen. Deshalb ist es notwendig, daß der Arzt bei jedem Verdachtsmoment gleich an die Möglichkeit der Tuberkulose denkt, aber auch jedes Mittel benützt, das die Diagnose sichern kann.

Für die Diagnose der beginnenden Phthise ist von größter Wichtigkeit, daß man an die Möglichkeit der larvierten Formen denkt. Man muß es sich deshalb zur absoluten Regel machen, jeden Menschen mit anämischen Beschwerden oder mit hartnäckigem „Magenkatarrh", mit lange dauernder Diarrhoe, mit Fiebersymptomen unklaren Ursprunges nicht nur einmal, sondern wiederholt einer genauen Lungenuntersuchung zu unterziehen. Ferner muß man sich daran erinnern, daß auch chronische Bronchialkatarrhe und rezidivierende Bronchitiden unter Umständen auch zu einer Tuberkulose führen können.

Mit besonderer Vorsicht sind Menschen aus stark gefährdeten Berufen und solche mit starker erblicher Belastung, endlich solche, die in infizierter Umgebung leben, zu beurteilen. Eine genaue Anamnese ist auch in dieser Hinsicht notwendig.

Die Diagnose der Phthisis incipiens hat immer zweierlei festzustellen: 1. Veränderungen an der Lunge, 2. allgemeine Infektionssymptome. Sicherer wird die Diagnose, wenn der Nachweis einer spezifischen Infektion durch die Tuberkulinprobe erbracht wird, und jeder Zweifel wird durch den Befund von Bazillen im Sputum behoben. Aber auch in diesem Fall ist die Untersuchung ebenso genau vorzunehmen, wie wenn die Diagnose ohne Bazillenbefund gestellt werden müßte, da die Prognose und die Behandlung von der genauesten Berücksichtigung aller Symptome abhängt.

Die Untersuchung der Lunge hat immer mit einer genauen Inspektion zu beginnen, die am besten in sitzender oder stehender Stellung vorgenommen wird. Oft sieht man dann auf den ersten Blick, daß eine Seite etwas zurückbleibt. Man erkennt aber auch Asymmetrien des Brustkorbs, Tiefstand einer Schulter usw., Dinge, die für die Beurteilung von Schalldifferenzen von Wichtigkeit sind und vor einer irrtümlichen Diagnose auf Tuberkulose bewahren.

Immer soll man den Patienten tief atmen lassen, da manche Differenzen erst dann zum Vorschein kommen.

Die Perkussion hat zuerst die Lungengrenzen festzustellen. Beim Mangel anderweitiger Erscheinungen kann eine unvollkommene Verschieblichkeit der unteren Grenze auf einer Seite für die Diagnose entscheidend werden.

Auch der Nachweis der Reste einer Pleuritis kann für die Beurteilung einer gefundenen Veränderung ins Gewicht fallen.

An den Spitzen selbst muß die Ausdehnung der Lunge mit Hilfe der sog. Krönigschen oder der Goldscheiderschen Perkussion festgestellt werden. Die Krönigsche ist, wie Seite 250 erwähnt, im ganzen leichter zu erlernen und deshalb empfehlenswerter. Aber beide geben bei genügender Übung exakte Resultate. Auf Abb. 39 und 40 ist der Perkussionsbefund bei einer Affektion der linken Spitze wiedergegeben. Man sieht, daß die Spitze bei der „Krönigschen" Perkussion schmäler erscheint, daß aber auch bei der Goldscheiderschen Perkussion in sagittaler Richtung ein Tiefstand deutlich ist.

Bei der Beurteilung der Spitzenfelder muß man sich aber darüber klar sein, daß eine Verschmälerung bei Tuberkulose immer das Resultat einer Schrumpfung ist. Man wird deshalb einerseits in ganz frischen Fällen keine Einschränkung der Spitzenfelder erwarten, andererseits eine solche immer auf ältere Prozesse zurückführen. Nun findet man sie aber recht oft schon

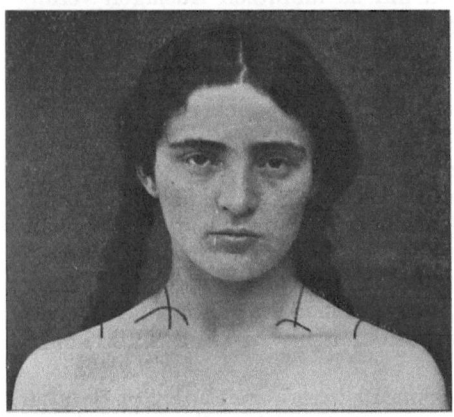

Abb. 39.
Schrumpfung der linken Lungenspitze bei beginnender Tuberkulose. Perkussionsgrenzen bei Krönigscher und Goldscheiderscher Perkussion.

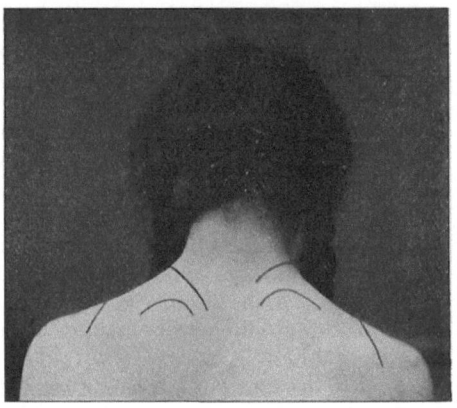

Abb. 40.
Derselbe Fall wie Abb. 39.

bei der ersten Untersuchung einer Phthisis incipiens. Man kann daraus schließen, daß die Erkrankung meistens schon länger besteht, als es den Anschein hat. Andererseits ist aber auch klar, daß eine Verschmälerung der Lungenspitze niemals das Vorhandensein eines aktiven Prozesses beweist, so daß man nie sicher ist, ob die jetzigen Beschwerden wirklich auf die Lungenspitzen zurückzuführen sind, oder ob es sich um einen zufälligen Nebenbefund einer Spitzennarbe handelt.

Auch bei Asymmetrien des Schultergürtels und des Brustkorbes, die ja so außerordentlich häufig sind, sei man in der Beurteilung der Spitzenfelder vorsichtig.

Krönig hat darauf hingewiesen, daß sich bei Asymmetrien des Thorax oft eine Verschiebung des Spitzenfeldes ohne Verschmälerung nachweisen lasse und daß die Bestimmung der äußeren und inneren Grenze im Gegensatz zur einfachen Bestimmung der Spitzenhöhe einen Irrtum vermeiden lasse. Das gilt für viele Fälle. Es ist aber eigentlich selbstverständlich, daß bei jeder Thoraxasymmetrie der Umfang der oberen Thoraxapertur und der Kuppelraum der Pleura Differenzen aufweisen müssen, die eine gleichmäßige Ausdehnung der beiden Lungenspitzen unmöglich machen. Man wird deshalb nicht erwarten dürfen, immer nur eine Verschiebung des Spitzenfeldes zu finden, sondern man wird auch Verschmälerungen auf die Rechnung einer Thoraxasymmetrie zu setzen haben.

Wichtig ist die von Krönig betonte **unscharfe Grenze**, die man in vielen Fällen von Spitzenaffektion, sei es am inneren, sei es am äußeren Rand des Spitzenfeldes im Gegensatz zur gesunden Seite findet, ebenso die mangelhafte Verschieblichkeit der Grenze auf der kranken Seite.

Der **Perkussionsschall** über der erkrankten Seite kann sich verschieden verhalten. In der Regel ist er wegen des mangelhaften Luftgehaltes etwas leiser als auf der gesunden Seite, gleichzeitig höher und kürzer. Nicht selten gelingt es, den Unterschied in der **Höhe** und **Dauer** des Schalles deutlicher wahrzunehmen als den Unterschied in der **Intensität** des Schalles. Fast ausnahmslos kann man aber bei der beginnenden Phthise nur einen **Unterschied zwischen beiden Seiten** erkennen, nicht aber etwa eine Abschwächung **über beiden Spitzen**. Wir wissen nie, wie bei der bestehenden Thorax- und Lungenkonfiguration der Schall wirklich sein sollte, wir wissen nur, daß er über den Spitzen leiser sein muß als über den dickeren Lungenschichten der Unterlappen. Es ist deshalb absolut willkürlich, zu behaupten, die Schalldifferenz zwischen Spitze und Unterlappen gehe in einem gegebenen Falle über die normale Differenz hinaus. Es bleibt also, Fälle mit fast absoluter Dämpfung ausgenommen, immer nur die **Vergleichung symmetrischer Stellen** für die Beurteilung maßgebend.

Auch Unterschiede in der Tympanie des Schalles können auftreten. Sie sind wohl größtenteils durch eine Entspannung des teilweise infiltrierten Gewebes bedingt. Andererseits kann der Schall der erkrankten Seite auch infolge von vikariierendem Emphysem wieder lauter werden, so daß der Unterschied gegenüber der gesunden Seite verschwindet. Auch dadurch, daß eine Spitze, die im gesunden Zustand infolge des ungleichen Baues einen lauteren Schall geben würde als die andere, erkrankt und eine Abschwächung ihres Schalles erleidet, kann eine Gleichheit des Schalles beider Spitzen entstehen, die einen normalen Zustand vortäuscht.

Auch bei der Beurteilung der Schallverhältnisse muß man sich vergegenwärtigen, daß eine Veränderung des Schalles sowohl durch aktive Prozesse als auch durch abgeheilte Veränderungen, durch Narbenbildung zustande kommen kann.

Die **Auskultation** liefert vielfach sicherere Symptome, insofern als daraus öfter die Frage, ob es sich um einen aktiven Prozeß handelt, entschieden werden kann. Wenn nämlich Rasselgeräusche über einer Spitze auftreten, so kann mit größter Wahrscheinlichkeit auf eine tuberkulöse Affektion geschlossen werden.

Freilich ist daran zu erinnern, daß akute Bronchitiden, z. B. nach Influenza, sich auch an den Spitzen lokalisieren können. Deshalb darf nicht unter allen Umständen nach der ersten Untersuchung aus dem Befund von einigen Rasselgeräuschen an der Spitze die Diagnose auf Lungentuberkulose gestellt und dem Patienten mitgeteilt werden. Schon eine kurze Beobachtung wird aber meist Entscheidung bringen.

Krönig hat darauf hingewiesen, daß bei jugendlichen Individuen die wegen **Behinderung der Nasenatmung** durch den Mund atmen, oft feinblasige Rasselgeräusche, namentlich über der rechten Lungenspitze, zu hören sind. Er hat angenommen, daß infolge der ungenügenden Ventilation eine Kollapsatelektase der Lungenspitze auftrete, und daß sich hier auch leicht banale Infektionen ansiedeln und zu bronchitischen und interstitiellen Prozessen führen können. Da bei solchen Individuen niemals Störungen des Allgemeinbefindens nachweisbar waren und Krönig keine Tuberkulose sich entwickeln sah, nahm er an, daß die Spitzensymptome nur durch Kollapsatelektase oder banale Infektionen bedingt seien und nicht auf Tuberkulose beruhen. Sektionsbefunde fehlen bisher vollkommen, so daß man auch annehmen kann, daß die sogenannte Kollapsinduration in vielen Fällen doch eine chronische

Spitzentuberkulose ist oder wenigstens durch ausgeheilte tuberkulöse Prozesse bedingt ist. Sicher ist aber, daß man bei Individuen mit behinderter Nasenatmung aus Rasselgeräuschen auf einer Spitze nicht eine fortschreitende Tuberkulose ohne weiteres diagnostizieren darf.

Neuerdings hat Külbs mitgeteilt, daß er bei einer großen Zahl von Fällen mit unbehinderter Nasenatmung Rasselgeräusche über einer Spitze gefunden hat. Bei allen fand er einen Rachenkatarrh, oft konnte er eine Anamnese von rezidivierender Bronchitis erhalten. Er ist deshalb geneigt, eine an der Spitze lokalisierte Bronchitis anzunehmen. Die Möglichkeit einer gutartig verlaufenden Spitzentuberkulose ist aber ebensowenig wie bei den Krönigschen Fällen ausgeschlossen. Külbs weist selbst auf die auffallende Konstanz der Rasselgeräusche hin, und gerade das spricht entschieden gegen die Annahme einer nichtspezifischen Bronchitis. Külbs vergleicht seine Fälle mit 2 Beobachtungen von F. Köhler, der in einem Fall bei der Sektion trotz vorhandenen Spitzengeräuschen normale Lungen, im anderen eine Hämosiderose mit Induration fand. F. Müller hat eine lokale chronische Bronchopneumonie einer Lungenspitze, durch Streptokokken bedingt, beobachtet, die intra vitam eine Tuberkulose vorgetäuscht hatte.

Endlich sei noch auf die Verwechslung mit einer Pneumonokoniose hingewiesen, die oft an der Spitze besonders deutliche Erscheinungen macht, und auf die kongenitale Bronchiektasie. Wenn diese Krankheiten auch öfter den Eindruck einer Phthisis confirmata machen, so können sie doch auch als Phthisis incipiens imponieren.

Verwechslungen von Nebengeräuschen mit Rasseln sind sehr leicht möglich und wegen der Bedeutung der Rasselgeräusche für die Diagnose recht folgenschwer. Bei feuchter Haut oder ungeschicktem Aufsetzen des Stethoskops entstehen durch Reibung an der Haut sehr leicht Geräusche, die man als Rasselgeräusche auffassen kann. Auch Muskelgeräusche können leicht als Krepitation oder Reiben imponieren. Ferner entstehen beim Gleiten des Stethoskops über Muskelbündel oder über den Skapularrand leicht knackende Geräusche. Vor allen diesen Verwechslungen kann man sich schützen, indem man das Stethoskop vorsichtig aufsetzt, die Stelle der Auskultation wechselt und den Patienten verschiedenartige Haltungen einnehmen läßt. Die Untersuchung der Lungenspitzen soll bei lose hängenden Schultern vorgenommen werden, aber in zweifelhaften Fällen ist es zweckmäßig, bei der Auskultation die Arme bald etwas mehr nach vorne, bald mehr nach hinten nehmen lassen. Auf der anderen Seite darf man aber auch nicht allzuviel auf solche Nebengeräusche schieben, da die Rasselgeräusche bisweilen nach einigen Atemzügen verschwinden, so daß man glaubt, die auskultatorischen Phänomene seien infolge einer veränderten Stellung des Patienten oder einer veränderten Lage des Stethoskops nicht mehr zu hören und deshalb nicht auf die Lungen zu beziehen. Gegen alle diese Täuschungen kann nur häufig wiederholte Untersuchung schützen, und man muß mit dem Aussprechen einer Diagnose zuwarten, bis man seiner Sache sicher ist.

Die Rasselgeräusche sind meistens feinblasig, aber noch mittelblasige, selbst großblasige Geräusche können noch unter den Begriff der Phthisis incipiens fallen, während man bei klingendem Charakter des Rasselns schon von Phthisis confirmata sprechen muß. Sehr oft ist es auch nur ein Knacken, seltener hört man nicht nur über der Spitze selbst, sondern über einem großen Teil des Oberlappens Rhonchi sonori oder sibilantes.

Am häufigsten hört man die Rasselgeräusche in der Fossa supraspinata oder supraclavicularis. Doch ist es gar nicht so selten, daß sie zuerst unterhalb des Schlüsselbeines oder in der Achselhöhle auftreten. Man soll deshalb auch diese Stellen immer genau untersuchen. Aber auch die Untersuchung der übrigen Lunge darf nicht vernachlässigt werden. Die Fälle, in denen die Tuberkulose an einer anderen Stelle beginnt, sind nicht so selten, und das Reiben, das oft den Herdsymptomen lange Zeit vorausgehen kann, findet sich sehr selten über den Spitzen, sondern meistens über den unteren Lungenpartien. Die Rasselgeräusche sind häufig nur am Morgen zu hören und verschwinden im Laufe des Tages. Deshalb soll man die Patienten, bei denen man nach Rasselgeräuschen fahndet, auch am Morgen untersuchen. Auch ist der Befund nicht alle Tage gleich. Daß die Rasselgeräusche oft nur nach tiefem Atmen oder Husten auftreten, braucht kaum erwähnt zu werden.

Die Veränderungen des Atemgeräusches können sehr verschieden sein. Bald handelt es sich um ein kaum verändertes, nur etwas leiseres oder saccadiertes Atemgeräusch, bald um rauhes Vesikuläratmen oder unbestimmtes Atmen. Das Exspirium ist meistens verlängert und unrein, doch darf darauf nicht viel Gewicht gelegt werden, da das auch bei gesunden Menschen über einer Lungenspitze (namentlich rechts) und im ersten Interkostalraum häufig vorkommt. Einzig wenn das Exspirium sich dem bronchialen nähert, darf der Befund diagnostisch verwendet werden, ebenso wenn sich das Atemgeräusch im Laufe der Beobachtung verändert. Richtiges Bronchialatmen ist im Beginn der Lungenerkrankung selten.

Um den Charakter des Atemgeräusches festzustellen, darf man nicht zu tief atmen lassen, da sonst leicht das Geräusch der Trachea durchzuhören ist.

Die Veränderungen des Atemgeräusches können durch verschiedene anatomische Prozesse bedingt sein. Bronchiales oder unbestimmtes Atmen beweist, daß die darüber liegende Lunge nicht mehr normal lufthaltig ist. Ob aber eine Schrumpfung oder eine Infiltration die Ursache ist, läßt sich nicht entscheiden. Die noch in das Gebiet des Vesikuläratmens fallenden Veränderungen können durch pathologische Prozesse im Lungengewebe oder einfache Bronchitis bedingt sein. Auch die Rasselgeräusche sagen nur, daß irgendwo Flüssigkeit vorhanden ist. Ob diese aber aus zerfallenden Tuberkeln stammt oder Bronchialsekret ist, zeigt die Auskultation nicht an. Das ist aber auch für Diagnose gleichgültig. Was für pathologisch-anatomische Prozesse überhaupt im einzelnen Krankheitsfall vorhanden sind, läßt sich nicht erkennen. Meistens handelt es sich wohl um mehr oder weniger reichliche, mehr oder weniger konfluierende Tuberkel, die teilweise in Zerfall, teilweise in bindegewebiger Organisation begriffen sind. Doch müssen wir nach den Untersuchungen Birch-Hirschfelds wohl immer eine starke Beteiligung der Bronchien, eine ulzeröse Bronchitis annehmen. Auch der nicht tuberkulöse Teil der Bronchialschleimhaut ist entzündet, und bisweilen mag das Rasseln nur durch diese nicht spezifische Bronchitis bedingt sein, so daß der alte Name „Lungenspitzenkatarrh" eine gewisse Berechtigung behält.

Das Vorhandensein von Rasselgeräuschen ist also das sicherste Zeichen für einen frischen aktiven Prozeß. Fehlen sie aber, so ist ein solcher nicht ausgeschlossen. Immerhin kann man sie bei wiederholter genauer Untersuchung in der Regel relativ früh nachweisen oder es läßt sich wenigstens eine deutliche Veränderung des Atemgeräusches im Lauf der Beobachtung feststellen. Bisweilen gelingt es durch Darreichung von Jodkali Rasselgeräusche zu erzeugen. Wenn dieser Versuch auch häufig nicht zum Ziele führt, so ist sein positiver Ausfall so wichtig, daß man ihn in zweifelhaften Fällen immer anstellen soll. Selbst bei fehlenden Rasselgeräuschen kann Sputum vorhanden sein und Tuberkelbazillen enthalten, oder es können durch Anhusten von Objektträgern Bazillen aufgefangen werden.

Der Wert der Röntgenuntersuchung für die beginnende Tuberkulose darf nicht zu hoch veranschlagt werden. Über die Befunde vgl. S. 584. Die eine Schwierigkeit bei der Beurteilung der Schattenbildung besteht darin, daß die Veränderung des Hilusschattens, die Züge nach der Spitze und die Verdunkelung einer Spitze Dinge sind, die sich vom Normalen nur wenig unterscheiden und die selbst bei einwandfreier Technik dem subjektiven Ermessen ziemlich großen Spielraum lassen. Die zweite Schwierigkeit besteht darin, daß die Schattenherde nicht mit Sicherheit erkennen lassen, ob es sich um alte oder frische Prozesse handelt. Je zirkumskripter und ausgeprägter ein Schatten ist, um so eher ist er der Ausdruck einer abgeheilten Erkrankung. Ein solches Beispiel siehe Abb. 41, S. 558.

Neuerdings hat Kreuzfuchs ein Symptom angegeben, das sehr wichtig sein soll. Läßt man einen normalen Menschen husten oder pressen, so hellen sich beide Lungenspitzen auf. Beim Tuberkulösen tritt die Aufhellung auf der erkrankten Seite in geringerem Maße auf. Holst hat das bestätigt und namentlich auch die Verbreiterung der Lungenspitze, besonders nach der medialen Seite hin studiert. Die Beurteilung des Phänomen erfordert aber große Übung, die objektive Fixierung des Befundes ist schwierig, und auf

Grund einer flüchtigen Beobachtung, die immer Täuschungen ausgesetzt ist, wird man nicht gerne eine folgenschwere Diagnose stellen. Auch weiß man nicht, wie sich abgeheilte Erkrankungen verhalten.

In zweifelhaften Fällen kann die Diagnose im Laufe der Zeit dadurch wesentlich gefördert werden, wenn man in größeren Zwischenräumen Plattenaufnahmen macht und diese miteinander vergleicht. Wenn man sieht, daß sich Veränderungen entwickelt haben, so wird dadurch die Diagnose wesentlich gestützt. Freilich kann man dann kaum mehr von Frühdiagnose sprechen. Eine Untersuchung mit Röntgenstrahlen empfiehlt sich aber in jedem Falle auch aus dem Grunde, weil man in vielen Fällen, in denen der Verdacht auf eine Phthisis incipiens besteht, durch ein Röntgenbild überrascht wird, das eine ausgedehnte chronische Tuberkulose zeigt.

Bei zweifelhaftem physikalischem Befund können für die Diagnose eines aktiven Prozesses auch einige sensible Phänomene unter Umständen verwertet werden. Neisser

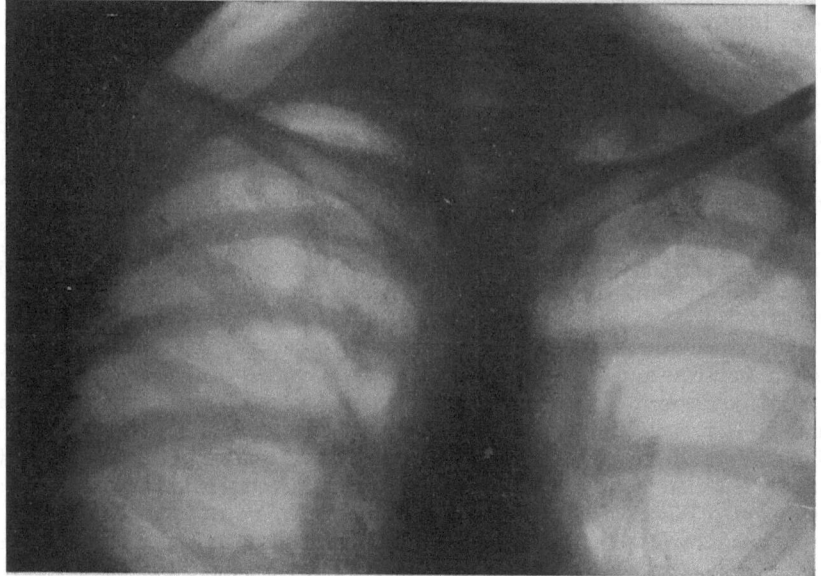

Abb. 41.
Zirkumskripte Schattenherde in der linken Lungenspitze infolge teilweise abgeheilter Tuberkulose (Verkalkung).

und Petruschky haben als Frühsymptom den Wert der Spinalgie betont. Wenn man auf die Dornfortsätze klopft oder drückt, so empfindet der Patient an einigen Wirbeln, meistens zwischen dem zweiten und siebten Brustwirbel Schmerzen. Auch neben diesen Partien der Wirbelsäule zwischen den beiden Schulterblättern kann Schmerhaftigkeit vorhanden sein. Auch de la Camp hat die Bedeutung dieses Symptoms betont, das wohl immer auf die Affektion der Bronchialdrüsen zu beziehen ist, aber auch für die Diagnose der Tuberkulose, bei der diese Drüsen ja sehr früh miterkranken, von Wert ist.

Auf eine Erkrankung der Bronchialdrüsen ist auch ein von Neisser angegebenes Symptom zu beziehen, das auf der Nachbarschaft von Bronchialdrüsen und Speiseröhre beruht. Führt man in den Ösophag etwa 30 cm tief eine Schlundsonde ein, deren unteres Ende mit einem Condomgummifinger überzogen ist (oberhalb und unterhalb des Sondenfensters gut abgeschnürt) und bläst nun vorsichtig mit einer gut laufenden Ohrspritze auf, so empfindet der Gesunde keinen Schmerz, aber bei Drüsenvergrößerung wird lebhafter Schmerz empfunden. Neisser fand das Symptom bei 42 von 48 Personen, die positiv auf Tuberkulin reagierten, aber sonst keine Zeichen von Tuberkulose aufwiesen und auch später nicht erkrankten. Bei veralteten Tuberkulosen fand er es nicht. Es ist also anzunehmen, daß das Symptom nur bei aktiven Prozessen, die aber auch ganz gutartig verlaufen können, vorkommt.

Eine Druckempfindlichkeit über der Lungenspitze und den benachbarten Muskeln ist nicht selten. Pottenger hat sie zum Gegenstand besonderen Studiums gemacht und gezeigt, daß die Muskeln, speziell die Skaleni im Beginn der Erkrankung einen vermehrten Tonus, später eine Degeneration zeigen. Über die Erklärung dieses Phänomens vergl. Seite 240. Pottenger ist so weit gegangen, die mangelhafte Bewegung der ersten Rippe und die Knorpeldegeneration durch diese reflektorische Muskelaktion zu erklären. Die Freundsche Erklärung ist aber selbstverständlich richtiger.

Über die Häufigkeit der Headschen Zonen, die bei Phthisis incipiens vorkommen, hat Egger Untersuchungen angestellt. Er fand sie im ersten Beginn in 7%, in den etwas weiter vorgeschrittenen Fällen des ersten Turbanschen Stadiums in 21%. Für die Erkennung initialer Fälle spricht er dem Symptom keine Bedeutung zu.

Wenn die physikalischen Symptome zweifelhaft sind, so kann unter Umständen das Bestehen funktioneller Störungen von seiten des Respirationsapparates diagnostisch verwertet werden. Namentlich gilt das vom Husten. Doch muß man bei der Beurteilung dieses Symptoms vorsichtig sein. Der Husten kann auch eine andere Ursache haben. Er kann durch eine leichte chronische Bronchitis bedingt sein, die undeutliche physikalische Symptome macht. Meistens wird sich freilich bei Bronchitis eine Abschwächung oder Verschärfung des Atemgeräusches auf der einen Seite nachweisen lassen. Man untersuche deshalb auch die übrigen Lungenteile wiederholt genau und achte auf den Wechsel der Befunde. Husten kann auch durch gastrische Störungen bedingt sein (Magenhusten), indem die Übelkeit Hustenreiz erzeugt. Auch Taenien können Hustenreiz und Abmagerung verursachen. Selten ist rein nervöser Husten, was namentlich Sahli betont. Wenn der Husten tatsächlich auch nervöser Natur ist, so liegt ihm, wie das ja bei nervösen Symptomen überhaupt der Fall zu sein pflegt, doch häufig etwas Organisches zugrunde, und oft stellt sich schließlich eine Tuberkulose als Ursache heraus.

Dauernde Heiserkeit muß immer den Verdacht auf eine Tuberkulose wecken. Wir sehen sie sehr häufig, ohne daß die laryngoskopische Untersuchung eine Veränderung an den Stimmbändern nachweisen kann. Es handelt sich offenbar um ein reflektorisches Symptom. Wenn man deshalb bei chronischer Heiserkeit durch die Spiegeluntersuchung keine Ursache nachweisen kann, so soll man immer an Tuberkulose denken.

Eine abundante Hämoptoe beruht (abgesehen von der Bronchiektasie) fast immer auf Tuberkulose. Bei geringeren Blutungen muß man aber in der diagnostischen Verwertung vorsichtig sein, weil recht oft die Erzählung von einer Lungenblutung nicht der Wahrheit entspricht und weil Blutungen aus dem Zahnfleisch oft künstlich provoziert werden, um den Arzt zu täuschen (vgl. S. 307).

Neben dem Nachweis einer Erkrankung der Lunge selbst ist ebenso wichtig die Untersuchung auf Symptome einer Infektion des Organismus. Wenn der Lungenbefund zweifelhaft ist oder im Sinne einer ausgeheilten Affektion gedeutet werden kann, so kommt es darauf an, ob eine Allgemeininfektion besteht oder nicht. Besteht eine solche, so kann man in der Regel einen Zusammenhang mit den Lungenveränderungen annehmen und eine Tuberkulose diagnostizieren.

Das wichtigste Infektionssymptom ist das Fieber. Deshalb muß bei jedem Verdacht auf Tuberkulose in erster Linie die Temperatur genau gemessen werden. Findet man Achselhöhlentemperaturen (vgl. S. 595) über 37^0, so wird der Verdacht auf eine Tuberkulose stärker. Doch ist natürlich nicht jede Temperatursteigerung auf Tuberkulose zu beziehen. Chlorose, Ulcus ventriculi, chronische Arthritis oder Tonsillitis, Hautkrankheiten, kleine Eiterherde oder in Resorption begriffene Blutergüsse und viele andere Zustände können Achselhöhlentemperaturen bis gegen 38^0 hervorrufen. Endlich ist auch zu berücksichtigen, daß die Normaltemperatur einzelner Menschen höher ist als die gewöhnliche Norm. Es ist aber immer notwendig, die Temperatur mindestens dreimal täglich 8—14 Tage lang messen zu lassen, da die Temperatursteigerungen nicht immer zur Zeit der gewöhnlichen Abendmessung auftreten. Cornet empfiehlt zweistündliche Messung. Auch eine Umkehr des Temperaturtypus, höhere Temperaturen am Morgen und ein Wechsel des Typus von Tag zu Tag sind verdächtig, selbst wenn die Höchsttemperaturen 37° nicht überschreiten.

Recht häufig liegt der Verdacht einer Hysterie oder Simulation vor, oft auch eine Kombination eines solchen Zustandes mit Tuberkulose. Dann ist man nie sicher, ob die abgelesenen Temperaturen, selbst wenn sie in Gegenwart einer überwachenden Person gemessen werden, richtig sind. Die Rektalmessung ergibt aber immer zuverlässige Werte. Deshalb soll man beim geringsten Verdacht im After messen lassen. Man kann den Patienten erklären, bei vielen Krankheiten kämen Differenzen vor, oder etwas ähnliches, um nicht durch einen ungerechtfertigten Verdacht zu verletzen.

Da die Störung der Wärmeregulation im Beginn der Erkrankung nur sehr gering ist, so wird man erwarten müssen, daß sie sich zuerst bei besonderen Anforderungen an die Regulation geltend macht. In der Tat sehen wir nun häufig, daß bei körperlichen Anstrengungen die Temperatur nicht so zähe festgehalten wird, wei beim Gesunden. Penzoldt hat deshalb die Messung der Körpertemperatur nach Muskelarbeit als diagnostisches Hilfsmittel eingeführt.

Selbstverständlich ist der Unterschied gegenüber dem Gesunden nur graduell. Beim Gesunden sowie beim Kranken steigt dann, wenn die Wärmeproduktion stark wächst, namentlich bei Behinderung der Wärmeabfuhr zuerst die Rektaltemperatur, dann auch die Temperatur in der Achselhöhle. Gegen die diagnostische Verwertung einer einseitigen Steigerung der Rektaltemperatur hat sich Stäubli gewandt, und auch am Kongreß für innere Medizin 1913 ist davor gewarnt worden. Sie zeigt auch eine so geringe Störung der Wärmeregulation an, daß dafür mannigfache Ursachen vorhanden sein können. Nach Stäubli zeigen Asthmatiker, Fettsüchtige, Anaemische, Nervöse und Rekonvaleszenten das gleiche Verhalten. Immerhin geht aber aus den Untersuchungen Chommers an der Basler Klinik hervor, daß dieselbe Arbeit, die bei einem Gesunden auch die Rektaltemperatur unbeeinflußt läßt (einstündiges Spaziergehen) beim Tuberkulösen eine einseitige Temperaturerhöhung im Rektum hervorrufen kann, und daß beim Gesunden in der Regel eine viel größere Anstrengung notwendig ist, um eine Temperatursteigerung auch nur im Rektum zu erzeugen.

Die Ausführung der Untersuchung gestaltet sich so, daß man den Patienten zuerst einen bis zwei Tage lang zweistündlich die Temperatur messen, dann einen einstündigen Spaziergang raschen Schittes ausführen und unmittelbar nachher die Temperatur wieder messen läßt. Steigt die Temperatur um einen halben Grad oder mehr, so darf der Ausfall des Versuchs in dem Sinne verwertet werden, daß eine Störung der Wärmeregulation besteht, die wahrscheinlich auf einer Infektion beruht. Welcher Art sie ist, wird natürlich dadurch nicht erkannt. Je geringer die Störung der Wärmeregulation ist, um so größer ist die Zahl der Möglichkeiten, die in Betracht kommt. Aus diesem Grunde ist es besser, nur die Achselhöhlentemperatur zu berücksichtigen und nicht rektal zu messen. Überhaupt wird man auf Grund der Temperatursteigerung nach Muskelarbeit allein niemand für Monate in ein Sanatorium schicken, aber in Verbindung mit anderen Symptomen ist der Wert dieser Probe nicht zu unterschätzen.

Mit der diagnostischen Verwertung des Auftretens von Nachtschweißen sei man vorsichtig, da diese nicht nur bei anderen Infektionen und in der Rekonvaleszenz fieberhafter Krankheiten, nach Geburten etc., sondern auch bei Neurasthenie recht häufig vorkommen.

Als weitere Symptome einer Infektion ist **Appetitmangel, schlechtes Allgemeinbefinden, Abmagerung** etc. aufzufassen. Aber hier sind natürlich die Täuschungsmöglichkeiten viel größer als beim Verhalten der Körpertemperatur. Nervöse Einflüsse können ähnliche Symptome erzeugen. Auch das Verhalten des Pulses ist zu vieldeutig, als daß seine Berücksichtigung über die Bedeutung eines Verdachtsmomentes hinausginge. Freilich sehen wir oft eine Pulsbeschleunigung und Herzklopfen, und Hirtz sagt: „Quand un malade a des palpitations, voyez le poumon." Aber im ganzen hat die Pulsfrequenz ebenso wie die subjektiven Empfindungen von seiten der Zirkulationsorgane mehr prognostische als diagnostische Bedeutung.

Eine große Rolle spielt das **Tuberkulin** als diagnostisches Hilfsmittel.

Beim Kind genügt die **Pirquetsche Kutanreaktion**.

Sie wird so angestellt, daß man mit dem Pirquetschen Impfbohrer, einer stumpfen Punktionsnadel oder einem stumpfen Messer (besonders geeignet sind die stumpfgewordene Franckeschen Blutnadeln) an der Beugseite des Vorderarmes in je 4 cm Distanz drei kleine Verletzungen macht, aber so, daß kein Blut fließt. Nur die Lymphräume sollen eröffnet werden, doch hindert auch ein geringer Blutaustritt die Reaktion nicht. In die obere und untere Impfstelle wird etwas unverdünntes Alttuberkulin eingerieben. Man kann auch das Tuberkulin vorher auf die Haut bringen und dann erst durch diesen Tropfen hindurch die Epidermis anbohren. Die mittlere Impfstelle dient als Kontrolle. Nach etwa 5 Minuten kann das Tuberkulin weggewischt werden. An den Impfstellen bildet sich, wenn die Impfung richtig ausgeführt wurde, ein kleiner Schorf. Während dieser aber an der Kontrollstelle die einzige Veränderung bleibt, bildet sich im Verlauf von 24 bis 28 Stunden bei tuberkuloseinfizierten Individuen eine Papel, gar nicht selten im Zentrum eine Pustel oder eine Hautnekrose. Eine Reaktion, deren Durchmesser geringer ist als 5 mm, wird, wenn keine deutlich erhabene Papel vorhanden ist, nicht als positiv angesehen. Bei starken Reaktionen tritt bisweilen eine Rötung der Lymphstränge und eine Schwellung der Achseldrüsen auf, selbst Fieber kann man beobachten. Die Reaktion klingt meist rasch ab, kann aber eine Woche und selbst länger bestehen bleiben.

Da bei Kindern unter fünf Jahren, wenn sie nicht in einer besonders infizierten Umgebung leben, eine latente Tuberkulose außerordentlich selten ist, kann aus dem positiven Ausfall der Kutanreaktion die Diagnose auf eine aktive Tuberkulose gestellt werden. Mit zunehmendem Alter wird die Deutung der Reaktion immer unsicherer, und beim Erwachsenen sagt der positive Ausfall gar nichts. Alle Versuche, aus der Stärke der Reaktion oder aus dem Ausfall der Reaktion bei verschiedenen Verdünnungen des Tuberkulins diagnostische Schlüsse zu ziehen, haben bisher zu keinem brauchbaren Ergebnis geführt. Ein negatives Resultat kann dagegen beim Erwachsenen viel eher eine Bedeutung haben. Es kommt bei nicht infizierten Individuen vor, ferner in späteren Stadien der Tuberkulose, bei Kachektischen, während akuter Erkrankungen (Masern, Scharlach, Pneumonie), ferner aber, was die Bedeutung der Reaktion etwas herabsetzt, auch im Verlauf von Tuberkulosen, die gar nicht (wie ursprünglich behauptet wurde) eine schlechte Prognose zu geben brauchen.

Ähnlich verhält sich die **Perkutanreaktion**, die Moro in die Praxis eingeführt hat. Moro verwendet eine Salbe, die aus Kochschem Alttuberkulin und Lanolinum anhydricum zu gleichen Teilen hergestellt wird. Die Salbe wird während einer Minute in die Brust- oder Bauchhaut eingerieben. Nach etwa 20—30 Stunden tritt die Reaktion ein, bei der Moro 3 Grade unterscheidet: 1. schwache Reaktion, blasse Knötchen ohne Juckreiz, 2. mittelstarke Reaktion, zahlreiche rote Knötchen mit gerötetem Hof, geringer Juckreiz, 3. starke Reaktion, sehr viele Knötchen bis 8 mm Durchmesser, manchmal Bläschen, starke Rötung der ganzen Einreibungsstelle, starker Juckreiz; die starke Reaktionsform hält oft 4—6 Tage an.

Die Morosche Salbenreaktion tritt nur bei Tuberkuloseinfizierten auf, kann aber bei diesen bisweilen im Stiche lassen.

Die **Intrakutanreaktion** (Mantoux) besteht darin, daß bei Injektion von Tuberkulin in die Haut selbst eine Quaddelbildung auftritt. Man verwendet das Tuberkulin nach Mantoux in einer Verdünnung 1:5000. Man hebt eine Hautfalte, am besten an der

Streckseite des Vorderarmes, auf und sticht die kurz geschliffene Nadel parallel zur Haut ein. Dann injiziert man 0,05, höchstens 0,1 ccm. An der Einstichstelle entsteht durch das Eindringen der Flüssigkeit in die Haut eine kleine weiße Quaddel. Schon nach 8 Stunden tritt die positive Reaktion ein, die in einer Rötung und Schwellung, aber auch in einer Blasenbildung bestehen kann. Die Reaktion erreicht nach 30 Stunden ihren Höhepunkt und beginnt sich nach 48 Stunden zurückzubilden. Die Reaktion ist noch empfindlicher als die Kutanreaktion und ist deshalb beim Erwachsenen für diagnostische Zwecke nicht brauchbar. Ein Nachteil ist ihre Schmerzhaftigkeit.

Die Konjunktivalreaktion ist von Wolff-Eisner und unabhängig von ihm von Calmette eingeführt worden.

Die Reaktion wird so ausgeführt, daß man das untere Augenlid herunterzieht und mittelst einer Augentropfpipette einen Tropfen einer 1%igen Alttuberkulinlösung einträufelt. Man kann auch statt dessen eine 2%ige Tuberkulinvaselinesalbe mit Hilfe eines Glasstabes auf das heruntergezogene untere Lid aufstreichen. Die Reaktion beginnt sich gewöhnlich nach 10—12 Stunden zu zeigen, erreicht nach etwa 24 Stunden den Höhepunkt und kann 2—3 Tage und länger anhalten. Wolff-Eisner unterscheidet drei Grade: 1. Schwache Reaktion, Rötung und Schwellung der Conjunctiva palpebrarum und der Caruncula lacrymalis. 2. Mittelstarke Reaktion, stärkere Schwellung der Conjunctiva palpebrarum, Hervortreten der Follikel, beginnende Schwellung und Rötung der Conjunctiva bulbi. 3. Starke Reaktion, Chemosis, Ekchymosen auf der Konjunktiva, starke eiterige Sekretion.

Wolff-Eisner behauptet, daß eine positive Konjunktivalreaktion immer eine aktive fortschreitende Tuberkulose bedeutet. Die Behauptung ist aber weder durch theoretische Überlegungen noch durch klinische Beobachtungen genügend gestützt. In der Mehrzahl der Fälle wird sie zutreffen, aber die Reaktion hat den Nachteil, daß recht häufig lästige Erscheinungen auftreten und sogar schwere Schädigungen des Auges beobachtet worden sind. Bei tuberkulösen Erkrankungen des Auges darf die Methode nicht angewandt werden.

Die subkutane Injektion spielt für die Diagnose beim Erwachsenen die wichtigste Rolle.

Die Ausführung der Reaktion geschieht so, daß man unter sorgfältiger Innehaltung der Asepsis die nötige Dosis unter die Haut zwischen den Schulterblättern am Oberarm oder am Oberschenkel injiziert. Meistens wird angegeben, die Injektion müsse am Abend vorgenommen werden, damit die Reaktion, die gewöhnlich nach 12 Stunden auftrete, nicht in die Nacht falle. Nach meinen Erfahrungen tritt die Reaktion ebenso häufig erst nach 24 Stunden auf, und sie dauert, wenn sie einigermaßen ausgesprochen ist, so lang, an, daß es gleichgültig ist, wann die Einspritzung vorgenommen wird. Nach der Einspritzung muß die Temperatur 3stündlich gemessen werden, aber schon 2 Tage vorher muß diese dreistündliche Messung begonnen werden, damit man geringe Temperatursteigerungen richtig beurteilen kann. Auch bei der Tuberkulinprobe ist wegen Verdacht auf Hysterie oder Simulation oft Rektalmessung notwendig.

Über die Dosierung sind die Ansichten noch geteilt. Während allgemein zugegeben wird, daß etwa 10 mg die Grenze ist, bei der der positive Ausfall der Reaktion nur mit Vorsicht diagnostisch verwertet werden kann, empfehlen die einen Autoren mit sehr kleinen, die anderen mit etwas größeren Dosen zu beginnen. Wohl am häufigsten wird die Kochsche Vorschrift immer noch befolgt: „Bei schwächlichen Menschen fängt man mit 0,1 mg an, bei kräftigen Personen mit voraussichtlich geringen Veränderungen kann man mit 1,0 mg beginnen. Erfolgt auf diese erste Einspritzung gar keine Temperatursteigerung, dann steigt man auf die doppelte Dosis, aber nicht schon am nächsten, sondern erst am darauffolgenden Tage. Tritt eine Temperatursteigerung, sei es auch nur um $1/4$ Grad, ein, dann wird mit der Dosis nicht gestiegen, sondern nachdem die Temperatur wieder zur Norm zurückgekehrt ist, dieselbe Dosis noch einmal gegeben. Sehr oft zeigt sich dann, daß die nunmehr eintretende zweite Reaktion, obwohl die Dosis die nämliche geblieben ist, doch stärker ist, als die erste. Es ist dies für die Tuberkulinwirkung eine ganz besonders charakteristische Erscheinung und kann als ein untrügliches Zeichen von Tuberkulose gelten." Tritt keine Reaktion ein, so empfiehlt Koch, auf 2,5 mg und 10 mg zu steigen und die letzte Dosis zu wiederholen.

Im ganzen kann man diese Vorschrift immer noch befolgen. Ich beginne fast immer mit 0,5 mg oder 1,0 mg und habe noch nie nachteilige Folgen gesehen. Fängt man mit viel kleineren Dosen an, wie es von vielen Seiten empfohlen ist, so dauert es zu lange, bis die Diagnose gestellt wird. Auch die von Löwenstein und Kaufmann empfohlene viermalige Injektion von 0,2 mg innerhalb 10—14 Tagen empfiehlt sich nicht, da nicht immer eine Überempfindlichkeit, sondern bisweilen eine Gewöhnung eintritt. Dagegen emppfiehlt es sich, entgegen der Kochschen Vorschrift, drei Tage mit der nächstfolgenden Injektion zu warten. Auch insofern ist die Kochsche Vorschrift zu ändern, als man nicht nur bei Temperatursteigerungen geringen Grades, sondern auch ohne solche, wenn subjektive Beschwerden auftreten, die Dosis nicht steigern, sondern wiederholen soll. Auch empfiehlt sich die Wiederholung von 10 mg nicht, weil man sonst sicher viele klinisch Gesunde auch als krank ansprechen würde. Selbst die einmalige Dosis von 10 mg ist zu hoch, meistens genügen 5 mg oder selbst 2 mg.

Nach der Injektion können dreierlei Reaktionen auftreten: 1. die Allgemeinreaktion, 2. die Herdreaktion, 3. die Stichreaktion. (Der Name Lokalreaktion wird am besten ganz vermieden, weil er bisweilen für die Herdreaktion, bisweilen für die Stichreaktion gebraucht wird.)

Die Herdreaktion ist die wichtigste. Sie zeigt mit Sicherheit an, daß die Erkrankung tuberkulöser Natur ist. Am deutlichsten kann man das beim Lupus beobachten, wo nach subkutanen Injektionen akute Entzündungserscheinungen auftreten, die ganze Kutis von Exsudat durchsetzt wird, die Lupusknötchen vergrößert und von Rundzellen durchsetzt erscheinen. In der Lunge ist der Nachweis der Reaktion nicht so leicht. Doch ist es gar nicht so selten, daß man bei genauer Untersuchung einzelne Rasselgeräusche in Fällen findet, die sonst nie welche zeigten, daß eine Dämpfung deutlicher, das Atemgeräusch stärker verändert wird.

Romberg fand sogar in $^3/_4$ seiner Fälle nach der Tuberkulininjektion eine Schallabschwächung. Man darf aber auf Veränderungen des Lungenschalles kein allzugroßes Gewicht legen, da es wohl wenige Menschen gibt, die ein so sicheres Gedächtnis für Schallunterschiede haben, daß jede Autosuggestion ausgeschlossen ist. Man tut deshalb gut, nur dann eine Schallabschwächung anzunehmen, wenn die Unterschiede wirklich hochgradig sind, wenn ein Unterschied zwischen beiden Spitzen nachzuweisen ist, während der Schall vorher gleich war oder wenn eine Umkehr der Differenz auftritt. Aber auch hier muß man sich daran erinnern, daß es selbst geübten Untersuchern schon passiert ist, daß sie an verschiedenen Tagen auch ohne Tuberkulininjektion die Dämpfung das eine Mal rechts, das andere Mal links gefunden haben. Dieselbe Vorsicht ist für die Beurteilung von Änderungen im Atemgeräusch geboten. Es gibt aber Fälle, in denen unter dem Einfluß des Tuberkulins eine Abschwächung des Schalles und eine Änderung des Atemgeräusches auftritt, die über jeden Zweifel erhaben ist.

Hat man eine Herdreaktion konstatiert, so braucht man sich um die Temperatur nicht zu kümmern und keine weitere Injektion vorzunehmen. Herdreaktionen ohne Temperatursteigerung sind aber im ganzen ziemlich selten.

Als Herdreaktion muß auch das Auftreten von Auswurf und namentlich das Erscheinen von Bazillen aufgefaßt werden. Der Bazillennachweis ist selbstverständlich von entscheidender Wichtigkeit. Man untersuche deshalb nach Injektionen das Sputum, wenn solches zu gewinnen ist, mit größter Sorgfalt. Weniger eindeutig ist das Auftreten von Husten.

Die Allgemeinreaktion ist dann, wenn keine Herdreaktion nachzuweisen ist, die Hauptsache. Man unterscheidet eine fieberhafte und eine nicht fieberhafte Allgemeinreaktion.

Die Fieberreaktion wird dann als positiv betrachtet, wenn die Temperatur mindestens 0,5° höher ist als jemals in den letzten Tagen vor der Injektion. Die Höhe des Fiebers ist dabei sehr verschieden. Der Anstieg beginnt meist ziemlich schnell, oft schon nach sechs Stunden und noch früher, oft auch erst nach 24 bis 30 Stunden. Nach 24 Stunden oder noch früher sinkt dann die Temperatur in der Regel rasch zur Norm zurück. Bei starken Reaktionen kann sich aber auch das Fieber mehrere Tage hinziehen. Ein Beispiel einer solchen Reaktion siehe Abb. 42.

Eine Täuschung ist dann möglich, wenn es sich um nervöse Individuen handelt. Bei diesen kann auch eine Injektion von destilliertem Wasser, ja sogar das Einstechen einer trockenen Nadel Temperatursteigerungen geringen Grades hervorrufen. In solchen Fällen empfiehlt sich daher immer vorher die Injektion von destilliertem Wasser. Auch wenn man nachträglich an dem Resultat einer positiven Reaktion zweifelt, kann man sich auf diese Weise helfen.

Die positive Fieberreaktion sagt nur, daß der Mensch infiziert worden ist. Nicht einmal darüber, ob die Infektion aktiv oder abgeheilt ist, gibt sie sichere Auskunft. Nach den Untersuchungen Blochs bei der Trichophytie müssen wir annehmen, daß auch eine abgeheilte Tuberkulose eine positive Fieberreaktion hervorrufen kann. Die Erfahrung zeigt aber, daß bei den Dosen, die wir anzuwenden pflegen, eine positive Reaktion bei vollkommen ausgeheilter Tuberkulose nur ausnahmsweise zu erwarten ist. Je geringer die Tuberkulinmenge, bei der die Temperatur steigt, um so wahrscheinlicher ist ein aktiver tuberkulöser Prozeß. Dagegen sagt die Reaktion natürlich nichts darüber aus, ob der Sitz der Tuberkulose wirklich die verdächtige Lungenspitze ist und ob die Beschwerden, die den Patienten zum Arzt geführt haben, auf der latenten Tuberkulose beruhen. Und wenn wir berücksichtigen, daß die Mehrzahl der Menschen eine Spitzentuberkulose einmal in ihrem Leben durchmacht, so werden wir es nicht als unsere Aufgabe betrachten, jede latente Tuberkulose zu entdecken. Auch der positive Ausfall der Tuberkulinreaktion muß deshalb mit Vorsicht verwertet werden. In den meisten Fällen werden wir ja freilich die Reaktion nur vornehmen, wenn schon ein dringender Verdacht besteht, und dann ist die Reaktion ein wichtiges Hilfsmittel für die Diagnose.

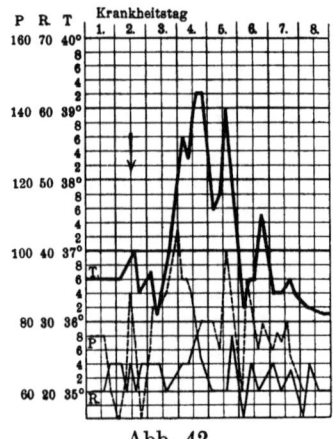

Abb. 42.
Starke Fieberreaktion nach Injektion von 0,5 mg Tuberkulin bei einem 22jährigen Mann mit normaler Temperatur und undeutlichem Lungenbefund. Auch während der Temperatursteigerung keine Änderung des Lungenbefundes. (Nur unreines Atmen mit verlängertem Exspirium über der rechten Lunge.

Der negative Ausfall der Tuberkulinreaktion spricht natürlich auch nicht mit Sicherheit gegen eine Tuberkulose. Es ist sicher zu weit gegangen, wenn Bandelier und Roepke sagen: „Fällt die kutane Probe positiv, die subkutane aber negativ aus, so ist eine aktive Lungentuberkulose sicher auszuschließen und die Annahme eines obsoleten abgeheilten oder inaktiven Herdes berechtigt." Wohl aber ist man berechtigt, den Patienten nur als tuberkuloseverdächtig zu betrachten und den weiteren Verlauf abzuwarten.

Mit der fieberhaften Reaktion sind verschiedene Beschwerden des Patienten verbunden, die bald mehr, bald weniger ausgesprochen sind. Sie bestehen in Hitze und Frostgefühl, Kopfschmerzen, Schwindel, Übelkeit, Reiz zum Erbrechen, Herzklopfen, Schlaflosigkeit, Mattigkeit, Gliederschmerzen und unangenehmen Empfindungen auf der Brust, bisweilen auch ausgesprochenen Brustschmerzen oder Stichen. Diese Beschwerden können aber auch ohne Temperatursteigerung auftreten.

Diese nicht fieberhafte Allgemeinreaktion hat, wenn sie ausgesprochen ist, diagnostisch eine ähnliche Bedeutung, wie die Fieberreaktion.

Da aber eine suggestive Wirkung nie ausgeschlossen ist, wird man sich damit nicht zufrieden geben. Da andererseits in solchen Fällen bei Steigerung der Dosis eine allzustürmische Reaktion auftreten könnte, soll man bei einer ausgesprochenen Allgemeinreaktion ohne Fieber die gleiche Dosis wiederholen.

Die Stichreaktion besteht in einer Infiltration an der Impfstelle. Die Schwellung kann verschieden groß sein, Handtellergröße erreichen und mit einer lebhaften Hautrötung einhergehen. Nicht selten sieht man auch Lymphangitis und Schwellung der regionären Lymphdrüsen. Diese Erscheinungen klingen in der Regel nach wenigen Tagen ab, zu gefährlichen Zuständen führen sie nie. Die Intensität der Stichreaktion ist sehr verschieden. Geringe Grade sieht man auch beim Gesunden. Ja man kann sogar, wie zuerst Hamburger gezeigt hat, die Stichreaktion als das empfindlichste Reagens auf tuberkulöse Infektion betrachten. Hamburger benützt es unter dem Namen der Depotreaktion, indem er 0,1 ccm einer 1%igen Tuberkulinlösung in den Fällen injiziert, in denen die Kutanreaktion negativ ausfällt. Beim Erwachsenen hat sie keinerlei diagnostische Bedeutung, dagegen hat sie eine gewisse Wichtigkeit für die Tuberkulinbehandlung.

Bei Kindern wendet man das Tuberkulin bei subkutaner Injektion etwa in der halben Dosis an, die beim Erwachsenen gebraucht wird. Sie wird aber nur im späteren Kindesalter notwendig, da in den ersten fünf Lebensjahren in der Regel der Ausfall der Kutanreaktion genügt, in den meisten Fällen auch noch bis zum zehnten Lebensjahre.

Schädigungen durch die diagnostische Tuberkulininjektion sind schon behauptet worden, neuerdings haben auch L. Rabinowitsch und Bacmeister nach Tuberkulininjektionen lebende Bazillen im Blut nachgewiesen, es existiert aber noch kein einwandfreier Fall, bei dem infolge einer Tuberkulininjektion die Erkrankung raschere Fortschritte gemacht hätte. Die Schädigungen, die man in der ersten Tuberkulinära beobachtet hat, kommen bei den jetzt üblichen Dosen nicht mehr vor.

Indikationen für die Tuberkulindiagnostik sind: 1. Klinisch zweifelhafte Fälle, bei denen die Frühdiagnose ermöglicht werden soll. 2. Fälle, in denen die Diagnose auf den ersten Blick sicher scheint, aber andere Erkrankungen, wie Syphilis, Echinokokken, Pneumonokoniosis, Bronchiektasien nicht ausgeschlossen sind.

Kontraindikationen gegen die diagnostische Injektion sind in erster Linie die Fälle, bei denen Tuberkelbazillen nachgewiesen sind. Hier ist sie absolut unnötig. Ferner ist das Fieber eine Kontraindikation. Einzelne Autoren wollen das Indikationsgebiet auf die Fälle beschränken, bei denen die Achselhöhlentemperatur 37,0° nicht überschreitet. Man kann aber ganz gut die Grenze bei 37,5° ansetzen, sogar noch etwas höher, wenn die Temperatur regelmäßig ist. Die Kontraindikation ist darin begründet, daß bei erhöhter Körpertemperatur Schwankungen vorkommen, die eine richtige Bewertung einer Steigerung nach der Injektion unmöglich machen. Ferner soll man nicht bald nach einer Lungenblutung eine Injektion vornehmen. Voraussetzung ist natürlich, daß eine Hämoptoe wirklich stattgefunden hat und nicht simuliert wurde. Bei organischen Herzleiden, Arteriosklerose, Diabetes, Nierenkrankheiten und andersartigen Organerkrankungen schwerer Natur soll eine Injektion selbstverständlich unterbleiben, ebenso bei Verdacht auf Miliartuberkulose oder Darmtuberkulose mit Gefahr der Perforation. Dagegen bildet Schwangerschaft und Wochenbett keine Kontraindikation, sondern hier ist sie im Gegenteil bei Verdacht auf Tuberkulose erst recht angezeigt, damit bald die Therapie eingeleitet werden kann.

Die Tuberkulinreaktion ist die einzige zuverlässige Methode der spezifischen Diagnostik. Die Serumreaktionen lassen vollständig im Stich.

Die Agglutination ist namentlich von französischen Autoren (Arloing und Courmont) empfohlen worden. Sie fällt aber bisweilen bei Gesunden positiv aus und kann bei Tuberkulösen ausbleiben (Literatur s. bei Löwenstein und bei Cornet).

Entscheidend für die Diagnose ist der Nachweis der Bazillen im Auswurf. Deshalb ist er in allen Fällen zu erstreben. Gibt die Untersuchung beim ersten Male ein negatives Resultat, so muß sie wiederholt werden, oft mehrmals. Man gebe sich nicht mit der Angabe des Patienten zufrieden, er werfe nicht aus. Oft gelingt es ihn schließlich doch dazu zu bringen, daß er am Morgen etwas expektoriert. Bei Kindern gelingt es oft, Sputum zu gewinnen, indem man im Momente eines Hustenstoßes mit einem Läppchen in den Mund eingeht und den Rachen auswischt. Wird wirklich kein Sputum entleert, so kann es in seltenen Fällen durch Jodkalidarreichung provoziert werden. Ein empfehlenswertes Mittel, die Bazillen trotz mangelndem Auswurf nachzuweisen, besteht darin, daß man die Patienten, am liebsten früh morgens, nach Reinigung des Mundes gegen einen Objektträger husten läßt und diesen wie ein Sputumpräparat färbt.

Die Untersuchung wird am besten folgendermaßen ausgeführt: Der Auswurf, der ohne Wasserzusatz aufgefangen werden muß, wird in dünner Schicht ausgebreitet. Sind grauweiße, aus Kaverneninhalt stammende „Linsen" oder Käsebröckel darin vorhanden, so werden diese zur Färbung verwandt. Fehlen solche, wie bei der Phthisis incipiens fast immer, so sucht man möglichst rein eitrige Partien aus verschiedenen Teilen des Sputums und bringt sie auf einen Objektträger. Mit einem zweiten Objektträger wird das Material zerrieben und fein verteilt. Nachdem das Präparat lufttrocken geworden ist, wird es in der Flamme fixiert und mit der Ziehl-Neelsenschen Lösung gefärbt, die durch Hinzufügen von 10 ccm einer konzentrierten alkoholischen Säurefuchsinlösung zu 100 ccm einer 5%igen Karbollösung hergestellt wird. Die Lösung wird auf den Objektträger gegossen, das Präparat über der Flamme erwärmt, bis Dämpfe aufsteigen, und dann in Salpetersäure oder Salzsäure (1:3) entfärbt. Wenn die rote Farbe verschwunden ist, wird das Präparat mit 70%igem Alkohol abgespült, bis keine Farbwolken mehr abgehen, und dann in einer dünnen wäßrigen Methylenblaulösung kurz nachgefärbt. Man kann auch statt die Säure und den Alkohol getrennt wirken zu lassen, zur Entfärbung 3%igen Salzsäurealkohol nehmen.

Wenn man in dieser Weise verfährt, so wird man höchst selten säurefeste Stäbchen bei Nichttuberkulösen finden. Möglich ist das aber schon. Es kommt vor, daß Gesunde Tuberkelbazillen im Munde beherbergen, daß sie im Laboratorium in das Präparat kommen oder daß andere säurefeste Bazillen gefunden werden. Wie die Untersuchungen über die Bazillen im Blute gezeigt haben, sind Täuschungen durch solche Stäbchen möglich. Aber ein Teil wird durch den Alkohol noch entfärbt, und die übrigen sind so selten (auch bei Blutuntersuchungen erst nach langem Suchen zu finden), daß sie praktisch nicht in Betracht kommen. Man muß aber immer an die Möglichkeit einer Täuschung denken und darf deshalb nie auf Grund eines einzigen Bazillus die Diagnose stellen. Wenn nur ganz vereinzelte Bazillen gefunden werden, so ist es besser, die Untersuchung zu wiederholen.

Wegen der Möglichkeit von Verwechslungen mit anderen Bazillen sind weitere Vereinfachungen der Färbetechnik nicht zu empfehlen, wie die Vereinigung von Säure und Farbe in einer Lösung und das Weglassen des Alkohols. Die geringe Zeitersparnis ist das Gefühl der Unsicherheit nicht wert.

Um in einem Sputum, das wenig Bazillen enthält, diese nachzuweisen, sind mehrere Verfahren angegeben worden. Das frühere übliche, von Biedert angegebene und von Mühlhäuser und Czaplewski modifizierte besteht in folgendem:

Das Sputum wird mit der 2—4fachen Menge 0,2%igen Natriumhydratlösung versetzt und eine Minute lang gut verrührt oder geschüttelt. Wenn es dadurch nicht homogen wird, setzt man mehr Natronlauge zu. Dann wird es in einem Porzellanschälchen zum Sieden erhitzt und nach dem Erkalten im Spitzglas sedimentiert oder in der Zentrifuge nach Zusatz der doppelten Menge 90%igen Alkohols ausgeschleudert.

Ellermann und Erlandsen empfehlen, das Sputum mit dem halben Volum 0,6%iger Sodalösung zu versetzen und 24 Stunden bei 37° der Selbstverdauung zu überlassen. Dann wird der obere Teil der Flüssigkeit abgegossen und der Rest in einem graduierten Zentrifugenglas ausgeschleudert. Der Bodensatz wird mit der 4fachen Menge $^1/_4\%$iger Natriumhydratlösung verrührt, aufgekocht und nochmals zentrifugiert.

Neuerdings wird das von Uhlenhuth und Xylander eingeführte Antiformin, eine Kombination von Natriumhypochlorit und Natriumhydrat vielfach verwandt, am besten in der von Löffler angegebenen Kombination mit Chloroformausschüttelung.

Das Sputum wird abgemessen in ein Kölbchen aus Jenaerglas gebracht, mit der gleichen Menge 50%igen Antiformins (nach manchen Autoren besser 8%igen) versetzt und aufgekocht. Zu 10 ccm der Lösung fügt man 1,5 ccm einer Mischung von 10 Teilen Chloroform auf 90 Alkohol. Dann wird die Mischung geschüttelt, am besten in einer Flasche mit Patentverschluß, und 15 Minuten zentrifugiert. Dann bildet sich eine obere wäßrige und eine untere Chloroformschicht und dazwischen eine Scheibe von festen Bestandteilen. Die Flüssigkeit wird abgegossen und die Scheibe auf einen Objektträger gebracht. Der Flüssigkeitsrest wird mit Filtrierpapier entfernt und der Rest unter Zusatz eines Tropfens von Hühnereiweiß (mit 0,55% Karbolzusatz konserviert) verrieben.

Alle diese Verfahren haben den Nachteil, daß man die Flüssigkeit bzw. das Material wegen des Alkalizusatzes nur schwer zum Festkleben bringt, ferner daß sie umständlich sind, und endlich kommt noch hinzu, daß im Antiformin nach längerem Stehen Kristalle sich ausscheiden können, die nach Ziehl färbbar und von Tuberkelbazillen nicht zu unterscheiden sind. Im ganzen sind alle diese Verfahren entbehrlich, wenn man bei der Auswahl der zu untersuchenden Sputumpartikel exakt vorgeht und überhaupt auf die Sputumuntersuchung genügende Vorsicht verwendet.

In zweifelhaften Fällen ist der Tierversuch heranzuziehen (vgl. S. 482).

Findet man keine Tuberkelbazillen, so kann man versuchen, elastische Fasern nachzuweisen. Doch wird es kaum gelingen, solche zu finden, wenn die Tuberkelbazillen fehlen. Namentlich bei beginnender Tuberkulose wird das kaum je der Fall sein.

Um elastische Fasern nachzuweisen, wird der Auswurf mit gleichen Teilen Kalilauge oder Natronlauge in einer Porzellanschale gekocht, im Spitzglas sedimentiert oder zentrifugiert und das Präparat bei schwacher Vergrößerung mit enger Blende untersucht. Bei fortgeschrittener Phthise findet man manchmal sehr schöne elastische Fasernetze, wenn man kleine Partikelchen, die auf Parenchymfetzen verdächtig sind, auf dem Objektträger mit Kalilauge erhitzt.

Weiterer Verlauf der Phthisis incipiens. Die Erscheinungen können viele Monate lang die gleichen bleiben. Der objektive Befund an der Lunge verändert sich wenig oder gar nicht, in vielen Fällen hört man regelmäßig das gleiche, in anderen Fällen dagegen wechselt der Befund von Tag zu Tag, ohne Fortschritte zu machen. Das Allgemeinbefinden ist oft nur wenig beeinträchtigt, oft schwerer, so daß sich der Patient selbst arbeitsunfähig fühlt, die Temperatur ist meist nur wenig erhöht, der Puls kann normal oder beschleunigt sein.

Das Körpergewicht ist zu dieser Zeit bei geeigneter Behandlung konstant oder nimmt sogar zu. Nur wenn eine richtige Therapie unmöglich ist, wenn der Fall von Anfang an bösartig ist, oder wenn psychische Einflüsse besonders ungünstig wirken, nimmt das Gewicht ab. Bei der Einhaltung von Körperruhe und richtiger Ernährung ist aber in der ersten Zeit nach dem Beginn der Behandlung die Zunahme die Regel.

Mit der Zeit zeigt sich dann aber die Neigung zur Besserung oder zur Verschlimmerung. In einzelnen Fällen verändert sich der Zustand sogar ziemlich bald, dann aber meistens im Sinne einer Verschlimmerung.

Eine Wendung zum Bessern kann sogar auftreten, wenn der Patient seiner gewöhnlichen Beschäftigung nachgeht. In der Regel zeigt sie sich aber erst, wenn der Patient sich ruhig verhält, am besten in einem Sanatorium, und auch dann dauert es meistens Wochen oder Monate. Das erste Zeichen der Besserung ist meistens das Sinken der Körpertemperatur. Febrile Temperaturen werden subfebril, subfebrile normal, oder die Erhebungen werden immer seltener. Der Husten verliert sich ziemlich rasch, der Auswurf langsamer. Am längsten dauert es, bis sich die physikalischen Symptome zurückbilden. Das Rasseln wird allmählich spärlicher und verschwindet schließlich ganz. Das Atemgeräusch kann wieder normal werden oder dauernd verändert bleiben, die Dämpfung geht mehr oder weniger stark zurück. Oft kann man beobachten, wie sich mit der Zeit eine Retraktion der Lungenspitze ausbildet.

So kann im Laufe einiger Monate eine vollständige **Heilung** eintreten. Bei einer Anzahl von Menschen bleibt die Heilung dauernd, namentlich bei denen, die sich weiterhin schonen können und wollen. Leider sehen wir recht häufig, daß die **Krankheit wiederkehrt**, sobald der Patient wieder in seiner alten Umgebung ist und zu arbeiten beginnt. Wenige Monate nach der Beendigung der Kur fängt er wieder an zu husten, verliert seinen Appetit und bekommt Fieber und Nachtschweiße. Eine geeignete Behandlung kann auch den zweiten, den dritten Anfall wieder zur Heilung bringen, aber viel weniger sicher als das erste Mal.

Eine Anzahl von Fällen zeigt aber **von vorneherein die Tendenz zum Fortschreiten**. In den seltensten Fällen bleibt freilich die Temperatur hoch und der Ernährungszustand schlecht, sondern in der Regel geht die Temperatur in der Ruhe herunter, infolge reichlicher Ernährung nimmt der Kranke an Gewicht zu, aber trotzdem bleibt der Auswurf bestehen, Tuberkelbazillen können auftreten, wenn sie vorher nicht schon vorhanden waren, die Lungenerscheinungen dehnen sich aus und werden intensiver. Man hört an Stellen, die vorher gesund erschienen, eine Veränderung des Atemgeräusches, feinblasige Rasselgeräusche oder Knisterrasseln, an den früher befallenen Stellen werden die Rasselgeräusche grobblasiger, das Atemgeräusch nähert sich mehr dem bronchialen. So dehnt sich der Prozeß über den Oberlappen aus, ergreift die andere Lunge, dann auch die Unterlappen, und aus der Phthisis incipiens ist die Phthisis confirmata geworden.

Recht oft vollzieht sich die Verschlimmerung schubweise, indem die Temperatur in die Höhe geht, das Allgemeinbefinden sich verschlechtert, Husten und Auswurf schlimmer werden. Nicht immer läßt sich dabei auf der Lunge ein neuer Krankheitsherd nachweisen. Oft hört man auch während dieser Verschlimmerung nur Reibegeräusche, die man freilich oft auch ohne Verschlimmerung des Krankheitszustandes vorübergehend nachweisen kann. Ein solcher Krankheitsschub kann wieder fast vollständig zurückgehen, er kann aber auch in eine gleichmäßige dauernde Progression übergehen.

β) Phthisis confirmata.

Die Grenzen der Phthisis confirmata gegenüber der Phthisis incipiens sind nicht scharf, weder in anatomischer, noch in diagnostischer oder prognostischer Hinsicht. Aufrecht nimmt den Übergang dann an, wenn die Dämpfung nicht mehr auf die Fossa supraclavicularis beschränkt ist, sondern auf die Fossa supraspinata oder über das Schlüsselbein übergreift. Im ganzen kann man von Phthisis confirmata sprechen, wenn die Erkrankung über das Gebiet der Lungenspitze übergegriffen hat.

Symptomatologie. Die ersten Zeichen der Phthisis confirmata sind das Auftreten stärkerer Dämpfungen und gröberer Rasselgeräusche. Die Schalländerung zeigt eine Infiltration an, die groben klingenden Rasselgeräusche den beginnenden Zerfall. Freilich sind klingende Rasselgeräusche an sich kein Zeichen für Zerfall von Lungengewebe, aber bei der Lungentuberkulose kann man wohl meistens darauf schließen. Dennoch hat aber die Abtrennung der Kavernensymptome und die Beschränkung des Ausdrucks Kaverne auf die größeren Hohlräume ihre Berechtigung. Denn erst die großen Hohlräume gestalten die Erkrankung wirklich ernst.

Wenn die Phthisis confirmata weiter schreitet, so gehen die physikalischen Erscheinungen allmählich weiter nach **abwärts** und auf die **andere Lunge** über, bald mehr kontinuierlich, bald mehr sprungweise, indem sich an einer entfernteren Stelle ein **neuer Herd** nachweisen läßt. Die ersten Erscheinungen eines solchen bestehen oft in feinblasigem Rasseln oder Knisterrasseln, oft in einer Veränderung des Atemgeräusches. Eine deutliche Dämpfung pflegt erst später aufzutreten. Allmählich werden die Krankheitsherde reichlicher und ausgedehnter, ein Lappen nach dem andern wird ergriffen, und die Zerfallserscheinungen werden immer deutlicher. Die Tuberkelbazillen im Auswurf können reichlicher werden, sie können aber auch zurückgehen. Elastische Fasern lassen sich jetzt meistens nachweisen.

Das **Verhalten der Temperatur** ist verschieden. Es gibt chronische Fälle, in denen jede Temperatursteigerung überhaupt fehlt, fast immer aber ist die Körperwärme vermehrt, und die verschiedenen Typen von Fieber können vorkommen. Besonders häufig ist bei den progredienten Fällen die Febris hectica. Auch die Nachtschweiße sind zu dieser Zeit häufig, sie können aber zeitweise auftreten, zeitweise fehlen. In der Regel geht das Verhalten der Temperatur parallel mit den örtlichen Erscheinungen, doch kommen auch Differenzen vor, ja es ist nicht selten, daß die nachweisbaren Lungenveränderungen sich umgekehrt verhalten, als nach der Temperaturkurve zu erwarten wäre.

Das **Körpergewicht** nimmt während der Dauer dieses Stadiums allmählich ab. Oft tritt rasch eine starke Gewichtsverminderung ein, und die Patienten können dann wieder lange Zeit das gleiche Gewicht beibehalten. Zeitweise nimmt das Gewicht wieder zu, namentlich bei geeigneter Ernährung. (Es ist eine bekannte Tatsache, daß die große Mehrzahl der Phthisiker nach dem Spitaleintritt einige Wochen lang eine Körpergewichtszunahme zeigt, daß dann aber das Gewicht konstant zu bleiben pflegt.) Die Abmagerung läßt die **Thoraxform** immer mehr hervortreten und die durch Schrumpfung bedingten Veränderungen immer deutlicher werden. Die Supra- und Infraklavikulargruben sinken ein, dadurch treten die Schlüsselbeine mehr vor, und die Schultern, die vielleicht infolge des schon vorher bestehenden Habitus phthisicus stark nach abwärts und nach vorne hingen, rücken jetzt noch weiter in dieser Richtung. Auch der Rücken nimmt häufig eine stärkere Krümmung an. Auch die **Perkussion** ergibt Höherrücken der Lungengrenze, Verschiebung des Herzens, Verschmälerung der Spitze, wenn diese nicht vorher schon bestanden hatte.

Häufig tritt **Hämoptoe** auf. Im ganzen hat sie eine viel schlimmere Bedeutung als im Anfangsstadium. Sie kann, freilich selten, durch Erstickung zum Tode führen, noch seltener durch Verblutung. Viel häufiger ist aber, daß sich an die Blutung eine Verschlimmerung der Lungenerkrankung und eine Verbreitung der pathologischen Prozesse anschließt. Doch gibt es auch Phthisen, bei denen die Blutung sich immer und immer wiederholt, ohne daß der Verlauf des Leidens dadurch beeinflußt worden wäre (hämoptoische Phthise), und es gibt Menschen, die 20 und mehr solcher Blutungen durchgemacht haben und trotzdem seit Jahren dauernd gesund sind.

Verlauf. Der weitere Verlauf gestaltet sich sehr verschieden. Bisweilen schreitet das Leiden mit geringen Remissionen unaufhaltsam vorwärts, und nach einem Jahr oder sogar noch früher muß man schon von Phthisis consummata sprechen. Viel häufiger ist dagegen, daß, wenigstens vorübergehend, weitgehende Besserungen eintreten, die Temperatur sinkt und normal wird oder wenigstens nur geringe subfebrile Erhebungen zeigt, daß die Ernährung sich hebt, der Husten geringer wird und der Patient sich so wohl fühlt, daß er sich überhaupt jeder Behandlung entzieht. Diese Remissionen können monatelang anhalten, ja sogar jahrelang, ohne daß der Prozeß ausheilt, und eine spätere Untersuchung kann ergeben, daß trotz der scheinbaren Besserung die Lungen in größerer Ausdehnung und Intensität ergriffen sind als früher. Nach einiger Zeit kann wieder eine Verschlimmerung auftreten, der wieder eine ähnliche Besserung folgt, und in wechselndem Verlauf kann sich die Krankheit jahrelang hinziehen. Oft wird eine Verschlimmerung durch Überanstrengung verursacht, oft schließt sie sich an eine Erkältungsbronchitis an, die mit Schnupfen begonnen hat. Wir haben uns das so zu erklären, daß die Entzündung bis zu den tuberkulös erkrankten Bronchien hintersteigt und hier den spezifischen Prozeß anfacht. Allmählich werden die Exazerbationen immer stärker, die Dauer der Remissionen wird immer kürzer, und nach einer Anzahl von Jahren tritt die Krankheit in ihr Schlußstadium ein.

Aber die Krankheit kann auch jederzeit **Halt machen** und zurückgehen. Die Besserung tritt um so leichter ein, je früher eine geeignete Behandlung eingeleitet und je länger sie durchgeführt wird. Freilich ist manchmal die Heilung nur eine scheinbare, die Krankheit geht latent weiter, und trotz vollständiger, Monate und selbst Jahre dauernder Arbeitsfähigkeit findet man bei späteren Untersuchungen die Krankheit weiter fortgeschritten. Aber es kommen doch auch vollständige Heilungen vor, selbst in Fällen des Turbanschen dritten Stadiums (s. S. 546), und wieder in anderen Fällen kann die Erkrankung so stationär bleiben, oder so langsam weiter verlaufen, daß der Befallene, entweder bei voller Leistungsfähigkeit oder bei Unterbrechung der Berufstätigkeit durch einzelne Kuren, in seiner Lebensdauer kaum verkürzt erscheint.

Diagnose. Im Unterschied zur Phthisis incipiens ist bei der Phthisis confirmata die Diagnose meist nicht schwierig, wie schon der Name dieses Stadiums ausdrückt. Es gibt aber doch Fälle, in denen Verwechslungen möglich sind und um so leichter passieren, weil man oft gar nicht an die Möglichkeit denkt.

Gar nicht so selten ist eine Verwechslung mit **chronischer Bronchitis**, namentlich bei älteren Leuten und bei stärkerer Ausbildung von Bronchiektasien und Emphysem. Auch bei Kombinationen beider Zustände kann der eine leicht übersehen werden. Deshalb muß man bei chronischer Bronchitis immer an die Möglichkeit einer Tuberkulose denken und in zweifelhaften Fällen auf Tuberkelbazillen fahnden. Umgekehrt muß man, wenn man eine Phthise diagnostiziert hat, die eine etwas abnorme Lokalisation zeigt, sich immer die Frage vorlegen, ob die Diagnose sicher ist. Hat man die Tuberkelbazillen im Auswurf gefunden, so ist ja kein Zweifel möglich, fehlen sie aber, so soll man die Röntgenuntersuchung zu Hilfe nehmen.

Namentlich die **kongenitale Bronchiektasie** kann eine Phthise vortäuschen. Es gibt Fälle, die jahrelang als Phthisen behandelt werden und sich erst bei der Sektion als kongenitale Bronchiektasien erweisen. Ich habe einen Fall gesehen, bei dem auf Grund des Sputumbefundes (keine Tuberkelbazillen, aber Dittrichsche Pfröpfe) eine Tuberkulose mit Bronchiektasenbildung angenommen wurde und die Sektion eine ausgeheilte Tuberkulose im rechten und kongenitale Bronchiektasien im linken Oberlappen ergab. In jedem Fall, in dem man dauernd keine Tuberkelbazillen findet, muß man an die Möglichkeit einer solchen Verwechslung denken. Freilich wird die Diagnose oft schwierig sein, da weder die physikalische Untersuchung, noch das Röntgenverfahren Aufschluß bringen.

Schwierig ist oft die Differentialdiagnose gegenüber den **Pneumonokoniosen**. Auch diese machen häufig zuerst über den Spitzen Symptome, sie schreiten gegen die Basis weiter und können ähnliche Temperaturen wie eine chronische Tuberkulose aufweisen. Im Beginn kann oft nur die Tuberkulinreaktion eine Wahrscheinlichkeitsdiagnose gestatten, im späteren Verlauf muß das dauernde Fehlen von Bazillen, die gleichmäßige Beteiligung beider Lungen, das Auftreten von starkem Emphysem und chronischer Bronchitis im Gebiet der Unterlappen die Diagnose einer Tuberkulose erschüttern. Besonders wichtig ist das Röntgenbild (vgl. den instruktiven Fall S. 658 und die Bemerkungen S. 660). Besonders schwierig ist die Diagnose oft deshalb, weil sich bei einer Pneumonokoniose häufig eine Tuberkulose einstellt.

Die chronische Pneumonie kann auch oft differentialdiagnostische Schwierigkeiten machen. Findet man bei chronisch-pneumonischen Erscheinungen dauernd keine Tuberkelbazillen, so wird die Diagnose der chronischen, nichttuberkulösen Pneumonie wahrscheinlich. Aber auch hier kann sich, trotz des Fehlens von Bazillen, die Krankheit schließlich doch als tuberkulös erweisen.

Es gibt noch eine Reihe von Krankheiten, an die man immer denken soll, wenn man bei einer anscheinenden Tuberkulose dauernd keine Bazillen im Auswurf findet:

Lungenabszeß. Die Entwicklung ist meistens akuter, mit der Zeit tritt eine Demarkation des Abszesses ein. Das wichtigste Unterscheidungsmerkmal ist aber, daß bei der Lungentuberkulose sozusagen nie Parenchymfetzchen ausgehustet werden, ohne daß Tuberkelbazillen zu finden sind.

Lungengangrän. Übler Geruch kommt bei der Phthise nur vorübergehend und in geringem Maße vor. Findet man dauernd aashaft riechendes Sputum ohne Tuberkelbazillen, so darf man die Diagnose einer Phthise ruhig fallen lassen.

Lungensyphilis. Die Differentialdiagnose ist oft schwierig und wird bei der Seltenheit der Krankheit leicht verfehlt. Daher kommt es, daß an den Lungenkurorten am meisten Gelegenheit ist Lungensyphilis zu sehen. Charakteristisch soll der trockene Husten und das Fehlen von Rasselgeräuschen bei ausgedehnter Dämpfung sein. Man kann die Verwechslungen nur vermeiden, wenn man in jedem irgendwie verdächtigen Fall die Wassermannreaktion vornimmt. Selbstverständlich gibt es unter den Tuberkulösen genug Menschen mit latenter Lues, aber wenn bei einem Menschen mit den Erscheinungen einer Phthise, bei der die Tuberkelbazillen vollständig fehlen, die luetische Infektion nachgewiesen ist, so ist man berechtigt die Diagnose ex juvantibus zu versuchen und eine antiluetische Kur einzuleiten.

Der Lungenkrebs kann häufig zu Verwechslungen Anlaß geben. Charakteristisch ist häufig das lange Freibleiben der Spitze, der starke Husten, die Kompressionserscheinungen, der spärliche, oft typisch himbeergeleeartige Auswurf, das große Schwächegefühl und die häufige Beteiligung der Pleura. In den meisten Fällen unterstützt die Röntgenuntersuchung die Diagnose und kann sie sogar entscheiden.

Ähnliches gilt vom Sarkom der Lunge.

Echinokokkus. Gewöhnlich entscheidet das Röntgenbild die Differentialdiagnose, indem bei der Lungentuberkulose kaum je so zirkumskripte scharf begrenzte Schatten zustande kommen.

Aktinomykose. Die Differentialdiagnose kann oft sehr schwierig sein, namentlich in Ländern, in denen die Aktinomykose selten ist. Die genaue mikroskopische Untersuchung wird oft die Entscheidung bringen.

Bei allen diesen Krankheiten kann aber auch eine Kombination mit Tuberkulose vorliegen, so daß unter Umständen der positive Bazillennachweis nicht entscheidet. Deshalb werden Fehldiagnosen immer vorkommen, aber umgekehrt kann beim Fehlen von Bazillen die richtige Diagnose oft gestellt werden, wenn man an diese Krankheiten denkt.

Über Streptotrichose, Pneumonomykose und Rotz, die alle sehr selten sind, vgl. die einzelnen Kapitel.

Aus dem Gesagten geht hervor, daß der Nachweis der Bazillen im Sputum auch in scheinbar sicheren Fällen von Phthise nicht überflüssig ist. Über die Untersuchung vgl. S. 566.

γ) Die Phthisis consummata.

Die Phthisis ad summam provecta stellt das traurige Schlußstadium der Lungentuberkulose dar. Sie geht aus dem vorherigen Stadium ohne scharfen Übergang hervor, und man kann zweifelhaft sein, welche Fälle man dem einen, welche dem anderen Stadium zurechnen will. Charakteristisch ist das Auftreten und die Ausbreitung der Kavernen. Damit geht die Ausbreitung des Prozesses über den größten Teil der Lungen Hand in Hand. Die Temperaturen sind meistens noch hoch, gehen aber gegen das Ende in der Regel herunter und können oft vorübergehend subnormal sein. Auch die Nachtschweiße können noch andauernd und sehr quälend sein. Husten und Auswurf quält den Kranken. Die Patienten haben nicht mehr die nötige Kraft, um das zähe Sputum herauszubefördern; lange dauernde Anfälle von Husten bringen manchmal einen Ballen heraus, bleiben manchmal aber auch erfolglos und lassen den Patienten in großer Erschöpfung zurück. Häufig führt der Husten zum Erbrechen. Dadurch wird die Ernährung, die ohnehin schon darniederliegt, noch schlechter, die Kranken magern zum Skelett ab und bieten mit ihren hervortretenden Augen, mit der trockenen Haut und den eingefallenen graugelben Gesichtern einen traurigen Anblick dar, und ihre Hilflosigkeit, die oft eine Beschmutzung mit Sputum und sonstige Unreinlichkeit zur Folge hat, gestaltet die Pflege noch trostloser. Der einzige Lichtblick ist oft die unverwüstliche Hoffnungsfreudigkeit der Patienten, die sie ihre traurige Lage vollständig verkennen läßt.

Manchmal wundert man sich darüber, wie lange die Patienten in diesem Zustand noch leben. Trotz geringster Nahrungsaufnahme können sie sich noch monatelang halten, weil durch die allmählich eintretende und lange dauernde Inanition eine Gewöhnung an einen geringeren Energiebedarf aufgetreten ist. Dieser langsamen Entwicklung der Krankheit ist es auch zuzuschreiben, daß die Patienten nicht unter Dyspnoe leiden, selbst wenn große Teile der Lungen zerstört sind.

Alle möglichen Komplikationen stellen sich ein. Darmtuberkulose, Amyloid der verschiedensten Organe, Nephritis, hauptsächlich aber Kehlkopftuberkulose, auch tuberkulöse Geschwüre im Mund bereiten den Patienten mancherlei Beschwerden, bis sie schließlich der Tod von ihrem Leiden erlöst.

b) Die fibröse Phthise.

Trotzdem bei jeder Lungentuberkulose fibröse Veränderungen auftreten und in manchen Fällen eine ziemlich große Ausdehnung erlangen, kann man doch die Fälle, in denen die fibröse Umwandlung im Vordergrund steht, als besondere Form für sich betrachten. Solche Fälle verlaufen nämlich oft so latent, daß auch die Patienten solcher Stände, die oft den Arzt aufzusuchen pflegen, erst dann ärztliche Hilfe in Anspruch nehmen, wenn die Erkrankung sich über große Teile beider Lungen verbreitet hat. Ja es sind Fälle bekannt, in denen bei berühmten Ärzten, die an einer anderen Krankheit gestorben waren, bei der Sektion eine weit verbreitete Phthise mit starker bindegewebiger Umwandlung gefunden wurde, trotzdem sich der Befallene während des Lebens für tuberkulosefrei hielt. Es kann aber auch vorkommen, daß die Krankheit zuerst wie eine Phthisis incipiens gewöhnlicher Art beginnt, daß ihr Fortschreiten beobachtet wird, aber trotzdem der fibröse Charakter sich durch geringe Rasselgeräusche, das Fehlen von Sputum und einen fieberfreien Verlauf dokumentiert. In diesen Fällen können auch manchmal Lungenblutungen auftreten und sogar zum Tode führen. Meist nimmt jedoch die Krankheit einen vollkommen gutartigen Verlauf, höchstens daß die Patienten ständig etwas kurzatmig sind und später an Bronchiektasien und Emphysem erkranken können. Sie unterscheiden sich kaum von Individuen mit einer auf anderer Grundlage beruhenden Lungenschrumpfung (vgl. dieses Kapitel).

Die **Diagnose** kann bedeutende Schwierigkeiten machen. Doch wird sie häufig gelingen, wenn man in jedem Fall, der die Zeichen einer Lungenschrumpfung darbietet, an die Möglichkeit einer Tuberkulose denkt, die Röntgenuntersuchung zu Hilfe nimmt, ev. eine Tuberkulininjektion macht und unverdrossen nach Bazillen im Auswurf (falls solcher vorhanden) sucht.

c) Die bronchiektatische Form der Lungentuberkulose.

Es gibt Patienten mit Lungentuberkulose, deren spezifische Erkrankung vollkommen **abgeheilt** erscheint oder höchst geringe Fortschritte macht, während Husten und Auswurf immer wieder auftreten, ohne daß dabei Fieber vorhanden ist. Meistens beginnt die neue Erkrankung mit einem Schnupfen, der nach abwärts steigt. Die Patienten verhalten sich vollkommen wie Bronchiektatiker, die immer von neuem an Husten und Bronchitis erkranken. Bronchiektasenbildung ist wohl auch die Ursache des Verlaufes bei solchen Phthisen. Charakteristisch ist außer dem typischen Verlauf das Fehlen von Tuberkelbazillen oder das Zurücktreten bei Vermehrung des Sputums.

Solche Fälle müssen nicht anders behandelt werden als wie Bronchiektatiker.

Auch bei Patienten mit fortschreitender Phthise können sich bronchiektasieähnliche Symptome ausbilden. Während die Patienten sonst sich ziemlich wohl fühlen und wenig an Husten und Auswurf leiden, führt jeder Witterungswechsel, jede noch so geringe Erkältung zu einer erheblichen Vermehrung der Beschwerden. Man hört dann über den Lungen während dieser Zeiten ausgebreitete bronchitische Geräusche, die mit der Besserung der Beschwerden wieder verschwinden.

d) Die akute Lungentuberkulose.

α) Pneumonische Form der akuten Lungentuberkulose.

Diese Bezeichnung ist (mit Fränkel) für die Form der Lungentuberkulose anzuwenden, die gewöhnlich unter dem Namen der käsigen Pneumonie beschrieben wird. Die Fälle, die klinisch unter dem Bild einer akuten Pneumonie mit lobärer Ausbreitung verlaufen, brauchen nicht immer käsiger Natur zu sein, sondern können auch mehr oder weniger ausgedehnt den Befund der gelatinösen Pneumonie oder einer sich mehr der croupösen nähernden Form bieten.

Die **akutesten Fälle** beginnen wie eine croupöse Pneumonie, freilich meist nicht mit Schüttelfrost, lassen eine rasch fortschreitende Infiltration eines oder mehrerer Lappen nachweisen und können schon 10—14 Tage nach dem Beginn zum Tode führen. Das sind die von Heller und Hedinger beschriebenen Fälle von primärer alveolärer Lungentuberkulose, bei denen die Sektion bald mehr gelatinös-käsige, bald mehr desquamative und fibrinös-katarrhalische Exsudationen in lobärer oder lobulärer Anordnung ergibt, bei der aber auch Knötchen im Zwischengewebe gefunden werden können.

Eine Diagnose solcher Fälle ist intra vitam nur selten möglich. Der Beginn ohne Schüttelfrost, das unregelmäßigere Fieber, der Mangel an rostbraunem Sputum kann an die Möglichkeit eines atypischen Lungenprozesses denken lassen und die Untersuchung des Sputums kann vielleicht Tuberkelbazillen zutage fördern.

Viel häufiger sind **die etwas weniger akuten Fälle der gelatinös-käsigen Pneumonie.** Die Pneumonie kann sich bei vorher gesunden Individuen plötzlich einstellen, sie kann aber auch in jedem Stadium der Phthise zu den schon bestehenden Krankheitserscheinungen hinzutreten. Im letzteren Fall sind die Symptome bisweilen nicht so ausgeprägt, sie können aber manchmal im Anfang doch den Eindruck machen, als sei der Phthisiker an einer Pneumonie erkrankt.

Ätiologie. Früher glaubte man, daß die käsige Pneumonie immer durch Aspiration vom Kaverneninhalt (oder von käsigem Material aus einer in die Luftwege perforierten Drüse) zustande komme. Demgegenüber weist Fränkel darauf hin, daß die Krankheit häufig auch bei Individuen auftritt, die keinerlei Zeichen einer Kavernenbildung darbieten. Wie oft in solchen Fällen doch eine Kaverne bestanden hat, wie oft etwa unbemerkt eine Drüse in einen Bronchus durchgebrochen ist, entzieht sich natürlich der Beobachtung. Die Aspiration von käsigem Material erklärt die Erscheinungen immer am besten. Wenn wir freilich die Erkrankung mit der akuten croupösen Pneumonie in Parallele setzen, so muß man auch an die Möglichkeit einer andersartigen Entstehung denken. Bei der Pneumokokkenpneumonie stößt die Annahme einer reinen aerogenen Entstehung deshalb auf Schwierigkeiten, weil dann die Beschränkung auf einen Lappen und die Art des Fortschreitens schwer begreiflich erscheint. Deshalb spricht manches für die Verbreitung der Pneumokokken auf dem Lymphwege. Bei der tuberkulösen Pneumonie dürfen wir dagegen eine Verbreitung der Tuberkelbazillen auf dem Lymphwege uns kaum so rasch vorstellen, daß dadurch das fast momentane Befallen eines ganzen Lappens erklärt werden könnte. Andererseits haben wir uns wohl auch kaum vorzustellen, daß ein Weiterwandern der Tuberkelbazillen durch das frische gelatinöse Exsudat die Krankheit auf andere Partien übertragen könnte. Gerade im Exsudat findet man wenig oder keine Bazillen, sondern ihre Hauptfundstätte ist die Grenze der Verkäsung, da wo auch Gewebswucherung nachzuweisen ist. (Epitheloid-Gewebszone von Fränkel und Troje.) So nahe es darum läge, die Verbreitung der lobären, käsigen Pneumonie in gleichen Vorgängen zu suchen, wie die der croupösen Lungenentzündung, so ist doch eine Entstehung durch Aspiration auch in den Fällen anzunehmen, wo sie nicht so klar zutage liegt wie bei der Aspiration von Kaverneninhalt oder vom Durchbruch einer Drüse. Dafür spricht auch, daß sich fast immer eine pseudolobäre, d. h. eine ursprünglich lobuläre Anordnung nachweisen läßt. Bei einer Entstehung durch Aspiration ist eine solche zu fordern, weil ein gleichmäßiges Eindringen der aspirierten Massen in alle Alveolen etwas sehr Merkwürdiges wäre. Wenn aber zuerst nur eine Anzahl von Läppchen befallen sind, so kann sich die Krankheit von diesen aus ganz gut weiterverbreiten und schließlich zu einer lobären Pneumonie konfluieren.

Fränkel und Troje haben aus der Anordnung der Bazillen und ihrer Häufung an den Stellen mit interstitieller Veränderung und Granulationsbildung geschlossen, daß die exsudativen Prozesse nicht durch die Mikroorganismen selbst, sondern durch ihre Gifte verursacht seien im Gegensatz zur Tuberkelbildung. Diese Anschauung ist sehr bestechend, aber nicht exakt bewiesen. Dagegen ist Fränkel darin vollkommen beizustimmen, daß die Ursache der Krankheit nur in der tuberkulösen Infektion und nicht in der Wirkung anderer Bakterien zu suchen ist.

Symptomatologie. Wenn die Krankheit bei einem vorher gesunden Menschen auftritt, was am häufigsten zwischen dem 20. und 40. Jahr der Fall ist, so kann man oft den Eindruck haben, es entwickle sich eine croupöse Pneumonie. Freilich erfährt man recht häufig, daß schon vorher Krankheitserscheinungen vorhanden waren.

Ein Beispiel möge hier folgen: Bei einer jungen Frau, die nach einer Geburt an Nachtschweißen und Müdigkeit litt, ließ sich über den Lungenspitzen keine sichere Affektion nachweisen. Ich ordnete regelmäßige Temperaturmessung an, aber noch bevor das ausgeführt wurde, stellte sich plötzlich Husten, Auswurf und Fieber ein, über dem rechten Unterlappen hörte man zuerst bronchitische Geräusche, aber nach wenigen Tagen entwickelte sich das Bild der käsigen Pneumonie.

Schüttelfrost ist selten. Meistens steigt das Fieber erst im Laufe einiger Tage in die Höhe. Auch eine Lungenblutung kann die Krankheit einleiten.

In den ersten Tagen hört man über den erkrankten Lungenpartien meist nur bronchitische Geräusche, nach wenigen Tagen aber bildet sich eine Dämpfung mit Bronchialatmen und Knisterrasseln, häufig auch etwas gröberem Rasseln aus. Das Fieber kann hoch sein und den Charakter einer Continua zeigen, es kann aber auch Remissionen und einen unregelmäßigen Verlauf aufweisen. Manchmal macht der Patient einen typhösen Eindruck, und nur die genaue Untersuchung der Lungen läßt eine andere Diagnose stellen. Da man in der

Regel den Patienten erst bei ausgebildeter Dämpfung zur Beobachtung bekommt, wird man meistens die Diagnose auf eine croupöse Pneumonie stellen. Das einzige, was nicht zu dieser Krankheit stimmt, ist das Fehlen von Dyspnoe und Cyanose. Der Patient sieht im Gegenteil blaß aus.

Das Sputum kann genau wie das einer croupösen Pneumonie aussehen, rostbraun, glasig, zähe. Bisweilen ist es aber, worauf schon Traube hingewiesen hat, eigentümlich grünlich oder olivenfarbig. Die Untersuchung auf Tuberkelbazillen kann bisweilen schon früh ein positives Resultat geben oder der Tierversuch kann positiv ausfallen. Häufiger aber werden am Anfang keine Bazillen gefunden, und erst im Laufe der Erkrankung gelingt es, sie bald reichlich, bald nur ganz vereinzelt aufzufinden. Andere Mikroorganismen können fehlen oder in geringerer oder reichlicher Menge vorhanden sein. Besonders die Pneumokokken können das eine Mal durch reichliches Vorkommen die Diagnose auf eine falsche Fährte leiten, das andere Mal durch ihr Fehlen den Verdacht auf eine tuberkulöse Affektion erwecken. Fibringerinnsel sind viel seltener als bei der croupösen Pneumonie, können aber vorkommen (Gerhardt).

Ein fast regelmäßiger Befund ist die Diazoreaktion im Harn. Für die Differentialdiagnose gegenüber der fibrinösen Pneumonie kann ihr frühzeitiges intensives Auftreten von Wichtigkeit sein. Albuminurie ist selten, ebenso Milzschwellung. Der Puls zeigt selten die chrakteristische Veränderung der Spannung, wie bei der croupösen Lungenentzündung, häufig wird er bald auffallend klein und weich.

Verlauf. Einige Tage lang geht die Krankheit unter dem Bilde der fibrinösen Pneumonie weiter, aber die erwartete Krise bleibt aus, die Infiltration besteht weiter, die Rasselgeräusche können gleich bleiben oder gröber, klingender und reichlicher werden. Mit der Zeit können auch auffallend grobblasige und stark klingende Rasselgeräusche eine Kavernenbildung vermuten lassen, bei genügend langer Dauer entstehen dann richtige Kavernensymptome. Die Kräfte nehmen allmählich ab, der Appetit wird schlecht, die Temperatur ist unregelmäßig, kann auch sinken und in subfebriler Höhe weiterverlaufen. Das Sputum verliert gewöhnlich sehr rasch seine pneumonische Beschaffenheit und wird schleimig-eitrig, schließlich sogar münzenförmig. Zu erwähnen ist noch, daß in einzelnen Lungenpartien die Verdichtungen vollständig zurückgehen können, indem eine gelatinöse Infiltration sich vollkommen resorbieren kann.

Der **Ausgang** der Erkrankung ist entweder der Tod oder der Übergang in Kavernenbildung. Der Tod kann schon erfolgen, bevor die Erweichung der käsigen Massen eingetreten ist, meistens aber erfolgt er nach etwa sechs Wochen, während die Kavernenbildung eben beginnt. Bei nicht zu ausgedehnter Erkrankung oder bei weniger schwerer Infektion wird die Krankheit überstanden, die käsigen Massen erweichen und werden ausgestoßen und es bleiben mehr oder weniger ausgedehnte Kavernen zurück. Der Appetit hebt sich, der Ernährungszustand wird besser, das Fieber kann herunter gehen und fast verschwinden, so daß nach einigen Monaten schon wieder eine ganz ansehnliche Leistungsfähigkeit sich herstellt. In der Regel aber findet keine definitive Ausheilung statt, sondern die Erkrankung verläuft unter dem Bilde der chronisch-kavernösen Phthise weiter, und führt nach einer Anzahl von Jahren schließlich doch zum Tode. Ganz selten ist Heilung (ein Fall von Gerhardt).

Diagnose. In den meisten Fällen wird man zuerst die Diagnose auf croupöse Pneumonie stellen. Aber jede atypisch beginnende Lungenentzündung soll, besonders wenn sie bei einem schon vorher tuberkulösen oder tuberkuloseverdächtigen Individuum auftritt, an die Möglichkeit einer spezifischen Pneumonie erinnern. Ein unregelmäßiger Fieberverlauf, geringe Dyspnoe, blasses Aussehen, geringe Leukocytenwerte im Blut, starke Diazoreaktion sind weitere Verdachtsmomente, ebenso das Fehlen von Pneumokokken im Sputum. Dagegen schließt ihre Anwesenheit die Diagnose einer käsigen Entzündung nie aus. Von größter Wichtigkeit ist ein grünlicher, glasiger Auswurf. Die Röntgenuntersuchung ergibt bisweilen einen mehr wolkigen Schatten als bei der Pneumokokkenerkrankung, doch sind die Differenzen zu unsicher, um die Diagnose zu stellen. Das Wichtigste und Entscheidende ist immer der Nachweis der Bazillen im Sputum, der aber oft erst nach langem Suchen und mit vieler Mühe gelingt.

β) **Die multiple, herdförmige, akute Tuberkulose.**

Neben der käsigen Pneumonie tritt die galoppierende Schwindsucht auch in der Form desseminierter Herde auf. Die Herde können von Anfang an über beide Lungen diffus zerstreut sein, oder die Erkrankung kann sich wie bei der chronischen Tuberkulose von den Lungenspitzen über den übrigen Teil der Lungen ausbreiten, nur sehr viel rascher. Diese Verlaufsform kommt bei vorher scheinbar vollkommen gesunden Individuen zur Beobachtung, sie kann sich an eine scheinbar gutartige Spitzenaffektion oder an eine schon etwas weiter fortgeschrittene chronische Erkrankung anschließen.

Ätiologie. Die Ursache für einen so akuten Verlauf kann dadurch bedingt sein, daß käsiges Material aus einer durchgebrochenen Kaverne oder aus einer perforierten Lymphdrüse aspiriert und an zahlreiche Stellen verschleppt wird, oder die Aussaat kann durch eine Lungenblutung erfolgen, oder die Infektion von außen ist besonders schwer und trifft einen wenig widerstandsfähigen Organismus. Das ist der Fall bei der Kindertuberkulose, die oft unter diesem Bilde verläuft. Die Ursache der raschen Verbreitung der Tuberkulose ist hier der Mangel einer durch eine frühere Erkrankung erworbenen Immunität. Auch in Fällen von multipler herdförmiger akuter Tuberkulose bei Erwachsenen findet man bisweilen bei der Sektion keine Spur einer alten Tuberkulose im Körper, so daß man geneigt ist, hier wie im Kindesalter anzunehmen, daß eine schwere Erstinfektion vorliegt und dadurch bei dem nicht immunen Organismus eine rasche Progression hervorgerufen wurde. In den meisten Fällen erfolgt beim Erwachsenen freilich der Ausbruch der Krankheit im Anschluß an eine schon bestehende Infektion, und die Ursache des rapiden Verlaufs ist in einer Herabsetzung der Immunität bzw. einer Steigerung der Disposition zu suchen. Besonders häufig sehen wir das im Wochenbett, namentlich bei stillenden Frauen, auch oft nach Influenza. Ferner ist der akute Verlauf (besonders die ulzeröse Form) charakteristisch für Diabetes, endlich sehen wir ihn nicht selten bei Potatoren.

Pathologisch-anatomisch können diese Fälle ein verschiedenes Bild bieten. Manchmal findet man über beiden Lungen zerstreut peribronchitische kleine Herdchen, manchmal größere Knoten, manchmal käsige Bronchopneumonien von mehr oder weniger großer Ausdehnung, manchmal große Kavernen.

Symptomatologie und Verlauf. Die Krankheit kann akut mit hohem Fieber beginnen, während die Lokalsymptome zunächst ganz zurücktreten und in geringem Hüsteln bestehen können. Oft besteht lange Zeit ein Katarrh ohne Fieber, bis plötzlich eine Verschlimmerung eintritt, die sich zuerst durch Husten und Auswurf oder durch hohes Fieber manifestieren kann. Nicht selten beginnt die Krankheit mit einer Hämoptoe.

Der weitere Verlauf ist immer durch Fieber ausgezeichnet, das sich dauernd zwischen 39 und 40° und darüber, bisweilen auch in der Nähe von 38° bewegen kann. Die Temperatur kann ziemlich konstant sein, sie kann hektisch verlaufen oder ganz unregelmäßige Schübe und Remissionen zeigen. Nachtschweiße sind in der Regel vorhanden und oft sehr quälend. Das Allgemeinbefinden verschlechtert sich rapid, die Patienten nehmen an Gewicht ab, haben keinen Appetit und fühlen sich sehr schwach. Der Puls wird bald klein und frequent.

Die **physikalischen Symptome** sind sehr verschieden, je nach der Art des zugrunde liegenden anatomischen Prozesses. Charakteristisch ist, daß es oft lange dauern kann, bis man überhaupt sichere Zeichen einer Lungenaffektion findet. Die zerstreuten Herde machen, so lange sie klein und noch nicht zerfallen sind, nur geringe Symptome, der Schall ist nur wenig abgeschwächt, das Atemgeräusch an einzelnen Stellen verändert, aber oft nicht einmal bronchial. Erst allmählich werden die Dämpfungen deutlicher, Rasselgeräusche treten auf und das Atemgeräusch verändert sich stärker. Vorübergehend kann Reiben zu hören sein. Bei den Formen mit diffus zerstreuten, kleinen Herden kann mehr oder weniger ausgebreitetes Knisterrasseln oder etwas gröberes Rasseln mit ganz geringen Schalldifferenzen die einzige Veränderung sein, die man während des ganzen Verlaufes bis zum Tode nachweisen kann. Wieder in anderen Fällen breiten sich Dämpfung, Veränderung des Atemgeräusches und Rasselgeräusche von der Spitze aus sehr rasch nach abwärts aus und nach kurzer Zeit entstehen ausgesprochene Kavernensymptome.

Der Husten kann verschiedene Intensität haben. Manchmal werden die Patienten durch trockenen, krampfhaften Husten, manchmal durch schwere Anfälle schrecklich geplagt, manchmal ist der Husten nur gering. Im ganzen ist er stärker als bei den chronischen Formen. Der Auswurf ist bei der kavernösen Form reichlich, eitrig und enthält oft große Lungenfetzen. In den anderen Formen ist er dagegen auffallend gering, kann oft ganz fehlen oder nur zeitweise auftreten. Die Tuberkelbazillen sind bei den kavernösen und den mit starker Verkäsung einhergehenden Formen reichlich im Auswurf zu finden, bei den anderen sehr spärlich, und es kann oft viele Wochen dauern, bis man sie nachweisen kann. Meistens besteht im Unterschied zu den chronischen Erkrankungen Dyspnoe, die oft sehr lebhaft sein kann, so daß die Zahl der Atemzüge auf 50 und 60 in der Minute steigt.

Von Komplikationen sind Darmtuberkulose, Meningitis und Miliartuberkulose zu nennen, auch Hämoptoe ist nicht selten und kann den Tod herbeiführen.

Erfolgt der **Tod** nicht an einer Komplikation, so kann er manchmal schon nach wenigen Wochen, manchmal nach zwei bis vier Monaten infolge von allgemeiner Entkräftung eintreten. In den letzten Zeiten sinkt infolge der allgemeinen Schwäche die Temperatur wieder etwas ab. Es gibt aber auch Fälle, in denen der Prozeß plötzlich oder allmählich zum Stillstand kommt und die Krankheit in eine chronische, relativ gutartige Erkrankung übergeht und der Patient noch Monate und Jahre leben kann.

Fränkel teilt die Krankheit in drei Formen ein: 1. die **hämoptoische Form**, die im Anschluß an eine Lungenblutung in einer bis zwei Wochen zum Tode führen kann, 2. die **peribronchitische oder knotenförmige, akute Tuberkulose**, 3. die **disseminierte ulzeröse Form**. Diese Einteilung entspricht den am häufigsten vorkommenden Fällen, wenn auch Zwischenformen nicht selten sind.

Diagnose. Die ulzerösen Formen bereiten der Diagnose selten Schwierigkeiten, ebenso wenig die hämoptoischen. Nur kann man bei einer Hämoptoe oft zweifelhaft sein, ob die beobachteten Rasselgeräusche und anderen physikalischen Symptome nur auf der Anwesenheit von Blut bzw. der dadurch gesetzten unspezifischen Reizung beruhen, oder ob eine multiple Infektion eingetreten ist. Auch das Fieber kann in beiden Fällen einige Tage bestehen bleiben. Aber nach kurzer Zeit wird die Sachlage doch richtig erkannt werden können. Viel schwieriger ist dagegen die Diagnose der knotenförmigen multiplen Tuberkulose. Bisweilen können die Allgemeinerscheinungen so im

Vordergrund stehen, daß man an einen Abdominaltyphus denkt. Oft macht die Krankheit den Eindruck einer chronischen „Influenza". Meistens wird man aber, wie bei jeder nicht ganz klaren fieberhaften Affektion, an eine Tuberkulose denken und nach einiger Zeit die Bazillen nachweisen können.

Auch die Röntgenuntersuchung kann oft die Diagnose erleichtern. Je nach der Art des Prozesses findet man zerstreute, mehr oder weniger zirkumskripte Schatten oder eine auf einzelne Lungenteile beschränkte diffuse oder fleckige Schattenbildung. Ein starker Hilusschatten, ein nach dem Oberlappen ziehender Strang, eine durch Kavernenbildung bedingte Aufhellung kann die Diagnose erleichtern.

Unmöglich ist bisweilen die Differentialdiagnose gegenüber der Miliartuberkulose. Beide Erkrankungen können in der gleichen Zeit zum Tode führen, und wenn bei der Miliartuberkulose die meningitischen Symptome, Chorioidealtuberkel usw. fehlen, so ist kein unterscheidendes Merkmal vorhanden. Wenn vollends eine akute peribronchitische Tuberkulose durch eine Meningitis kompliziert wird, so bestehen gar keine Unterschiede mehr. Ja selbst der pathologische Anatom kann auf den ersten Blick eine Miliartuberkulose annehmen, und erst bei genauerem Zusehen finden, daß die Ausbreitung der Tuberkulose lobulär ist.

e) Die Tuberkulose im Kindesalter.

Die Tuberkulose des Kindesalters zeichnet sich durch die Neigung zur Generalisation und die Beteiligung der Lymphdrüsen aus, und zwar um so mehr, je jünger das Kind ist. Wenn wir von der Miliartuberkulose absehen, so können wir folgende für die einzelnen Altersstufen charakteristische Formen unterscheiden.

1. Säuglingsalter. Im Säuglingsalter verläuft die Tuberkulose in der Regel unter dem Bilde der generalisierten Lymphdrüsentuberkulose, an die sich auch eine Lungenerkrankung anschließt. Der ganze Verlauf erinnert lebhaft an die Meerschweinchentuberkulose, und die Ursache für diese Ähnlichkeit liegt darin, daß in beiden Fällen die Infektion einen sehr empfänglichen, noch nicht immunisierten Organismus trifft. Als Infektionsquelle kann man recht häufig eine lungenkranke Person in der nächsten Umgebung des Säuglings — Mutter, Amme, andere Wohnungsgenossen — nachweisen. In anderen Fällen muß man an die Milch perlsüchtiger Kühe denken.

Die Krankheit schließt sich bisweilen an eine andere Erkrankung des Kindes, namentlich Keuchhusten oder Masern an, häufiger aber tritt sie selbständig auf. Das erste, was an den Kindern auffällt, ist die Abmagerung und Blässe, so daß das Krankheitsbild zunächst an eine Verdauungsstörung schwereren Grades erinnert, obschon die Darmentleerungen normal oder nur wenig verändert sind. Die Temperatur ist oft stark erhöht, von unregelmäßigem, bisweilen hektischem Typus, bisweilen aber auch subfebril oder selbst in normalen Grenzen. Nach einiger Zeit kann man eine Schwellung der Leber und Milz nachweisen, bald bemerkt man auch eine Vergrößerung zahlreicher Lymphdrüsen, namentlich der inguinalen, zervikalen und okzipitalen. Doch bleibt diese Vergrößerung meistens gering. Mit der Zeit kann sich auch etwas Husten einstellen, doch wird er in der Regel nie stark, die Dyspnoe fehlt vollständig. Selten gelingt es, über den Lungen eine Dämpfung oder Rasselgeräusche nachzuweisen. Dagegen findet man bisweilen eine Schallabschwächung über dem oberen Teil der Brustwirbelsäule als Ausdruck der Bronchialdrüsentuberkulose, und das Röntgenbild zeigt Vergrößerung der Drüsen und eine vom Hilus ausgehende Schattenbildung.

Gar nicht selten tritt eine Meningitis hinzu und macht dem Leben ein Ende. Ist das nicht der Fall, so kann es verhältnismäßig lange dauern, bis die Krankheit zum Tode führt. Die Nahrungsaufnahme bleibt wochenlang ziemlich gut, die Verdauung ist nur wenig gestört, die Stühle sind, weil eine richtige Darmphthise selten ist, nur in gringem Grade diarrhoisch, und der Marasmus macht deshalb langsame Fortschritte. Aber nach einigen Wochen oder Monaten verschlimmert sich das Krankheitsbild, das Fieber wird höher, Nahrungsaufnahme und Ernährungszustand werden schlechter und schließlich erfolgt der Tod an Entkräftung.

Die Prognose der Tuberkulose im Säuglingsalter ist sozusagen absolut schlecht. Auch die anatomischen Untersuchungen zeigen in den ersten zwei Lebensjahren so selten ausgeheilte Tuberkuloseherde, daß die Erkrankung im Säuglingsalter als fast absolut tödlich zu betrachten ist.

Die Diagnose der Säuglingstuberkulose stößt oft auf Schwierigkeiten. Die Krankheit macht meistens den Eindruck einer Verdauungsstörung, und in den Fällen, in denen die Stuhlentleerung nicht normal ist, dauert es oft lange, bis man an die Möglichkeit einer Tuberkulose denkt. Bei genauer Untersuchung fällt aber ziemlich bald die Vergrößerung einzelner Drüsen und die Leber- und Milzschwellung auf, und das Röntgenbild gestattet dann meist eine sichere Diagnose, während Auskultation und Perkussion noch vollständig im Stiche lassen.

2. Spielalter. Im zweiten und dritten Lebensjahr kommen noch ziemlich viele Fälle vom Typus der Säuglingstuberkulose zur Beobachtung, nachher werden sie aber sehr selten. An ihre Stelle tritt die Erkrankung einzelner Drüsengruppen, die Skrofulose und die Knochentuberkulose. Auch Meningitis und Miliartuberkulose sind in diesem Alter häufig. Die Lungentuberkulose spielt zwar in den ungünstig verlaufenden Fällen eine große Rolle, sie bildet auch oft die Todesursache, aber sie stellt meistens nur das Endresultat einer Bronchialdrüsenerkrankung dar.

Der primäre Lungenherd, der bei jeder Bronchialdrüsentuberkulose angenommen werden muß, kommt hier nicht in Frage, da er, ohne klinische Erscheinungen zu machen, abheilt.

Die Bronchialdrüsentuberkulose ist in Band 4, S. 291 dieses Handbuches beschrieben. Hier sei nur daran erinnert, daß man bei allen unklaren Fieberzuständen bei Kindern an diese Krankheit denken soll. Anfallsweiser Husten, exspiratorische Dyspnoe, Klopfempfindlichkeit des zweiten bis sechsten Dorsalfortsatzes, Bronchophonie in der gleichen Gegend, Dämpfung über dem fünften bis sechsten Brustwirbel, endlich die von Noeggerath und Salle studierte Empfindlichkeit von Hautpartien (im Gebiete der vierten zervikalen und zweiten bis vierten ev. auch fünften dorsalen Wurzelzone) weisen oft auf die Diagnose hin, die durch das Röntgenbild bestätigt wird. Wenn dann die Erkrankung auf die Lunge übergreift, tritt Husten auf, Auskultation und Perkussion ergeben Veränderungen, die meist zwischen den Schulterblättern oder in den unteren und seitlichen Partien beginnen und sich von hier über beide Lungen ausdehnen. Durch Auswischen des Mundes im Moment eines Hustenstoßes gelingt es auch häufig, etwas Sputum zu gewinnen und darin die Bazillen nachzuweisen. Eine wichtige Rolle spielt auch die Röntgenuntersuchung.

In anderen Fällen entsteht infolge des Durchbruches einer erweichten Drüse in einen Luftröhrenast eine käsige Pneumonie oder disseminierte Tuberkulose, die sich von den bei Erwachsenen vorkommenden Formen nicht unterscheidet. Selten werden ganze Drüsensequester ausgehustet, oder sie können sogar zu Erstickung führen. Bei gleichzeitiger Perforation in ein Gefäß und einen Bronchus kann auch Hämoptoe auftreten, die sonst in diesem Alter sehr selten ist. Auch Miliartuberkulose oder Menigitis kann in jedem Stadium der Erkrankung rasch zum Tode führen.

Wenn keine der erwähnten Komplikationen zu einer raschen Aussaat der Tuberkulose und dadurch zu einem frühzeitigen Ende führt, so ist die Möglichkeit einer Heilung vorhanden. Reine Bronchialdrüsentuberkulose heilt sicher oft aus, wie der häufige Befund von verkalkten Bronchialdrüsen bei Sektionen beweist. Wenn es sich aber um ausgedehnte, klinisch sicher diagnostizierbare Bronchialdrüsentuberkulose handelt, so ist die Prognose recht zweifelhaft. Wenn die Erkrankung vollends von den Drüsen auf das benachbarte Lungengewebe übergegriffen hat, so wird eine Heilung recht unwahrscheinlich.

Hier wären noch die Formen von Tuberkulose zu erwähnen, die von französischen Autoren unter der Bezeichnung Typhotuberkulose beschrieben worden sind. Sie beginnen ziemlich plötzlich mit Fieber, das meistens ziemlich tiefe Remissionen zeigt, aber bei dem Mangel an sonstigen Symptomen an einen Typhus denken läßt. Doch ist das Allgemeinbefinden nie so stark gestört, wie bei dieser Krankheit, Roseolen fehlen. Nach acht bis zehn Tagen beginnt das Fieber zu sinken, um bald ganz zu verschwinden. Zur Zeit der Deferveszenz kann man häufig über den Lungen, besonders über den oberen Partien, geringe Dämpfung, Abschwächung und Unreinheit des Atemgeräusches, oft auch feinblasige Rasselgeräusche nachweisen. Nach einiger Zeit können diese Lokalsymptome ganz verschwinden, die Krankheit vollständig ausheilen, oder es können Rezidive auftreten und zu einer progredienten Lungentuberkulose führen.

3. Das frühere Schulalter. Zwischen dem sechsten und zehnten Jahre nimmt die Neigung zur Generalisation der Tuberkulose immer mehr ab. Miliartuberkulose und Meningitis werden seltener, dagegen spielt in diesem Alter die Drüsen- und Knochentuberkulose eine große Rolle.

Die Lungentuberkulose wird seltener, weil es seltener zu einer auf die Lungen übergreifenden Bronchialdrüsenerkrankung kommt. Eine nach dem Typus des Erwachsenen verlaufende Phthise kommt in diesem Alter schon vor, ist aber recht selten. Häufiger sind die akuten, disseminierten oder pneumonischen Formen. Sie können der Diagnose erhebliche Schwierigkeiten bereiten, da man in der Regel an Bronchopneumonien, die in diesem Alter gar nicht selten subakut oder chronisch verlaufen, zu denken geneigt ist. Anderweitige tuberkulöse Erkrankungen, wie Drüsenschwellungen, Knochen- und Gelenkaffektionen, Otitis usw. lenken den Verdacht oft auf Tuberkulose, sie können aber auch fehlen, und dürfen, wenn sie vorhanden sind, diagnostisch nicht allzu wichtig genommen werden, da sie auch sonst in diesem Alter recht häufig sind. Wichtiger ist die zunehmende Entkräftung, das immer schlechter werdende Aussehen der Kinder. Gar nicht selten ist eine schwere Dyspepsie ohne Lokalsymptome lange Zeit hindurch der einzige Ausdruck der Infektion, und erst mit der Zeit entdeckt man bald mehr lokalisierte, bald mehr diffuse Lungensymptome. Das Fieber ist meistens ziemlich hoch, oft mehr kontinuierlich, oft mehr remittierend oder intermittierend. Oft leistet das Röntgenverfahren gute Dienste, am wichtigsten ist aber natürlich der Nachweis der Tuberkelbazillen im Sputum, der in diesem Alter recht häufig gelingt, weil vom siebenten Lebensjahr an fast alle Kinder zum Expektorieren zu bringen sind.

4. Das spätere Schulalter und das Pubertätsalter. Gegen die Pubertät hin wird die Lymphdrüsentuberkulose seltener (abgesehen von den aus früherer Jugend übernommenen Erkrankungen), namentlich aber wird die von den

Hilusdrüsen aus auf die Lunge übergreifende Tuberkulose immer seltener. Dagegen fangen die **Spitzentuberkulosen** an, eine Bedeutung zu gewinnen, während sie vor dem zehnten Jahr recht selten sind. Immer häufiger werden die chronischen Phthisen vom Typus der Erwachsenen, und vom Pubertätsalter an nimmt auch ihre absolute Häufigkeit stark zu. Es hängt damit zusammen, daß gegen die Pubertät hin die Lungen allmählich in die obere Brustapertur hineinwachsen und sich eine richtige Lungenspitze ausbildet, andererseits aber auch damit, daß die meisten jetzt auftretenden Erkrankungen keine Erstinfektionen darstellen, sondern den Ausbruch einer latenten Tuberkulose oder die Re- oder Superinfektion eines teilweise immunen Organismus.

f) Die Tuberkulose im Greisenalter.

Im höheren Alter nimmt die Tuberkulose oft einen eigentümlichen Verlauf. Freilich kommen auch im Senium Formen vor, die sich von denen jugendlicher Individuen durchaus nicht unterscheiden. Oft sind es auch nur die Endstadien einer im früheren Alter erworbenen Krankheit. Die eigentliche Altersphthise dagegen ist gekennzeichnet durch die geringe Ausbildung vieler Symptome, den oft schleichenden Verlauf und die Kombination mit anderen Altersveränderungen. Diese Eigentümlichkeiten bringen es mit sich, daß die Krankheit recht oft verkannt wird.

Pathologisch-anatomisch zeichnet sich die Altersphthise oft, aber durchaus nicht immer, durch das Vorwiegen fibröser Veränderungen und die Kombination mit Emphysem aus.

Symptome. Wichtig ist die mangelhafte Ausbildung der physikalischen Symptome. Das hängt zusammen mit Eigentümlichkeiten des Thorax, teilweise auch mit den anatomischen Besonderheiten der Alterstuberkulose.

Der senile Thorax ist wenig schwingungsfähig, deshalb pflanzt sich der Perkussionsstoß über die ganze Lunge fort, und lokale Dämpfungen werden nicht erkannt (s. Staehelin). Die Rasselgeräusche sind oft gering und können ganz fehlen, was sich zum Teil dadurch erklärt, daß die Atmung oberflächlich ist, oder daß die Geräusche durch das Emphysem verdeckt werden, was vielleicht aber auch auf eine geringere Bronchialsekretion zurückgeführt werden muß. Der Auswurf ist oft gering, weil er nicht durch die geringe Muskelkraft heraufbefördert werden kann, vielleicht auch, weil das Flimmerepithel im höheren Alter seine Kraft einbüßt (vgl. S. 236).

So kommt es, daß die lokalen Krankheitserscheinungen wenig ausgesprochen sind. Aber auch das **Fieber** ist sehr gering und kann ganz fehlen. Freilich kann man bisweilen bei niedriger Axillartemperatur durch Rektalmessung erhebliches Fieber feststellen (Schlesinger).

Der **Verlauf** gestaltet sich verschieden. Manchmal sieht man Fälle, in denen eine Tuberkulose als ein zufälliger Nebenbefund erscheint. Sie werden durch die Krankheit nur wenig belästigt und machen den Eindruck einer chronischen Bronchitis. Dann aber gibt es auch Fälle, in denen eine progressive Schwäche und Abmagerung besteht und in kürzerer oder längerer Zeit zum Tode führt. Da die Lokalerscheinungen und die Erscheinungen von seiten der Respirationsorgane gering sind und das Fieber fehlt, denkt man nicht an die Möglichkeit einer Lungenerkrankung; Husten und Auswurf bezieht man, wenn sie vorhanden sind, auf die schon längst bestehende Bronchitis; die Abmagerung und Schwäche schiebt man auf das Alter, oder man sucht viel eher nach einem sich entwickelnden Karzinom. Solche Fälle sind sicher viel häufiger als man gewöhnlich annimmt. In den Spitälern wird man nicht so selten bei der Sektion durch den Befund einer solchen Phthise überrascht.

Es müssen aber auch noch die Fälle erwähnt werden, in denen eine chronische Lungentuberkulose bis ins Alter gutartig verläuft, dann aber plötzlich rasch progredient wird und durch rapiden Verfall unter stärkeren oder schwächeren Lokalsymptomen zum Tode führt.

Die **Diagnose** der Altersphthise kann häufig gestellt werden, wenn man an sie denkt. Dann können Bazillen im Auswurf gefunden werden, die Perkussion und Auskultation ergibt, wenn man alle Sorgfalt darauf verwendet, ein deutliches Resultat. Die Temperaturmessung zeigt, wenn man rektal mißt, Fieber an, auch wenn die Achselhöhlenmessung normale Werte ergab. In zweifelhaften Fällen kann auch das Röntgenverfahren Aufschluß bringen. Die Diagnose ist aber aus dem Grunde besonders wichtig, weil alte Leute eine Neigung zu Unreinlichkeit haben und deshalb eine Infektionsquelle besonders schlimmer Art darstellen, namentlich wenn man ihnen noch Kinder zum Hüten anvertraut.

10. Die einzelnen Symptome der Lungentuberkulose.
a) Physikalische Symptome.

Inspektion. Die Inspektion des Thorax ergibt eine ganze Reihe von Veränderungen, die für die Diagnose und für die Beurteilung auch des vorgeschrittenen Falles von großer Wichtigkeit sind.

Zunächst sei auf den S. 512 besprochenen **Habitus phthisicus** hingewiesen. Seine charakteristischen Züge, der steile Verlauf der Rippen, die vermehrte Neigung der oberen Thoraxapertur, das Vortreten der Claviculae, das flügelförmige Abstehen der Schulterblätter, können dadurch noch mehr verstärkt werden, daß die Krankheit selbst zu einer Schrumpfung der Lunge, zu einer Einziehung der Thoraxwand, zu einem Einsinken der Supra- und Infraklavikulargruben, zu einer leichten Kyphose führt. Diese rein äußerliche Ähnlichkeit der sekundären Veränderungen an der Brustwand mit dem primären Habitus phthisicus ist natürlich kein Grund, diesem Zustand seine Bedeutung für die Entstehung der Schwindsucht abzusprechen, ebensowenig die Tatsache, daß durch die Abmagerung, den Fettschwund und die Atrophie der Muskulatur der Thorax phthisicus in den späteren Stadien der Krankheit deutlicher in die Augen fällt.

Im Beginn der Krankheit beschränkt sich das Ergebnis der Inspektion oft auf eine geringe Asymmetrie in dem Sinne, daß die eine Supraklavikulargrube stärker eingezogen ist als die andere und daß die eine Thoraxhälfte sich unvollkommen bewegt, weniger ausdehnt oder etwas langsamer hebt, nachschleppt. Doch hüte man sich davor, solchen Differenzen zu großen Wert beizulegen, wenn die Wirbelsäule nicht ganz gerade verläuft.

In den späteren Stadien kommt es infolge der Schrumpfungsprozesse oft zu hochgradigen Einziehungen einzelner Thoraxpartien. Das Herz und die großen Gefäße können entblößt und verzogen werden, so daß man ausgedehnte Pulsationen neben dem Sternum, besonders der Pulmonalarterie, und in der Herzgegend sieht. Der Spitzenstoß kann seitlich oder in die Höhe rücken und oft im dritten Interkostalraum in der Axillarlinie sichtbar werden. Auch Verschiebungen des Herzens nach rechts kommen vor, die sogar eine Dextrokardie vortäuschen können (vgl. das Kapitel Lungencirrhose).

Palpation. Die Betastung ergibt oft über den Lungenspitzen, aber auch über den übrigen Thoraxpartien, namentlich der erkrankten Seite, eine vermehrte Resistenz und Druckempfindlichkeit. Die Ursache dieser als reflektorisch aufzufassenden Erscheinung ist Seite 240 besprochen.

Auch das Fühlbarwerden des Pulmonalklappenschlusses infolge von Retraktion des Lungenrandes und das Auftreten ausgedehnter Pulsationen in der Herzgegend wäre zu erwähnen.

Mensuration. Der Messung des Brustumfanges kommt für die Diagnose keine große Bedeutung zu. Die Tatsache, daß Menschen mit geringem Brustumfang häufiger an Tuberkulose erkranken als solche mit großem, spielt für die Beurteilung des einzelnen Falles keine Rolle.

Auch die vergleichende Messung beider Brusthälften hat keine große Bedeutung. Man erkennt die Differenzen bei der bloßen Besichtigung meistens deutlicher als bei der Anwendung des Bandmaßes.

Spirometrie und Pneumatometrie. Die Vitalkapazität ist, wie schon Hutchinson gezeigt hat, bei der Lungentuberkulose herabgesetzt. Nach den Untersuchungen Siebecks ist auch die Totalkapazität vermindert, die Mittelkapazität bildet einen normalen Prozentsatz der Totalkapazität, ist also absolut zu klein. Die absolute Größe der Residualluft ist normal, dagegen die Reserveluft herabgesetzt. Die Lunge macht also von einem etwas zu geringen Füllungszustand aus nur geringe Exkursionen.

Das Atemvolumen bewegt sich meistens in normalen Grenzen.

Der Inspirations- und Exspirationsdruck nimmt in den späteren Stadien der Krankheit ab.

Auskultation und Perkussion. Es kann nicht Aufgabe dieser Darstellung sein, alle bei der Lungentuberkulose auftretenden perkutorischen und auskultatorischen Symptome zu besprechen. Nur auf einige Punkte möge hingewiesen werden.

Wichtig ist die Feststellung der Lungengrenzen und ihrer Verschieblichkeit. Eine mangelhafte Beweglichkeit einer Grenze ist oft ein wichtiges Zeichen einer beginnenden Lungenerkrankung, und in den späteren Stadien gibt sie uns Aufschluß über den Grad der Schrumpfungsprozesse. Auch die neuerdings von Oeri wieder studierte Verschiebung des Herzens ist von Bedeutung.

Bei der Verwertung der Symptome, die die Auskultation und Perkussion ergeben, denke man immer daran, daß sie im wesentlichen über den **Luftgehalt der Lunge** und über die **Anwesenheit von Sekret** Aufschluß geben. Über die Art des zugrunde liegenden Prozesses sagen sie dagegen nichts aus. Eine frische Infiltration und eine bindegewebige Veränderung können ganz ähnliche Symptome machen. Auch eine nicht spezifische, im Laufe der Phthise auftretende Bronchitis kann eine tuberkulöse Erkrankung eines Lungenteiles vortäuschen.

Schwierig ist es, aus den Symptomen der physikalischen Diagnostik einen Schluß auf den anatomischen Charakter des einzelnen Falles zu ziehen. Und doch wäre es wichtig, zu wissen, ob die Neigung zum Zerfall groß ist, oder ob eine Tendenz zu Narbenbildung vorhanden ist, ob pneumonische oder Granulationsprozesse vorliegen. Die genaue Beobachtung der ersten physikalischen Symptome an einer frisch erkrankten Stelle und des weiteren Verlaufs der Veränderungen und die Berücksichtigung des Sputums und des Fiebers können aber oft ein gut begründetes Urteil über die Art der anatomischen Prozesse ermöglichen.

An frisch erkrankten Stellen findet man häufig als erstes nachweisbares Symptom feinblasige Rasselgeräusche oder Knisterrasseln, doch kann auch eine Veränderung des Atemgeräusches, abgeschwächtes oder unreines Atmen lange Zeit vorhanden sein, bis man Rasselgeräusche wahrnimmt, ja sie können sogar ganz ausbleiben oder nur vorübergehend zu hören sein. Eine Schallabschwächung stellt sich meistens erst nach längerem Bestand der Krankheit ein. Sind die Symptome eines solchen frischen Herdes in größerer Ausdehnung festzustellen und gehen sie mit Fieber einher, so darf man an käsig oder gelatinös-pneumonische Prozesse denken, insbesondere dann, wenn die auskultatorischen und perkutorischen Erscheinungen sich in der gleichen

Art wie bei der croupösen Pneumonie entwickeln: Knisterrasseln, das längere Zeit anhält, rasches Auftreten einer Dämpfung, später grobblasige klingende Rasselgeräusche, ev. auch Bronchialatmen. Ist dagegen anfangs nur das Atemgeräusch verändert, die Rasselgeräusche spärlich und zerstreut, die Dämpfung gering, so wird man eher an kleinknotige und peribronchiale Formen zu denken haben. Doch wird man gerne das Röntgenbild zu Rate ziehen.

Kavernensymptome, d. h. Schallwechsel und Metallklang, metamorphosierendes und amphorisches Atmen, metallisch klingende Rasselgeräusche stellen sich nur dann ein, wenn die Kaverne eine gewisse Größe erreicht, regelmäßige Form und glatte Wände besitzt. Die Mehrzahl der Kavernen macht keine sicheren Symptome. Ist an einer Stelle dauernd grobblasiges, klingendes Rasseln vorhanden, so kann man auch ohne das Auftreten sicherer Kavernensymptome eine Zerfallshöhle diagnostizieren, doch ergibt die Sektion bisweilen auch in dieser Beziehung Überraschungen.

Pleuritisches Reiben bildet einen recht häufigen Befund. Oft sind die erkrankten Stellen recht schmerzhaft, oft wird man aber auch durch Reibegeräusche überrascht, wenn der Patient nicht zu klagen hat. Öfter empfindet freilich der Kranke heftige Stiche, ohne daß man Reiben finden kann.

Es gibt Fälle, in denen der auskultatorische oder perkutorische Befund lange Zeit hindurch auffallend gleich bleibt, aber auch solche, in denen er von Tag zu Tag, von Stunde zu Stunde wechselt. Es ist deshalb notwendig, die Patienten recht häufig zu untersuchen. Man wird dann nicht selten dadurch überrascht, daß man an einer Stelle, die man noch für gesund oder schon für geheilt hielt, plötzlich einmal reichliche Rasselgeräusche wahrnimmt, die einen daselbst in voller Entwicklung und im Fortschreiten begriffenen Prozeß beweisen.

Die Lungentuberkulose im Röntgenbild. Die Röntgenuntersuchung der Lungentuberkulose hat eine große Wichtigkeit erlangt. Wenn sie auch zur Diagnose in der Regel nicht notwendig, oft auch nicht entscheidend ist, so liefert sie doch häufig wichtige Aufschlüsse über die Ausdehnung und den Grad der Erkrankung.

Die **Durchleuchtung** führt in der Regel nicht sehr weit. Doch ist sie zur Orientierung vor der Plattenaufnahme sehr erwünscht. Bei der beginnenden Tuberkulose sieht man oft die Veränderungen des Hilusschattens und die Verdunkelung einer Spitze recht deutlich (vgl. S. 557), in vorgeschritteneren Stadien orientiert sie annähernd über die Ausdehnung des Krankheitsprozesses, aber für alle Einzelheiten sind Plattenaufnahmen notwendig. Auch die Durchleuchtung in verschiedenen Richtungen ist zur Orientierung zu empfehlen.

Für die **Plattenaufnahme** ist eine weiche, kontrastreiche Röhre notwendig. Man begnüge sich nie mit einer Spitzenaufnahme, sondern stelle immer zuerst ein Bild in der Größe 30/40 oder 40/50 her, das durch eine Partialaufnahme der Gegend vom Hilus bis zur Spitze (24/30) mit engerer Blende ergänzt werden kann. Wenn man keine Teleaufnahme machen will, so wähle man für die Totalaufnahme eine Fokusdistanz von 50—60 cm, für Partialaufnahmen eine solche von 40 cm. Die dorsoventrale Strahlenrichtung ist vorzuziehen, da bei ihr der Knochenschatten weniger intensiv ist. Bei Spitzenaufnahmen wählt man am besten die ventrodorsale Richtung mit Hochstand der Röhre.

Bei beginnender Lungentuberkulose zeigt sich in der Regel zuerst eine Vergrößerung und vermehrte Intensität des Hilusschattens, und außerdem sieht man mehr oder weniger deutliche, nach der Spitze zu verlaufende, strangförmige Schatten (vgl. über diese besonders Schut). Die Spitze selbst zeigt früher oder später eine diffuse Verdunklung.

Die Tatsache, daß die ersten Veränderungen im Röntgenbild sich zuerst in der Hilusgegend finden, hat dazu verleitet, hier den Ausgangspunkt der Tuberkulose zu suchen und anzunehmen, daß zuerst eine Bronchialdrüsentuberkulose entstehe, von hier aus auf dem Lymphwege die Infektion bis zur Spitze fortschreite oder das benachbarte Lungengewebe in der Hilusgegend ergreife. Hiegegen macht von Hansemann mit Recht geltend, daß auf Grund von Röntgenbildern, deren Deutung noch durchaus der pathologisch-anatomischen Grundlage mangelt, unsere Anschauungen über die Entstehung der Tuberkulose in den Lungenspitzen nicht geändert werden können. In der Tat wissen wir noch viel zu wenig über die Bedeutung des Hilusschattens. Seine starke Ausbildung bei der beginnenden Tuberkulose kann ebensogut auf einer nicht spezifischen Drüsenschwellung, auf einer kollateralen Hyperämie (vgl. die Befunde bei der Stauungslunge und bei der beginnenden Pneumonie, S. 280 u. S. 402) oder auf einer Bronchitis der gröberen Luftröhrenäste beruhen, so daß es absolut nicht erlaubt ist, aus den Röntgenbildern zu folgern: „Der Hilus ist als die reguläre Eingangspforte des Tuberkelbazillus zu betrachten" (Rieder Seite 269). Auch

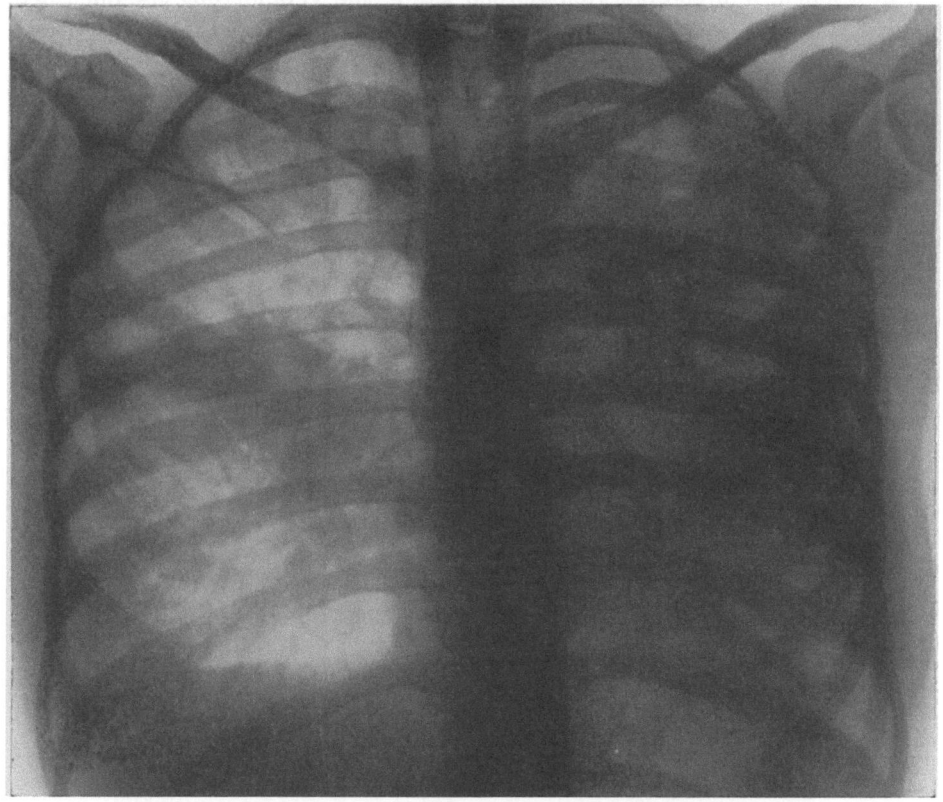

Abb. 43.
Chronische Lungentuberkulose.

von den nach der Spitze laufenden Schattensträngen ist durchaus nicht bewiesen, daß sie eine peribronchiale Tuberkulose oder eine tuberkulöse Lymphangitis darstellen.

Beim Weiterschreiten des tuberkulösen Prozesses findet man, besonders in den medialen Partien des Oberlappens, einzelne strickförmige, oft unregelmäßig verdickte, dendritisch verzweigte Schattenstränge, später diffuse Verdunklung und zerstreute, verschieden große Schattenflecke in den Oberlappen, seltener in den Unterlappen. In den Unterlappen erscheinen meistens zuerst vereinzelte Herde, mit der Zeit erst reichlichere Schattenflecke oder strangartige Bildungen. Eine solche starke Bildung von Schattensträngen nach der Spitze hin und mehr fleckige Schatten in den anderen Partien des Oberlappens ist auf Abb. 58 links zu sehen.

Bei vorgeschrittener Tuberkulose überdecken sich die Schatten vielfach, so daß bisweilen eine Verdunklung ohne deutliche Einzelheiten resultiert. Das ist z. B. auf Abb. 43 der Fall, wo die linke Seite nicht einmal mehr die Herzgrenze erkennen läßt und nur einzelne aufgehellte Flecke wahrzunehmen sind. Im ganzen kann man annehmen, daß große, zerstreute, zarte, z. T. konfluierende Schattenflecke der Ausdruck frischer Tuberkelbildung mit geringer Exsudation, intensivere zirkumskripte Schattenflecke der Ausdruck verkäster oder verkalkter Knoten sind. Doch geben die pneumonischen Stellen, sowohl die käsigen als auch namentlich die gelatinösen, recht wenig intensive Schatten, und bei der Sektion findet man oft ausgedehnte Infiltrationen, während das Röntgenbild kaum eine Veränderung erkennen ließ.

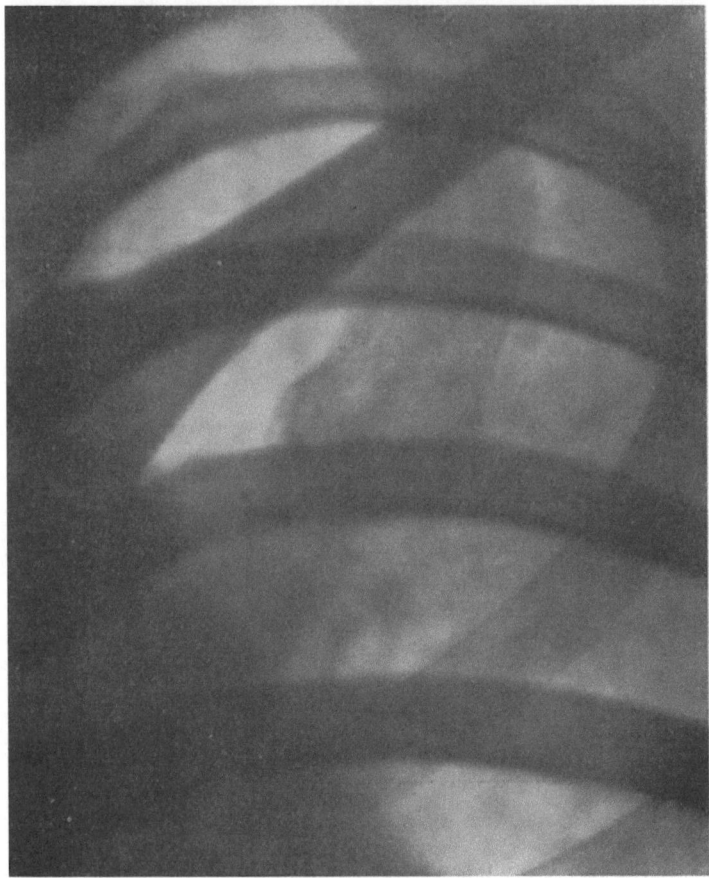

Abb. 44.
Röntgenbild eines Falles von Miliartuberkulose. Natürl. Größe.

Gleichmäßig dichte Schattenbezirke sprechen für pneumonische Infiltration. Strang- und netzartige Schatten kommen besonders bei starker Bindegewebsentwicklung zustande. Überhaupt geben die vernarbten Stellen die intensivsten Schatten.

Wenn die Schattenbildung nicht allzu dicht ist, so sieht man meistens auch an stärker erkrankten Stellen eine größere Intensität des Schattens in der Hilusgegend. Das darf aber wieder nicht in dem Sinne verwertet werden, daß etwa der tuberkulöse Prozeß vom Hilus aus fortgeschritten sei, sondern es ist einfach der Ausdruck dafür, daß die Lunge an dieser Stelle eben den größten Durchmesser hat und sich deshalb auch bei annähernd gleichmäßiger Verteilung die Schatten hier besonders summieren müssen. Das ist auf Abb. 43 auf der rechten Seite der Fall, wo es sich um eine Aussaat im Unterlappen, wahrscheinlich in dessen Spitze handelt, aber die Hilusgegend durchaus nicht besonders stark betroffen zu sein braucht.

Wenn man Abb. 43 betrachtet, so fällt auf, daß die fleckigen Schatten, die der Ausdruck eines schon weit vorgeschrittenen Prozesses sind, wenig intensiv und wenig scharf begrenzt sind, lange nicht so scharf wie bei der Chalicosis pulmonum (Abb. 59), dagegen unterscheiden sie sich

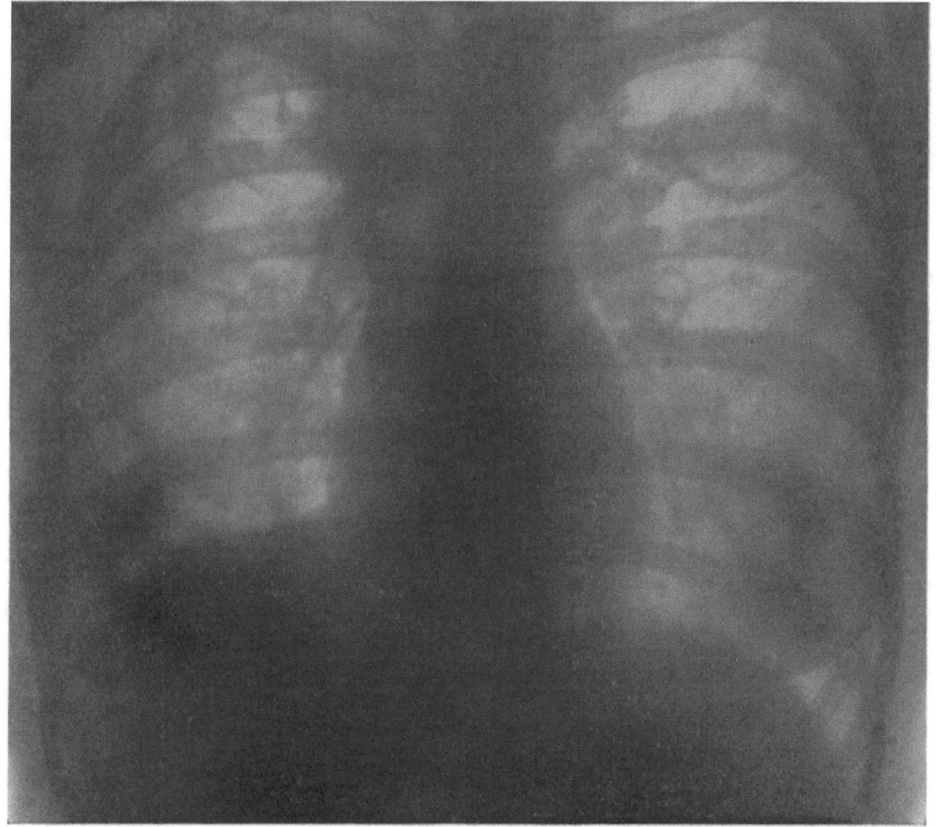

Abb. 45.
Chronische Lungentuberkulose. Große Kaverne im linken Oberlappen.

durch ihre Größe (und auch durch ihre Unregelmäßigkeit) von der Miliartuberkulose. Bei dieser erscheinen die Lungenfelder überstreut von zahlreichen kleinen, wenig scharfen, rundlichen Schatten, die aber durchaus nicht so gleichmäßig aussehen wie die Knötchen auf der Schnittfläche einer Lunge. Abb. 44 gibt ein Bild in natürlicher Größe. Die Unregelmäßigkeit erklärt sich dadurch, daß die Knötchen verschieden weit von der Platte entfernt sind und sich vielfach überdecken. Die gleichmäßige Zeichnung der ganzen Lunge läßt aber in der Regel an der Diagnose keinen Zweifel.

Ein charakteristisches Bild liefern häufig die Kavernen. Man sieht die Höhle als rundliche Aufhellung, umgeben von einem mehr oder weniger breiten, dunklen Ring. Auf Abb. 45 ist auf der linken Seite unterhalb der

Klavikula eine schöne Kaverne sichtbar. Oft kann man auch Ausbuchtungen und mehrkammerige Höhlen erkennen. Dagegen ist ein Flüssigkeitsspiegel nur höchst selten wahrnehmbar.

Eine besondere Erwähnung verdienen noch die ausgeheilten **Kalkherde**, von denen Abb. 41, S. 558 ein schönes Beispiel in der linken Spitze aufweist.

Ein häufiger Befund ist die **Verknöcherung des ersten Rippenknorpels**, die auch auf Abb. 41 deutlich ist.

Am **Zwerchfell** sieht man häufig Zacken und Vorsprünge, die durch Verwachsungen mit der Lunge bedingt sind. Auf Abb. 45 ist eine Zacke der rechten Zwerchfellkuppe deutlich ausgesprochen. Auf Abb. 43 kommt durch eine Verziehung des Zwerchfells und eine Aufhellung der unteren Lungenpartien der rechten Seite ein Bild zustande, das an einen lokalen Pneumothorax mit Flüssigkeitsinhalt denken ließ. Aber die spätere Beobachtung und die Sektion zeigten, daß es sich nur um eine Verziehung des Zwerchfells handelte.

Das Röntgenbild der käsigen Pneumonie unterscheidet sich, wie S. 576 erwähnt, nicht von dem der croupösen Lungenentzündung.

Früher wurde großer Wert auf das sog. **Williams**sche Symptom gelegt, das darin besteht, daß auf der erkrankten Seite das Zwerchfell sich weniger bewegt als auf der gesunden. Man glaubte das als wichtiges Symptom für beginnende Lungentuberkulose auffassen zu können (s. de la **Camp** und **Mohr**). Die abnorm geringe Beweglichkeit des Zwerchfells beruht vielleicht auf Kompression des Phrenikus. Der diagnostische Wert des Symptoms ist aber nicht sehr groß, da man es nur in einem Bruchteil der Fälle findet und es gelegentlich auch bei ausgeheilten Phthisen zur Beobachtung kommt.

Ein sehr wichtiges Ergebnis der Röntgenuntersuchung besteht im einzelnen Falle darin, daß man in der Regel eine größere Ausbreitung des tuberkulösen Prozesses erkennt als man nach den Ergebnissen der Perkussion und Auskultation vermutet. Dagegen sei nochmals ausdrücklich darauf hingewiesen, daß ein Röntgenschatten über die Art des anatomischen Prozesses nichts aussagt, daß frische und alte Krankheitsherde, Granulation, Käse und narbiges Bindegewebe nicht unterschieden werden können, und daß endlich Verwechslungen mit Syphilis, Aktinomykose und Pneumonokoniose möglich sind.

b) Andere lokale Symptome.

Husten. Der Husten bildet in der Regel eines der ersten Symptome der Lungentuberkulose, und er begleitet den Lungenkranken bis zum Tode oder zur Heilung. Er ist aber, je nach dem Stadium der Erkrankung, nach der anatomischen Eigentümlichkeit des Falles und nach der Individualität des Kranken außerordentlich verschieden.

Im Beginn der Krankheit ist er oft nur sehr gering, so daß ihn die Patienten selbst kaum bemerken. Er tritt nur am frühen Morgen oder nach längerem Sprechen, nach Aufenthalt in staubiger oder rauchiger Luft, bei Abkühlung oder bei Aufregung ein. Später kommt er auch nach dem Zubettegehen und ohne besondere Veranlassung auch in der Nacht. In manchen Fällen beginnt auch die Krankheit mit ziemlich heftigem Husten, der lange Zeit hindurch das einzige Symptom bleiben kann.

Dieser Husten im Beginn der Erkrankung ist meistens trocken, oft auch ziemlich quälend, weil die Patienten einen heftigen Reiz empfinden. Oft wird das Hüsteln bei den jugendlichen Individuen von der Umgebung als schlechte Gewohnheit angesehen und auch vom Arzt fälschlicherweise als nervös erklärt. Man denke aber immer daran, daß ein rein nervöser Husten außerordentlich selten ist, daß aber ein nervöses Individuum auf den geringsten Hustenreiz abnorm stark reagiert.

Sehr bald führt der Husten aber zur Expektoration von Sputum, zuerst am Morgen. Im späteren Verlauf der Krankheit tritt der reine Reizhusten immer mehr zurück und der Husten stellt sich fast ausschließlich dann ein, wenn vorhandenes Sputum entfernt werden muß.

Aber auch im späteren Verlauf der Krankheit ist der Husten außerordentlich verschieden. Teilweise ist das die Folge der anatomischen Eigentümlichkeit des Falles, teilweise die Folge der Reflexempfindlichkeit des Individuums. Wenn große Kavernen beständig Sekret liefern, so muß der Patient immer von neuem husten, um das Sputum herauszubefördern. Ist das Sekret zähe, so werden die Hustenstöße angestrengt, der Patient muß viertelstundenlang sich quälen, und schließlich gelingt es manchmal doch nicht, den Auswurfballen heraufzubringen. Der Kranke sinkt erschöpft zurück, aber kaum hat er sich einigermaßen erholt, so kommt der Reiz von neuem und die gleiche fruchtlose Anstrengung ermüdet ihn wieder. In anderen Fällen bringen die Patienten fast mühelos durch Räuspern oder ganz geringes Husten große Mengen von Sekret heraus. Nicht immer ist es nur die Qualität und Quantität des Sekrets, die diese Unterschiede im Verhalten der einzelnen Kranken bedingen, sondern häufig auch die verschiedene Reflexempfindlichkeit gegenüber dem Reiz und die verschiedene Fähigkeit und Energie, den Reiz zu unterdrücken.

Auch Pharyngitis und Kehlkopfaffektionen sind oft Ursache des Hustens.

Über die Folgen des Hustens für die Zirkulation, für die Ausbreitung der Lungenerkrankung und für die Ernährung ist an anderer Stelle gesprochen; ebenso über die Notwendigkeit den Husten zu bekämpfen. Den Husten ganz zu beseitigen gelingt nie, und in den späteren Stadien sind häufig alle Mittel gegen den Husten erfolglos, so daß die quälenden Hustenanfälle zum Bild der Phthisis consummata gehören.

Sputum. Der Auswurf ist ebenfalls eine regelmäßige Folge der Lungentuberkulose, aber seine Menge ist noch größeren Schwankungen unterworfen als der Husten.

Im Beginn der Erkrankung ist das Sputum gewöhnlich nur in sehr geringer Menge vorhanden, anfangs fast rein schleimig, zähe, schaumig, oft mit schwärzlichen Einlagerungen. Später wird es immer mehr eitrig, zunächst dem Sputum bei chronischer Bronchitis ähnlich, beim Auftreten von Kavernen zeigt es aber einige charakteristische Eigentümlichkeiten. Beim Ausgießen auf einen Teller plattet sich der einzelne Sputumballen ab und erscheint „münzenförmig". Wird das Sputum in Wasser aufgefangen, so fallen die einzelnen Ballen zu Boden oder schweben im Wasser, aufgehängt an Schleimfäden, die aus einer oben schwimmenden, schaumigen Schicht herunterreichen (Sputa globosa fundum petentia). Diese Eigentümlichkeiten des Sputums finden darin ihre Erklärung, daß das eitrige Sekret in den Kavernen gebildet und auf dem Wege durch die Bronchien von dem hier sezernierten Schleim umhüllt wird. Deshalb ist es nicht mit Luft vermischt wie das in den Bronchien entstehende Sputum, und der einzelne Ballen bildet ein zusammenhängendes Ganzes, an dem häufig ein zerklüftetes Aussehen zu bemerken ist. Doch können solche Sputa natürlich auch in nicht tuberkulösen Bronchiektasien und anderen Hohlräumen entstehen, und andererseits nimmt das Sputum bei der Tuberkulose nicht selten eine ähnlich konfluierende Gestalt an wie bei gewöhnlicher Bronchialerweiterung.

Bei der Ausbreitung des Sputums auf dem Teller kann man oft die sog. Linsen erkennen, die Corpuscula oryzoidea der Alten. Sie stellen stecknadelkopf- bis linsengroße, undurchsichtige, weißliche oder weißgelbliche Gebilde dar, mit glatter Oberfläche, bald mehr rundlich, bald mehr bikonvex oder flach. Sie sehen aus wie Brotkrümelchen oder andere Speisereste, die von Schleim überzogen sind, unterscheiden sich davon aber dadurch, daß sie sich wie Käse zerdrücken lassen. Virchow hat schon im Jahre 1851 darauf hingewiesen, daß sie mit den in Kavernen, besonders in seitlichen Wandausbuchtungen, häufig zu findenden Gebilden identisch sind, und hat auf den hohen diagnostischen Wert hingewiesen. Das Suchen nach ihnen ist auch heutzutage noch wichtig, da sie außer elastischen Fasern massenhaft Tuberkelbazillen enthalten. Deshalb erlaubt ihre reichliche Anwesenheit im Sputum einen sehr raschen Bazillennachweis. Wenn man bei der Ausbreitung des Sputums solche Gebilde sieht, so kann man sie leicht mit der Pinzette herausnehmen und die Bazillen in ihnen nachweisen. Verwechslungen sind unter Umständen mit Speiseresten oder mit Dittrichschen Pfröpfen möglich. Bisweilen sind sie freilich nur in geringer Menge vorhanden, und wenn man sie nicht sofort findet, so halte man sich nicht zu lange damit auf, sie zu suchen, da der Nachweis von Tuberkelbazillen auch in anderen Teilen des Sputums gelingt.

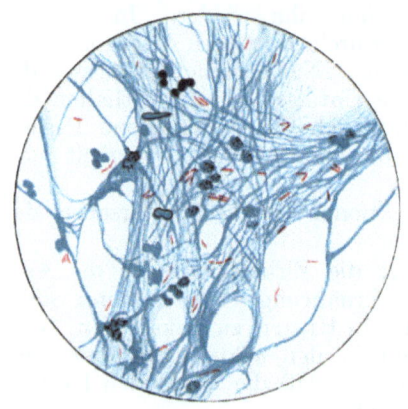

Abb. 46.
Tuberkelbazillen im Sputum (nach Lenhartz).

Selten ist eine abnorme Verfärbung des Sputums (abgesehen von Blutbeimengung) durch die Einwirkung farbstoffbildender Bakterien. Bacillus pyocyaneus, fluorescens usw. können dem Auswurf eine grünliche, gelbliche oder rötliche Farbe verleihen.

Selten ist der Befund von Konkrementen, die aus phosphor- und kohlensaurem Kalk bestehen und aus verkalkten Stellen der Lungen stammen. Sie können eine ziemliche Größe annehmen (Lungensteine) und bei ihrer Entleerung starke Beschwerden hervorrufen. Manchmal verursachen sie heftige Schmerzen, Hustenanfälle und Blutbeimengung zum Sputum, bis sie herausbefördert werden und dadurch oft große Erleichterung auftritt. Es sind auch Fälle beschrieben, in denen nach dem Auswerfen solcher Steine eine auffallende Besserung der ganzen Krankheit eintrat.

Die Menge des Auswurfes kann in den späteren Stadien der Krankheit sehr groß werden, selbst einen halben Liter betragen. Doch gibt es auch Fälle mit großen Kavernen, die auffallend wenig und selbst gar nichts auswerfen. Man beobachtet das besonders bei alten Leuten. Kinder und Frauen schlucken das Sputum oft herunter.

Bei der mikroskopischen Untersuchung des Sputums ist das Wichtigste der Tuberkelbazillus (Abb. 46). Über seinen Nachweis siehe S. 566. Sind Bazillen vorhanden, so spricht man von offener, fehlen sie, von geschlossener Tuberkulose. Doch ist bei einigermaßen vorgeschrittenem Prozeß ein vollständiges Fehlen recht selten, um so seltener, je genauer man untersucht. Auch gelingt es häufig, durch den Tierversuch Bazillen nachzuweisen, wenn die mikroskopische Untersuchung versagt. Selbst in den Fällen, in denen gar kein Sputum entleert wird, kann man gelegentlich die Bazillen dadurch nachweisen, daß man die Patienten einen Objektträger anhusten läßt. Man sei deshalb mit der Diagnose einer geschlossenen Tuberkulose vorsichtig.

Sind die Bazillen reichlich vorhanden, so liegen sie oft in Häufchen nebeneinander, oft auch pallissadenartig aneinander gereiht. Ihre Zahl geht im ganzen mit der Schwere des Krankheitsprozesses parallel, doch gibt es auch Fälle, in denen trotz reichlicher Anwesenheit von Bazillen die Krankheit relativ gutartig verläuft, andere wiederum, in denen trotz rapiden Fortschritten der Krankheit nur ganz vereinzelte Bazillen gefunden werden.

Für die Bezeichnung des Bazillengehaltes wird häufig noch die Skala nach Gaffky benützt, die deshalb hier angegeben sei.

		Bazillen.
1 =	im ganzen Präparat nur	1—4
2 =	durchschnittlich auf mehrere Gesichtsfelder	1
3 =	,, in jedem Gesichtsfelde etwa	1
4 =	,, ,, ,, ,, ,,	2—3
5 =	,, ,, ,, ,, ,,	4—6
6 =	,, ,, ,, ,, ,,	7—12
7 =	,, ,, ,, ,, ,,	ziemlich viele
8 =	,, ,, ,, ,, ,,	zahlreiche
9 =	,, ,, ,, ,, ,,	sehr zahlr.
10 =	in jedem Gesichtsfelde enorme Mengen von Bazillen.	

Wenn diese Einteilung auch daran leidet, daß je nach der Art des Ausstriches die Zahl der Bazillen im Gesichtsfeld verschieden ausfallen kann, so gibt doch die Bezeichnung auf dieser Skala in vielen Fällen ein annäherndes Bild über die Zahl der Bazillen und die Veränderungen des Befundes im Laufe der Zeit.

Das Verhalten der Bazillen bei der Ziehlschen Färbung, die Lücken im Bazillenleib und die grampositive Form des Tuberkulosevirus ist Seite 471 f. erwähnt.

Außer den Tuberkelbazillen findet man im Sputum noch vielerlei andere Mikroorganismen, die teils aus den oberen Luftwegen und aus dem Mund, teils aus den erkrankten Stellen, aus den Kavernen stammen. Um zu entscheiden, ob die Bakterien wirklich aus der Lunge stammen, muß man sich der Kitasatoschen Methode bedienen (s. S. 473). Dabei zeigt sich, daß eine ganze Reihe von Mikroorganismen (wie auch die Untersuchung der Leichen ergibt) aus dem Erkrankungsherd stammt. Besonders häufig

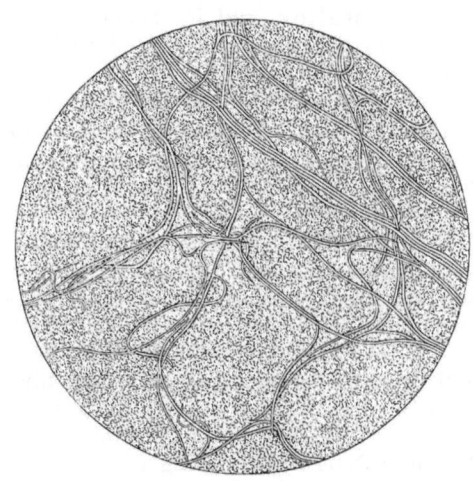

Abb. 47.
Elastische Fasern im Sputum bei Lungentuberkulose (nach Lenhartz).

findet man: Streptokokken, Pyocyaneus, Diplokokken, z. B. Diplococcus semilunaris (Klebs), Staphylokokken, Tetragenus, Influenza- und Pseudoinfluenzabazillen, ferner Diphtherie- und diphtherieähnliche Bazillen, Bacterium coli, Proteus usw. Über ihre Bedeutung siehe S. 532.

Außer den Tuberkelbazillen bilden den wichtigsten Bestandteil des Sputums die elastischen Fasern (Abb. 47). Wenn auch ihre diagnostische Bedeutung hinter dem Bazillennachweis weit zurücktritt, so gibt ihre Anwesenheit doch wichtige Aufschlüsse über die Ausdehnung des Destruktionsprozesses und ist für die Prognose nicht zu vernachlässigen. Ihre Darstellung ist S. 567 beschrieben. Gefärbt werden sie am besten nach dem von May angegebenen, von Witte (Inaug.-Diss. München 1902) vereinfachten Verfahren.

Von Zellen sieht man außer Epithelien des Mundes, Staubzellen etc. vorwiegend Leukocyten. Unter diesen nehmen die neutrophilen die erste Stelle ein. Aber auch eosinophile können, wie Teichmüller zuerst zeigte, vorkommen. Dagegen ist die Annahme Teichmüllers, daß den eosinophilen Zellen eine prognostische Bedeutung zukomme, nicht bestätigt worden.

Auch Myelinformen sind häufig, ferner kommen Cholesterinkristalle, einzelne rote Blutkörperchen, Fettnadeln und Fettkörnchen sowie Detritus vor. H. Engel beschrieb feine Verzweigungen eines Faserbaumes, an dem bei stärkerer Vergrößerung kugelige oder kolbige Anschwellungen am Ende und als seitliche Auswüchse sichtbar werden, und Stränge, die mit glänzenden Perlen besetzt erscheinen und bald wie Trauben und Ährenbüschel, bald wie Maiskolben aussehen. Aus dem Verhalten gegenüber Säuren und Laugen schließt Engel, daß es sich um Neutralfett handelt, das an elastische Fasern angelagert ist.

Die chemische Untersuchung des Sputums ergibt Eiweiß, dessen Abbauprodukte, Fettsäuren, Neutralfett, Cholesterin, Lecithin, Salze etc. Wie Wanner gezeigt hat, ist der Eiweißgehalt um so größer, je eiterreicher das Sputum ist. Der Eiweißreichtum ist aber, wie besonders Citronblatt zeigte, größer als bei entsprechend eiterhaltigen nicht tuberkulösen Sputis. Simon konnte Albumosen und Peptone isolieren, die bei Tieren, namentlich bei tuberkulösen, Fieberreaktionen hervorriefen.

Fr. Müller fand im tuberkulösen Kavernensputum (im Gegensatz zum bronchiektatischen) keine peptonisierenden Bakterien, dagegen ein eiweißverdauendes Ferment.

Dyspnoe. Die Dyspnoe tritt in sehr verschiedenartiger Häufigkeit bei Phthisikern auf. Im ganzen wird man immer wieder davon überrascht, wie wenig Atemnot die Kranken empfinden. Freilich bemerkt man recht oft bei Patienten, die subjektiv kein Gefühl von Dyspnoe haben, daß die Atmung beschleunigt ist. Deutlicher tritt die Dyspnoe bei Anstrengungen zutage, doch empfinden die Patienten sie meistens auch dabei nur in geringem Maße, weil das Gefühl von Müdigkeit und Kraftlosigkeit im Vordergrund steht. In den späteren Stadien wird die Dyspnoe freilich meistens den Patienten unangenehm, doch gibt es auch hier Ausnhmen. Stark ist die Atemnot bisweilen bei rasch fortschreitenden Fällen, ferner beim Hinzutreten akuter Katarrhe und Bronchopneumonien, sowie bei stärkeren Blutungen. Sehr heftige Dyspnoe sieht man häufig bei der Komplikation von Tuberkulose mit Emphysem. Die Patienten, die an dieser Kombination leiden, werden von der Atemnot oft Tag und Nacht sehr heftig gequält.

Ursache der Dyspnoe ist teils die Einschränkung der respiratorischen Fläche, teils die durch Elastizitätsverlust der Lunge, Verwachsungen, pleuritische Prozesse usw. bedingte Erschwerung der Lungendehnung, die auch in den Ergebnissen der spirometrischen Untersuchung (vgl. S. 211 und S. 583) ihren Ausdruck findet. Da diese Veränderungen, namentlich die Beschränkung der respirierenden Fläche, sehr langsam eintreten, gewöhnt sich der Körper daran, die Atmung wird beschleunigt, aber oberflächlich, und der Patient hat keine Empfindung dafür, daß sein Atemtypus sich verändert hat.

Selten ist anfallsweise Atemnot, die von G. Sée als „Pseudoasthma" bezeichnet worden ist und auch von A. Fränkel erwähnt wird. Sie tritt besonders nachts bei nervösen Individuen auf.

Heiserkeit und andere Kehlkopfstörungen. Abgesehen von den unter den Komplikationen zu besprechenden tuberkulösen Veränderungen im Kehlkopf zeigt dieses Organ recht häufig funktionelle Störungen. Gar nicht selten stellt sich schon im Beginn der Krankheit Heiserkeit ein, ja sie kann lange Zeit hindurch das erste und einzige Symptom bleiben. Diese prodromale Heiserkeit hat eine große diagnostische Bedeutung. Alle Individuen, die an hartnäckiger Heiserkeit leiden, ohne daß die laryngoskopische Untersuchung eine Ursache entdeckt, sind immer der Lungentuberkulose verdächtig und müssen in dieser Hinsicht genau beobachtet werden. Die Ursache dieser prodromalen Heiserkeit ist nicht klar. Ein Kehlkopfkatarrh ist dabei nicht zu konstatieren, auch eine Lähmung (außer leichter Vokalisparese) kann durch die Spiegeluntersuchung nicht entdeckt werden.

Auch im späteren Verlauf kommt recht häufig eine solche Heiserkeit ohne ersichtliche Ätiologie zur Beobachtung. E. Fränkel fand häufig atrophische und degenerative Veränderungen in der Kehlkopfmuskulatur der Phthisiker, die vielleicht dafür verantwortlich zu machen sind.

Außerdem findet man im späteren Verlauf häufig **Kehlkopfkatarrhe**, die durch den Reiz des passierenden Sputums zu erklären sind. Seltener sind **Rekurrenslähmungen**, sei es infolge von Kompression oder von Entzündung des Nervs, die Ursache der Heiserkeit.

In den späteren Stadien der Krankheit klagen die Patienten nicht selten über **Fehlschlucken**. Beim Essen kommt plötzlich eine Spur des Genossenen in den Kehlkopf, und die Folge ist ein heftiger Hustenanfall, der nicht selten zu Erbrechen führt. Dieser Vorgang kann sich während der Mahlzeit mehrmals wiederholen, so daß die Ernährung dadurch stark beeinträchtigt wird. Auch nachts kann der Patient durch Hinabfließen von Speichel in den Kehlkopf geweckt und von einem heftigen Hustenanfall gepeinigt werden. Die Ursache des Verschluckens ist in einer Parese des Kehldeckels, sei es infolge muskulärer Degeneration oder von Erkrankung des Nervus laryngeus superior, zu suchen.

Schmerzen. Schmerzen im Gebiet des Thorax kommen bei der Lungentuberkulose häufig vor, sie können aber auch vollständig fehlen.

Die **Lokalisation** der Schmerzen ist eine verschiedene. Am häufigsten werden sie am Rücken, über den Spitzen oder in den oberen Teilen der vorderen Thoraxwand empfunden. Auch Schmerzen in der Gegend der Brustwarze, auf den Seiten oder im Verlauf von Interkostalräumen sind nicht selten. Diese Schmerzen werden in der Regel als Stechen, seltener als Druck oder Gefühl von Wundsein empfunden.

Im ganzen sind die Schmerzen im späteren Verlauf der Krankheit häufiger als im Beginn, doch sind die Patienten nicht selten, die wegen ihrer Schmerzen zum ersten Male den Arzt aufsuchen.

Die **Ursachen** dieser Schmerzen beruhen teilweise auf pleuritischen Veränderungen, die man bisweilen durch die Auskultation in Form von Reiben nachweisen kann. Häufig aber gelingt es trotz genauester Untersuchung nicht, an den schmerzhaften Stellen Reibegeräusche zu entdecken. Die Schmerzen sind dann in der S. 240 erwähnten Weise zu erklären.

Über **hyperästhetische Zonen** vgl. Seite 558f.

Besonders stark sind die Schmerzen bei ausgesprochener **Pleuritis** und namentlich bei **Pneumothorax**.

Außer den erwähnten Schmerzen kommen im Laufe der Krankheit noch solche vor, die in den Muskelansätzen lokalisiert sind und auf die Zerrung dieser Teile beim Husten zurückgeführt werden müssen. Sie werden, wie übrigens oft auch die anderen Schmerzen, namentlich beim Husten, Niesen usw. empfunden.

Hämoptoe. Die Symptome der Hämoptoe sind S. 304 beschrieben. Bei der Lungentuberkulose kommt die Blutung nach der Angabe der meisten Autoren in etwa einem Viertel bis einem Drittel der Fälle zur Beobachtung, nach anderen in der Hälfte oder sogar zwei Drittel. Vor der Pubertät, namentlich vor der zweiten Zahnung, ist die Hämoptoe selten, und Blutungen vor dem sechsten Lebensjahre gehören zu den Raritäten.

Die Lungenblutung tritt mit Vorliebe einerseits im Beginn der Erkrankung, andererseits in den letzten Stadien ein.

Reiche fand unter 1932 Phthisikern 178 mal Bluthusten als Frühsymptom, d. h. in 9,2%. Bei etwa einem Fünftel dieser Kranken war die Blutung sehr reichlich.

In den späteren Stadien der Krankheit führt die Blutung nicht selten den Tod herbei. Doch ist das nicht häufig, und nur etwa ein Tausendstel aller Lungenblutungen endet tödlich.

Frühblutungen sind gewöhnlich nervöser Natur, bei den Spätblutungen können auch arterielle Aneurysmen in Kavernen die Ursache sein.

Die Blutung tritt oft nur ein einziges Mal im Verlauf der Erkrankung ein, in anderen Fällen wiederholt sie sich oft sogar sehr häufig (hämoptoische Phthise).

Die Menge des ergossenen Blutes ist sehr verschieden. Bisweilen zeigen sich nur einige rote Streifen im Auswurf, bisweilen werden einzelne Koagula entleert, oft aber besteht das Ausgeworfene aus reinem, schaumigem, hellrotem Blut.

Die Menge wird von den Patienten oft überschätzt, aber auch die Messung ergibt nicht selten mehrere 100 ccm oder $\frac{1}{2}$—1 Liter im Verlauf weniger Tage. Sogar über drei Liter sind schon beobachtet worden.

Im Blut kann man bisweilen Bazillen nachweisen. Wenn von der Blutung keine Bazillen herausbefördert wurden, so gelingt ihre Darstellung oft in einem blutigen Sputum.

Das entleerte Blut bleibt oft flüssig. Wie Magnus-Alsleben gezeigt hat, beruht das nicht etwa auf dem Mangel an Gerinnungsfermenten im Blut. Magnus-Alsleben denkt an die Beimischung gerinnungshemmender Substanzen, die er in den Preßsäften tuberkulöser Organe nachweisen konnte.

Die Blutung kann ganz unvermittelt auftreten, bisweilen stellt sie sich im Anschluß an körperliche Anstrengungen oder psychische Erregungen (oft erst mehrere Stunden später) ein. Oft gehen ihr auch Vorboten voraus, indem entweder Streifchen von Blut im Auswurf erscheinen oder unangenehme Gefühle, Oppression oder Schmerzen auf der Brust auftreten, so daß der Patient bisweilen das Auftreten einer neuen Blutung zwei bis drei Tage vorher prophezeien kann. Häufig findet man vor oder während der Menses geringe Blutspuren im Sputum.

Die Blutung kann nach kurzer Zeit, nach wenigen Stunden oder nach Tagen, zum Stehen kommen. Noch längere Zeit hindurch aber bleibt eine Beimischung von rotbraunem Blut zum Sputum bestehen, hin und wieder kommen auch vorübergehend nochmals Spuren von hellrotem frischem Blut zur Beobachtung.

Im Anschluß an die Blutung tritt in der Regel eine Temperatursteigerung auf, die man nach Analogie mit traumatischen Blutergüssen als Resorptionsfieber auffassen darf. Bleibt aber das Fieber längere Zeit bestehen, so darf man wohl immer annehmen, daß mit dem Blut auch Tuberkelbazillen in andere Lungenteile gelangt sind und eine Weiterverbreitung der Erkrankung herbeigeführt haben. Oft geht das Fieber im Verlauf von zwei bis drei Wochen wieder zurück, ohne daß das frühere Niveau vollständig erreicht wird. Doch sieht man nicht selten, daß auch Fieber, das eine bis zwei Wochen gedauert hat, im Verlauf weniger Tage wieder vollständig verschwindet.

Die Blutung tritt besonders häufig zur Zeit der Menses, bisweilen auch an ihrer Stelle vikariierend auf.

c) Allgemeinsymptome.

Fieber. Das wichtigste Symptom der Allgemeininfektion ist das Fieber. Es fehlt nie, aber seine Intensität, die Zeit seines Auftretens und die Form der Fieberkurve sind außerordentlich verschieden.

Bei der Beurteilung der Temperatur eines Phthisikers muß man daran denken, daß die Normaltemperatur des Menschen in der Achselhöhle 36—37°, in der Mundhöhle etwa 0,2—0,4° und im Rektum 0,4—0,6° mehr beträgt. Als obere Grenze der Normaltemperatur haben wir, wenigstens beim ruhenden Menschen, für die Achselhöhle 37,0, für die Mundhöhle 37,2 und für das Rektum 37,5° anzunehmen. Wenn Krehl am Kongreß für innere Medizin 1913 darauf hinwies, daß die alten Ärzte die Grenzen der normalen Temperatur höher ansetzten, und daran die Mahnung anschloß, Temperaturen an der oberen Grenze der Norm keine zu große Bedeutung beizumessen, so gilt das jedenfalls für bettlägerige Patienten nur in dem Sinne, daß leichte Temperatursteigerungen zu vielerlei Ursachen haben können, um für die Diagnose der Tuberkulose entscheidend ins Gewicht zu fallen. Wenn aber bei einer anscheinend abgeheilten Lungenaffektion die erwähnten Temperaturgrenzen immer wieder überschritten werden, so ist das ein Zeichen dafür, daß die Erkrankung in Wirklichkeit nicht abgeheilt ist.

Es gibt Phthisen, bei denen die Temperatur lange Zeit unterhalb der erwähnten Norm bleibt, obschon die Krankheit weiterschreitet. Doch sind das die Ausnahmen. In den meisten Fällen ist die Temperatur dauernd etwas erhöht, und in der Regel bildet das Fieber den besten Maßstab für die Aktivität der Lungenerkrankung.

Den leichtesten Grad der gestörten Wärmeregulation zeigen die Fälle, in denen die Temperatursteigerung in der Ruhe vollständig fehlt und nur bei Bewegung auftritt. Zunächst zeigt sich die Steigerung, etwa nach einem einstündigen Spaziergange, nur im Rektum. Solche Tuberkulöse unterscheiden sich noch wenig vom Gesunden (vgl. S. 560). Charakteristischer für einen Infektionsprozeß ist es schon, wenn die Temperatursteigerung auch in der Achselhöhle festzustellen ist. Wenn die Temperatur in der Ruhe normal ist, so ist doch gelegentlich eine Abweichung vom normalen täglichen Verlauf, höhere Temperaturen morgens als abends, und eine gewisse Unregelmäßigkeit zu beobachten. Gar nicht selten beobachtet man prämenstruelle Steigerungen bei sonst normaler Temperatur.

Einen höheren Grad der Störung der Wärmeregulation stellen die subfebrilen Temperaturen dar, bei denen die Körperwärme in der Achselhöhle, wenigstens zu gewissen Stunden, 37° deutlich überschreitet und oft gegen 38° ansteigt. Dagegen sind alle Fälle, in denen 38° wiederholt erreicht wird, als leichtes Fieber zu bezeichnen. Geringe Temperatursteigerungen werden bei zweimaliger oder selbst dreimaliger täglicher Messung häufig übersehen und zeigen sich erst, wenn die Temperatur alle zwei oder drei Stunden gemessen wird. Deshalb ist in allen zweifelhaften Fällen, sei es, daß die Diagnose einer beginnenden Tuberkulose gestellt oder ein Urteil über die Heilung gewonnen werden soll, mehrere Tage hindurch die Temperatur alle zwei bis drei Stunden zu messen.

Beim richtigen Fieber unterscheiden wir, wie auch bei anderen Krankheiten, die Febris continua, remittens und intermittens. Je nach der Höchsttemperatur unterscheiden wir ferner geringes (bis 38,5°), mäßiges (bis 39°), hohes (bis 39,5°) und sehr hohes Fieber. Bei der Phthise ist ein kontinuierliches Fieber, bei dem die Temperaturdifferenzen einen Grad nicht überschreiten, im ganzen selten, abgesehen von den subfebrilen Fällen, in denen eine regelmäßige Temperaturkurve um einen halben bis ganzen Grad in die Höhe gerückt erscheint. Viel häufiger ist der remittierende oder intermittierende Typus, der in seinen höchsten Graden, mit hohen Abendsteigerungen und tiefen, ob subnormalen kollapsartigen Senkungen am Morgen, für das kavernöse Stadium fast charakteristisch ist (Febris hectica). Selten aber wird der gleiche Typus längere Zeit hindurch eingehalten, sondern viel häufiger wechseln Tage höherer und niederer Temperatur und mehrtägige Perioden verschieden hohen und verschieden verlaufenden Fiebers. Bisweilen beobachtet man auch einen Typus inversus mit hohen morgendlichen und niedrigen Abendtemperaturen. Doch ist er in reiner Form sehr selten, während an einzelnen Tagen häufig morgens eine höhere Temperatur als abends beobachtet wird. Ein Typus inversus kann auch durch regelmäßigen Gebrauch von Fiebermitteln entstehen.

Alle verschiedenen Fiebertypen können zu jeder Zeit der Krankheit eintreten, doch sind die subfebrilen Temperaturen und geringes remittierendes Fieber charakteristisch für die Phthisis incipiens, mittleres oder hohes remittierendes Fieber für die Phthisis confirmata und die total unregelmäßigen Temperaturen für das Schlußstadium.

Hohes Fieber hat im ganzen eine schlechtere Prognose als niedrige Temperaturen, doch gibt es nicht selten Fälle, die im Beginn hohes Fieber zeigen und nachher doch ausheilen. Alle akuten Formen verlaufen in der Regel mit hohen Temperaturen. Bei jüngeren Individuen haben hohe Temperaturen eine weniger schlechte prognostische Bedeutung als bei alten, und bei Greisen fehlt häufig jede Temperatursteigerung. Doch kommt es gar nicht so selten vor, daß bei alten Leuten die Messung in der Achselhöhle normale Werte ergibt, während das Thermometer im Rektum ziemlich hohes Fieber anzeigt.

Man hat versucht, aus der Art des Fiebers Schlüsse über die Beteiligung anderer Bakterien am Krankheitsprozeß zu ziehen, doch ist das nicht gerechtfertigt (vgl. S. 532).

Die subjektiven Beschwerden von seiten des Fiebers sind bei der Lungentuberkulose oft auffallend gering. Manche Patienten fühlen sich beim Gegenteil bei hoher Körpertemperatur am Abend viel wohler als bei der geringen Körperwärme am Morgen.

Stoffwechsel und Ernährungszustand. Der Name Schwindsucht ist ein sprechender Ausdruck dafür, daß Störungen des Ernährungszustandes bei der Lungentuberkulose ein sinnfälliges Symptom darstellen. Weitaus die Mehrzahl der Kranken zeigt schon früh eine ausgesprochene Abmagerung, und im Laufe der Krankheit verschlechtert sich der Ernährungszustand immer mehr, so daß man meistens den Eindruck hat, daß die Patienten schließlich an Inanition sterben.

Der Stoffwechsel bei der Lungentuberkulose ist deshalb viel untersucht worden (Literatur bei Matthes in von Noordens Pathologie des Stoffwechsels und bei Ott).

Was zunächst die Ausnützung der Nahrung anbelangt, so ist diese in den Fällen, in denen keine Diarrhöe besteht, nicht gestört. Aber auch profuse Diarrhöen brauchen die Resorption der Nahrung nicht erheblich zu verschlechtern. Die Eiweißresorption kann dabei anscheinend ungestört sein, auch der prozentische Verlust von Nahrungsfett in den Fäces ist gegenüber der Norm nur wenig erhöht. Einzig bei schwerem Amyloid des Darmes fand Fr. Müller im Kot ein Drittel des eingeführten Fettes wieder.

Die Eiweißzersetzung ist je nach dem Ernährungszustand und der Höhe des Fiebers verschieden. In febrilen Perioden und bei Unterernährung kann die Stickstoffbilanz stark negative Werte aufweisen. Dieser „toxogene" Eiweißzerfall kann bisweilen bei fieberhafter Temperatur zeitweise recht erhebliche Werte annehmen, manchmal ist er auch bei Normaltemperatur nachzuweisen. Er kann aber auch bei beträchtlichem Fieber vollkommen fehlen.

Der Gesamtstoffwechsel verhält sich ebenfalls sehr verschieden. In akut fieberhaften Zuständen kann die Wärmeproduktion bis zu 50% ver- mehrt sein. Besonders auch beim Tuberkulinfieber ist das gefunden worden. Bei chronischem Fieber nähert sich die Wärmeproduktion den Werten, die einem gesunden Menschen von gleicher Körpergröße und gleichem Ernährungszustand entsprechen würden. Bei chronischer fieberloser Tuberkulose mit sehr reduziertem Körperbestand läßt sich oft im Gegenteil sogar eine Einschränkung der Wärmeproduktion, eine Gewöhnung an die geringe Zufuhr nachweisen (Magnus-Levy). Daß eine Gewöhnung an eine geringe Nahrungszufuhr möglich ist und daß unterernährte Phthisiker ihren Bedarf entsprechend der geringen Zufuhr einschränken können, erscheint auch aus dem Grunde wahrscheinlich, weil man recht oft abgemagerte Phthisiker ihr Körpergewicht trotz äußerst reduzierter Nahrungsaufnahme wochen- und monatelang unverändert beibehalten sieht. (Neue Literatur über Gaswechsel s. bei Grafe und Rolly.)

Schon häufig weist aber die klinische Beobachtung auch umgekehrt auf eine vermehrte Oxydation hin, indem Kranke trotz auffallend reichlicher Nahrungsaufnahme nicht an Gewicht zunehmen. Das kann selbst ohne eigentliches Fieber bei kaum erhöhter Temperatur vorkommen. Gaswechselversuche ergeben dann meist einen Wert, der noch innerhalb der Fehlergrenzen liegt. Doch ist es möglich, daß verfeinerte Methoden weitere Veränderungen und ein gesetzmäßiges Verhalten aufdecken werden. Die Wärmeproduktion nach Eiweißzufuhr scheint in einzelnen Fällen größer zu sein als beim Gesunden (Staehelin).

Die Angaben über abnorm tiefe respiratorische Quotienten bei Lungentuberkulose (wie auch bei anderen Infektionen) haben sich als unrichtig erwiesen (vgl. Rolly).

Die Verluste an Eiweiß und an Energie (besonders Fett) durch das Sputum können unter Umständen recht erheblich sein. Meistens aber fallen sie gegenüber den Tageswerten für den Eiweißverbrauch und die Wärmeproduktion nicht in Betracht.

Zur Erklärung der Abmagerung der Phthisiker kann nach allem, was bisher bekannt ist, die Steigerung des Stoffwechsels in geringem Maße herangezogen werden. Auch die Fälle sind selten, wie sie Plesch beschrieben hat, in denen die Verluste im Sputum und in den Fäces allein genügen, um bei normaler Nahrungsaufnahme eine erhebliche negative Bilanz herbeizuführen. Das Wichtigste ist der mangelhafte Appetit, den wir uns wohl durch toxische Wirkungen auf die Magenschleimhaut zu erklären haben. Dieser Standpunkt ist gegenwärtig ziemlich allgemein anerkannt. Einzig Robin und Binet behaupten, eine bedeutende Zunahme der Lungenlüftung und des Gaswechsels (auf das Doppelte) nachgewiesen zu haben, die sogar vor dem Ausbruch der Phthise nachweisbar sein soll. Robin stellt sogar auf Grund der Gaswechselstörungen verschiedene Indikationen für die Behandlung der einzelnen Formen von Phthise auf. Die Behauptungen haben aber von keiner Seite Bestätigung erfahren.

Eine große Rolle spielt in der französischen Literatur die „Déminéralisation". Der Phthisiker soll sich durch eine starke Einschmelzung seines Bestandes an Mineralsalzen auszeichnen. Exakte Untersuchungen liegen aber diesen Vorstellungen nicht zugrunde. Freilich gibt es auch keine absolut beweisenden Versuche, die sie widerlegen. Es ist begreiflich, daß es außerordentlich schwierig und mühevoll ist, über lange Zeiten exakte Bilanzen der Alkalien und Erdalkalien aufzustellen. Das hätte außerdem noch bei verschiedenen Patienten in verschiedenen Stadien des Leidens zu erfolgen. Nach dem was wir bis jetzt wissen, scheint die „Déminéralisation" jedenfalls keine große Rolle zu spielen, und davon, daß die Disposition zur Schwindsucht in ihr begründet sei, wie französische Autoren meinen, kann keine Rede sein (vgl. Ott, Arthur Meyer, Vannini, Voorhoeve).

Die Stoffwechselstörungen sind in den verschiedenen Fällen und selbst im einzelnen Fall zu verschiedenen Zeiten bald stärker, bald schwächer ausgeprägt, ohne daß man immer in den Fortschritten der Infektion eine Erklärung für die Variationen finden könnte. Noch mehr gilt das vom Ernährungszustand, der gar nicht in erster Linie von der Stoffwechselstörung abhängig ist. In der Tat zeigt die tägliche Erfahrung, daß äußere Umstände einen großen Einfluß haben, und daß es auch Fälle gibt, in denen die Intensität der Lungenerkrankung in keinem Verhältnis zum Ernährungszustand steht. So beobachten wir nicht selten Kranke, die ein reichliches Fettpolster besitzen, und bei denen doch große Teile der Lunge schon zerstört sind. Andererseits kommt es auch vor, daß Patienten anfangs stark abmagern, später trotz geeigneter Behandlung wenig oder gar nicht zunehmen, und trotzdem noch viele Jahre mit einer langsam fortschreitenden Erkrankung weiter leben, daß sie sich sogar im Gegensatz zu ihrem äußeren Aussehen einer guten Leistungsfähigkeit erfreuen. Bekannt ist ferner, daß fast alle Patienten jedes Stadiums, wenn sie ins Krankenhaus kommen und hier eine Kost genießen, an die sie nicht gewöhnt sind und die ihren Appetit deshalb anregt, an Gewicht zunehmen, freilich nach einigen Wochen keine weitere Zunahme mehr zeigen. Aber fast für jeden Patienten des späteren Stadiums kommt einmal die Zeit, wo er stark an Gewicht abnimmt und alle Mästungsversuche fehlschlagen. Freilich kann er dann noch lange Zeit in schlechtem Ernährungszustand, oft bei auffallend geringer Nahrungsaufnahme, am Leben bleiben.

Schweißbildung. Vermehrte Schweißsekretion ist fast in jedem Fall von Lungentuberkulose, wenigstens zeitweise, vorhanden.

Oft geht die vermehrte Schweißbildung allen anderen Zeichen der Tuberkulose voraus (unter Sorgos 165 Fällen in 14%). In anderen Fällen kommt sie erst im weiteren Verlauf der Krankheit, bisweilen sogar erst gegen das Ende des Lebens, zum Ausdruck. Häufig tritt sie nur periodenweise in die Erscheinung.

Zuerst macht sich die Neigung zur Schweißbildung dadurch bemerkbar, daß nach geringen Anstrengungen, nach dem Essen, nach Aufregungen die Haut an der Stirne, an den Händen und an den Füßen feucht und kalt wird. Später kommt es zu stärkerer Schweißbildung nach Anstrengung. Am meisten charakteristisch sind aber die Nachtschweiße.

Der Nachtschweiß ist die einzige Form der vermehrten Transpiration, die den Patienten von selbst auffällt und ihnen auch Beschwerden verursacht. Er stellt sich am häufigsten in den frühen Morgenstunden ein, doch kommt es nicht selten vor, daß die Patienten kurz nach dem Einschlafen durch den Eintritt des Schwitzens geweckt werden. Bisweilen wacht der Patient auf, bevor der Schweiß zum Ausbruch gekommen ist, und es gelingt ihm durch Entfernung der Bedeckung, durch Verlassen des Bettes und Herumgehen im Zimmer, den Ausbruch zu verhüten. In anderen Fällen wacht der Kranke erst auf, wenn er ganz in Schweiß gebadet ist.

Die Menge des entleerten Schweißes ist sicher nicht sehr groß. In einem Falle konnte ich kaum mehr als 100 ccm berechnen. Die Patienten klagen auch selten über vermehrten Durst. Trotzdem werden die Kranken durch die Schweiße sehr gequält und fühlen sich nachher sehr ermattet.

Die Bedeutung der vermehrten Schweißbildung erblickt man in der Regel in ihrer Wirkung auf die Wärmeregulation. Sie ist ein Mittel zur Entfieberung und sie kann das Ansteigen der Temperatur bei Zunahme der Wärmeproduktion verhindern. Doch macht man sich über den Effekt des Schwitzens auf die Wärmeregulation oft übertriebene Vorstellungen. Es gibt auch Fälle, in denen während des Nachtschweißes weder die Körpertemperatur sinkt noch der Gaswechsel gesteigert ist (Staehelin). Für diese Fälle bleibt nur die Annahme übrig, daß eine toxische Erregung der Schweißsekretion vorliegt, deren Effekt durch andere wärmeregulatorische Vorrichtungen (verminderte Durchblutung der Haut) ausgeglichen wird.

Zirkulationsapparat. Das Herz der Phthisiker gilt im allgemeinen als abnorm klein.

Schon Laënnec wies auf das kleine Volumen des phthisischen Herzens hin. Benecke nahm an, daß das kleine Herz die Lunge nicht genügend ernähre und daß dadurch die Schwindsucht zustande komme. Brehmer wies speziell auf das Mißverhältnis zwischen der nach seiner Meinung zu groß angelegten Lunge und dem zu kleinen Herzen hin.

Es muß aber berücksichtigt werden, daß die Phthisikerleichen überhaupt einen sehr reduzierten Körperbestand aufweisen und daß das Herz an der allgemeinen Abmagerung teilnimmt. C. Hirsch hat gezeigt, daß im Verhältnis zum Körpergewicht das Herz der Phthisiker oft gar nicht zu klein, sondern häufig sogar größer als normal ist.

Durch orthodiagraphische Untersuchungen hat Achelis (Deutsches Arch. f. klin. Med. Bd. 104) festgestellt, daß das Herz in der Flächenausdehnung abnorm groß ist, dagegen hält er es für wahrscheinlich, daß es dafür in frontaler Richtung zu klein ist.

Das Herz ist oft braun atrophiert oder fettig degeneriert.

Besonders wichtig ist auch die Feststellung von Hirsch, daß der rechte Ventrikel, wie die Partialwägung nach der Müllerschen Methode ergab, in den meisten Fällen relativ vergrößert ist. Damit ist die alte Annahme, daß bei der Phthise keine Hypertrophie des rechten Ventrikels entstehe, endgültig widerlegt. Diese Annahme hatte früher eine wesentliche Stütze für die Anschauung gebildet, daß eine Verengerung der Strombahn in der Lunge keine Mehrarbeit für das Herz bedeute. Bei der Phthise wird nun aber außer durch die Herzwägungen Hirschs auch durch die häufig zu beobachtende Verstärkung des zweiten Pulmonaltones bewiesen, daß der rechte Ventrikel eine vermehrte Arbeit zu leisten hat.

Es bleibt immerhin auffallend, daß eine Herzhypertrophie bei der Phthise auch im Verhältnis zum Körpergewicht oft fehlt, daß sie keine hohen Grade erreicht und daß schwere Insuffizienzerscheinungen recht selten sind.

Es besteht hier ein auffallender Gegensatz zu anderen Erkrankungen, die einen Untergang von Lungenkapillaren und ein Hindernis für den kleinen Kreislauf mit sich bringen. Zum Teil beruht das darauf, daß die Krankheit nicht so lange dauert wie z. B. das Emphysem und daß deshalb die Herzhypertrophie keine Zeit hat, sich auszubilden. Das wichtigere ist wohl aber, daß bei der Phthise der Ernährungszustand so schlecht ist, weshalb einerseits die Bedingungen für die Entstehung einer Hypertrophie ungünstig sind, andererseits die Ernährung des übrigen Körpers einen relativ geringen Blutstrom erfordert, so daß auch durch die Lunge weniger Blut hindurchgetrieben werden muß.

Deutlicher als die Veränderungen am Herzen treten die Störungen am Gefäßapparat in die Erscheinung. Der Blutdruck ist in den ersten Stadien meistens normal, kann aber auch schon ziemlich früh eine Herabsetzung zeigen. In den späteren Stadien ist er meistens erniedrigt. Im ganzen ist die Prognose um so schlechter, je geringer der Blutdruck. Bei Besserung des Krankheitszustandes kann man häufig ein Ansteigen des Blutdruckes konstatieren. Eine komplizierende Nephritis hat häufig, aber durchaus nicht immer (vgl. das Kapitel Komplikationen) eine Blutdrucksteigerung zur Folge oder maskiert die Senkung.

Der Puls ist bei der Lungentuberkulose fast immer beschleunigt, dabei klein, weich und leer. Im Beginn kann die Beschleunigung gering sein, oder es kann nur bei Bewegungen eine abnorm hohe Pulsfrequenz auftreten. Häufig beobachtet man auch bei psychischen Aufregungen auffallend starke Beschleunigung, überhaupt ist die Labilität des Pulses charakteristisch für die Tuberkulose und wird häufig schon zu Zeiten beobachtet, in denen die Frequenz in der Ruhe normal erscheint.

Doch kann auch in den ersten Stadien die Pulsfrequenz stark gesteigert sein, selbst bei geringem oder fehlendem Fieber, und in der Ruhe 120 Schläge betragen. Je höher die Pulsfrequenz, um so schlechter ist die Prognose. In den späteren Stadien sind die Herzschläge immer beschleunigt, und in allen Stadien ist die Pulszahl für die Prognose oft wichtiger als die Temperatur.

Subjektive Erscheinungen von seiten der Zirkulation, namentlich Herzklopfen, finden wir in jedem Stadium der Tuberkulose, oft auch als wichtiges Frühsymptom.

Häufig kann man eine abnorme Labilität der Vasomotoren konstatieren. Die Patienten erröten leicht, sie klagen über Wallungen nach dem Kopf. Namentlich in den früheren Stadien kann man das nicht selten feststellen.

Blut. Die Zahl der roten Blutkörperchen ist bei vorgeschrittener Phthise oft, aber durchaus nicht immer, vermindert. In seltenen Fällen beobachtet man eine stärkere Herabsetzung der Erythrocytenwerte, manchmal bis auf eine Million oder sogar noch weniger. Im Beginn der Krankheit kommen nicht selten hochnormale Werte vor, ohne daß aber der Hämoglobingehalt entsprechend erhöht ist.

Das Hämoglobin zeigt häufig eine Abnahme selbst bei normaler Zahl der roten Blutkörperchen. Im Beginn der Lungenerkrankung kommt dadurch häufig ein pseudochlorotisches Blutbild zustande. Doch erreicht die Abnahme der Färbekraft selten hohe Grade.

Die Verminderung der roten Blutkörperchen und die Herabsetzung des Hämoglobingehalts kommen relativ häufig in den ersten Zeiten einerseits, im Schlußstadium andererseits zur Beobachtung. In der Zwischenzeit dagegen ist die Blutbeschaffenheit meistens ziemlich normal.

Die Leukocyten sind in den späteren Stadien meistens vermehrt. Bei der Phthisis incipiens ist dagegen ihre Zahl in der Regel normal. Auch in den späteren Stadien beobachtet man bisweilen normale oder selbst subnormale Leukocytenwerte. Die Leukocytenwerte gehen bis zu einem gewissen Grad der Höhe des Fiebers, der Ausdehnung der Erkrankung und namentlich der Aktivität des Lungenprozesses parallel. Doch gibt es von dieser Regel so viele Ausnahmen, daß man im einzelnen Falle keine prognostischen Schlüsse ziehen darf. Nach Tuberkulininjektionen tritt regelmäßig eine Leukocytose auf.

Die einzelnen Formen der Leukocyten sind gegenüber der Norm in leichten Fällen häufig in der Art verändert, daß die Lymphocyten relativ vermehrt, die Leukocyten relativ vermindert sind. Auch eine Vermehrung der eosinophilen Zellen ist nicht selten. In den späteren Stadien und bei akuteren Nachschüben der Krankheit kommt es häufig zu einer Vermehrung der neutrophilen Zellen und einer Herabsetzung der Lymphocyten. Die eosinophilen Leukocyten sind in schweren Fällen häufig vermindert, bei Besserung kann eine Zunahme auftreten.

Die Formen der Neutrophilen erleiden nach Arneth bei der Lungentuberkulose häufig eine Veränderung in dem Sinne, daß die einkernigen Kernformen gegenüber der Norm relativ vermehrt, die Formen mit mehreren Kernsegmenten relativ vermindert sind. (Verschiebung des Blutbildes nach links.) Für die Bedeutung dieses Symptoms sind neuerdings Baer und Engelsmann (Turbans Sanatorium) eingetreten. Nach ihnen spricht eine starke Verschiebung nach links in zweifelhaften Fällen für die tuberkulöse Natur der Krankheit, ein normales Arnethsches Blutbild gegen eine tuberkulöse Affektion. Sie weisen darauf hin, daß interkurrente Erkrankungen eine Verschiebung nach links hervorrufen können, daß aber eine dauernde Vermehrung der einkernigen Formen in der Regel für einen aktiven Prozeß mit schlechter Prognose spricht. Mit der Besserung des Lungenleidens soll, besonders im Hochgebirge, eine Verschiebung des Blutbildes nach rechts einhergehen.

Die Eiweißkörper des Serums sind bisweilen vermindert gefunden worden. Im ersten Stadium soll der Fibringehalt vermehrt sein, noch mehr im zweiten, um im dritten wieder abzunehmen. Der Cholesteringehalt entspricht dem Ernährungszustand des kranken Individuums (Henes).

In den letzten Jahren sind im Blute der Phthisiker häufig Tuberkelbazillen gefunden worden. Zuerst hat Liebermeister mit Hilfe des Tierversuches unter 50 Fällen 20mal Bazillen im Blut nachweisen können, doch handelte es sich meistens um sehr schwere Tuberkulosen. Später haben Liebermeister und andere Autoren die Stäubli-Schnittersche Methode angewandt, die in der Zerstörung der roten Blutkörperchen durch Essigsäure in Verbindung mit dem Uhlenhuthschen Verfahren besteht und auch sehr spärliche Tuberkelbazillen dem Nachweis durch Färbung zugänglich machen soll. Das Resultat war, daß man schließlich nicht nur bei allen Phthisen, sondern auch bei den meisten gesunden Menschen Tuberkelbazillen in jeder Blutprobe fand. In neuester Zeit sind aber einige Arbeiten erschienen, die eine Erklärung für diese überraschenden Befunde geben.

Zunächst zeigte Beitzke, daß im Leitungswasser säurefeste Stäbchen vorkommen, dann konnten Bacmeister und Rueben nachweisen, daß das Antiformin selbst säurefeste stäbchenförmige Kristalle bildet; sie weisen auch auf die Möglichkeit hin, daß sich vom Filtrierpapier Zellulosefädchen ablösen und nach Ziehl färben können. Endlich haben Rothacker und Charon (unter Uhlenhuth und Erich Meyer) nachgewiesen, daß bei der Stäubli-Schnitterschen Methode aus dem Blut Substanzen (wahrscheinlich Lipoide) niedergeschlagen werden können, die zwar nicht als Kugeln oder Tröpfchen erscheinen und weniger säurefest als Tuberkelbazillen sind, aber unter Umständen doch mit diesen verwechselt werden können. Rothacker und Charon fanden im mikroskopischen Präparat nur in 12 von 46 untersuchten Fällen säurefeste Stäbchen, die nach Form und Färbung wie Tuberkelbazillen aussehen. In Fällen des I. Stadiums fanden sie sie nie, bei den Fällen des II. Stadiums nur selten (ca. $1/7$), im III. Stadium dagegen häufig (ca. $2/3$). Der Tierversuch fiel dagegen immer negativ aus (mit Ausnahmen eines Falles von Miliarkulose).

Das seltene Gelingen der Tierversuche im Gegensatz zu den mikroskopischen Untersuchungen (bei allen Untersuchern — vgl. Lit. bei Rothacker und Charon) könnte, wenn es sich wirklich um Tuberkelbazillen handelt, darin seinen Grund haben, daß die Bazillen dem Tier in zu geringer Menge injiziert werden, daß die Mikroorganismen im Blut geschädigt oder gar abgetötet sind, oder daß mit den Bazillen auch noch Blutbestandteile eingespritzt werden, die die Entwicklung der Bazillen hemmen. Eine derartige Erklärung ist für die Untersuchungen der Forscher wahrscheinlich, die nur bei vorgeschrittener Erkrankung Bazillen im Blut fanden, und zwar um so häufiger, je schwerer und vorgerückter die Erkrankung ist. Bei den Arbeiten, die auch bei initialen Fällen und selbst bei Gesunden „Tuberkelbazillen" im Blut ergaben, muß man annehmen, daß Verwechslungen mit anderen säurefesten Bazillen oder Kunstprodukten vorliegen.

Dagegen treten nach Tuberkulininjektionen, wie L. Rabinowitsch und Bacmeister gezeigt haben, häufig Tuberkelbazillen im Blut auf. Diese Tatsache, die durch Tierversuche festgestellt ist, beweist, daß die Bazillen durch die Tuberkulineinspritzung mobilisiert werden.

Verdauungsapparat. Die Mundschleimhaut ist in der Regel aufgelockert, die Zunge bisweilen belegt. Doch sieht man häufiger Phthisiker, die eine auffallend rote Zunge zeigen. Die Zähne sind oft kariös, und schwere Zahnkaries soll sogar bisweilen ein Frühsymptom bilden. Auch Soor ist nicht selten, wenigstens in den letzten Stadien.

Ein hervorstechendes Symptom ist die Appetitlosigkeit. Häufig hat der Patient Lust auf bestimmte Speisen, während er andere nicht herunterbringt. In anderen Fällen gelingt es gar nichts zu finden, was dem Patienten Lust zum Essen macht. Der Kranke verlangt oft nach bestimmten Speisen, wenn er sie aber vorgesetzt erhält, erfaßt ihn Ekel und er bringt nichts herunter.

Oft besteht ein Gefühl von Völle und Druck nach der Mahlzeit, auch Schmerzen und Druckempfindlichkeit in der Magengegend.

Das für den Patienten unangenehmste Symptom ist das Erbrechen. Oft stellt es sich nach reichlicher Mahlzeit, oft nach dem Husten, oft auch ohne Husten morgens nüchtern ein. Häufig besteht auch nur Übelkeit, die nicht zum Erbrechen führt.

Die erwähnten Symptome können sowohl im Beginn als auch gegen das Ende der Krankheit auftreten. Marfan u. a. teilen sie deshalb in Früh- und Spätsymptome ein. Es besteht aber kein Unterschied zwischen den Symptomen in den verschiedenen Stadien, doch kann die Ursache eine verschiedene sein.

Ein Magenkatarrh kommt in den späteren Stadien der Krankheit, wie die Ergebnisse der Sektionen zeigen, oft vor. Er wird wohl hauptsächlich durch das Verschlucken von Sputum hervorgerufen. Amyloide Degeneration der Magenwand ist selten. In den früheren Stadien der Lungenschwindsucht ist wohl selten ein richtiger Magenkatarrh vorhanden. Hier handelt es sich teilweise um eine durch die Infektion bedingte „nervöse" Dyspepsie. Für das Erbrechen, namentlich für den Vomitus matutinus, kommt auch häufig ein Rachenkatarrh in Betracht.

Die Motilität und der Chemismus der Magenverdauung brauchen bei der Lungentuberkulose durchaus nicht gestört zu sein, und man findet sie häufig bis in die letzten Lebensstadien hinein normal. In anderen Fällen konstatiert man eine leichte Herabsetzung oder aber eine Erhöhung der Salzsäurewerte. Namentlich im Beginn der Krankheit findet man nicht selten derartige Anomalien, und sie sind bisweilen die Ursache für verhängnisvolle Fehldiagnosen. Stärkere Superazidität habe ich in einigen Fällen gesehen, die viel Kreosotpräparate verschluckt hatten.

Überhaupt kann nicht genug darauf hingewiesen werden, daß sich eine Phthisis incipiens häufig hinter dem Bilde einer nervösen Dyspepsie, einer Hyperacidität oder eines Magenkatarrhs verbirgt.

Häufig beobachtet man im Verlauf der Phthise Diarrhöen, die durchaus nicht immer auf einer Darmtuberkulose oder Amyloid beruhen. Sie können in jedem Stadium der Krankheit auftreten. Häufig beobachtet man sie als Frühsymptom, das der Entwicklung des Spitzenkatarrhes monatelang vorausgehen kann. Besonders findet man sie aber in den späteren Stadien der Krankheit. Hier können sie die Ernährung erheblich beeinträchtigen.

Girode fand oft eine tuberkulöse Lymphangitis in der Tiefe der Darmschleimhaut und Veränderungen an den Lieberkühnschen Drüsen. Auch eine Obliteration der Blutgefäße der Darmschleimhaut ist beobachtet worden.

Die Leber ist (abgesehen von dem selteneren Amyloid) häufig vergrößert und fettig infiltriert. Auf meine Veranlassung hat Malach die Leberfunktion bei Phthisikern mit Hilfe der alimentären Lävulosurie und der Urobilinprobe untersucht und gefunden, daß diese Proben oft, namentlich in schweren, aber bisweilen auch in leichten Fällen, eine Leberstörung erkennen lassen, ohne daß eine Lebervergrößerung nachweisbar zu sein braucht.

Muskulatur. Die Muskulatur zeigt einen oft schon bei der ersten Betrachtung in die Augen springenden Schwund. Die atrophischen Muskeln lassen oft eine abnorm starke direkte mechanische Erregbarkeit und einen idiomuskulären Wulst erkennen. Diagnostisch ist diese Erscheinung nicht verwertbar, da sie bei jeder Abmagerung vorkommt, doch findet man sie gelegentlich, wie Broadbent gezeigt hat, besonders stark auf der erkrankten Seite am Pectoralis.

Knochen und Gelenke. Gelegentlich treten bei Phthisikern Gelenkschmerzen auf, ohne daß die Gelenke objektiv eine Veränderung erkennen lassen. Über den tuberkulösen Gelenkrheumatismus vgl. das Kapitel Komplikationen.

Haut. Die Haut der Phthisiker wird meistens blaß, grau, trocken, spröde. Selten wird sie infolge von Zirkulationsstörungen livide. Nur in den letzten Zeiten des Lebens beobachtet man häufig eine stärkere Cyanose. In seltenen Fällen ist sie nicht trocken, sondern fettig, sammetartig (Frerichs).

Die Blässe der Haut tritt in vielen Fällen schon beim Beginn der Erkrankung deutlich hervor.

Auf der Haut findet man in den späteren Stadien häufig eine Abschilferung, die sog. Pityriasis tabescentium. Die Pityriasis versicolor ist bei den Phthisikern viel häufiger als bei den anderen Menschen. Die Ursache dafür ist wohl die feuchte Hautbeschaffenheit.

Trommelschlägelfinger und cyanotische Verfärbung der Extremitätenenden findet man fast nur bei sehr chronischen, fibrösen Phthisen.

Die Haare fallen leicht aus, werden trocken, glanzlos und dünn. Die Nägel werden spröde und brüchig.

Das Zahnfleisch zeigt oft einen stark roten Rand. Dieser Zahnfleischsaum ist schon als diagnostisches Zeichen erklärt worden, hat aber als solches keine Bedeutung, da er oft auch ohne Tuberkulose vorkommt

Harnapparat. Der Urin zeigt wenig charakteristische Eigentümlichkeiten. Seine Menge und sein Gehalt an festen Stoffen entspricht der Nahrungs- und Flüssigkeitsaufnahme und dem etwa vorhandenen Fieber. Eiweiß ist, wenn keine eigentliche Nephritis vorhanden ist, selten. Dagegen beobachtet man nicht selten Albuminurie (vgl. Deist und Dietschy, Brauers Beiträge zur Klinik der Tuberkulose. Bd. 23 und 24).

Eine große Wichtigkeit besitzt die Diazoreaktion. Man findet sie besonders in schweren Fällen, und sie bedingt fast ausnahmslos eine schlechte Prognose. Wenn auch einzelne Fälle, die im Beginn eine akute Periode mit schweren Krankheitserscheinungen durchmachen und dabei vorübergehend die Diazoreaktion zeigen, später zum Stillstand kommen oder ganz ausheilen, wobei die Diazoreaktion wieder verschwindet, so ändert das nichts an der Tatsache, daß die meisten Fälle mit positiver Diazoreaktion entweder schon den letzten Stadien angehören, oder eine rasche Progredienz zeigen. Besonders stark ist die Diazoreaktion bei den akuten Formen (käsige Pneumonie und disseminierte akute Tuberkulose).

Nach M. Weisz, dessen Angaben von verschiedener Seite Bestätigung erhalten haben, hat die Urochromogenreaktion eine große diagnostische Bedeutung. Sie wird so angestellt, daß eine frische Harnprobe auf $1/3$ verdünnt und in 2 Teile geteilt wird. Zur einen Hälfte fügt man 3 Tropfen 1 promillige Permanganatlösung und vergleicht mit der anderen. Reine deutliche Gelbfärbung zeigt den positiven Ausfall der Reaktion an. Nach Weisz ist auch das gelegentliche Auftreten der Reaktion ein prognostisch ungünstiges Zeichen.

Genitalapparat. Die Phthisiker stehen im Rufe, sexuell leicht erregbar zu sein und eine im Gegensatz zu ihrem Kräftezustand merkwürdig starke Potenz zu besitzen. In der Tat gibt es viele Lungenkranke, die bis in die letzten Zeiten ihrer Krankheit hinein, oft bis wenige Tage vor dem Tode, sich sexuell betätigen. Auch im Beginn der Krankheit kommt oft eine gesteigerte sexuelle Erregbarkeit zur Beobachtung. Freilich beruhen viele sexuelle Exzesse der Phthisiker nicht auf einem Einfluß der Krankheit, sondern sie sind Folge der monatelangen Untätigkeit und der an Kurorten häufig erhöhten Gelegenheit zu sexuellem Verkehr, oft auch ein Ausfluß der psychischen Veränderung, des eigentümlichen Leichtsinnes, des Mangels an Selbstbeherrschung und des Egoismus der Kranken. Auf der anderen Seite gibt es nicht wenige Lungenkranke, die schon bei Beginn der Krankheit eine der allgemeinen Müdigkeit entsprechende Herabsetzung der sexuellen Erregbarkeit und in den späteren Stadien eine Abnahme der Potenz erleiden.

Die Menses können bei chronischem Verlauf oft viele Jahre ohne Störung bleiben. Oft werden sie aber auch schon im Beginne der Krankheit spärlicher, unregelmäßiger und können ganz aufhören. Bei jungen Mädchen wird der erste Eintritt der Menses durch eine bestehende Lungenerkrankung hintangehalten, oft sogar ganz verhindert. Bei vorgeschrittener Phthise bleiben sie selten ungestört.

Während der Menses besteht meistens eine Verschlimmerung des Befindens, und auch objektiv kann eine Steigerung der Symptome bemerkbar sein. Rasseln, das schon verschwunden war, kann wiederkehren, und an Stellen, die bisher gesund erschienen, können Krankheitserscheinungen auftreten. Nicht selten findet man während der Menses Blutspuren im Sputum, und an Stelle der aussetzenden Regeln können vikariierende Lungenblutungen auftreten. Häufig sind prämenstruelle Temperatursteigerungen, die aber in geringem Grade auch bei gesunden Frauen und Mädchen gelegentlich vorkommen.

Konzeption und Fruchtentwicklung verlaufen in der Regel normal. Sterilität tritt erst in den letzten Stadien ein, und Abort erfolgt meist erst dann, wenn das Leben der Mutter dem Ende nahe ist. Nicht selten bringt eine Frau ein ausgewachsenes Kind zur Welt und stirbt wenige Tage später. Über den ungünstigen Einfluß der Gravidität, des Puerperiums und der Laktation siehe S. 525.

Nervensystem. Eine Reihe der bisher erwähnten Symptome sind als toxische Wirkungen der Tuberkulose auf das Nervensystem anzusehen. Bei einer Reihe von Kranken äußert sich nun aber der Einfluß der Krankheit im Auftreten neurasthenischer Symptome, die so ausgesprochen sein können, daß die Diagnose lange Zeit zwischen Neurasthenie und Phthisis incipiens schwankt. Auch im späteren Verlauf können neurasthenische Symptome vorkommen und oft das Krankheitsbild beherrschen.

Kopfschmerzen, Schwindel, Ohrensausen, Schmerzen in den Gliedern, Verdunkelung des Gesichtsfeldes etc. können auch mit Nackensteifigkeit verbunden sein, so daß man von einem richtigen Meningismus sprechen muß.

Die vasomotorischen Symptome sind bei den Zirkulationsstörungen erwähnt.

Bei der beginnenden Tuberkulose, namentlich aber auch bei Bronchialdrüsentuberkulose, vergrößert sich nicht selten die Schilddrüse, und im Anschluß daran stellen sich mehr oder weniger ausgesprochene Basedowsymptome ein. Unter Tuberkulinbehandlung verschwinden diese Erscheinungen bisweilen rasch, was ihre tuberkulöse Ätiologie beweist.

Der Schlaf ist oft normal, oft aber auch schlecht. Häufig ist das Fieber die Ursache der Schlafstörung. Hitzegefühl, Herzklopfen, Unruhe und unangenehme Gedanken plagen den Kranken, und erst gegen Morgen verfällt er in Schlummer, der durch unruhige Träume, Nachtschweiße und schreckhaftes Erwachen unterbrochen wird. Am Morgen bleibt dann eine schwere Müdigkeit zurück.

Das Kraftgefühl und die psychische Leistungsfähigkeit sind in vielen Fällen trotz schweren Lungenveränderungen merkwürdig gut. Nicht selten beobachtet man auch einen geradezu krankhaften Betätigungsdrang. Oft ist aber auch die Leistungsfähigkeit schon in frühen Stadien der Krankheit sehr gering, die Patienten fühlen sich, namentlich am Morgen, sehr müde und schwach, während die Kraft am Abend häufig besser ist.

Psyche. Abgesehen von den seltenen richtigen Psychosen, die fast nur in den letzten Stadien als Infektions-, Inanitions- und Erschöpfungsdelirien vorkommen, stellen sich bei den Phthisikern mancherlei psychische Veränderungen ein, die unter dem Namen „tuberkulöser Charakter" bekannt sind. Die Kranken sind sehr empfindlich und reizbar, sie verlieren ihre Selbstbeherrschung, und die ursprüngliche Charakteranlage tritt oft unverhüllt hervor. Viele Patienten werden mürrisch, launenhaft, besonders häufig beobachtet man einen groben Egoismus. Eine auffallende Willensschwäche verleitet die Patienten oft zu einer Mißachtung aller ärztlichen Vorschriften. Die Stimmung ist häufig labil und schwankt zwischen einem übertriebenen Pessimismus und einem ganz unbegründeten Optimismus. Namentlich ist ein Verkennen der Krankheit und ihrer Fortschritte charakteristisch für die Phthisiker.

Daß sie an einer fortschreitenden Krankheit leiden, kommt ihnen nicht in den Sinn.

Dieser unzerstörbare Optimismus erleichtert den Kranken häufig ihre traurige Lage. Bis zum letzten Moment hoffen sie auf eine entscheidende Wendung zum Bessern. Selbst bei Ärzten beobachtet man häufig eine geradezu unerklärliche Verkennung des Zustandes. Dieser Optimismus führt freilich auch oft zu schweren Folgen für die Umgebung des Kranken. Trotz aller Warnungen heiraten die Patienten, sie beginnen neue Geschäfte etc., und nach kurzer Zeit bringt ihr Tod die Familie ins Unglück.

Auf der anderen Seite sind die Patienten, die einen klaren Einblick in ihren Krankheitszustand haben, sehr zu bedauern. Das Bild des Phthisikers, der alle Hoffnung verloren hat und für jeden Trost unzugänglich ist, gehört zu den traurigsten Erfahrungen des Arztes.

Mit dem allgemein menschlichen Kausalbedürfnis einerseits, mit der psychischen Veränderung andererseits hängt es zusammen, daß die Kranken für jede Verschlimmerung ihres Zustandes einen Grund in äußeren Einwirkungen suchen, bald in angeblich verkehrten ärztlichen Anordnungen oder Fehlern der Krankenpflege, in einem Medikament oder einem Wickel, einer Erkältung oder einem Diätfehler, in der angeblich ungeeigneten Kost, in Störungen der Nachtruhe durch die anderen Kranken, im Anblick der Mitpatienten, die angeblich unappetitlich sind (obschon der Kranke, der sich über die anderen beklagt, in dieser Beziehung oft viel schlimmer ist). Dazu kommt der Mangel an Selbstbeherrschung und die Rücksichtslosigkeit der Phthisiker, so daß die Phthisiker in der Regel die unangenehmsten Insassen des Krankenhauses sind und in den Lungensanatorien durch Streit und Nörgelei der Patienten und ihr anspruchsvolles Benehmen fast täglich Schwierigkeiten entstehen.

Die Ursachen der psychischen Veränderungen sind nur teilweise in toxischen Einwirkungen der tuberkulösen Infektion zu suchen. Das lange Krankenlager, die Liegekuren bei wenig gestörtem Kräftezustand, die Notwendigkeit, immer an seine Gesundheit denken zu müssen, der Einfluß der Umgebung, alles das sind Momente, die ungünstig auf die Psyche einwirken müssen und zu Egoismus und Rücksichtslosigkeit führen können.

11. Die Komplikationen der Lungentuberkulose.

Unter den Komplikationen der Lungentuberkulose müssen wir tuberkulöse und nicht tuberkulöse unterscheiden. Früher teilte man die tuberkulösen Komplikationen ein in solche, die durch den Bazillus selbst und solche, die durch seine Gifte verursacht sind. Seitdem man aber häufig auch in den vom Krankheitsherd entfernt liegenden Organen Tuberkelbazillen gefunden hat, ist eine solche Unterscheidung nicht mehr begründet. Am ehesten kann man als rein toxische Komplikation das Amyloid auffassen.

Amyloide Degeneration der Unterleibsorgane. Man findet Amyloid in Milz, Leber, Nieren und Darm vorzugsweise bei Tuberkulose. Nach R. Blum sind vier Fünftel aller Fälle von amyloider Degeneration durch Tuberkulose verursacht und von diesen wiederum zwei Drittel durch Lungentuberkulose. Blum fand Amyloidentartung bei 9% der an Tuberkulose verstorbenen Individuen. Sie entwickelt sich meistens erst im kavernösen Stadium. Bisweilen bildet die amyloide Degeneration einen zufälligen Nebenbefund bei Sektionen und kann so gering sein, daß sie nur bei genauer Untersuchung der Organe erkannt wird. Bisweilen findet man auch schwere Veränderungen, die für den Tod verantwortlich gemacht werden müssen.

Die Diagnose ist meist nicht leicht. Amyloid der Niere macht klinisch keine wesentlich anderen Erscheinungen als die anderen, bei der Lungentuberkulose häufig vorkommenden Formen der Nierendegeneration. Amyloid des Darmes erzeugt Durchfälle, die aber ebenso gut durch Darmtuberkulose, Katarrh oder funktionelle Störungen bedingt sein können. Amyloid der Leber verursacht, wenn es in höherem Grade vorhanden ist, eine Vergrößerung des Organs, die sich durch eine größere Härte nur wenig von der durch Fettleber bedingten unterscheidet. Aber auch bei ziemlich hohen Graden von Amyloidentartung der genannten Organe können Funktionsstörungen und nachweisbare Veränderungen vollständig fehlen. Amyloid der Milz führt, wenn es stark ausgeprägt ist, zu einer Vergrößerung des Organs, die, weil die Milz dabei härter ist als bei anderen Schwellungen, die Diagnose oft ohne weiteres stellen läßt. Bisweilen kann man aus der Beteiligung mehrerer Organe vermutungsweise die Diagnose stellen.

Darmtuberkulose. Die häufigste Tuberkulosekomplikation der Lungenschwindsucht ist die Darmtuberkulose. Man findet sie je nach den verschiedenen Autoren bei der Hälfte bis über vier Fünftel sämtlicher Phthisikerleichen.

Bisweilen macht die Darmtuberkulose keinerlei klinische Erscheinungen. In anderen Fällen entstehen heftige profuse Diarrhöen, die den Patienten sehr herunterbringen können. Häufig sind auch Schmerzen vorhanden, sei es bei der Stuhlentleerung oder auch sonst.

Besonders zu erwähnen ist die Ileocökaltuberkulose. Sie findet sich ziemlich häufig bei chronischer Phthise und verursacht bisweilen ziemlich große, meistens aber wenig harte und wenig verschiebliche Geschwülste. Die Beschwerden können sehr heftig sein. Meistens verschwinden aber die Schmerzen bei geeigneter Behandlung (Diät, Wärmeapplikation) nach wenigen Wochen, und auch die Tumoren können vollständig zurückgehen. Nach der Heilung entstehen bisweilen infolge der Verwachsungen und Stränge oder durch Stenosenbildung an der Klappe ileusartige Erscheinungen. Die durch Verwachsungen bedingten Störungen gehen meist auch ohne Operation zurück, während die Darmstenosen häufig einen operativen Eingriff notwendig machen.

Die Tuberkulose des Darmes entsteht wohl immer durch Verschlucken von Sputum, daher ist sie in der Regel erst im kavernösen Stadium zu beobachten.

Die Diagnose der Darmtuberkulose ist häufig recht schwierig. Profuse wässerige Entleerungen von brauner Farbe sprechen dafür, während bei den nicht ulzerösen Diarrhöen der Phthisiker der Stuhl meistens breiiger ist. Der Nachweis von Tuberkelbazillen in den Fäzes (der zur Vermeidung von Verwechslungen mit anderen säurefesten Bazillen unter Anwendung von Alkoholentfärbung geführt werden muß) beweist nur dann eine Darmtuberkulose, wenn die Bazillen in größeren Mengen gefunden werden, weil einzelne Exemplare auch aus verschlucktem Sputum stammen können. Auch der Nachweis von Eiterkörperchen spricht nur dann für Geschwüre, wenn sie in großer Zahl vorhanden sind.

Mastdarmfisteln kommen bei etwa 5% aller Phthisiker vor. Sie können die Patienten sehr belästigen und müssen nach chirurgischen Grundsätzen behandelt werden.

Tuberkulöse Magengeschwüre kommen in ca. 1% der Fälle oder noch seltener vor und bilden meistens einen zufälligen Sektionsbefund. Selten machen sie ähnliche Symptome wie ein Ulcus ventriculi simplex, schwere Magenblutungen und Perforationen, und selbst dann wird die Diagnose meistens zweifelhaft bleiben, weil bei einem Phthisiker auch ein Ulcus simplex vorkommen kann.

Kehlkopftuberkulose. Die Angaben über die Häufigkeit der Larynxtuberkulose gehen auseinander. Nach Heinze findet man sie bei etwa einem Drittel der phthisischen Leichen. Sie kommt meistens in den späteren Stadien der Krankheit zur Beobachtung, doch gibt es auch Fälle, in denen die Kehlkopftuberkulose den Patienten zuerst zum Arzt führt. Meistens findet dieser dann auch eine beginnende Lungentuberkulose, während die primäre Erkrankung des Kehlkopfs sehr selten ist.

Der Kehlkopf erkrankt infolge der Berührung mit dem tuberkulösen Sputum. Wahrscheinlich muß aber, damit die Infektion zustande kommt, schon vorher infolge des Hustens und Auswurfs ein Reizzustand bestehen. Deshalb kommt die Larynxtuberkulose in der Regel erst während des späteren Verlaufs zustande.

Die Symptome der Kehlkopftuberkulose sind in diesem Band S. 120 beschrieben. Hier muß hinzugefügt werden, daß die Kehlkopftuberkulose ihrerseits zu einer Verbreitung der Affektion in der Lunge führen kann, weil sie eine beständige Aspiration von Bazillen zur Folge hat. Wichtig ist auch die Ernährungsstörung, die durch die Schmerzen beim Schlucken bedingt ist. Deshalb ist häufig eine Behandlung notwendig, wie sie S. 128 beschrieben ist.

Tuberkulöse Peritonitis kommt sowohl als allgemeine, exsudative oder knotige, als auch als umschriebene Entzündung im Verlauf der Lungentuberkulose zur Entwicklung.

Häufiger ist die **tuberkulöse Pleuritis.** Sowohl die trockene als auch die exsudative Form kann in jedem Stadium auftreten. Da sie S. 687 beschrieben ist, genügen hier einige Bemerkungen.

Pleuritis sicca ist kaum als Komplikation zu betrachten, sondern bildet beinahe ein regelmäßiges physikalisches Symptom, das im Verlauf fast jeder Phthise zeitweise zu konstatieren ist. Oft ist es die erste nachweisbare Veränderung und viele Fälle von Phthisis incipiens lassen lange Zeit über den Lungen nichts anderes als mehr oder weniger verbreitetes Reiben erkennen. In den späteren Stadien der Lungentuberkulose kann man häufig Reiben hören, das aber meistens nur einige Tage dauert. Doch gibt es auch Fälle, die sich durch oft auftretende und lange andauernde pleuritische Geräusche auszeichnen. Bisweilen bleibt das Reiben an derselben Stelle lange lokalisiert, bisweilen wechselt es beständig seinen Platz.

Die Pleuritis sicca erzeugt meistens Schmerzen, doch können sie bisweilen auch sehr gering sein oder vollkommen fehlen.

Pleuritis exsudativa ist seltener, kann aber auch in jedem Stadium der Schwindsucht auftreten. Im späteren Verlauf der Krankheit beobachten wir im ganzen selten große Ergüsse, dagegen häufig abgekapselte, bisweilen auch interlobäre Exsudate. Wenn man die Patienten nicht immer wieder untersucht, so werden sie leicht übersehen.

Empyeme kommen ebenfalls in jedem Stadium der Phthise vor. Abgekapselte und speziell interlobäre Eiteransammlungen werden oft übersehen, weil das Fieber auf die Lunge selbst bezogen wird.

Pneumothorax. Diese Komplikation ist Seite 742 beschrieben. Hier sei nur darauf hingewiesen, daß man bei jeder plötzlichen Verschlimmerung im Befinden eines Lungenkranken an die Möglichkeit eines allgemeinen oder partiellen Pneumothorax denken und genau darauf untersuchen soll.

Perikarditis. Verhältnismäßig selten kommt im Verlauf einer Lungentuberkulose eine Pericarditis exsudativa zur Beobachtung. Etwas häufiger ist Pericarditis sicca.

Endocarditis tuberculosa. Nicht selten findet man bei Sektionen tuberkulöser Individuen verruköse Auflagerungen auf den Herzklappen, in denen zuerst **Kundrat** und **Heller** Tuberkelbazillen gefunden haben. **Benda** zeigte dann, daß es sich um ein Analogon der Intimatuberkel handelt. Klinische Erscheinungen macht die tuberkulöse Endokarditis nur höchst selten.

Tuberkulose der Knochen, Gelenke und Muskeln kommt im Verlauf einer Lungentuberkulose nicht selten vor. Häufiger entwickelt sich im Anschluß an eine Knochen- oder Gelenktuberkulose eine Lungenerkrankung

Poncet hat als tuberkulösen Rheumatismus eine Erkrankung beschrieben, die man besonders bei Kindern mit Bronchialdrüsentuberkulose, aber auch bei Erwachsenen beobachtet. Dieser tuberkulöse Rheumatismus erscheint in drei Formen. Manchmal handelt es sich um eine einfache Arthralgie, die mit Vorliebe Schulter-, Hüft- und Kniegelenke befällt, seltener die kleinen Gelenke, und die meistens an mehreren Stellen auftritt. Die zweite Form verläuft unter dem Bild eines akuten Gelenkrheumatismus, der ein oder mehrere Gelenke ergreift und meistens rasch ausheilt, aber auch in eine Gelenktuberkulose übergehen kann. Endlich wird ein chronischer ankylosierender Rheumatismus, der vorwiegend die Finger befällt, sich aber auch auf alle Gelenke ausdehnen kann, auf Tuberkulose zurückgeführt.

Dieser Rheumatismus soll sowohl bei vorhandener Lungentuberkulose auftreten als auch der Lungenerkrankung vorausgehen können. Namentlich häufig soll er in der Kindheit sein. Man beobachtet in der Tat nicht selten Fälle, die in eine der erwähnten drei Kategorien passen, sowohl bei Erwachsenen als auch namentlich bei Kindern. Das Vorkommen von Gelenkneuralgien bei Tuberkulose ist nicht zu bestreiten, auch vorübergehende Gelenkschwellungen kann man bei Lungenkranken manchmal beobachten. Schwieriger ist schon die Beurteilung des Zusammenhanges in den Fällen, in denen die Erkrankung der Gelenke der Lungentuberkulose vorangeht. Ich habe selbst schon Fälle gesehen, in denen ein Zusammenhang wahrscheinlich erschien, z. B. das Auftreten einer chronischen Arthritis in der Kindheit, dem eine Lungenerkrankung nachfolgte; aber das Zusammentreffen kann trotzdem ein zufälliges sein. Endlich gehört ein Teil der Fälle einfach in das Gebiet der Gelenktuberkulose.

Haut. Man sollte erwarten, daß die Haut der Phthisiker, die so häufig mit Tuberkelbazillen in Berührung kommt, leicht infiziert werden könnte. In Wirklichkeit sieht man aber recht selten tuberkulöse Hautaffektionen bei Schwindsüchtigen. Das läßt sich nur durch die Annahme einer Immunität dieses Organs erklären, die sich ja auch als Überempfindlichkeit in den Hautreaktionen zu erkennen gibt.

Am häufigsten ist noch die Tuberculosis verrucosa cutis. Noch seltener ist der Lupus. Tuberkulide sieht man bei Phthisikern nie.

An der **Schleimhaut des Mundes und der Nase** kommen in den letzten Stadien gar nicht selten tuberkulöse Geschwüre zur Entwicklung. Bisweilen verursachen sie nicht unerhebliche Beschwerden, öfter verlaufen sie symptomlos. Auch Lupus dieser Schleimhäute kommt vor.

Tuberkulose der Uvula ist bei vorgeschrittener Phthise nicht selten.

Thrombosen. Bei Phthisikern kommen nicht selten Thrombosen vor, meistens erst wenige Wochen vor dem Tode, doch auch nicht selten in früheren Stadien und selbst im Stadium der Besserung. Frauen sind häufiger betroffen als Männer. Die verschiedensten Venengebiete können erkranken, in erster Linie die der unteren Extremität, doch beobachtet man sie auch an den Armvenen, in den Beckenplexus und in den Hirnsinus. Die Thrombosen kommen in $1-2\%$ der Fälle zur Beobachtung.

Virchow erklärte die Thrombosen als marantisch. Später glaubte man sie auf die Wirkung von resorbierten Toxinen zurückführen zu müssen. Seitdem aber Liebermeister fast ausnahmslos in den erkrankten Venen Tuberkelbazillen nachweisen konnte, ist die Art ihrer Entstehung aufgeklärt.

Nervensystem. Eine tuberkulöse Meningitis kann im Verlauf jeder Lungentuberkulose auftreten, doch findet man sie häufiger bei Menschen mit latenter Tuberkulose als bei Schwindsüchtigen. Meistens ist sie mit Miliartuberkulose der inneren Organe verbunden.

Eine häufigere Komplikation ist eine akute oder subakute Neuritis und Polyneuritis. Sie findet sich nicht selten schon im Beginne der Lungenaffektion, häufiger freilich während des späteren Verlaufs des Leidens. Bald sind nur einzelne Nerven, bald eine größere Zahl betroffen. Die Intensität der Erkrankung kann sehr verschieden sein, ebenso der Verlauf. Auch schwere, mit degenerativen Lähmungen ausgedehnter Muskelpartien verbundene Neuritiden können wieder ausheilen. Erkrankung des Phrenikus oder Vagus kann den Tod herbeiführen. Rekurrenslähmung kann durch Neuritis (aber auch durch Kompression) bedingt sein.

Auch Neuritis optica und acustica sind schon beobachtet worden.

Außerdem kommen häufig Neuralgien der verschiedensten Nervengebiete, oft als Frühsymptom, zur Beobachtung, ebenso Hyperästhesien der Haut (nicht nur im Gebiet der Wurzelzonen, die zu den Lungen in Beziehung stehen).

Endlich findet man bisweilen in einzelnen Nervenstämmen post mortem degenerative Veränderungen, ohne daß während des Lebens Symptome bestanden hatten.

Während man früher die Nervendegenerationen und Neuralgien auf Toxinwirkung zurückgeführt hat, ist durch Liebermeister gezeigt worden, daß sich fast immer Tuberkelbazillen in den erkrankten Nerven nachweisen lassen. Auch in scheinbar ganz gesunden Nerven findet man nicht so selten Bazillen.

Nieren. Die Nieren können in verschiedener Weise bei der Lungentuberkulose erkranken.

Nicht sehr häufig ist die Tuberkulose der Harnwege, bei der bekanntlich die Erkrankung immer von den Nieren ihren Ausgangspunkt nimmt. Häufiger findet man bei der Sektion einzelne Herde in der Niere, die während des Lebens keine Erscheinungen gemacht hatten.

Verhältnismäßig häufig erkrankt die Niere in Form einer Nephritis. Viel häufiger als die Amyloidentartung ist die chronisch-parenchymatöse Degeneration, worauf besonders Fr. Müller hingewiesen hat. Nach Müller findet man verbreitete tropfige Entmischung der Epithelzellen mit Zugrundegehen des Kernes und mit zahlreichen Zylindern im Lumen der Sammelröhren und auch der Tubuli contorti erster Ordnung, außerdem Regenerationsprozesse, hyaline Entartung des Malpighischen Körperchen und Wucherung in denselben, Blutungen in den Knäueln und Harnkanälchen, Verbreiterung und kleinzellige Infiltration des interstitiellen Gewebes.

Die klinischen Erscheinungen bestehen im Auftreten von Eiweiß und Zylindern, häufig auch Blut im Urin und in der Bildung von Ödemen (die aber auch fehlen können). Niemals tritt Erhöhung des Blutdruckes oder Herzhypertrophie auf, sehr selten Urämie.

Selten tritt die Nierenentzündung als akute hämorrhagische, tödlich verlaufende Nephritis auf.

Die Nephritis bei Tuberkulose kann schon im Beginn der Lungenerkrankung auftreten, häufiger ist sie in späteren Stadien. Sie beruht offenbar auf Toxinwirkung, da Teissier und Arloing und andere durch Injektion von Tuberkulin bei Tieren Nierenerkrankungen erzeugen konnten und da bei tuberkulösen Menschen nach Tuberkulininjektionen das Auftreten von Blut und Eiweiß im Urin wiederholt beobachtet worden ist.

Teissier hat das Krankheitsbild einer Albuminurie prétuberculeuse aufgestellt. Sie verläuft nach ihm selten unter dem Bild einer regelmäßigen Eiweißausscheidung, sondern ist viel häufiger intermittierend, entweder mit Eiweißausscheidung am Morgen oder von orthostatischen Typus. Die Funktionsproben ergeben eine normale Ausscheidungstätigkeit der Nieren, dagegen soll die Toxizität des Urins häufig vermehrt sein. Die mikroskopische Untersuchung ergibt nie Zylinder, selten einige Leukocyten. Bisweilen können starke, rasch vorübergehende Nierenblutungen auftreten. Der Blutdruck ist immer normal, mit dem Eintritt einer Lungenerkrankung sinkt er.

Diese Albuminurie kann viele Jahre bestehen. Dann kann sich an sie, wie Teissier beobachtete, eine Lungenerkrankung, sei es eine Miliartuberkulose oder eine chronische Phthise anschließen. Merkwürdigerweise verschwindet mit dem Eintreten der Lungenaffektion oder vor deren Erscheinen die Albuminurie, um bisweilen gleichzeitig mit der Besserung des Lungenleidens wieder aufzutreten. Endlich beschrieb Teissier Fälle, in denen die sich an die prätuberkulöse Albuminurie anschließende Lungenaffektion auffallend gutartig verlief und rasch ausheilte.

Neben dieser Form der Albuminurie konnte Teissier in tuberkulösen Familien eine Form von Eiweißausscheidung beobachten, die nicht zu einer Lungenerkrankung führte („Albuminurie paratuberculeuse"). Sie unterschied sich von der prätuberkulösen Albuminurie durch etwas erhöhten Blutdruck, geringe Zeichen von Niereninsuffizienz (verminderte Molekulardiurese) und leichte Blutdruckerhöhung, endlich durch eine stark positive Serumreaktion (Agglutination nach Arloing und Courmont).

Teissier sieht in beiden Formen, der Albuminurie prétuberculeuse und der Albuminurie paratuberculeuse, den Ausdruck einer Tuberkulinwirkung. Im zweiten Fall nimmt er aber an, daß die Kinder von den Eltern gleichzeitig Toxine und Antitoxine mit auf die Welt bekommen hätten. Wenn auch diese Erklärung mit unseren Anschauungen von der Heredität der Infektion und Immunität nicht übereinstimmt, so verdienen doch die Familiengeschichten, die Teissier mitteilt, alle Beachtung.

Nicht tuberkulöse Komplikationen. Eine so chronische Erkrankung wie die Lungenschwindsucht kann natürlich durch alle möglichen anderen Krankheiten kompliziert werden. Doch gibt es einige Komplikationen, die eine besondere Wichtigkeit besitzen.

Akute Katarrhe der oberen Luftwege. Die Lungenkranken sind oft gegen Erkältung besonders empfindlich. Die akuten Erkrankungen der oberen Luftwege können aber die Patienten sehr belästigen und ihnen auch gefährlich werden. Wenn eine Bronchitis entsteht, so wird dadurch nicht selten ein neuer Ausbruch und eine Weiterverbreitung der Lungenerkrankung veranlaßt. Freilich wird von den Kranken jede Verschlimmerung ihres Lungenleidens auf eine Erkältung zurückgeführt, man muß sich aber hüten, diesen Zusammenhang deshalb, weil er von den Patienten allzu häufig behauptet wird, vollständig zu negieren.

Chronische Pharyngolaryngitis kommt fast bei allen Phthisikern durch den Reiz des Sputums zustande. Sie ist einerseits häufig die Ursache von Erbrechen, andererseits kann sie die Entstehung einer tuberkulösen Kehlkopfaffektion begünstigen. Nicht selten beruht auch ein großer Teil der Beschwerden auf dem nichtspezifischen Katarrh, so daß durch dessen Behandlung die Beschwerden der Patienten in manchen chronischen Fällen fast ganz beseitigt werden können.

Chronische Bronchitis. Die Bronchien sind in jedem Fall von Phthise entzündlich erkrankt. Es gibt aber Fälle, in denen die tuberkulöse Affektion stillsteht oder ganz ausgeheilt ist und in denen eine Bronchitis das Hauptleiden darstellt. Solche Fälle müssen als Bronchitis behandelt werden, sie werden aber häufig verkannt — freilich weniger häufig als die Fälle, in denen umgekehrt die Tuberkulose bei einer bestehenden Bronchitis übersehen wird.

Emphysem. Das komplementäre Emphysem, das wir bei der Lungentuberkulose fast immer finden, hat keine klinische Bedeutung. Wichtig ist aber die Kombination einer idiopathischen Lungenerweiterung mit Schwindsucht. Hier beobachten wir oft schwerste Zustände von Dyspnoe, und die Kranken leiden fürchterlich unter der nie aufhörenden Atemnot. Meist erfolgt der Tod schon bei relativ geringer Ausbreitung der Tuberkulose. Freilich sind diese Fälle selten, da das Emphysem, wie schon lange bekannt ist, die Disposition für die Phthise herabsetzt, aber sie sind doch häufiger als man gewöhnlich annimmt. Nur wird die Diagnose nicht immer richtig gestellt, da das Emphysem die Tuberkulose verdeckt.

Akute Infektionskrankheiten treten im Verlauf der Phthise nicht selten auf. Alle können das Lungenleiden ungünstig beeinflussen, aber einige zeigen ein besonderes Verhalten.

Influenza. In der großen Influenzaepidemie 1889/90 fiel es auf, daß viele Phthisiker, die an Influenza erkrankten, nach der Abheilung der Influenza eine rasche Verschlimmerung der Tuberkulose erlitten und nach kurzer Zeit daran starben. Auch jetzt noch kann man gelegentlich derartige Beobachtungen machen.

Pneumonie. Die Pneumonie hat auf die Phthise auffallend wenig Einfluß. Die Phthisiker überstehen die Lungenentzündung in der Regel gut und tragen keine Verschlimmerung ihres Leidens davon.

Masern und Pertussis können, wie sie den Ausbruch einer Tuberkulose veranlassen, auch den Verlauf der Phthise ungünstig beeinflussen.

Die Komplikationen der Lungentuberkulose mit **Diabetes, Karzinom, Aktinomykose** sind S. 521, erwähnt.

Syphilis. Syphilitiker erkranken nicht selten an Lungentuberkulose und Phthisiker können eine Lues akquirieren. Die beiden Krankheiten beeinflussen sich gegenseitig wenig und die antisyphilitische Behandlung muß in ähnlicher Weise wie bei nichttuberkulösen Individuen durchgeführt werden (vgl. S. 785). Die Syphilis der Lunge spielt nur differentialdiagnostisch eine Rolle.

Malaria. Die Tuberkulose, die sich bei Malariakranken entwickelt, verläuft, wie Turban gezeigt hat, meistens gutartig. Fälle von Kombination beider Krankheiten können bisweilen diagnostische Schwierigkeiten machen, indem man nicht weiß, worauf das Fieber zu beziehen ist. Manchmal kann die Diagnose nur ex juvantibus gestellt werden.

Neurosen. Daß bei der Tuberkulose neurasthenische Symptome häufig sind, wurde Seite 604 erwähnt. Sie kommen namentlich bei neuropathisch veranlagten Individuen zur Beobachtung, und in vielen Fällen muß man von einer Kombination beider Erkrankungen sprechen. Die Beurteilung der Symptome und die Behandlung begegnet dann oft bedeutenden Schwierigkeiten. Die Neurasthenie übt einen ungünstigen Einfluß auf die Tuberkulose aus, indem der Schlaf dadurch gestört, die Ernährung erschwert wird usw.

Ähnliche Schwierigkeiten bereitet die Kombination von Tuberkulose und Hysterie. Auch hier wird die rationelle Therapie erschwert, besonders schwierig ist aber die Beurteilung der subjektiven Symptome. Häufig wird die Temperatur falsch angegeben oder das Thermometer künstlich in die Höhe getrieben, und nicht selten wird deshalb, wenn einmal derartige Täuschungen entdeckt worden sind, die wirkliche Temperatursteigerung verkannt. Außerdem kommt bei hysterischen und neurasthenischen Lungenkranken nicht selten eine rein psychogen bedingte Temperatursteigerung, z. B. nach subkutanen Wasserinjektionen, zur Beobachtung.

Über die Kombination mit **Schwangerschaft** vgl. S. 525 u. Bd. 6 dieses Hdb.

12. Die Prognose der Lungentuberkulose.

Lange Zeit hindurch galt die Lungenphthise als unheilbar. Das gilt auch heute noch in dem Sinne, daß bei der eigentlichen Phthise, wenn die Krankheit sich über größere Teile der Lunge ausgebreitet hat und umfangreichere Kavernen vorhanden sind, eine Heilung im anatomischen Sinne ausgeschlossen ist. Doch können selbst dann noch subjektives Befinden und Leistungsfähigkeit auf Jahre hinaus so hergestellt werden, daß man von einer funktionellen Heilung sprechen kann. Diese Fälle sind aber selten. Meistens dauert es nach dem Auftreten schwerer Zerfallserscheinungen höchstens noch wenige Jahre bis zum Tode des Patienten.

Anders gestalten sich die Verhältnisse, wenn man die Prognose der beginnenden Tuberkulose im Auge hat. Der Spitzenkatarrh und Erkrankungen des zweiten Stadiums kommen wohl in mehr als einem Drittel der Fälle zur völligen (klinischen) Heilung, freilich bleibt die Möglichkeit immer offen, daß die Krankheit nach Jahren oder Jahrzehnten doch wieder zum Ausbruch kommt.

Die Gesamtdauer der Erkrankung kann außerordentlich verschieden sein. Verschiedene Autoren haben sich bemüht, einen Durchschnitt zu berechnen, aber gegen viele dieser Arbeiten lassen sich berechtigte Einwände erheben. Die Berechnung Cornets, nach der die durchschnittliche Lebensdauer nur zwei Jahre beträgt, ist, wie Seite 496 auseinandergesetzt ist, sicher falsch. Eine der zuverlässigeren Statistiken ist die von Reiche, die das Material der Landesversicherungsanstalt der Hansastädte berücksichtigt. Er berechnete für die Patienten, die von der Aufnahme in Lungenheilstätten ausgeschlossen wurden, eine durchschnittliche Lebensdauer von 43 Monaten. Dabei ist zu bemerken, daß sich unter seinen Patienten solche befanden, die wegen normal verlaufender, aber vorgeschrittener Krankheit abgewiesen wurden, die also wegen ungenügender Behandlung eine kürzere Lebensdauer als der Durchschnitt hatten, außerdem aber auch die akuten, von vornherein prognostisch ungünstigen Fälle befinden. Stadler berechnete aus dem Material der Marburger Klinik eine durchschnittliche Lebensdauer von sechs bis sieben Jahren.

Die Prognose ist im einzelnen Falle außerordentlich schwierig. Scheinbar günstige Fälle können plötzlich eine Wendung zu rascher Progredienz nehmen, umgekehrt können Fälle, die aussichtslos schienen, später auffallend günstig verlaufen.

Die Prognose richtet sich teilweise nach den Eigentümlichkeiten des Falles, der Form und Ausbreitung der Lungenerkrankung und der Reaktion des Körpers auf die Infektion (Fieber, Abmagerung etc.), teilweise nach äußeren Faktoren, namentlich nach der Möglichkeit einer rationellen Therapie, auch nach der äußeren Lage des Kranken.

Was die Form der Erkrankung betrifft, so sind alle akuten Phthisen, besonders die käsige Pneumonie, aber auch die akute disseminierte Tuberkulose in der Regel von vornherein als unheilbar zu betrachten, und die voraussichtliche Lebensdauer beschränkt sich bei der käsigen Pneumonie meist auf Monate oder sogar nur auf Wochen, während bei der akuten disseminierten Form die Krankheit sich länger hinziehen kann. Doch kommt es auch vor, daß Patienten mit akuter Phthise, bei der man eine käsige Pneumonie diagnostiziert und eine Lebensdauer von wenigen Monaten prophezeit hat, ihr Fieber verlieren, einen Rückgang aller Symptome zeigen und schließlich ganz ausheilen. Von den chronischen Formen verläuft die fibröse Phthise am gutartigsten, doch kann die Diagnose erst dann gestellt werden, wenn der bisherige Verlauf schon gezeigt hat, daß die Krankheit zu langsamem Fortschritt bzw. zur Heilung neigt. Ungünstig ist unter allen Umständen der Beginn der Erkrankung an einer anderen Stelle als an der Spitze. Wahrscheinlich rührt das daher, daß es sich hier beim ersten Auftreten der Symptome nicht mehr um eine wirklich beginnende Krankheit handelt, sondern daß die ersten erkennbaren Herde schon durch Aspiration des Inhaltes einer alten Spitzenkaverne entstanden sind. Eine Erfahrungstatsache ist ferner, daß im ganzen die linksseitigen Erkrankungen ungünstiger verlaufen als die rechtsseitigen.

Reichlicher Auswurf mit vielen elastischen Fasern und zahlreichen Tuberkelbazillen ist, namentlich im Beginn der Krankheit, ein schlechtes Zeichen. Vollständiges dauerndes Verschwinden der Bazillen ist oft, aber nicht immer, der Ausdruck der Heilung. Geringfügige Schwankungen des Bazillengehaltes dürfen gar nicht, größere nur mit Vorsicht für die Stellung der Prognose verwertet werden.

In den meisten Fällen kann aus der Art des Lungenprozesses und aus dem Sputum für die Prognose nicht viel geschlossen werden. Das Wichtigste ist in der Regel die Berücksichtigung des Ernährungszustandes. Je besser dieser ist, und je leichter er sich namentlich heben läßt, um so günstiger darf die Prognose im ganzen gestellt werden. Doch gibt es auch hier Ausnahmen.

Fast ebenso wichtig ist das Verhalten der Temperatur. Die Höhe des Fiebers geht im allgemeinen dem Fortschritt der Krankheit parallel. Doch gibt es auch Fälle, die anfänglich fieberfrei verlaufen und dennoch plötzlich rasche Fortschritte machen, andererseits solche, bei denen hohes, lange dauerndes Fieber plötzlich zur Norm herabsinkt und eine vollständige Heilung eintritt. Auch die Art des Fiebers ist wichtig. Am schlechtesten ist die Prognose bei der Febris hectica, am günstigsten bei den Fällen mit geringen abendlichen Temperatursteigerungen. Als ungünstiges Zeichen gilt, wenn die Temperatur nicht am Abend, sondern am Mittag ihren Höhepunkt erreicht.

Daß die Prognose um so günstiger ist, je besser die Möglichkeiten für eine zweckentsprechende Behandlung sind, ist selbstverständlich. Am meisten Aussicht auf Dauerheilung haben die Patienten, die gleich beim Beginn der Erkrankung in ein Hochgebirgssanatorium gebracht werden und nach erfolgter Heilung mehrere Jahre im Höhenklima bleiben können. Auch von der Möglichkeit, einen ungünstigen Beruf aufzugeben und in guten sanitären Verhältnissen leben zu können, hängt die Vorhersage ab. Bei vielen Fällen sieht man, daß sie durch eine Sanatoriumsbehandlung geheilt werden, daß aber sofort nach der Rückkehr in die Arbeit und in die frühere häusliche Umgebung die Krankheit wieder ausbricht. Ärzte aus Gegenden, in denen die Bevölkerung vielfach vom Ackerbau zur Fabrikarbeit überging, erzählen, daß dabei häufig Tuberkulose auftrat, und daß von den erkrankten Arbeitern, die wieder zur landwirtschaftlichen Arbeit zurückkehrten, ein großer Teil geheilt wurde.

Der Einfluß der Therapie bringt es mit sich, daß die Prognose im ganzen um so günstiger ist, je besser finanziell der Kranke gestellt ist. Die Möglichkeit, sich zu schonen und bei jeder Verschlimmerung die Arbeit ganz auszusetzen, erneute Kuren vorzunehmen etc., läßt eine Dauerheilung viel eher erwarten als ungünstige äußere Verhältnisse. Aber außer der finanziellen Lage kommt noch ganz wesentlich die psychische Eigentümlichkeit des Patienten in Betracht. Leichtsinnige Kranke und solche, die sich nicht entschließen können, den ärztlichen Weisungen zu folgen, solche, die sich nach dem „Naturheilverfahren" behandeln oder das Heil im Sport suchen, erliegen ihrer Krankheit trotz den glänzendsten finanziellen Verhältnissen.

Die Psyche des Kranken hat aber auch insofern Einfluß, als eine ungünstige Gemütsverfassung, übermäßige Furcht vor der Krankheit und pessimistische Anschauung häufig die Ernährung beeinträchtigen und dadurch das Fortschreiten der Erkrankung begünstigen.

13. Prophylaxe und Therapie der Lungentuberkulose.

Die Mehrzahl der Menschen erleidet im Laufe des Lebens eine tuberkulöse Infektion der Lungenspitzen, aber nur der kleinere Teil erkrankt an einem progressiven Leiden. Es ist wahrscheinlich, daß auch die übrigen, wenigstens zum Teil einmal vorübergehend, von ihrer Tuberkulose Störungen der Gesundheit verspüren, die aber so gering sind oder so wenig deutliche Symptome erkennen lassen, daß die Diagnose nicht gestellt werden kann. In der Praxis sieht man häufig solche Fälle, bei denen der Verdacht auf beginnende Tuberkulose auftaucht, aber später die Gesundheit völlig wiederhergestellt wird, ohne daß die Diagnose mit Sicherheit gestellt werden konnte. Bei einem Teil dieser Patienten handelt es sich ohne Zweifel um geringe tuberkulöse Infektionen, die rasch ausheilen oder latent werden, bzw. um das vorübergehende Aufflackern latenter Herde. Namentlich ein Teil der „Kinderanämien", der unklaren Fieberzustände im Kindesalter, der „Pseudochlorose", der „Konstitutionsschwäche" etc. gehört wohl hierher. Es leuchtet auch ohne weiteres ein, daß in solchen Fällen eine geeignete Behandlung den Ausbruch der Erkrankung verhindern kann. Früher hielt man diese Individuen nur für besonders gefährdet, weil die Erfahrung gezeigt hatte, daß später oft eine Tuberkulose ausbrach, und man suchte sie vor der Erkrankung zu bewahren. Seit der Erkenntnis von der Häufigkeit der tuberkulösen Infektion müssen wir annehmen, daß die Aufgabe des Arztes in solchen Fällen nicht darin besteht, die Infektion zu verhüten, sondern diese zum Ausheilen zu bringen, daß also die Prophylaxe in Wirklichkeit eine Therapie ist. Aber an der Art der Behandlung wird dadurch nichts geändert. Abgesehen davon, daß wir nie wissen, ob die Infektion wirklich erfolgt oder nur die Empfänglichkeit für eine solche erhöht ist, muß in allen Fällen nicht nur die Resistenz erhöht, sondern auch die Infektionsgefahr vermindert werden. Denn wenn auch die Gefahr in erster Linie von seiten der Bazillen droht, die der Patient in sich trägt, so ist es doch möglich, daß in dem Momente des Kampfes zwischen Körper und Mikroorganismen eine Vermehrung dieser durch Aufnahme von außen den Sieg herbeiführen kann. Deshalb fällt für zweifelhafte Fälle die Therapie vollkommen mit der Prophylaxe zusammen. Wir haben also im Abschnitt über Prophylaxe auch die Therapie der Zustände zu besprechen, die wir als die allerleichtesten Fälle von Lungentuberkulose auffassen müssen.

a) Prophylaxe.

Die Prophylaxe der Lungentuberkulose hat die doppelte Aufgabe, die Resistenz gegen die Krankheit zu erhöhen und die Infektionsgefahr zu vermindern.

α) Erhöhung der Resistenz.

Die Resistenz des Körpers gegenüber der Erkrankung an Tuberkulose besteht in der Eigenschaft der Zellen, die eingedrungenen Bazillen unschädlich zu machen. Wie Seite 506 ff. ausgeführt, ist diese Annahme wahrscheinlicher als die einer Mitwirkung von Schutzstoffen, die im Blute kreisen. Diese Eigenschaft der Zellen ist aber nicht oder nur in geringem Grade angeboren, sondern sie wird durch die Infektion erst erworben, sie stellt eine „Allergie" dar. Bei der Mehrzahl der Menschen sorgen geringfügige Infektionen in der Kindheit dafür, daß diese Allergie auftritt. Sie reicht aber in vielen Fällen nicht aus, um die primäre Infektion zu beseitigen oder um später eine Neuinfektion oder die Ausbreitung der alten Infektion zu verhüten. Die Verminderung der Resistenz, die Disposition zur Erkrankung, kann also zweierlei Ursachen haben, je nachdem es sich um die Erstinfektion oder um den Ausbruch der Tuberkulose bei einem schon früher infizierten Individuum handelt. Im zweiten Falle kann es sich um eine Herabsetzung einer vorhandenen Allergie handeln, während im ersten Falle die Allergie beim Eintritt der Infektion noch gar nicht vorhanden ist. Hier beruht die Disposition zur Erkrankung auf der Unfähigkeit des Körpers, durch eine geeignete Allergie zu reagieren.

A priori stehen also für die Prophylaxe zwei Wege offen. Man kann entweder eine **Allergie schaffen** bzw. steigern (prophylaktische Immunisierung), oder man kann die **Fähigkeit des Körpers, eine Allergie zu erzeugen, verbessern.** Da die Allergie, die Bildung von Abwehrvorrichtungen gegenüber der tuberkulösen Infektion um so leichter eintritt, je kräftiger der Organismus im ganzen ist, wie tausendfache Erfahrungen über die besondere Gefährdung geschwächter, unterernährter Individuen beweisen, so kann dies durch allgemeine hygienisch-diätetische Maßnahmen bis zu einem gewissen Grade erreicht werden.

Außer einer allgemeinen Disposition des Körpers gibt es noch eine **lokale Disposition der Lungen.** Auch diese kann man prophylaktisch zu vermindern suchen.

Wir haben also die prophylaktische Immunisierung mit Tuberkulin und mit Bazillen, die allgemeinen hygienisch-diätetischen Maßnahmen, die in der Jugend eine besondere Betrachtung verdienen, und die Behandlung der lokalen Disposition zu besprechen.

Prophylaktische Tuberkulinbehandlung. Man sollte erwarten, daß durch die Behandlung mit Tuberkulin eine Allergie erzeugt werden könnte, die gegen die Erkrankung an Tuberkulose schützt. Bisher ist es aber noch nie gelungen, bei Tieren eine nennenswerte Resistenz zu erzeugen. Nach den Ausführungen auf S. 504 beruht das freilich vielleicht nur auf einer ungenügenden Technik. Bis aber durch die experimentelle Forschung einigermaßen gesicherte Grundlagen geschaffen sind, steht eine prophylaktische Tuberkulinbehandlung noch auf zu schwachen Füßen. Dagegen dürfte ein Versuch bei tuberkuloseverdächtigen Fällen, Pseudoanämien u. dgl. gerechtfertigt sein.

Prophylaktische Immunisierung mit Bazillen. Da es durch lebende oder tote Bazillen (im Gegensatz zum Tuberkulin) gelingt, bei Tieren eine Immunität zu erzeugen, so hat diese Methode zunächst mehr Aussicht auf Erfolg. Doch stehen ihr natürlich Bedenken entgegen. Am wenigsten gefährlich ist die Injektion toter Bazillen, aber auch am wenigsten aussichtsreich. Die Behandlung mit lebenden Bazillen ist neuerdings von Webb für Kinder tuberkulöser Eltern in der Weise empfohlen worden, daß man zuerst nur ein einziges Exemplar einspritzt und dann in wöchentlichen Abständen steigende Mengen bis zu 600 Tuberkelbazillen anwendet. Fr. Fr. Friedmann hat seinen abgeschwächten Bazillenstamm zu prophylaktischen Zwecken empfohlen, und Erich Müller hat diesen Vorschlag bei Kindern ins Praktische umgesetzt. Naturgemäß lassen sich aber diese Erfolge der Methoden nur schwer beurteilen. Weitere Erfahrungen bleiben abzuwarten. Neuere Äußerungen (Brauer) lassen das Mittel für prophylaktische Zwecke sehr bedenklich erscheinen.

Hygienisch-diätetische Maßnahmen. Im Vordergrund steht die allgemeine Kräftigung des Körpers durch gute Ernährung, Muskelarbeit, Aufenthalt im Freien und Vermeidung von Überanstrengung. Deshalb muß jeder Fortschritt in der sozialen Gesetzgebung und jede Hebung des Volkswohlstandes mit Freuden begrüßt werden, weil dadurch die Ernährung gehoben und die Kräftigung der Bevölkerung gefördert wird. Für schlecht genährte, gefährdete oder vielleicht schon erkrankte Individuen muß aber besonders gesorgt werden.

Was die Ernährung betrifft, so ist die Qualität der Kost gleichgültig, wenn nur die Quantität geeignet ist. Fehlt es am Appetit, so ist Verordnung von Milch und Eiern als Zuschuß zur täglichen Ernährung am Platze, auch Verordnung von Lebertran und appetitanregenden Mitteln, selten von Nährpräparaten (vgl. unten im Abschnitt über Therapie). Fehlt es an den Mitteln, so müssen die wohltätigen Einrichtungen zu Hilfe genommen werden, die an vielen Orten existieren. Es ist dringend notwendig, daß noch mehr Anstalten geschaffen werden, in denen unbemittelte schwächliche Individuen (nicht nur Kranke) unentgeltlich oder gegen einen geringen Preis gute Nahrung, Milch usw. erhalten. Die vielerorts bestehenden Volksküchen etc. sollten in der Weise ergänzt werden, daß tuberkuloseverdächtige oder schwächliche Menschen auf ärztliche Bescheinigung hin besondere Vergünstigungen erhalten.

Die **Kräftigung durch Muskelübung** ist bei allen Individuen angezeigt, die nicht berufsmäßig körperliche Arbeit zu leisten haben. Die Bestrebungen zur Hebung des Sports sind lebhaft zu begrüßen, doch kann nicht dringend genug vor Übertreibungen gewarnt werden. Jeder sportmäßige Betrieb sucht maximale Leistungen zu erzielen, und diese bringen für nicht ganz gesunde Individuen immer eine Gefahr mit sich. Jungen Leuten ist deshalb zu empfehlen, sich ja nicht auf eine bestimmte Art des Sportes zu beschränken, sondern unter Verzicht auf Höchstleistungen in einem einzelnen Gebiet verschiedenartige Leibesübungen zu pflegen. Besonders muß vor Bergtouren ohne systematische Trainierung gewarnt werden (während das Bergsteigen an sich eine sehr gesunde Bewegung darstellt), ferner vor unvernünftigem Radfahren auf staubiger Landstraße (besonders in Vereinen), vor Wettrudern etc. Viel zu wenig wird der Wert des Reitens gewürdigt, das die Muskulatur des ganzen Körpers kräftigt und kaum je zu Überanstrengung führt. Mit Ausnahme des Reitens und Spazierengehens kann jede Sportart leicht zu Überanstrengungen Veranlassung geben, die den Ausbruch einer Tuberkulose zur Folge haben. Auch vor solchen Betätigungen, die mit dem Einatmen von Staub verbunden sind, wie Turnen in geschlossenen Räumen, müssen tuberkuloseverdächtige Individuen gewarnt werden. Bei solchen sind überhaupt genaue Vorschriften, je nach der Art des Falles, notwendig, und der Arzt sollte sich um alle Details der sportlichen Betätigung bekümmern. Bei einem stärkeren Verdacht auf eine Lungenerkrankung ist überhaupt jede intensivere Muskelarbeit zu verbieten, mit Ausnahme regelmäßiger kleinerer Spaziergänge, und im Gegenteil Körperruhe zu verordnen.

Die **Körperruhe** spielt außer bei diesen Individuen eine wichtige Rolle besonders bei beruflich überanstrengten Menschen. Oft ist eine zeitweise Arbeitseinstellung am Platze, oft genügt das Verbot von außerberuflichen Anstrengungen. In manchen Fällen ist eine Liegekur in der freien Zeit von Nutzen. Doch ist eine solche nie einseitig anzuwenden und zu weit auszudehnen, sondern sie muß ev. durch regelmäßige Spaziergänge ergänzt werden, deren gute Wirkung vielleicht in Fällen, in denen eine leichte Infektion vorliegt, auf einer „Autotuberkulinisation" beruht.

Daß der **Aufenthalt im Freien** (aber in staubfreier Umgebung) von großem Vorteil ist, ist allgemein bekannt. Worauf aber der Nutzen beruht, läßt sich, wie im Abschnitt über Therapie (Freiluftkur) ausgeführt ist, nicht im einzelnen begründen. In prophylaktischer Beziehung ist wohl die Reizwirkung auf die Haut und die dadurch bedingte Abhärtung besonders wichtig.

Landaufenthalte üben oft einen sehr heilsamen Einfluß aus. Bei schwächlichen Individuen sollten sie jedes Jahr verordnet werden, und zum Glück sorgen an vielen Orten Rekonvaleszentenheime und ähnliche Anstalten dafür, daß auch Unbemittelte der Wohltat teilhaftig werden. Besonders günstig wirkt der Aufenthalt in einem erregenden Klima, an der Nordsee und namentlich im **Höhenklima**. Doch ist hier oft eine Warnung vor übertriebenen Bergtouren notwendig.

Besonders gefährdet sind die **Rekonvaleszenten** nach schweren Krankheiten, namentlich nach Masern und Pertussis, aber auch nach anderen Infektionskrankheiten. Deshalb ist, besonders wenn schon früher Verdacht auf Tuberkulose bestand oder der Ernährungszustand nicht zufriedenstellend war, große Vorsicht notwendig und die völlige Erholung abzuwarten, bis die Arbeit wieder aufgenommen wird. Wenn diese Regeln aber befolgt werden, so kann das Individuum nach der Krankheit kräftiger sein als vorher, so daß das Endresultat eine Verbesserung der Konstitution bedeutet.

Bei tuberkuloseverdächtigen Männern ist oft eine Warnung vor sexuellen Exzessen angezeigt, noch häufiger aber eine Warnung vor überreichlichem Alkoholgenuß.

Die Bekämpfung der Trunksucht ist überhaupt ein wichtiger Teil der Prophylaxe der Tuberkulose. Die Trinker erliegen der Schwindsucht viel häufiger als die Mäßigen, aber auch einzelne Exzesse können den Körper so schwächen, daß die Tuberkulose zum Ausbruch kommt. Individuen, bei denen der Verdacht auf eine Erkrankung besteht, sind deshalb ausdrücklich auf die Gefahren übermäßigen Alkoholgenusses hinzuweisen. Aber nicht nur der Alkoholiker selbst ist gefährdet, sondern noch mehr seine Familie. Abgesehen davon, daß der tuberkulöse Trinker infolge der Unreinlichkeit und der mangelnden Vorsicht beim Spucken etc. eine Gefahr für seine Umgebung bildet, wird durch die Trunksucht die Ernährung der Familie herabgedrückt und die Reinlichkeit und Ordnung in der Haushaltung vernichtet.

Endlich sei noch erwähnt, daß die sorgfältige Behandlung tuberkulöser Krankheiten, denen eine Phthise folgen kann, den Ausbruch der Schwindsucht hintanzuhalten geeignet ist. An erster Stelle steht die Pleuritis, die ja der Ausdruck einer schon vorhandenen Lungeninfektion ist. Wir dürfen nicht jeden Rekonvaleszenten einer Brustfellentzündung als lungenkrank betrachten, wohl aber müssen wir ihn immer als Prophylaktiker behandeln.

Die hygienisch-diätetischen Maßnahmen in der Jugend. Im Kindesalter muß ebenfalls die Ernährung besonders berücksichtigt werden. Wenn auch die Skrofulose selbst bei überernährten Individuen vorkommen kann, so ist poch die Unterernährung das Gefährlichste. Die Verteilung von Nahrung an arme Schulkinder, Ferienheime, überhaupt jede Form von Kinderfürsorge, kann hier gutes schaffen.

Das Verbot gewerblicher Arbeit für Kinder ist speziell auch für die Prophylaxe der Tuberkulose von großer Wichtigkeit.

Schwächliche, blasse Kinder werden oft durch Solbadkuren ganz auffallend gekräftigt. In schwereren Fällen ist ein Aufenthalt an der See oder im Hochgebirge angezeigt. Die in Davos, Arosa, St. Moritz, Zuoz (Engadin) vorhandenen Schulsanatorien, die Kinderheime in Teufen, Heiden (Appenzell), Leysin etc. erlauben einen mehrjährigen Aufenthalt. Besonders segensreich wirken die zuerst in Berlin ins Leben gerufenen Waldschulen.

Auch die Einführung von jeder Art Jugendsport ist von großer Bedeutung. Nur gilt auch hier die Warnung vor jeder Übertreibung bei Kindern, die auf Tuberkulose verdächtig sind.

Tuberkuloseverdächtigen oder überhaupt schwächlichen jungen Individuen ist die Wahl eines Berufes anzuraten, bei dem die Tuberkulosegefahr erfahrungsgemäß gering ist (vgl. S. 468). Doch sind unter diesen Berufsarten solche, die schwere körperliche Arbeit verlangen. Sobald der Verdacht auf eine schon vorhandene Tuberkulose besteht, ist vor diesen anstrengenden Berufen zu warnen, da schwere Körperanstrengungen besonders bei Menschen, die nicht daran gewöhnt sind, zum Ausbruch der Krankheit führen können.

Die Beeinflussung der lokalen Disposition. Die Lunge kann durch Anlage oder durch Krankheiten zur Tuberkulose disponiert sein.

Bei der individuellen Disposition spielt der phthisische Thorax, bzw. die Stenose der oberen Brustapertur eine große Rolle. Freund hat deshalb schon 1859 die Durchschneidung des ersten Rippenknorpels bei dessen Verknöcherung zu prophylaktischen Zwecken empfohlen. Doch ist dieser Vorschlag bisher noch nie befolgt worden. Dagegen ist es sehr empfehlenswert, was Freund auch schon 1859 als Konsequenz seiner Untersuchungen angeraten hat, bei Individuen mit Stenosierung der oberen Thoraxapertur bzw.

mit phthisischem Habitus durch kräftige Körperbewegungen eine bessere Ventilation der Lungenspitzen herbeizuführen.

Unter den **Krankheiten**, die in der Lunge eine Disposition zur Phthise schaffen, stehen die **Pneumonokoniosen** an erster Stelle. Ihre Prophylaxe fällt daher mit der Prophylaxe der Tuberkulose zusammen. Hier wäre durch gesetzliche Vorschriften noch mancher Fortschritt zu erhoffen. Da jeder Schwindsüchtige für seine Mitmenschen eine Gefahr bedeutet, hat nicht nur der durch den Beruf Gefährdete, sondern auch die Allgemeinheit ein eminentes Interesse an der Bekämpfung der Pneumonokoniosen.

Aber auch wiederholte **Bronchitiden** disponieren zur Tuberkulose. Deshalb spielt auch die Prophylaxe der Bronchitis (vgl. das Kapitel über diese Krankheit) eine wichtige Rolle in der Schwindsuchtprophylaxe.

β) **Beschränkung der Infektionsgelegenheiten.**

Wenn auch die Anschauung Römers, daß die Lungenschwindsucht in der Regel durch die Ausbreitung einer in der Kindheit erworbenen Infektion bedingt sei, richtig sein sollte, so ändert das an der Notwendigkeit einer Prophylaxe durch Beschränkung der Infektionsmöglichkeit wenig. Nach wie vor bleibt der Lungenkranke, namentlich der Schwerkranke, selbst die Hauptgefahr, neben der die Infektion durch die Milch perlsüchtiger Kühe eine bescheidene Rolle spielt. Der Auswurf des Phthisikers muß unschädlich gemacht und der Schwerkranke selbst so viel als möglich isoliert werden. Wenn auch der Schwerpunkt in die Wohnung verschoben wird, so bleibt doch die Verhütung der Straßeninfektion gleich wichtig, und die Hygiene der Arbeitsstätte darf nicht vernachlässigt werden. Denn für einzelne Fälle bleibt auch nach Römer die Wahrscheinlichkeit einer Erstinfektion im erwachsenen Alter bestehen. Wenn wir vollends die Möglichkeit einer Superinfektion zugeben, so muß die Infektionsgefahr in jedem Alter bekämpft werden. Daraus ergeben sich besondere Aufgaben für die individuelle, die Wohnungs- und Gewerbehygiene. Unter dem Gesichtspunkt einer Beschränkung der Infektionsgefahr hat auch die Frage nach einem Eheverbot für Tuberkulöse eine Berechtigung.

Unschädlichmachung des Auswurfs. Das Gefährlichste ist der Auswurf der Phthisiker. Dieser muß daher in erster Linie unschädlich gemacht werden. In Spitälern ist das leicht zu erreichen. Das vielfach übliche Auffangen des Sputums in desinfizierenden Lösungen ist dabei gar nicht notwendig, sondern nur die gründliche Reinigung der Gläser.

Viel schwieriger ist die Unschädlichmachung des Auswurfs bei den vielen Phthisikern, die in ihrem Hause weilen oder der Arbeit nachgehen. Man sollte denken, daß in allen zivilisierten Ländern ein gesetzliches Spuckverbot möglich wäre, wie es in amerikanischen Staaten besteht. Bis zum Erlaß eines solchen ist man auf die Belehrung des einzelnen Lungenkranken angewiesen. Freilich nützt hier der Hinweis auf die Gefährdung anderer nicht viel. Man muß sich schon mit der frommen Lüge helfen, daß dem Patienten das Einatmen des Sputumstaubes selbst Gefahr bringe.

Das Auffangen des Sputums geschieht bei ambulanten Patienten am besten in Fläschchen, von denen verschiedene im Handel sind. Zu vermeiden sind die mit federnden Klappdeckeln versehenen, weil sie leicht verschmiert werden und sich schlecht reinigen lassen. Unbemittelte Phthisiker sollten die Spuckfläschchen umsonst geliefert bekommen. In Werkstätten, öffentlichen Lokalen etc. sollten überall Spucknäpfe vorhanden sein.

Isolierung der Phthisiker. Die Schwindsüchtigen in den Spitälern müssen in besonderen Räumen isoliert werden. Doch müssen diese Räume so beschaffen sein, daß die Verlegung eines Patienten in dieselben keine allzu große Grausamkeit darstellt. Am besten ist es, wenn die Phthisensäle besondere Einrichtungen für Freiluftkur haben; dann kann man den Kranken verlegen, um ihn dieser Wohltat teilhaftig werden zu lassen. Ein großer Vorteil ist es, wenn besondere Zimmer für Leichtkranke und Schwerkranke vorhanden sind. Für einen Leichtkranken ist es zwar nicht gefährlich, im gleichen Raume wie solche Patienten zu liegen, die massenhaft Bazillen aushusten, es kann aber leicht vorkommen, daß bei den Leichtkranken Patienten sich befinden, bei denen die Diagnose irrtümlich gestellt ist, und die durch das Zusammenleben mit offenen Tuberkulosen gefährdet sein würden. Selbst da, wo Phthisikerabteilungen bestehen, kommt es noch häufig genug vor, daß ein Kranker, bei dem die Diagnose nicht sofort gestellt wird, kürzere oder längere Zeit zwischen nicht tuberkulösen Individuen liegt. Ist aber das Krankenhaus sonst gut eingerichtet, stehen die Betten nicht zu nahe aneinander und wird alles sauber gehalten, so entsteht dadurch keine Gefahr für die anderen Kranken.

Schwieriger ist die Isolierung der Phthisiker, die nicht ins Krankenhaus eintreten. Das Idealste wäre die zwangsweise Verbringung aller Schwerkranken in die Spitäler. Da das aber nicht möglich ist, muß zum mindesten der Eintritt der Schwindsüchtigen in die Krankenhäuser mit allen Mitteln gefördert, für eine geeignete Zahl von Betten für Tuberkulöse gesorgt und diesen der Aufenthalt im Krankenhause so angenehm wie möglich gestaltet werden. Die Errichtung besonderer Spitäler für Lungenkranke ist für große Städte zu empfehlen, weil in diesen der Betrieb billiger ist als in den anderen Krankenhäusern, so daß die vorhandenen Mittel zur Verpflegung von mehr Kranken ausreichen. In der Wohnung muß der Lungenkranke so viel als möglich isoliert werden, er soll allein schlafen, er soll die andern nicht küssen etc.

Es sei noch hervorgehoben, daß Lupuskranke eine gleiche Gefahr für ihre Umgebung bilden wie die Schwindsüchtigen und daß deshalb die Bekämpfung des Lupus auch von Wichtigkeit ist. Aber auch die Tuberkulide spielen bei der Verbreitung der Tuberkulose vielleicht eine, bis jetzt viel zu wenig gewürdigte Rolle.

Wohnungshygiene. Von größter Wichtigkeit ist die Durchführung einer guten Wohnungshygiene. Diese ist zum Teil durch Niederreißen ungesunder Häuser und Errichtung guter Wohnungen (durch Staat, Gemeinden und gemeinnützige Vereine), zum Teil durch Belehrung der Insassen zu erreichen. Je heller und geräumiger die Wohnung, um so geringer ist die Gefahr, daß ein Lungenkranker alle Wohnungsgenossen infiziert, um so eher wird auch die Wohnung sauber gehalten. Durch Belehrung ist dafür zu sorgen, daß beim Reinigen kein Staub aufgewirbelt und nur feucht aufgewischt wird.

Befindet sich ein Lungenkranker in der Wohnung, so muß er, wie schon erwähnt, nach Möglichkeit isoliert werden. Stirbt er, so ist die Wohnung zu desinfizieren, ebenso wenn die Familie auszieht.

Nicht nur die Erziehung zur Reinhaltung der Wohnung, sondern die Erziehung zur Sauberkeit überhaupt ist ein wichtiges Mittel im Kampf gegen die Tuberkulose. Wer sich die Hände wäscht, wird viel weniger in Gefahr kommen, Tuberkelbazillen aufzunehmen als wer mit Händen, an denen Straßenstaub oder Schmutz von Treppengeländern etc. klebt, seine Mahlzeiten verzehrt. Wo es als selbstverständlich gilt, daß beim Husten die Hand vor den Mund gehalten wird, wird ein Phthisiker eine viel geringere Gefahr für seine Umgebung bilden als wo man seinem Mitmenschen ins Gesicht hustet etc.

Ein bisher noch nicht genügend berücksichtigtes Gebiet ist die Wohnungshygiene an Kurorten. Da wo alles für Tuberkulöse eingerichtet ist wie in Davos und Arosa, bestehen Vorschriften für die Desinfektion der Zimmer etc., die die Gefahr für die Nichttuberkulösen auf ein Minimum reduzieren. Gefährlich sind dagegen die Orte, die angeblich keine Tuberkulösen aufnehmen, wie z. B. die Riviera, die oberitalienischen Seen und zahlreiche Höhenstationen. Die Tuberkulösen drängen sich dorthin, teilweise weil sie fürchten durch die Berührung mit schwerer Kranken noch stärker infiziert zu werden, teilweise weil sie das Odium eines Lungenkurortes vermeiden wollen, teilweise weil sie gar nicht glauben tuberkulös zu sein. Es läge im Interesse der Kurorte selbst, wenn eine Anzeigepflicht für verdächtige Fälle und obligatorische Desinfektion des Zimmers nach deren Wegzug bestände.

Gewerbehygiene. Die Aufgaben der Gewerbehygiene in bezug auf die Bekämpfung der zur Schwindsucht disponierten Lungenkrankheiten sind bereits besprochen. Außerdem muß aber die Infektionsgefahr bekämpft werden. Deshalb sollten Sauberkeit, Staubfreiheit und gute Ventilation an allen Arbeitsstätten herrschen, überall sollten Spucknäpfe angebracht und das Ausspucken auf den Boden verboten sein.

Beschränkung der Infektionsgefahr im Kindesalter. Besondere Maßnahmen erfordert die Beschränkung der Infektionsgefahr im Kindesalter. Hier ist wichtig das Unschädlichmachen der Säuglingsmilch durch Kochen, bzw. die Beschaffung von Milch gesunder Kühe für die Fälle, in denen man ungekochte Milch für notwendig hält. Dazu kommt die Vermeidung der Infektionsgefahr, die von seiten der Umgebung droht. Wenn die Mutter tuberkulös ist, so ist die Entfernung des Säuglings aus dem Hause das Radikalste und läßt sich in einzelnen Fällen auch durchführen. Sonst ist auf die Gefahr der innigen Berührung, des Küssens usw. hinzuweisen. Überhaupt ist dann, wenn eine lungenkranke Person sich im Hause befindet, ihre möglichste Trennung von den Kindern zu verlangen. Tuberkulöse Kindermädchen müssen erbarmungslos entlassen werden. Unter Umständen ist auf das Mieten einer größeren Wohnung zu dringen, die eine bessere räumliche Trennung gestattet. Eine große Rolle spielt die Erziehung der Kinder zur Reinlichkeit. Schwächliche Kinder müssen kräftig genährt werden etc., um, wie oben besprochen, die Disposition zu vermindern. In der Schule sollte mehr Gewicht auf die Infektionsgefahr gelegt werden. Lungenkranke Schüler sind aus der Schule zu entfernen, ebenso Schüler mit Lupus oder verdächtigen Hautaffektionen, wenn sie nicht gutsitzende Verbände tragen. Lungenkranke Lehrer sind zu pensionieren.

Eheverbot. Schwierig ist häufig die Frage zu beantworten, ob einem Lungenkranken die Ehe gestattet werden darf. Bei offener Tuberkulose ist der andere Ehegatte immer in großer Gefahr. Namentlich ist die Frau des lungenkranken Mannes gefährdet (vgl. S. 498). Die tuberkulöse Frau ist durch das Eingehen einer Ehe in Gefahr, daß infolge der Schwangerschaften ihr Leiden rasch vorwärts schreitet. Den Frauen kann daher in ihrem eigenen Interesse vom Heiraten nur abgeraten werden (vgl. Bd. 6). Der Mann dagegen gewinnt in der Regel nur durch die Heirat, indem er unter bessere Bedingungen, regelmäßigeres Leben usw. kommt. Ihm ist also nur mit Rücksicht auf die anderen die Ehe zu verbieten. Doch muß man auch bedenken, daß manchmal durch die Heirat die Infektionsgefahr, die sich früher auf eine größere Anzahl von Personen erstreckte, auf die eigene Frau beschränkt wird. Im Interesse der Allgemeinheit könnte daher bei Patienten, die auf ihre Umgebung nicht genügend Rücksicht nehmen, unter Umständen das Eingehen der Ehe direkt wünschbar sein. Doch wird der Arzt natürlich niemals in diesem Sinne raten dürfen, sondern bei offener Tuberkulose ist die Heirat im allgemeinen dringend zu verbieten. Oft genug wird freilich das Verbot nicht berücksichtigt, dann ist aber mindestens zu verlangen, daß der andere Teil über die ihm drohende Gefahr aufgeklärt werde. Es kann auch vorkommen, daß bei schon bestehender Verlobung das Lösen derselben für die Braut eine so schwere Gefahr in nervöser Beziehung mit sich bringt, daß dem gegenüber die Gefahr einer Ansteckung, die immerhin geringer ist, als z. B. bei einem jungen Menschen, der Steinhauer werden will, demgegenüber nicht in Betracht kommt.

Schwieriger verhält es sich bei der Eheschließung leichtkranker oder tuberkuloseverdächtiger bzw. besonders disponierter Individuen. Auch hier ist die Frau durch das Eingehen der Ehe gefährdet, während der Mann, wenn keine Nahrungssorgen vorhanden sind, durch sie nur gewinnen kann. Hier kann ein Verbot nur aus Rücksicht auf Frau und Kinder in Frage kommen. Bei der Schwierigkeit der Prognosestellung aber gehört ein großes Selbstvertrauen des Arztes dazu, um die Ehe zu verbieten. Das Einzige, was man verlangen kann, ist auch hier, daß dem anderen Teil die Gefahren klar auseinandergesetzt werden, ev. auch die Verhütung der Konzeption.

Das Verbot der Eheschließung Tuberkulöser ist schon oft gefordert worden, um die Erzeugung von Kindern zu verhüten, die voraussichtlich an Tuberkulose erkranken werden. Wenn man aber bedenkt, wie sich unsere Anschauungen gewandelt haben, seit diese Forderung zum ersten Male aufgetreten ist, so wird man sich der Unsicherheit bewußt, mit denen unsere Kenntnisse, die die Grundlage eines solchen Verbotes bilden müßten, behaftet sind. An die Stelle der Erblichkeit ist die Kindheitsinfektion getreten, und diese könnte auch auf anderem Wege bekämpft werden. Wie viele Kinder, die später niemals an Tuberkulose erkranken, entstammen nicht der Ehe Lungenkranker! Martius hat recht, wenn er sich dagegen wendet, daß der Gesetzgeber die Vorsehung spielen soll. Und wenn der Staat auch die Ehe Tuberkulöser verbieten wollte, so hätte er doch keine Mittel, die Kranken an einer andersartigen Verbreitung ihrer Infektion zu verhindern oder die Erzeugung außerehelicher Kinder unmöglich zu machen. Solange die Allgemeinheit überhaupt keine Vorkehrungen trifft, um die viel größeren Gefahren zu beseitigen, die manche Berufe für die Arbeiter und für die Allgemeinheit bringen, hat sie kein Recht, das Heiraten Tuberkulöser zu verhüten.

Fürsorgestellen. Eine besondere Wichtigkeit besitzen die Fürsorgestellen, wie sie zuerst von Calmette in Lille eingeführt und seither in einer großen Reihe von Städten errichtet worden sind (in Deutschland existieren 1500 Fürsorgestellen). Sie haben die Ärzte in der Diagnosenstellung zu unterstützen und den Patienten Ratschläge über die Vermeidung der Gefahren für ihre Umgebung zu erteilen. Sie haben auch durch Unterstützung mit Rat und Geldmitteln die Isolierung der Patienten in der Wohnung zu ermöglichen, den Patienten unentgeltlich Spucknäpfe zu liefern, die Kinder der Kranken durch Gewährung von Milch etc. zu kräftigen usw. Alle diese Aufgaben lassen sich aber nur durchführen, wenn der Patient selbst etwas von der Konsultation der Fürsorgestelle profitiert, da sonst die Kranken fern bleiben. Deshalb müssen die Fürsorgestellen auch dem Kranken selbst Unterstützungen können zukommen lassen, die Unterbringung in Heilstätten oder Krankenhäuser besorgen usw.

γ) Die Bekämpfung der Tuberkulose als Volkskrankheit.

Die Bekämpfung der Tuberkulose erfordert die Mitwirkung des Staates, gemeinnütziger Vereine und des Einzelnen, namentlich des Arztes.

Der Staat hat an vielen Orten schon den Weg der Gesetzgebung beschritten, um die Tuberkulose zu bekämpfen. Was durch Gesetzgebung erreicht werden kann, ist folgendes:

1. Verhinderung der Übertragung der Tuberkulose durch den Auswurf: Verbot des Spuckens an öffentlichen Orten, in Betrieben, die dem Fabrikgesetz unterstellt sind, in Schulen usw.

2. Entfernung Schwerkranker aus einer Umgebung, die durch sie gefährdet wird: Pensionierung kranker Lehrer, Beamter usw. Obligatorische Unterbringung schwer Lungenkranker in Spitäler, wenn die häuslichen Verhältnisse keine Isolierung erlauben. Eventuell auch obligatorische Entfernung gesunder Kinder aus infizierten Familien

3. Obligatorische Desinfektion der Wohnung Lungenkranker nach deren Tod oder Auszug aus der Wohnung.

4. Zu allen diesen Vorkehrungen ist eine Meldepflicht die notwendige Voraussetzung. So lange eine solche noch nicht besteht, kann aber der Staat schon manches erreichen, indem er die Wohnungsdesinfektion unentgeltlich ausführt, für arme Lungenkranke den Spitalaufenthalt ermöglicht etc.

5. Errichtung oder Unterstützung von Tuberkulose-Heilanstalten (in denen der Kranke lernt, wie er seine Umgebung schützen kann), von Fürsorgestellen etc. Sorge für genügende Zahl von Betten für Lungenkranke in Spitälern.

6. Wohnungshygiene.

7. Gewerbehygiene.

8. Verteilung von Milch, Suppe etc. an schlecht genährte Kinder, Sorge für die physische Erziehung der Jugend.

9. Aufklärung der Bevölkerung durch Vorträge, Unterricht in der Schule etc.

10. Organisierung des Kampfes in Verbindung mit Vereinen und Privaten.

Ähnliche Aufgaben können auch zum Teil gemeinnützige Vereine und Vereinigungen zum Kampfe gegen die Tuberkulose ausführen. Das Zusammenarbeiten der öffentlichen und privaten Fürsorge kann besonders viel erreichen.

Die Tätigkeit des Arztes in prophylaktischer Beziehung besteht in folgendem:

1. Belehrung des Kranken und seiner Umgebung über die Infektionsgefahr und deren Bekämpfung.

2. Erziehung zur Reinlichkeit im Haus und in der Familie, namentlich Reinlichkeit der Kinder.

3. Kräftigung der jugendlichen Individuen, Anhalten zu vernünftigem Sport etc.

4. Unterstützung bei der Berufswahl, Abhaltung wenig widerstandsfähiger Individuen von besonders gefährdeten Berufen.

b) Therapie.

Eine rationelle Therapie der Lungentuberkulose kann nur aus der Beobachtung der Vorgänge bei der Spontanheilung hervorgehen. Eine Tuberkulose kommt dadurch zur Heilung, daß durch die Giftproduktion der Bakterien die Bildung von Antikörpern und reaktive Gewebsveränderungen hervorgerufen werden. Sind diese Reaktionserscheinungen zu gering oder die schädigende Giftwirkung zu stark, so schreitet die Krankheit vorwärts. A priori können wir die Wechselwirkung zwischen Giftproduktion und Abwehrvorrichtungen auf zwei Arten zu beeinflussen suchen. Entweder suchen wir die Giftbildung und die Reaktionsvorgänge direkt zu modifizieren, oder wir bringen die erkrankten Organe oder den ganzen Körper unter die Bedingungen, unter denen die Spontanheilung erfahrungsgemäß am leichtesten zustande kommt.

Dem ersten Ziel, der Heilung durch spezifische Therapie, kann man auf verschiedenen Wegen zustreben. Das idealste wäre die Vernichtung der

Mikroorganismen im Körper durch chemische Mittel, ohne daß dieser selbst geschädigt wird. Wir kennen aber keine Medikamente, die das leisten. Die Arzneimittel, denen eine spezifische Wirkung gegen die Schwindsucht zugesprochen worden ist, verdanken ihren Nutzen, so weit ein solcher überhaupt vorhanden ist, anderen Momenten. Sie sollen aber im Anschluß an die spezifische Therapie besprochen werden. Die Heilsera, die antitoxisch oder bakterizid wirken sollen, haben lange nicht die Bedeutung wie bei anderen Krankheiten, weil der Kampf zwischen Bazillen und Organismus sich offenbar im kranken Gewebe abspielt und den Körpersäften eine geringe Rolle zukommt. Ein anderer Weg, der offen steht, ist die Anregung der Reaktionsvorgänge durch aktive Immunisierung, unter der die Tuberkulintherapie obenan steht, während die Injektion lebender oder toter Bazillen noch wenig angewandt wird.

Die Herstellung günstiger Bedingungen für die Spontanheilung sucht man zu erreichen 1. in der allgemein hygienisch-diätetischen Behandlung; 2. in direkten therapeutischen Einwirkungen auf die Lunge. Unter diesen bezweckt die chirurgische Intervention inkl. Anlegung des künstlichen Pneumothorax eine Ruhigstellung des kranken Organs, die Lungengymnastik umgekehrt eine vermehrte Bewegung. Die pneumatische Therapie sucht zum Teil auf die Zirkulationsverhältnisse einen Einfluß auszuüben.

Eine Reihe von Maßnahmen, die unter der hygienisch-diätetischen Behandlung (Muskelarbeit) und unter den direkten Einwirkungen auf die Lunge (Atmungsgymnastik, Pneumatotherapie) besprochen werden, wirkt vielleicht als „Autoinokulationstherapie". Wir können uns vorstellen, daß jede Beschleunigung der Zirkulation, sei es in der Lunge allein oder im ganzen Körper, aus dem kranken Gewebe die Gifte in andere Gebiete ausschwemmt. Auf diese Weise läßt sich das Ansteigen der Temperatur nach Muskelarbeit erklären. Das Gift kann, wenn es an andere Stellen (auch in die Umgebung des Herdes) gelangt, zur Produktion von Antikörpern reizen und dadurch die Krankheit an der Weiterverbreitung hindern und die Ausheilung befördern. Doch fehlen die sicheren Grundlagen für die Beurteilung des Wertes der Methoden in dieser Beziehung, und wir sind vollständig auf die Empirie angewiesen.

Da die Lungentuberkulose in ihren verschiedenen Formen und Stadien und in den einzelnen Lebensaltern nicht gleichartig behandelt werden kann, muß zum Schluß die Anwendung der therapeutischen Maßnahmen unter diesen verschiedenen Bedingungen gesondert besprochen werden.

α) Spezifische Therapie.

Tuberkulintherapie. Die Tuberkulintherapie ist so gut theoretisch begründet, wie irgend eine andere aktive Immunisierungsmethode, aber darüber, ob die gegenwärtig übliche Technik das Richtige trifft und wie weit man von der Anwendung des Prinzips Heilresultate erwarten darf, kann nur die Erfahrung entscheiden.

Die Behandlung der Lungenschwindsucht mit Tuberkulin wurde von R. Koch zuerst im Jahre 1890 empfohlen, in erster Linie für die initialen Fälle. Aber auch das Bestehen von kleinen Kavernen wurde von Koch nicht als Kontraindikation angesehen. Koch empfahl als Anfangsdosis in der Regel 0,001 ccm. Als bekannt wurde, daß ein Heilmittel gegen die Tuberkulose gefunden sei, wollten sich alle Lungenkranken damit behandeln lassen; aber bald zeigte es sich, daß in vielen Fällen statt der erwarteten Heilwirkung eine Verschlimmerung eintrat, und viele Patienten in vorgerückten Stadien der Krankheit sind damals an den Folgen der Tuberkulininjektionen gestorben. Virchow zeigte, daß im Anschluß an die Einspritzungen häufig ein rascherer Zerfall des tuberkulösen Gewebes und eine käsige Pneumonie, bisweilen sogar eine Eruption miliarer und submiliarer Knötchen auftrat. Die Therapie kam dadurch rasch in Mißkredit, und es waren wenige Ärzte, die die Ursache der Mißerfolge in der zu starken Dosierung und in der Anwendung bei ungeeigneten Fällen erblickten und die Tuberkulinbehandlung in besser geeigneter Form fortsetzten. P. Guttmann und Ehrlich empfahlen zuerst mit 0,1 Milligramm zu beginnen, aber auch Penzoldt, Petruschky, Lichtheim u. a. fuhren mit der Tuberkulinbehandlung unter Verwendung kleiner Dosen fort. In den letzten Jahren ist die Therapie wieder immer mehr zu Ehren gekommen, und gegenwärtig wird sie in den meisten Sanatorien und Lungenheilstätten durchgeführt.

Die Eigenschaften des Tuberkulins sind Seite 501 ff. besprochen. Dort ist auch erwähnt, daß die Substanz, wenn sie in den Kreislauf gelangt, im kranken Gewebe Hyperämie und Entzündung hervorruft, die, wie wir nach den Ausführungen S. 506 ff. annehmen müssen, diese Bazillen unschädlich machen kann. Die eben angeführten Beobachtungen Virchows zeigen aber, daß diese reaktiven Vorgänge sogar einen recht bedenklichen Umfang annehmen können. Wichtig ist auch der Befund von L. Rabinowitsch und von Bacmeister und Rueten, wonach im Anschluß an Tuberkulininjektionen oft lebende Bazillen in das Blut übergehen. Die durch das Tuberkulin verursachte Entzündung kann also je nach ihrem Grad entweder dazu führen, daß die Bazillen von dem gesunden Gewebe abgehalten werden, oder dazu, daß sie im Gegenteil in die gesunden Teile gelangen und die Krankheit weiter verbreiten.

In dieser Wirkung des Tuberkulins auf das kranke Gewebe haben wir die wichtigste Heilwirkung des Tuberkulins zu sehen. Ob daneben noch eine Giftfestigung in Betracht kommt, ist schwer zu sagen. Noch schwieriger ist die Frage zu beantworten, ob diese erwünscht ist.

Wenn durch die Tuberkulininjektionen ein Zustand von Unempfindlichkeit gegen das Gift geschaffen wird, so kann die krankmachende Wirkung der Tuberkelbazillen dadurch abgeschwächt werden, und es ist möglich, daß die Heilung trotzdem (durch unspezifische Reaktionsvorgänge im Gewebe) erfolgt. Wenn wir aber die Überempfindlichkeit des Organismus als Ausdruck seiner Abwehrbereitschaft auffassen und gerade in der beschleunigten Reaktion, die die Folge der Überempfindlichkeit ist, die Heilwirkung erblicken, so könnte die Unempfindlichkeit als etwas unerwünschtes erscheinen. Während der Tuberkulinbehandlung kommt sowohl eine Überempfindlichkeit, als auch (häufiger) eine Unempfindlichkeit zur Beobachtung. Sahli, Schläpfer u. a. haben gezeigt, daß die Kutanreaktion während der Kur abnehmen kann. Was man zu erstreben hat, ist noch nicht klargestellt. Deshalb läßt sich auch über die Berechtigung der Behandlung mit kleinen oder mit großen Dosen und die Zweckmäßigkeit der einzelnen Methoden der Fortsetzung der Kur kein Urteil abgeben. Auch die praktische Beobachtung hat bisher noch zu keinem einwandfreien Ergebnis geführt.

Im Tierexperiment konnte die Heilwirkung der Tuberkulinbehandlung bisher noch nie demonstriert werden. Es ist aber zu bedenken, daß die Tuberkulose der Versuchstiere sich mit der chronischen Lungenerkrankung des Menschen kaum vergleichen läßt und daß die therapeutischen Einwirkungen demgemäß kaum nach dem Tierexperiment beurteilt werden können.

Die einzelnen Tuberkulinpräparate, die angewandt zu werden pflegen, sind Seite 502f. genannt. Das wirksame Prinzip ist bei allen wahrscheinlich dasselbe und alle können in stärkerer oder schwächerer Verdünnung, in rascherer oder langsamerer Dosensteigerung angewandt werden. Doch sind einige Mittel, besonders das Denysche und das Béranecksche Tuberkulin, mit dem Zweck einer schwachen Tuberkulinwirkung in den Handel gebracht worden und werden auch heute noch in diesem Sinne verwendet. Das Denyssche Mittel kommt in gebrauchsfertigen Verdünnungen in den Handel, das unverdünnte ist zehnmal schwächer als das Kochsche Alttuberkulin. Das Béranecksche Tuberkulin wird in verschiedenen Verdünnungen geliefert, von denen die konzentrierteste, H, nach Combe (gemessen an der Intensität der Mantouxreaktion) einer Lösung von 0,2 mg Kochschem Alttuberkulin im ccm entspricht, während die Verdünnung G halb so konzentriert wie H, F halb so konzentriert wie G etc. ist. A ist also $= \frac{1}{128}$ H. Von A kommen noch Verdünnungen (immer um die Hälfte) bis zu $\frac{A}{1024}$ in den Handel; $0{,}65 \frac{A}{1024}$ würde also (nach Combe) ungefähr einem Millionstel mg Kochschen Alttuberkulins an Wirksamkeit entsprechen. Das Rosenbachsche Tuberkulin hat weniger Reizerscheinungen zur Folge und kann deshalb gleich zu Anfang in Dosen von 0,1 ccm injiziert werden.

Am häufigsten wird das Kochsche Alttuberkulin verwandt, das man aus verschiedenen Quellen in den gewünschten Verdünnungen beziehen oder auch selbst mit 1%iger Karbollösung in dem richtigen Grade verdünnen kann. Beziht man die gebrauchsfertigen Lösungen, so muß man sie (wie auch die der anderen Tuberkuline) immer erst nur unmittelbar vor dem Gebrauche kommen lassen, da sie nicht haltbar sind, während das unverdünnte oder 10%ige Tuberkulin in der Kälte lange Zeit aufbewahrt werden kann. Die von den einzelnen Autoren empfohlene Anfangsdosis schwankt zwischen einem zehnmillionstel und einem ganzen Milligramm. Das Neutuberkulin wird als Einleitungskur für die Behandlung mit Alttuberkulin mit einer Anfangsdosis von 0,002 Milligramm empfohlen. Für die Behandlung mit Neutuberkulin-Bazillenemulsion wird 0,0001 bis 0,001 Milligramm als Ausgangsdosis empfohlen.

Je nachdem man das Gewicht auf die Erzeugung einer Giftfestigkeit legt oder nicht, sucht man die Dosen rasch zu steigern, oder man geht im Gegenteil so langsam vor, daß unter allen Umständen Reaktionserscheinungen vermieden werden. Die verschiedenen Formen der Reaktion, die Allgemein-, Herd- und Stichreaktion sind Seite 563 beschrieben. Sie werden bei den einzelnen Methoden in etwas verschiedener Weise berücksichtigt.

Die am häufigsten angewandte Methode ist die von Bandelier und Roepke empfohlene. Sie beginnen mit 0,1 Milligramm, wenn die Temperatur 37° nicht erreicht. Ist die Temperatur von vornherein etwas höher oder steigt sie nach 0,1 mg über diesen Wert, so beginnt man mit 0,01, bei fiebernden Kranken mit 0,001. Tritt nach der ersten Injektion gar keine Reaktion ein, weder Temperatursteigerung noch Pulsbeschleunigung, Husten, Auswurf oder Störung des Allgemeinbefindens, so steigt man mit der Dosis auf 0,2 mg. Zeigt sich dagegen die geringste Reaktion, so wiederhole man die gleiche Dosis oder gehe auf noch kleinere Mengen zurück. Ganz besonders muß das geschehen, wenn eine deutliche Herdreaktion festzustellen ist, sei es eine entschiedene Veränderung des Atemgeräusches oder eine Vermehrung der Rasselgeräusche, oder gar das Auftreten von Rasseln an Stellen, an denen vorher keines vorhanden war. Die weitere Steigerung richtet sich vollständig nach dem Verhalten des einzelnen Individuums, nach dem Auftreten oder Ausbleiben von Reaktionen. In der Regel geht man so vor, daß von einer bestimmten Verdünnung zuerst ein Teilstrich einer Pravaz-Spritze injiziert wird, dann zwei, drei usw. bis zu acht bis neun Teilstrichen, und daß dann eine zehnmal schwächere Verdünnung genommen wird. Dabei bedeutet aber der Übergang von einem zu zwei Teilstrichen einen verhältnismäßig viel größeren Schritt als der Übergang von acht zu neun und verlangt deshalb besondere Vorsicht. Stellen sich Reaktionen ein, die einen stärkeren Grad erreichen, so muß man die nächste Dosis ganz erheblich geringer wählen als die vorhergehende, und man muß mit der nächsten Einspritzung warten, bis alle Erscheinungen mindestens drei bis vier Tage vollständig abgeklungen sind. Anderenfalls kann man die Injektionen zweimal wöchentlich vornehmen.

Andere Autoren, wie z. B. Jochmann, empfehlen den Beginn mit größeren Dosen und ein rascheres Fortschreiten, wenn es der Patient verträgt.

Auf der anderen Seite stehen die Ärzte, die ein noch vorsichtigeres Vorgehen empfehlen. So beginnt z. B. Philippi mit einem halben Millionstel mg. Bei Fällen, in denen auch nur geringe Temperatursteigerungen bestehen, fängt er mit einer zehnmal kleineren Dosis an. Er steigt bei jeder Injektion um einen Teilstrich, von sechs Teilstrichen an etwas rascher. Beim Übergehen zu einer zehnmal stärkeren Lösung läßt er zwischen den Injektionen einen Tag mehr verstreichen, verfährt aber im übrigen gleich.

Sahli, der das Béranecksche Tuberkulin anwendet, beginnt mit $1/_{20}$ ccm der Lösung A/64, bei schwächlichen Patienten mit noch geringeren Dosen, bei fieberhaften Fällen mit $1/_{20}$ ccm der Lösung A : 256. Das würde nach Combe (vgl. oben) also etwa einem halben Millionstel mg Alttuberkulin bzw. einer noch vielmal geringeren Menge entsprechen, also der Philippischen Vorschrift sehr nahe kommen. Die Dosis wird zuerst mehrmals wiederholt, beim Auftreten von Reaktionen ev. sogar vermindert. Er richtet sich für die Feststellung der Anfangsdosis nach dem Ausfall der Pirquetschen Reaktion. Ergibt diese schon bei 1%iger Lösung von Kochschem Tuberkulin ein stark positives Resultat, so fängt er mit $1/_{20}$ cc der Lösung A : 512, in febrilen Fällen mit der nämlichen Menge A : 4096 an. Er empfiehlt, die Einspritzungen nicht öfter als zweimal wöchentlich, bei stärkeren Lösungen nur einmal in der Woche oder nur einmal alle 14 Tage vorzunehmen und beim Eintreten von Reaktionserscheinungen länger zu warten. Abgesehen von der genauen Berücksichtigung aller anderen Reaktionserscheinungen weist er noch auf die Wichtigkeit einer progressiven Gewichtsabnahme, einer „Tuberkulinkachexie" hin.

Von dem Rosenbachschen Tuberkulin kann man in der Regel anfangs 0,1 ccm (ev. weniger) injizieren und allmählich zu 2,0—3,0 steigen. Meist treten sehr starke Rötungen und Schwellungen an der Impfstelle auf, die aber die Dosensteigerung nicht beeinflussen und sich allmählich in immer geringerer Intensität einstellen.

Über die Enddosis, bis zu der man schließlich gelangen soll und die nicht überschritten werden darf, herrscht ebensowenig Einigkeit wie über die Anfangsdosis. Während einzelne Autoren bis nahe an 1 g zu gelangen suchen, verwerfen andere höhere Mengen als 1 mg. Übrigens verbieten sich größere Tuberkulinmengen bei vielen Patienten von selbst, weil sie sie einfach nicht ertragen. Auf der anderen Seite ist man gerade nach den Injektionen größerer Mengen manchmal durch eine auffallende Besserung überrascht.

Auch die Dauer der Kur, die erwünscht ist, wird sehr verschieden angenommen. Sahli empfiehlt die Tuberkulinbehandlung wenn möglich bis zur Heilung fortzusetzen, sie nur vorübergehend bei interkurrenten Krankheiten, Landaufenthalten usw. zu unterbrechen (beim Wiederbeginn ist dann stets eine viel kleinere Dosis zu wählen als die zuletzt injizierte) und nur bei Verschlimmerungen oder einer vollständigen Nutzlosigkeit der Kur gänzlich damit aufzuhören. Saathoff betont, daß, wenn in fünf Monaten nichts erreicht werde, eine Fortsetzung nutzlos sei. Bandelier und Roepke geben, wenn die individuell erreichbare Maximaldosis festgestellt ist, diese in Abständen von einer bis mehreren Wochen weiter. Philippi empfiehlt einige Monate lang mit der Dosis zu steigen und dann wieder zu fallen, da bei plötzlichem Aussetzen Ausfallserscheinungen sich zeigen können. Vielfach wird auch die von Petruschky eingeführte Etappenbehandlung angewandt. Petruschky steigt mit der Dosis, bis eine weitere Steigerung nicht mehr zu erreichen ist, und läßt dann eine Pause von zwei bis vier Monaten eintreten. Während dieser Pause soll häufig noch eine weitere Besserung zu konstatieren sein. Wenn diese aufgehört hat oder wenn eine Verschlimmerung eingetreten ist, so beginnt er eine neue Kur mit einer Anfangsdosis, die 10—100 mal geringer ist, als die vorhergehende Schlußdosis.

Als Injektionsstelle ist bei empfindlichen Patienten die Haut am Rücken zwischen den Schulterblättern und in der Lendengegend am meisten zu empfehlen. Aber auch der Oberarm kann genommen werden, während der Vorderarm oft ziemlich starke Reaktionen zeigt. Die Stelle muß jedesmal gewechselt werden, und die Flüssigkeit muß tief in die Subkutis eingespritzt werden, da die Haut selbst sehr empfindlich ist.

Die Frage, ob die Tuberkulinbehandlung für Krankenhäuser und Sanatorien reserviert sein sollte oder auch vom praktischen Arzt vorgenommen werden kann, kann jetzt allgemein dahin beantwortet werden, daß die Kur am besten in einer Anstalt begonnen wird (wo die Behandlung eines Tuberkulösen überhaupt zu beginnen hat), dann aber von jedem praktischen Arzt fortgesetzt oder wiederholt werden kann.

Die Auswahl der Fälle für die Tuberkulinbehandlung richtet sich nach der gewählten Methode. Jede heroische Tuberkulintherapie eignet sich nur für kräftige, fieberlose Patienten. Die Anwendung kleiner Dosen und deren langsame Steigerung ist dagegen auch bei leicht fiebernden Fällen erlaubt, doch sollte man immer vorher versuchen, die Temperatur so weit als möglich herabzudrücken.

Kontraindiziert ist das Tuberkulin bei schweren Allgemeinerkrankungen, wie Herzleiden mit Komplikationsstörungen, Diabetes der schweren Form etc. Schlechter Ernährungszustand, Gravidität bilden keine Kontraindikation, sondern verlangen nur besonders vorsichtiges Vorgehen. Schwere Nephritis nicht tuberkulöser Natur bildet eine absolute Kontraindikation, während man bei tuberkulöser Nierenentzündung geteilter Meinung sein kann.

Die Tuberkulinbehandlung der Kinder unterscheidet sich nicht von der der Erwachsenen. Nur wähle man die Dosis kleiner, bei sehr kleinen Kindern nehme man etwa $1/10$, bei etwas größeren die Hälfte der beim Erwachsenen angewandten Menge. Sahli empfiehlt, bei Kindern, die keine sehr starke Überempfindlichkeit der Haut (Pirquetsche Reaktion) zeigen, mit A : 256, bei Kindern unter sechs Jahren mit A : 512 zu beginnen, in febrilen Fällen oder bei starker kutaner Empfindlichkeit mit der Hälfte der unter diesen Umständen bei Erwachsenen anzuwendenden Menge.

Neuerdings empfiehlt Sahli die Einverleibung des Tuberkulins durch multiple Hautimpfungen mit Hilfe eines schnepperartigen Instruments. Er will durch intensive flächenhafte Hautreaktionen einen intensiven immunisatorischen Effekt durch kleinste Giftmengen erreichen unter Vermeidung aller klinisch wahrnehmbaren allgemeinen oder Herdreaktionen.

Die intravenöse Injektion von Tuberkulin hat nur Nachteile, die stomachale und rektale ist wenig wirksam, die perkutane (Salbeneinreibung) ist bisher noch wenig versucht worden, obschon vieles für ihre Zweckmäßigkeit spricht.

Die von Deycke und Much eingeführte Behandlung mit Partialantigenen (Eiweiß- und Fettsubstanzen des Tuberkelbazillus) soll nach Deycke und Altstaedt sehr gute Resultate geben.

Aktive Immunisierung mit Bazillen. Versuche mit Injektionen von toten oder lebenden Bazillen (Webb) sind mehrfach gemacht worden. Zu erwähnen ist die Friedmannsche Behandlung mit lebenden Kaltblütertuberkulosebazillen. Der Autor selbst berichtete über glänzende Erfolge, aber die Berichte anderer lassen die Methode wenig vertrauenswürdig erscheinen (s. Sitzung der Berliner med. Ges. 13. XI. 1912, Berliner klin. Wochenschr. 1912. S. 2329 und bes. Brauer, Deutsche med. Wochenschr. 1914, Nr. 17).

Passiv immunisierende Mittel. Die bekanntesten sind das Maraglianosche Heilserum und das Marmoreksche Antituberkuloseserum. Von einzelnen Seiten werden ihnen Erfolge nachgerühmt, die Mehrzahl der Autoren schreibt ihnen keine große Wirksamkeit zu. Bei der experimentellen Prüfung haben die meisten Nachuntersucher keine nennenswerte Schutzwirkung feststellen können (vgl. Rossel und Bandelier u. Roepke).

C. Spenglers Immunkörper (I.-K.) behandlung beruht auf der Vorstellung, daß die roten Blutkörperchen die hauptsächlichsten Produktions- und Anhäufungsstätten der Immunkörper seien. Er verwendete daher das „aufgeschlossene" Blut hochimmunisierter gesunder Menschen und Tiere, das antitoxisch und bakteriologisch wirken soll. Die meisten Nachprüfungen haben die absolute Unwirksamkeit der Methode ergeben.

Spezifische Behandlung der Mischinfektion. Von der Voraussetzung ausgehend, daß die Sekundärinfektion bei der Weiterverbreitung der Tuberkulose eine große Rolle spiele und daß die Heilung oft durch die Mischbakterien verhindert werde, hat man versucht, den Kampf nicht gegen die Tuberkelbazillen, sondern gegen die anderen Mikroorganismen zu richten. Man hat polyvalente Streptokokkensera empfohlen, besonders aber hat man versucht gegen die aus dem Sputum gezüchteten eigenen Strepto- und Staphylokokken unter Deutung der Opsoninmethode Wrights Vakzine herzustellen und aktiv zu immunisieren. Die Methode, die sehr umständlich ist, kann hier nicht ausführlich erörtert werden. In einzelnen Fällen sollen Patienten, deren Leiden auf keine andere Weise zu beeinflussen war, vollständig dadurch geheilt worden sein. Einzelne Beobachter haben freilich nur Mißerfolge gesehen.

Angeblich spezifisch wirkende Medikamente. Unter diesen spielte eine Zeitlang die Hetolbehandlung Landerers eine große Rolle. Sie beruhte auf der Anschauung, daß durch Injektionen von zimtsaurem Natron eine reaktive Entzündung im tuberkulösen Gewebe erzeugt werden könne und eine heilsame Wirkung entfalte. Heute hört man nur noch wenig von der Methode, ihre Resultate sind also offenbar nicht überzeugend.

Besser hat sich das Kreosot behaupten können, das 1877 von Bouchard und Gimbert der Vergessenheit entrissen wurde. Es scheint ihm, wie auch seinen Derivaten eine sekretionsbeschränkende Wirkung zuzukommen, so daß es bei sehr reichlichem Sputum Erleichterung verschaffen kann. Vielfach schreibt man ihm auch eine gute Wirkung auf den Appetit zu. Am besten gibt man es in Form der Sommerbrodtschen Kapseln oder von Tropfen (mit der vierfachen Menge Tinct. Gentian. verdünnt, bis 50 Tropfen täglich).

Das Kreosot selbst hat den Nachteil, schlecht zu schmecken und bei großen Dosen Verdauungsstörungen zu erzeugen, bestehend in Aufstoßen, Druck in der Magengegend, bisweilen auch Superazidität.

Deshalb sind Ersatzpräparate in großer Menge in den Handel gebracht worden.

Sie können hier unmöglich alle besprochen werden. Nur einige der wichtigsten seien erwähnt. Das Duotal (Guajacolum carbonicum) wird zweimal täglich in Pulvern zu 0,2 bis 0,5, allmählich steigend bis zu 3,0 pro die verabreicht. Geosot (Guajacolum valerianicum): 0,2 bis 1,0 mehrmals täglich in Gelatinekapseln oder Haferschleim etc. Kreosotal (Creosotum carbonicum) $1/_2$ bis 5 Teelöffel täglich rein oder in Wein, Kognak, Lebertran. Pneumin (Methylkreosot) in Pulvern zu 0,5 dreimal täglich nach der Mahlzeit. Thiokol (Orthoguajakolsulfosaures Kalium) 0,5 bis 1,0 mehrmals täglich in Lösung oder Tabletten. Die Lösung von Thiokol in Orangesirup kommt als Sirolin und als der billigere Sulfosotsirup in den Handel: drei bis vier Teelöffel täglich. Oreson (Guajakol-Glycerinäther in sirupöser Lösung) teelöffelweise.

Das Kreosot und seine Präparate scheinen in einzelnen Fällen tatsächlich Nutzen zu bringen. Ihre spezifische Wirkung ist aber höchst zweifelhaft, und infolge der großen Reklame werden sie von zahllosen Patienten unnötigerweise genommen und schaden in finanzieller Beziehung der lungenkranken Menschheit vielleicht mehr als sie ihr in gesundheitlicher Beziehung nützen.

Ichthyol und Ichthyolpräparate, Teerpräparate, Eukalyptus usw. wurden bisweilen als Specifica empfohlen, wirken aber wohl nur in einzelnen Fällen durch Sekretionsbeschränkung günstig.

Arsenpräparate, Quecksilber usw. werden heutzutage auch nicht mehr als Specifica betrachtet. Auch die neuerdings empfohlenen Präparate Dioradin und Mesbé haben der Kritik nicht Stand gehalten.

Jodsalze sind schon wiederholt gegen Lungentuberkulose empfohlen worden. Nachdem in letzter Zeit wieder über gute Erfolge bei chirurgischer Tuberkulose berichtet worden ist (Hotz), erscheint eine Wirkung nicht unmöglich, aber hervorragend sind die Resultate der Behandlung jedenfalls bei der Lungentuberkulose nicht.

Von Goldcyanverbindungen wird eine spezifische Wirkung auf die Tuberkulose behauptet, die sich auch bei der Phthise bewähren soll (Junker, Spieß und Feldt).

Die von Finkler angegebenen und von seinen Schülern Gräfin Linden, Meissen und Strauß empfohlenen Kupferverbindungen sind noch nicht genügend untersucht.

Eine spezifische Wirkung ist vielleicht beim Kampfer vorhanden, indem er die Lungengefäße erweitert (vgl. a. S. 275). Es ist von Alexander und von anderen (s. Volland) gerühmt worden.

β) Hygienisch-diätetische Behandlung.

Während über den Nutzen der spezifischen Behandlung die Akten noch nicht geschlossen sind, ist so viel sicher, daß eine richtig durchgeführte hygienisch-diätetische Therapie unter allen Umständen notwendig ist und viele Fälle ohne andere Hilfsmittel zur Heilung bringen kann. Am besten wird eine solche Methode immer in Anstalten durchgeführt, und deshalb spielen die Heilstätten mit Recht eine große Rolle bei der Phthiseotherapie.

Heilstättenbehandlung. In den letzten Jahrzehnten hat sich die Überzeugung von der Nützlichkeit der Sanatoriumsbehandlung so allgemein Bahn gebrochen, daß eine große Anzahl von Heilstätten entstanden sind, teils Privatanstalten, teils Volksheilstätten. Auf die letzteren (1913 in Deutschland 147 mit 15 278 Betten) ist hier nicht einzugehen, da sie meist nur bestimmten Bevölkerungskreisen zugänglich sind. Doch gibt es eine Anzahl, die nicht nur die Versicherten aus einzelnen Kassen oder die Einwohner bestimmter Landesteile aufnehmen, sondern ihre Pforten weiter öffnen. Viele Anstalten, die nur für bestimmte Landesteile von öffentlichen Verbänden, Vereinen etc. gegründet sind, nehmen auch, so weit Platz ist, andere Kranke aus minder bemittelten Ständen auf. Im ganzen ist für Wenigbemittelte, die in keiner Krankenkasse sind, noch viel zu wenig gesorgt. Deshalb seien hier einige Anstalten, in denen es bisweilen gelingt, solche Patienten unterzubringen, erwähnt: Belzig u. Grabowsee bei Berlin, verschiedene Anstalten in Lippspringe, ferner in Görbersdorf, Slaventzitz (Schlesien), Sülzhayn (Harz), die solothurnische Volksheilstätte Allerheiligen (Schweiz, 900 Meter) etc. Die Privatanstalten sind meistens nur für Patienten geeignet, die über größere Mittel verfügen, doch rechtfertigen die Vorzüge der Sanatoriumsbehandlung auch relativ erhebliche Aufwendungen. Von Privatanstalten wären hier zu nennen: Mehrere Anstalten in Görbersdorf, Reinerz (Schlesien), Reiboldsgrün, Neu-Coswig (Sachsen), Blankenhain (Thüringen), Andreasberg, Sülzhayn, Bad Rehburg (Harz), Schömberg, Badenweiler, St. Blasien, Wehrawald (Schwarzwald), Davos, Clavadel, Arosa (Graubünden, 1560, 1670 und 1890 Meter), Leysin (Kanton Waadt, 1260 Meter), Ambri-Piotta, Locarno (Ct. Tessin, 1200 und 200 Meter), Montana (Kanton Wallis, 1500 Meter), Gries (Tirol), Nervi, San Remo etc.

Der Hauptvorteil der Sanatorien besteht darin, daß der Patient beständig unter ärztlicher Aufsicht ist und die Kur wirklich durchgeführt werden muß. Dazu kommen dann die klimatischen Vorzüge der einzelnen Kurorte. An manchen Orten, z. B. in Davos und Arosa, sind die **Hotels und Pensionen** so eingerichtet, daß die Kur genau gleich wie im Sanatorium durchgeführt werden kann. Die Kosten werden dadurch meistens geringer, aber bei Patienten, von denen man nicht sicher ist, ob sie den ärztlichen Anordnungen gewissenhaft Folge leisten, ist unbedingt die Behandlung in einem Sanatorium vorzuziehen. Für manche Fälle ist es aber ein großer Vorteil, daß eine Kur in Davos oder Arosa billiger kommt als in einem Sanatorium im Harz oder Schwarzwald.

Der wichtigste Teil der Sanatoriumskur ist die **Freiluftkur**. Sie wird in den meisten Anstalten in gemeinsamen Liegehallen durchgeführt, doch sind viele Sanatorien (z. B. Schatzalp bei Davos) mit Balkonen vor den Einzelzimmern versehen, so daß der Kranke nicht durch die anderen Patienten belästigt wird. Die Durchführung der Freiluftkur und ihre Bedeutung für die Heilung soll unten besprochen werden.

Neben der Freiluft- und Bewegungskur spielt in den Sanatorien die **Ernährung** die Hauptrolle. Der Nutzen der Überernährung soll weiter unten besprochen werden. In den Sanatorien bildet sie ein wichtiges Kurmittel. Besonders wirksam ist der Genuß von Milch zwischen den Mahlzeiten und vor dem Zubettegehen. Der Kranke sollte, die mit dem Kaffee genossene Milch eingerechnet, etwa $1^1/_2$ Liter pro Tag genießen.

Auch die Anwendung der **hydrotherapeutischen Methoden** ist in den Sanatorien allgemein üblich. Doch ist vor eingreifenden Prozeduren und vor allem Schematismus, der in Massenbetrieben so leicht eintritt, zu warnen. Daß auch die **medikamentöse Therapie** und die Behandlung einzelner Symptome nicht vernachlässigt werden soll, ist selbstverständlich. Auch die **Tuberkulinbehandlung** ist unbedingt zu empfehlen. Von großem Vorteil ist es, wenn sie nach Entlassung des Patienten vom Hausarzt fortgesetzt werden kann.

Als großer Vorzug der Sanatoriumsbehandlung wird gerühmt, daß der Kranke zu einer vernünftigen Lebensweise und zu Vorsichtsmaßregeln erzogen wird, die für ihn und für andere von Nutzen sind. Das gilt aber nur bis zu einem gewissen Grade. Der Patient lernt mit seinem Sputum richtig umgehen, er gewöhnt sich vielleicht auch an eine regelmäßigere Lebensweise und setzt sie zu Hause fort, aber in einer Beziehung sündigen manche Heilstätten sicherlich, nämlich was die Frage der **Schonung und Abhärtung** betrifft. Wenn ein Mensch krank ist, so ist es nicht der Moment, ihn abzuhärten, und jemand, der nicht seit Jahren abgehärtet worden ist, kann nicht in wenigen Monaten gegen die Einflüsse der Witterung gefestigt werden. Der Lungenkranke soll im Gegenteil zur Vermeidung von Erkältungen erzogen werden. Wenn er auch während des regelmäßigen Lebens im Sanatorium den Luftzug ohne Schaden erträgt, so kann ihm derselbe, während er seiner Arbeit nachgeht, schädlich werden; deshalb ist das beständige Offenstehen aller Türen und Fenster, wie es vielfach üblich ist, in erzieherischer Hinsicht schädlich. Man sollte die Patienten vielmehr daran gewöhnen, Durchzug zu vermeiden, nach dem Schwitzen die Kleider zu wechseln etc.

Bevor der Patient wieder zur Arbeit zurückkehrt, muß er allmählich wieder an diese gewöhnt werden. Das kann durch Nachkuren und Landaufenthalte geschehen, bei denen sich die Lebensweise des Rekonvaleszenten mehr der gewöhnlichen nähert, noch besser aber durch allmähliches Aufnehmen einer Arbeit während des Sanatoriumsaufenthaltes. Freilich ist oft der Aufenthalt in der Heilstätte so kurz bemessen, daß man ihn lieber für eine längere Ausdehnung der Liegekur benutzt, es wäre aber viel rationeller, wenn die

Kranken durch leichte Gartenarbeiten und dergl. wieder an die Arbeit gewöhnt werden könnten.

Die Erfolge der Behandlung in Volksheilstätten haben die übertriebenen Hoffnungen, die am Anfang der Bewegung, freilich unbegreiflicherweise, auf sie gesetzt wurden, nicht ganz erfüllt. In der kurzen Zeit des Aufenthaltes werden selbstverständlich nicht alle Patienten geheilt, und bei vielen treten nach kürzerer oder längerer Zeit Rückfälle auf. Deshalb hat vielfach ein Skeptizismus Platz gegriffen, der aber auch wieder zu weit geht.

Man hat gesucht durch Statistiken den Erfolg der Heilstättenkuren zu beweisen oder zu widerlegen. Es ist aber sehr schwer, sich aus den vorliegenden Arbeiten ein klares Bild zu machen. Zwei, wie mir scheint, einwandfreie Arbeiten sind die von H. Burckhardt und von Köhler. Burckhardt hat die Dauerresultate bei Patienten der Basler Poliklinik 1905 untersucht und Kranke, die eine Behandlung im Basler Sanatorium in Davos durchgemacht hatten, mit solchen gleichen Alters und gleicher sozialer Verhältnisse, die ohne Sanatorium behandelt worden waren, verglichen.

Dabei waren von je 100 behandelten Kranken nach:

	3 Jahren		6 Jahren	
	mit	ohne	mit	ohne
	Heilstättenkur		Heilstättenkur	
voll erwerbsfähig	79	39	58	21
teilweise oder ganz erwerbsunfähig	7	23	7	21
Gestorben	14	33	34	55

Freilich beziehen sich diese günstigen Resultate auf die Sanatoriumsbehandlung im Hochgebirge. Aber auch im Tiefland ergeben einzelne Statistiken recht gute Resultate. So fand Köhler von je 100 Kranken nach:

	4 Jahren		6 Jahren	
	bei voller Kur	bei vorzeitig abgebrochener Kur	bei voller Kur	bei vorzeitig abgebrochener Kur
voll arbeitsfähig	56,3	42,1	51,7	25,5
gestorben	21,9	25,7	29,1	44,7

(Weitere Angaben siehe bei Grau, Therapeut. Monatshefte 1913, S. 401.)

Im ganzen ist der Wert der Statistiken gering, und Cornet ist darin beizustimmen, daß die meisten Heilstättenstatistiken deshalb nichts beweisen, weil die Mehrzahl der als arbeitsfähig entlassenen und späterhin arbeitsfähig gebliebenen Kranken vor der Aufnahme gar nicht arbeitsunfähig war. Aber wenn auch der statistische Beweis fehlt, so wäre es doch verkehrt, der Beobachtung des Einzelnen jede Beweiskraft abzusprechen, und jeder Arzt, der schon viele Patienten in Heilstätten geschickt und nachher wieder untersucht hat, muß zugeben, daß die Mehrzahl einen erheblichen Nutzen davonträgt, und wenn dieser auch nicht in allen Fällen dauernd erhalten bleibt, so kann man doch nicht sagen, daß er im Mißverhältnis zu den aufgewendeten Kosten stehe.

Allerdings muß gesagt werden, daß der gegenwärtige Heilstättenbetrieb mancherlei Mängel hat. Vielfach ist die Behandlungsdauer zu kurz. Man sollte sich nicht, oder wenigstens nur in ganz leichten Fällen mit drei Monaten begnügen, sondern man sollte mindestens ein halbes Jahr als normale Kurdauer betrachten. Ein weiterer Nachteil ist der, daß die Kranken oft viel zu lange auf die Aufnahme warten müssen. Diese Übelstände sind durch die immer noch zu geringe Anzahl von Heilstätten bedingt. Aber andererseits werden die Plätze vielfach durch Patienten belegt, die nicht hingehören. Damit kämen wir zur Frage nach den Indikationen der Heilstättenbehandlung.

Wären genügend Plätze vorhanden, so könnte die Auswahl der Patienten für die Heilstätten ziemlich weitherzig getroffen werden. Dann dürfte man alle Kranken, bei denen ein Erfolg von einiger Dauer noch zu hoffen ist, also nicht nur alle des ersten und zweiten Stadiums, sondern noch viele mit weiter vorgeschrittener Affektion aufnehmen. Dann würde es auch nicht so viel schaden, wenn unsichere Fälle Aufnahme fänden. Da man sich aber auf eine gewisse Zahl beschränken muß, so sollten alle unsicheren Fälle von vorneherein ausgemerzt werden. In erster Linie kommen beginnende Erkrankungen mit ziemlich guter Prognose in Frage, d. h. solche, die nur geringes oder gar kein Fieber haben und sich im ersten Stadium befinden. Aber selbst von diesen kann ein Teil wegfallen, indem es gar nicht so selten vorkommt, daß ganz leichte Erkrankungen auch ohne Sanatoriumsbehandlung, ja selbst ohne jede besondere Therapie ausheilen. An poliklinischem Material kann man sich davon überzeugen, daß bei Patienten mit geringen Allgemeinerscheinungen, fehlendem Fieber und nicht zu reichlichen Rasselgeräuschen über den Lungenspitzen der Lungenbefund nach einigen Wochen wieder vollständig normal werden kann, ohne daß die Arbeit unterbrochen wird (s. z. B. bei Kohler und Plaut). Man wird deshalb incipiente fieberlose Phthisen immer einige Wochen beobachten müssen, bevor man ihnen die Nachteile einer langen Kur zumutet und die öffentlichen Einrichtungen belastet. Ferner eignen sich die Fälle des zweiten Stadiums (Schema des Reichsgesundheitsamtes), bei denen freilich eine Dauerheilung viel weniger wahrscheinlich ist, bei denen aber ohne Sanatoriumsbehandlung viel weniger ein Erfolg zu erwarten wäre. Von den Fällen des dritten Stadiums sind dagegen nur die auszuwählen, bei denen die Prognose besonders günstig erscheint. Die Entscheidung richtet sich hier auch nach dem vorhandenen Platz — man darf nicht die Verantwortung dafür übernehmen, besser geeigneten Patienten den Platz zu versperren — und nach der Möglichkeit einer länger dauernden Kur, indem eine zu kurze Behandlung keinen Erfolg erhoffen läßt. Würde streng nach diesen Grundsätzen verfahren, so würden die vorhandenen Betten besser ausreichen und andererseits viele Patienten nicht unnötigerweise für lange Zeit ihres Verdienstes beraubt.

Für **Patienten bemittelter Klassen** stellt sich die Frage nach der Heilstättenbehandlung anders. Zwar sollen alle initialen Fälle, bei denen die Diagnose sicher ist und nicht etwa eine längere Beobachtung erwünscht ist, aus dem Hause entfernt und in ein geeignetes Klima geschickt werden. Doch ist die Aufnahme in ein Sanatorium nicht unbedingt notwendig, sondern bisweilen genügt der Aufenthalt in einem Hotel oder einer Pension, natürlich unter ärztlicher Behandlung. Für Kranke, die eine Scheu vor dem Sanatorium haben, ist das unter Umständen sogar besser, weil die psychische Wirkung in Betracht kommt. Auch kommt diese Behandlung meistens billiger als die Kur im Sanatorium. Diese ist aber immer die vollkommenere, und deshalb, wenn irgend möglich, anzuraten. Besonders notwendig ist sie für jüngere Leute, die sich nicht leicht in das geregelte Anstaltsleben finden und die die Genüsse des Kurortes nicht entbehren möchten. Übrigens wird die Abneigung gegen das Sanatorium meistens in wenigen Tagen überwunden. Andererseits können die Indikationen für eine Sanatoriumsbehandlung bei bemittelten Patienten auf Kranke in vorgerückteren Stadien ausgedehnt werden, und auch in Fällen mit zweifelhafter Diagnose, bei „Prophylaktikern" kann man eher einen Sanatoriumsaufenthalt empfehlen als bei der ärmeren Bevölkerung.

Erholungsheime und Spezialkrankenhäuser. Teils zur Entlastung der Heilstätten, teils für Kranke, die überhaupt nicht in diese gehören, sind noch andere Anstalten für Lungenkranke notwendig. Nur für große Städte kommt die Errichtung von Spezialkrankenhäusern in Betracht, wie sie in Berlin als Tuberkuloseheimstätten gebaut worden sind. Sie dienen zur Entlastung der Krankenhäuser und haben vor diesen den billigeren Betrieb voraus, namentlich da sie nicht in der Stadt selbst liegen. Wenn genügend Betten für Lungenkranke in den Spitälern vorhanden sind, sind sie nicht notwendig.

Wichtiger ist die Errichtung von Stationen auf dem Lande für zweifelhafte und für weiter fortgeschrittene Fälle. Unsichere Spitzenaffektionen und „Prophylaktiker" können in den Erholungsheimen und Rekonvaleszentenanstalten zusammen mit anderen Erholungsbedürftigen und Rekonvaleszenten verpflegt und durch einen Aufenthalt von einigen Wochen gekräftigt werden. Dagegen sind besondere Anstalten notwendig für Kranke, die früher in Heilstätten waren und nach vorübergehender Heilung von neuem leicht erkranken, sowie für solche mit weiter fortgeschrittener Krankheit, bei denen ein Landaufenthalt erwünscht ist. In diesen Anstalten können auch die inzipienten Fälle Aufnahme finden, bei denen eine längere Kur in einer Heilstätte aus finanziellen oder anderen Gründen unmöglich ist. Solche Anstalten gehören in die Nähe der Städte in staubfreie Umgebung. In ihnen kommt die Verpflegung billiger als in den Krankenhäusern, und dadurch werden diese teilweise entlastet.

Walderholungsheime. Eine besondere Bedeutung besitzen die zuerst von Lennhoff in Berlin eingeführten Walderholungsheime, deren es in Deutschlang zurzeit 114 gibt. In diesen soll den Patienten ohne vollständige Trennung von der Familie der Aufenthalt in freier Luft, unterstützt durch Liegekur und gute Ernährung, ermöglicht werden. Der Kranke kommt am Morgen in das Erholungsheim, bleibt hier den ganzen Tag und wird während desselben verköstigt. Unbemittelte Patienten sollten die Wohltaten dieser Einrichtung umsonst genießen können, für die anderen sind die Kosten sehr gering. Doch ist die Überwachung durch eine energische Schwester Bedingung für den Erfolg. Diese Walderholungsheime kommen in erster Linie für solche Fälle in Betracht, die für die Heilstättenbehandlung zu weit vorgeschritten sind, da die Behandlung doch niemals so erfolgreich ist, wie in den Sanatorien. Sie haben aber trotzdem ihre große Bedeutung, und die Patienten werden oft erheblich gebessert. Neuerdings hat man solche Walderholungsheime auch in der Nacht zugänglich gemacht, da es für viele Patienten erwünscht ist, daß sie tags ihrer Arbeit nachgehen und nachts den Vorteil der frischen Luft genießen.

Auch die Waldschulen wären hier zu erwähnen, da sie nicht nur gefährdete Kinder zu prophylaktischen Zwecken aufnehmen, sondern auch leicht erkrankten Kindern offen stehen, die an der frischen Luft besser genesen als in den Schulstuben.

Klimatotherapie. Daß das Klima auf die Heilung der Tuberkulose einen großen Einfluß hat, wird von niemand bestritten. Über den Wert der verschiedenen Klimata herrscht aber unter den Phthiseotherapeuten durchaus keine Einigkeit, und im einzelnen Falle ist es oft gar nicht leicht, zu entscheiden, was für den Patienten das Beste sei.

Das Hochgebirgsklima ist für viele Fälle von Phthise sicher das beste. Das wurde zuerst von Alexander Spengler erkannt, der die Beobachtung gemacht hatte, daß in Davos viel weniger Erkrankungen an Tuberkulose vorkommen als im Tieflande. Diese Beobachtung hat sich entgegen allen Einwänden als richtig erwiesen (siehe Gwerder). Vielfältige Erfahrungen haben gezeigt, daß die Lungentuberkulose im Hochgebirge anders verläuft und häufiger ausheilt als im Tiefland.

Statistiken beweisen hier nicht viel, obschon einige, z. B. die von Ruge und die oben erwähnte von H. Burckhardt, doch so auffallend günstige Resultate zeigen, daß die Kritik zu weit getrieben wäre, wenn man nicht zugeben wollte, daß das Höhenklima dazu beigetragen habe. Die Resultate Ruges seien hier wiedergegeben:

„1. Von 113 Lungentuberkulösen, die vor 10 Jahren im Sanatorium Arosa in Behandlung waren, und unter welchen sich 44 im III. Stadium befanden, leben jetzt noch sicher 52, das sind 46%; gestorben sind 57 (= 50,5%), unauffindbar 4.

2. Bei 33,6% ist jetzt nach 10 Jahren die Leistungsfähigkeit nicht oder wenig beeinträchtigt.

3. Bei 30 Patienten ist die Annahme berechtigt, daß sie die Krankheit gänzlich überwunden haben oder noch überwinden werden und dann als völlig geheilt zu betrachten sind; darunter sind 2 Patienten des III. Stadiums".

Wichtiger als Statistiken sind die persönlichen Erfahrungen gewissenhafter Beobachter. Ärzte, die zuerst im Tieflande und später im Höhenklima praktizierten, betonen immer wieder, daß die Resultate ganz erheblich besser seien, und jeder Arzt, der Gelegenheit hat, Lungenkranke ins Hochgebirge zu schicken, verfügt über Beobachtungen von auffallenden Heilungen in prognostisch ungünstig erscheinenden Fällen. Doch eignen sich sicher nicht alle Patienten für die Hochgebirgsbehandlung, und es ist nicht leicht, mit Sicherheit die Entscheidung zu treffen.

Die Indikationen und Kontraindikationen für die Behandlung im Höhenklima möchte ich mit Philippi folgendermaßen formulieren:

a) Sichere Indikationen: 1. Prophylaxe der Tuberkulose. 2. Manifeste Tuberkulose aller Stadien[1]), vorausgesetzt, daß die Pulsfrequenz in der Ruhe 100 nicht übersteigt und die Qualität des Pulses genügende Garantien bietet. Fiebernde I. und II. Stadiums, besonders mit geringen Temperatursteigerungen, (Maximaltemperatur nicht über 38,5° C) sind durchaus geeignet. Fälle III. Stadiums, bei welchen die Lungenaffektion weniger als 3 Lappen ergriffen hat, mit noch nicht lange bestehendem geringem Fieber (Maximaltemperaturen unter 38,5°) und mit guten Zirkulationsverhältnissen haben bei Abwesenheit schwerer Komplikationen, wozu auch schwerere Neurasthenie und Anämie zu rechnen ist, im Höhenklima immer noch große Chancen auf Erfolg.

b) Zweifelhafte Indikationen: Alle mittelschweren Formen von Lungentuberkulose, besonders wenn sie mit Fieber verbunden sind, selbst mit tuberkulösen Komplikationen. Hierzu können gezählt werden: Leichtere Fälle von Urogenitaltuberkulose bei leichter Lungentuberkulose, schwerere Anämie und schwerere Neurasthenie, mäßiges Emphysem, überhaupt alle Fälle, die weder zu den sicheren Indikationen, noch zu den absoluten Kontraindikationen gehören.

c) Absolute Kontraindikationen. 1. Schwere Lungentuberkulose mit einem Dauerpuls von 120 und mehr in der Ruhe; auch solche mit niedrigerer Pulsfrequenz, aber ausgesprochener Neigung zu Dyspnoe. Fiebernde, besonders mit Maximaltemperaturen von 38,5° und mehr bei einer Erkrankung von 3 Lappen und mehr; ungünstig scheint Febris hectica und Typus inversus zu sein. Haemoptoe bei schwerer fieberhafter Lungentuberkulose mit Erscheinungen von Herzschwäche. 2. Schwere ulzerative Larynxtuberkulose, besonders bei schwereren Fällen III. Stadiums. Larynxtuberkulose mit starkem Reizhusten oder Dysphagie. 3. Schwere Tuberkulose des Darms und des Peritoneums, besonders bei gleichzeitiger schwerer Lungentuberkulose. 4. Schwere Nierentuberkulose, insbesondere bei vorgeschrittenen Lungenkranken. 5. Schweres Emphysem mit Stauungsbronchitis. 6. Nichtkompensierte Herzfehler. Myokarditis. Myodegeneratio cordis und schwere Atheromatose. 7. Nephritis chronica. 8. Schwerer Gelenk- und Muskelrheumatismus und starke Neigung zu rheumatischen Affektionen. 9. Schwerer Diabetes. 10. Schwere Gicht. 11. Schwere Anämie, perniciöse Anämie. Leukämie, Pseudoleukämie. 12. Schwere angeborene Neurasthenie, Neuropsychosen, sowie eigentliche Psychose.

Diesen Indikationen schließen sich alle Ärzte an, die größere Erfahrung besitzen, wie z. B. Egger. Egger betont, daß die Höhe des Fiebers weniger wichtig sei als die örtliche Ausdehnung des Prozesses. Stäubli hält, gestützt auf günstige Erfahrungen, Arteriosklerose nicht für eine unbedingte Kontraindikation und nimmt einen günstigen Einfluß des Höhenklimas auf den Diabetes an. Besonders ist hervorzuheben, daß Neigung zu Haemoptoe keine Kontraindikation gegen das Höhenklima darstellt, obschon dieses Märchen noch vielfach spuckt.

Worauf die guten Erfolge des Höhenklimas beruhen, ist immer noch nicht ganz klar. Jedenfalls spielt der verminderte Luftdruck bzw. der verminderte Sauerstoffpartiärdruck eine große Rolle, außerdem kommt, namentlich für den Winter, die lange Sonnenscheindauer wesentlich in Betracht. Die Sonne scheint aber in den oberhalb des Nebelbezirkes gelegenen Höhen nicht nur mehr Stunden im Jahr, sondern sie scheint auch intensiver. Das Licht ist besonders reich an kurzwelligen, ultravioletten Strahlen. Die Trockenheit der Luft läßt die Kälte im Winter weniger fühlen, so daß eine viel intensivere Freiluft-Behandlung möglich ist. Dazu kommen noch die Temperatur- und Windverhältnisse der einzelnen Stationen, die das Klima der verschiedenen Kurorte durchaus nicht

---

[1]) Stadieneinteilung nach Turban, vgl. S. 546.

ganz gleichwertig erscheinen lassen. Wir wissen über die Einflüsse der einzelnen klimatischen Faktoren einerseits, über das Wesen der Heilungsvorgänge bei der Lungentuberkulose andererseits viel zu wenig, als daß wir eine Erklärung der günstigen Wirkung des Höhenklimas auf die Tuberkulose versuchen könnten. Die Keimarmut der Luft, die früher in erster Linie zur Erklärung herangezogen wurde, kann keine sehr große Rolle spielen, da sie nicht das wesentliche Unterscheidungsmerkmal des Höhenklimas ist. Vielfach wird auf die Neigung zu starker Bindegewebsbildung hingewiesen, die sich in den Lungen von Patienten, die im Hochgebirge gelebt haben, zeigt. Es erscheint aber wahrscheinlicher, daß sie eine Folge der Heilung ist, als daß sie deren Ursache darstellt. Sicher ist, daß im Hochgebirge eine Neubildung von Hämoglobin auftritt, (s. die zusammenfassenden Darstellungen über das Höhenklima von Jaquet, Zuntz, Loewy, Müller und Caspari, Stäubli) ebenso eine Vermehrung des Energieverbrauchs. (Jaquet und Staehelin.)

Nicht jeder Ort, der in einer gewissen Höhe gelegen ist, ist für einen Lungenkranken ein geeigneter Aufenthalt. Die nötigen Einrichtungen zur Behandlung und eine gute Überwachung durch einen erfahrenen Arzt müssen vorhanden sein. Am besten ist auch im Höhenklima immer die Sanatoriumsbehandlung, doch ist sie, wie schon erwähnt, an den Orten, die für Lungenkranke eingerichtet sind, wie Arosa und Davos, nicht absolut notwendig. Fast nur die S. 629 erwähnten Kurorte kommen in Betracht. Zwar nehmen viele andere Höhenstationen, auch die Wintersportplätze, wenn auch inoffiziell, Lungenkranke auf, aber die Gefahr ist hier immer vorhanden, daß der Kranke entweder überhaupt keine richtige ärztliche Überwachung hat, oder sich derselben mehr oder weniger entzieht. Einzig aus prophylaktischen Gründen können Menschen, bei denen eine Tuberkulose nicht sicher nachgewiesen ist, an Höhenkurorte ohne besondere Einrichtungen für Lungenkranke geschickt werden, aber auch dann ist mit aller Energie darauf zu dringen, daß der Nutzen des Hochgebirges nicht durch unvernünftigen Sport illusorisch gemacht wird.

Andere Hochgebirge als die Alpen kommen für Kranke in Mitteleuropa selten in Betracht. Doch wird neuerdings auch den südamerikanischen Hochebenen mehr Interesse zugewendet.

Die Behandlung im Höhenklima soll gleich sein, wie in den Sanatorien des Tieflandes. Es handelt sich nicht um den Gegensatz zwischen Tuberkulin und Höhenklima oder Pneumothorax und Höhenklima, sondern beides soll in geeigneten Fällen kombiniert werden, damit ein gutes Resultat erzielt wird.

Was die Dauer des Aufenthaltes im Hochgebirge betrifft, so möchte ich mich auch hier den Ausführungen Philippis anschließen: „Daß man auch bei den leichtesten Affektionen I. Grades die Kurdauer — wenn möglich — auf ein halbes Jahr bemessen sollte."

„Jugendliche Patienten, mit mangelhafter Thoraxbildung sollten wenigstens 1—2 Jahre bleiben, um eine ausgiebige Verbesserung ihrer Atmungsverhältnisse zu erzielen. Das gleiche gilt auch für Kranke II. und III. Stadiums. Insbesondere muß es Patienten III. Stadiums mit anfänglich progredientem, fieberhaftem Prozeß nach erreichter Entfieberung dringend empfohlen werden, mindestens noch 1 Jahr zu bleiben, wenn sie sich nicht einem baldigen Rückfall aussetzen wollen." „Bei Patienten mit älteren Lungenaffektionen ist auch kaum von einem 1—2jährigen Aufenthalt eine relative Heilung zu erwarten. Solche tun am besten, sich dauernd oder doch eine längere Reihe von Jahren im Hochgebirge niederzulassen". „Immerhin kann man auch bei Patienten mit schon ausgedehnteren Lungenveränderungen in nur wenigen Monaten eine Hebung des Allgemeinbefindens und der Widerstandskraft, sowie auch ein Zurückgehen der lokalen Erscheinungen erzielen, so daß dann der Prozeß später im Tieflande bei einiger hygienischer Lebensweise stationär bleiben kann, und daß sogar eine mehr oder weniger vollständige Leistungsfähigkeit ermöglicht wird. Solchen Patienten ist anzuempfehlen, während einiger Winter auf ein paar Monate ins Hochgebirge zu kommen, um sich wieder zu kräftigen und an Widerstandsfähigkeit zu gewinnen." „Wenn irgend möglich, sollte jeder Patient so lange bleiben, bis wenigstens weder in der lokalen Affektion noch im allgemeinen Befinden — während 3 Monaten — eine weitere Besserung eintritt." „In zweifelhaften Fällen kann man kaum vor Ablauf eines Monats beurteilen, ob das Höhenklima für den Patienten von Vorteil sein wird oder nicht."

Diese Regeln sollten, wenn irgend möglich, befolgt werden, und alle Unannehmlichkeiten und Kosten, die ihre Befolgung den Kranken bringt, werden durch die Dauererfolge reichlich aufgewogen. Sehr häufig gelingt es aber nicht, die Patienten so lange im Hochgebirge zu halten. Dann läßt sich oft wenigstens etwas erreichen, wenn man die Patienten bei eintretender Verschlimmerung rechtzeitig wieder ins Höhenklima schickt. Aber selbst dann, wenn man von vorneherein weiß, daß eine wirklich rationelle Durchführung der Kur nicht möglich sein wird, leistet häufig ein einmaliger Aufenthalt von einem halben Jahr oder noch weniger recht gute Dienste.

Die Hochgebirgskur kann während des ganzen Jahres durchgeführt werden. Besondere Vorteile gewährt sie während des Winters, für den (mit Ausnahme recht weit südlich gelegener Orte) nur das Hochgebirge als Klima der Wahl in Frage kommen kann. Auch der Sommer und Herbst ist sehr geeignet, nur ist es besser, eine Kur nicht gerade während der Schneeschmelze, im April oder Mai, oder im November beginnen zu lassen. Wenn man einen Patienten ins Hochgebirge schickt, so schärfe man ihm ja ein, sich durch die Vorbereitungen zur Reise und die Reise selbst nicht zu ermüden und sich sofort nach der Ankunft in ärztliche Behandlung zu begeben.

Subalpines Klima. Kurorte in der Höhe von 700 bis 1200 Metern sind in großer Menge vorhanden. Sie sind besonders für Patienten mit erethischem Habitus zu empfehlen, für die das Hochgebirge ungeeignet ist. Je frequenter und labiler der Puls, um so weniger gehört der Patient in die Höhe. Auch etwas vorgeschrittenere Fälle dürfen in diese Höhen geschickt werden. Das subalpine Klima nimmt eine Mittelstellung zwischen dem Hochgebirge und dem Tiefland ein, zeigt aber immer noch erhebliche Unterschiede zwischen seiner oberen und unteren Grenze. Patienten mit Herzstörungen und Tachykardie dürfen, wenn man sie überhaupt in diese Regionen schicken will, nicht über 800 bis 900 Meter Höhe gebracht werden. Die höheren Lagen, wie Caux über Montreux (1100 Meter), sind auch im Winter nebelfrei. Sie sind daher den höher gelegenen Orten an die Seite zu stellen. Die tieferen Stationen, zu denen die Kurorte des Schwarzwaldes und des Harzes gehören, sowie einige Kurorte in der Schweiz, z. B. Weißenburg (878 Meter), bieten für den Winter lange nicht die günstigen Bedingungen wie das Hochgebirge oder der Süden.

Tiefland-Klima. Für Patienten mit stark erethischer Konstitution, mit starker Beteiligung des Zirkulationsapparates oder mit Komplikationen von seiten desselben, für stark vorgeschrittene Erkrankungen, ist häufig auch das subalpine Klima ungeeignet. Auch für Patienten mit Kehlkopfaffektionen, mit starker Beteiligung der Bronchien, namentlich aber für Kranke, bei denen nach mehr oder weniger vollständiger Abheilung der tuberkulösen Erkrankung eine chronische Bronchitis zurückgeblieben ist, ist das Niederungsklima oft zuträglicher als höhere Regionen. Für den Sommer und Herbst sind viele Kurorte nördlich der Alpen sehr geeignet, die sich fast alle durch Mineralquellen ihren Ruf erworben haben (S. 272). Im Winter und Frühling sind die südlichen Kurorte besser. Von diesen sind die auf Seite 272 erwähnten zu nennen. Doch ist zu bemerken, daß während der eigentlichen Wintermonate erst weit im Süden wirklich gutes Wetter herrscht, in Süditalien, Sizilien, Algier etc.

Wüstenklima. Das Wüstenklima Ägyptens, das in neuerer Zeit vielfach empfohlen wird, ist nur für Patienten, die nicht an stärkeren Reizungszuständen leiden, geeignet. Es zeichnet sich durch starke Besonnung, Trockenheit und hohe Wärme aus. Bei torpiden Formen kann es, wenn die Mittel es erlauben, versucht werden, doch kommt es gar nicht so selten vor, daß wegen stärkerer Reizung der Schleimhäute infolge des staubigen Windes die Kur unterbrochen werden muß. Als Kurorte (nur im Winter) kommen Mena House und Helouan in Unter-Ägypten, Assuan und Luxor in Ober-Ägypten in Betracht.

Seeklima. Das Seeklima zeichnet sich durch seine Feuchtigkeit und die relativ geringen täglichen Temperaturschwankungen aus. Bei den südlicheren Orten kommt dazu die Milde des Winters, so daß der Aufenthalt daselbst für die Patienten, die wegen des Zustandes der Zirkulation in das Tiefland gehören oder an starker Reizung der Schleimhäute leiden, sehr wohltätig ist. Je nach der Jahreszeit, ist die Riviera (nur staubfreie Orte!), das Adriatische Meer, Süditalien, Korsika, Sizilien, die Kanarischen Inseln, am meisten geeignet. Auch die Orte an der Südküste Englands kommen wegen ihres milden Klimas in Betracht, während sich die Ostsee nur während der Sommermonate, die Nordsee nur für sehr torpide Formen eignet. Für prophylaktische Zwecke spielt die Nordsee dagegen eine ähnliche Rolle wie das Hochgebirge.

Seereisen werden vielfach als Heilmittel empfohlen. Sie können aber höchstens bei ganz beginnenden Fällen in Betracht kommen, da sie einer Sanatoriumsbehandlung an Wirksamkeit weit nachstehen.

Mineralwässer. Wir können uns kaum vorstellen, daß Trinkkuren einen Einfluß auf den Verlauf der Tuberkulose ausüben können. Dagegen können sie auf die komplizierende Erkrankung der Bronchien günstig wirken. Es muß auch erwähnt werden, daß sich viele Kurorte, die sich von jeher eines besonderen Rufes bei der Phthisenbehandlung erfreuen, durch Heilquellen auszeichnen, und zwar auffallenderweise oft durch erdige Wässer, wie Weißenburg (Schweiz) und Lippspringe. Außer diesen kommen namentlich Kochsalzwässer oder alkalisch-muriatische Quellen in Betracht, die auf die Affektionen des Kehlkopfs und der Bronchien günstig wirken, wie z. B. Soden (Taunus). Sie sind deshalb besonders bei Reizung der Schleimhäute indiziert, und ihre Indikationen decken sich im ganzen mit den bei der chronischen Bronchitis besprochenem. Von besonderer Wichtigkeit sind die Inhalationseinrichtungen an diesen Orten.

Muskelruhe. Wie bei jeder chronischen fieberhaften Krankheit (z. B. Endokarditis) ist Muskelruhe eine Vorbedingung für die Heilung bzw. für einen möglichst milden Verlauf. Deshalb soll jeder Phthisiker mit irgendwie erheblichem Fieber im Bett bleiben. Bei wenig erhöhter Temperatur läßt sich aber vollkommene Bettruhe in der Regel nicht durchführen und ist auch gar nicht zweckmäßig. Patienten mit chronischer Lungenschwindsucht, deren Temperatur jeden Abend ein wenig über die Norm steigt, können unter Umständen sogar einige Stunden im Tag ihrer Arbeit nachgehen. Oft wird man aus äußeren Gründen die Berufstätigkeit gestatten müssen, wenn man auch davon überzeugt ist, daß es für den Kranken besser wäre, ruhig zu bleiben. Ständige Bettruhe ist im ganzen nur für die beginnenden Erkrankungen mit erhöhter Temperatur angezeigt, da man hoffen kann, dadurch die Körperwärme normal zu gestalten, ferner bei akuten Verschlimmerungen der chronischen Schwindsucht, bei akuten Formen und in den letzten Stadien. Sonst ist bei dem chronischen Verlauf des Leidens die Bettruhe besser durch Liegekuren zu ersetzen und das Einnehmen der Mahlzeiten am Tisch und eine geringe Bewegung zu gestatten. Die Muskelarbeit soll aber immer genau geregelt werden, in der Art wie das im Abschnitt über Bewegungstherapie besprochen ist.

Als allgemeine Regel soll für diese Fälle gelten, daß der Patient die Nachtruhe im Bett genügend lange ausdehnt, daß er nur zu den Zeiten, in denen seine Temperatur normal ist, herumgehen oder gar Arbeit verrichten darf, und daß er vollkommen ruhig bleiben muß, wenn unter dem Einfluß von Körperbewegungen die Temperatur eine Tendenz zum Steigen zeigt. Von dieser Regel darf man nur abweichen, wenn man von vorneherein auf eine rationelle Behandlung verzichtet, sei es, weil die finanziellen Verhältnisse keine solche gestatten oder weil man den Fall für verloren hält und dem Kranken den Rest seines Lebens noch lebenswert gestalten will.

Kurze Perioden mit vollständiger Bettruhe sind gelegentlich einzuschalten, um die Temperatur wieder auf die Norm herunterzudrücken. Auch im Beginne einer Tuberkulinbehandlung ist Bettruhe notwendig.

Freiluft- und Liegekur. Die Liegekur in der freien Luft spielt mit Recht in der Heilstättenbehandlung eine große Rolle, sie kann aber auch in den Krankenhäusern und im Privathaus durchgeführt werden. Sie dient dazu, dem Kranken die Muskelruhe in einer angenehmeren Weise als im Bett zuteil werden zu lassen, gleichzeitig aber auch die frische Luft auf ihn einwirken zu lassen.

Die Liegekur, wie sie in den Sanatorien durchgeführt wird, gestaltet sich folgendermaßen: Der Patient soll mindestens $5^1/_2$—6 Stunden in der freien Luft liegen, am besten Vormittags, Nachmittags und Abends je $1^1/_2$—2 Stunden, eventuell nach dem Nachtessen noch eine Stunde. In mildem Klima und in der trockenen Kälte des Hochgebirgswinters läßt sich die Freiluftkur fast bei jedem Wetter durchführen, doch müssen die Patienten an kühlen Tagen warm eingepackt werden. Während der Liegekur sollen die Kranken wenig sprechen, und während der ersten Stunden nach dem Mittagessen wird das Sprechen am besten ganz verboten. Dagegen ist eine gewisse Beschäftigung erwünscht, um die Patienten geistig nicht allzu sehr herunterkommen zu lassen, z. B. leichte Lektüre, Handarbeiten und nicht aufregende Brett- und Kartenspiele.

Diese gründliche Durchführung der Liegekur im Freien eignet sich besonders für die fieberlosen oder fast fieberfreien Fälle, die die größte Zahl der Sanatoriumsinsassen ausmachen. Inzipiente fieberhafte Fälle werden besser zuerst im Bett gehalten und durch Öffnen der Fenster allmählich an die frische Luft gewöhnt. Patienten, die in Heilung begriffen sind und kein Fieber mehr haben, dürfen nicht einer einseitigen Liegekur unterworfen werden, sondern diese muß ihre Ergänzung in der Bewegungstherapie finden. Ist die Krankheit weiter fortgeschritten, so braucht man sich weniger um die Temperatur zu kümmern, sondern kann auch Fiebernde, wenn ihr Kräftezustand gut ist, eine Liegekur im Freien durchmachen lassen. Besonders empfehlenswert ist es, diese Fälle im Bett ins Freie fahren zu lassen, wenn ein windgeschützter Balkon vor dem Zimmer ist.

Überhaupt soll auch dann, wenn keine eigentliche Freiluftkur durchgeführt wird, großes Gewicht auf die Zufuhr frischer Luft gelegt werden. Die Fenster im Krankenzimmer sind möglichst viel offen zu halten, und Patienten, die herumgehen, ist der Aufenthalt im Freien zu empfehlen. Kranke mit stationärem Befund ohne Fieber und Geheilte sollen bei gutem Wetter Spaziergänge ins Freie machen, sich aber dabei möglichst viel hinsetzen.

Die Freiluftkur kann dadurch noch intensiver gestaltet werden, daß man die Kranken auch nachts im Freien liegen läßt. In der Basler Klinik wird das häufig durchgeführt, seitdem wir vor den Lungensälen Loggien haben, auf die man die Patienten auf den Betten hinausschieben kann. Die Kranken empfinden das häufig als sehr angenehm, doch kann naturgemäß objektiv ein Erfolg nicht konstatiert werden.

Die Freiluftkur läßt sich natürlich auch außerhalb der Sanatorien durchführen, wenn eine windgeschützte Veranda in staubfreier Lage, gegen Süden, Südwesten oder Südosten offen, vorhanden ist.

Der Nutzen der Freiluftkur ist theoretisch nicht ganz leicht zu begründen. Daß die Ruhe dabei einen wesentlichen Anteil hat, ist ohne weiteres klar. Jedes erkrankte Organ braucht Schonung und heilt am besten aus, wenn es möglichst wenig gezerrt wird. Ob die oberflächlichere Atmung, die in der Ruhe eintritt, zu einer besseren Durchblutung der Lunge führt, wie Cloetta meint, und dadurch die Heilung begünstigt, bleibe dahingestellt. Auch das Sprechverbot spielt sicher eine große Rolle. Endlich ist auch die Einatmung einer staubfreien Luft, bei der alle Reizung der Atmungsorgane wegfällt, von großer Wichtigkeit. Aber alles das tritt auch in Wirksamkeit, wenn der Kranke im Zimmer liegt. Vielfach wird die größere chemische Reinheit der Luft, der geringere Kohlensäuregehalt und das Fehlen von Ausdünstungs- und Exhalationssubstanzen als wirksamer Faktor angesehen. Eine wissenschaftliche Begründung für diese Ansicht fehlt aber vollkommen. Vielleicht tritt durch die termischen Reize eine allmähliche Abhärtung ein, und infolgedessen werden später Blutverschiebungen, die den Lungen schädlich sein könnten, bei den täglich einwirkenden atmosphärischen Schwankungen vermieden. Ob die Lichtwirkung, die sich in der Bräunung der Haut kund gibt, von Bedeutung ist, ist nicht sicher (vgl. unten).

Bewegungstherapie. Neben der Ruhe spielt die dosierte Muskelarbeit eine wichtige Rolle. Die Erfahrung hat ihren Nutzen bewiesen, und die theoretische Erklärung ist auch nicht ausgeblieben. Wie schon erwähnt, können wir uns eine Verbreitung des Giftes durch die beschleunigte Zirkulation, eine „Autotuberkulinisation" recht wohl vorstellen. Daraus folgt aber auch, daß die Bewegung genau so dosiert werden muß wie die Tuberkulininjektionen, und daß eine genaue Temperaturkontrolle notwendig ist.

Bei inzipienten Fällen, die ihre Liegekur durchmachen, soll man mit der Bewegungstherapie erst beginnen, wenn das Fieber vollständig verschwunden ist. Aber auch wenn die Temperatur in der Achselhöhle nicht dauernd unter 37,0° (in der Mundhöhle unter 37,2°) ist, so muß man dem Patienten eine gewisse Bewegung gestatten, nämlich dann, wenn ein weiteres Heruntergehen der Temperatur nicht mehr zu erwarten ist, oder wenn aus äußeren Gründen eine allzulange Fortsetzung der Kur unmöglich erscheint. In allen fieberfreien Fällen, auch bei fortgeschrittener Lungenerkrankung, soll eine bestimmte Muskelarbeit geleistet werden.

Die am leichtesten dosierbare Muskelarbeit geringen Grades ist das Spazierengehen. Zuerst läßt man dieses nur auf fünf bis zehn Minuten ausdehnen, später verlängert man es bis zu zweimal 1$\frac{1}{2}$ bis 2 Stunden. In der Regel werden die Kranken, wenn sie das ohne Temperatursteigerungen vertragen, aus dem Sanatorium entlassen. Viel besser ist es aber, wenn die Arbeit noch systematisch weiter vermehrt werden kann.

Besonders empfehlenswert ist die steigende Muskelarbeit, wie sie Paterson im Bromptom Hospital-Sanatorium eingeführt hat. Die Patienten müssen dort, wenn sie im Tag 9 km gehen können ohne Temperatursteigerungen zu bekommen, zuerst geringe Lasten tragen, dann immer schwerere Garten- und Feldarbeiten verrichten und schließlich schwere Arbeit, wie Baumfällen leisten. Alles ist genau in bezug auf die einzelne Leistung und ihre Dauer geregelt. Paterson rühmt die Erfolge dieser Therapie besonders auch bei Menschen, die keine schwere Arbeit in ihrem Beruf auszuführen haben.

Bei der Bewegungstherapie ist eine sehr genaue Kontrolle des Patienten, namentlich in bezug auf die Temperatur, erforderlich. Paterson empfiehlt, jeden Kranken, bei dem durch die Vermehrung der Muskelarbeit die Temperatur nur um wenig steigt (37,2° bei Männern, 37,5° bei Weibern im Mund), einige Tage ins Bett zu legen und so ruhig zu lassen wie einen Typhuskranken.

Ernährung. Die Ernährung bildet eine der wichtigsten Aufgaben der Therapie bei der Lungentuberkulose. In jedem Stadium der Phthise besteht die Hauptaufgabe darin, den Ernährungszustand zu heben oder zu erhalten. Zur Kontrolle der Ernährung ist es nicht notwendig, die Speisen abzuwiegen und ihren Kaloriengehalt zu berechnen, sondern es genügt vollständig, das **Körpergewicht in regelmäßigen Intervallen zu bestimmen.** Nur bei Patienten, bei denen keine Hoffnung auf Hebung oder auch nur auf Erhaltung des Gewichtes besteht, ist es besser, die Wägungen zu unterlassen, da sonst die niedrigen Gewichtszahlen den Patienten nur deprimieren.

Die Art der Nahrung ist nicht so wichtig, wie man vor einigen Jahrzehnten glaubte. Insbesondere ist die Eiweißzufuhr nicht besonders wichtig. **Die Hauptsache ist ein genügender Kaloriengehalt.** Die Kost sei deshalb möglichst gemischt und abwechslungsreich und enthalte namentlich diejenigen Elemente, die eine Zufuhr von Brennwert gestatten, ohne zu sehr zu sättigen oder die Verdauungsorgane zu sehr zu belästigen. Besonders wichtig ist das Einfügen von Zwischenmahlzeiten und der Genuß von Milch, der nicht stark sättigt, sondern mehr den Durst stillt. So gelingt es oft, neben der gewöhnlichen Nahrung noch erhebliche Kalorienmengen zuzuführen. Wenn Widerwillen gegen die Milch besteht, so genügt oft einfach ein Zusatz von Kochsalz, um sie schmackhafter zu machen, oder man kann etwas Kaffee, Kakao oder Kognak zusetzen. Statt Milch kann man auch Kephir oder Yoghurt geben.

Eine große Rolle spielten früher die Molkenkuren. Da die Molken aber einen geringeren Nährwert als die Milch haben, sind sie gegenwärtig fast vollständig durch dieses Nahrungsmittel ersetzt. Vielleicht dürften sie etwas mehr berücksichtigt werden, da sie manchmal ihren Zweck genügend erfüllen und die Aufnahmefähigkeit für Milch dadurch zeitweise geschont wird. Auch die Traubenkuren wären hier zu nennen.

Auch die Verordnung von vielen Eiern wirkt oft in dem Sinne, daß die Speisen durch das Hinzufügen der Eier kalorienreicher gestaltet werden, oder daß die Eier zur anderen Nahrung noch hinzugenommen werden. Ob der Lecithingehalt der Eier eine Rolle spielt und günstig auf die Krankheit einwirkt, bleibe dahingestellt, bewiesen ist es jedenfalls nicht. Auch die reichliche Verordnung von Butter ist nicht zu unterschätzen.

Nährpräparate haben selten einen Zweck. Ihr Erfolg ist in quantitativer Beziehung gering, und viele Mittel können, auch abgesehen vom Kostenpunkt, überhaupt nicht in einer Menge genossen werden, daß eine nennenswerte Kalorienzufuhr daraus resultiert. Ganz entbehren kann man sie freilich nicht, namentlich in den späteren Stadien der Krankheit. Auch ist ihr Ruf im Publikum so eingewurzelt und wird durch die Reklame so befestigt, daß man oft durch die Patienten oder ihre Umgebung dazu gedrängt wird. Dann verordne man die billigsten und wohlschmeckendsten, unter denen Tropon, Ovomaltine etc. zu nennen sind. Die Lecithinpräparate werden, wenn das Lecithin überhaupt eine Wirkung hat, besser durch die Eier ersetzt, aus denen sie hergestellt werden. Fleischsaft ist ebenfalls empfehlenswert.

Der Alkohol ist in großen Mengen den Patienten sicher schädlich, in kleineren Mengen dagegen bildet er ein nicht zu unterschätzendes Hilfsmittel für die Ernährung. In Form von Wein, Bier oder Kognak können dem Patienten neben der übrigen Nahrung größere Mengen von Brennwert zugeführt werden als durch Nährpräparate, die Menge der übrigen Nahrung wird dadurch nicht nur nicht vermindert, sondern im Gegenteil durch Appetitanregung oft vermehrt. Erfahrene Lungenärzte schreiben ihm auch eine temperaturherabsetzende Wirkung zu.

Die Wirkung des Lebertrans beruht wohl in erster Linie auf der Fettzufuhr. Er kann oft mit Vorteil gegeben werden, in anderen Fällen aber schadet er duch den unangenehmen Geschmack, der durch Aufstoßen immer wieder in den Mund kommt, mehr als er nützt.

So wichtig nun aber eine Überernährung in den meisten Fällen ist, so wird sie doch häufig viel zu schematisch angewandt und dadurch direkt Schaden gestiftet. Die Fälle, in denen während der Ausheilung der Tuberkulose eine Fettsucht entsteht, die dem Patienten später für die Gesundheit schädlich wird, sind nicht so schlimm als solche, in denen die Tuberkulose selbst dadurch ungünstig beeinflußt wird. Nicht so selten sieht man, daß die Temperatur durch die überreichliche Ernährung gesteigert wird und bei einem vernünftigen Kostmaß zur Norm zurückkehrt. Sahli weist darauf hin, daß es häufig gelingt, Patienten durch vorübergehende Unterernährung zu entfiebern. Das Richtigste ist, wenn der Patient das Körpergewicht hat, das er vor seiner Erkrankung aufwies (wenn es wenigstens normal war), oder daß das Gewicht dem für seine Größe als Norm geltenden entspricht bzw. es nicht allzusehr überschreitet.

In den späteren Stadien der Phthise stößt die Ernährung oft auf Schwierigkeiten. Der Appetit ist kapriziös oder er versagt allem gegenüber, und die Küche hat oft die größte Mühe, etwas zu finden, was dem Patienten behagt. Dazu kommt dann noch die Schwäche der Verdauungsorgane, die Neigung zu Durchfällen, Druckgefühle nach dem Essen, Neigung zu Erbrechen, so daß die Diät außer der Brennwertzufuhr auch noch die Aufgaben einer Schonungsdiät zu erfüllen hat. Hier nützen bisweilen Stomachika.

Hydrotherapie. Die Hydrotherapie bildet ein wichtiges Unterstützungsmittel bei der Behandlung der Lungentuberkulose. Sie soll aber nur in ihren milden Formen angewandt werden. Besonders während der Sanatoriumsbehandlung sind Abreibungen und Abwaschungen sehr empfehlenswert. Bei empfindlichen Patienten empfiehlt es sich, mit trockenen Abreibungen zu beginnen, dann zu spirituösen Waschungen und erst dann zu Abreibungen mit lauwarmem, allmählich kühler werdendem Wasser anzufangen. Mit Duschen sei man sehr vorsichtig. Man sieht sonst leicht erneute Fieberanstiege auftreten.

Fast in allen Stadien sind Brustwickel nützlich. Sie müssen so angelegt werden, daß auch über die Schultern hosenträgerartige Stücke zu liegen kommen. Bei Schmerzen sind besonders Alkoholwickel wirksam.

Lichttherapie. Bei der Besprechung des Höhenklimas wurde das Licht als therapeutischer Faktor erwähnt. Es kommt auch vielfach in der Form von Sonnenbädern oder Bestrahlung mit Quarzlampen, Bogenlampen etc. bei der Phthise zur Anwendung. Systematische Untersuchungen über die Wirksamkeit bei der Lungentuberkulose existieren noch nicht, doch mahnen die Forschungen Finsens und die Erfahrungen bei chirurgischer Tuberkulose entschieden zu weiteren Versuchen. Unter allen Umständen muß man aber vorsichtig vorgehen. Wenn man Lungenkranke, auch in initialen Stadien, Sonnenbäder nehmen läßt, so sieht man recht häufig Temperatursteigerungen auftreten. Wenn diese nur wenige Zehntel Grad betragen, so wird dadurch nach dem Eindruck, den ich gewonnen habe, weder das Allgemeinbefinden noch die Lungenaffektion ungünstig beeinflußt. Gar nicht selten sieht man aber Steigerungen von einem halben Grad und mehr, die mit einer deutlichen Verschlimmerung des Leidens einhergehen. Wenn man deshalb Lichttherapie treiben will, so beginne man ganz sorgfältig zuerst damit, den bekleideten Patienten kurze Zeit an der Sonne liegen zu lassen, erst allmählich verlängere man die Liegedauer und lasse Glieder und Brust etwas entblößen.

Psychische Behandlung. In wenigen Krankheiten erfordert die psychische Therapie so viel Aufmerksamkeit, Takt und Geschick wie bei der Schwindsucht. Der Kranke muß immer wieder ermuntert und gehoben, oft aber auch sehr energisch zur Befolgung aller Ratschläge ermahnt werden. Es ist zwecklos, dem Patienten die Natur seiner Krankheit verheimlichen zu wollen, da er sonst den Ernst der Lage und die Notwendigkeit energischer Maßnahmen nicht erkennt, wohl aber muß die Mitteilung der Diagnose mit der nötigen Schonung geschehen.

γ) Direkte Einwirkungen auf die Respirationsorgane.

Der künstliche Pneumothorax. Nachdem zahlreiche Beobachtungen gezeigt haben, daß das Auftreten eines Pneumothorax nicht, wie man erwartet hatte, immer eine Verschlimmerung der Lungenkrankheit, sondern bisweilen einen auffallenden Stillstand und eine Besserung herbeiführte, publizierte Forlanini 1894 Erfolge, die er durch die künstliche Anlegung eines Pneumothorax erreicht hatte. Es dauerte aber lange, bis sein Vorschlag auch von andern befolgt wurde. 1898 demonstrierte Murphy Patienten, die er so behandelt hatte. Aber erst als Brauer 1905 durch praktische Versuche und theoretische Arbeiten für die Methode eintrat, fand sie allgemeinere Anerkennung.

Die Technik der Operation ist im ganzen recht einfach. Man kann sich entweder der Stichmethode Forlaninis oder der Schnittmethode Brauers bedienen. Nach Forlanini wird eine Punktionsnadel von etwa 1 cm Durchmesser in die Pleurahöhle eingestochen, während sie in Verbindung mit einem Manometer steht.

Nach Brauer legt man durch einen Schnitt die Interkostalmuskulatur frei, trennt die Muskeln stumpf und sticht durch die freigelegte Pleura eine stumpfe Nadel mit seitlicher Öffnung in die Pleurahöhle ein. Der Vorteil der Brauerschen Methode besteht darin, daß Luftembolien, wenn auch nicht absolut sicher, so doch fast ausnahmslos vermieden werden. Sie ist deshalb dem Anfänger unbedingt zu empfehlen, während der Geübte eher die einfache Forlaninische Methode riskieren darf. Bei den Nachfüllungen ist dann eine Freilegung der Pleura vor der Punktion nicht mehr notwendig.

Als Punktionsnadel hat Saugmann einen Troicart angegeben, der dem Potainschen ähnlich ist. Doch genügt auch eine gewöhnliche Nadel.

Als Punktionsstelle wählt man in der Regel den 7. oder 8. Interkostalraum in der vorderen oder mittleren Axillarlinie.

Zur Füllung benutzt man Stickstoff, der sich nur langsam resorbiert, so daß weniger oft eine Nachfüllung notwendig ist.

Von den Apparaten, die zur Einfüllung des Gases dienen, sei hier der von Muraltsche genauer beschrieben. (Eine Beschreibung des Apparates von Forlanini findet sich in dessen zusammenfassender Arbeit in den Ergebnissen der inneren Medizin Bd. 9, S. 621, 1912). Der von Muraltsche Apparat (Abb. 48) besteht aus zwei Glaszylindern A u. B, von denen der eine durch die Hähne a und d mit der Punktionsnadel in Verbindung steht, sowie einem Manometer, das durch den Hahn d ebenfalls mit der Punktionsnadel in Kommunikation gebracht werden kann. Die beiden Zylinder, die graduiert sind, werden mit $^1/_{00}$iger Sublimatlösung zur Hälfte gefüllt. Zwischen dem Apparat und dem Schlauch mit der Punktionsnadel ist ein Glaszylinder L eingeschaltet, der ein sterilisiertes Wattefilter enthält. Der Hahn d ist ein Zweiweghahn, der den Schlauch der Punktionsnadel entweder mit dem Manometer oder mit dem Gasreservoir in Verbindung zu setzen erlaubt. Der Hahn a ist ebenfalls ein Zweiweghahn und dient zum Füllen des Apparates mit Stickstoff (durch das Brett hindurch, auf dem der Apparat montiert ist).

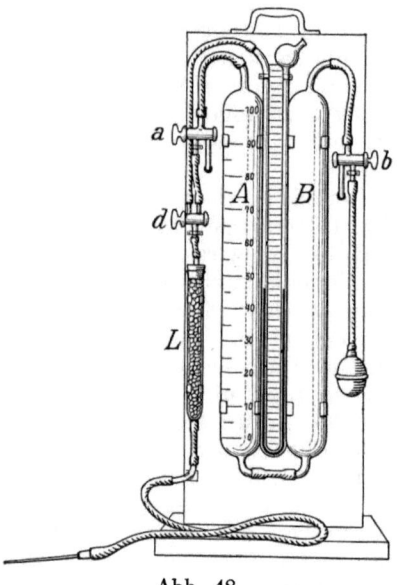

Abb. 48.
Apparat zur Herstellung des künstlichen Pneumothorax (nach v. Muralt).

Um den Apparat zu füllen, wird zuerst der Hahn b so gestellt, daß B mit dem Gebläse in Verbindung steht, während a und d ein Entweichen der Luft gestatten. Dann wird alle Flüssigkeit mit Hilfe des Gebläses in A hinübergetrieben, so daß A ganz mit Flüssigkeit gefüllt ist. Nun wird b und d geschlossen und a so gedreht, daß A in Kommunikation mit dem zur Stickstoffbombe führenden Schlauch steht. Während b so gedreht wird, daß B mit der Atmosphäre kommuniziert, läßt man Stickstoff einfließen, der die Flüssigkeit nach B hinüberdrängt. Nun wird b geschlossen und a so gestellt, daß Kommunikation zwischen A und d besteht, d aber so gedreht, daß L nicht mit A sondern mit dem Manometer in Verbindung steht. Bei dieser Stellung der Hähne wird die Pleura eingestochen. In dem Moment, in dem die Nadel in die Pleuraspalte dringt, wird durch deren negativen Druck etwas von dem im Schlauch und in L befindlichen Gas in den Pleuraraum angesogen, das Manometer zeigt einen negativen Druck und macht starke respiratorische Schwankungen im Umfang von 5—10 cm. Sobald man sicher ist in der Pleuraspalte zu sein, wovon man sich durch die Beobachtung des Manometers überzeugt, wird d umgedreht, so daß aus A Stickstoff in die Pleura eintreten kann. Man darf nun nicht konstant Stickstoff einfließen lassen, sondern man muß von Zeit zu Zeit d so drehen, daß man am Manometer den Druck im Pleuraraum beobachten kann. (Der Nachteil, der darin besteht, daß man während des Einfließens die Druckschwankungen nicht beobachten kann, ist beim neuen Apparat von Forlanini vermieden). Bei der ersten Injektion soll man sich nach Forlanini mit der Einfüllung von 200—400 ccm und der Herstellung eines Druckes, der immer noch negativ ist, begnügen. Wenn aber die subjektiven Empfindungen sehr gering sind, kann man auch ganz gut größere Gasmengen einführen.

Bei der Punktion kann man auf verschiedenartige Hindernisse stoßen. Die Hauptgefahr ist die, daß die Nadel nicht in die Pleuraspalte gelangt, sondern an einer anderen Stelle stecken bleibt. Eine genaue Beobachtung des Manometers läßt diese Vorkommnisse meistens leicht erkennen. Ist man nicht tief genug vorgedrungen, so kann es vorkommen, daß die Öffnung der Nadel noch extrafaszial sich befindet. In diesem Fall wird der Druck nicht negativ und das Manometer macht bei der Atmung keine Ausschläge. Ist das Ende der Nadel innerhalb der Thoraxfaszie, dagegen außerhalb der Pleura costalis stecken geblieben, so ist der Druck nur schwach negativ oder positiv und wird bei Einlassen von Stickstoff rasch stark positiv. Die respiratorischen Ausschläge des Manometers sind nur gering. Befindet man sich innerhalb der Pleuraspalte, aber nicht in einem freien Pleuraraum, sondern in Adhäsionen, so ist der manometrische Druck negativ, aber die Ausschläge sind gering. Endlich kann es vorkommen, daß man mit der Nadel in die Lunge hineinsticht. Dann wird der Druck um O herum und die Schwankungen fehlen vollständig, außer wenn man mit der Nadel in den Luftraum des Bronchialbaums hineingekommen ist, z. B. in eine Kaverne. Im letzteren Fall sind respiratorische Druckschwankungen vorhanden, aber sie bewegen sich um den Nullpunkt; läßt man den Atem anhalten, so stellt sich rasch der Atmosphärendruck her. Das Einstechen in ein Blutgefäß soll bei der Besprechung der Komplikationen ausführlich erwähnt werden.

Beobachtet man das Manometer genau, so kann man in der Regel richtig erkennen, ob man die Pleuraspalte getroffen hat oder nicht, und man merkt, ob man tiefer einstechen oder in einer anderen Richtung einen Versuch machen soll. Ist man in Pleuraverwachsungen geraten, so gelingt es selten, sie durch Anwendung stärkeren Druckes zu sprengen, der Versuch ist aber auch gefährlich. Man versucht deshalb besser die Punktion an einer anderen Stelle, aber gar nicht selten ist man genötigt, aus diesem Grunde auf die Anlegung eines Pneumothorax überhaupt zu verzichten.

Unmittelbar nach dem Anlegen des Pneumothorax tritt in der Regel geringe Dyspnoe, Pulsbeschleunigung, häufig auch leichte Temperatursteigerung und Vermehrung des Auswurfes auf. Diese Erscheinungen gehen aber in kurzer Zeit zurück.

Ist die erste Stickstoffüllung gelungen, so erkennt man das durch den Nachweis eines Pneumothorax mit Zlfe der physikalischen Diagnostik und der Röntgenuntersuchung. Oft sieht man aber schon nach der ersten oder nach einer der folgenden Insufflationen, daß die Lunge sich nicht vollständig retrahiert, sondern an einzelnen Stellen Adhärenzen an der Brustwand zeigt. Man erkennt sie häufig nur auf dem Röntgenbild (vgl. S. 753). Die weitere Durchführung der Kur hat sich nach diesen Beobachtungen zu richten und deshalb darf die Methode nur angewandt werden, wenn eine Kontrolle mit Hilfe der Röntgenstrahlen möglich ist.

Die Weiterführung der Kur zerfällt in zwei Teile: die Auffüllung des Stickstoffes auf das gewünschte Volumen und die Erhaltung des Pneumothorax auf der erreichten Höhe.

Die Auffüllung richtet sich nach dem Vorhandensein oder Fehlen von Adhärenzen. Sind keine vorhanden, so kann man gleich beim ersten Mal große Mengen, bis zu einem Liter einblasen, und in Abständen von mehreren Tagen relativ große Mengen folgen lassen. Doch empfiehlt Forlanini, bei der ersten Injektion nie über etwa 400 ccm hinauszugehen und später lieber täglich kleine hinzuzugeben. Sind dagegen Adhärenzen vorhanden, so soll man immer nur kleine Mengen zuführen, diese aber häufig wiederholen. Die Verwachsungen lösen sich dann oft mit der Zeit, ohne den Patienten größere Beschwerden zu machen. Selten zerreißen die Verwachsungen während der Einblasung, sondern meistens spürt der Patient später bei einer Anstrengung, beim Husten oder tiefen Atmen einen Schmerz, und das Röntgenbild zeigt dann, daß ein Strang, der früher bestand, nicht mehr zu sehen ist. Die Menge des Stickstoffes, die bei jeder Sitzung eingeblasen werden darf, richtet sich nach dem Druck im Pleuraraum, nach dem Puls und der Atmung und nach den subjektiven Empfindungen des Patienten. Wenn die Pleurahöhle nicht frei ist, so darf man keine 100 ccm hineinlassen, weil sonst eine Verdrängung des Herzens oder starke Schmerzen eine Gefahr bringen. Dagegen darf man unter Umständen auch einen Druck herstellen, der selbst bei der Inspiration positiv bleibt, wenn der Pneumothorax nur eine kleine Ausdehnung hat, und man hoffen kann, ohne Belästigung des Patienten durch stärkeren Druck eine Lösung der Adhärenzen und eine Ausdehnung des Pneumothorax herbeizuführen.

Der volle Erfolg ist erreicht, wenn die Lunge im Röntgenbild als kleiner Schatten der Wirbelsäule anliegt und ihre Begrenzung sich bei der Atmung nicht verändert. Häufig aber bleiben immer noch strangförmige Verwachsungen zurück, und selbst ein partieller Pneumothorax kann bisweilen die Lungentuberkulose günstig beeinflussen. Die vollständige Retraktion der Lunge wird bisweilen oft erst bei einer sehr starken Ausdehnung des Pneumothorax erreicht. Als äußerste Begrenzung gibt Forlanini eine Verschiebung des Mediastinums bis zur Mamillarlinie der anderen Seite an. In vielen Fällen darf man aber nicht so weit gehen, weil sonst Dyspnoe und Herzbeschwerden auftreten.

Zur Erhaltung des Pneumothorax müssen alle 2—4 Wochen Nachfüllungen vorgenommen werden, bei denen sich die Menge des verwendeten Stickstoffs nach dem Druck im Pleuraraum richtet, so daß der Druck dauernd auf der gleichen Höhe gehalten wird. Aber auch hier ist eine beständige Kontrolle mit Hilfe der Röntgenstrahlen unerläßlich. Selbstverständlich dürfen aber die physikalischen Untersuchungsmethoden auch nicht vernachlässigt werden.

In der Zeit der ersten Füllungen und Nachfüllungen ist in der Regel Bettruhe einzuhalten. Ist dagegen der definitive Füllungszustand erreicht, so kann der Patient allmählich wieder seine Beschäftigung aufnehmen, und viele Kranke mit Pneumothorax verrichten dauernd ziemlich erhebliche Berufsarbeit.

Die Dauer einer Pneumothoraxbehandlung kann nicht von vornherein festgestellt werden. Kann die Methode richtig durchgeführt werden, so sollte sie mindestens zwei Jahre fortgesetzt werden. Forlanini läßt in den Fällen, in denen schon größere Zerstörungen der Lunge vorhanden waren, den Pneumothorax überhaupt dauernd bestehen. Will man ihn eingehen lassen, so muß man den Kranken genau überwachen, um im Notfall, d. h. bei der geringsten Verschlimmerung im Gesundheitszustand des Kranken ihn sofort wieder herzustellen.

Die Wirkung des Pneumothorax besteht in erster Linie in der funktionellen Ruhestellung der Lungen. Das Organ wird atelektatisch gemacht, die Kavernen kollabieren und hören auf zu sezernieren, es tritt eine starke Bindegewebsentwicklung ein, die zur Abkapselung und Organisation der tuberkulösen Herde führt. Man hat auch schon Metaplasie des Alveolarepithels beobachtet. Wie die Zirkulation verändert wird, steht trotz allen bisherigen Untersuchungen noch nicht mit Sicherheit fest. Eine sehr erhebliche Zunahme der Durchblutung, wie sie Brauer und Bruns annahmen, findet jedenfalls nicht statt, ja es nicht einmal sicher, ob der Blutstrom verlangsamt oder beschleunigt wird. Merkwürdig ist die Wirkung auf die andere Lunge. Bei starkem Pneumothorax wird sicher auch das Volumen der anderen Lunge verkleinert, und Forlanini hat auf eigentümliche Geräusche hingewiesen, die man bei linksseitigem Pneumothorax bisweilen in der Nähe der rechten Axilla hört und die als Ausdruck einer Atelektase aufzufassen sind. Geringfügige Affektionen der Lunge können unter dem Einfluß eines Pneumothorax der anderen Seite zurückgehen, doch beruht das Verschwinden von Rasselgeräuschen, das man bisweilen unmittelbar nach der Herstellung eines Pneumothorax über der anderen Lunge wahrnehmen kann, darauf, daß es sich um fortgeleitete Geräusche handelt (von Muralt).

Die Resultate der Pneumothoraxtherapie müssen in die unmittelbaren und in die Dauerresultate geschieden werden. Die unmittelbaren Erfolge bestehen in einem Fall der Temperatur, der nur dann ausbleibt, wenn der Pneumothorax nicht vollständig ist oder wenn die andere Seite auch erkrankt ist. Auch beim Auftreten eines Ergusses kann die Temperatur wieder ansteigen. Ferner tritt Verminderung des Auswurfes ein; nur nach jeder Füllung kann sich eine Vermehrung der Expektoration während zwei bis drei Tagen zeigen. Bestand eine Neigung zu Blutungen, so hören diese vollständig auf.

Die Dauerresultate sind in einzelnen Fällen ganz vorzüglich. Doch muß bemerkt werden, daß diese Fälle nicht häufig sind. Aus dem Material der Basler Klinik, das in der Dissertation von Schereschewsky veröffentlicht worden ist, geht hervor, daß die Indikation relativ selten gegeben ist, daß die Durchführung der Kur auf Schwierigkeiten stößt und daß häufig eine Erkrankung der anderen Lunge doch noch hinzutritt.

Die Indikationen für die Anwendung des künstlichen Pneumothorax bestehen in einer einseitigen Lungenerkrankung, bei der man durch eine andere

Behandlung nicht mit Wahrscheinlichkeit auf eine Heilung hoffen kann. Es handelt sich also nicht um ganz incipiente, sondern schon etwas vorgeschrittene oder seit längerer Zeit erfolglos behandelte Fälle, und diese sind selten ganz einseitig. Freilich kann man bei einer geringfügigen Erkrankung der anderen Seite einen Versuch machen, doch sind dann die Erfolge der Behandlung lange nicht so gut, wie wenn man sich auf die streng einseitigen Fälle beschränkt, und man erreicht nur bei einem Bruchteil der behandelten Patienten einen Erfolg. Eine Gefahr dagegen in dem Sinne, daß der Funktionsausfall der einen Lunge bei einer Affektion der anderen das Ende beschleunigen könnte, besteht nicht, indem nach dem Eingehen des Pneumothorax der Patient sich im gleichen Zustand befindet wie früher. Bei den akuten Formen der Lungentuberkulose, bei denen man am ehesten das Heil im Pneumothorax suchen könnte, erlebt man meistens Mißerfolge, da die Erkrankung zur Zeit der Intervention in der Regel schon die andere Seite ergriffen hat.

Kontraindikationen sind dann gegeben, wenn die Affektion nicht mehr einseitig ist, sondern auch auf der anderen Seite nennenswerte Veränderungen vorhanden sind. Auch die fibröse Phthise ist für die Behandlung nicht geeignet, da sie zwar bisweilen bei der Perkussion und Auskultation den Eindruck einer ziemlich ausgedehnten einseitigen Affektion machen kann, in Wirklichkeit aber immer doppelseitig ist. Kehlkopftuberkulose ist in der Regel als Kontraindikation zu betrachten, doch habe ich in einem Fall bei einer gutartig verlaufenden Kehlkopfaffektion ein ganz erfreuliches Resultat von der Pneumothoraxbehandlung gesehen. Herz- und Gefäßstörungen, schweres Emphysem bilden absolute Kontraindikationen. Forlanini warnt auch vor der Anwendung der Methode bei Enteroptose. Endlich ist der künstliche Pneumothorax kontraindiziert, wenn man ausgedehnte Adhärenzen annehmen muß, die bisweilen durch die Unbeweglichkeit der Lungengrenzen diagnostiziert werden können. Viel häufiger wird man über das Vorhandensein von Verwachsungen im Zweifel sein und sie, wenn vorher trockene Pleuritis vorhanden war, vermuten, aber trotzdem einen Versuch machen.

Die Komplikationen, die im Verlauf der Kur auftreten können, müssen eingeteilt werden in unmittelbare Komplikationen der Operation und in Komplikationen der Kur. Unter den unmittelbaren Komplikationen der Operation sind zunächst solche zu erwähnen, die keine Gefahr für den Patienten zur Folge haben. Häufig sind Schmerzen, die durch Verdrängung der Organe oder Anspannung von Verwachsungen bedingt sind. Bei linksseitigem Pneumothorax beobachtet man bisweilen besonders bei Enteroptose Schmerzen im Leib. Diese Schmerzen gehen in der Regel rasch zurück und machen die Durchführung der Kur selten unmöglich. Dagegen kann die Behandlung abgebrochen werden, müssen, wenn stärkere Überdrucksymptome, Oppression, Dyspnoe, Pulsbeschleunigung, Magenbeschwerden, auftreten. Bisweilen gelingt es, durch Ablassen eines Teiles des Stickstoffes die Symptome zu beseitigen und durch vorsichtiges Verfahren die Kur dennoch weiter zu führen.

Eine nicht ganz seltene Komplikation ist das interstitielle Emphysem, bei dem man nach Brauer mehrere Formen unterscheiden kann: 1. Das oberflächliche Hautemphysem, das durch den Sitz der Punktionsnadel unter der Haut während des Einstiches oder durch Entweichen von Stickstoff aus dem Pneumothorax entstehen kann und ohne Bedeutung ist. 2. Das tiefe Emphysem, das durch den Eintritt von Luft außerhalb der Pleura costalis entsteht und sich von hier längs der Rippen zum Mediastinum und zum Hals fortpflanzt. Es ist in der Regel gefahrlos. 3. Das interpleurale Emphysem, die Ausbreitung der Luft in den Adhärenzen. 4. Das interstitielle Lungenemphysem, das durch Verletzung der Lunge entsteht, sich zum Mediastinum fortpflanzt und lebensgefährlich werden kann.

Gefährlich ist immer die Ruptur einer Kaverne durch Verletzung mit der Punktionsnadel. Das Resultat ist in der Regel ein Pyopneumothorax. Diese Komplikation kann vermieden werden, wenn man möglichst weit von den erkennbaren tuberkulösen Veränderungen entfernt den Einstich vornimmt.

Wenn dagegen die Lunge beim Einstich an einer Stelle verletzt wurde, wo keine Kaverne vorhanden ist, so sind mit Ausnahme von leichtem Bluthusten keine Erscheinungen zu befürchten.

Das gefährlichste, was passieren kann, ist das Eintreten von Stickstoff in das Blut, die Gasembolie. Diese Gasembolien sind namentlich von Brauer eingehend studiert worden, und es hat sich gezeigt, daß viel von den Zufällen nervöser Natur, die früher als „Pleurareflex" aufgefaßt wurden, auf ihnen beruhen. Die Symptome einer Gasembolie sind außerordentlich mannigfaltig. Sie können, wie Brauer bemerkt (Kongreß für innere Medizin 1913) zwischen Null und plötzlichem Tode schwanken. Man kann sie in folgende Gruppen teilen: 1. Leichte nervöse Störungen, Übelkeit, Kopfschmerzen, Brechreiz, allgemeines Unbehagen. 2. Störungen des Sensoriums, Bewußtlosigkeit, Ohnmacht, leichte Benommenheit. 3. Motorische Erscheinungen, klonische oder tonische Krämpfe, Lähmungen. 4. Zirkulationsstörungen, Pulsbeschleunigung und kleiner Puls. 5. Störungen der Atmung, Dyspnoe, Unregelmäßigkeit der Respiration, Cheyne-Stokes-Atmen. Die schweren tödlichen Unfälle sind zum Glück selten, während leichte Störungen häufiger sind als man denken möchte.

Ein großer Teil der Stickstoffembolien kann durch sorgfältige Technik vermieden werden. Bei der Brauerschen Schnittmethode sind sie für den Ungeübten sicherlich leichter zu vermeiden als bei direktem Einstich. Ganz besonders wichtig ist, daß man bei der Operation das Manometer genau beobachtet. Man kann die Gefahr noch weiter vermindern, wenn man während des Einstechens der Nadel den Schlauch in der Nähe derselben abklemmt, sobald die Beobachtung des Manometers irgend etwas Ungewöhnliches ergibt. Doch kommen bisweilen Gasombolien bei einwandfreier Technik, selbst bei ganz einfachen Nachfüllungen vor. Eine gute Vorsichtsmaßregel besteht darin, daß man zuerst nicht Stickstoff, sondern etwas Sauerstoff einfließen läßt. Es ist allerdings richtig, daß der Sauerstoff nicht rasch genug resorbiert wird, um das Entstehen von Blasen und ihre Verschleppung ins Gehirn zu verhindern. Aber wenn einmal ein Gefäß durch Gas verstopft ist, so kann das weitere Schicksal des Patienten doch davon abhängen, wie rasch das entstandene Hindernis beseitigt wird. Da die Gasblase durch die Kapillarwand mit dem umgebenden Gewebe, das eine Avidität zum Sauerstoff hat, in Verbindung steht und da sie mit Blut in Berührung ist, das seinen Sauerstoff rasch weiter gibt, wenn die Zirkulation still steht, so muß eine Sauerstoffblase in ziemlich kurzer Zeit resorbiert werden, während eine Stickstoffblase der Resorption nicht oder erst nach sehr langer Zeit anheimfällt. Deshalb ist die Anwendung von Sauerstoff beim Beginn der Operation ein Mittel, das zwar nicht die Embolie verhüten, aber ihre Folgen wenigstens in einem Teil der Fälle unschädlich gestalten kann.

Von Komplikationen, die im Verlauf der Kur auftreten und ihre Durchführung beeinflussen können, sind zunächst diejenigen zu nennen, die der Methode selbst zur Last fallen. Dazu gehört in erster Linie die Pleuritis exsudativa.

Eine seröse Pleuritis stellt sich in einem großen Bruchteil der Fälle im Lauf der Behandlung ein. Über ihre Ursache sind verschiedene Hypothesen aufgestellt worden. Häufig wird sie auf Infektion der Pleura zurückgeführt, sei es durch Verunreinigungen bei der Punktion, sei es durch Bazillen, die auf dem Blutwege hingelangen und sich in der durch den Pneumothorax geschädigten Pleura festsetzen. Königer hat gezeigt, daß eine Infektion der Pleura bei einem bestehenden Pneumothorax sehr viel leichter zustande kommt als bei intaktem Brustfell. Auf der anderen Seite hat man für die Hypothese einer aseptischen Pleuritis angeführt, daß man häufig keine Mikroorganismen findet (was aber nicht viel beweist), daß oft kein Fieber vorhanden ist und daß die Exsudate häufig stationär bleiben. Doch hat die Annahme einer infektiösen Pleuritis immer noch am meisten für sich. Der Verlauf dieser Pleuritiden ist in der Regel durchaus harmlos. Bisweilen haben sie sogar einen Einfluß auf den Pneumothorax, der nur erwünscht sein kann, indem bei bestehendem Exsudat die Resorption des Stickstoffs viel langsamer vor sich geht und deshalb viel weniger Nachfüllungen notwendig sind. Es kommt freilich auch vor, daß durch das Anwachsen eines Exsudates der Druck so stark werden kann, daß hochgradige Störung der Atmung und gefährliche Verdrängungserscheinungen auftreten. In diesen Fällen genügt aber die Entfernung eines Teiles des Exsudats oder des Stickstoffs im Pleuraraum. Mit Ausnahme dieser Fälle ist irgend ein Eingriff in der Regel ganz unnötig, nur müssen die Patienten mit noch größerer Vorsicht als sonst überwacht werden.

Gefährlicher ist die Entwicklung einer eitrigen Pleuritis, die durch Infektion von außen oder durch Perforation einer Kaverne zustande kommt. Aber auch hier ist nicht immer unbedingt ein Eingriff erforderlich. Es gibt Empyeme, die viele Monate bestehen, ohne Fieber zu machen, und die sich schließlich spontan zurückbilden. Wenn aber Fieber auftritt, oder die Ernährung des Kranken leidet, so muß das Empyem ohne Rücksicht auf den Pneumothorax entleert werden. Freilich gelingt es dann nachher nicht mehr, den Pneumothorax wieder herzustellen.

Es können aber im Lauf der Kur auch Komplikationen auftreten, die nicht durch diese selbst bedingt sind, aber trotzdem ihre Fortsetzung verhindern. Außer interkurrenten Krankheiten ist das Wichtigste die Ausbreitung der Tuberkulose auf die andere Lunge und die Ausbildung einer Larynxtuberkulose. Freilich braucht man den Pneumothorax nicht beim Nachweis von Krankheitssymptomen über der anderen Lungenspitze oder beim Auftreten von Erscheinungen, die auf eine Beteiligung des Kehlkopfes hinweisen, sofort eingehen zu lassen. Sodald sich aber der Prozeß auf der andern Lunge oder im Larynx weiter ausbreitet, kann das Weiterbestehen des Pneumothorax gefährlich werden, weil dann die andere Lunge (die bei Kehlkopftuberkulose ja immer auch erkrankt) zu sehr angestrengt wird, wenn sie allein die ganze Atmung zu besorgen hat. (Näheres über den künstlichen Pneumothorax siehe in dem Referat von Forlanini und in dem Büchlein von Piéry und Le Bourdellès).

Andere chirurgische Eingriffe. Die Operationen, die sonst noch in Betracht kommen, um eine funktionelle Ruhigstellung der Lunge und einen Kollaps herbeizuführen (plastische Operationen), sind in Band 6 dieses Handbuches besprochen. Ihr Anwendungsgebiet ist ziemlich beschränkt, da sie noch mehr als der künstliche Pneumothorax eine schwere Erkrankung der einen Lunge bei relativer Gesundheit der anderen zur Voraussetzung haben. Auch die Eröffnung von Kavernen ist in Band 6 erwähnt.

Lungengymnastik. Die vermehrte Atmung, die durch die Lungengymnastik bezweckt wird, könnte auf den ersten Blick widersinnig erscheinen, da sie dem Prinzip der Ruhigstellung eines erkrankten Organs zuwiderläuft. Aber es ist möglich, daß durch die vermehrte Lymph- und Blutzirkulation bei der vertieften Atmung eine Autotuberkulinisation (s. S. 623) eintritt und dadurch ein guter Erfolg erzielt wird. Doch sind die Resultate jeder Atemgymnastik meist schlecht, und einzig bei der Kuhnschen Saugmaske (s. u.) sehen wir vielleicht bisweilen einen Erfolg der Atemvertiefung.

Pneumototherapie. Der Waldenburgsche Apparat, der früher zur Phthisenbehandlung verwendet wurde, ist heute ziemlich allgemein verlassen. Dagegen wird der Brunssche Apparat (vgl. S. 270) neuerdings empfohlen. Es ist möglich, daß die Verbesserung der Lungenzirkulation günstig wirkt.

David hat Versuche mitgeteilt, in denen es gelang, durch Einatmung sauerstoffarmer Luft die Tuberkulose im Tierexperiment günstig zu beeinflussen, und Schmidt und David haben einen Apparat angegeben, um auch Menschen nach dieser Methode zu behandeln.

Die Anwendung verdünnter Luft, wenigstens während der Inspiration, bildet einen Teil der Wirkung der Kuhnschen Saugmaske.

Die Kuhnsche Lungensaugmaske. Kuhn ging bei der Konstruktion seiner Maske von der Beobachtung der alten Autoren aus, daß bei Stauungszuständen in den Lungen selten Phthise auftritt. Er suchte deshalb künstlich eine Hyperämie der Lungen zu erzeugen. Seine Maske erschwert die Inspiration, während die Exspiration ungehindert vor sich geht. Auf diese Weise muß während jeder Einatmung Blut in die Lunge angesaugt werden. Gleichzeitig wird aber auch die Atmung vertieft, also eine aktive Lungengymnastik ausgeführt. Es ist nicht ausgeschlossen, daß der Beförderung der Blutzirkulation und des Lymphstromes eine größere Bedeutung zukommt als dem schädigenden Moment der vertieften Atmung. Auch wäre es möglich, daß durch die Lungensaugmaske eine Art von Autoinokulation der Lungen zustande kommt. Bei der systematischen Anwendung der Lungensaugmaske in Fällen von Phthisis incipiens habe ich bisweilen auffallend günstige Resultate gesehen (vgl. Gudzent). Kuhn empfiehlt die Maske besonders für solche Fälle, in denen kein Fieber besteht und auch durch Muskelbewegungen keine Temperatursteigerungen erzeugt werden. Zu erwähnen ist noch, daß bei der Anwendung der Saugmaske eine Vermehrung der roten Blutkörperchen auftreten kann. Bei Neigung zu Lungenblutungen sind schon sehr schöne Erfolge beobachtet worden.

Die Anwendung der Saugmaske geschieht in der Weise, daß man die Patienten anfangs bei weit offenem Ventil nur wenige Minuten atmen läßt, dann das Ventil immer mehr schließt und die Dauer der Atmung bis zu zweimal $1/_2$ Stunde ausdehnt.

Röntgentherapie. Bald nach der Entdeckung der Röntgenstrahlen wurden diese auch für die Behandlung der Lungentuberkulose versucht. Aber die Resultate waren negativ, so daß die Methode bald verlassen wurde. Aber die Erfahrungen bei den chirurgischen

Tuberkulosen lassen doch eine günstige Wirkung bei geeigneter Technik möglich erscheinen. Tatsächlich haben auch de la Camp und Küpferle über gute Resultate berichtet. Die Röntgenstrahlen wirken vielleicht durch Zerstörung des kranken Gewebes günstig.

Inhalationstherapie. Durch Inhalationen kann man versuchen gasförmige Medikamente in die Lungen zu bringen. Doch kennen wir kein Mittel, das bei dieser Anwendung einen Einfluß auf die Tuberkulose ausübt. Die Inhalationstherapie hat aber trotzdem eine Bedeutung für die Behandlung der Phthise, indem sie ein wichtiges Hilfsmittel bei der Therapie der begleitenden Affektionen der Luftwege darstellt. Bei Reizzuständen und bei zähem Sekret findet sie die gleiche Verwendung wie bei der Bronchitis.

δ) Die Behandlung der einzelnen Symptome.

Fieber. Die wichtigste Behandlung des Fiebers besteht in der Verordnung von Ruhe. Bei einer beginnenden Tuberkulose geht die erhöhte Temperatur oft nach kurzer Zeit während der Bettruhe oder der Liegekur im Freien zur Norm zurück. Besonders im Hochgebirge sieht man oft recht rasche Entfieberung. Geht die Temperatur nicht rasch herunter, so kann man bisweilen durch fortgesetzte Verordnung von Antipyreticis erreichen, daß die Temperatur auch nach dem Aussetzen des Mittels dauernd niedrig bleibt. Bisweilen gelingt es auch durch vorübergehende Unterernährung die Temperatur herunter zu drücken (Sahli).

Häufig gelingt die Herabsetzung der Temperatur leichter, wenn man dem Patienten etwas Alkohol in Form von Wein, Eiergrog oder dergl. verordnet.

Einzelne Autoren geben an, daß es bisweilen gelingt, durch eine vorsichtige Tuberkulinkur geringes Fieber zum Verschwinden zu bringen. Jedenfalls bilden geringe Temperatursteigerungen keine Kontraindikation gegen die spezifische Behandlung, während eine solche bei höherem Fieber nicht durchgeführt werden darf.

Tritt im späteren Verlauf Fieber auf, so sehen wir nicht selten durch einfache Ruhekur, z. B. Spitalaufenthalt, eine rasche Entfieberung eintreten. Wenn möglich, sollte der Kranke auch dann so lange im Bett behalten werden, bis die Temperatur dauernd zur Norm zurückgekehrt ist. Wichtig ist, daß das Fenster möglichst viel offen gehalten wird. Wo die Einrichtungen es gestatten, ist der Patient im Bett ins Freie zu fahren. Auch Liegekuren auf einem bequemen Stuhl können trotz hoher Temperaturen gestattet werden, wenn der Gang ins Freie keine Anstrengung erfordert.

In den vorgerückteren Stadien kann man beim Vorhandensein mäßiger Temperatursteigerungen das Aufstehen nicht immer verbieten. Dann sollte es aber nur zu den Stunden gestattet werden, an denen die Temperatur niedrig ist. Kleine Spaziergänge und selbst Berufsarbeit ist erlaubt, wenn die Temperatur dadurch nicht gesteigert wird.

Antipyretika haben in den späteren Stadien der Phthise nur dann einen Zweck, wenn die Temperaturerhöhung selbst Beschwerden, wie Kopfschmerzen, Unruhe und Schlaflosigkeit verursacht. Doch müssen sie unter Umständen deshalb ausgesetzt werden, weil bei ihrer Anwendung ein zu reichlicher Schweißausbruch erfolgt. Bisweilen verursachen sie auch Verdauungsbeschwerden (am wenigsten das Pyramidon).

Nachtschweiße. Bisweilen gelingt es durch Kühlhalten des Zimmers und leichte Bedeckung den Eintritt des Schweißes zu verhindern. Häufig aber gelingt das nicht, und wegen der starken Belästigung und des Gefühls von Schwäche, was als Folgen der Nachtschweiße zu beobachten ist, müssen Medikamente angewendet werden. Als solche kommen Pillen von Atropin (0,5 bis 1 mg) und Agarizin (5 bis 10 mg) an erster Stelle, während Acidum camphoricum viel weniger wirksam ist. Einreibungen mit Spiritus oder Essigwasser vor dem Schlafengehen haben meist wenig Erfolg. Besser wirkt das

Einpinseln mit etwa 1%iger Formalinlösung oder das Einreiben mit 10%iger flüssiger Formalinseife.

Husten. Der Husten kann häufig dadurch bekämpft werden, daß man den Patienten dazu erzieht, dem Hustenreiz nicht nachzugeben. Der Kranke befördert dann das Sputum durch Räuspern heraus. Das hat den großen Vorteil, daß keine Medikamente gegeben werden müssen, die schließlich immer den Appetit verderben.

Bisweilen sieht man auch unter der Anwendung von Wickeln den Hustenreiz sich vermindern. Auch die im Volk beliebten Einreibungen von heißem Fett wirken bisweilen in dieser Weise. Manchmal ist auch der Gebrauch der sekretionsbeschränkenden Mittel oder der Resolventien am Platze, ev. kombiniert mit kleinen Dosen von Narkotizis.

Sind narkotische Hustenmittel notwendig, so beginne man mit möglichst geringen Dosen, da später immer eine Dosensteigerung notwendig wird. Besonders empfehlenswert sind Codein und Heroin. Bevor man aber die Morphiumderivate anwendet, empfiehlt sich ein Versuch mit Aqua Laurocerasi.

Auswurf. Der Auswurf kann den Patienten durch seine Menge oder durch seine Zähigkeit belästigen. Im ersten Fall versuche man die sekretionsbeschränkenden Mittel (S. 274) ev. Inhalationen mit balsamischen Mitteln und dergl. Im zweiten Fall sind Resolventien am Platze, doch wähle man solche, die die Verdauung möglichst wenig belästigen, vor allem Liquor ammon. anisat. und die Mineralwässer. Auch die Inhalationen und der Bronchitiskessel leisten oft gute Dienste und machen durch ihre Anwendung die Verordnung von Resolventien unnötig. Auch Brustwickel wirken manchmal in dieser Beziehung gut.

Hämoptoe. Die Behandlung der Hämoptoe ist Seite 302 besprochen. Der tuberkulöse Bluthusten verlangt keine andere Behandlung als die dort erwähnte. Nur kann bei wiederholter Hämoptoe die Anlegung eines künstlichen Pneumothorax indiziert sein. Zu erwähnen ist noch, daß die Hämoptoe keine Kontraindikation gegen das Höhenklima ist.

Erkrankungen des Kehlkopfs. Die Behandlung der Kehlkopftuberkulose ist in diesem Band Seite 128 beschrieben. Neben der tuberkulösen Erkrankung des Larynx kommen aber noch Reizzustände nicht spezifischer Natur vor. Ihre Behandlung ist dieselbe wie die einer gewöhnlichen Laryngitis (vgl. diesen Band S. 116).

Verdauungsstörungen. Die dyspeptischen Beschwerden und die Appetitlosigkeit der Phthisiker können bisweilen durch geeignete Kost und ihre Verteilung auf eine größere Reihe von Mahlzeiten bekämpft werden. Häufig, in den späteren Stadien immer, versagen alle diese Künste. Bisweilen kann durch eine sorgfältige Mundpflege, durch Nasenspray, der die Choanen und die hintere Rachenwand säubert, durch Inhalationen und direkte Behandlung der hinteren Rachenwand der Appetit gebessert werden. Stomachika, China- und Kondurangopräparate, Nux vomica etc. sind in möglichster Abwechslung zu versuchen. Auch ein Versuch mit Orexinum tannicum ist erlaubt. Manchmal bringen auch Magenspülungen Erfolge.

Warme Umschläge auf die Magengegend und Einreibungen vermindern bisweilen die Verdauungsbeschwerden.

Große Schwierigkeiten bereitet oft die Behandlung der Diarrhöen. In erster Linie muß die Nahrung reizlos gestaltet werden, was aber bei dem Widerwillen der Phthisiker gegen viele Speisen und ihrem Verlangen nach Obst oft auf Schwierigkeiten stößt. Von Medikamenten kommen große Mengen von Wismut, Tannin und dessen Derivate (Tannigen, Tannalbin) und Decoctum Colombo in Betracht, ferner Heidelbeerwein und die ganze Reihe der übrigen antidiarrhoischen Mittel. Häufig erlebt man aber, daß alle versagen, und dann bleiben nur noch die Opiate übrig, die aber häufig auch unwirksam sind oder nur den Schmerz stillen, ohne den Durchfall zu beseitigen.

Schmerzen. Die pleuritischen Schmerzen müssen durch die verschiedenen Hautreizmittel und Derivantien bekämpft werden. Bei den rheumatoiden Schmerzen sind die Salizylpräparate am wirksamsten, doch haben sie bisweilen eine lästige Schweißbildung zur Folge. Dann kann die Einreibung von Salizylsalben und -linimenten versucht werden.

Schwangerschaft. Da die Lungentuberkulose durch die Gravidität in der Regel verschlimmert wird (vgl. S. 525), muß man bei jeder tuberkulösen Frau die Verhinderung der Konzeption anraten und sich bei eingetretener Schwangerschaft die Frage nach einer Unterbrechung vorlegen. Wenn man gelegentlich Fälle sieht, bei denen die Tuberkulose durch die Gravidität gar nicht beeinflußt wird, so kann man im einzelnen Fall nie darauf zählen, daß weder in den letzten Monaten vor der Geburt noch nach derselben eine rasche Verschlimmerung auftritt. Doch nützt die künstliche Frühgeburt meistens nicht viel, und sie kann nur dann in Frage kommen, wenn in den späteren Schwangerschaftsmonaten hohes Fieber aufgetreten ist. Hier kann bisweilen das Leben der Mutter verlängert werden, aber auf einen erheblichen Erfolg wird man selten hoffen dürfen. Die Einleitung eines Aborts in den ersten Monaten ist dagegen in allen Fällen indiziert, in denen die Hoffnung auf Heilung oder wenigstens auf eine lange Lebensdauer berechtigt ist. Wünscht die Frau ein lebendes Kind zu haben, so muß sie auf die ihr drohende Gefahr aufmerksam gemacht werden.

Häufig wird die Regel gegeben, daß eine Unterbrechung dann erfolgen solle, wenn die Tuberkulose während der ersten Zeit der Gravidität **Fortschritte** mache. Das darf aber nicht in dem Sinne aufgefaßt werden, daß die Fortschritte durch Auskultation und Perkussion müßten nachgewiesen werden. Wenn man warten wollte, bis der Lungenbefund sich deutlich geändert hat, so würde man in den meisten Fällen den günstigen Zeitpunkt verpassen. Wohl aber läßt sich der Fortschritt an der **Temperatur** verfolgen. Jede Tuberkulose mit Fieber (selbst mit geringem) ist im Fortschreiten begriffen, und deshalb ist die Regel dahin zu interpretieren, daß jede Lungentuberkulose mit erhöhter Körpertemperatur den künstlichen Abort indiziert. Je höher die Temperatur in den ersten Monaten, um so dringender ist die Indikation. Aber auch bei fieberloser Lungentuberkulose läßt sich die Berechtigung zum künstlichen Abort nicht bestreiten, weil die Gefahr einer Verschlimmerung durch die Gravidität und Geburt immer besteht. Die Gefahr ist um so geringer, je länger vor der Konzeption die Phthise stationär geblieben war.

Bei beginnender Tuberkulose ist der Abort ganz besonders indiziert, weil man hier auf eine vollständige Heilung hoffen kann und die Gravidität die Aussichten bedeutend verschlechtert. Eine eben erst ausgeheilte Affektion kann unter Umständen ebenfalls die Berechtigung zu einem Eingriff ergeben. Dagegen ist die künstliche Unterbrechung bei Verdacht auf Phthisis incipiens ohne sichere Diagnose niemals erlaubt. In zweifelhaften Fällen sind daher alle Mittel zu versuchen, um die Diagnose zu entscheiden. Am besten ist es, die Patientin zu diesem Zweck auf die interne Abteilung eines Krankenhauses zu legen.

Da man nie mit Sicherheit sagen kann, wie die Tuberkulose bei Fortdauer der Gravidität und wie sie bei Unterbrechung verlaufen würde, ist die

Indikation in den seltensten Fällen eine absolute. Aber auf der anderen Seite darf auch die Berechtigung zum Eingriff nicht bestritten werden, wenn die Wahrscheinlichkeit einer Verschlimmerung durch die Schwangerschaft gegeben ist, und das trifft für alle Fälle mit Fieber, aber auch für viele mit normaler Temperatur zu.

Wenn Kehlkopftuberkulose als besonders dringende Indikation aufgeführt wird, so hat das seine Berechtigung, indem bei einer solchen die Lungenschwindsucht gewöhnlich rasch fortschreitet und jede stark progrediente Form ganz besonders einen Eingriff erheischt.

Bei fortgeschrittenen Fällen ist mit dem Abort die künstliche Sterilisation zu verbinden. Bei Phthisis incipiens ist das dagegen nicht berechtigt, weil noch eine Heilung möglich ist und später Schwangerschaften ohne Gefahr durchgemacht werden können (vgl. auch Bd. 6 dieses Handbuchs).

ε) **Die Therapie bei den einzelnen Formen der Lungentuberkulose.**

Therapie der chronischen Phthise. Bei der Phthisis incipiens ist, sobald die Diagnose sicher ist, die Sanatoriumskur im Hochgebirge die Methode der Wahl. Nur bei ganz leichten, fieberlosen Fällen, bei denen man die Lungenaffektion zufällig entdeckt, darf man sich mit der Verordnung von Ruhe und guter Ernährung oder mit dem Anraten eines mehrwöchentlichen Landaufenthaltes zunächst zufrieden geben und den Patienten weiter beobachten. In allen anderen Fällen ist eine Kur, wenn möglich in einem Sanatorium, nach den Seite 629ff. besprochenen Prinzipien notwendig. Ist eine Kur im Hochgebirge nicht möglich oder besteht eine der erwähnten Kontraindikationen, so ist der Patient in ein Sanatorium im Mittelgebirge oder im Tiefland zu schicken.

Bei der Kur ist das Wichtigste die Ruhe und die Freiluftbehandlung. In Fällen, in denen kein Fieber besteht oder die Temperatur wieder zur Norm zurückgekehrt ist, kommt dazu die Bewegungstherapie in Form von Spaziergängen. Ob in allen Fällen eine Tuberkulinbehandlung durchgeführt werden sollte, ist zurzeit noch fraglich. Jedenfalls erscheint sie angezeigt, wenn der Lungenprozeß eine gewisse Ausdehnung erreicht hat und nicht in kurzer Zeit eine erhebliche Besserung im Allgemeinzustand oder in den Lokalerscheinungen eingetreten ist.

Ist es absolut unmöglich, den Patienten an einen Kurort zu bringen, so soll man ihn wenigstens, wenn irgend möglich, für einige Wochen aufs Land schicken, aber ihm genaue Verhaltungsmaßregeln in bezug auf Liegekur etc. mitgeben. Im übrigen muß man für gute Ernährung sorgen, man kann Lebertran geben, Kreosot- und Guajakolpräparate verordnen und einen Versuch mit der Kuhnschen Saugmaske machen. Eine Tuberkulinkur dürfte sich empfehlen, wenn man Erfahrung in dieser Methode besitzt und der Patient vernünftig genug ist, sich dabei ruhig zu verhalten und die Temperatur regelmäßig zu messen. Das Wichtigste ist aber immer die Durchführung einer Ruhekur. Freilich scheitert das oft daran, daß die Patienten arbeiten wollen oder müssen, daß die Frauen ihre Haushaltung besorgen etc. Bisweilen erlaubt die Tätigkeit der Fürsorgestellen und anderer wohltätiger Einrichtungen in dieser Beziehung für die Patienten zu sorgen.

Patienten, die geheilt von der ersten Kur zurückkommen, müssen in der ersten Zeit vorsichtig überwacht und zur Schonung angehalten werden. Tritt ein Rückfall ein, der sich meistens zuerst durch das Wiederauftreten von Fieber zeigt, so ist, wenn möglich, eine Wiederholung der Sanatoriumskur anzuraten. Aber auch wenn kein Rückfall eintritt, so ist in den nächsten

Jahren von Zeit zu Zeit ein Landaufenthalt zu empfehlen. Der Genesene ist so zu behandeln, wie es im Abschnitt über Prophylaxe besprochen ist.

Wenn beim Auftreten eines Rückfalles eine Kur im Sanatorium möglich ist, so hat sie in der Regel länger zu dauern als die erste. Bisweilen ist ein Aufenthalt im Höhenklima angezeigt, wenn der Patient beim ersten Male im Tiefland behandelt worden war. Tritt bei der zweiten Kur Heilung ein, so ist nachher ganz besondere Schonung und Vorsicht am Platze.

Häufig kommt der Patient von der ersten Kur nicht geheilt, sondern nur gebessert, aber arbeitsfähig zurück. Dann ist namentlich die Temperatur genau zu beobachten. Wenn sie steigt, so sollte der Patient Ruhe einhalten, oft ist einige Zeit hindurch Bettruhe notwendig. Doch ist es nicht immer möglich, dieses Prinzip durchzuführen, und oft muß man seine Zuflucht zu Liegekuren während einiger Stunden des Tages, zum Verbot aller unnötigen Anstrengungen und dergl. nehmen. Bisweilen läßt sich eine Liegekur in einer Walderholungsstätte durchführen. Auch vorübergehende Landaufenthalte wirken wohltätig.

Ist die Krankheit weiter fortgeschritten, so ist die Verordnung von sekretionsbeschränkenden und Hustenmitteln, unter Umständen auch von Resolventien notwendig. Überhaupt wird, je mehr die Krankheit vorschreitet, die Behandlung immer mehr symptomatisch. Wenn es sich nicht mehr um eine Heilung handeln kann, so ist die Behandlung immer ein Kompromiß zwischen dem theoretisch besten einerseits und der Rücksicht auf die finanziellen Verhältnisse, die Wünsche und psychischen Bedürfnisse des Patienten andererseits. Bisweilen führt dauernde Niederlassung im Hochgebirge zu einem definitiven Stillstand des Leidens, bisweilen kann bei vernünftigem Verhalten auch in der Ebene die Arbeitsfähigkeit viele Jahre hindurch erhalten werden. Wichtig ist immer das Einschalten von Erholungsaufenthalten. Immer muß die zu bewältigende Arbeit dem vorhandenen Kräftezustand angepaßt werden. Bisweilen ist der Wechsel des Berufes notwendig. In geeigneten Fällen sind von Zeit zu Zeit Tuberkulinkuren vorzunehmen. Über den künstlichen Pneumothorax vgl. oben.

Man vergesse nie die Prophylaxe der Umgebung des Patienten. Bei vielen Kranken ist es aber notwendig, alle Verordnungen so zu treffen, daß der Kranke glaubt, sie lägen in seinem eigenen Interesse. Die Phthisiker sind oft viel zu egoistisch, oder sie glauben zu wenig an die Schwere der eigenen Krankheit, um die Verordnungen zu befolgen, die im Interesse ihrer Umgebung getroffen werden.

Im kavernösen Stadium beschränkt sich die Therapie auf rein symptomatische Maßnahmen und auf die Prophylaxe der Umgebung.

Therapie der fibrösen Phthise. Die von vornherein chronisch verlaufende fibröse Phthise bedarf keiner so energischen Behandlung durch Sanatoriumskuren wie die gewöhnliche Form. Allgemeine Schonung, wiederholte Landaufenthalte, Maßnahmen zur Hebung des Ernährungszustandes genügen in der Regel. Das Lungenleiden selbst muß ähnlich behandelt werden wie eine chronische Bronchitis oder Bronchiektasien. In Beziehung auf die Klimatotherapie kommt der Süden und die See viel mehr als das Hochgebirge in Betracht.

Therapie der akuten Formen. In der Regel verlaufen diese Formen so rasch, daß eine rein symptomatische Therapie das einzig Mögliche ist. Bekommt man aber bei einer käsigen Pneumonie oder bei einer nicht zu verbreiteten disseminierten Tuberkulose den Eindruck, daß sich ein Stillstand zeigt, so ist ein Versuch mit Klimatotherapie, namentlich mit dem Hochgebirge (wenn der Puls nicht zu frequent ist) angezeigt. Das Tuberkulin hat keinen Zweck.

Therapie der Tuberkulose der Kinder. Die Kindertuberkulose verlangt im Prinzip keine andere Therapie als die Krankheit der Erwachsenen.

Die Tuberkulintherapie bei Kindern ist Seite 627 besprochen. Sie verdient entschieden mehr Berücksichtigung, als ihr bisher zuteil wurde.

Die Behandlung der Säuglingstuberkulose ist ziemlich hoffnungslos und beschränkt sich darauf, die Ernährung herauszufinden, die das Kind verträgt.

Bei der Behandlung der Tuberkulose der älteren Kinder spielt die hygienisch-diätetische Therapie die wichtigste Rolle. Die Kinder sind, wenn möglich, in eine Kinderheilstätte zu schicken. Solche sind gegenwärtig an vielen Orten, teils für Privatkranke, teils für Unbemittelte vorhanden. Zu erwähnen sind besonders die Kinderheilstätten an der See: Föhr auf Wyk, Groß-Müritz, Heringsdorf, Norderney, Westerland auf Sylt, Amrum, Zoppot, Abbazia; im Tieflande: Kissingen, ferner viele Solbäder; im Mittelgebirge: Aegeri (Kanton Zug), Trogen (Kanton Appenzell), Langenbruck (Kanton Baselland); im Hochgebirge: Davos, Leysin. Die vielen Kurorte an der französischen Küste, an denen Kinderheime existieren (vielfach von französischen wohltätigen Anstalten unterhalten), können hier nicht aufgezählt werden. Der Aufenthalt muß noch länger bemessen werden als bei Erwachsenen, und da auch tuberkuloseverdächtige Kinder vielfach an solche Orte geschickt werden, so existieren mancherorts Schulen für tuberkulöse und gefährdete Kinder (z. B. in Zuoz und Davos).

Die Liegekuren lassen sich bei Kindern nicht so systematisch durchführen wie bei Erwachsenen. Es muß mehr für Beschäftigung durch nicht zu aufregende ruhige Spiele gesorgt werden.

Wie beim Erwachsenen ist etwas vom wichtigsten die Sorge für die Ernährung. Zulagen von Milch sind besonders wichtig. Lebertran (ev. auch Scotts Emulsion und dergl.) kommt häufiger in Anwendung als beim Erwachsenen. Im übrigen sei die Nahrung gemischt und möglichst abwechslungsreich.

Von Medikamenten kann man die Kreosot- und Guajakolpräparate versuchen, häufig sind auch vorsichtige Arsenkuren recht wirksam.

Eine besondere Erwähnung braucht die Tuberkulose der Bronchialdrüsen. Bisweilen läßt sie sich von der Lungentuberkulose nicht unterscheiden, bisweilen spielt sie neben der Lungenerkrankung eine wichtigere Rolle als diese. Freiluft-, Licht- und Sonnenkuren zeigen oft sehr schöne Erfolge, doch ist bei der Anwendung der Sonnenbetrahlung große Vorsicht notwendig und die Temperatur muß genau kontrolliert werden. Schöne Erfolge sieht man bisweilen auch von der Schmierseifenbehandlung. Besonders wichtig sind auch die Solbäder, die im Hause, besser aber an den Kurorten genommen werden (vgl. S. 272).

Therapie der Tuberkulose im Greisenalter. Die Altersphthise erfordert in der Regel keine andere Behandlung als die einer chronischen Bronchitis. Dagegen ist besonderes Gewicht auf die Prophylaxe der Umgebung zu legen.

IX. Die Pneumonokoniosen.

Historisches. Seit Pearson (1813) wurde vielfach angenommen, daß eingeatmeter Staub bis in die Lunge eindringen könne. Aber lange Zeit wurde das auch von der Mehrzahl gerade der besten Autoren bestritten. Henle erklärte es für unwahrscheinlich, und Virchow behauptete, gestützt auf seine Untersuchungen des Pigmentes bei brauner Lungeninduration, daß das schwarze Pigment der Lunge aus Farbstoffen hervorgehe, die im Körper selbst gebildet werden. Erst als Traube bei einem Holzkohlenarbeiter sowohl im Sputum als auch in der Lunge selbst schwarze Partikelchen nachgewiesen hatte, die nichts anderes sein konnten als Stücke von Holzkohlen, änderte Virchow seine Ansicht, nahm aber immer noch an, daß ein Teil der schwarzen Pigmentkörner, die man in der Lunge findet, aus gelben und roten Pigmenten hervorgeht. Zenker hat dann bewiesen, daß auch eine Ablagerung von Eisenoxydstaub bei Arbeitern, die viel damit zu tun haben, in der Lunge stattfinden kann, und er nahm an, daß die pneumonischen und Zerfallserscheinungen, die er in seinem Falle fand, Folgen der Staubablagerungen seien. Er führte den Namen Pneumonokoniosis für alle Staubinhalationskrankheiten ein. Die Ablagerung von Steinstaub hat schon im Jahre 1703 Ramazzini nachgewiesen, und Peacock ist der erste, der (1860) Quarzsand aus einer chalikotischen Lunge dargestellt hat.

Definition. Als Pneumonokoniosen bezeichnen wir die Veränderungen des Lungengewebes, die durch Eindringen von Staub hervorgerufen werden. Je nach der Art des Staubes unterscheiden wir Anthrakosis, Siderosis und Chalicosis. Unter dem Begriff der Chalicosis oder Steinhauerlunge wird in der Regel auch das Eindringen von Sandsteinstaub begriffen, da die Krankheitserscheinungen und Sektionsbefunde den Kalksteinkrankheiten sehr ähnlich sind.

Ätiologie. Kohle und Ruß einzuatmen hat jeder Kulturmensch genügend Gelegenheit. Krankheitserscheinungen werden dadurch aber nur dann hervorgerufen, wenn die Einatmung in besonders großen Mengen stattfindet, wie bei den Heizern, Köhlern, Kohlenträgern und namentlich den Bergleuten. Alle Formen von Kohle können Krankheitserscheinungen verursachen, doch gehört zum Entstehen einer Krankheit, die dem Individuum gefährlich wird, immer eine gewisse Disposition.

Von Metallstaub kommt in erster Linie Eisenoxyd in Betracht. Wir sehen Erkrankungen bei Bergleuten, aber nicht häufig, häufiger bei den Glaspolierern, die in Spiegelfabriken mit Eisenoxyd zu arbeiten haben, ferner bei Papierfärbern, die das zur Aufbewahrung des Blattgoldes dienende Papier imprägnieren.

Erkrankungen durch Steinstaub kommen in erster Linie bei Steinhauern, dann aber auch bei Arbeitern in Glasfabriken, bei Maurern und Metallschleifern (bei denen der Steinstaub gefährlicher ist als der Eisenstaub) vor. Auch bei Edelsteinarbeitern kommen sie zur Beobachtung. Am gefährlichsten ist der Sandsteinstaub und besonders der Quarzstaub, mit dem namentlich die Arbeiter in den Stampfwerken der Glasfabriken und die Mühlsteinarbeiter zu tun haben. Er zeichnet sich durch Härte und spitzige Beschaffenheit der Kristalle aus.

Bei Arbeitern in der Porzellanfabrikation kommen Erkrankungen durch Tonstaub vor. Auch bei den Erkrankungen der in der Ultramarinfabrikation beschäftigten Menschen scheint der Tonstaub das Schädliche zu sein.

Hier ist auch das Thomasphosphatmehl zu erwähnen, das in vielen Fällen schwere akute Pneumonien, häufiger aber eine intensive Pneumonokoniose zur Folge hat.

Pneumonokoniosen infolge von organischem Staub, wie er bei Arbeitern in der Tabak-, Baumwoll- und Wollenindustrie, bei Holzarbeitern, Drechslern, Müllern usw. zur Wirkung kommt, sind erheblich seltener. Wir sehen hier vielmehr akute und chronische Bronchitis, und außerdem sind heutzutage die Vorrichtungen zur Beseitigung des Staubes viel besser geworden.

Bei einem Arbeiter, der in einem Müllereigeschäft dem Staub der Getreideverunreinigungen ausgesetzt war und der behauptete, alle Arbeiter erkrankten bei dieser Arbeit, sah ich eine zum Tode führende reine Bronchiektasie ohne die für Pneumonokoniose typischen anatomischen Veränderungen (vgl. S. 350).

Für alle Erkrankungen ist eine Disposition von größter Wichtigkeit. Namentlich sehen wir, daß jede schon vorhandene Erkrankung der Lungen die Disposition ganz erheblich steigert. Daß daneben auch die Art der

Staubentwicklung, die Ventilation usw. von Wichtigkeit ist, braucht kaum erwähnt zu werden. Auch die Art der Arbeit, der Grad der Muskelanstrengung usw. ist von Bedeutung. Besonders dauernd vornübergebeugte Haltung des Körpers begünstigt die Erkrankung.

Wie weit das Eindringen von Bakterien mit dem Staub von Bedeutung ist, läßt sich nicht entscheiden. Bei der experimentellen Staubinhalation werden eigentliche Entzündungen vermißt. An sich ist es auch wahrscheinlich, daß in die durch den Staub verletzten Lungenpartien Mikroorganismen eindringen und ihre entzündungserregende Wirkung entfalten.

Pathologische Anatomie. Das Aussehen der Lunge ist verschieden, je nachdem Kohle, Kalk oder andere Staubarten darin deponiert sind.

Die Anthracosis pulmonum bildet bis zu einem gewissen Grad eine physiologische Erscheinung. Beim Neugeborenen ist die Lunge pigmentlos, aber oft schon in den ersten Monaten können schwarze Flecken an der Lungenoberfläche und im peribronchialen Bindegewebe zu sehen sein. Bei Erwachsenen können diese schwarzen Einlagerungen sehr verbreitet sein und stellenweise kleine schwarze Knötchen bilden. An der Lungenoberfläche ist das Pigment den Grenzen der Lobuli entsprechend netzförmig, oft in Streifen angeordnet, die den Interkostalräumen entsprechen, während die den Rippen gegenüberliegenden Teile heller erscheinen. Ähnlich kann sich auch die Pleura costalis verhalten. Mikroskopisch erkennt man, daß die Kohlepartikel häufig in verdicktem Bindegewebe, also in dem Produkt einer Entzündung liegen. Namentlich die knötchenartigen Verdickungen stellen das Resultat kleiner pneumonischer Herde dar. Wir sehen also hier schon den Beginn einer interstitiellen Pneumonie, doch ist dieser Zustand noch als normal zu bezeichnen und hat keinerlei nachteilige Folgen für den Gesundheitszustand.

Sammeln sich aber größere Mengen von Kohle oder Ruß an, so entsteht Desquamation der Alveolarepithelien und eine stärkere interstitielle Pneumonie. Größere Partien der Lunge können luftleer werden, sie fühlen sich hart an und sind schwarz. Bisweilen kommt es zu diffuseren, bisweilen zu knotigen Verdickungen.

Nicht selten entstehen bei starker Kohleablagerung Bronchiektasien dadurch, daß die Entzündung die Schleimhaut und das peribronchiale Gewebe der Bronchien ergreift. Auch die Retraktion des schrumpfenden Bindegewebes kann an der Entstehung der Bronchialerweiterung beteiligt sein. Die in den erweiterten Luftröhren sich etablierende Entzündung führt häufig zur Ulzeration der Wand, und es können dadurch Höhlen entstehen, die durchaus tuberkulösen Kavernen gleichen. Man bezeichnet das als Phthisis atra.

Eine sehr wichtige Rolle spielt bei der Entstehung des Bindegewebes und der Kavernen die Verödung der Lymphgefäße, die durch die Entzündung infolge des Fremdkörperreizes entsteht. Im Beginn und bei schwächeren Grade der Anthrakose wird das Pigment durch die Lymphgefäße nach den Bronchialdrüsen abgeführt, diese sind daher vergrößert, schwarz und derb. Schließlich aber erkranken die Lymphgefäße selbst und können vollständig obliterieren. Die Lymphdrüsen können auch erweichen und in Blutgefäße durchbrechen. Man findet dann feinste Kohlenpartikel in der Leber, in der Milz und in der Niere. Bisweilen ist das auch festzustellen, ohne daß irgendwelche Zeichen eines Durchbruches zu finden sind. Man erklärt das dadurch, daß das Pigment von der Lunge aus direkt in das Blut gelangt. Das Vorkommen von Anthrakose in den Lymphdrüsen des Bauches wird teils durch Aufnahme aus dem Darm, teils durch retrograden Transport von den Bronchialdrüsen, teils durch Verschleppung mit dem Blut erklärt.

Bei der Chalicosis kommt es zu knotiger, weniger zu diffuser interstitieller Schwielenbildung. Die Knötchen sind oft sehr klein, aber größer als miliare Tuberkel. Die Knötchen sind oft konzentrisch geschichtet, in der Mitte durch die Ablagerung von Kalk oder Silikaten grau, in der Peripherie durch Kohlenablagerung schwarz. Die Kohle lagert sich hier sekundär in den äußeren Partien ein, teilweise infolge der Verödung der Lymphgefäße. Bei großer Ausdehnung der Knötchenbildung kann die Lunge so hart werden, daß sie überhaupt nicht zu schneiden ist. Bronchiektasie und Kavernenbildung ist sehr häufig. Auch die Pleura nimmt an dem Entzündungsprozeß teil und zeigt oft hochgradige Verdickungen. Das lufthaltige Lungengewebe ist oft stark emphysematös. Auch die Bronchialdrüsen sind verdickt und derb.

Siderosis kommt meistens in schweren Formen zur Beobachtung. Die Lunge kann rot aussehen durch Einlagerung von Eisenoxyd, oder schwarz infolge von Eisenoxydoxydul oder Eisenphosphat. Die Induration ist meistens weniger knotig, mehr diffus.

Pathogenese. Die Vorgänge bei der Einatmung von Staub sind vielfach experimentell untersucht worden. Am wichtigsten sind die Versuche von Arnold. Er fand nach der Einatmung von Ruß und Ultramarin unter verschiedenen Variationen der Dauer und des Staubgehaltes, daß der Staub am frühesten in den oberen, in größter Menge in den unteren Lappen deponiert wurde und zwar rechts stärker als links. Die Erklärung seiner Befunde hat Tendeloo in klarer Weise gegeben. Tendeloo führt aus, daß für die Ablagerung von Staub in Betracht kommt (außer spezifischem Gewicht des Staubes, Staubgehalt der Luft, Röhrenlänge etc.): 1. die Bewegungsenergie des zuführenden Luftstromes, also der Inspiration; 2. die Dauer der Stromwendung (Niederschlagbildung); 3. die Bewegungsenergie des abführenden (exspiratorischen) Luftstromes. Wichtig ist dabei die Tatsache, daß die Staubteile nicht durch die Bronchialwand, sondern in die Alveolen eindringen. In den kaudalen und lateralen Partien der Lunge ist sowohl der zuführende als der abführende Luftstrom stärker, in den kranialen und paravertebralen die Gelegenheit zur Stromwendungs-Niederschlagsbildung am besten. Nach längerer Dauer der Einatmung zeigt sich, wenn man die Tiere noch längere Zeit leben läßt, eine allmähliche Aufhellung von den kaudalen nach den kranialen Partien. Das erklärt sich durch die Tätigkeit der Lymphgefäße.

Das Eindringen der Staubpartikelchen geht nämlich folgendermaßen vor sich. Während der meiste in den Bronchien niederfallende Staub durch die Flimmerbewegung nach außen befördert wird, dringt das in den Alveolen befindliche Material teils durch die Stomata, teils durch die Kittlinien in die Lymphräume ein. Die Phagocytose spielt dabei sicher eine Rolle, wie das Vorkommen von Staubzellen im Sputum beweist (deren Herkunft, entweder aus dem Blut oder durch Umwandlung von Alveolarepithelien immer noch strittig ist), aber notwendig ist die Phagocytose nicht. Da nämlich auf dem Weg vom Innern der Alveole bis zur Pleura der Druck bei der Inspiration immer mehr abnimmt, müssen kleine Teilchen, sobald sie durch die Epitheldecke hindurchdringen können, in das Gewebe aspiriert werden. Hier gelangen sie dann in die Lymphe und werden von dieser fortgeschwemmt. Die Aspiration der Fremdkörper erklärt auch deren Vordringen auf die Pleura pulmonalis, ja sogar durch den Pleuraspalt hindurch in die Pleura costalis. Sie erklärt aber auch, wie Aufrecht gezeigt hat, die seltenen Fälle, in denen spitze Fremdkörper oft von erheblicher Größe die Bronchialwand durchdringen, wie das Aufrecht bei der Einatmung von Thomasphosphatmehl beobachtet hat. Der Lymphstrom, der die eingedrungenen Partikel abführt, ist am lebhaftesten in den am stärksten respierierenden, also den kaudalen und lateralen Lungenteilen, deshalb findet in diesen, wie Arnold beobachtet hat, zuerst die Aufhellung statt.

Solange die Einatmung von Staub nur gering ist, genügt der Lymphstrom um ihn in dem Maße abzuführen, daß keine Schädigung des Lungengewebes auftritt. Bei stärkerer Staubaufnahme wird aber der Lymphstrom insuffizient, deshalb bleiben die Staubpartikel liegen und erzeugen eine Entzündung. Aber auch in den Lymphgefäßen selbst verursachen sie eine entzündliche Reizung, und es kommt zu einer Verödung derselben und zu einem Übergreifen der Entzündung auf das Zwischengewebe. Dadurch kommt die perilobuläre oft längs der Gefäße besonders deutliche Bindegewebsbildung zustande. Der Grad, bis zu dem eine Staubanhäufung gedeihen kann, ohne eine Entzündung zu erregen, ist nun je nach dem Material sehr verschieden. Bei der Kohle ist die entzündungserregende Wirkung offenbar sehr gering. Deshalb sehen wir oft hohe Grade von Anthrakose, ohne daß die Lunge in ihrer Funktion geschädigt erscheint. Viel rascher entstehen Entzündung und Schwielenbildung bei Kalkstaub und besonders bei Quarzstaub.

Die Menge des Staubes, der in den Lungen deponiert werden kann, ist sehr erheblich. Kußmaul und Meinel fanden, daß in der Lunge eines Steinhauers bzw. eines Glasschleifers die Kieselsäure 24,7 bzw. 30,7% der Gesamtasche ausmachte, während sie beim Gesunden zwischen 4 und 17% schwankt. Zenker fand in einem Falle von Siderosis in beiden Lungen zusammen 21—22 g Eisenoxyd, statt 0,3—0,7% beim Gesunden. Langguth konnte in der Trockensubstanz einer Bergmannslunge sogar 7,9% Eisenoxyd neben 12,0% Kieselsäure nachweisen.

Die Symptome von seitender Lunge sind auch in den schweren Fällen von Pneumonokoniose derart, daß wir die Hauptschädigung in den sekundären Prozessen, Bronchiektasie etc. und in der begleitenden Bronchitis erblicken müssen. Die Entzündung des Lungengewebes selbst hat offenbar deshalb geringe Folgen, weil eben doch auch bei sehr großer Ausdehnung das restierende Lungengewebe noch groß genug ist und die Elastizität der Lunge gut genug erhalten bleibt, um eine normale Funktion zu gewährleisten. Nur in der Beziehung ist die Pneumonokoniose gefährlich, daß die Lymphwege obliteriert und dadurch die Ansiedlung des Tuberkelbazillus erleichtert wird.

Symptomatologie. In vielen Fällen macht die Pneumonokoniose überhaupt keine besonderen Erscheinungen. Das, was an den Patienten auffällt und was Ausdruck einer Störung der Gesundheit ist, sind die Folgen der begleitenden Bronchitis, des Emphysems, und dann, wo solche vorhanden sind, der Bronchiektasien und Kavernen.

So lange die Einatmung des schädlichen Staubes weiterdauert, besteht eine Bronchitis, die neben den Lungenveränderungen als koordinierte selbständige Krankheit besteht. Sie zeichnet sich oft durch das Auftreten bestimmter Verfärbungen des Sputums aus.

Der Auswurf bei Anthrakose läßt oft schwärzliche Partikelchen erkennen. Bei der mikroskopischen Untersuchung zeigt es sich, daß feine Körnchen teils frei, teils in großen einkernigen Zellen eingeschlossen sind (s. Abb. 11, S. 279). Seltener findet man längliche, spieß- oder nadelförmige Kohleteilchen. Die Kohlezellen unterscheiden sich nicht von denen, die man auch bei gesunden Menschen im sog. Morgensputum findet. Auch bei einer nicht auf Anthrakose beruhenden Bronchitis findet man sie. Charakteristisch für die Bronchitis, die durch das Einatmen von Kohlenstaub hervorgerufen ist, ist nur das besonders reichliche Auftreten der Kohlenteilchen. Bisweilen kann das ganze, oft recht reichliche Sputum eine grauschwärzliche oder schwärzlich-grünliche Färbung annehmen.

Bei Siderosis pulmonum ist das Sputum oft ockerfarbig infolge von Eisenoxyd, oft grau oder schwärzlich wie bei Anthrakosis. Mikroskopisch ist kein Unterschied von dieser zu konstatieren, erst durch die Untersuchung mit Ferrocyankalium und Salzsäure oder mit Schwefelammonium erkennt man an der Berlinerblau- oder Schwarzfärbung, daß es sich um Eisen handelt.

Ultramarin verursacht eine grünliche oder blaugrüne Verfärbung des Auswurfs. Sandstein- oder Kalkstaub ist in der Regel überhaupt nicht zu erkennen. In dem Fall von Arnold, bei dem gröbere Steinpartikelchen ausgehustet werden, handelt es sich um Konkremente, die durch Zerfall von chalikotischem Gewebe in einer Kaverne frei geworden waren.

Diese Bronchitis, die während des Einatmens der genannten Staubarten besteht, verschwindet mehr oder weniger rasch, nachdem der Erkrankte aus der staubigen Atmosphäre entfernt worden ist. Bei Arbeitern, die mit Ultramarin oder Englischrot zu tun haben, verschwindet die Färbung des Auswurfs in der Regel nach 8 bis 14 Tagen. In dem Fall von Traube, der sich durch eine selten schwere Anthrakose auszeichnete, wurden die Kohlepartikelchen noch vier Monate lang ausgehustet.

Bei höheren Graden von Pneumonokoniose dauert aber die Bronchitis auch nach der Entfernung aus der Staubatmosphäre an. Meist sind dann mehr oder weniger ausgedehnte Bronchiektasien vorhanden, die ihre Entstehung entweder der chronischen Bronchitis selbst oder den entzündlichen, durch die eindringenden Fremdkörper erzeugten Veränderungen im Lungengewebe verdanken.

Daneben bestehen in der Regel mehr oder weniger ausgedehnte Erscheinungen von Lungenemphysem. Die weiteren Symptome hängen davon ab, ob Zerfall von Lungengewebe eingetreten ist und ob sich in den erweiterten Bronchien eine putride Bronchitis angesiedelt hat. Die Kavernen machen dieselben Erscheinungen wie bei der Tuberkulose, dasselbe geballte Sputum, dieselben Hustenanfälle etc., die putride Bronchitis hat auch nichts Spezifisches.

Die Perkussion und Auskultation können unter Umständen ein vollständig negatives Resultat geben. In der Regel aber findet man die Erscheinungen von Bronchitis, Emphysem, manchmal auch von Bronchiektasien, seltener von Infiltration des Lungengewebes. Sind solche vorhanden, so betreffen sie recht oft vorwiegend die Oberlappen. Man erhält dann Dämpfung, Veränderung des Atemgeräusches und Rasseln, teils von klingendem, teils von nicht klingendem Charakter. Eigentliche Kavernenerscheinungen sind sehr selten. Da die Veränderungen in den oberen Partien am stärksten sind und nach unten allmählich abnehmen, entsteht meistens der Eindruck einer chronisch verlaufenden, vorwiegend fibrösen Phthise. Auch der Patient, von dem Abb. 49 stammt, wurde lange Zeit als Tuberkulöser behandelt und mit der Diagnose Lungentuberkulose, sogar trotz vorhandener putrider Bronchitis, ins Krankenhaus eingeliefert.

Das Röntgenbild der Pneumonokoniosen ist im ganzen noch wenig studiert. Schut weist darauf hin, daß es eine gewisse Ähnlichkeit mit dem der Miliartuberkulose hat, und daß es sich von diesem durch eine erheblichere Größe der Schattenflecke unterscheidet. Auf Abb. 49 ist das Bild des oben erwähnten Falles wiedergegeben, und die fleckige Trübung ist darauf deut-

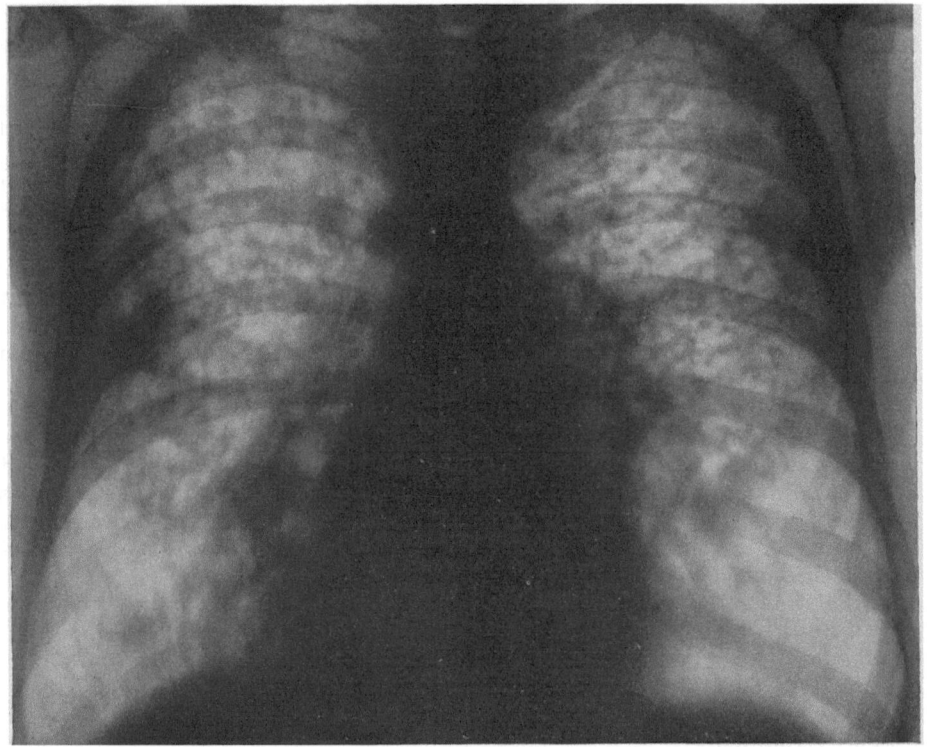

Abb. 49.
Röntgenbild einer Steinhauerlunge. 47jähriger Steinhauer. Seit 11 Jahren Husten und Auswurf. Zeitweise als Tuberkulose behandelt, Kur in Davos. Nie Bazillen im Auswurf. In den letzten Monaten putride Bronchitis. Diagnose Steinhauerlunge durch die Sektion bestätigt (außerdem Hypertrophie und Dilatation des Herzens, braune Herzatrophie, Lungenemphysem, Bronchiektasien). Nichts von Tuberkulose.

lich zu sehen. Die Sektion hat keine Spur von Tuberkulose ergeben. Von der Tuberkulose mit nodöser Verbreitung unterscheidet sich das Bild durch die mehr gleichmäßige Marmorierung, außerdem durch die gleichmäßige Verteilung auf beiden Lungen, die bei Tuberkulose kaum je vorkommt.

Verlauf. Die Pneumonokoniosen verlaufen ganz außerordentlich verschiedenartig. Es ist schon erwähnt worden, daß ganz bedeutende Grade von Anthrakose noch unter die normalen Lungen gerechnet werden müssen. In anderen, in denen die Autopsie keinen stärkeren Grad der Erkrankung aufdeckt als bei den symptomlos verlaufenden Fällen, bestand viele Jahre hindurch eine Neigung zu Katarrhen. Die schwereren Fälle gleichen vollkommen einer chronischen Bronchitis, die mit der Zeit zu Emphysem führt. Husten und Kurzatmigkeit stehen im Vordergrund der Krankheitserscheinungen. Dazu kommt das mehr oder weniger reichliche Sputum, das beim Auftreten von Bronchiektasien eine putride Beschaffenheit annehmen und in großen Mengen (maulvoll) expektoriert werden kann. Gelegentlich tritt eine akute Bronchopneumonie hinzu und wirft den Patienten einige Tage auf das Krankenlager. Auch sonst kommen Fiebersteigerungen infolge der Eiterretentionen zustande, die Patienten magern mit der Zeit ab, auch Trommelschlägelfinger können auftreten. So entsteht häufig ein Zustand, der einer chronisch verlaufenden Tuberkulose außerordentlich ähnlich sieht. Noch häufiger ist freilich, daß sich eine Tuberkulose in der erkrankten Lunge ansiedelt. Das Hinzutreten der Tuberkulose ruft meistens nur eine ganz allmähliche Verschlimmerung des vorher schon bestehenden Krankheitsbildes hervor. In vielen Fällen bringt erst die Sektion die Entscheidung, ob eine Tuberkulose vorhanden war oder nicht, indem auch bei vorhandener Tuberkulose Bazillen oft viele Monate lang im Sputum vermißt werden können.

Nicht selten treten Husten, Auswurf und Dyspnoe anfallsweise auf, so daß asthmaähnliche Zustände entstehen. Wieder in anderen Fällen macht sich von Anfang an eine auffallende Blässe der Arbeiter bemerkbar.

Man kann im Verlauf mehr oder weniger deutlich drei Stadien unterscheiden: 1. ein bronchitisches, 2. ein emphysematöses, 3. ein kavernöses oder bronchiektatisches. Die Schnelligkeit, mit der die Krankheit auftritt und verläuft, ist außerordentlich verschieden. Die ersten ernstlichen Krankheitserscheinungen können sich schon einstellen, bevor der Arbeiter ein Jahr lang dem Staub ausgesetzt war, sie können aber auch erst nach Jahrzehnten auftreten. Von dem Auftreten schwererer Erscheinungen an (dem Übergang vom zweiten in das dritte Stadium) bis zum Tode dauert die Krankheit durchschnittlich zwei Jahre. Doch ist der Verlauf außerordentlich verschieden, nicht nur individuell, sondern auch je nach der Art des eingeatmeten Staubes. Am gutartigsten verläuft die Anthrakosis, am gefährlichsten die Chalikosis, namentlich wenn sie durch Sandstein oder gar Quarzsand bedingt ist. Ganz besondere Verheerungen richtet die Pneumonokoniosis unter den Arbeitern der Goldminen Südafrikas an (Goldminers phtisis).

Komplikationen. Die Erkrankung der Lymphdrüsen ist eine regelmäßige, ja fast eine notwendige Begleiterscheinung der Pneumonokoniosen. Sie kann aber noch dadurch zu Komplikationen führen, daß die Drüsen entweder in ein Nachbarorgan durchbrechen oder eine Entzündung in der Umgebung erzeugen, die andere Organe in Mitleidenschaft zieht. Durchbruch erweichter Drüsen kann erfolgen in die Bronchien, in Blutgefäße, in das Perikard, in die Speiseröhre. Die Folgen sind Aspirationspneumonien, Lungengangrän, Perikarditis etc. Fränkel beobachtete einen gleichzeitigen Durchbruch einer Drüse in die Aorta und einen Bronchus, wodurch eine tödliche Blutung herbeigeführt wurde. Die Verwachsung von Drüsen mit dem Ösophagus führt gelegentlich zu Traktionsdivertikeln. Die Schwielenbildung in der Umgebung erkrankter Drüsen kann zu Kompression von Bronchien oder sogar der Trachea führen. Die Folgen sind natürlich die gewöhnlichen einer Tracheal- oder Bronchostenose. Auch der Ösophagus kann durch Schwielenbildung komprimiert werden. Werden Pulmonalarterienäste komprimiert, so entstehen dadurch Stenosengeräusche. Immermann und Fränkel haben Fälle beschrieben, in denen das Geräusch, das das eine Mal über der Auskultationsstelle der Gefäßtöne, das andere Mal am Sternalansatz der rechten dritten Rippe am deutlichsten war, die ganze Systole erfüllte und sich noch in die Diastole hinein erstreckte. Auch eine Mediastino-Perikarditis schwieliger Natur kann durch Fortleitung der Entzündung entstehen.

Die wichtigste Komplikation ist die Tuberkulose.

Die Tuberkulose verläuft in anthrakotischen, chalikotischen und siderotischen Lungen oft ziemlich chronisch, in indurierender Form, häufig aber führt sie auch zu rascher Kavernenbildung. Über den Mechanismus der Entstehung der Tuberkulose bei Pneumonokoniose siehe S. 518.

Diagnose. An Pneumonokoniose ist zu denken, wenn bei einem Patienten mit den Erscheinungen von Bronchitis oder auch von Emphysem längere Zeit hindurch auch nach der Entfernung aus der Staubatmosphäre ein rauchgraues oder anders verfärbtes Sputum expektoriert wird. Die Diagnose gewinnt an Sicherheit, wenn über einzelnen Teilen der Lunge Dämpfungen nachzuweisen sind und stellenweise unbestimmtes Atmen zu hören ist. Aber auch ohne verfärbtes Sputum soll man an Pneumonokoniose denken, wenn bei einem Arbeiter, der der Einatmung von Staub, besonders Steinstaub, ausgesetzt war, die Erscheinungen von Bronchitis, Emphysem und Bronchiektasien oder gar die erwähnten Symptome kleiner Lungeninfiltrationen vorhanden sind. Findet man Kavernensymptome oder Lungenfetzchen bzw. elastische Fasern im Sputum, ohne daß wiederholte genaue Untersuchung zum Nachweis von Tuberkelbazillen führt, so darf die Diagnose auf Pneumonokoniose gestellt werden.

Für die Differentialdiagnose kommen also im wesentlichen Tuberkulose, Emphysem und Bronchiektasien anderer Ätiologie in Frage. Tuberkulose kann nur durch genaueste Sputumuntersuchung ausgeschlossen werden. Bei Emphysem weist Bäumler auf die Wichtigkeit des Nachweises einer Retraktion der vorderen Lungenränder hin. Namentlich betont er, daß man bisweilen einen Dämpfungsstreifen lediglich am linken Sternalrand in den ersten zwei Interkostalräumen bei einer emphysematösen Lunge als Zeichen einer Pneumonokoniosis findet. Dämpfungen und Rasselgeräusche über den oberen Partien sprechen für Pneumonokoniose, wenn man eine Kombination des Emphysems mit Tuberkulose ausschließen oder wenigstens unwahrscheinlich machen kann. Die Bronchiektasien infolge von Bronchitis sind besonders in den unteren Lungenpartien lokalisiert, während sie bei Pneumonokoniosen auch in den Oberlappen vorkommen. Die kongenitalen Bronchiektasien sind dagegen einseitig und unterscheiden sich dadurch von den Staubinhalationskrankheiten.

Eine große Bedeutung besitzt die Röntgenuntersuchung für die Diagnose. Das Röntgenbild weist als charakteristisches Merkmal eine vorwiegend in den oberen Lungenteilen lokalisierte grobfleckige gleichmäßige Marmorierung auf. Eine Verwechslung ist nur mit Tuberkulose möglich. Aber bei dieser ist die Ausbreitung nie so gleichmäßig, hellere und dunklere Partien wechseln miteinander ab, in den relativ normalen Partien der Unterlappen erscheinen einzelne isolierte Schattenbezirke, und beide Lungen sind in ungleicher Stärke befallen. Freilich können Fälle vorkommen, in denen die Differentialdiagnose auch im Röntgenbild schwierig ist, und in leichteren Graden der Krankheit wird man überhaupt im Zweifel sein, ob die Lungenzeichnung noch in den Bereich des Normalen fällt, aber oft gestattet die Röntgenaufnahme eine sichere Diagnose.

Prognose. Im Beginn der Erkrankung ist die Prognose gut, wenn die Arbeiter der Einwirkung des täglichen Staubes definitiv entzogen werden. Gewöhnlich lassen sich aber die Patienten, nachdem ihre Beschwerden geschwunden sind, von der Notwendigkeit eines Berufswechsels oder der Anwendung von Vorsichtsmaßregeln nicht überzeugen. Deshalb schreitet die Krankheit in der Regel weiter. Aber auch bei Entfernung des Kranken aus der schädlichen Atmosphäre dauert es oft recht lange bis Katarrhe, die erst relativ kurz bestehen, definitiv beseitigt werden können. Sind schon die Zeichen von Lungenschrumpfung, von Bronchiektasienbildung oder von Zerfall des Lungengewebes nachweisbar, so ist die Prognose ungünstig. Die nicht mehr zu beseitigende Bronchitis, die Bronchiektasien und das Emphysem führen schließlich den Tod herbei, wenn nicht der Zerfall des Lungengewebes unter dem Bilde einer Phthise ein rasches Ende bereitet oder gar eine tuberkulöse Infektion hinzutritt.

Behandlung. Es gibt kein Mittel, den in der Lunge abgelagerten Staub zu beseitigen, die Bindegewebswucherung zu beeinflussen oder luftleeres Lungengewebe wieder lufthaltig zu machen. Die Therapie besteht einzig in der Behandlung des Emphysems und der Bronchiektasien (bzw. der Bronchitis in der emphysematösen oder bronchiektatischen Lunge) und in der Unterstützung der Herzkraft. Sie unterscheidet sich also in keiner Weise von der gewöhnlichen Behandlung des Emphysems, der Bronchiektasien und der Bronchitis.

Viel erfolgreicher ist die Prophylaxe. In dieser Beziehung hat die soziale Gesetzgebung durch Verbot der Arbeit jugendlicher Individuen und durch die Einführung einer Gewerbeaufsicht schon viel geleistet, und die Fabriken und Bergwerksbetriebe haben durch die Anwendung guter Ventilation usw. schon erheblich bessere Zustände geschaffen. Lange nicht genügend durchgeführt ist dagegen die Anwendung von Schutzmasken und anderen Vorrichtungen, die oft am Widerstand der Arbeiter, die die Gefahr nicht erkennen, scheitert. Sommerfeld und Merkel verlangen für Arbeiter, die in Betrieben mit Entwicklung reichlicher Mengen scharfen Staubes beschäftigt werden, also namentlich in der Porzellanindustrie, in Schleifereien, Feilenhauern, bei Steinhauerarbeiten etc., eine Heraufsetzung des Schutzalters auf 18 Jahre. Merkel fordert auch obligatorische ärztliche Untersuchung der einzustellenden Arbeiter. Wenn auch nicht alles erreicht werden kann, was in dieser Beziehung wünschenswert wäre, so kann doch der Arzt manches ausrichten. Er wird gelegentlich in die Lage kommen, die Prophylaxe im Einzelfall zu empfehlen, einen schwächlichen oder zur Tuberkulose disponiert erscheinenden jungen Mann von der Ergreifung eines derartigen Berufes abzuhalten. Ganz besonders muß aber darauf gedrungen werden, daß Arbeiter mit beginnenden Staubinhalationskrankheiten sich einer anderen Beschäftigung zuwenden.

X. Das Lungenemphysem.
(Emphysema pulmonum. Substantielles vesikuläres Lungenemphysem.)

Definition. Als chronisches substantielles Lungenemphysem bezeichnen wir eine dauernde Erweiterung der Lunge, bei der die Alveolen vergrößert sind und das Lungengewebe teilweise atrophiert ist. Wir unterscheiden es also streng von der akuten Lungenblähung, die z. B. beim Asthma bronchiale, bei Ertrinkenden, im anaphylaktischen Schock, bei Luftembolie etc. auftritt. Wir unterscheiden es aber auch vom komplementären oder vikariierenden Emphysem, das durch Überdehnung lufthaltiger Partien bei Schrumpfung anderer Lungenteile auftritt. Dieses ist zwar anatomisch mit dem idiopathischen Emphysem identisch, es stellt aber nur einen Folgezustand anderer Krankheitsprozesse, keine selbständige Krankheit dar und spielt klinisch keine Rolle.

Auch das senile Emphysem fällt nicht unter dieses Kapitel. Es geht zwar auch mit einer Erweiterung der Lufträume der Lunge und einem Schwund von Lungengewebe einher, es führt aber nicht zu einer Vergrößerung, sondern zu einer Verkleinerung des gesamten Organs. Die Lungengrenzen sind nicht erweitert, der Thorax erscheint nicht vergrößert, sondern zusammengesunken, und bei der Sektion kollabieren die Lungen auf ein ziemlich kleines Volumen. Klinisch macht es keine Erscheinungen, da der Schwund des Lungengewebes mit einer entsprechenden Herabsetzung des Volumens und der Funktion der übrigen Organe einhergeht.

Das interstitielle Emphysem hat mit dem vesikulären eigentlich nur den Namen gemein. Es ist bei den Krankheiten des Mediastinums besprochen.

Ätiologie. Das Lungenemphysem ist eine häufige Erkrankung. Fränkel fand es in mehr als $5^0/_0$ von 911 Sektionen. Auf der Basler medizinischen Klinik ist es in den Jahren 1908 bis 1912 unter 8442 Aufnahmefällen 180 mal als Grundkrankheit oder wichtige Komplikation notiert worden, also in 2,1 $^0/_0$.

Das Alter hat einen wichtigen Einfluß auf die Entstehung von Lungenemphysem. Bei Kindern kommt es vor, ist aber außerordentlich selten, während akute Lungenblähungen recht häufig sind. Mit zunehmendem Alter wird es immer häufiger. Schon im dritten Lebensjahrzehnt ist es nicht selten zu beobachten, nach dem 40. Lebensjahre ist es schon recht häufig, und bis ins Greisenalter nimmt es an Häufigkeit immer zu.

Bei Männern ist es viel häufiger, was wohl auf die Berufs- und andere Schädlichkeiten zurückzuführen ist.

Die Ansichten über die Heredität sind geteilt. Wenn Fränkel darauf hinweist, daß oft in der gleichen Familie mehrere Mitglieder an chronischem Bronchialkatarrh, Emphysem oder Asthma leiden, so kann die Ursache in einer Disposition zu Asthma und Bronchitis liegen, man braucht deshalb keine vererbbare Schwäche des Lungengewebes (die ja ganz gut möglich wäre), anzunehmen.

Das Wichtigste ist das Vorausgehen anderer Krankheiten der Respirationsorgane, namentlich des Asthmas und der Bronchitis. Sie spielen in der Pathogenese weitaus die wichtigste Rolle. Das gemeinsame Vorkommen von Bronchiektasien und Emphysem beruht wohl auf der gemeinsamen Grundlage der chronischen Bronchitis. Der Einfluß des Berufs ist bei der Besprechung der Pathogenese zu erwähnen.

Pathogenese. Zur Erklärung des Emphysems hat man einerseits eine primäre Schwäche des elastischen Gewebes der Lunge, andererseits Störungen der Atmung, entweder der Inspiration oder der Exspiration herangezogen.

Wie Tendeloo ausführt, sind beide Annahmen imstande, alle beim Emphysem gefundenen Abweichungen zu erklären.

Die Ausdehnung des Thorax und der Lunge hängt ab einerseits von dem Unterschied zwischen dem Druck der atmosphärischen Luft (A) und dem in der Pleuraspalte herrschenden Druck (D), andererseits von der elastischen Kraft der Lunge und des Thorax. Die Lunge wird durch die Druckdifferenz A—D so viel ausgedehnt, der Thorax so viel eingezogen, als ihrem elastischen Widerstand entspricht. Diese gegenseitige Beeinflussung der Dehnungsgrößen der Lungen einerseits, des Thorax (und des Zwerchfells) andererseits, nennt Tendeloo das Gesetz der Verteilung der Dehnungsgrößen. Wenn nun die elastische Kraft der Lunge vermindert wird, so muß sich bei gleichbleibender Differenz A—D entsprechend diesem Gesetz die Lunge erweitern, der Thorax weiter werden und das Zwerchfell abwärts steigen. Bei dieser vermehrten inspiratorischen Stellung müssen sich die inspiratorischen Hilfsmuskeln bei der Einatmung stärker anstrengen, sie müssen hypertrophieren und die vermehrte inspiratorische Anstrengung muß zu einer weiteren Vergrößerung von Thorax und Lunge beitragen.

Auf der andern Seite muß eine primäre Vergrößerung des Thorax selbstverständlich auch zu einer Erweiterung der Lunge führen, und als Folge der dauernden Überdehnung der Lunge kann diese atrophieren.

Die Erklärung der Zirkulationsstörung beim Emphysem ist bei beiden Annahmen die gleiche.

Es frägt sich also, was für tatsächliche Unterlagen für die beiden Annahmen vorhanden sind.

Für die Annahme einer primären Störung der Elastizität der Lunge, die hauptsächlich von Virchow verfochten wurde, wird die Tatsache angeführt, daß Emphysem bisweilen nach überstandenen Lungenkrankheiten auftritt, daß die emphysematöse Lunge pigmentarm ist und daß sie weniger elastische Fasern enthält.

Daß nach Überstehen akuter Lungenerkrankungen ein Emphysem entsteht, wird oft behauptet, doch habe ich ebenso wenig wie Tendeloo sichere Beweise dafür finden können. Freilich hat Perls gefunden, daß in Leichen von Individuen, die an Typhus, akuter Phosphorvergiftung etc. verstorben waren, die elastische Kraft der Lunge geringer war, als bei anderen. Auch Grawitz kommt zum Schluß, daß Lungenödem zu einer Elastizitätsverminderung des Lungengewebes und zur Entstehung von Emphysem führen könne. Bönniger konnte in der Lunge eines Kindes ein lokales Emphysem erzeugen, während die andere Lunge sich beim Aufblähen normal verhielt. Die Brüchigkeit des pneumonischen Lungengewebes bzw. der Lungen nach überstandener Pneumonie läßt sehr an die Möglichkeit denken, daß in diesen Lungen mit herabgesetzter Elastizität sich ein Emphysem entwickeln könnte. Wenn das aber der Fall wäre, so müßte das Emphysem häufig in einzelnen Lungenlappen ioliert angetroffen werden. Die Tatsache, daß das nicht der Fall ist, spricht direkt gegen die Annahme einer primären Elastizitätsverminderung.

Die Pigmentarmut der emphysematösen Lunge könnte, wie Tendeloo ausführt, nur dann im Sinne einer Entstehung des Emphysems in frühester Jugend verwertet werden, wenn bewiesen wäre, daß emphysematös gewordene Lungenpartien ihr Pigment nicht mehr loswerden können und daß emphysematöse Alveolen nicht mehr imstande sind, Staubteilchen aufzunehmen. Beide Annahmen sind unbewiesen. Im Gegenteil werden vikariierende Emphysemblasen, die also sicher nicht in der Jngend schon emphysematös waren, ebenfalls pigmentarm. Die Pigmentarmut ist deshalb wohl mit Tendeloo so zu erklären, daß die emphysematösen Lungenpartien relativ weniger atmen und daher weniger Gelegenheit haben, neue Staubpartikel aufzunehmen, während die Staubabfuhr auf dem Lymphwege ungehindert vor sich geht. Auch ist die Pigmentarmut zum Teil nur dadurch vorgetäuscht, daß sich das Pigment auf eine größere Fläche verteilt.

Daß die elastischen Fasern in der emphysematösen Lunge spärlicher seien als in der gesunden, ist zwar vielfach behauptet worden, die genauen Untersuchungen von Sudsuki und von Tendeloo haben aber ergeben, daß „das elastische Fasergerüst gleichgroßer Lungenbläschen in bezug auf Stärke und Reichlichkeit der Fasern Verschiedenheiten aufweist, welche durchaus regellos und unabhängig davon sind, ob diese Bläschen akut oder chronisch, substantiell oder vikariierend oder senil emphysematös, oder endlich mehr oder weniger vergrößerte (aufgeblasene) normale Lungenbläschen sind".

Orsós fand in emphysematösen Lungen neben der Verschmälerung und Streckung der elastischen Fasern auch Degenerationszeichen derselben, außerdem aber auch Neubildungsvorgänge, sowohl im elastischen als auch im kollagenen Gewebe, und zwar in beiden Fasersystemen, die er unterscheidet, nämlich im gröberen alveolären und im feineren interkapillaren. Er unterscheidet das senile oder atrophische Emphysem (bisweilen auch in jüngeren Jahren auftretende) und das chronisch-idiopathische Emphysem dadurch, daß bei diesem Neubildungsvorgänge auftreten, bei jenem nicht. Im Emphysem, das mit schwerer Bronchitis kompliziert war, konnte er große Zerreißungen des elastischen Fasergerüstes nachweisen, daneben auch Kollaps einzelner Lungenpartien infolge dieser Zerreißungen. Es handelt sich aber doch wohl nur um quantitative Unterschiede, die als Grundlage einer Einteilung der verschiedenen Emphysemformen nicht geeignet sind.

Die Erklärung des Emphysems durch eine angeborene oder erworbene Schwäche des Lungengewebes ist also durch keine sichere Tatsache gestützt. Es muß aber betont werden, daß die Möglichkeit einer Entstehung des Emphysems durch primären Elastizitätsverlust der Lunge durchaus nicht widerlegt ist.

Isaakssohn sah in dem Untergang der Kapillaren eine Ursache für den Elastizitätsverlust. Diese Verödung der Gefäße stellt aber nur einen Begleitvorgang der Atrophie dar und ist viel eher eine Folge als eine Ursache des Elastizitätsverlustes bzw. der Überdehnung. Bohr sieht das Primäre in der Atrophie des Lungengewebes und betrachtet die inspiratorische Stellung der Lunge als einen Kompensationsvorgang, der durch die Erweiterung eine Vermehrung der respiratorischen Fläche und einen verminderten Widerstand der Kapillaren erzeuge. Nach den Ausführungen auf Seite 215 ist es dagegen ausgeschlossen, daß die Überdehnung eine Verbesserung der Zirkulation herbeiführt. Damit fällt die Grundlage der Theorie.

Während also die Beweise für die Entstehung des Emphysems durch primären Elastizitätsverlust der Lunge vollständig fehlen, sind die Grundlagen für die Annahme einer Entstehung der Krankheit infolge von primären Veränderungen der Atmungskräfte viel besser.

Diese Erklärung geht von der Annahme aus, daß aus irgendwelcher Ursache die Lunge in **vermehrte inspiratorische Stellung** gebracht werde, und daß aus der vorübergehenden vermehrten Lungenfüllung durch eine Veränderung der anatomischen Struktur schließlich eine dauernde werde. Bei vermehrter Inspirationsstellung der Lunge ist dieses Organ über seine Gleichgewichtslage hinaus mehr als normal gedehnt, und durch die Dauer dieses Zustandes wäre eine schließliche **Dehnungsatrophie** wohl denkbar. Es erhebt sich aber die Frage, ob es tatsächlich auch vorkommt.

Zur Beantwortung dieser Frage weist Tendeloo auf das **komplementäre Emphysem** hin, das eine solche Dehnungsatrophie darstellt. Zunächst entsteht immer eine akute Blähung der Lungenbläschen. Diese findet man z. B. in der nächsten Umgebung akut entstandener atelektatischer Herde (z. B. bei Bronchiolitis). Wenn einzelne Alveolen kollabieren, so müssen sie auf ihre Nachbarschaft einen Zug ausüben, die benachbarten Alveolen erweitern sich, so daß der Raum, der früher durch normale lufthaltige Lungenbläschen eingenommen war, jetzt teils durch kollabierte, teils durch erweiterte Lungenbläschen erfüllt wird. Werden die Alveolen in der Nachbarschaft atelektatischer Herde über ein gewisses Maß hinaus gedehnt, so gleichen sie einem chronischen Emphysem, sie werden blutarm, trocken, die Scheidewände verstreichen, die Wandung ist sehr dünn und kann sogar einreißen, die Alveolarporen sind erweitert.

Ein typisches Beispiel eines komplementären Emphysems, das aus einer dauernden Überdehnung hervorgegangen ist, führt Tendeloo an: Bei einem 14 Monate alten Mädchen, das an einem fast mannskopfgroßen Ovarialtumor gestorben war, war der Thorax in seiner kaudalen Hälfte sehr stark erweitert. Die kaudalen Lungenhälften waren stark emphysematös erweitert, die peripheren lateralen und ventralen Lungenbläschen daselbst bullös vergrößert. Kranialwärts und nach dem Hilus hin nahm der Grad dieser anatomischen Veränderungen gleichmäßig ab, und die kranialen Teile waren vollständig normal. Hier hatte also die Erweiterung der unteren Thoraxapertur einen dauernden Zug auf die unteren Lungenabschnitte ausgeübt, und soweit die Wirkung dieses Zuges reichte, war eine Überdehnung des Lungengewebes eingetreten und daraus ein typisches Emphysem entstanden.

Neben diesem komplementären Emphysem, das von Tendeloo statisches genannt wird, gibt es eines, zu dessen Entstehung der Einfluß der Atembewegungen notwendig ist. Tendeloo nennt es **respiratorisches komplementäres Emphysem**. Als Beispiel eines solchen führt er das Emphysem bei Pleuraverwachsungen an. Wenn die Lunge an der Stelle einer Pleuraverwachsung in Ruhe wäre, so wäre durchaus kein Grund vorhanden, daß die Alveolen ihre Größe verändern müßten. Wenn sich aber die Lunge erweitert, so kann sich der Teil, dessen Pleura verwachsen ist, nicht verschieben. Der Teil dagegen, der peripherwärts von der Verwachsung, also z. B. zwischen einer Pleuraverwachsung und dem Zwerchfellansatz liegt, muß bei der Inspiration den ganzen Raum ausfüllen, der normalerweise teilweise durch die sich nach abwärts verschiebenden weiter oben gelegenen Alveolen ausgefüllt würde. Die Lunge wird daher peripher von der Verwachsungsstelle bei jeder Inspiration übermäßig gedehnt, und die Folge ist eine Dehnungsatrophie, ein chronisches Emphysem, das man tatsächlich bei Pleuraverwachsungen in den Lungenteilen mit erheblicher Pleuraverschiebung, d. h. in den lateralen kaudalen und sterno-parasternalen Bläschen findet, immer auf derjenigen Seite der Pleuraverwachsung, wohin sich die Lunge zu bewegen sucht (Tendeloo).

Ein chronisches Emphysem entsteht aber nie durch eine kurzdauernde übermäßige Dehnung des Lungengewebes, sondern nur dann, wenn die übermäßige Dehnung **längere Zeit besteht oder sich oft wiederholt**.

Da nun das komplementäre Emphysem, das aus einer langedauernden Überdehnung hervorgeht, sich durchaus nicht in anatomischer und histologischer Beziehung von dem chronischen substantiellen Emphysem unterscheidet, so ist die Möglichkeit durchaus gegeben, daß auch dieses die Folge einer wiederholten oder dauernden Überdehnung ist, also eine **Dehnungsatrophie** darstellt.

Es erhebt sich nun noch die Frage, wie wir uns den Übergang einer rein funktionellen Blähung in eine dauernde Atrophie vorzustellen haben. Tendeloo denkt sich den Vorgang ganz analog wie die elastische Nachwirkung und Überdehnung eines Stückes Kautschuk. Er hat ausgedehnte Versuche an Aorten von Menschen und Kälbern angestellt, um zu beweisen, daß sich das elastische Gewebe, abgesehen von der vollkommeneren Elastizität, wie ein Stück Gummi verhält. Er hat auch an einer durchlöcherten Gummimembran gezeigt, daß ein Zug dieselben Deformitäten herbeiführt, wie wir sie beim Lungenemphysem haben.

Es scheint aber doch zweifelhaft, ob diese rein physikalische Annahme ausreichend ist, um den Schwund des Gewebes und den Untergang der Kapillaren zu erklären. Man könnte sich doch auch denken, daß die übermäßige Streckung der Kapillaren zu einer **mangelhaften Ernährung und dadurch zu Atrophie des Gewebes** führt.

Welche Ursachen können eine Überdehnung der ganzen Lungen und dadurch ein Emphysem erzeugen?

Bevor wir an die Erörterung dieser Fragen gehen, muß auf das Unhaltbare einer Anschauung hingewiesen werden, die vielfach Verwirrung gestiftet hat. **Niemals kann die vergrößerte Lunge den Thorax erweitern.** Die elastische Kraft der Lunge ist so gering, daß ein geringer Druck genügt um sie zu komprimieren. Wir sehen denn auch bei Sektionen in den seltensten Fällen, daß die Lunge den Thoraxraum vollständig ausfüllt. Wenn selbst in der Leiche, bei der der Brustkorb doch immer (schon vor der Eröffnung der Brusthöhle) mehr zusammengesunken ist, als der normalen Exspirationsstellung beim Lebenden entspricht, die Lunge über ihren Gleichgewichtszustand hinaus ausgedehnt ist, so muß das im Leben noch viel mehr der Fall sein. Selbst in den wenigen Fällen, in denen bei Eröffnung der Brusthöhle die Lunge direkt herausquillt, muß man berücksichtigen, daß der Thorax während des Lebens stärker ausgedehnt war. Vor mehr als 50 Jahren haben Donders und W. A. Freund darauf aufmerksam gemacht, daß in der Lunge bei der Einatmung ja immer ein negativer Druck herrsche, daß also die Lungenblähung immer nur durch Ansaugen zustandekommen und niemals die Lunge auf das Zwerchfell (Donders) oder auf die Brustwand (Freund) einen Druck ausüben könne. Nur während der Exspiration kann die Lunge einen Druck auf die Brustwand ausüben, aber nur dann, wenn die Exspiration durch Verschluß des Kehlkopfes (Husten) oder durch einen ventilartigen Verschluß der feineren Bronchien verhindert ist. Aber selbst dann kommt der Druck nur dadurch zustande, daß der Thorax und das Zwerchfell eingedrückt werden, also immer von außen nach innen, und immer muß eine Inspiration vorausgegangen sein, bei der der Brustraum erweitert wurde. Damit eine Lungenerweiterung oder eine Lungenblähung zustande kommen soll, müssen immer vorher **verstärkte inspiratorische Kräfte** auf Thorax und Zwerchfell eingewirkt haben.

a) **Primäre Störungen der Atmungskräfte können eine akute Lungenblähung zur Folge haben. Das sieht man bisweilen bei den Leichen Ertrunkener.** Hier führen die verstärkten Inspirationsbewegungen zu einer Blähung der Lunge, die vorwiegend die kaudal-lateralen Teile betrifft, also die Stellen, wo die Lungenbläschen am dehnungsfähigsten und die inspiratorisch wirkenden Kräfte am stärksten sind. Aber auch dann, **wenn größere Lungenpartien außer Funktion gesetzt sind, kommt es zu einer (akuten oder dauernden) Blähung der übrigen Teile.** Das ist z. B. der Fall bei Verstopfung eines Hauptbronchus, nach ausgedehnten Lungenschrumpfungen nach Pleuritis, Rippenresektionen und dergl. Bei Einschränkung der Zwerchfellatmung durch abnormen Inhalt in der Bauchhöhle, Peritonitis etc. kann es zu Emphysem der kranialen Lungenteile kommen, also der Lungenpartien, die durch verstärkte Aktion den Ausfall decken müssen. Rokitansky hat bei Menschen mit sitzender Lebensweise, die beim Sitzen die Arme stark bewegt haben, ein Emphysem der kranialen Teile beobachtet. Das Emphysem dieser Teile zeigt sich besonders an den Stellen, wo auch normalerweise die stärkste Verschieblichkeit vorhanden ist, nämlich an sternal-parasternalen Lungenbläschen. Umgekehrt findet man Emphysem der kaudalen Lungenteile bei ausgedehnten Erkrankungen in den kranialen Partien. Auch ein Teil des Emphysems bei Lungentuberkulose gehört hierher.

Diese Form des Emphysems kommt also durch verstärkte Atmung gesunder Lungenteile zustande. Man könnte es deshalb mit größerem Recht als das früher erwähnte komplementäre Emphysem vikariierendes oder kompensatorisches Emphysem nennen. In Wirklichkeit stellt es aber keine Kompensation dar, sondern einen unerwünschten und schädlichen Erfolg einer Kompensationseinrichtung, eine Kompensationsstörung. Sein Vorkommen beweist, daß verstärkte Atmung gesunder Lungenteile, ohne daß diese Atmung an sich auf Widerstände stößt, zu einer dauernden Überdehnung und zu einem richtigen anatomischen Emphysem führen kann.

In gleicher Weise können wir uns aber auch die Entstehung eines allgemeinen Emphysems denken. Experimentell hat sich verfolgen lassen, wie sich aus der temporären Lungenblähung eine dauernde entwickelt hat.

Bohr hat zuerst durch spirometrische Untersuchungen, Hofbauer durch Radioskopie nachgewiesen, daß durch Arbeitsdyspnöe, ja sogar durch willkürlich vertiefte Atmung nicht nur die Atemexkursionen vertieft werden, sondern sich auch die Mittellage der Lunge erhöht. Durig konnte dann bei sich selbst nachweisen, daß die Lungenblähung noch zwei Tage lang nach angestrengtem Bergsteigen bestehen blieb, und Hasselbalch beobachtete das Bestehen der dauernden Blähung noch nach vier Monaten. Wenn nun auch andere Autoren (Bönniger u. a.) die Lungenblähung nicht als konstante Folge vertiefter Atmung anerkennen, so ist doch der Beweis, daß durch vertiefte Atmung mit der Zeit ein Emphysem zustande kommen kann, experimentell geleistet.

Ob und wie oft das substantielle Emphysem einfach eine Folge solcher vertiefter Atmung ist, ist damit nicht gesagt. Am ehesten wird man das annehmen für das Emphysem bei körperlich schwer arbeitenden Menschen, bei Sportsleuten usw.

Hofbauer hat aber diese Erklärung auf alle Arten von Emphysem ausgedehnt, indem er davon ausgeht, daß der Lufthunger das einzig gemeinsame in der Ätiologie aller Emphysemfälle ist. Ebenso einfach wie diese Überlegung ist seine Erklärung des Mechanismus. Er behauptet, daß durch willkürliche Vertiefung der Atmung nur die inspiratorischen, nämlich die muskulären Kräfte verstärkt werden können, dagegen nicht die exspiratorischen, die nach ihm rein physikalischer Natur sind, nämlich die von ihm angenommene, etwas mystische „vitale" Retraktionskraft der Lungen. Aber selbst wenn die Exspiration nur durch physikalische Kräfte, passiv, erfolgte, so könnte dabei die Elastizität der Lunge keine große Rolle spielen, da die Elastizität des Brustkastens unverhältnismäßig viel größer ist und die Spannung der Lunge leicht überwindet. Die Annahme Hofbauers (einer Emphysementstehung durch einfachen Lufthunger) fällt dahin, sobald man andere, wahrscheinlichere Ursachen nachweisen kann, und sie bleibt nur auf die Fälle beschränkt, in denen dieser Nachweis nicht gelingt. Sie sind aber außerordentlich selten. Dagegen ist so viel sicher, daß das subjektive Gefühl der Atemnot bei vielen Emphysematikern zu einer unnötig verstärkten Atmung führt, und auch ihre Lungenblähung vermehrt.

Zu den Störungen der Atmungskräfte, die zu Emphysem führen können, gehört auch die von W. A. Freund beschriebene starre Dilatation des Thorax. Freund hat 1858 und 1859 diese Anomalie beschrieben und schon damals den Mechanismus der Emphysementstehung auf dieser Grundlage klar auseinandergesetzt. Allgemeinere Beachtung fand seine Lehre aber erst, als er in den letzten Jahren seine Arbeiten wieder aufnahm und die therapeutischen Konsequenzen daraus ziehen lehrte. (Eine zusammenfassende Darstellung findet sich in der Monographie von den Veldens.)

W. A. Freund stellte durch ausgedehnte Untersuchungen fest, daß schon von frühester Jugend an die Rippenknorpel eine eigentümliche Entartung zeigen können, die sich von der gewöhnlichen senilen Verknöcherung unterscheidet, obschon sie mit zunehmendem Alter, bis ins höchste Greisenalter hinauf immer häufiger wird. Die Degeneration besteht in einer vom Zentrum ausgehenden schmutziggelben Verfärbung, Verhärtung und Auflockerung. Der Knorpel wird aufgetrieben, verdickt und zeigt Zerfaserung und Höhlenbildung. Am häufigsten fand er die Knorpel der zweiten und dritten Rippe, vorwiegend rechts, befallen. Freund faßt diese Veränderungen als prämaturen Senilismus auf. Je nachdem die Veränderung fortschreitet oder alle Rippenknorpel ergriffen hat, unterscheidet er eine partielle fortschreitende und eine allgemeine starre Dilatation.

Die Folgen der Knorpelveränderung bestehen nämlich in einer **Starre und Erweiterung des Thorax**. Der Knorpel, der in allen Richtungen aufgetrieben, also auch verlängert ist, drängt die Rippe vom Sternum ab. Handelt es sich um eine einseitige Veränderung, so wird das Brustbein nach der gesunden Seite verschoben, ist die Veränderung beidseitig, so wird das Sternum nach vorne gedrängt, und, weil sich die Rippen bei ihrer Dehnung in den Wirbelgelenken drehen und in inspiratorische Stellung gebracht werden, gleichzeitig gehoben. Je nach der Ausdehnung des Prozesses auf verschiedene Knorpel kann der faßförmige oder der einfach inspiratorisch erweiterte Thorax resultieren. (Die Form dieses Thorax ist in Band 4 dieses Handbuches Seite 556 abgebildet, der Sagittalschnitt eines Gipsabgusses ebenda Seite 557.)

Die Folgen dieser Anomalie für die **Brustkorbmechanik** zeigen sich zunächst darin, daß die Rippen in einer inspiratorischen Stellung stehen, aus der eine weitere Inspiration an sich schon schwer möglich ist, aber außerdem durch die Rigidität der Knorpel, die eine Torsion kaum zulassen, noch weiter erschwert wird. Noch schwerer ist das exspiratorische Zurückfedern gehindert. Dadurch werden die respiratorischen Bewegungen des Brustkorbs nach beiden Richtungen stark beschränkt. Man findet deshalb hochgradige Anstrengung und Hypertrophie der auxiliären Atemmuskeln. Auch der Musculus triangularis sterni ist stark und schon frühzeitig hypertrophisch. Im Zwerchfell findet man als Ausdruck der Überanstrengung vielfache Degenerationszeichen.

Dadurch, daß der Thorax in eine Inspirationsstellung gedrängt wird, wird auch die Lunge dauernd ausgespannt. Es entwickelt sich mit der Zeit eine Atrophie, und schließlich kann das Bild genau dasselbe werden, wie bei einem Emphysem aus irgend einer anderen Ursache.

Die Lehre Freunds hat vielfachen Widerspruch erfahren. Man hat eingewendet, die Veränderungen des Brustkorbs seien nicht Ursache, sondern Folge des Emphysems. In der Tat läßt sich die Knorpeldegeneration ebenso gut als Folge der dauernden Überdehnung der Knorpel erklären, wie die Lungenatrophie als Folge der dauernden Überdehnung der Lunge. Als Stütze seiner Auffassung führt Freund an: 1. „Die Leichenexperimente, welche zeigen, daß beim alveolären Emphysem aus starrer Dilatation die emphysematösen Lungen beim Eröffnen des Thorax sich niemals hervordrängen, im Gegenteil sich bis zu gewissem Grade zurückziehen und daß nach Durchschneidung eines degenerierten Rippenknorpels die frei gewordene Rippe in eine der exspiratorischen nahekommende Stellung zurückspringt;

2. die Beobachtung, daß unmittelbar nach Exzision eines keilförmigen Stückes aus den degenerierten Rippenknorpel am lebenden Menschen die befreiten Rippen nach ab- und einwärts in Exspirationsstellung zurücksinken und sich bei der Atmung in normaler Weise bewegen, was bei dem starren Verhalten der benachbarten, noch nicht operierten Rippenbögen, im höchsten Grade auffällt und die hier wirksamen mechanischen Verhältnisse hell beleuchtet."

Absolut beweisend sind beide Argumente nicht. Wenn man eine Entstehung des Emphysems durch Überdehnung, gleichviel aus welcher Ursache annimmt, so muß beim Beginn der Erkrankung der ganze Betrag der Erweiterung, während des Fortschreitens immer ein bestimmter Anteil derselben wieder ausgeglichen werden können, sobald die dehnende Kraft aufhört. Man kann sich vorstellen, daß die Degenerationserscheinungen beim Knorpel rascher zu einer Behinderung der Bewegung führen als bei der Lunge zu einem Elastizitätsverlust, d. h. daß der rückbildungsfähige Anteil beim Knorpel ein geringerer ist als bei der Lunge. Dann muß ein gewisser Lungenkollaps auch bei Eröffnung des Brustkastens auftreten. In den Fällen, in denen die Lunge relativ stark kollabiert, wäre aber diese Erklärung sehr gekünstelt. Man muß deshalb **Mohr** recht geben, wenn er das Emphysem auf Grundlage primärer Thoraxstarre von dem andersartig entstandenen Emphysem dadurch unterscheidet, daß bei jenem die Lunge nach Eröffnung des Thorax stark kollabiert, bei diesem nicht. Doch muß andererseits betont werden, daß die Lunge bei der Sektion fast immer mehr oder weniger kollabiert und daß ein vollständiges Ausbleiben des Kollapses bei Eröffnung des Thorax oder gar ein **Vorquellen** recht selten ist.

Das zweite Argument Freunds beweist auch nicht, daß die Knorpeldegeneration das primäre sei. Die Rippe muß nach Durchschneidung des unelastisch gewordenen Knorpels auch dann zurücksinken, wenn die Elastizitätsstörung sekundär erworben ist.

Eine wichtige Erweiterung haben die Untersuchungen Freunds durch die Untersuchungen der Rippengelenke bei Emphysem durch v. Salis erfahren. Er fand an den Rippengelenken Knorpeldegeneration und chronische Arthritis, die mit den Jahren zunehmen und den Veränderungen an den Rippenknorpeln an die Seite zu stellen sind. Er ist geneigt sie einfach als Alterserscheinungen aufzufassen, sagt aber am Schluß seiner Arbeit doch: „Als Stütze für Freunds Theorie könnte die Tatsache dienen, daß in den ausgesprochenen Fällen von starrem inspiratorischem Thorax mit exquisitem, substantiellem Lungenemphysem sich konstant schwere Veränderungen an den Rippenknorpeln und an den Rippengelenken nachweisen ließen, selbst dann auch, wenn die Fälle mehr jugendlichem Alter angehörten."

Eine Thoraxstarre müssen wir sicher als physiologische Alterserscheinung auffassen. Jaquet hat die verminderte Elastizität des Thorax bei einem 43jährigen gegenüber einem 19jährigen Gesunden sehr hübsch nachgewiesen. In einzelnen Fällen müssen wir eine früh auftretende Thoraxstarre mit Freund als Ursache eines Emphysems annehmen, während sie in anderen Fällen auch Folge sein kann. Im einzelnen Fall läßt sich die Entscheidung schwer treffen. Im ganzen werden wir die Starre dann, wenn sie im Verhältnis zu der Lungenerweiterung sehr ausgesprochen ist und die übrigen ätiologischen Faktoren in geringem Maße vorhanden sind, als Ursache des Emphysems ansehen dürfen, ebenso dann, wenn nach Eröffnung eines starr dilatierten Brustkorbs die Lungen auffallend stark kollabieren. Auch in den Fällen, in denen wir die Thoraxstarre als Folge des Emphysems anzusehen geneigt sein könnten, verstärkt sie die durch das Emphysem bedingte Funktionsstörung oft in erheblichem Maße.

b) **Eine primäre Störung des Atmungswiderstandes** läßt sich in dreierlei Weise denken. Eine Verengerung der Luftwege kann inspiratorisch, exspiratorisch oder in beiden Atmungsphasen wirksam sein.

α) **Eine rein inspiratorische Verengerung** sollte, wie es auf den ersten Blick scheint, nicht zu einer Lungenblähung führen können. Bei der ungestörten Ausatmung kann sich die Lunge ja vollständig entleeren. Es ist aber wohl möglich, daß der Lufthunger, noch bevor die Ausatmung vollständig ist, zu einer neuen Inspiration zwingt und so eine Blähung zustande kommt. So gut wie bei jeder anderen Art von Dyspnoe kann auch hier die Mittellage der Lunge im Sinne einer Blähung verändert werden. Tatsächliche Beobachtungen sind aber selten.

Tendeloo berichtet über Beobachtungen bei Diphtherie, die in diesem Sinne sprechen. Er fand eine Erweiterung der Lungenbläschen in den Teilen, die den inspiratorisch dehnenden Kräften am meisten ausgesetzt sind, die also nur durch erschwerte Inspiration zustande gekommen sein konnten. Das einzige Beispiel einer experimentellen dauernden Lungenblähung, das ich kenne, ist ein Hund, den Kuhn lange Zeit mit seiner Maske atmen ließ und der im Vergleich mit seinem Zwillingsbruder ein ausgesprochenes Emphysem aufwies.

b) **Eine Lungenblähung durch gestörte Exspiration** bereitet dem Verständnis keinerlei Schwierigkeiten. Wenn die Luft gut eingeatmet, dagegen schlecht ausgeatmet werden kann, so bleibt sie eben in der Lunge zurück. Aber die Verteilung der Blähung ist eine charakteristische. Diejenigen Teile, auf die die exspiratorischen Kräfte am stärksten wirken, werden nicht emphysematös, die Luft wird dann aus diesen in die Partien gepreßt, die am wenigsten Widerstand bieten, die also am wenigsten unter der Einwirkung exspiratorischer Kräfte stehen; das sind die kranialen und paravertebralen Lungenbläschen. Dadurch muß eine **Vorwölbung der Lungenspitzen** und ein **faßförmiger Thorax** zustande kommen.

Die stärkste Behinderung der Exspiration sehen wir beim Pressen und beim Husten, so lange die Stimmritze noch nicht geöffnet ist. Hier kann man tatsächlich vor dem Röntgenschirm die Aufblähung der kranialen Teile nachweisen, indem die Lungenspitzen sich deutlich aufhellen. In chronischer Weise sehen wir die einseitig gehinderte Exspiration bei Berufsmusikern (namentlich bei engem Mundstück, speziell Hoboë) und bei Glasbläsern. Aber auch hier braucht das Emphysem nicht rein exspiratorischer Natur zu sein, indem der Hoboist und der Glasbläser die Lunge vor dem Blasen stark mit Luft füllen und zwischen dem Blasen möglichst kurze Pausen einschalten, in denen sie das Sauerstoffbedürfnis, bevor noch die Lunge vollständig entleert ist, zu einer vertieften, möglichst raschen Inspiration zwingt. Früher war es eine allgemeine Annahme, daß Glasbläser und Spieler von Blasinstrumenten besonders häufig an Emphysem leiden. Dieser Annahme sind Pretin und Leibkind und H. Fischer entgegengetreten. Sie fanden bei Glasbläsern und Militärmusikern durchaus nicht besonders viele Emphysematiker. Lommel hat dann bei Glasbläsern durch spirometrische Untersuchungen festgestellt, daß die Residualluft doch durchweg erhöht war. Er möchte das aber nicht als Emphysem bezeichnen, da die untersuchten Individuen vollständig beschwerdefrei waren. Bruns und Becker konnten denselben Befund bei Militärmusikern erheben. Es kommt also durch das dauernde Blasen zu einer vermehrten Inspirationsstellung der Lungen, ob sich aber daraus ein richtiges Emphysem entwickelt, hängt wohl von dem Grad und der Dauer der Störung und dem Auftreten von Bronchitis ab. Wahrscheinlich handelt es sich doch um leichte Grade von Emphysem.

c) Daß eine dauernde (in- und exspiratorische) Stenose zu einer Lungenblähung führt, wurde schon im allgemeinen Teil S. 221 erwähnt. Der Lufthunger führt hier zu einer Einatmung, bevor die Ausatmung fertig ist. Eine in- und exspiratorische Stenose haben wir wohl in den meisten Fällen von Kehlkopfdiphtherie, wenn auch die eine oder andere Phase bisweilen stärker behindert erscheint. Daß hier die Lungenblähung lange Zeit bestehen bleiben kann, geht aus der Beobachtung Liebermeisters hervor, der sie noch nach vier Monaten nachweisen konnte. Bei einem Emphysem, das durch dauernde Stenose entstanden ist, müssen sich die Erscheinungen der in- und exspiratorischen Blähung gemischt finden. Tatsächlich findet man nun bei den meisten Fällen von substantiellem Lungenemphysem sowohl die kaudallateralen Partien als auch die suprathorakalen gebläht.

Demgegenüber scheint für eine rein exspiratorische Entstehung die Tatsache zu sprechen, daß die herausgenommene emphysematöse Lunge nicht kollabiert, sondern unter einem gewissen Druck steht, was sich bisweilen sehr deutlich darin äußert, daß beim Anstechen der Blasen die Luft unter zischendem Geräusch entweicht. Bönniger zeigte, daß die emphysematöse Lunge durch keinerlei Druck entleert werden kann. Volhard demonstrierte den geringen Exspirationsdruck der Emphysematiker, der auch schon durch Beobachtungen am Waldenburgschen Pneumatometer nachgewiesen war (A. Fränkel). Manche Emphysematiker sind nicht einmal imstande, nachts das Licht auszublasen. Das beweist aber noch nicht, daß ein Hindernis für die Exspiration auch für die Entstehung des Emphysems in Betracht kommt. Den mangelhaften Lungenkollaps könnte man auch so erklären, daß die verschiedenartig erweiterten Bläschen und Blasen sich gegenseitig an ihrer Entleerung hindern, und daß ventilartige Verschlüsse auftreten, die erst durch die Entwicklung der Blasen bedingt sind.

Raither hat gezeigt, daß der Emphysematiker nach tiefster Inspiration nicht so rasch ausatmen kann wie der Gesunde. Er schließt daraus auf ein rein exspiratorisches Hindernis. Aber seine Kurven zeigen auch eine inspiratorische Behinderung, wenn auch in geringerem Grade.

Man könnte sich vorstellen, daß die Erschwerung der Atmung, wie sie sich in Raithers Kurven zeigt, durch die tiefe Inspirationstellung an sich bedingt ist. Die Lunge ist bis zu ihrer Elastizitätsgrenze gedehnt, der Thorax ist starr, das Zwerchfell steht tief, die Inspirationsmuskulatur ist hypertrophisch. Alles das sind Umstände, die sowohl die Inspiration als auch die Exspiration erschweren müssen. Dazu kommt noch die Bronchitis. Auch die erwähnten ventilartigen Verschlüsse kommen in Betracht. Das erklärt aber nur die Atemstörung bei ausgebildeten Emphysem, nicht die Entstehung des Leidens. Für dieses kommt als wahrscheinlichster Faktor, der uns auch die Atemstörung bei ausgebildetem Emphysem erklärt, in erster Linie die Schwellung der Bronchialschleimhaut, die namentlich in den kleineren und kleinsten Bronchien zu einem Hindernis führen muß, in Frage. Es muß auch, namentlich Hofbauer gegenüber betont werden, daß man je einen Emphysematiker sieht, der nicht gehustet hätte. Raither betont, daß das Zurückgehen der spezifischen Atemstörungen, das er bei seinen Emphysematikern bisweilen nachweisen konnte, sich nur durch das Zurückgehen einer Bronchitis erklären läßt. Auch Bittorf und Forschbach konnten eine Besserung der Lungenkapazität nachweisen, die sich, da das Lungengewebe sich selbst nicht verändert haben kann, nur durch die Besserung einer Bronchitis erklären läßt.

Eine Bronchitis der gröberen und mittleren Bronchien kann nur ein Hindernis verursachen, das während der beiden Atmungsphasen annähernd gleich bleibt. Ein Katarrh der feinsten Bronchien dagegen kann während der Exspiration ein verstärktes Hindernis verursachen, indem die Bronchiolen, ähnlich wie die Alveolen, wenn auch weniger stark, inspiratorisch erweitert, exspiratorisch verengert werden. Deshalb erklärt eine Bronchiolitis eine vorwiegend exspiratorische Atmungsstörung. Aber es muß doch betont werden, daß mehrere Tatsachen für ein Hindernis sprechen, das nicht nur während der Exspiration, vielleicht nicht einmal vorwiegend, wirksam ist. Einmal haben die Untersuchungen von Staehelin und Schütze weder im Verhältnis der Dauer von In- und Exspiration, noch in der Form der Atemkurve einen Unterschied zwischen Emphysematikern und Gesunden ergeben, und dann spricht die vorwiegende Beteiligung der scharfen Lungenränder an der Erweiterung mehr für ein inspiratorisch oder gleichmäßig wirkendes Hindernis. Wir müssen demnach das Hindernis wohl eher in die mittleren Bronchien verlegen als in die Bronchiolen. Dem entspricht auch die klinische Beobachtung, daß man bei Emphysematikern regelmäßig eine gröbere Bronchitis, aber verhältnismäßig selten die Erscheinungen von Bronchiolitis trifft, jedenfalls viel weniger häufig, als man sie finden müßte, wenn sie die Entstehung des Emphysems bedingte. Dazu kommt dann noch in allen Fällen die oben besprochene Wirkung des Hustens.

Zusammenfassend können wir sagen: Die Hauptursache des Emphysems ist wahrscheinlich die chronische Bronchitis, die infolge des vermehrten Atemwiderstandes zu einer Überdehnung des Lungengewebes führt. Auch die wiederholten Hustenstöße tragen zur Entstehung eines Teiles des Emphysems bei. Ob eine angeborene oder erworbene Schwäche des Lungengewebes in Frage kommt, ist nicht bewiesen. Für einen Teil der Fälle bildet die primäre Thoraxstarre die Ursache.

Pathologische Anatomie. Eröffnet man den in Inspirationsstellung befindlichen und auch noch durch Tiefstand des Zwerchfells erweiterten Thorax, so retrahieren sich die Lungen nur wenig, seltener gar nicht. Ihre Oberfläche ist blaß, die Ränder abgerundet. Häufig sieht man besonders an der Spitze, an der Basis und am seitlichen vorderen Rand höckerige Blasen, die bis kindskopfgroß werden können (Emphysema bullosum). Die Lunge fühlt sich flaumkissenähnlich an, Fingereindrücke auf ihrer Oberfläche bleiben bestehen. Die großen Bronchien sind stark erweitert. Die Lunge ist auffallend leicht und erscheint bei durchfallendem Licht hell. Die Blasen sind immer am größten in den kaudalen lateralen, den parasternalen Teilen und an der Spitze. Sticht man eine Blase an, so schießt die Luft unter großem Druck heraus.

Mikroskopisch erkennt man in nicht zu erheblich veränderten Lungenpartien, daß die gleichmäßig großen Alveolen durch viel größere unregelmäßig begrenzte Räume ersetzt sind. Die Alveolen konfluieren und bilden mit dem aufgetriebenen Alveolargang zusammen häufig einen einzigen Raum, in den Reste von Alveolarsepten vielfach spornartig hineinragen. Oft kann man erweiterte Porenkanälchen in der Alveolarwand erkennen. Die Alveolarwände erscheinen verdünnt, die Kapillaren vielfach verödet, auch die Lymphbahnen veröden zum Teil. Das Epithel der Alveolen zeigt vielfach fettige Degeneration. Auch größere Zweige der Blutgefäße können veröden, Kaufmann fand darin Thrombosen und Obliteration durch Organisation der Thromben. Die Bronchialmuskulatur kann hypertrophisch, aber auch atrophisch sein. Im übrigen zeigen die Bronchien die Zeichen des chronischen Katarrhes.

Pathologische Physiologie. Das Auffallendste am Emphysem ist die Erweiterung der Lunge. Schon die gewöhnliche klinische Betrachtung zeigt, daß die Mittellage erhöht ist, und daß die Residualluft vermehrt sein muß. Die Reserveluft ist deshalb vermindert, aber auch die Komplementärluft ist verkleinert, die Lunge ist stark inspiratorisch gespannt und kann von dieser Lage aus nur geringe Exkursionen nach beiden Richtungen hin ausführen. Dementsprechend wird immer die Vitalkapazität mehr oder weniger vermindert gefunden. Im Gegensatz dazu findet man bei der durch Arbeit hervorgerufenen dauernden Lungenblähung die Vitalkapazität normal. Es erscheint deshalb fraglich, ob man überhaupt eine Lungenerweiterung mit normaler Vitalkapazität als Emphysem auffassen darf. Sicherlich aber bildet sie den Beginn eines richtigen Emphysems, nur hat die Elastizität der Lunge noch nicht so gelitten, daß die Exkursionen dadurch wesentlich beschränkt werden. Im ganzen kann man sagen, daß die Verkleinerung der Vitalkapazität der Kurzatmigkeit ungefähr parallel geht. Man findet manchmal eine Vitalkapazität von weniger als einem Liter.

Siebeck fand nun bei spirometrischen Untersuchungen auffallenderweise in einzelnen Fällen von Emphysem keine Vermehrung der Residualluft. Als Erklärung nahm er dann an, was schon vor ihm Bruns ausgesprochen hatte, daß die Methodik eben in diesen Fällen nicht genügt, indem in der emphysematösen Lunge die Mischung der eingeatmeten Luft mit der Residualluft ungenügend ist. Das ist auch sehr leicht verständlich. In den Lungen finden sich erweiterte Bläschen von sehr verschiedener Größe, in diesen kann unmöglich die Ventilation überall gleich sein. Die Beobachtung der herausgenommenen Lunge zeigt, daß einzelne Partien überhaupt nur bis zu einem gewissen Grade kollabieren können, daß also hier die Exspiration und somit auch die nächstfolgende Inspiration nur einen sehr geringen Wert haben können. Dazu kommt vielleicht noch, daß einzelne Lungenbezirke durch die vorhandene Bronchitis mehr oder weniger vollständig von der Ventilation abgeschlossen sind. Bei Besserung des Befindens kann unter Umständen nicht nur die Vitalkapazität zunehmen, sondern die Residualluft kann abnehmen, d. h. die Lungen kehren auf ein normaleres Volumen zurück. Nach den erwähnten Schwierigkeiten der spirometrischen Messungen muß man freilich diesem Resultat gegenüber sehr vorsichtig sein, nicht selten läßt sich aber auch durch Bestimmung der Lungengrenzen und des Thoraxumfanges eine deutliche Abnahme des Emphysems nachweisen. Wie das zu erklären ist, wurde oben auseinandergesetzt.

Die Atmung des Emphysematikers ist mehr oder weniger dyspnoisch. In leichteren Fällen zeigt sich die Dyspnöe nur bei starken Anstrengungen, in den schwersten Fällen schon in der Ruhe. Die Ursache dieser Dyspnöe kann verschiedenartig sein. Zunächst muß man daran denken, daß alle respiratorischen Kräfte unter ungünstigen Bedingungen einwirken. Der Thorax ist gedehnt, häufig starr, die Lunge über das Maß gedehnt, das Zwerchfell arbeitet in einer ungünstigen Weise, da es abgeflacht ist usw. Wenig Einfluß hat wohl die Beschränkung der respiratorischen Fläche. Diese ist zwar verkleinert, aber der Ausfall kommt wohl den anderen Störungen gegenüber wenig in Betracht. Der Gasaustausch muß als normal angenommen werden, insofern als kein Hindernis für die Diffusion besteht. Freilich ist daran zu erinnern, daß die Ventilation nicht in allen Teilen der Lunge gleich ist, daß daher in einzelnen Teilen der Gasaustausch bei normaler Atmung ungenügend sein könnte. Ferner sind unter Umständen einzelne Partien durch Bronchitis außer Funktion gesetzt. Die Bronchitis macht es auch so schwierig, den Einfluß des Emphysems auf den Gaswechsel genauer zu studieren, da man nie weiß, was auf das Emphysem und was nur auf die Bronchitis zu beziehen ist. Man kann deshalb auch nicht sagen, ob die vermehrte Lungenventilation, die Staehelin und Schütze fanden (im Durchschnitt 10,1 l Luft pro Minute bei 44 Emphysematikern gegenüber 7,2 Liter bei den Gesunden) Folge des Emphysems oder der Bronchitis ist. An sich wäre es ganz gut möglich, daß die Atmung durch die erhöhte Venosität des Blutes infolge der schlechten Mischung der Inspirationsluft auch bei reinem Emphysem vermehrt wird, andererseits ist aber sehr wohl möglich, daß die Dyspnöe Folge der Zirkulationsstörungen ist.

Über den Gaswechsel beim Emphysem liegen nur wenige Untersuchungen vor. Geppert fand bei 2 Emphysematikern normale Werte für Sauerstoffverbrauch und Kohlensäureabgabe in der Minute, doch war der prozentische Kohlensäuregehalt und das Sauerstoffdefizit in der Exspirationsluft infolge der starken Ventilation herabgesetzt. Durch das Auftreten einer Bronchitis wurde die Lungenventilation erheblich vermehrt. Wir können annehmen, daß der Gaswechsel beim Emphysem in der Regel normal ist.

Die wichtigste Störung ist beim Emphysem, abgesehen von der begleitenden Bronchitis, die Behinderung der Zirkulation. Fränkel unterscheidet vier Ursachen der Zirkulationsstörung beim Emphysematiker: 1. Vermehrte Inspirationsstellung der Lunge; 2. intraalveoläre Drucksteigerung; 3. Obliteration der Lungenkapillaren; 4. Beschränkung der Atmungsexkursionen. Daß die Lungenblähung an sich die Zirkulation im Lungenkreislauf beeinträchtigt, ist an sich wahrscheinlich. Auf S. 215 ist auseinandergesetzt, daß die Widerstände für den Blutstrom bei stark vermehrter inspiratorischer Stellung der Lungen sicher vermehrt sind. Die intraalveoläre Drucksteigerung kommt natürlich nur während der Hustenstöße in Betracht. Freilich wäre es möglich, daß während der Exspiration in einzelnen Lungenpartien ein stärkerer positiver Druck infolge eines Hindernisses für die Ausatmung eintritt. Doch kann dieses Moment nicht sehr wichtig sein. Das Wichtigste ist wohl die Obliteration und der Schwund von vielen Lungenkapillaren. Wir müssen uns vorstellen, daß auch eine relativ mäßige Einengung der Lungenstrombahn ein merkbares Hindernis für die Tätigkeit des rechten Ventrikels bildet (vergl. oben S. 231). Dazu kommt dann noch die erwähnte inspiratorische Lungenstellung, so daß ganz erhebliche Widerstände entstehen können. Ob die Beschränkung der Thoraxexkursionen irgendwelche Bedeutung hat, läßt sich kaum sagen. Über die Bedeutung der Atembewegungen als Pumpwirkungen für das Blut sind wir noch nicht genau orientiert. Ob nun vollends diese Wirkungen andere sind, wenn sie von einer Inspirationsstellung ihren Ausgang nehmen, als bei mittlerer Dehnung der Lunge, läßt sich vollends nicht sagen.

Die Inspirationsstellung beim Emphysem unterscheidet sich von der gleich großen Ausdehnung einer normalen Lunge dadurch, daß die normale Lunge nur durch starke Ansaugung in diese Stellung gebracht werden kann, daß also dabei immer ein ziemlich stark negativer Druck in der Pleurahöhle und während der Einatmung auch eine starke Druckerniedrigung in den Alveolen vorhanden ist. Beim Emphysem dagegen verhält sich der Druck in der Pleurahöhle wohl ungefähr so wie bei der normalen Lunge in mittlerer Stellung. Deshalb fällt bei der Inspirationsstellung des Emphysems die Druckerniedrigung weg, die bei normaler gleich stark ausgedehnter Lunge die Kapillaren erweitert und die Zirkulation erleichtert. Die zirkulationserschwerenden Momente müssen dadurch das Übergewicht bekommen.

Es sind also genug Ursachen vorhanden, die eine Vermehrung des Widerstandes für das rechte Herz erklären. Als Folge eines solchen vermehrten Widerstandes sehen wir denn auch in allen Fällen eine Hypertrophie des rechten Ventrikels auftreten. Auch die Venenschwellung und Cyanose. die man namentlich an Hals und Kopf beobachtet, sind die Folgen davon, daß der rechte Ventrikel gegen einen vermehrten Widerstand arbeitet und es deshalb in seinem Zuflußgebiet leicht zu Stauungen kommt. Die Cyanose hat man zwar vielfach auch auf erhöhte Venosität des Blutes bezogen und die Erklärung für diese in der Bronchitis gesucht. Man hat auch darauf hingewiesen, daß die Cyanose bei vielen Emphysematikern fehlt. Das trifft aber nur für den Ruhezustand zu. Sobald Muskelanstrengung auftritt, so wird der Emphysematiker, der eine schon bei geringer, der andere erst bei stärkerer Muskelarbeit, cyanotisch. Freilich geht der Grad der Cyanose dem klinisch nachweisbaren Grad des Emphysems durchaus nicht immer parallel. Es ist wohl möglich, daß die Bronchitis darauf einen erheblichen Einfluß hat. Aber notwendig ist sie nicht zur Erklärung der Zyanose.

Auf einen besonderen Einfluß des Emphysems auf die Herztätigkeit, der bisher vernachlässigt war, haben Eppinger und Hofbauer hingewiesen. Sie haben gezeigt, daß der Tiefstand und die Abflachung des Zwerchfells zu einer Kompression der Vena cava an ihrem Durchtritt durch das Diaphragma führen, indem das Foramen quatrilaterium seitlich komprimiert wird. Während der Hochstand des Zwerchfells beim Gesunden jedesmal eine Erweiterung herbeiführt, so daß eine rhythmische Öffnung auftritt, kann das tiefstehende Zwerchfell keinen solchen Wechsel herbeiführen. Deshalb bleibt beim Emphysematiker der plethysmographisch nachweisbare Blutabfluß aus den untern Extremitäten während der Exspiration aus, er tritt aber sofort ein, wenn man manuell das Zwerchfell hochdrängt.

Nicht nur für die Entstehung, sondern auch im Verlauf des Emphysems spielt die Bronchitis eine wichtige Rolle. Offenbar begünstigt das Emphysem die Entstehung einer Bronchitis und erschwert deren Ausheilung. Man kann sich das dadurch erklären, daß häufig nicht infolge des Emphysems selbst, sondern infolge der primären Bronchitis Bronchiektasien vorhanden sind. Man kann sich aber auch vorstellen, daß die Verlangsamung des exspiratorischen Luftstromes in einzelnen Lungenpartien das Haftenbleiben von Mikroorganismen begünstigt.

Symptomatologie. Der Thorax ist bei höheren Graden des Emphysems in den allerseltensten Fällen normal oder gar paralytisch. Meistens zeigt er eine ganz charakteristische Gestalt, die als tiefste oder gar übertriebene Inspirationsstellung charakterisiert ist. Er ist abnorm stark gewölbt, namentlich im Sagittaldurchmesser erweitert, wozu eine leichte Kyphose das ihrige beiträgt, und sieht häufig faßförmig aus. Die Rippen verlaufen horizontal, die Interkostalräume sind breit, und das Sternum steht nicht nur zu weit nach vorne, sondern auch zu hoch. Der Hals ist kurz und dick. Die Sternocleidomastoidei sind verdickt und verkürzt. Durch ihre dauernde Kontraktion führen sie nicht nur eine Hebung des oberen Sternalendes, sondern andererseits auch eine Annäherung der Mastoidfortsätze an das Jugulum herbei, so daß der Hals und der Kopf nach vorne gezogen werden. Über den Lungenspitzen sieht man oft polsterförmige Vorwölbungen in der Fossa supraclavicularis, die bei Hustenstößen noch deutlicher hervortreten. Die untere Thoraxapertur ist erweitert, der Angulus epigastricus flacher als ein Rechter. Die Herzgrube ist vorgewölbt, oft sieht man epigastrische Pulsation. Nicht selten aber ist die untere Thoraxapertur nicht einfach erweitert, sondern im Gegenteil wieder etwas eingezogen. Sahli, der für diese Form des Thorax den Ausdruck faßförmig reservieren will, erklärt das durch eine stärkere Entwicklung des Emphysems in den oberen Lungenteilen. Vielleicht rührt es aber auch von einer Einziehung des unteren Thoraxendes durch den Zug des Zwerchfells her. Auch Tendeloo ist der Ansicht, daß der faßförmige Thorax namentlich bei Emphysem der kranialen Teile vorkomme. Er sah diese Thoraxform besonders schön bei Patienten, die reichliche Gelegenheit zum Entstehen von Laryngitis gehabt hatten, und bei Glasbläsern, also bei Individuen, bei denen besonders ein durch Behinderung der Exspiration entstandenes, also vorwiegend kraniales Emphysem zu erwarten war. Eine wichtige Rolle für die Entstehung der verschiedenen Thoraxformen spielen auch die Veränderungen an den Rippenknorpeln, ev. auch an den Rippengelenken.

Die Atmung des Emphysematikers ist immer mehr oder weniger dyspnoisch. Wenn sie auch in der Ruhe vollkommen normal scheint, so kann man doch oft nachweisen, daß die Lungenventilation vermehrt ist, und diese Vermehrung kann sowohl durch Beschleunigung als auch durch Vertiefung der Atemzüge zustande kommen (Staehelin und Schütze). Die Atmung kann aber auch in der Ruhe vollkommen normal sein, dagegen bei Körperanstrengung dyspnoisch werden. Auf der anderen Seite ist bei hochgradigem Emphysem die Dyspnöe oft so schwer, daß der Patient mit aufgestützten Armen aufrecht dasitzt, es im Bett nicht aushält und sich an das offene Fenster begibt. Der Schlaf kann dadurch erheblich gestört werden. Gar nicht selten tritt diese Atemnot periodisch in verstärktem Maße auf, es können Anfälle auftreten, die an Asthma erinnern und sich von diesem unter Umständen nur durch das Fehlen des charakteristischen Sputums unterscheiden.

Betrachtet man die Atmung eines dyspnoischen Emphysematikers, so fällt die verstärkte Aktion der inspiratorischen Hilfsmuskeln auf. Aber auch die exspiratorischen Hilfsmuskeln werden in Anspruch genommen, die Bauchmuskeln spannen sich bei der Ausatmung an und werden hart. Doch braucht dabei durchaus keine Veränderung des Atemtypus im Sinne einer Verlängerung der Exspiration aufzutreten. Das Verhältnis zwischen der Dauer der Ein- und Ausatmung bewegt sich in normalen Grenzen (Staehelin und Schütze). Der schwache Exspirationsdruck, der die Emphysematiker am Blasen hindert, wurde oben erwähnt.

Fast bei allen Formen des Emphysems fällt die mangelhafte Bewegung des Thorax bei der Atmung auf. Man sieht, wie sich die Halsmuskeln bei der Inspiration krampfhaft anstrengen, um den Brustkorb zu heben, aber der Erfolg ist gering. Die Atmung erfolgt fast rein abdominal. Doch ist eine vollständige Unbeweglichkeit des Thorax eine große Seltenheit. Fordert man den Patienten auf, möglichst tief zu atmen, so fällt auf, daß die Exkursionen nicht viel größer werden, als bei seiner gewöhnlichen Atmung. Die Erweiterung des Thorax, gemessen mit dem Bandmaß, ist gering, die Lungengrenzen bewegen sich nur wenig.

Die Perkussion ergibt Tiefstand der Lungengrenzen. Rechts vorn unten kann die Grenze bis zum unteren Rand des siebten Rippe, ja noch tiefer rücken. Auch die Leber wird nach abwärts verschoben, ihre untere Dämpfungsgrenze steht zu tief. Hinten stehen die Grenzen in der Höhe des zwölften Dorsalfortsatzes oder noch tiefer. Die absolute Herzdämpfung ist klein oder kann ganz verschwinden. Auch der Traubesche Raum kann teilweise durch Lungenschall ausgefüllt sein. Der Perkussionsschall ist abnorm laut und tief.

Die Auskultation ergibt in der Regel ein abgeschwächtes Vesikuläratmen mit verlängertem Exspirium. Daneben hört man aber fast immer die Zeichen eines Katarrhes, der bald nur in sehr geringem Maße, bald aber sehr ausgedehnt nachweisbar ist. Bisweilen hört man nur vereinzelte giemende Geräusche, bisweilen Rasselgeräusche feinblasigen bis grobblasigen Charakters, namentlich in den unteren Partien. Selten sind sie klingend, selbst wenn ausgedehnte Bronchiektasien vorhanden sind. Die darüber liegenden vergrößerten Lungenbläschen verhindern die Fortpflanzung der Schallwellen so, daß das Ohr nur nichtklingende Rasselgeräusche hört. Die bronchitischen Erscheinungen sind sehr wechselnd, sie können oft in kurzer Zeit kommen und vergehen.

Husten ist meistens vorhanden. Zu Zeiten kann er entsprechend der Zunahme der Bronchitis, sehr heftig und quälend werden, auch anfallsweise auftreten. Der Auswurf entspricht ebenfalls dem Grade der Bronchitis und zeigt die für diese charakteristischen Eigenschaften, kann aber auch, wenn Bronchiektasien vorhanden sind, sehr reichlich, rein eitrig oder putrid sein.

Die Untersuchung des Herzens stößt bisweilen auf Schwierigkeiten, weil die Überlagerung durch die Lunge die Perkussion erschwert. Auch der Spitzenstoß kann vollständig verschwinden, so daß die Abgrenzung nach links oft auf Schwierigkeiten stößt. Doch gelingt es meistens durch Abstufung der Perkussionsstärke die Grenzen schließlich richtig herauszuperkutieren. In der Regel findet man eine leichte Verbreiterung der relativen Dämpfung nach rechts, doch kommt es im späteren Verlauf meistens auch zu einer, wenn auch geringfügigen Verbreiterung nach links. Die absolute Herzdämpfung ist im Verhältnis zur relativen immer klein, oft kann sie, wie erwähnt, ganz fehlen. Bei der Auskultation fällt die Schwäche der Herztöne auf, die eine natürliche Folge der Überlagerung durch eine dicke Lungenschicht ist. Der zweite Pulmonalton ist verstärkt. Fehlt diese Verstärkung, so hat das meistens seinen Grund darin, daß auch der zweite Aortenton infolge einer gleichzeitigen Arteriosklerose oder Nephritis ebenfalls verstärkt ist.

Gewöhnlich bleibt es nicht bei der reinen Hypertrophie des rechten Ventrikels. Allmählich stellt sich eine Degeneration mit allen ihren Folgen ein. Als erstes Zeichen findet man gewöhnlich eine Pulsbeschleunigung, anfangs nur nach Anstrengung, später auch in der Ruhe. Daß die Herzschwäche auch die Cyanose verstärkt, ist selbstverständlich. Macht die Herzdegeneration weitere Fortschritte, so stellt sich oft Arythmia perpetua ein, Ödeme treten auf, auch Ascites und Hydrothorax können sich einstellen. Die Untersuchung des Herzens ergibt dann oft die Zeichen einer relativen Mitralinsuffizienz, später auch einer Trikuspidalinsuffizienz. Anfangs sind diese Symptome der Rückbildung fähig, mit der Zeit aber können sie dauernd bestehen bleiben, und bei den meisten Emphysematikern ist es die Herzschwäche, die schließlich den Tod herbeiführt.

Komplikationen. Die wichtigste Komplikation des Emphysems ist, wie schon wiederholt erwähnt, die Bronchitis. Sie bildet wohl die Ursache der meisten Emphyseme, sie ist die beständige Begleiterin aller Formen der Krankheit. Ihre Intensität, ihre Ausbreitung, ihre Folgen für das subjektive Befinden sind außerordentlich verschieden, im übrigen unterscheidet sie sich durchaus nicht von einer andersartigen Bronchitis. Sie kann auch zu den gleichen Folgen führen wie eine andere Bronchitis, insbesondere zu Bronchiektasien. Diese können dann ihrerseits die Beschwerden erheblich vermehren und die Prognose verschlechtern. Auch zu Bronchopneumonien kann die Bronchitis führen, namentlich im höheren Alter.

Selten ist das Auftreten eines Pneumothorax durch Platzen emphysematöser Lungenteile.

Häufig findet sich Emphysem bei Bronchialasthma. Der Zusammenhang der beiden Krankheiten ist beim Kapitel Asthma besprochen. Hier sei nur erwähnt, daß die Asthmaanfälle die Beschwerden der Emphysematiker erheblich verstärken und das Leiden sehr qualvoll gestalten.

Verlauf. Das Emphysem stellt bisweilen einen chronischen, sich Jahrzehnte lang gleichbleibenden Zustand dar, der zu geringen Beschwerden Veranlassung gibt, bisweilen aber auch ein progressiv verlaufendes, zum Tode führendes Leiden. Eine große Rolle spielt das Verhalten der Bronchitis für die Verschiedenartigkeit des Verlaufs, ferner die Widerstandsfähigkeit des Herzens. Wie weit eine angeborene Schwäche des Lungengewebes für den Verlauf entscheidend ist, entzieht sich vollständig der Beurteilung.

Im Beginn der Erkrankung stehen oft die Erscheinungen der Bronchitis im Vordergrund. Oft aber können diese nur in sehr geringem Maße ausgebildet sein, und der Patient merkt nur, daß er allmählich kurzatmiger wird. Anfangs fällt es ihm nur bei besonders anstrengenden Leistungen auf, etwa bei einer Bergtour oder beim raschen Treppensteigen, mit der Zeit bemerkt er diese Kurzatmigkeit immer häufiger. Eine kleine Erkältung, ein scheinbar spontan auftretender Husten führt zu einer erheblichen Steigerung der Kurzatmigkeit. In anderen Fällen ist man erstaunt, wie gering die Dyspnöe trotz einem bestehenden Emphysem ist. Namentlich bei Leuten, die schwer körperlich arbeiten müssen, bei Lastträgern, Bergführern usw. ist man oft überrascht, ein hochgradiges Emphysem zu finden, obschon die größten körperlichen Leistungen spielend vollbracht werden. Manchmal macht das Emphysem an sich keinerlei Beschwerden, und die ganze Krankheit verläuft unter dem Bild der chronischen Bronchitis.

Die Entwicklung des Emphysems kann Halt machen, und der Patient kann seine Krankheit behalten, bis Altersschwäche oder eine andere Erkrankung den Tod herbeiführt. Das Emphysem kann aber auch progressiv fortschreiten. Die Atemnot wird deutlicher, immer häufiger muß der Kranke wegen einer kleinen Bronchitis die Arbeit aussetzen, immer länger dauern die Folgen einer solchen Verschlimmerung. Auffallend ist, daß die Patienten oft abmagern, obwohl die Digestionsorgane in Ordnung sind. Doch gibt es andererseits auch Emphysematiker, die gerade wegen ihres Leidens, das sie zu einer ruhigeren Lebensweise zwingt, fettleibig werden.

Der weitere Verlauf der Krankheit hängt von dem Verhalten der Bronchitis und von der Funktion des Herzens ab. Bei vielen Patienten kommt es zu einem jahrelang andauernden qualvollen Zustand von Dyspnöe und Husten, während das Herz relativ gut bleibt, bis endlich Herzschwäche eintritt. In anderen Fällen beherrscht bald die Herzinsuffizienz die Szene, und die Krankheit verläuft ähnlich wie ein dekompensierter Herzfehler. Anfangs genügt Bettruhe, um die Ödeme zurückzubringen, die Cyanose zu mildern und den Puls kräftig zu gestalten, oder kleine Dosen von Digitalis haben auf Monate und Jahre hinaus einen dauernden Erfolg. Mit der Zeit kehren aber die Störungen der Herztätigkeit immer häufiger wieder und dauern immer länger, und schließlich versagt das Herz vollkommen und der Tod tritt ein.

Diagnose. Die Diagnose des Emphysems besteht in erster Linie im Nachweis erweiterter Lungengrenzen. Dieser Befund kann aber auch bei einer akuten Lungenblähung vorkommen. Bei einem typischen Asthmaanfall wird die Verwechslung kaum je vorkommen, dagegen kann man nach dem Aufhören des Anfalles oft noch längere Zeit im Zweifel sein, ob neben dem Asthma ein dauerndes Emphysem vorhanden ist oder ob es sich nur um die Reste des ausklingenden Anfalles handelt. Auch bei Bronchiolitis kann eine vorübergehende Lungenblähung vorkommen, auch die Erweiterung der Lungengrenzen bei Miliartuberkulose kann zu diagnostischen Verwechslungen Anlaß geben. In allen Fällen wird aber die Beobachtung nach kurzer Zeit Klarheit bringen.

Schwierig ist manchmal die Unterscheidung von einer angeborenen Lungenhypertrophie, einem Pulmo excessivus. Bei diesem Zustand handelt es sich um eine abnorm große, aber vollständig normale Lunge. Der Unterschied zwischen diesen beiden Zuständen besteht für die Perkussion darin, daß die angeborene Lungenvergrößerung gut bewegliche Grenzen zeigt, beim Emphysem dagegen die Verschieblichkeit immer mehr oder weniger gelitten hat. Steht ein Spirometer zur Verfügung, so kann es die Entscheidung dadurch erleichtern, daß es beim Pulmo excessivus eine normale, nicht selten sogar eine vermehrte Vitalkapazität anzeigt, während sie beim Emphysem herabgesetzt ist.

An die Fälle von angeborener Lungenhypertrophie, die übrigens recht selten sind (ich habe im Ambulatorium der ersten medizinischen Klinik in Berlin unter ca. 6000 Patienten einen einzigen ausgesprochenen Fall gefunden) reihen sich die Fälle an, in denen es durch schwere körperliche Arbeit oder durch angestrengte und behinderte Ausatmung (z. B. Glasbläser, Berufsmusiker, Marktschreier, Sänger etc.) zu einer vermehrten Mittellage der Lunge gekommen ist. Hier weiß man in der Regel nicht, ob man das als normalen Zustand oder als Emphysem bezeichnen soll. Bei der Häufigkeit, mit der geringe Grade von Emphysem bei Sektionen gefunden werden, dürfen wir wohl annehmen, daß auch diese Fälle in der Regel beginnendes richtiges Emphysem darstellen. Jedenfalls sollten sie in praktischer Hinsicht so beurteilt werden, als ob es sich um eine Anlage zu Emphysem handelte.

Die Fälle von doppelseitigem Pneumothorax sind so außerordentlich selten, daß ihre Differentialdiagnose gegenüber dem Emphysem kaum erwähnt zu werden braucht. Einseitiger Pneumothorax ist ganz selten fälschlicherweise an Stelle eines akut entwickelten kompensatorischen Emphysems diagnostiziert worden.

Die Differentialdiagnose gegenüber dem senilen Emphysem kommt kaum je in Frage, da das richtige senile Emphysem keine Erweiterung der Lungengrenzen zur Folge hat.

Von großer Wichtigkeit wäre es, wenn wir die Fälle von primärer starrer Thoraxdilatation von den auf anderer Ursache beruhenden Emphysemformen unterscheiden könnten. In vielen Fällen ist es aber absolut unmöglich. Doch gibt es Fälle, in denen der Thorax ganz oder fast unbeweglich ist, die Rippen sich auch bei angestrengtester Einatmung kaum heben, der Brustumfang sich nicht erweitert und andererseits die Erscheinungen des Bronchialkatarrhes stark zurücktreten. Hier muß man natürlich in erster Linie an primäre Thoraxstarre denken. Aber auch wenn Bronchitis vorhanden ist, die Unbeweglichkeit des Thorax aber sehr ausgesprochen ist oder in einem Mißverhältnis zu dem relativ geringen Tiefstand der Lungengrenzen steht, muß man an diese Möglichkeit denken. Diese Überlegung ist besonders wichtig wegen der daraus zu ziehenden therapeutischen Konsequenzen.

Prognose. Die Prognose richtet sich in erster Linie nach dem Verhalten der Herzens und der Bronchitis. Sind schon Erscheinungen von Herzinsuffizienz vorhanden, so sind die Aussichten sehr ungünstig. Sind sie noch nicht vorhanden, so hängt die Prognose vielfach davon ab, ob der Patient sich schonen kann und will. Auch in bezug auf die Bronchitis erheben sich oft die gleichen Fragen, im übrigen ist die Prognose der Bronchitis bei Emphysem insofern schlechter als ohne Emphysem, als ihre Beseitigung viel schwieriger ist.

Je früher das Emphysem auftritt, bzw. je länger es schon bei einem Patienten mittleren Alters besteht, um so schlechter ist im ganzen natürlich die Prognose.

Ein Zurückgehen der Lungenerweiterung, soweit sie durch Lungenatrophie bedingt ist, ist selbstverständlich ausgeschlossen. Dagegen sieht man gar nicht selten bei geeigneter Behandlung die Lungengrenzen zurückgehen, den Thoraxumfang kleiner werden. Das erklärt sich daraus, daß ein Teil der Erweiterung immer funktionell, nicht durch Atrophie bedingt ist. Jede Bronchitis kann die Lungengrenzen erweitern, ihre Beseitigung sie wieder auf ein kleineres Maß zurückbringen. Auch das subjektive Moment spielt eine wichtige Rolle, und oft gelingt es durch Beruhigung des Patienten ev. durch kleine Morphiumgaben eine allmähliche Retraktion der Lungen zu erzielen. Die Erklärung dieser Tatsache begegnet keinen Schwierigkeiten, wenn man bedenkt, daß jede willkürlich vertiefte Atmung zu einer vermehrten Mittellage der Lunge führen kann. Man sei also in der Beurteilung des Grades der Lungenerweiterung vorsichtig, wenn man den Patienten zum ersten Male sieht.

Therapie. Wie schon erwähnt, ist ein Teil der Lungenblähungen bisweilen der Reduktion fähig. In der Regel wird es sich um eine durch Bronchitis bedingte Erweiterung handeln. Aber auch das subjektive Gefühl der Dyspnöe kann dabei eine Rolle spielen. Die Behandlung dieses Anteiles der Lungenerweiterung fällt also zusammen mit der Behandlung der Bronchitis und der symptomatischen Therapie.

Abgesehen davon ist es nur in einem Falle möglich, den Zustand der Lunge selbst zu beeinflussen, nämlich bei der primären Thoraxstarre. Ist der Brustkorb infolge der von Freund beobachteten Knorpelveränderungen in eine Inspirationsstellung geraten und hier fixiert, und ist die Lunge dadurch ausgespannt und teilweise atrophisch, so wird doch diese Dehnungsatrophie geringer sein als die durch die Widerstände im Luftstrom entstandene. Es wird also ein größerer Teil der Rückbildung fähig sein und eine erhebliche Verkleinerung der Lunge wird dann eintreten können, wenn es gelingt, die fehlerhafte Stellung des Thorax zu beseitigen. Viel wichtiger ist aber, daß es in diesen Fällen gelingen muß, die Beschwerden des Patienten und die Störungen der Funktion in weitestem Maße zu beseitigen, wenn die Beweglichkeit des Thorax wiederhergestellt wird. Das wird bezweckt durch die Freundsche Operation, die Sektion der Rippenknorpel, die in Band 6 dieses Handbuches erwähnt ist. Nachdem Freund diese Operation im Jahre 1859 angedeutet und 1901 in konkreterer Form vorgeschlagen hatte, sind eine Anzahl von Patienten operiert worden, teils mit sehr gutem, teils mit weniger gutem Erfolg. Der Erfolg hängt natürlich sehr von der Auswahl der Fälle ab. Gute Resultate sind nur zu erwarten, wenn man sie auf die Fälle beschränkt, in denen wirklich eine ausgeprochene Thoraxstarre vorhanden ist, von der man annehmen kann, daß sie die Ursache des Emphysems ist. Die Möglichkeit dieser Diagnose wurde oben S. 676 besprochen. Ferner soll man sich auf die Fälle beschränken, bei denen das Herz in gutem Zustand und die Bronchitis geringt ist oder weitgehend gebessert werden kann. Sonst wird das Resultat der Operation stark in Frage gestellt. Beschränkt man sich auf solche Fälle, dann kann man allerdings sehr schöne Resultate sehen. Aber der Kreis der Operationsmöglichkeit wird dadurch erheblich eingeschränkt, namentlich wenn man bedenkt, daß von den Patienten mit geringen bronchitischen Beschwerden und gutem Allgemeinzustand nur ein kleiner Teil sich zur Operation entschließt. In den letzten zwei Jahren habe ich unter 94 Patienten mit Emphysem etwa vier oder fünf gefunden, bei denen mir die Indikationen für die Operation erfüllt schienen. Aber nur einer davon hat sich operieren lassen. Unmittelbar nach der Operation werden die Rippen, deren Knorpel reseziert wurden, beweglich und die Atemnot schwindet auffallend rasch. Die Patienten verspüren sofort eine große Erleichterung und die funktionelle Prüfung ergibt gute Resultate (vgl. von den Velden.) Doch möchte ich von den Velden darin recht geben, daß er vor einer Überschätzung der spirometrischen Untersuchungen warnt (vgl. oben S. 671), und das Hauptgewicht auf die klinische Beurteilung legt.

Außer der Operation des starren Thorax gibt es keine direkte Beeinflussung des Emphysems. Die Therapie hat aber zwei große Aufgaben, nämlich die Behandlung der Bronchitis und des Herzens.

Was die Bronchitis betrifft, so unterscheidet sich deren Therapie nicht von der Behandlung jedes anderen Bronchialkatarrhs. Sie braucht deshalb hier nicht ausführlich besprochen zu werden, sondern es ist auf das Kapitel Bronchitis zu verweisen. Doch gestaltet sich die Behandlung einer Bronchitis bei Emphysem oft besonders schwierig. Die Anwendung der Exspektorantien, des Morphiums usw. braucht nicht weiter erwähnt zu werden. Besonders gute Dienste leistet bei der Bronchitis des Emphysematösen der Bronchitiskessel. Die Beseitigung der Bronchitis ist nicht nur für die Beseitigung der momentanen Beschwerden notwendig, sondern sie bringt, wie schon erwähnt, einen Teil der Lungenerweiterung zum Rückgang und sie verhindert die weitere Ausbildung des Emphysems.

Auch die Behandlung der Herzschwäche braucht hier nicht ausführlich erörtert zu werden. Sie richtet sich nach den in diesem Bande bei den Erkrankungen des Herzens besprochenen Grundsätzen. Jeder Emphysematiker ist, so lange sein Herz noch intakt ist, in bezug auf dieses als Prophylaktiker zu behandeln, d. h. vor allen Überanstrengungen zu hüten. Sobald Erscheinungen der Insuffizienz vorhanden sind, so ist die Herzschwäche zu behandeln, als ob sie auf irgend einer anderen Ursache beruhte. Man warte nicht zu lange mit der Anwendung von Digitalis, man beachte aber auch, daß der Patient, wenn er nach Ausheilung der Herzinsuffizienz wieder in die früheren Verhältnisse zurückkehrt, voraussichtlich in kürzester Zeit wieder an Herzschwäche erkranken wird.

Sowohl wegen der Herzschwäche als auch wegen der Bronchitis erhebt sich recht oft die Frage eines Berufswechsels, einer Pensionierung und dergl. In der Regel ist die Entscheidung leicht, da der Patient meistens selbst den Grad seiner Leistungsfähigkeit abzuschätzen vermag, viel besser als bei manchen anderen Krankheiten. Oft genügt auch reichlicher Urlaub in jedem Jahr, manchmal kann ein Spitalaufenthalt die Krankheit auf längere Zeit in ein erträgliches Stadium bringen.

Wie schon wiederholt erwähnt, kann die Dyspnöe auch auf die Dehnung der Lunge verschlimmernd wirken. Deshalb ist es berechtigt, auf die Dyspnöe direkt therapeutisch einzuwirken. Schon aus diesem Grunde ist es oft angezeigt, Emphysematikern einen Erholungsurlaub oder sogar für einige Zeit Bettruhe zu verordnen. Wenn das nicht zum Ziele führt, so ist Morphium angezeigt. Es liegt nahe, bei der anfallsweise gesteigerten Dyspnöe der Emphysematiker auch an Kontraktionen der Bronchialmuskulatur zu denken und deshalb Atropin zu verordnen. Ich habe aber davon nie Erfolge gesehen. Von Sauerstoffatmungen sieht man bei stärkerer Dyspnoe bisweilen überraschende Erleichterungen. Natürlich ist es nicht ausgeschlossen, daß es sich um rein suggestive Erfolge handelt. Diese sind nun an und für sich schon oft recht erwünscht, weil sie, ähnlich wie beim Asthma bronchiale, bisweilen zu einer Verminderung der Lungenfüllung und dadurch auch zu einer Verringerung der objektiv bedingten Dyspnöe führen können. Wenn man aber sieht, daß der Sauerstoff besonders günstig wirkt, so kommt man immer wieder auf den Gedanken, daß es sich doch um einen spezifischen Einfluß handelt. Ein solcher ist auch erklärlich, wenn man bedenkt, daß einzelne Partien der emphysematösen Lunge infolge der Bronchitis oder aus anderen Gründen schlecht ventiliert sind, und daß hier deshalb die Vermehrung des Sauerstoffgehaltes in dem geringen Luftquantum, das bei der Einatmung den Weg in die Alveolen findet, günstig wirken muß.

Es sind nun noch einige Apparate zu besprechen, deren Anwendung oft sehr schöne Resultate zeigt, deren Wirkung aber nicht immer einfach zu erklären ist.

Zunächst sieht man oft sehr schöne Erfolge von täglichen wiederholten mehrstündigem Aufenthalt in pneumatischen Kabinetten. Auf S. 269 ist erwähnt, daß man bei der Einwirkung komprimierter Luft auf den ganzen Körper eine Abblassung und Abschwellung der Schleimhaut der oberen Luftwege beobachtet. Es ist deshalb anzunehmen, daß der Aufenthalt in verdichteter Luft dadurch den Weg für die Atmungsluft frei macht und also in ähnlicher Weise wirkt wie bei der chronischen Bronchitis.

Vielfach wurde namentlich früher der Waldenburgsche Apparat angewandt, indem man diesen so regulierte, daß die Patienten normale Luft einatmen und in verdünnte Luft ausatmen. Es wurde angenommen, daß das Lungenvolumen dadurch allmählich verkleinert werde, wahrscheinlich findet aber in erster Linie eine Wirkung auf die Blutzirkulation statt, wie aus den Erfolgen der jetzt zu besprechenden Apparate hervorgeht.

Der Brunssche Apparat (vgl. S. 270) stellt eine Druckverminderung in der Atmungsluft her, die während beider Phasen der Respiration gleich bleibt. Hier kann es sich also nicht um eine Auspumpung der Lunge, wie sie beim Waldenburgschen Apparat angenommen wurde, handeln. Trotzdem werden von ihm sehr gute Erfolge berichtet. Offenbar tritt, wie es auch Bruns mit seinem Apparat beabsichtigte, eine Erweiterung der Lungenkapillaren durch den verminderten Druck, der auf den Alveolen lastet, ein, und dadurch wird die Zirkulation verbessert. Der Brunssche Apparat hat vor dem Waldenburgschen den Vorteil der Billigkeit und der leichteren Handhabung voraus.

Bei der Kuhnschen Lungensaugmaske (S. 270) handelt es sich endlich um eine einseitige Druckverminderung während der Inspiration. Man könnte also denken, daß dadurch die Lungenblähung im Gegenteil vermehrt würde. Aber trotzdem empfinden die Emphysematiker, wie ich mich auch selbst oft überzeugen konnte, davon eine bedeutende Erleichterung, die oft viele Stunden anhält und auch nach der Beendigung der Kur andauert. Eine andere Erklärung als durch die Besserung der Zirkulation scheint mir hier nicht möglich. Vielleicht wirkt die rein inspiratorische Druckverminderung deshalb besonders günstig, weil nicht nur während der einen Atmungsphase die Hindernisse in den Kapillaren vermindert werden, sondern weil die normale Wirkung der Atmung als Saug- und Druckpumpe dadurch verstärkt wird.

Sehr schöne Erfolge sieht man oft von der Unterstützung der Ausatmungsbewegung. Am einfachsten kann diese durch manuelle Kompression des Brustkorbes und des Bauches bewerkstelligt werden. Doch gehört dazu viel Geschick und Übung von seiten des Masseurs. Sie wird deshalb nicht sehr häufig angewandt, abgesehen von der schwedischen Methode.

Bequemer ist der Roßbachsche Atmungsstuhl. Infolge seiner Billigkeit kann ihn unter Umständen der Patient selbst anschaffen. Die Kranken lernen rasch damit umgehen und empfinden von seiner Anwendung oft eine bedeutende Erleichterung. Man kann sich auch oft davon überzeugen, daß die Patienten nachher leichter atmen und weniger zyanotisch sind. Wichtig ist, daß man anfangs nur wenige Minuten damit atmen läßt, aber mit der Zeit die Dauer seiner Anwendung steigert, bis zu mehrmals täglich 20 Minuten. Die Bogheansche Atmungsmaschine hat dem Roßbachschen Stuhl gegenüber den Vorteil, daß der Patient nicht aktiv mitzuwirken hat, aber den Nachteil, daß die Kompression des Abdomens nicht so gleichmäßig ist wie beim Roßbachschen Atmungsstuhl, bei dem sie mit Hilfe der Bauchgurte, wenn diese richtig gespannt sind, sehr schön erfolgt.

Einen besonderen Apparat zur Unterstützung der abdominalen Exspiration hat Hofbauer angegeben. Während der Ausatmung, die beliebig reguliert werden kann, wird Luft in einen Sack eingeblasen, der auf das Abdomen drückt. Hofbauer legt besonderen Wert darauf, daß dadurch das Zwerchfell in die Höhe getrieben wird. Gleichzeitig soll der Patient aber auch lernen, aktiv seine Bauchmuskeln anzuspannen.

Es ist eine Frage, wie alle die Apparate und Methoden, die die Exspiration unterstützen, auf das Emphysem einwirken. Einen großen Anteil hat dabei sicher die Unterstützung der Expektoration, daneben die Beförderung der Zirkulation und endlich wohl auch die Disziplinierung der Atmung. Ein Zurückgehen der Lungengrenzen gehört zu den Ausnahmen, und wenn es vorhanden ist, so ist es wohl meist die Folge davon, daß die Bronchitis zurückgegangen ist. Die Erfolge, die man objektiv bei allen erwähnten Methoden feststellen kann, bestehen immer nur in der Besserung der Bronchitis und im Rückgang der Symptome von seiten der Zirkulation.

Auch die Massage und Gymnastik können nur auf die Bronchitis und die Blutzirkulation wirken. Es kommen deshalb alle Maßnahmen in Betracht, die geeignet sind, die Expektoration zu befördern und das Herz, sei es durch Beeinflussung der Atembewegungen, sei es durch Beförderung der peripheren Zirkulation, zu unterstützen.

XI. Die Atelektase und die Cirrhose der Lungen.

Die Atelektase und die Cirrhose stellen keine Krankheiten dar, sondern anatomische Zustände, die auf verschiedenartigen Ursachen beruhen können. Da sie aber ziemlich charakteristische Symptomenkomplexe darstellen und mit typischen Funktionsstörungen verknüpft sind, müssen sie hier behandelt werden.

1. Die Lungenatelektase.

Definition. Unter Atelektase verstehen wir das Fehlen von Luft oder anderem Inhalt in den Alveolen. Die Alveolarwände liegen aneinander, und wenn dieser Zustand erworben ist, d. h. wenn die Alveolen früher lufthaltig waren, so kann man auch von Kollaps sprechen. Die Bezeichnung Atelektase ($\mathring{\alpha}\tau\varepsilon\lambda\acute{\eta}\varsigma$ unvollständig und $\mathring{\varepsilon}\varkappa\tau\alpha\varsigma\iota\varsigma$ Ausdehnung) ist eigentlich nicht korrekt, da es sich nicht um eine unvollständige, sondern um eine gar nicht vorhandene Ausdehnung der Alveolen handelt.

Ätiologie und Pathogenese. Die Atelektase kann durch drei Ursachen zustande kommen, die freilich häufig kombiniert sind.

1. **Atelektase infolge ungenügender Atembewegungen.** Das einfachste Beispiel bildet die Atelektase der Neugeborenen. Lebensschwache Kinder und solche, die durch den Geburtsakt schwer asphyktisch geworden sind, atmen häufig ungenügend oder gar nicht, und dann bleiben mehr oder weniger ausgedehnte Partien der Lungen luftleer. Auch Verletzungen des Schädels und Blutungen in das Gehirn bei schweren Geburten können eine mangelhafte Respirationstätigkeit zur Folge haben. Diese Atelektase der Neugeborenen ist insofern von Bedeutung, als nach der Ansicht mancher Autoren aus einer ungenügenden Entfaltung der Lunge unmittelbar nach der Geburt sich später Bronchiektasien entwickeln können. Es scheint aber sehr unwahrscheinlich, daß die zufälligen Störungen der Atmung im ersten Momente des Lebens Bronchiektasien zur Folge haben können, bei denen sich recht häufig auch andersartige Hemmungsbildungen nachweisen lassen (vgl. das Kapitel Bronchiektasien). Im späteren Leben sehen wir Atelektase infolge ungenügender Atmung namentlich bei geschwächten Individuen auftreten. Bei Kindern ist es vorwiegend die Rachitis, bei Erwachsenen sind es alle Krankheiten, die mit einem lange dauernden Krankenlager verbunden sind, insbesondere wenn die Reflextätigkeit darniederliegt, so daß die Atmungstätigkeit auf die normalen Reize hin nicht ausgiebig genug erfolgt. Die Atelektase bildet sich dann namentlich an den Lungenrändern aus. Es sei aber betont, daß man diese Atelektase häufig genug vorübergehend auch bei ganz gesunden Menschen findet, die lange unbeweglich gelegen haben. Auch ein Kollaps ganzer Lungenlappen durch rasch eintretende Lähmung der Respirationsmuskeln ist beschrieben worden.

Diese Form von Atelektase gehört zur Resorptionsatelektase, die durch Aufsaugung der Luft aus den Alveolen entsteht.

Wir haben uns den Mechanismus genau so zu denken, wie bei der Resorption der Luft aus einem Pneumothorax. Wenn kein Luftwechsel in den Alveolen stattfindet, so wird der Sauerstoff aus den Alveolen verbraucht, die Kohlensäure gebunden und durch den Blutstrom entfernt, und der restierende Stickstoff steht unter einem höheren Partiärdruck als der Stickstoff im Blut, vorausgesetzt, daß der Druck in den Alveolen im ganzen hoch bleibt, selbst wenn ihr Volumen vermindert ist und ganz verschwindet. Wäre die Struktur der Lunge derart, daß die Elastizität der Alveolarwand dem Kollaps einen nennenswerten Widerstand entgegensetzt, so würde in den Lungenbläschen durch die Resorption der Luft ein negativer Druck zustande kommen müssen, der zur Ansaugung von Stickstoff aus dem Blut führt. Das Lungengewebe ist aber so gebaut, daß auch bei der stärksten Verengerung der Alveolen die Wände noch einen Druck auf das Lumen ausüben, wie Lichtheim gezeigt hat. So läßt sich auch die Tatsache erklären, daß die Leichenlunge nicht vollständig kollabiert, daß aber intra vitam eine Atelektase möglich ist. In der Leiche fehlt das zirkulierende Blut, das die Gase resorbieren kann.

Für diese Atelektase ist freilich die mangelhafte Atemtätigkeit selten die einzige Ursache, sondern häufig wird sie begünstigt durch eine gleichzeitige vorhandene Bronchitis, die den Luftzutritt erschwert, namentlich aber durch eine Kompression, die bei bettlägerigen Patienten häufig an den unteren Lungenrändern durch Druck des Abdomens zustande kommen kann. Diese Form der Atelektase nähert sich also den beiden jetzt zu besprechenden Formen.

2. **Obstruktionsatelektase.** Bei vollständigem Verschluß eines Luftröhrenastes wird die Luft in dem abgeschlossenen Bezirk in gleicher Weise resorbiert, wie es für die erste Form besprochen wurde. Das kann aber nur dann

geschehen, wenn entweder die Verstopfung des Bronchus wirklich eine vollständige ist oder wenn gleichzeitig die Atmungskräfte darniederliegen, weil kräftige Atembewegungen bei einem unvollständigen Bronchialverschluß im Gegenteil zu einem Emphysem führen müssen. Wir sehen daher Obstruktionsatelektase namentlich bei der Bronchitis capillaris, insbesondere der Kinder (auch bei Diphtherie, Masern und Keuchhusten) und bei der Bronchitis alter und kachektischer Individuen.

3. Kompressionsatelektase. Da das Lungengewebe, wie bei der Besprechung der Resorptionsatelektase erwähnt wurde, der Verkleinerung keinen nennenswerten Widerstand entgegensetzt, so wird es durch jeden Druck von außen leicht atelektatisch gemacht. Man braucht sich nicht vorzustellen, daß der auf das Lungengewebe wirkende Druck positiv werden muß, sondern eine Verminderung des normalen negativen Druckes genügt.

Für das Verständnis der Atelektasenbildung ist auch die von Tendeloo betonte Tatsache wichtig, daß sich Druckveränderungen im Lungengewebe nur auf beschränkte Entfernungen fortpflanzen. Sonst müßte die Lunge sich im Ganzen zurückziehen, und es könnte nicht zur Atelektase, z. B. der unteren Partien infolge von Kompression kommen. Aber auch für die Kompressionsatelektase ist die Resorption der Gase aus den Alveolen durch das zirkulierende Blut eine notwendige Voraussetzung. Denn die Leichenlunge kann auch durch den stärksten Druck nicht vollständig luftleer gemacht werden.

Die Ursachen der Kompressionsatelektase sind: a) Raumbeengung in der Pleurahöhle durch Flüssigkeit oder Luft. b) Raumbeengung durch außerhalb der Pleura gelegene Organe oder Geschwülste (Herzvergrößerung, Aneurysmen etc. c) Raumbeengung durch Gestaltsveränderung des Thorax, besonders rachitische Kyphoskoliose. d) Kompression durch Empordrängung des Zwerchfells.

Pathologische Anatomie. Das Lungengewebe ist luftleer, zähe. Beim Zusammendrücken knistert es nicht, im Wasser sinkt es unter. Die Farbe kann infolge des verschiedenen Blutgehaltes verschieden sein. Mikroskopisch fehlt das Lumen der Alveolen, die Wände liegen aneinander.

In den atelektatischen Partien können sich verschiedenartige Veränderungen entwickeln:

Splenisation. Bei vielen Individuen, die an geschwächter Herzkraft leiden und Atelektase bekommen, ist das luftleere Gewebe gleichzeitig hyperämisch und ödematös. Dadurch bekommt es ein festes, milzähnliches Aussehen.

Atelektatische Pneumonie. Vielfach wird der Atelektase eine wichtige Rolle für die Entstehung der Bronchopneumonie zugeschrieben. Wie aber Ribbert ausführt, hat das wenig Wahrscheinlichkeit für sich, sondern meistens sind bei Atelektase gleichzeitig auch die Bedingungen für eine katarrhalische Lungenentzündung, eine Stauungsbronchitis und hypostatische Hyperämie, vorhanden. Die Unterscheidung zwischen Splenisation und atelektatischer Pneumonie kann schwierig sein, häufig aber erlaubt die Trübung des abgestrichenen Saftes bei der Pneumonie ohne weiteres die Diagnose.

Kollapsinduration. Bei länger dauerndem Bestehen einer Atelektase entwickelt sich häufig eine Bindegewebsneubildung, die schließlich zu einer richtigen Lungencirrhose führen kann. Man hat sich das so vorgestellt, daß die Alveolarwände, wenn sie lange aneinander liegen, einfach verkleben, indem die Epithelien desquamieren, und daß dann eine reaktive Bindegewebswucherung einsetzt. Das erscheint aber wenig wahrscheinlich, sondern in der Regel führt die Ursache der Atelektase auch zu einer interstitiellen Pneumonie, wie z. B. bei der Pleuritis (vgl. das Kapitel Chronische Pneumonie), oder die gleichzeitig vorhandene Bronchitis hat eine Peribronchitis zur Folge. In Pneumothoraxlungen findet man kein Verkleben der Alveolarwände, sondern nur eine Umwandlung des platten Alveolarepithels in kubisches Epithel, die von Borst als histologische Akkomodation aufgefaßt wird, ferner eine von dem peribronchialen, perivaskulären und pleurogenen Bindegewebe ausgehende Wucherung (siehe Warnecke). Hier spielt vielleicht die Störung der Blutbewegung eine wichtigere Rolle für die Bindegewebsentwicklung als die Atelektase.

Symptomatologie. Die Atelektase der Neugeborenen zeigt sich, wenn sie größere Ausdehnung erreicht, darin, daß die Kinder oberflächlich atmen und asphyktisch aussehen. Ihre ausführliche Besprechung gehört aber nicht in den Rahmen dieses Handbuches.

Im vorgerückten Alter kann eine ausgedehnte Atelektase ähnliche Erscheinungen machen wie eine Pneumonie. Dämpfung, Bronchialatmen, Bronchophonie, Verstärkung des Pektoralfremitus und Knisterrasseln können vorhanden sein. Leichtere Grade geben sich nur durch Knisterrasseln zu erkennen. Man hört es an den hinteren unteren Lungenrändern, aber nur bei den ersten Atemzügen. Nach einer Reihe tiefer Atemzüge oder nach einigen Hustenstößen nimmt das Knistern ab oder verschwindet ganz.

Bei Kyphoskoliotischen kann man nicht selten Atelektasen nachweisen, die nach tiefen Atemzügen verschwinden. Sie haben sicher eine große Bedeutung für die Entstehung von Bronchopneumonien.

Diagnose. Die Diagnose der leichteren Grade von Atelektase ist in der Regel leicht. Die feinen Geräusche und ihr rasches Verschwinden ist so charakteristisch, daß in der Regel eine Verwechslung nicht möglich ist. Bei größerer Ausdehnung der Atelektase kann die Verwechslung mit einer Pneumonie oder mit einem Erguß vorkommen, namentlich da bei Atelektase bisweilen der Pektoralfremitus keine sichere Entscheidung gegenüber einer Flüssigkeitsansammlung zuläßt, weil beide Seiten sich gleich verhalten. Dann genügt es bisweilen den Patienten einige Zeit lang sich aufrichten zu lassen und eventuell durch kalte Abklatschungen die Atmung zu vertiefen (Lenhartz, Roch und Fulpius). Dabei verschwindet die Dämpfung und das Atemgeräusch wird vesikulär. Nur bei chronischer Atelektase tritt dabei kein Wechsel der Erscheinungen auf.

Therapie. Die Atelektase bei Pleuritis und Pneumothorax ist, ebenso wie bei vielen anderen Zuständen, in der Regel kein Objekt der Behandlung. Die Einzelheiten sind in den entsprechenden Kapiteln erwähnt. Objekt der Therapie ist dagegen in erster Linie die Atelektase in den abhängigen Partien bei chronisch Kranken, bei Typhus etc. Sie wird am besten bekämpft durch Anregung einer tiefen Atmung. Am meisten erreicht man durch die Applikation von Kältereizen, sei es durch kühle Bäder und Übergießungen, oder durch Wickel und Abklatschungen. Von Wichtigkeit ist ferner die Beseitigung von Bronchitiden, endlich die Bekämpfung des Meteorismus, Sorge für regelmäßigen Stuhlgang, Vermeidung blähender Speisen und kühler Getränke.

Die gleichen Maßnahmen kommen auch für die Prophylaxe in Betracht. Schwer kranke Patienten müssen zu häufigem Lagewechsel veranlaßt werden.

Ob es gelingt, durch die sorgfältige Behandlung der Atelektase Neugeborener die Entstehung von Bronchiektasien zu verhüten, ist aus den oben erwähnten Gründen sehr fraglich.

2. Die Lungencirrhose.

Ätiologie. Die Lungencirrhose ist die Folge jeder chronischen Entzündung des Lungengewebes. Sie kommt daher bei sehr vielen Krankheiten zustande, bald in geringerer, bald in größerer Ausdehnung. Nach chronischer Pneumonie sehen wir die ausgedehntesten Cirrhosen, aber auch nach Pleuritiden, bei chronisch fibröser Phthise etc. kommen Sklerosierungen von großen Lungenbezirken vor. Kleinere Partien werden nach der Ausheilung jedes Prozesses, der zur Zerstörung von Lungengeweben geführt hat, cirrhotisch.

Symptomatologie. Die Erscheinungen von Lungenschrumpfung, die bei ausgedehnter Cirrhose auftreten, decken sich mit denen, die nach schweren Brustfellentzündungen zurückbleiben und mit „Retrécissement thoracique" einhergehen. Sie sind im Kapitel Pleuritis beschrieben.

Umschriebene Cirrhosen führen zu einer Einziehung der Brustwand an einer beschränkten Stelle und zu einer Verlagerung der Organe in der Nachbarschaft. Die befallene Seite bleibt bei der Atmung zurück.

Die Perkussion der geschrumpften Partien ergibt eine Abschwächung des Schalles, die bis zu einer absoluten Dämpfung fortschreiten kann. Andere Lungenpartien weisen infolge des komplementären Emphysems einen abnorm lauten und tiefen Schall, oft Schachtelton auf. Bei der Auskultation hört man meist abgeschwächtes, seltener bronchiales oder unbestimmtes Atmen. Rasselgeräusche, oft von klingendem Charakter treten vorwiegend dann auf, wenn die Bronchien in den erkrankten Partien erweitert sind.

Nicht bei jeder Lungenschrumpfung braucht Husten und Auswurf vorhanden zu sein. Nur wenn Bronchiektasen vorhanden sind, ist es notwendigerweise der Fall, dann nimmt der Auswurf häufig die für diese charakteristische Beschaffenheit an.

Sehr schöne Resultate liefert oft die Röntgenuntersuchung. Man erkennt die Verschiebung des Mediastinums (vgl. darüber die Erkrankungen des Mediastinums in diesem Bande), die Verlagerung des Herzens und den Hochstand der einen Zwerchfellhälfte oft sehr deutlich. Die ganze Thoraxhälfte bzw. die betroffene Partie ist enger, die Rippen verlaufen steiler, die Interkostalräume sind schmäler. Die geschrumpfte Lungenpartie erscheint dunkler und hellt sich bei der Inspiration nicht oder nur sehr wenig auf. Freilich verdeckt die Verdunkelung des Lungenfeldes oft die anderen Symptome in erheblichem Maße.

Je nachdem die Schrumpfung eine ganze Lunge, einen einzelnen Lappen oder nur einen Teil eines solchen ergriffen hat, liefern Perkussion, Auskultation und Röntgenuntersuchung verschiedenartige Bilder. Manchmal können ganz bizarre Perkussionsfiguren und schwer zu deutende Krankheitsbilder entstehen.

Folgen und Komplikationen. Die Schrumpfung eines größeren Lungenabschnittes ist für den Körper nicht gleichgültig. Die harmloseste Folge ist die Entstehung von Lungenemphysem in den anliegenden Lungenabschnitten. Wichtiger ist die Tatsache, daß bei der Schrumpfung auch die Gefäße veröden und dadurch die Arbeit für den rechten Ventrikel vermehrt wird. Seite 231 wurde auseinandergesetzt, daß schon eine nicht sehr ausgedehnte Einschränkung der Lungenstrombahn die Arbeit für das rechte Herz bedeutend erschwert und es mit der Zeit zum Erlahmen bringt. Wir sehen bei allen ausgedehnteren Lungenschrumpfungen als Ausdruck der Mehrarbeit eine Verstärkung des zweiten Pulmonaltones. Bei Entblößung der Lungenarterie kann man auch den verstärkten Pulmonalklappenschluß häufig fühlen.

Gefährlich ist vielleicht auch die Verziehung des Herzens. Die Abbiegung oder Abklemmung der Vena cava inferior, die dabei notwendigerweise auftreten muß, ist sicher für die Herzaktion nicht gleichgültig.

Eine weitere Folge ist die Ausbildung von Bronchiektasien. Für die Erklärung ihrer Entstehung und für die Symptome sei auf das spezielle Kapitel verwiesen.

In der cirrhotischen Lunge können sich auch ulzeröse Prozesse entwickeln. Vgl. darüber das Kapitel Lungenabszeß.

Geringe Grade von Lungenschrumpfung werden ohne die geringsten Beschwerden oft jahrelang ertragen. Sind aber ausgedehntere Partien der Lunge geschrumpft, so werden die Patienten bei Anstrengungen dyspnoisch und häufig auch zyanotisch. In der Ruhe können sie sich scheinbar normal verhalten, durch komplementäres Emphysem können mit der Zeit die Difformitäten sich soweit ausgleichen, daß man äußerlich kaum etwas bemerkt, und die Kranken können einen gänzlich gesunden Eindruck machen. Sobald aber Anforderungen an Atmung und Kreislauf gestellt werden, zeigt sich die Herzinsuffizienz. Mit der Zeit treten die Insuffizienzerscheinungen immer häufiger und intensiver auf, und bei Patienten mit großer Ausdehnung des Prozesses stellt sich früher oder später schwere Herzschwäche ein, die zum Tode führt. Aber wenn auch die Herzstörung nicht schwer genug ist um für sich allein das Ende herbeizuführen, so macht sie sich in gefährlicher Weise geltend, wenn das Herz noch in anderer Weise, etwa durch beginnende Arteriosklerose geschwächt wird.

Therapie. Die Therapie einer ausgebildeten Lungenschrumpfung kann nur darin bestehen, daß man die Körperanstrengung auf das Maß reduziert, das der Patient ohne Störung der Herztätigkeit erträgt. Lungengymnastik kann cirrhotisches Lungengewebe niemals wieder funktionstüchtig machen. Sie kann höchstens die Körperform verbessern, indem die Brustwand wieder erweitert wird und sich der Thoraxraum mit emphysematöser Lunge füllt. Ob aber das Emphysematöswerden gesunder Lungenpartien ein Vorteil ist, dürfte doch sehr zu bezweifeln sein. Einzig wenn die Cirrhose noch nicht vollständig ausgebildet ist und die Erkrankung der Lunge stellenweise in Atelektase besteht, kann die Lungengymnastik etwas leisten. Das kommt bei ausgeheilten Pleuritiden vor, nicht aber bei einer idiopathischen oder sekundären Pneumonie.

XII. Fremdkörper in Bronchien und Lungen.
(Anhang: Bronchial- und Lungensteine.)

Ätiologie. Die meisten Fremdkörper gelangen von außen in die Bronchien, weit seltener sind die in den Bronchien selbst entstandenen Steine, die im Anhang behandelt werden sollen.

Am häufigsten sind es Knochenstückchen, die durch Verschlucken in die Bronchien eindringen. Aber auch Erbsen, Bohnen, große Fleischstücke etc. können beim Essen aspiriert werden. Bei Kindern können alle möglichen Gegenstände, Münzen, Nadeln usw. ihren Weg durch die Luftröhre finden, bei Erwachsenen gelegentlich falsche Gebisse. Hat der Fremdkörper die Enge des Kehlkopfs passiert, so gelangt er mit Vorliebe in den rechten Hauptbronchus, weil dieser in der unmittelbaren Fortsetzung der Trachea liegt, während der linke in einem Winkel abgeht.

Symptomatologie. Die unmittelbare Folge der Aspiration von Fremdkörpern ist heftiger Husten, verbunden mit starker Cyanose. Der Kranke macht oft den Eindruck ersticken zu müssen, selbst wenn der Fremdkörper klein und die wirkliche Gefahr gering ist. Nicht selten hat man den Eindruck, daß der Fremdkörper durch den Husten eine Zeitlang in den Luftwegen hin und her bewegt wird und daß dann eine Einklemmung auftritt.

Allmählich beruhigen sich diese Symptome, aber bald treten neue Erscheinungen auf. Dyspnoe stellt sich ein, der Husten wird wieder schlimmer und die Untersuchung ergibt Zurückbleiben der Atmung auf einer Seite, Abschwächung des Atemgeräusches und des Stimmfremitus, meistens auch Dämpfung, am häufigsten über einem Unterlappen.

Der weitere Verlauf gestaltet sich sehr verschieden. Recht selten ist es, daß der Fremdkörper ausgehustet wird. Dagegen kommt es nicht selten vor, daß die Erscheinungen schwerer werden, sei es, daß der Fremdkörper eine andere Lage einnimmt (so in dem Falle Weber die Drehung eines Pfennigstückes, das im rechten Bronchus steckte und anfangs geringe Erscheinungen machte, dann aber plötzlich den Tod verursachte), sei es durch Schwellung der Bronchialschleimhaut oder durch Quellung des Fremdkörpers, was bei Erbsen und Bohnen häufig der Fall ist. Oft tritt Besinnungslosigkeit ein. Die Erscheinungen können aber auch nur anfangs gering bleiben und später in die einer chronischen Bronchitis und Bronchiektasie übergehen. Dabei können geringere oder stärkere Temperaturerhöhungen vorhanden sein. Auch das Bild der chornischen Pneumonie kann sich entwickeln. In anderen Fällen bildet sich unter hohem Fieber ein Abszeß oder eine Gangrän der Lunge. Oft haben Kranke, die einen Fremdkörper in den Luftwegen haben, das Gefühl von Übelkeit, gelegentlich auch Erbrechen. Sander, der selbst daran litt, vergleicht das Gefühl mit der Seekrankheit.

Gar nicht selten ist es, daß ein Fremdkörper lange Zeit liegen bleibt und nur die Symptome von Husten und Auswurf verursacht, nach Jahren plötzlich ausgehustet wird oder zu Gangrän oder Abszeß führt. In günstigen Fällen wird mit dem Eiter und dem Lungengewebe auch der Fremdkörper ausgehustet, in ungünstigen führt die Erkrankung zum Tode. Endlich gibt es Fälle, in denen die Sektion als zufälligen Nebenbefund einen Fremdkörper in einem Bronchus aufwies.

Diagnose. Die Diagnose kann auch in frischen Fällen schwierig sein, wenn der Patient bewußtlos ist oder gar nicht weiß, daß er einen Fremdkörper aspiriert hat. Sie stützt sich auf die Symptome einer Bronchostenose. Metallene Fremdkörper und auch Knochenstückchen kann man häufig mit Hilfe der Röntgenstrahlen nachweisen. Hat man sichere Anhaltspunkte für die Diagnose durch die Anamnese oder hat eine genaue Untersuchung des Patienten bei einer akut aufgetretenen Affektion die Symptome einer Bronchostenose ergeben, so sollte immer, wenn möglich, die Bronchoskopie versucht werden.

Schwieriger ist die Diagnose eines Fremdkörpers, wenn dieser einen Lungenabszeß, eine Bronchiektasie oder dgl. verursacht hat. Gelegentlich gelingt es durch Befragen des Patienten festzustellen, daß er sich vor Jahren einmal verschluckt hat und seither hustet. Die Hauptsache ist, daß man bei allen derartigen Erkrankungen an die Möglichkeit ihrer Entstehung durch Aspiration eines Fremdkörpers denkt.

Therapie. Das Ziel der Therapie muß natürlich immer die Entfernung des Fremdkörpers sein. Früher versuchte man es immer mit einem Brechmittel, und es gibt zweifellos Fälle, in denen dieses zum Ziele führte. Man sollte deshalb immer einen Versuch machen, z. B. 0,005—0,01 Apomorphinum hydrochloricum subkutan oder 0,1—0,2 Cuprum sulfuricum in $1^0/_0$iger Lösung per os. Wenn möglich, sollte die Extraktion auf bronchoskopischem Wege versucht werden. Manchmal gelingt es auch durch Herabhängen des Oberkörpers und Klopfen auf den Rücken das Aushusten herbeizuführen. Wenn man nicht zum Ziele gelangt, so sollte man, sobald eine Lokalisation des Fremdkörpers möglich ist, die Entfernung durch Pneumotomie vornehmen, da die Anwesenheit eines Fremdkörpers in den Luftwegen immer eine Gefahr für den Träger bildet.

Handelt es sich um Fremdkörper, die schon vor langer Zeit aspiriert worden sind, so wird man mit dem Anraten einer Operation zurückhaltender sein. Am ehesten wird man sich dazu entschließen, wenn als Folge eine Bronchiektasie aufgetreten ist. Handelt es sich dagegen um Abszeß oder Gangrän, so wird man häufig sowieso eine Operation vornehmen und mit dieser die Entfernung des Fremdkörpers verbinden.

Anhang.
Bronchial- und Lungensteine.

Gelegentlich findet man bei der Sektion tuberkulöser und anderer Menschen in einer Kaverne oder in einem erweiterten Bronchus Kalkkonkremente, die Kirschkerngröße erreichen oder sogar überschreiten können. Meist handelt es sich um eitriges Sekret, das eingedickt und mit Kalk inkrustiert wurde, seltener um abgestoßene Bronchialknorpelverkalkungen oder verkalkte Lungenpartikel.

Die Steine bestehen aus kohlensaurem und phosphorsaurem Kalk, sehen weißlich aus, sind meist porös und lassen gelegentlich die Gestalt von Bronchien erkennen.

Selten kommt es vor, daß derartige Konkremente klinische Erscheinungen machen. Diese bestehen in Husten und Auswurf, auch Fieber, sogar Abmagerung und allgemeine Infektionssymptome kommen vor, so daß das Bild einer Phthise vorgetäuscht werden kann, selbst in Fällen, in denen keine Tuberkulose vorhanden ist. Das beruht darauf, daß die Steine Veranlassung zu einer infektiösen Entzündung ihrer Nachbarschaft geben.

Einigermaßen charakteristisch sind die Anfälle von Husten und Dyspnoe, unter denen die Steine ausgehustet werden können und die Veranlassung zu dem Namen „Steinasthma" gegeben haben. — Meist erfolgt in einem solchen Anfall die Expektoration von reichlichem Eiter, unter dem ein Stein verborgen sein kann, der sogar dem Patienten entgehen oder sich nur durch das Auffallen in das Spuckglas bemerkbar machen kann. In anderen Fällen verursacht er im Moment des Durchbrechens durch die Stimmritze ein höchst unangenehmes Gefühl im Kehlkopf. Gelegentlich wird nur ein Stein ausgehustet, und der Patient ist von seinem Leiden befreit, gelegentlich kommt es vor, daß Dutzende von Steinen im Laufe der Zeit expektoriert werden.

Gefährlicher ist die Entstehung eines Lungenabszesses oder eines Empyems infolge der Anwesenheit von Konkrementen. Nicht selten kommt mehr oder weniger reichliche Hämoptoe vor.

Gelegentlich heilt das Leiden mit dem Aushusten der Steine aus, in der Regel aber verursacht die Grundkrankheit weitere Beschwerden und geht unbeeinflußt durch die Steinkrankheit weiter.

Bei der Seltenheit der Erkrankung wird die **Diagnose** wohl immer nur dann zu stellen sein, wenn die Steine zur Beobachtung kommen. Gelegentlich wird vielleicht eine Röntgenuntersuchung, die auf Grund einer anderen Diagnose vorgenommen wurde, an die Möglichkeit von Bronchial- oder Lungensteinen denken lassen.

Eine besondere **Behandlung** der Erkrankung gibt es nicht.

XIII. Die Pleuritis.

Historisches. Die Pleuritis, die Brustfell- oder Rippenfellentzündung (französisch Pleurésie, englisch Pleurisy) wurde früher zusammen mit der Pneumonie als Peripneumonie bezeichnet und von ihr nicht getrennt. Zwar sind schon früher Versuche zu einer Trennung der verschiedenen Krankheiten gemacht worden, das Empyem war schon früher bekannt (Vesal hat z. B. eine Empyemoperation gemacht), aber erst Laënnec hat die Pleuritis anatomisch und klinisch genauer beschrieben.

Ätiologie. Die Pleuritis ist eine der häufigsten Krankheiten. Bei der größten Zahl der Sektionen findet man Zeichen von frischer oder ausgeheilter Brustfellentzündung. Kein Alter ist verschont. Die exsudative Pleuritis ist beim männlichen Geschlecht häufiger als beim weiblichen.

Als Ursache jeder Form von Pleuritis müssen wir fast ausnahmslos Mikroorganismen voraussetzen. Im Tierversuch gelingt es zwar, durch Injektion reizender Substanzen aseptische Pleuritiden zu erzeugen. Am häufigsten hat man zu diesem Zweck Terpentinöl oder Aleuronatmehl verwandt. Doch kommt in der menschlichen Pathologie eine durch mechanische Reizung erzeugte Pleuritis fast nur dann in Betracht, wenn bei einer Rippenfraktur ein Knochenende oder der Kallus eine irritierende Wirkung ausübt. Namentlich die trockenen Pleuritiden, die nach Rippenfrakturen oft viele Jahre bestehen bleiben oder immer wieder rezidivieren, sind als aseptische Pleuritiden zu bezeichnen. Freilich kann bei einer mechanischen Reizung der Pleura leicht eine Infektion zustande kommen, indem sich Bazillen, die im Blute kreisen, in der geschädigten Partie ansiedeln, oder indem Mikroorganismen durch die lädierte Lunge in den Pleuraraum dringen. Für die traumatischen exsudativen Brustfellentzündungen hat das wohl als Regel zu gelten. Auch dann, wenn ein Hämo- oder Hydrothorax nach langem Bestehen die Characteristica eines entzündlichen Ergusses annimmt und auch gewebliche Veränderungen entzündlicher Natur auf der Pleura auftreten, so kann man das entweder durch die mechanische Reizung oder durch das Hinzutreten von Infektionserregern erklären. Grawitz nimmt an, daß eingeatmeter Staub, der durch die unverletzte Lunge in die Pleurahöhle gelangt, hier eine Entzündung erzeugen könne, doch erscheint das unwahrscheinlich.

Eine häufigere Art der aseptischen Pleuritis ist die karzinomatöse. Wenn wir keine parasitäre Ätiologie der malignen Tumoren annehmen, so müssen wir die durch diese hervorgerufenen Pleuritiden als aseptische auffassen.

Für alle anderen Formen von Pleuritis ist eine Infektion die Voraussetzung. Die Erreger können sich in seltenen Fällen einzig in der Pleura festsetzen, in der Regel gelangen sie aber in diese aus einem Entzündungsherd in der Nachbarschaft oder auf dem Blutwege aus einem entfernten Krankheitsherd. Man muß aber O. Rosenbach Recht geben, wenn er sagt, daß die Anwesenheit von Bakterien die Entstehung einer Pleuritis nicht restlos erklärt. Die gleichen Bakterien können in einem Falle eine fibrinöse oder seröse, in einem anderen eine purulente Pleuritis hervorrufen. Die individuelle Reaktionsfähigkeit und Resistenz der Pleura, ihre Schwankungen zu verschiedenen Zeiten müssen hier eine wesentliche Rolle spielen. Doch hat Rosenbach Unrecht, wenn er in den Bakterien nur einen Reiz sieht, der in gleicher Weise wirkt wie viele andere, z. B. Wärme und Kälte, Mischung des Blutes etc. Wir müssen uns vielmehr vorstellen, daß thermische und andere Schädigungen der Ernährung die Disposition gegenüber dem infektiösen Entzündungsreiz erhöhen und die Entwicklung der Bakterien ermöglichen. Die Wichtigkeit der Disposition der Pleura zeigte sich in den Versuchen Noetzels, der durch Staphylokokken allein keine Pleuritis erzeugen konnte, obschon diese ja als Erreger schwerer Entzündungen bekannt sind. Die Pleuritis trat erst ein, wenn ein Pneumothorax erzeugt wurde.

Einen disponierenden Faktor für die Pleuritis haben wir in der Erkältung zu sehen, und wir können ihre ätiologische Bedeutung nicht in Abrede stellen. Ihre Wirkung läßt sich entweder durch eine direkte Abkühlung der Pleura costalis von der Oberfläche her oder durch Zirkulationsstörungen erklären, die sowohl in den Körperkreislauf (Pleura costalis), als auch in den Lungenkreislauf (Pleura pulmonalis) verlegt werden können. Man hört häufig Patienten eine Erkältung als Ursache der Erkrankung bezeichnen, aber im Gegensatz zur Pneumonie sind die Fälle, in denen eine offenkundige, über die täglichen Vorkommnisse hinausgehende Kälteschädigung des Körpers (z. B. Sturz ins Wasser) zu einer Pleuritis führt, ganz außerordentlich selten.

Das ist auch ganz begreiflich, da von allen Bakterien die Tuberkelbazillen für die Pleura die häufigste Krankheitsursache darstellen. Bei einer vorhandenen Spitzentuberkulose werden aber die langsam eintretenden Veränderungen im Spitzenherd für die Wanderung der Bazillen an die Pleuraoberfläche wichtiger sein als geringe Veränderungen in der Resistenz des Brustfelles. Deshalb wird es selten vorkommen, daß gleichzeitig mit einer außergewöhnlich schweren thermischen Schädigung Tuberkelbazillen in die Pleura gelangen, und viel häufiger wird bei wiederholter Einwanderung von Bazillen der Ausbruch einer Erkrankung davon abhängig sein, ob das Organ durch eine der häufig vorkommenden Kälteschädigungen momentan empfänglich ist oder nicht. Bei der Pneumonie dagegen ist die Möglichkeit einer Infektion durch Pneumokokken bei Menschen, die diese in ihrer Mundhöhle beherbergen, jederzeit gegeben.

Eine Pleuritis kann also primär (einzige Manifestation der Infektion) oder sekundär sein, und die sekundäre kann entweder durch Fortleitung aus der Nachbarschaft oder metastatisch entstehen. In vielen Fällen wird man freilich zweifelhaft sein, zu welcher Gruppe der Fall zu rechnen ist.

Eine primäre oder idiopathische Pleuritis wurde früher als häufig betrachtet. In Wirklichkeit beruhen aber die meisten der scheinbar idiopathischen Formen auf Tuberkulose und müssen zu den fortgeleiteten oder metastatischen gerechnet werden. Die auf anderen Infektionen beruhenden scheinbar idiopathischen Pleuritiden sind sehr selten. Und auch von diesen wird der größte Teil einer der anderen Gruppen zuzurechnen sein, indem ein primärer Herd in der Lunge oder in einem anderen Organ vorhanden ist, aber dem Nachweis entgeht (kryptogenetische Pleuritis). Doch läßt sich die Möglichkeit einer primären Lokalisation einer Infektion in der Pleura nicht in Abrede stellen. Fälle dieser Art sind aber sicher sehr selten.

Eichhorst weist darauf hin, daß Fälle von scheinbar idiopathischer Pleuritis bisweilen gehäuft in Form einer kleinen Epidemie auftreten. Es ist also möglich, daß es Infektionen gibt, die sich nur in einer Pleuritis äußern. Doch läßt sich auch eine zufällige Häufung von Fällen andersartiger Ätiologie nicht ausschließen.

Man könnte auch die Unterscheidung zwischen primärer und sekundärer Pleuritis statt vom ätiologischen Standpunkt von einem rein symptomatischen aus treffen, indem man als primär alle Pleuritiden bezeichnet, die bei einem vorher scheinbar gesunden Menschen auftreten, ohne daß sich klinisch eine andere Lokalisation der Krankheit nachweisen läßt. Diese Einteilung hat eine gewisse Berechtigung, indem die Pleuritis in diesen Fällen einziges Objekt der klinischen Beobachtung und der Therapie ist. Als sekundär wären dann die Pleuritiden zu bezeichnen, die im klinischen Bilde hinter der Grundkrankheit zurücktreten. Dann stößt man aber wieder auf die Schwierigkeit, daß die metapneumonische Pleuritis bald zu den primären, bald zu den sekundären Formen zu rechnen wäre. Aber auch bei der tuberkulösen Pleuritis gibt es eine primäre und eine sekundäre Form, die durch alle Übergänge miteinander verbunden sind, je nachdem die bestehende Spitzenaffektion ganz latent bleibt oder schon während des Bestehens der Pleuritis mehr oder weniger deutliche Erscheinungen hervorruft.

Die Beweise für die tuberkulöse Natur der meisten scheinbar idiopathischen Pleuritiden bestehen einerseits darin, daß ein großer Teil der Geheilten später an Lungentuberkulose erkrankt (vgl. unten S. 694 und S. 714), andererseits darin, daß in sehr vielen Fällen der Nachweis von Tuberkelbazillen im Exsudat gelingt. Wenn der Nachweis unmöglich ist, so ist damit die tuberkulöse Natur noch nicht widerlegt. Die Bazillen sind offenbar nur in sehr geringer Menge im Exsudat vorhanden. Der direkte mikroskopische Nachweis glückt fast nie. Auch der Tierversuch liefert häufig erst nach mehrmaliger Wiederholung ein positives Resultat.

Ich habe einen Fall gesehen, in dem die geimpften Meerschweinchen mehrere Monate lang scheinbar gesund blieben und schließlich doch bei der Sektion eine Überschwemmung der Lymphdrüsen mit massenhaften Tuberkelbazillen aufwiesen. Ob es sich hier um abgeschwächte Bazillen gehandelt hat, oder ob die Zahl der Mikroorganismen so gering war, daß die Infektion der Tiere so langsam verlief, vermag ich nicht zu sagen. Der Gedanke an wenig virulente oder in ihrer Virulenz abgeschwächte Bazillen liegt nahe, wenn man an die Resultate denkt, die Bloch und Fuchs bei der Verimpfung von Material von Lupus erythematodes auf Meerschweinchen erhielten. Mehrmals erkrankten die zuerst geimpften Tiere nur an unspezifischen Drüsenschwellungen, und erst die Weiterimpfung auf ein zweites oder gar drittes Tier führte zu einer Erkrankung an Tuberkulose. Die bisher meist ausgeführte Impfungsmethode erlaubt also nicht, wenig virulente Bazillen nachzuweisen, und eine veränderte Technik würde vielleicht noch häufiger positive Resultate erzielen.

Bisweilen hat es den Anschein, als ob die Pleuritis die einzige Lokalisation der Tuberkelbazillen darstellte. In einem Fall von Pleuritis, der auf meiner Klinik starb, fand man bei der Sektion die Pleurablätter mit Tuberkeln übersät, konnte aber trotz genauesten Suchens keine Tuberkulose in der Lunge oder im übrigen Körper finden.

Pleuritiden, die aus der Nachbarschaft fortgeleitet werden, entstehen am häufigsten durch Erkrankungen der Lungen. Bei dem Bau dieser

Organe ist es eigentlich selbstverständlich, daß eine Fortleitung auf die Pleura recht häufig ist.

Die häufigste Ursache ist wohl die Pneumonie. Sowohl die croupöse als auch die katarrhalische Lungenentzündung verlaufen häufig mit mehr oder weniger ausgedehnter klinisch nachweisbarer Entzündung des Brustfells. Diese kann sich während der Lungenerkrankung oder erst nach deren Ablauf als Nachkrankheit entwickeln. Man spricht daher von parapneumonischer und von metapneumonischer Pleuritis.

Lungenabszeß geht häufig mit Pleuritis einher, die oft einen eitrigen Charakter annimmt. Bei Lungengangrän ist eine Komplikation von seiten der Pleura ebenso häufig, sehr oft handelt es sich dabei um jauchige Empyeme. Auch Pyopneumothorax ist nicht selten.

Weitere Erkrankungen der Lunge, die zu Pleuritis führen können, sind die Bronchiektasien, Aktinomykose, Karzinom und Sarkom, Echinokokken, Syphilis, Lungeninfarkt. Die Entzündung der Pleura kann dabei fibrinös, serös oder eitrig sein. Beim Infarkt und bei malignen Tumoren hat das Exsudat häufig eine hämorrhagische Beschaffenheit.

Hier sei auch an die im Verlauf einer schon manifesten Phthise auftretenden Pleuritiden erinnert. Die Komplikation kann sich in jedem Stadium der Erkrankung einstellen.

Auch bei einer einfachen Bronchitis kann das Brustfell beteiligt sein. Meist handelt es sich um trockene Entzündungen. Ob immer eine Bronchopneumonie, die vielleicht dabei klinisch nicht erkennbar ist, das Bindeglied bildet, ist fraglich. Ein Durchwandern von Entzündungserregern durch das intakte Lungengewebe erscheint nicht ausgeschlossen.

Außer von der Lunge kann die Entzündung auch von anderen Organen der Brusthöhle aus auf die Pleura übergehen. Geschwülste des Mediastinums, Mediastinitis, Erkrankungen der Speiseröhre (besonders zerfallen, Karzinome), Aneurysmen der Aorta verlaufen häufig mit Pleuritis.

Die Erkrankungen der Brustwand, die zu einer Pleuritis führen können, sind ebenfalls mannigfaltig. In erster Linie wäre die traumatische Brustfellentzündung zu nennen, die mit oder ohne Verletzung von Rippen einhergehen kann. Nicht selten bildet das Trauma nur die Auslösung der Krankheit und deshalb ist ein Teil der Pleuritiden nach Brustverletzungen tuberkulöser Natur (vgl. das Kapitel Tuberkulose).

Karies der Rippen, der Brustwirbelsäule führt nicht selten zu Pleuritis, die häufig einen eitrigen Charakter annimmt. Auch die Durchwanderung eines Karzinoms von der Brustdrüse her kann zu Pleuritis führen.

Daß eine Perikarditis auf die Pleura übergreifen kann, ist ohne weiteres verständlich. Manchmal bilden aber Pleuritis und Perikarditis gleichzeitige Metastasen einer gemeinsamen Grundkrankheit.

Erkrankungen der Bauchhöhle können durch das Zwerchfell durchwandern und eine Entzündung der Pleura hervorrufen. Das erklärt sich leicht durch die Tatsache, daß von der Peritonealhöhle aus ein beständiger Lymphstrom nach der Pleurahöhle stattfindet, indem der peritoneale Zwerchfellüberzug Lymphstomata besitzt, die mit dem subpleuralen Lymphgefäßnetz in Verbindung stehen. Daneben kann aber auch der Mechanismus in Aktion treten, den E. Burckhardt für den umgekehrten Weg, die Infektion der Bauchhöhle vom Brustraum aus, festgestellt hat.

E. Burckhardt hat gefunden, daß die Vorbedingung die Läsion des Epithels ist, daß dann eine kleinzellige Infiltration erfolgt, die sich durch Muskelinterstitien und Subserosa fortpflanzt, ohne daß die Lymphgefäße dabei beteiligt sind. Auf diese Weise können subphrenische Abszesse, entzündliche

Erkrankungen der Leber, allgemeine Peritonitis, Perityphlitis (Pleurésie appendiculaire von Dieulafoy), Paranephritis etc. zu einer Pleuritis Veranlassung geben. Bei der Fortpflanzung bösartiger Geschwülste der Bauchorgane (z. B. Karzinom der Flexura coli, des Magens, des Peritoneums) spielen dagegen wohl die Lymphwege die Hauptrolle.

Metastatische Pleuritis sehen wir bei allen möglichen Erkrankungen. Vielleicht ist ein Teil der tuberkulösen Pleuritiden als metastatische aufzufassen. Von den übrigen Infektionen haben einige eine ganz besondere Vorliebe für die Pleura, bei anderen (z. B. Typhus, Masern und Malaria) bildet die Pleuritis eine große Seltenheit. Bei allgemeiner Sepsis ist der Erguß häufig eitrig. In vielen Fällen bildet die Entzündung der Pleura eine belanglose Manifestation unter den vielen Organaffektionen, in anderen gewinnt sie eine mehr oder weniger große Selbständigkeit und stellt die wichtigste Gefahr für den Kranken dar.

Nicht selten beobachten wir Pleuritis als Nachkrankheit nach verschiedenen Krankheiten, z. B. nach Typhus. Hier handelt es sich aber nicht um eine Äußerung des Krankheitserregers, sondern um eine Sekundärinfektion bei dem durch das lange Krankenlager geschwächten Patienten. Nicht selten sind diese Pleuritiden tuberkulöser Natur. O. Rosenbach weist darauf hin, daß man auch nach schweren Blutverlusten Pleuritiden beobachtet, häufig verbunden mit Venenthrombosen an den unteren Extremitäten.

Eine besondere Erwähnung verdient der akute Gelenkrheumatismus. Wir sehen bei ihm nicht selten eine Pleuritis auftreten, meistens gleichzeitig mit Perikarditis. Deshalb war die Vermutung berechtigt, daß die Ursache, die den Gelenkrheumatismus erzeugt, auch eine Pleuritis ohne Beteiligung der Gelenke hervorrufen könne. Bevor man die tuberkulöse Ätiologie der sogenannten primären Pleuritis erkannte, nahm man vielfach an, daß sie auf der gleichen Ursache wie der akute Gelenkrheumatismus beruhe. Diese Annahme schien darin eine Stütze zu finden, daß Fiedler angab, Patienten mit Pleuritis hätten häufig früher einen Gelenkrheumatismus durchgemacht. Man findet aber diese Angabe so selten, daß man an ein zufälliges Zusammentreffen glauben muß. Die Pleuritis, die auf der gleichen Ätiologie wie der akute Gelenkrheumatismus beruht, kommt nur zusammen mit Gelenkveränderungen vor, und zwar nur in den schwereren Fällen der Krankheit.

Bei einer Reihe von sogenannten Konstitutionskrankheiten, ferner bei Leiden, die eine Veränderung der Blutbeschaffenheit mit sich führen, tritt häufig eine Pleuritis auf. Dazu gehören Skorbut, Morbus maculosus, und vor allem die Nephritis. Häufiger ist bei dieser freilich der Hydrothorax, der mit der Zeit eine entzündliche Beschaffenheit annimmt. Doch kommen auch Pleuritiden vor, die von Anfang an alle Characteristica der Entzündung zeigen. Die ätiologische Bedeutung der Nephritis ist in gleicher Weise aufzufassen wie bei der Endocarditis, die ja ebenfalls häufig bei Nephritiden eintritt. Wahrscheinlich handelt es sich immer um eine Sekundärinfektion bei einem empfänglichen Boden. Auch bei Gicht soll das Auftreten von Pleuritis häufig sein.

Von prädisponierenden Krankheiten seien ferner noch erwähnt Herzleiden, Arteriosklerose, Apoplexie. O. Rosenbach hat darauf aufmerksam gemacht, daß die Pleuritis bei Apoplektikern gewöhnlich auf der gelähmten Seite lokalisiert ist.

Alle erwähnten Ursachen der Pleuritis können eine fibrinöse, seröse oder eitrige Entzündung hervorrufen. Freilich führen einzelne Ursachen leichter zu eitrigen Entzündungen als andere. So schließen sich an Eiterungen der Nachbarschaft mit Vorliebe Empyeme an, aber die fortgeleitete Entzündung kann auch fibrinös oder serös bleiben. Im ganzen ist es auffallend, daß die gleiche Grundkrankheit bald die eine, bald die andere Form der Entzündung hervorrufen kann. Auch die gleichen Bakterien können verschiedenartige Formen der Entzündung erzeugen. Die Aufzählung der bakteriologischen Befunde, die bei den einzelnen Formen der Pleuritis gegeben werden soll, zeigt das deutlich. Einzig die jauchigen Empyeme machen naturgemäß eine Ausnahme, indem die Fäulnis nur durch bestimmte Erreger hervorgerufen wird.

Pathologische Anatomie. Im Beginn der Erkrankung besteht Hyperämie der Pleurablätter. Sehr bald ziegen sich aber Epithelläsionen, bestehend in Aufquellung, Proliferation und Desquamation von Epithelien. Die Oberfläche der Pleura erscheint nicht mehr spiegelnd, sondern matt. Sehr bald erfolgt eine leukocytäre Infiltration der Pleuralamellen und eine Exsudation von Serum und Fibrin zwischen diese. Die Lymphgefäße werden verdickt, infiltriert, auch auf der Oberfläche zeigt sich jetzt eine Ausschwitzung von Fibrin, das häufig netzförmige Auflagerungen bildet. Wird ein flüssiges Exsudat abgesondert, so kann dieses serofibrinös, hämorrhagisch, eitrig oder jauchig sein, und je nach seiner Menge entstehen Verlagerungen der übrigen Organe und Kompression der Lunge. Die Eigenschaften der Exsudate und die Einwirkung auf die anderen Organe soll bei der Symptomatologie der einzelnen Formen von Pleuritis besprochen werden. Bei Tuberkulose findet man außerdem in der Pleura mehr oder weniger zahlreiche Tuberkel. Sie können hirsekorngroß oder kleiner sein, seltener sind sie größer, von einem hyperämischen Hof umgeben, oder die Knötchen können zu größeren Tumoren konfluieren und verkäsen. Die entzündlichen Erscheinungen können fehlen (Tuberculosis pleurae), dann stellt die Erkrankung einen zufälligen Sektionsbefund dar. Bei der Verbindung mit Entzündung (tuberkulöse Pleuritis) kann das Exsudat alle Formen, die auch sonst vorkommen, aufweisen, die Tuberkel sind bisweilen über beide Brustfellblätter diffus verteilt und dicht gesät, bisweilen kann man nur vereinzelte, oft in Gruppen stehende Knötchen entdecken.

Wenn es zur Resorption des Exsudates kommt, so kann alles spurlos verschwinden. Besteht aber das Exsudat lange, so wächst Granulationsgewebe aus der Pleura in den fibrinösen Belag (Pleuritis plastica, fibrosa). Dabei können leicht die beiden Pleurablätter zusammen verkleben und später verwachsen, so daß flächenförmige oder bandförmige, mehr oder weniger feste Adhärenzen entstehen (Pleuritis adhaesiva). Auf der Pleura selbst können bis zu mehreren Zentimetern dicke Schwarten mit mehr oder weniger glatter Oberfläche gebildet werden, die aus homogenem, teilweise hyalinem Bindegewebe bestehen. Die Auflagerungen auf der Pleura können ödematös, sulzig durchtränkt sein.

Eine länger bestehende Pleuritis bleibt häufig nicht auf das Brustfell beschränkt, sondern setzt sich auf das benachbarte Bindegewebe fort, an der Brustwand als Peripleuritis, in der Lunge als interstitielle Pneumonie. Bei eitrigem Erguß können auch diese Entzündungen einen purulenten Charakter annehmen, es kommt dann zum peripleuritischen Abszeß oder zur Perforation, in der Lunge kann eine interstitielle, lymphangitische Pneumonie entstehen.

Mit der Zeit können sich viele Verwachsungen lösen, am leichtesten die an den beweglichsten Teilen der Lunge. An der Spitze, wo die Pleura pulmonalis und parietalis sich kaum gegeneinander verschieben, bleiben flächenhafte Verwachsungen häufig bestehen, während die Adhäsionen über den Unterlappen in band- und strangförmige Gebilde ausgezogen werden und bald ganz verschwinden. Auch die Pleuraschwarten schrumpfen und hinterlassen schließlich oft nur noch einen weißen, wenig verdickten Fleck. Die Schrumpfung größerer Pleuraschwarten kann aber auch zu Kompressionsatelektase führen. Nicht selten entstehen schließlich Bronchiektasien. Es ist aber nicht wahrscheinlich, daß deren Bildung durch einfaches Verkleben der Alveolarwände zu erklären ist, sondern die Hauptrolle spielt wohl immer die von den Pleuren fortgeleitete interstitielle Pneumonie.

1. Pleuritis sicca.

Ätiologie. Die Pleuritis sicca ist in der Regel nur ein Begleitsymptom von anderen Krankheiten. Bisweilen macht sie den Eindruck einer primären Krankheit, doch ist sie dann meistens der Ausdruck einer Erkrankung, deren primäre Lokalisation nicht zu erkennen ist. Bisweilen handelt es sich vielleicht um einfache Bronchitiden, manchmal um Bronchiektasien, weitaus am häufigsten aber um Tuberkulose (vgl. Symptomatologie der Phthisis incipiens, pleuritische Form). Nicht selten schließt sich die trockene Pleuritis an ein Trauma der

Brustwand an, manchmal mit nachweisbarer Rippenfraktur, manchmal ohne solche.

Symptomatologie. Wenn die trockene Pleuritis scheinbar primär beginnt, so erkrankt der Patient in der Regel ziemlich plötzlich mit Schmerzen auf einer Seite, die bei tiefem Atmen stärker werden. Der Schmerz ist meistens stechend, kann aber auch dumpfer, rheumatoid sein. Bisweilen besteht etwas Husten. Die Temperatur ist häufig erhöht, überschreitet aber 38° selten in erheblichem Maße.

Die Untersuchung ergibt bei der Perkussion normale Verhältnisse (außer einer bisweilen nachweisbaren mangelhaften Verschieblichkeit der Lungengrenzen) bei der Auskultation ein mehr oder weniger charakteristisches Reibegeräusch, das durch das Vorbeistreifen der unebenen Pleurablätter aneinander entsteht. Dieses Geräusch kann sehr verschieden laut sein, dem Knarren von neuem Leder gleichen, oder in einem weichen Anstreichen bestehen. Dazwischen gibt es alle Übergänge. Am lautesten ist das Geräusch in der Regel an den Stellen, an denen die Verschiebung der Pleurablätter am größten, d. h. die Exkursionen der Lunge am ergiebigsten sind, also an den unteren Lungenrändern und in den seitlichen Partien. Über den Spitzen, wo die Verschiebung der Lunge gegen die Pleura minimal ist, hört man fast nie Reiben. Verwechslungen mit schnurrenden oder knackenden Rasselgeräuschen, selbst mit Knisterrasseln sind möglich (obschon das Reiben ziemlich selten an Knistern erinnert und dann ungleichmäßiger klingt als dieses). Als Unterschiede gegenüber den erwähnten Geräuschen ist vor allem zu nennen, daß das Reibegeräusch durch eine Reihe von tiefen Atemzügen fast immer abgeschwächt, häufig auch ganz zum Verschwinden gebracht wird, so daß die Demonstration in Perkussionskursen häufig auf Schwierigkeiten stößt. Dagegen wird das Rasseln durch Hustenstöße viel leichter zum Verschwinden gebracht. Ferner erfolgt das Reiben meistens unterbrochen, absatzweise, ist während der Exspiration oft ebenso laut oder noch lauter als während der Inspiration, nicht immer streng an die Atmungsphasen gebunden. Druck auf die Interkostalräume kann das Reiben verstärken. Das Reiben ist häufig auch zu fühlen, während Rasselgeräusche selten gefühlt werden können. Ein weiteres Symptom der Pleuritis sicca ist der Druckschmerz, der oft, aber durchaus nicht immer vorhanden ist.

Verlauf. Die Pleuritis sicca besteht häufig nur wenige Tage. Nach kurzer Zeit sinkt die Temperatur auf die Norm, das Reiben verschwindet, der Schmerz hört auf, und der Patient befindet sich wieder vollkommen wohl. In diesen Fällen kann man sich nur schwer eine tuberkulöse Ursache vorstellen. Nicht selten aber bleibt das Reiben auf einer oder auf beiden Seiten wochenlang bestehen, die Temperaturen sind subfebril und das Allgemeinbefinden ist gestört. Hier stellt sich meistens mit der Zeit eine Tuberkulose heraus. Die traumatische Pleuritis kann wochenlang bestehen bleiben und noch nach vielen Monaten bei Anstrengungen oder Erkältungen wiederkehren, nach kürzerer oder längerer Zeit heilt sie schließlich doch aus. Doch kann sich hinter ihr unter Umständen auch eine traumatische Tuberkulose verbergen (vgl. S. 552).

Ist die Pleuritis sicca der Ausdruck einer anderen Krankheit, so hat sie natürlich keine selbständige Bedeutung. Bei Pneumonie, Lungenabszeß usw. kann sie vorübergehend auftreten und rasch wieder verschwinden. In anderen Fällen ist sie der Vorbote der Perforation eines subphrenischen Abszesses, eines Karzinoms der Flexura coli o. dgl. und macht dann häufig nach einigen Tagen einem Empyem Platz.

Diagnose. Die Diagnose gründet sich einzig auf das charakteristische Reibegeräusch. Die Schwierigkeiten der Diagnose bestehen darin, die Ursache der Brustfellreizung festzustellen. In erster Linie denke man immer an Tuberkulose, dann an Bronchiektasie und an alle Erkrankungen von Organen in der Nachbarschaft der trockenen Pleuritis. Häufig führt der Nachweis eines Reibegeräusches auf die richtige Spur beim Bestehen einer bisher undiagnostizierbaren Krankheit.

Bisweilen führt die Röntgenuntersuchung zur Erkennung der Ätiologie.

Bei einem Kollegen, der plötzlich an einer heftigen trockenen Pleuritis erkrankt war, die sich über einen großen Teil einer Lunge ausdehnte und nicht weichen wollte, zeigte die Untersuchung vor dem Röntgenschirm einen kleinen runden Schatten, der bei der Atmung auf- und abgeschleudert wurde. Erst jetzt erinnerte er sich, daß er als Kind von einem Schrotschuß getroffen worden war. Ein Heftpflasterverband brachte dann die Entzündung rasch zur Heilung.

Prognose. Die Prognose ist gut bei den traumatischen Formen und in den Fällen, in denen die Grundkrankheit eine gute Prognose hat. Auch dann, wenn die Entzündung plötzlich auftritt und nach wenigen Tagen besser wird, darf man die Prognose günstig stellen. Sonst muß man immer daran denken, daß sich hinter der Pleuritis eine ernstere Krankheit verbirgt.

Allard fand, daß von 20 Patienten, die vor mindestens 15 Jahren eine Pleuritis sicca durchgemacht hatten, 4 an Tuberkulose gestorben waren und 4 an Lungentuberkulose litten. Köster fand bei der Nachuntersuchung von 57 Fällen mit „idiopathischer" Pleuritis sicca, daß 16 tuberkulös und 8 an Tuberkulose gestorben waren. Bei 37 Kranken, die nach einer Pleuritis sicca an Tuberkulose erkrankten, trat diese 11 mal im ersten, 20 mal zwischen dem zweiten und sechsten Jahre, 6 mal zwischen dem achten und zehnten Jahre auf.

Therapie. In vielen Fällen genügt die Ruhe, um eine Heilung herbeizuführen. Manche Patienten wollen aber das Bett wegen der Affektion nicht hüten. Oft sieht man Schmerz und Reiben nach einem Jodanstrich rasch verschwinden. Auch Alkoholwickel, Senfpapier und andere Reizmittel beseitigen den Schmerz rasch. Schröpfköpfe wirken bisweilen noch stärker. Auch Blutegel sind nicht zu verachten. Das souveräne Mittel ist in den Fällen, in denen überhaupt eine Heilung möglich ist, die Ruhigstellung der erkrankten Seite durch einen Heftpflasterverband oder die Armfesselung nach Kuhn. Kuhn befestigt bei seinen Patienten die Hand der erkrankten Seite mit Hilfe eines Heftpflasterstreifens an dem Oberschenkel der Gegenseite, während dieser Oberschenkel etwas angezogen wird. Das Niedersinken des Beines zieht dann den Arm noch stärker herüber und hat eine erhebliche Einengung der kranken Seite und ihre völlige Ruhigstellung zur Folge.

Alle diese Maßnahmen leisten auch gute Dienste, wenn die Pleuritis auf einem schwereren Leiden beruht. Der Schmerz wird dadurch beseitigt, und häufig verschwindet auch das Reiben.

Pleuritis sicca diaphragmatica. Wenn sich die trockene Pleuritis am Zwerchfell lokalisiert, was gelegentlich bei scheinbar idiopathischer oder auf Lungenerkrankungen beruhender Entzündung, bisweilen aber auch bei Erkrankungen der angrenzenden Abdominalorgane der Fall ist, so wird die Diagnose natürlich sehr schwierig. Ein Reibegeräusch ist in der Regel nicht zu hören, und nur der Schmerz deutet auf eine Pleuritis hin. Die Schmerzen werden meist in der Höhe des Hypochondriums, auf der Seite und im Rücken in der Höhe der untersten Rippen gefühlt. Sie können auch gegen die Schulter zu ausstrahlen. Bei abdominaler Atmung werden sie besonders heftig. Auch der Schluckakt kann sehr schmerzhaft sein. Am schlimmsten werden sie, wenn der Kranke husten, erbrechen oder aufstoßen muß. Auch Druck auf das Epigastrium steigert den Schmerz. Guéneau de Mussy hat eine Reihe von Schmerzpunkten angegeben, deren Empfindlichkeit bei Druck für die Pleuritis diaphragmatica charakteristisch sein soll: 1. ein Punkt zwischen den beiden Schenkeln des M. sternocleidomastoideus, wo der N. phrenicus um den M. scalenus ant. umbiegt; 2. die Stellen entlang des Sternalrandes der ersten Interkostalräume; 3. der eigentliche „bouton diaphragmatique", der im Kreuzungspunkt der Parasternallinie mit der Verlängerung der zehnten Rippe liegt; 4. die Gegend der Insertion des Zwerchfells am Thorax; 5. Punkte im Bereiche des Plexus cervicalis und über den Dornfortsätzen der Halswirbelsäule.

Infolge der Schmerzen bei der abdominalen Atmung atmen die Patienten bisweilen fast rein kostal, oberflächlich und beschleunigt. Die untere Thoraxpartie steht beiderseits oder nur auf der erkrankten Seite still. Fieber kann, wie bei jeder trockenen Pleuritis vorhanden sein. Die Röntgenuntersuchung hat bisher noch keine wertvollen Ergebnisse gezeigt. Zu erwarten ist in einzelnen Fällen eine mangelhafte Bewegung des Zwerchfells auf der erkrankten Seite, vielleicht auch eine unregelmäßige Gestalt des Zwerchfellschattens bei tiefer Inspiration (vgl. Eppinger). Eine vollständige Lähmung des Zwerchfells ist in den seltensten Fällen zu erwarten.

Unter dem Namen des respiratorischen Bauchdeckenreflexes hat R. Schmidt ein Phänomen beschrieben, das für die Pleuritis diaphragmatica charakteristisch sein soll (Stenitzer). Beim Versuch, tief zu inspirieren, tritt eine blitzartige Zuckung im obersten Teil des M. rectus abdominis auf der erkrankten Seite ein. Zwingt man den Patienten längere Zeit mit der erkrankten Seite tief zu atmen, so kann das Phänomen verschwinden, es läßt sich aber durch Druck auf die schmerzhaften Interkostalräume wieder auslösen.

Die erwähnten Symptome, bei deren Beschreibung ich Eppinger gefolgt bin, erlauben bisweilen die Diagnose und die Differentialdiagnose gegenüber der Interkostalneuralgie und dem Muskelrheumatismus des Zwerchfells. Namentlich der Nachweis der Druckpunkte ist wichtig, aber sie sind nicht bei jeder Pleuritis diaphragmatica vorhanden. Besteht Fieber, so kann manchmal auch eine Pericarditis in Frage kommen. Bei aufmerksamer Beobachtung wird sie sich aber immer erkennen lassen. Erkrankungen der Organe im oberen Bauchraum kommen nicht nur differentialdiagnostisch, sondern auch als Ursache der Pleuritis in Betracht.

Sind sichere Symptome einer Pleuritis diaphragmatica vorhanden, so kann es sich um eine trockene oder um eine abgesackte seröse oder eitrige Entzündung handeln. Die erwähnten Symptome sind natürlich bei allen diesen Formen gleich. Wenn keine anderen Erkrankungen der Respirationsorgane vorhanden sind, so kann das Röntgenbild Klarheit schaffen. Wenn aber das Lungenfeld durch andere Prozesse verdunkelt ist, so kann die Differentialdiagnose schwierig sein.

Nach der Ausheilung einer Pleuritis diaphragmatica bleiben häufig Verwachsungen des Zwerchfells zurück, die zusammen mit den übrigen Erscheinungen der Pleuraverwachsungen besprochen werden sollen. Kraus hat eine dauernde Zwerchfelllähmung als Folge von Pleuritis sicca beschrieben.

2. Pleuritis serofibrinosa.

Ätiologie. Als Ursachen kommen alle Verletzungen und Schädigungen in Betracht, die überhaupt eine Pleuritis hervorrufen können und die bereits erwähnt wurden. Hier ist es nur notwendig, die Erfahrungen über die Häufigkeit der verschiedenen Infektionserreger anzuführen. In der größeren Zahl der Exsudate findet man keine Bakterien, weder durch mikroskopische Untersuchung noch durch Kultur. Die Mehrzahl dieser scheinbar bakterienfreien Exsudate hat aber die Fähigkeit, Meerschweinchen bei der Verimpfung tuberkulös zu machen. Bei den übrigen ist man aus den oben erwähnten Gründen nie sicher, ob sie nicht doch tuberkulöser Natur sind. Wir müssen daher annehmen, daß die größte Zahl der in den Kliniken beobachteten exsudativen

Pleuritiden auf tuberkulöser Grundlage beruht. Etwa in 10—20% der Fälle lassen sich andere Bakterien züchten. Eichhorst fand unter 243 serösen Pleuraexsudaten 37 bakterienhaltig. Unter diesen waren zu finden: Pneumococcus 15 mal, Staphylococcus pyogenes albus 11 mal, aureus 4 mal, Streptokokken mit Pneumokokken 4 mal, Staphylokokken und Pneumokokken 2 mal, Streptokokken und Staphylokokken einmal. Bei Kindern werden Pneumokokken viel häufiger gefunden, etwa in zwei Drittel aller Exsudate. Aber auch Typhusbazillen, Diphtheriebazillen, Friedländersche Bazillen, Meningokokken und alle möglichen anderen Mikroorganismen können gefunden werden.

Pathologische Physiologie. Die Entstehung einer exsudativen Pleuritis läßt sich einfach erklären. Wenn Bazillen auf irgend einem Wege in die Pleura gelangen, so können sie sich sehr leicht im ganzen Pleuraraum verbreiten, und das entstehende Exsudat sorgt dafür, daß sie an andere Teile der Pleura gelangen und das Brustfell in großer Ausdehnung zur Entzündung bringen können. Nur selten kommt es früh zu Verklebungen, die die weitere Ausbreitung der Entzündung hindern, und speziell die interlobäre Pleuritis ist nicht sehr häufig.

Die Pleuritis stellt, wie jede Entzündung, einen komplizierten Prozeß von Infektions- und Immunisationsvorgängen dar, und auch die Ausscheidung eines Exsudats läßt sich nicht in einfacher Weise als Ausdruck einer Schädigung oder als Schutzmaßregel auffassen. Ja es scheint, daß das Exsudat selbst Substanzen von entgegengesetzter Wirkung enthalten kann. Daß es recht häufig, wahrscheinlich sogar ausnahmslos, virulente Mikroorganismen enthält, wurde bereits erwähnt. Daneben lassen sich aber auch Antikörper nachweisen. Wassermann und Citron sind der Ansicht, daß die Antikörper von der Pleura gebildet werden und erst sekundär ins Blut übergehen. Sie injizierten Typhusbazillen intrapleural und kamen zum Resultat, daß die Antikörper anfangs in der Pleuraflüssigkeit reichlicher auftreten. Doch wird dem von Paetsch widersprochen, der bei seinen Versuchen zum entgegengesetzten Resultat kam. Nach ihm hätten wir uns vorzustellen, daß die von den Mikroorganismen in der Pleurahöhle erzeugten Gifte mit dem Blut in die blutbildenden Organe gelangen und hier die Produktion der Antikörper anregen. Diese werden durch das Blut dem ganzen Körper, somit auch der Brusthöhle, zugeführt.

Die Gifte und Antikörper sind am genauesten bei der tuberkulösen Pleuritis untersucht. Man findet tuberkulinähnliche Substanzen, regelmäßig Aggressine, bisweilen komplementbindende Körper, Agglutinine, selten Präzipitine und Opsonine, auch Antitoxine sollen vorhanden sein (Literatur bei Livierato und Crossonini). Auch eine Anregung der Leukocytose durch die Injektion von Exsudat bei tuberkulösen Tieren ist beobachtet (Eisner).

Die mit der Pleuritis einhergehenden Immunitätsvorgänge lassen erwarten, daß die Erkrankung der Pleura einen Einfluß auf die Grundkrankheit, besonders die Tuberkulose, haben könnte. Das wird von Königer auf Grund klinischer Beobachtung behauptet. Doch scheint mir die Tatsache nicht über alle Zweifel erhaben. Auch die Bedeutung der lokalen Immunitätsvorgänge bei der Lungentuberkulose und das Zurücktreten der Antikörper im Blut bei dieser Krankheit sprechen dafür, daß nicht notwendigerweise ein Einfluß auf die Grundkrankheit ausgeübt werden muß.

Die Erklärung der Immunitätsvorgänge stößt im einzelnen auf große Schwierigkeiten. Zum Teil liegen die Probleme ähnlich wie bei der Pneumonie, doch fehlt bei der Pleuritis der Zerfall von Eiweiß, und die Infektionsvorgänge werden nicht durch die Proteolyse kompliziert. Freilich findet sich auch proteolytisches Ferment im Pleuraexsudat, wenn reichlich polynukleäre Zellen darin vorhanden sind. Ed. Müller hat gezeigt, daß das durch Zentrifugieren gewonnene Sediment eine proteolytische Wirkung entfaltet, wenn es solche Leukocyten in größerer Menge enthält, dagegen nicht, wenn es vorwiegend aus Lymphocyten besteht. In der Flüssigkeit ist sehr selten eine proteolytische, viel häufiger umgekehrt eine hemmende Wirkung nachzuweisen. Ed. Müller erklärt das so, daß in der Flüssigkeit Antitrypsin vorhanden ist, daß dieses aber durch das proteolytische Ferment abgesättigt werden kann, wenn reichlich polynukleäre Zellen zugrunde gehen. Zur Erklärung der Resorption ist eine proteolytische Wirkung des Exsudates durchaus nicht notwendig. Alles kann resorbiert werden, mit Ausnahme des niedergeschlagenen Fibrins. Dieses wird aber durch lokale gewebliche Prozesse, Einwachsen von Granulationsgewebe etc. zum Verschwinden gebracht. Auch Oxydasen und Lipasen sind nachgewiesen. Die Lipasen sollen in Exsudaten reichlicher sein als in Transudaten (Literatur s. Gerhartz).

Über die Kräfte, die bei der Entstehung und Resorption des Exsudats wirksam sind, wissen wir noch recht wenig. Physikalische Kräfte scheinen eine geringe Rolle zu spielen. H. Meyer hat auf Veranlassung von His den osmotischen Druck in Pleuraexsudaten und gleichzeitig im Blut der Patienten untersucht und gefunden, daß der Gesamtdruck im Exsudat, während dieses steigt, stets geringer als der im Blut ist. Wären nur physikalische Kräfte wirksam, so müßte dadurch eine Strömung von Wasser nach dem Blute hin, also eine Resorption, zustande kommen. Während des Rückganges der Exsudate fand er im Gegenteil einen erhöhten osmotisch n Druck im Exsudat. Wenn also trotzdem die Resorption zustande kommt, so erfolgt sie entgegen physikalischen Kräften. So lange das Exsudat stationär bleibt, ist der osmotische Druck in Blut und Exsudat gleich. Ähnlich verhält sich das Kochsalz, das Eiweiß ist dagegen im Exsudat immer in geringerer Konzentration vorhanden als im Blut.

Im übrigen unterscheidet sich die Chemie der Brustfellexsudate nur qualitativ von der des Blutes. Die Eiweißkörper sind dieselben, nur ihre Menge ist verschieden. Das Verhältnis von Albumin zu Globulin beträgt 0,7 : 1 bis 2 : 1 (s. Gerhartz). Hier sei noch auf den durch Essigsäure fällbaren Eiweißkörper hingewiesen, der S. 312 erwähnt ist. Der Reststickstoff ist ähnlich wie im Blut (Otori).

Der Stoffwechsel bei der Pleuritis ist in erster Linie durch das bestehende Fieber bzw. durch die Grundkrankheit bedingt. Stickstoff- und Kochsalzwechsel können sich sehr unregelmäßig verhalten. Eine starke Neigung zu Kochsalzretention besteht nicht. Vermehrte Kochsalzzufuhr kann sogar diuretisch wirken (Bittorf und Jochmann). Diuretin soll nur auf die Wasserausscheidung wirken, während nach Bittorf und Jochmann eine Probepunktion zu einer Verarmung des Exsudates an Kochsalz führen kann. Über den Gaswechsel s. u.

Die Wirkung der Pleuritis auf den Organismus beruht bei den serösen Ergüssen zum geringeren Teil auf der Infektion. Das Wichtigste ist die mechanische Wirkung des Exsudates. Diese ist aber nicht so einfach, wie man sie sich früher vorgestellt hat.

Man darf das Exsudat nicht einfach wie eine Flüssigkeit auffassen, die in einem Gefäß mit teilweise elastischen Wänden sich befindet, sich der Schwere nach verteilt und auf die Wände einen Druck ausübt, der ihrer Menge proportional ist. Zunächst haben die Röntgenuntersuchungen gezeigt, daß das Exsudat sich nach bestimmten Gesetzen in den einzelnen Teilen der Pleurahöhle verschieden verteilt. Nur sehr kleine Exsudate nehmen den tiefsten Teil, die seitlichen Partien des Pleurasinus ein, alle andern zeigen ein Niveau, das an der seitlichen Brustwand am höchsten ist und gegen den Hilus zu abfällt. Diese Verteilung ist eigentlich ganz selbstverständlich, wenn man bedenkt, daß in den verschiedenen Teilen der Pleurahöhle nicht der gleiche negative Druck herrscht (vgl. S. 209). In den seitlichen Partien ist er am tiefsten, deshalb muß eine freibewegliche Flüssigkeit hier in die Höhe gesaugt werden. Gelangt aber bei einer Punktion Luft in die Pleurahöhle, selbst in sehr geringer Menge, so stellt sich das Niveau des Flüssigkeitsschattens sofort horizontal ein (Kraus).

Auch der Druck des Exsudates ist nicht so hoch, wie man ihn nach früheren Untersuchungen angenommen hatte. D. Gerhardt weist mit Recht darauf hin, daß früher der hydrostatische Druck der Flüssigkeitssäule nicht berücksichtigt wurde. Bei sehr großen Exsudaten muß natürlich an der tiefsten Stelle ein positiver Druck herrschen. Wenn man aber den auf die Lunge wirkenden Druck bestimmen will, so muß man, wenn man an einer tieferen Stelle den Druck mißt, den Druck der Flüssigkeitssäule, der zwischen diesem Punkt und der Lunge liegt, von dem gemessenen Druck subtrahieren. Einzig der an der Oberfläche der Flüssigkeit gemessene Druck entspricht demjenigen, der auf der Lunge lastet, aber nur an dieser Stelle. Denn einmal ist der Druck in der Pleurahöhle nicht an der ganzen Zirkumferenz, an der die retrahierte Lunge die Thoraxwand berührt, der gleiche, und dann kann an den zentralen Partien der Lungenbasis er. ein stärkerer Druck herrschen. Im ganzen wird man aber ziemlich richtige Werte erhalten, wenn man in der Nähe der höchsten Stelle des Exsudates den Druck mißt und von hier aus unter Berücksichtigung des Höhenunterschiedes und des spezifischen Gewichtes der Flüssigkeit für die tieferen Stellen den Druck berechnet. Gerhardt fand nun, in Übereinstimmung mit den Versuchen von Bard und Weitz, daß der Druck an der Oberfläche des Exsudates fast ausnahmslos negativ ist. Er betrug — 2 bis — 20 cm Flüssigkeit, und zwar war er gerade bei großen, frischen Exsudaten besonders tief, zwischen — 14 und — 20. Dieses Resultat ist, wie Gerhardt bemerkt, nur dadurch verständlich, daß man eine aktive kompensatorische Wirkung der Thoraxmuskulatur annimmt. Der Brustkorb erweitert sich entsprechend dem in der Pleurahöhle vorhandenen Flüssigkeitsquantum, so daß der normale negative Druck im freien Teile des Pleuraraumes wieder hergestellt wird. Für die Richtigkeit dieser Anschauung sind die Tierversuche Gerhardts eine gute Illustration. Eingießen von Flüssigkeit in die Pleurahöhle bei mit Morphium narkotisierten Hunden führte in Mengen bis zu mehr als einem halben Liter keine dauernde Drucksteigerung herbei. Im ersten Moment nach dem Einströmen war der Druck zwar hoch, aber so bald aber der Zufluß unterbrochen wurde, sank der Druck bei jeder Inspiration um einige Zentimeter, bis der gleiche Druck wie vor dem Einfließen erreicht war. Da die Flüssigkeit nicht resorbiert wurde, so kann das nur durch eine vermehrte inspiratorische Stellung des Thorax, die auf reflektorischem Wege zustande kam, erklärt werden. An dieser vermehrten Inspirationsstellung beteiligt sich aber nicht nur die kranke Seite, sondern auch die gesunde. Daß diese auch erweitert wird, ist eine bekannte Tatsache. Nur wurde sie früher durch Druck des Exsudates gegen das Mediastinum erklärt, während sie in Wirklichkeit einem aktiven Vorgang ihren Ursprung verdankt. Die durch Muskelarbeit bewirkte Erweiterung des Thorax spielt also bei der exsudativen Pleuritis eine große Rolle, und Gerhardt konnte wahrscheinlich machen, daß dann, wenn die Muskelkräfte nachlassen, eine solche Störung der Zirkulation eintritt, daß der Tod erfolgt.

Man darf sich aber nicht vorstellen, daß durch diese aktive Erweiterung des Thorax der Druck überall im Pleuraraum auf der normalen Höhe gehalten werde. Wenn das der Fall wäre, so würde ja die Lunge gar nicht atelektatisch. Ein gewisser Grad von Druckerhöhung ist also schon aus diesem Grunde vorauszusetzen. Freilich braucht der Druck nicht sehr groß zu sein, um einen Lungenteil vollständig zu komprimieren. Wichtiger ist aber, daß für die tieferen Teile der Pleurahöhle gar nicht dieser Druck, der an der Oberfläche des Exsudates herrscht, in Betracht kommt, sondern daß zu diesem der hydrostatische Druck der darüber liegenden Wassersäule addiert werden muß. Diese kann leicht 15 cm hoch sein, so daß bei einem negativen Druck von -10 cm Wasser am oberen Rand des Exsudates an der tiefsten Stelle leicht ein positiver Druck von $+5$ cm herrschen kann. Aber auch bei kleineren Exsudaten kommt nicht nur die kompensatorische aktive Atemtätigkeit in Betracht, sondern schon eine Verminderung des normalen negativen Druckes genügt, um Verschiebungen der Organe hervorzurufen. Wenn also auch das Exsudathöhe so gering ist, daß der hydrostatische Druck den negativen Druckwert selbst an der tiefsten Stelle nicht in einen positiven umkehrt, so müssen doch Druckwirkungen auf die Nachbarschaft erkennbar sein.

Die mechanischen Wirkungen des Exsudates sind nicht in allen Teilen der Pleurahöhle die gleichen und bleiben auch nicht bei jeder Stellung des Kranken gleich. Wir haben hier ganz andere Verhältnisse vor uns als bei Pneumothorax und auch bei der Perikarditis. Am meisten macht sich also die mechanische Wirkung in den tiefsten Partien geltend, und zwar in erster Linie auf das Organ, das den geringsten elastischen Widerstand bietet, nämlich die Lunge. Da in dieser der Druck sich nicht weit fortpflanzt, so werden nur die untersten Partien komprimiert. Man sollte denken, daß das Lungengewebe zunächst nur auf ein der Druckvermehrung entsprechendes geringes Volum gebracht, dagegen nicht vollständig atelektatisch gemacht würde. Da aber mit dieser Kompression gleichzeitig die Luftzirkulation in der Lunge gestört wird, kommt es zur Resorption der Luft und zur Atelektase (vgl. das Kapitel Atelektase).

Außer auf die Lunge macht sich der vermehrte hydrostatische Druck in erster Linie auf das Zwerchfell geltend. Hier ist der Widerstand freilich erheblich größer, indem der intraabdominale Druck das Zwerchfell in die Höhe treibt. Der Tonus dieses Muskels hat zur Folge, daß auch bei großen Exsudaten in der Regel die normale Form gewahrt wird und nur die Stellung zustande kommt, die einer vertieften Inspiration entspricht. Nur in sehr seltenen Fällen wird das Zwerchfell durch den Druck des Exsudates nach abwärts gewölbt. Es ist auch schon von der Bauchhöhle aus ein solches Exsudat punktiert worden und Tordeus sah bei einem rechtsseitigen Erguß die Leber so tief verlagert, daß man oberhalb derselben Fluktuation durch die Bauchdecken fühlen konnte. Wahrscheinlich ist für eine solche Vorwölbung des Zwerchfells gegen das Abdomen hin eine Lähmung des Organs die notwendige Voraussetzung. Sonst löst sich immer das Zwerchfell zunächst vom Thorax ab und behält seine Kuppelform mehr oder weniger bei. Das Zwerchfell der gesunden Seite tritt ebenfalls tiefer, was als kompensatorische Erscheinung aufzufassen ist. Die kompensatorische Erweiterung der anderen Seite kommt auch für die Verschiebung der Mediastinalorgane in Betracht. Nur für die tieferen Teile des Mediastinums, also besonders für das Herz und für die Vena cava inf. spielt bei größeren Exsudaten der hydrostatische Druck eine Rolle.

Die Brustwand ist über dem Exsudat in der Regel vorgewölbt und zeigt nicht einfach die Gestalt, die der vertieften Inspirationsstellung entspricht. Das erscheint auch ganz begreiflich, wenn man sich daran erinnert, daß durch den normalen negativen Druck des Pleuraraumes bzw. durch die Elastizität der Lunge der Thorax des Gesunden aus seiner elastischen Gleichgewichtslage gebracht und eingezogen wird. Wird dieser negative Druck vermindert, so muß der Thorax sich vorwölben. Da über den oberen Teilen der Lunge der normale negative Druck herrscht, so entsteht eine Differenz in der Dehnung über den gesunden und kranken Partien. Auf die mangelnde Ansaugung des Thorax als Ursache der lokalen Vorwölbung hat schon O. Rosenbach hingewiesen.

Die Wirkung auf die Atmung hängt nur zum Teil von der Beschränkung der respiratorischen Fläche ab, zum Teil von der Schmerzhaftigkeit der Atembewegung, endlich von der mechanischen Störung infolge des Exsudatdruckes und der kompensatorischen Inspirationsstellung. Dazu kann sich auch eine Fieberdyspnoe gesellen.

Wenn die Atmung schmerzhaft ist, so erfolgt sie oberflächlich, wie bei der Pleuritis sicca, indem sowohl die Inspiration als die Exspiration gehemmt ist. Bei einem Exsudat ist Total- und Mittelkapazität herabgesetzt, bei Punktionen werden beide entsprechend der abgelassenen Flüssigkeit vermehrt (Siebeck). Doch entspricht die Kapazitätsabnahme nicht vollständig der Menge des Exsudates, indem ja die noch atmenden Lungenteile in vermehrter Inspirationsstellung stehen. Die maximale Exspiration ist verhindert, aber noch mehr ist die Inspiration gehemmt. Das Atemvolumen ist nur wenig vermehrt, nach Punktionen wird es etwas geringer (Siebeck).

Die Wirkung der Exsudate auf die Zirkulation ist in neuerer Zeit von Gerhardt studiert worden. Die Verengerung der Lungenstrombahn kann keinen sehr großen Einfluß haben, da die Kompression nur an einer relativ beschränkten Stelle so intensiv ist, daß die Zirkulation wesentlich erschwert wird (vgl. S. 698). Erst wenn die Pleuraergüsse sehr groß sind und die Atemtätigkeit versagt, kommt es zu einem Ansteigen des Blutdruckes auch im rechten Ventrikel. Dagegen läßt sich schon bei sehr viel geringeren Exsudaten eine Stauung in den Venen des Halses nachweisen. Diese ist auf eine mangelhafte Saugkraft des Thorax zurückzuführen, die wir doch wohl in erster Linie als Folge der Druckvermehrung aufzufassen haben. Dazu kommt dann noch eine Abknickung der großen Hohlvenen, besonders der Vena cava inferior an ihrer Durchtrittsstelle durch das Zwerchfell, die sich teils durch Abknickung infolge der Verschiebung des Mediastinums, teils durch Kompression infolge Zwerchfelltiefstand (vgl. Eppinger und Hofbauer) erklären läßt. Sehr wichtig sind immer die verstärkten Atembewegungen und die mit ihnen verbundene vermehrte Inspirationsstellung des Thorax, weil dadurch die infolge des Exsudatdruckes auftretenden Zirkulationshindernisse vermindert werden. Läßt die Kraft der Atemmuskeln nach, so führt im Tierversuch die Kreislaufstörung den Tod herbei, und in dieser Weise sind auch die plötzlichen Todesfälle bei Menschen mit großen Exsudaten zu erklären.

Der Gaswechsel wird zunächst dadurch gestört, daß in einem Teil der Lunge das Blut nicht arterialisiert wird. In einem Teil der Lungenvenen fließt also venöses Blut, das sich dem arterialisierten beimischt, so daß in der Aorta kein rein arterielles Blut fließt. Schon das wird voraussichtlich eine Beschleunigung der Zirkulation zur Folge haben. Auf den gesamten Sauerstoffverbrauch hat das aber keinen Einfluß. Beim Tier und beim Menschen ist manchmal vermehrter Sauerstoffverbrauch resp. vermehrte Kohlensäureabgabe gefunden worden, was sich teils durch das Fieber bzw. die Infektion, teils durch die vermehrten Atmungsanstrengungen erklären läßt. Dagegen zeigt sich im Gasgehalt des Blutes eine Störung, die bei der Kohlensäure durch die vermehrte Zirkulation ausgeglichen werden kann, für den Sauerstoff nicht. Hürter fand im arteriellen menschlichen Blute Herabsetzung des Sauerstoffgehaltes bei normalem Kohlensäurewert.

Wesentlich geringer sind die Wirkungen der abgekapselten Exsudate. Der Druck in ihnen kann freilich größer sein als in freien Ergüssen. Wenn Pleuraverwachsungen die Ausbreitung der Flüssigkeit verhindern, und wenn dazu noch die Lunge infiltriert ist, so kann der Sekretionsdruck so stark werden, daß das Exsudat auf seine Umgebung einen positiven Druck ausübt, selbst während der Inspiration (vgl. Gerhardt). Die Wirkung des Exsudates setzt sich viel weniger weit in die Umgebung fort als bei einem freien Erguß, die gesunde Seite braucht sich nicht kompensatorisch zu erweitern, die Zirkulationsstörung kann ganz fehlen. Natürlich hängt der Grad der Störung ganz wesentlich von der Ausdehnung des abgekapselten Exsudates, von der Starrheit der Wände etc. ab, und man wird alle Übergänge zwischen dem abgekapselten, die übrige Lunge kaum beeinflussenden, und dem freien Erguß in bezug auf die mechanischen Wirkungen zu erwarten haben. Wenn sich der abgekapselte Erguß resorbiert, oder wenn er durch Punktion entfernt wird, so können umgekehrt stark negative Druckwerte entstehen.

Symptomatologie. 1. Allgemeinsymptome. Bisweilen stehen die Allgemeinsymptome im Beginn der Erkrankung so stark im Vordergrund, daß die Pleuritis leicht übersehen werden kann. Erst die genaue Untersuchung führt zur Entdeckung eines kleinen Exsudates. In anderen Fällen spüren die Patienten überhaupt nichts außer Dyspnoe, und der Arzt findet zu seiner Überraschung ein großes Exsudat. Das Exsudat an sich hat wenig Einfluß auf das Allgemeinbefinden, dieses ist vielmehr abhängig von der Art der zugrundeliegenden Infektion.

Fieber fehlt selten ganz. Seine Höhe kann aber außerordentlich verschieden sein. Bald sind es nur subfebrile Temperaturen, bald kontinuierliches hohes Fieber, das bis zu 41° gehen kann. Die Temperatursteigerung kann ganz langsam und allmählich eintreten, in anderen Fällen wird sie durch einen

Schüttelfrost oder wenigstens durch Frostschauer eingeleitet. Am häufigsten sieht man mäßig hohes Fieber, das schon nach wenigen Tagen bei Bettruhe lytisch absinkt oder nach längerem Bestand plötzlich oder allmählich zur Norm zurückgeht. Auch tiefe Remissionen, selbst in der Form von hektischem Fieber, kommen vor. Vollkommenes Fehlen von Fieber sieht man namentlich bei alten Leuten. Die Höhe und Art des Fiebers läßt keinen Schluß auf die Ätiologie der Erkrankung zu.

Auch plötzliches Ansteigen der schon gesunkenen Temperatur mit rascher Rückkehr auf die frühere Höhe kommt bisweilen wiederholt im Verlaufe einer Pleuritis zur Beobachtung.

Daß die Temperatur während der Resorption des Exsudates, ein „Resorptionsfieber" vorkomme, ist schon behauptet worden, muß aber ganz außerordentlich selten sein. Die meisten Fälle lassen sich viel ungezwungener so deuten, daß das Fieber auch während der Resorption der Ausdruck der noch bestehenden Infektion ist. Wenn im Anschluß an eine akute Exazerbation ein rasches Sinken des Exsudates nachzuweisen ist, so ist die Temperatursteigerung am ehesten als der Ausdruck eines Immunisationsvorganges (Anaphylaxie?) aufzufassen, der die Resorption zur Folge hat. Gelegentlich beobachtet man auf der erkrankten Seite eine höhere Achseltemperatur als auf der gesunden, doch ist das nicht konstant.

Häufig ist die Schweißsekretion vermehrt. Schweißparoxysmen, die mehrmals täglich auftreten können, sind nicht selten. Der Schweiß bricht meistens aus, während die Temperatur momentan im Absinken begriffen ist.

Verdauungsbeschwerden sind oft sehr ausgesprochen. Die Patienten haben einen schlechten Appetit, leiden an Brechreiz, nicht selten auch an Erbrechen. Klagen über Druck im Magen hört man häufig. Es handelt sich wohl hauptsächlich um direkte mechanische Wirkung der Zwerchfellverlagerung.

Husten gehört nicht zu den obligaten Symptomen der Pleuritis. In manchen Fällen fehlt er vollkommen. Doch kommt es auch vor, daß die Kranken von schmerzhaften Hustenanfällen gequält werden. Bisweilen tritt der Husten nur bei tiefen Atemzügen auf. Bei plötzlicher Entleerung des Exsudats kommen manchmal heftige Hustenstöße vor, auf die wir bei der Besprechung der Thorakocentese zurückkommen werden. Der Husten ist wohl weniger durch Reizung der Pleura als durch eine Bronchitis zu erklären, die sich in den atelektatischen Lungenpartien leicht entwickelt. Deshalb muß alles, was die atelektatischen Lungenbezirke zur Entfaltung bringt, Hustenstöße veranlassen können.

Sputum wird expektoriert, wenn gleichzeitig eine Bronchitis besteht oder wenn die primäre Erkrankung Auswurf zur Folge hat. Die „Expectoration albumineuse" wird bei der Besprechung der Therapie Erwähnung finden.

Schmerzen kommen bei den meisten Pleuritiden vor. Sie können außerordentlich heftig, kolikartig sein, von der Seite gegen den Rücken, die Schultern, die Arme und ins Epigastrium ausstrahlen. Auch reiner Schulterschmerz kommt vor, worauf neuerdings Gerhardt wieder hinweist. Die Schmerzen werden durch alle Bewegungen, namentlich durch Husten und Nießen verschlimmert. Druck auf den Thorax vermehrt in der Regel die Schmerzen. Der Schmerz kann stechend, aber auch unbestimmt, dumpf sein. Bisweilen ist er genau gleich wie bei einer Interkostalneuralgie, selbst die typischen Druckpunkte können nachweisbar sein. Sehr selten tritt Schmerz auf der gesunden Seite, meistens an einer beschränkten Stelle auf. Schmerzen beim Schlucken sind nicht selten. Bisweilen sind die Schmerzen durch die Beteiligung des Zwerchfells bedingt. Dann zeigen sie den gleichen Charakter wie bei der Pleuritis diaphragmatica (siehe S. 694). Auch die für diese typischen Druckpunkte können vorhanden sein.

Die Urinsekretion ist während des Bestandes des Exsudates vermindert. Die Verminderung läßt sich nicht ganz dadurch erklären, daß wegen der Flüssigkeitsansammlung zu wenig Wasser zur Verfügung steht. In manchen Fällen ist vielleicht die Infektion bzw. die durch sie verursachte Schweißsekretion die Ursache. Wahrscheinlich spielt aber auch, wie O. Rosenbach meint, die Zirkulationsstörung eine Rolle, und die Schweiße wären dann vielleicht als vikariierend anzusehen. Für die Bedeutung der Zirkulationsstörung spricht die Tatsache, daß während und nach der Resorption des Exsudates eine Polyurie auftritt, die viel größer ist, als daß sie nur der Ausdruck der Flüssigkeitsresorption sein könnte. Im Urin findet sich häufig etwas Eiweiß, während Zylinder selten gefunden werden.

Der Puls ist teilweise abhängig vom Fieber, teilweise von der durch das Exsudat gesetzten Zirkulationsstörung. Die Beschaffenheit des Pulses ist ein wichtiger Anhaltspunkt dafür, wie stark der Kreislauf durch das Exsudat beeinträchtigt ist. Nicht nur die Steigerung der Frequenz, sondern auch die Kleinheit des Pulses ist beachtenswert. Häufig wird die Pulswelle mit Beginn jeder Inspiration kleiner, wenn auch der Unterschied nicht so groß ist, wie er nach den von vielen Autoren wiedergegebenen Pulskurven erscheint. Bei diesen kommt die Schwankung häufig dadurch zustande, daß der Kranke bei der Inspiration den Arm verschiebt. Gewöhnlich wird der Puls während der Inspiration auch etwas frequenter. Eine starke respiratorische Arythmie hat bei der exsudativen Pleuritis eine ernstere Bedeutung als bei den meisten anderen Infektionskrankheiten, weil sie nicht durch eine Labilität des Vaguszentrums, sondern durch mechanische Momente bedingt ist.

Der Blutdruck ist in der Regel nicht erniedrigt, sondern im Gegenteil bei größeren Exsudaten meistens etwas erhöht (Hensen). Wenn er sinkt, so ist das ein prognostisch äußerst ungünstiges Symptom.

Der Kräftezustand der Patienten leidet in verschiedenem Maße. Die Appetitlosigkeit, die Schlaflosigkeit und das Fieber sind hieran beteiligt. In der Regel bleibt eine ziemlich erhebliche Abmagerung und Schwäche zurück, so daß die Rekonvaleszenz ziemlich langsam erfolgt.

2. Lokale Symptome. Die Inspektion zeigt häufig, daß die Patienten nicht auf dem Rücken liegen, sondern in halber, „diagonaler" Seitenlage auf der erkrankten Seite. Durch diese Lage wird die gesunde Lunge entlastet. Doch ist bei größeren Exsudaten die Rückenlage mit erhöhtem Oberkörper bzw. eine sitzende Stellung dem Patienten meistens angenehmer. Aber auch bei kleinen Exsudaten kommt Rückenlage, sogar Lage auf der gesunden Seite zur Beobachtung, weil das Liegen auf der kranken Seite Schmerzen verursacht.

Die erkrankte Seite ist bei frischen Exsudaten immer vorgewölbt. Die Vorwölbung ist im Gebiete der Flüssigkeitsansammlung besonders ausgesprochen, aber auch die oberen Thoraxpartien sind erweitert. Die Zwischenrippenräume sind breiter, verstrichen, in seltenen Fällen sogar vorgewölbt. Die Schulter steht auf der kranken Seite höher, die Wirbelsäule ist leicht skoliotisch mit nach der erkrankten Seite gerichteter Konvexität.

Besteht das Exsudat schon längere Zeit, so kann die erkrankte Seite auch bei noch bestehendem Erguß enger erscheinen, als die gesunde.

Gar nicht selten findet man die Haut über der erkrankten Seite gespannt, glänzend, verdickt. Ältere Autoren, wie O. Rosenbach, fassen das als Stauungsödem infolge des behinderten venösen Abflusses auf, doch ist es wahrscheinlicher mit Bönniger auf eine Störung der Lymphzirkulation zurückzuführen. Sofort fällt auf, daß die erkrankte Seite bei der Atmung zurückbleibt. Sie erweitert sich weniger, und die Erweiterung scheint später zu beginnen als auf der gesunden Seite. Dieses Nachschleppen macht sich auch beim Beginn der Exspiration bemerkbar. O. Rosenbach macht darauf aufmerksam, daß dieses Nachschleppen nur durch eine reflektorische Hemmung der Atmung zu erklären ist, weil es auch die Exspiration betrifft und auch bei kleineren Ergüssen regelmäßig vorkommt. Doch ist das Nachschleppen oft nur scheinbar, durch den stärkeren optischen Reiz der ausgiebigeren Bewegung bedingt (Richter). Die Interkostalräume werden häufig im Bereich des Ergusses inspiratorisch eingezogen, das Littensche Phänomen fehlt.

Die Betrachtung des Thorax zeigt häufig auch, daß der Spitzenstoß verschoben ist. Auch die häufig sichtbare Schwellung der Halsvenen wäre noch zu erwähnen. Sie beruht auf einer Zirkulationsschwäche, die aber bei unkomplizierter Pleuritis nie zu Ödem der Extremitäten führt.

Die Palpation findet, abgesehen von der Ergänzung der Inspektion, ihre wichtigste Aufgabe in der Prüfung des Stimmfremitus. Diese spielt im Nachweis eines Flüssigkeitsergusses die wichtigste Rolle. Um den Stimmfremitus richtig zu prüfen, muß man sich daran erinnern, daß die Vibrationen am stärksten werden, wenn die Höhenlage der Sprechstimme dem Eigenton der Lunge entspricht (vgl. Fr. Müller, Kongreß für innere Medizin, 1911). Deshalb entstehen Schwierigkeiten am leichtesten bei Individuen mit hoher Tonlage der Sprechstimme und relativ großem Thoraxraum, also besonders bei Frauen. Um hier den Stimmfremitus deutlicher zu machen, genügt es nicht, lauter sprechen zu lassen, sondern man muß auch die Patienten auffordern, die Stimmlage tiefer zu nehmen. Eine Abschwächung des Stimmfremitus kommt zustande, wenn die Fortpflanzung der Vibrationen vom Bronchialrohr nach der Thoraxoberfläche gehindert ist. Da das am häufigsten bei der Einschaltung eines fremden Mediums zwischen Lunge und Thoraxwand der Fall ist, ist die Aufhebung oder Verminderung des Pektoralfremitus recht oft das Zeichen einer Pleuritis oder eines Hydrothorax. Doch kann natürlich auch Luft im Pleuraraum die gleiche Wirkung haben. Aber auch wenn ein Bronchus verstopft ist, so kann der Stimmfremitus verschwinden. Tumoren, die ihn abschwächen, haben diese Wirkung wohl kauptsächlich infolge von Druck auf einen Bronchus. Ödem der Brustwand kann die Prüfung erschweren oder unmöglich machen, doch wird es selten zu einer Verwechslung Veranlassung geben. Dagegen entstehen Schwierigkeiten aus der Tatsache, daß pleuritische Schwarten den Stimmfremitus ebenso stark vermindern können, wie eine Flüssigkeitsansammlung. Das Verschwinden eines Ergusses ist deshalb durch die Prüfung des Stimmfremitus nicht zu erkennen. Auch schwere Pneumonien haben nicht selten eine Abschwächung des Stimmfremitus zur Folge (Hochhaus). Zu betonen ist auch, daß die Abschwächung des Stimmfremitus im Greisenalter oft undeutlich ist, offenbar weil der starre Thorax als ganzer mitschwingt.

Wenn Atelektase eine Abschwächung des Pektoralfremitus herbeiführt, so ist wohl immer gleichzeitig ein Bronchus verstopft.

Gewöhnlich kann man drei Zonen unterscheiden. Im Gebiet des Exsudates ist der Fremitus abgeschwächt oder aufgehoben, am oberen Rand findet sich eine Zone mit verstärktem Fremitus (komprimierte Lunge), weiter oben ist der Fremitus normal. Bei abgesackten Pleuritiden kann bisweilen unterhalb der Abschwächungszone normaler Stimmfremitus konstatiert werden, auch kann inmitten eines Gebietes mit vermindertem Fremitus stellenweise ein normaler zu fühlen sein.

Will man zu sicheren Resultaten gelangen, so prüfe man den Pektoralfremitus nicht unmittelbar nach dem Aufsetzen, sondern erst nach einigen tiefen Atemzügen, wenn die mechanischen Verhältnisse stabiler geworden sind, verstopfte Bronchien durchgängig geworden sind etc.

Durch die Palpation kann man in seltenen Fällen erkennen, daß das Zwerchfell (bei linksseitigem Erguß) nach abwärts vorgewölbt ist. Eichhorst beschreibt einen Fall, bei dem diese Ausbuchtung ganz plötzlich eintrat.

Die Perkussion ergibt an der Stelle des Exsudates eine mehr oder weniger intensive Dämpfung. Kleine Exsudate können sich freilich dem Nachweis durch die Perkussion entziehen, doch können wohl Ergüsse von 400—500 ccm immer nachgewiesen werden.

Die Form der Dämpfung ist bei kleineren und mittelgroßen Exsudaten in der Regel eine typische. Ihre obere Grenzlinie steigt von der Wirbelsäule nach außen an, erreicht in der hinteren Axillarlinie ihre größte Höhe (vgl. Abb. 50) und fällt nach vorne ab, so daß häufig an der vorderen Brustwand keine Dämpfung mehr nachweisbar ist. Manchmal kann man eine mehr S-förmige Begrenzungslinie nachweisen. Diese Ellis-Damoiseausche Kurve ist das Objekt vielfacher Erörterungen gewesen. Früher stellte man sich vor, daß die Flüssigkeit im Thoraxraum die gleiche Lage einnehmen müsse, wie Wasser in einem Glas, und man nahm an, daß die typische Begrenzung durch die seitliche Lage des Patienten zustande komme und durch Verwachsung fixiert werde. Die Einzelheiten der Kurve erklärte man durch die schallabschwächende Wirkung der Weichteile. Aber die typische Begrenzung kann man in allen Fällen beobachten, ob die Patienten herumgegangen sind, auf der gesunden oder auf der kranken Seite gelegen haben, ob das Exsudat frei

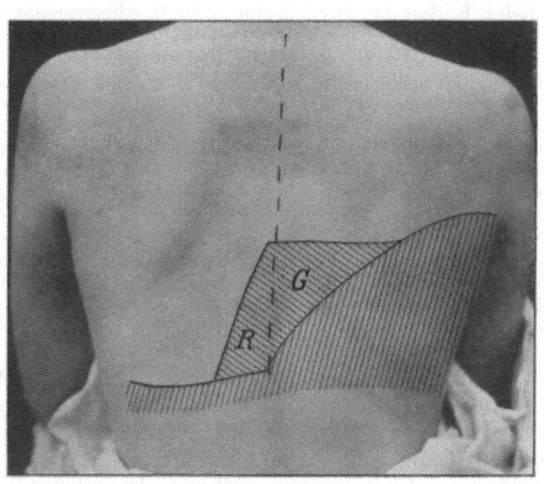

Abb. 50.
Dämpfung bei Pleuritis exsudativa (etwas schematisiert). R Rauchfußsches Dreieck. G Garlandsches Dreieck.

beweglich ist (geringe Verschiebung der Grenze bei Lagewechsel) oder nicht. Am einfachsten ist die oben erwähnte Erklärung, wonach das Exsudat in den seitlichen Partien am höchsten in den Thorax hinaufgesaugt wird. Bei sehr großen Exsudaten fehlt eine solche typische Begrenzung, da der Lunge überhaupt nicht mehr viel Raum zur Verfügung steht. Man bekommt dann gewöhnlich auf der ganzen Seite Dämpfung, und nur über der Spitze, im ersten Interkostalraum und vielleicht noch etwas unterhalb der Fossa supraspinata bleibt die Dämpfung wenig intensiv. Das hier hörbare Bronchialatmen beweist dann, ebenso wie der verstärkte Stimmfremitus, daß die komprimierte Lunge der Brustwand anliegt.

Es muß betont werden, daß die Dämpfungsgrenze sich sehr verschieden gestalten kann, je nachdem man stärker oder schwächer perkutiert. Das Exsudat ist an seiner oberen Begrenzung immer nur in dünner Schicht vorhanden, weiter oben liegt keine normale, sondern komprimierte Lunge der Brustwand an. Deshalb erhält man die Grenze namentlich der absoluten Dämpfung bei leiser Perkussion weiter oben, bei der leisen Perkussion hat aber auch die Dicke der Weichteile (z. B. Skapula) einen erheblichen Einfluß auf den Perkussionsschall. Es ist deshalb begreiflich, wenn nicht nur über die Erklärung der tatsächlichen Verhältnisse, sondern auch über diese selbst vielfach Uneinigkeit herrscht.

Einige Eigentümlichkeiten, die bei pleuritischer Dämpfung häufig zur Beobachtung kommen, müssen noch erwähnt werden. Eine gewisse diagnostische Bedeutung kommt dem Rauchfußschen (Groccoschen) paravertebralen Dreieck zu. Es besteht in einer Dämpfungszone, die auf der gesunden Seite neben der Wirbelsäule in den untersten Thoraxpartien nachweisbar ist und sich nach oben gegen die Wirbelsäule hin zurückzieht (vgl. Abb. 50).

In der Regel wird es dadurch erklärt, daß das Mediastinum durch den Erguß verschoben wird und die gesunde Lunge lokal komprimiert. In der Nähe des Zwerchfells, wo der hydrostatische Druck am stärksten wirken muß, erscheint eine solche Verdrängung am natürlichsten, und deshalb läßt sich die Lokalisation der Dämpfung leicht erklären. Auch die Ergebnisse der Röntgenuntersuchung (vgl. unten) machen es wahrscheinlich, daß das Dreieck durch Mediastinalverschiebung und Kompression der gesunden Lunge zustande kommt, ähnlich wie die gleichgestaltete Dämpfung, die man bei pericarditischen Exsudaten häufig nachweisen kann. Freilich wird das Grocco-Rauchfußsche Dreieck häufig auch so erklärt, daß bei starker Perkussion der Bereich des Perkussionsschlages in den paravertebralen Bezirken sich durch Vermittlung der Wirbelsäule auch auf die andere Seite erstrecke, und daß deshalb bei einem Exsudat der Schall auf der gesunden Seite gegen die Wirbelsäule zu leiser werden müsse, weil ja die schallverstärkende Wirkung der anderen Seite fehle. Roch und Dufour haben darauf hingewiesen, daß sich eine ähnliche dreieckige Dämpfung auch bei gesunden Menschen nachweisen läßt, und zwar auf beiden Seiten. Sie glauben deshalb, daß das Rauchfußsche Dreieck nichts anderes als der Ausdruck eines normalen Verhaltens ist, um so mehr, als sie auf der kranken Seite in analoger Weise eine Aufhellung des Schalles von gleicher Ausdehnung gefunden haben. Sie erklären die Perkussionsfigur durch den Einfluß der Wirbelsäule und der Muskulatur auf den Klopfschall. Goldscheider schließt aus der Tatsache, daß er das Dreieck auch bei leisester Perkussion fand, daß es sich um eine Mediastinalverschiebung handeln müsse.

Aus den erwähnten verschiedenen Ansichten geht hervor, daß die Erklärung des paravertebralen Dreiecks nicht einheitlich sein kann, weil die verschiedenen Autoren bei verschiedener Stärke perkutiert haben. Auch die diagnostische Bedeutung muß dementsprechend eine verschiedene Beurteilung erfahren. Eine ausgesprochene dreieckige Dämpfung bei leiser Perkussion kommt nur bei Mediastinalverschiebung vor und diese spricht in zweifelhaften Fällen immer für eine Pleuritis. Freilich haben Hamburger, Matthes und Hochhaus auch bei croupöser Pneumonie eine dreieckige Dämpfung auf der gesunden Seite gefunden, und Hochhaus hat gezeigt, daß auch hier eine Verschiebung des Mediastinums durch starke Schwellung der pneumonischen Lunge möglich ist. Doch bilden solche Fälle seltene Ausnahmen. In der Regel wird man bei der Differentialdiagnose gegenüber der Pneumonie eine ausgesprochene paravertebrale dreieckige Dämpfung trotzdem für ein Exsudat in die Wagschale werfen können.

Das Garlandsche Dreieck (vgl. Abb. 50) besteht in einer Aufhellung des Schalles neben der Wirbelsäule auf der kranken Seite und kommt dadurch zustande, daß das Exsudat von der Wirbelsäule nach außen ansteigt. Bei sehr leiser Perkussion erhält man auch in diesem Bezirk Dämpfung, wie Sahli mit Recht betont. Sahli glaubt, daß im Gebiet des Garlandschen Dreiecks eine dünne Exsudatschicht vorhanden sei, er weist aber selbst darauf hin, daß die leichte Dämpfung auch durch die komprimierte Lunge erklärt werden kann. Der Nachweis des Garlandschen Dreiecks ist für die Differentialdiagnose gegenüber der Pneumonie noch wichtiger als das Rauchfußsche, da bei der Pneumonie die Dämpfung meistens der Lappengrenze entspricht, während die äußere Begrenzung des Garlandschen Dreiecks gerade senkrecht zu dieser verläuft. Bei sehr großen Exsudaten fehlt das Dreieck.

Bei linksseitigen Exsudaten kommt es in der Regel ziemlich frühzeitig zu einer Dämpfung im Gebiete des Traubeschen halbmondförmigen Raumes, d. h. des Gebietes von Magenschall, das nach links durch die Milz, nach oben durch die linke Lungengrenze, nach rechts durch den Leberrand und nach unten durch den Rippenbogen begrenzt wird. Da wenigstens der obere Teil des Traubeschen Raumes schon bei sehr kleinen Exsudaten häufig gedämpft wird, weil offenbar im Pleurasinus an dieser Stelle ein stark negativer Druck herrscht, so erlaubt uns der Nachweis dieser Dämpfung häufig die Diagnose eines Pleuraergusses in einem sehr frühen Stadium. Aber auch dann, wenn die Flüssigkeitsansammlung größer ist, aber die Dämpfung auch eine andere Deutung zuläßt, wird die Diagnose durch die Beachtung des Traubeschen Raumes häufig entschieden. Bei sehr großen Exsudaten kann der ganze Traubesche Raum absolut gedämpft sein. Nur wenn Verwachsungen vorhanden sind, kann trotz vorhandenem Exsudat die Dämpfung fehlen.

Bei rechtsseitigen Exsudaten sieht man nicht selten die vordere Lungengrenze neben dem Herzen in die Höhe steigen, so daß die Herzdämpfung den Sternalrand nach rechts mehr oder weniger weit zu überragen scheint. Die Grenze verläuft von den oberen Teilen des Sternums aus nach unten und außen, ähnlich wie bei einer Pericarditis exsudativa. Diese Dämpfung rührt daher, daß das Exsudat im Gebiete des vorderen Lungenrandes in die Höhe steigen kann, weil hier, wie an allen Stellen, wo die Lunge sich stark verschiebt, offenbar ein stark negativer Druck herrscht. Diese Dämpfung ist deshalb wichtig, weil sie nicht selten eine akute Dilatation vortäuscht.

Die pleuritische Dämpfung nimmt nach unten bei lauter Perkussion an Intensität zu und kann so intensiv werden, wie sie ohne Flüssigkeitserguß kaum je beobachtet wird. Gewöhnlich besteht auch bei der Perkussion ein auffallendes Resistenzgefühl, das bei direktem Beklopfen besonders deutlich wird. Die Grenzen der Dämpfung ändern sich bei tiefer Atmung nur wenig, doch fehlt die Verschieblichkeit nur dann vollständig, wenn Adhäsionen vorhanden sind. Bei Lagewechsel tritt gewöhnlich eine Verschiebung auf, die aber auch bei freier Beweglichkeit der Flüssigkeit niemals so ausgesprochen ist, daß etwa eine horizontale Linie entstünde. Beim Aufsetzen steigt die vordere Dämpfungsgrenze gewöhnlich nur etwa um die Breite eines Interkostalraumes. Selbst bei Lage auf der gesunden Seite bleibt die Grenze etwa in der hinteren Axillarlinie am höchsten. Stärkere Verschiebungen kommen nur dann zustande, wenn der Patient lange Zeit in der neuen Lage verweilt hat, wie Sahli betont. Aber auch unter diesen Umständen ist die Verschiebung in der Regel nur gering.

Wenn frühzeitig Verklebungen entstehen, so kommen abgekapselte Exsudate zustande, bei denen die Dämpfungsfiguren nicht die typischen Formen annehmen. Natürlich können die größten Mannigfaltigkeiten vorhanden sein, selbst abgesackte Exsudate über der Spitze sind beobachtet worden. Hier müssen aber die interlobären und die diaphragmatischen Ergüsse noch besonders erwähnt werden, da bei ihnen die Perkussion häufig gar kein Resultat oder doch nur ein undeutliches liefert. In der Regel kann man nur die durch das Exsudat bewirkte Kompression der benachbarten Lungenteile nachweisen, man erhält also nur eine relative Dämpfung, die dem Verlauf einer Interlobärspalte mehr oder weniger entspricht, bzw. eine Dämpfung der untersten Lungenpartien. Die übrige Symptomatologie soll weiter unten besprochen werden.

Von Pitres ist 1898 das „signe du sou" als wichtiges diagnostisches Hilfsmittel empfohlen worden. Es entspricht dem Metallklang, der bei Stäbchenplesimeterperkussion über einem Pneumothorax auftritt, und unterscheidet sich von diesem dadurch, daß der Schall zwar metallisch, aber nicht so ausgesprochen, nicht so hoch und nicht so laut klingt. Slatowerchownikow legt diesem Symptom eine größere Bedeutung bei als der Perkussion und der Prüfung des Stimmfremitus. In manchen Fällen ist es in der Tat sehr deutlich und der Metallklang tritt ganz plötzlich auf, sobald das auskultierende Ohr und die perkutierte Münze unterhalb des Exsudatsspiegels zu liegen kommen. Aber nicht immer ist es deutlich, und der metallische Beiklang ist häufig nicht deutlicher als er gelegentlich auch bei normaler Lunge gefunden wird.

Oberhalb der Dämpfung findet sich gewöhnlich eine Zone auffallend tympanitischen Schalles, der durch die Kompression bzw. Erschlaffung der Lunge bedingt ist. Ist das Exsudat sehr groß, so ist dieser „Skodasche Schall" unterhalb der Klavikula deutlich nachzuweisen. Er ändert dann während der Atmung seine Höhe (Williamsscher Trachealton) und läßt bei lauter Perkussion häufig das Geräusch des gesprungenen Topfes erkennen.

Von den Verschiebungen anderer Organe, die man durch die Perkussion nachweisen kann, ist in erster Linie die des Herzens zu erwähnen. Bei rechtsseitigem Erguß kann die Herzspitze weit nach links und infolge des Zwerchfelltiefstandes gleichzeitig nach abwärts rücken. Bei linksseitigem Exsudat kann die rechte Herzgrenze bis zur rechten Mamillarlinie hinüberwandern. Gleichzeitig verschwindet die Pulsation links vom Sternum, dafür tritt auf der rechten Seite des Brustbeins eine Pulsation auf, die an der rechten unteren Begrenzung so intensiv sein kann, daß man glaubt, hier liege der Spitzenstoß und das Herz habe sich um seine Achse gedreht. In Wirklichkeit wird aber das Herz fast ausnahmslos nur nach rechts verschoben (vgl. bei Pneumothorax).

Die Leber wird meistens im ganzen nach abwärts verschoben und auffallend selten um ihre sagittale Achse gedreht. Der Grund dafür ist der, daß auch die Zwerchfellhälfte der gesunden Seite tief steht, weil eine kompensatorische Inspirationsstellung auftritt.

Für die Erkennung der Rückbildung eines Exsudates leistet die Perkussion nicht so viel, wie man erwarten könnte. Die Verwachsungen an der Exsudatgrenze und die Schwartenbildung sorgen dafür, daß die Ausdehnung der Dämpfung lange Zeit unverändert bleibt, während die Dicke der Flüssigkeitsschicht schon erheblich abgenommen hat. Deshalb nimmt nur die Intensität der Dämpfung ab, dieser Unterschied läßt sich aber nur schwer nachweisen. Das Bandmaß liefert zuverlässigere Resultate.

Die Mensuration ist deshalb von großer Wichtigkeit. Sie ist aber nicht ganz leicht und erfordert große Sorgfalt. Man muß immer vier Maße nehmen, nämlich den Umfang jeder Thoraxhälfte oberhalb der Mamilla und in der Höhe des Schwertfortsatzes. Nur dann lassen sich die Resultate einer späteren Messung mit früheren Befunden vergleichen. Fehler, die durch ungleichmäßiges Anlegen des Bandmaßes bei den verschiedenen Messungen gemacht wurden, springen sofort in die Augen, wenn man die vier Zahlen jeder Untersuchung miteinander vergleicht. Hat man die Messung immer in gleicher Weise vorgenommen, so erkennt man, daß mit fortschreitender Resorption nicht nur die kranke, sondern auch die gesunde Seite enger wird. Die Verkleinerung der kranken Seite tritt aber sehr viel rascher ein, und schon bevor die Perkussion einen Rückgang des Exsudates mit Sicherheit nachweisen läßt, kann der Umfang der kranken Seite schon deutlich kleiner sein, als der der gesunden. Nicht selten scheint die Anamnese zu beweisen, daß das Exsudat erst seit kurzer Zeit besteht, die Mensuration ergibt aber, daß die kranke Seite schon eingezogen ist und daß das Exsudat deshalb schon älter sein muß.

Die Auskultation ergibt im Beginn der Erkrankung nicht selten Reiben, ebenso beim Bestehen eines Exsudates in der Nähe von dessen Grenze. Das wichtigste ist aber das Auftreten eines Reibegeräusches an Stellen, wo früher Flüssigkeit nachweisbar war. Es beweist sicherer als alles andere, daß die Pleurablätter jetzt aneinander liegen.

Das Atemgeräusch fehlt an den Stellen, wo das Exsudat eine dicke Schicht bildet, vollständig. Wo die Schicht dünn ist, kann man je nach dem Grade der Lungenkompression unbestimmtes oder bronchiales Atmen hören. Auch an der oberen Grenze des Exsudates kann Bronchialatmen oder unbestimmtes Atmen wahrzunehmen sein, das allmählich in scharfes, normales oder abgeschwächtes Vesikuläratmen übergeht. Die Stärke des Atemgeräusches ist nicht nur von der Dicke der Exsudatschicht, sondern auch von der Tiefe der Atmung, von der Durchgängigkeit der Bronchien etc. abhängig, so daß daraus keinerlei differentialdiagnostische Schlüsse gezogen werden können.

Recht häufig hört man neben dem Atemgeräusch auch Rasselgeräusche, die je nach dem Zustand des Lungengewebes klingend oder klanglos sein können. Sie verdanken ihre Entstehung Schleimansammlungen in den Bronchien bzw. einer Bronchitis, die sich häufig über die Grenze der komprimierten Lunge hinaus ausdehnt. Man muß deshalb in der Diagnose von Veränderungen in der Lunge, die etwa als Ursache der Pleuritis in Betracht kommen könnten, außerordentlich vorsichtig sein. Insbesondere ist es unmöglich, bei einem vorhandenen Erguß ein sicheres Urteil über den Zustand der Lungenspitze auf der kranken Seite zu gewinnen, und eine beginnende Lungentuberkulose läßt sich mit Sicherheit in der Regel nur dann nachweisen, wenn sie auf der anderen Seite als die Pleuritis lokalisiert ist.

Die Auskultation der Stimme ergibt bisweilen laute, bisweilen abgeschwächte Bronchophonie. Die Stärke der gehörten Stimme hängt nicht nur von der Größe des Exsudates, sondern auch von der Kraft der Stimmgebung, vom Zustand der Lunge etc. ab, so daß man keine diagnostischen Schlüsse daraus ziehen kann. Eine besondere Modifikation ist die Ägophonie, die man am häufigsten bei frischen Exsudaten zu hören bekommt. Der meckernde Beiklang rührt von einer periodischen Verstärkung und Abschwächung der Schallwellen her.

Das sog. Baccellische Phänomen besteht darin, daß die Flüsterstimme um so weniger deutlich gehört werden soll, je zellreicher das Exsudat ist. Die Regel stimmt aber durchaus nicht immer, und die Probepunktion wird dadurch nicht im geringsten ersetzt.

Die Probepunktion liefert nicht nur den Beweis einer Flüssigkeitsansammlung, sondern sie erlaubt auch die Natur des Ergusses zu erkennen. Als Punktionsspritze nimmt man am besten eine 10 ccm fassende sog. Rekordspritze. Die Nadel muß immer lang sein, da man sonst bei dicken Auflagerungen und Schwarten nicht bis ins Exsudat gelangt. Die Nadel darf auch nicht zu dünn sein, da bei eitrigen Exsudaten sonst die Flüssigkeit zu dick sein kann, um in die Spritze zu gelangen (vgl. auch S. 732). Wenn man bei einer Punktion nichts erhält, wiederhole man den Versuch an einer anderen Stelle. Das Exsudat bei der Pleuritis ist meistens leicht getrübt, gelblich oder gelblich grünlich. Bei längerem Stehen scheidet sich ein Gerinnsel aus, das sich allmählich zusammenzieht, alle korpuskulären Elemente mit sich reißt und in der klaren Flüssigkeit langsam sinkt. Das spezifische Gewicht beträgt meist 1015—1020, der Eiweißgehalt 4—6%. Über die Unterscheidung von Transsudaten durch die Bestimmung des spezifischen Gewichtes und durch den Nachweis des mit Essigsäure fällbaren Eiweißkörpers vergleiche das Kapitel Hydrothorax.

Sehr wichtig ist das Verhalten der zelligen Elemente im Exsudat. Die „Cytodiagnostik" erlaubt bis zu einem gewissen Grade die Unterscheidung zwischen tuberkulösen, karzinomatösen und andersartigen Pleuritiden, doch darf ihre Bedeutung nicht überschätzt werden, da außer der Ätiologie auch die Dauer der Entzündung und die Akuität eine Rolle spielt.

Zur Untersuchung des Zellgehaltes muß das Exsudat zentrifugiert werden, und zwar möglichst rasch, da sonst die Gerinnselbildung die Gewinnung der Zellen erschwert. Die Fibrinausscheidung kann verhindert werden, wenn man das Exsudat durch Wasser verdünnt. Die Gestalt der Zellen wird dadurch nicht verändert, wenn man die Flüssigkeit nicht zu lange stehen läßt. Es empfiehlt sich deshalb, einen Teil des Inhaltes der Punktionsspritze sofort mit Wasser zu verdünnen und den anderen Teil durch Zusatz von Essigsäure in bezug auf seine entzündliche Natur zu prüfen. Nach dem Zentrifugieren wird der Bodensatz zwischen zwei Objektträgern ausgestrichen und am besten nach May-Grünwald gefärbt.

Akut entzündliche Ergüsse enthalten meistens viele Zellen, unter denen die polynukleären Leukocyten prävalieren. Außerdem finden sich meist vereinzelte rote Blutkörperchen und spärliche Lymphocyten und Pleuraendothelien. Dieses Verhalten ist in erster Linie charakteristisch für die durch Streptokokken, Staphylokokken, Pneumokokken, Typhusbazillen hervorgerufenen und die bei akutem Gelenkrheumatismus auftretenden Entzündungen. Doch kommt das auch bei einzelnen tuberkulösen Ergüssen im Beginn der Erkrankung vor. Dauert der Erguß länger, so verschiebt sich das Verhältnis immer mehr zugunsten der Lymphocyten, doch wiegen oft noch lange Zeit die polynukleären Zellen vor. Diese zeigen häufig Degenerationserscheinungen, die in einer Quellung, Aufhellung und verminderten Färbbarkeit von Kern und Protoplasma und im Auftreten von Vakuolen im Zellleib bestehen.

Ähnlich verhalten sich die Pleuritiden nach Lungeninfarkt.

Die tuberkulösen Ergüsse zeichnen sich häufig von vorneherein durch ein Vorwiegen der Lymphocyten aus. In anderen Fällen sind anfangs viele polynukleäre Zellen und wenig Lymphocyten vorhanden, doch kehrt sich das Verhältnis von der zweiten Woche an in der Regel um. Die polynukleären Zellen sollen nach Königer in anderer Weise degenerieren als bei den akuten Infektionen, sie sollen schrumpfen, wobei der Kern pyknotisch wird, oder sie sollen direkt zerfallen. Da die Granula dabei verschwinden können, so ist eine Verwechslung mit kleinen Lymphocyten nicht immer ausgeschlossen. Endothelien sind selten in großer Anzahl vorhanden.

Die Exsudate bei Neubildungen zeichnen sich meistens durch einen hohen Gehalt an Endothelien aus und enthalten häufig Geschwulstzellen, die im Kapitel über die Neubildungen besprochen sind.

Die Transsudate sind meistens durch einen reichlichen Gehalt an Endothelien neben zahlreichen Lymphocyten charakterisiert. Bei langer Dauer der Ergüsse treten dann meistens als Zeichen der entzündlichen Reizung polynukleäre Leukocyten auf.

Manche Fälle sind durch einen starken Gehalt an eosinophilen oder Mastzellen charakterisiert. Die Ursache dieser Eigentümlichkeit ist unbekannt. Irgend eine Beziehung zur Ätiologie der Erkrankung oder zur Zusammensetzung des Blutes besteht nicht.

Hämorrhagische Beschaffenheit des Exsudates kommt fast nur bei tuberkulöser Pleuritis und bei malignen Neubildungen vor. Bei der tuberkulösen Entzündung ist ein hämorrhagischer Erguß aber durchaus nicht die Regel. Chylöse und pseudochylöse Beschaffenheit hat die gleiche Ätiologie (vgl. darüber im Kapitel Zirkulationsstörungen).

Die Röntgenuntersuchung ergibt meistens ein recht charakteristisches Bild. Auf der erkrankten Seite besteht in den kaudaleren Partien ein tiefer Schatten, der keine Einzelheiten mehr erkennen läßt. Nach außen werden freilich die Zwischenrippenräume wieder heller, so daß man manchmal die Wölbung des tiefstehenden Zwerchfells noch erkennen kann (vgl. Abb. 51). Das rührt daher, daß die Exsudatschicht hier dünner ist als in den medialeren Partien. Nach oben hellt sich der Schatten allmählich etwas auf, so daß die Rippen wieder zu erkennen sind. Bei kleinen und bei mittelgroßen Exsudaten sieht man ganz regelmäßig den Schatten an der lateralen Seite des Thorax in die Höhe steigen, und die obere Begrenzung des Exsudatschattens bildet eine konkave, unscharfe Linie. Diese Begrenzung ist charakteristisch für einen Flüssigkeitserguß und erlaubt die Differentialdiagnose gegenüber einer pneumonischen Infiltration und einem Tumor, dagegen nicht die Unterscheidung zwischen

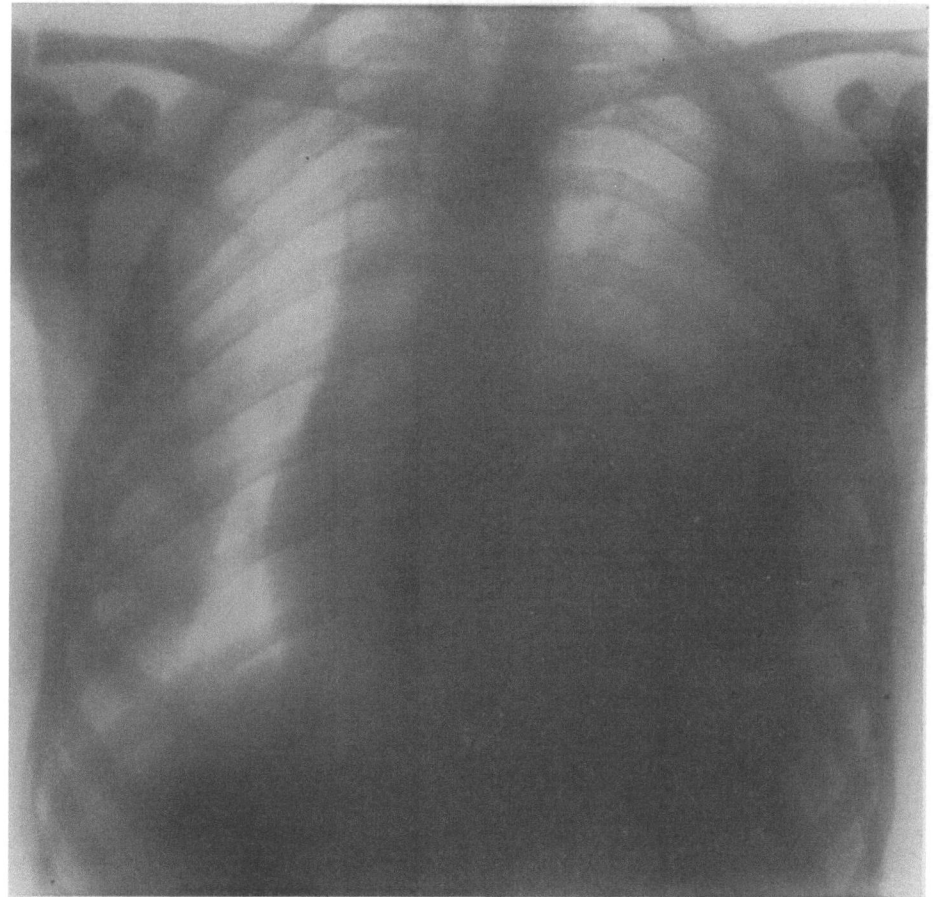

Abb. 51.
Röntgenbild von Pleuritis exsudativa sinistra.

Exsudat und Transsudat. Der Rest des Lungenfeldes ist in der Regel heller als die andere Seite, was besonders auf Abb. 51 über der Spitze deutlich ist.

Bei der Respiration ändern sich die Verhältnisse nur wenig, ebensowenig bei Lagewechsel, selbst wenn der Patient tagelang eine andere Stellung einnimmt (Kraus). Bisweilen kommt ein Hochstand des Zwerchfells zur Beobachtung, was auf Beteiligung des Diaphragmas an der Entzündung und auf Zwerchfelllähmung zu beziehen ist (Kraus). Selten kommt es, am ehesten bei alten Leuten, zu einer Vorwölbung des Zwerchfells gegen das Abdomen, was auf der linken Seite sichtbar werden kann.

Außerdem erkennt man die **Verschiebung der Mediastinalorgane.**
Bei linksseitigem Erguß (Abb. 51) kann der Aortenbogen vor den Schatten
der Wirbelsäule rücken, die rechte Kontur des Herzens erscheint einfach nach
rechts verschoben, und man erkennt daran den Vorhofbogen und den Schatten
der Vena cava superior. Dieses Gefäß ist, wie es scheint, nicht nur einfach
verschoben, sondern auch abnorm stark gefüllt. Nach Kraus sieht man bisweilen rechts neben der Wirbelsäule einen Schatten, der die Wirbelkörper
überragt und die Form eines rechtwinkligen Dreiecks mit einer langen Kathete,

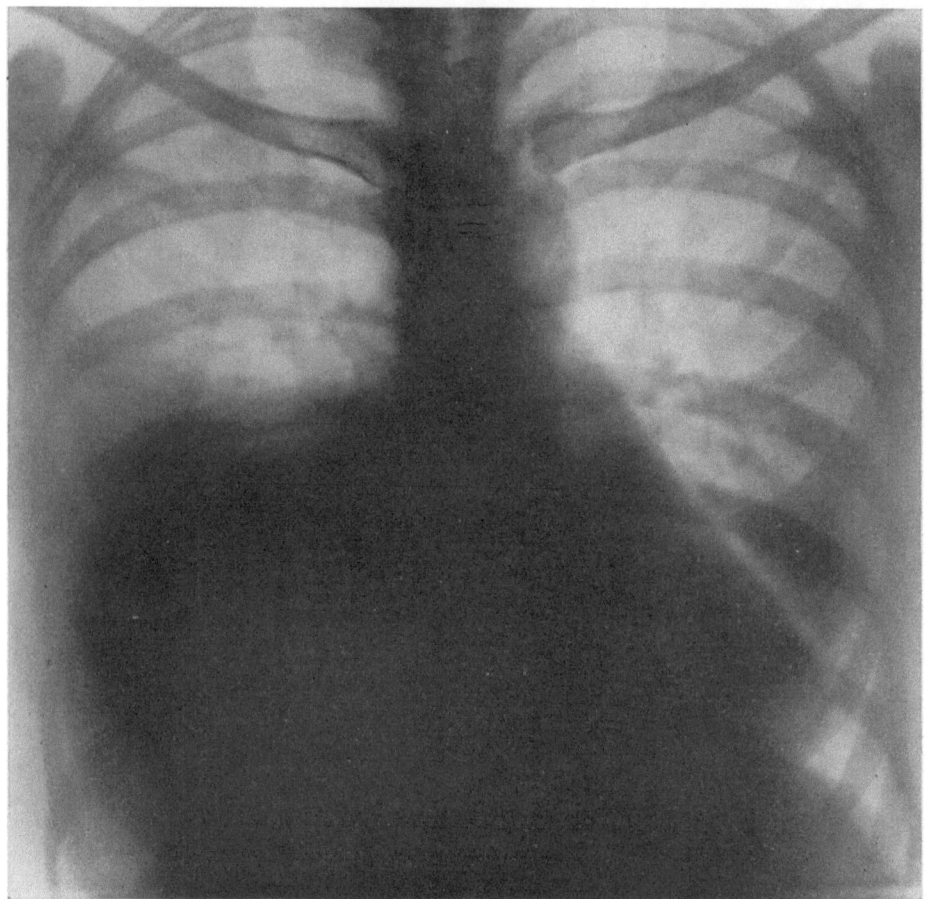

Abb. 52.
Röntgenbild von Pleuritis exsudativa dextra.

der Wirbelsäule, und einer kurzen, der unteren Schattengrenze hat. Der Schatten
reicht mit seiner Spitze höher hinauf als das Exsudat der kranken Seite.
Kraus bezieht ihn auf das verschobene Mediastinum und das Exsudat. In
der Regel erkennt man, wie auch auf Abb. 51, die Verschiebung der Trachea
in Form einer rechts von der Mittellinie liegenden Schattenaussparung.

Bei rechtsseitigem Exsudat (Abb. 52) ist das Herz nach links verschoben,
wobei die drei Bogen erhalten bleiben. Der Aortenbogen ist nach links gerückt, der Schatten der Vena cava sup. rechts von der Wirbelsäule fehlt.

Die Trachea kann in gleicher Weise verschoben sein, wie bei linksseitigen Exsudaten.

Abb. 52 ist ein typisches Beispiel dafür, wie die Schattenbildung auch durch die Weichteile beeinflußt wird. Der Schatten auf der rechten Seite ist nicht nur infolge des Exsudates so dunkel, sondern auch deshalb, weil die Mamma der Patientin der Platte aufgelegen hat. Dadurch ist auch der Schatten links vom Herzen zu erklären. Die Aufhellung am äußeren Rande des Exsudates beruht zum Teil auch darauf, daß der Thorax hier der Platte nicht angelegen hat.

Kleine Exsudate verursachen einen Schatten, der eben den Sinus phrenico-costalis ausfüllt und im Stehen viel besser zu sehen ist, als im Liegen. Außerdem fällt bisweilen bei der Durchleuchtung eine mangelhafte Verschieblichkeit des Zwerchfells auf. Sehr große Exsudate machen eine vollständige Verdunklung des ganzen Lungenfeldes, in der keine Einzelheiten mehr zu erkennen sind.

Neben den Veränderungen, die durch das Exsudat hervorgerufen werden, sieht man natürlich auch die Zeichen der primären Lungenkrankheit. Durch die Kombination verschiedener Schatten kann das Bild stark verwischt werden.

Die Lunge der gesunden Seite weist bei größeren Exsudaten immer eine dunklere Zeichnung als normal auf, was teils auf Kompression, teils auf Hyperämie zu beziehen ist.

Verlauf. Die meisten serofibrinösen Pleuritiden mit mittelgroßem Exsudat zeigen, nachdem das Fieber etwa 2—3 Wochen bestanden hat, ein lytisches Absinken der Temperatur und gleichzeitig einen Rückgang des Exsudates, um nach kurzer Zeit ganz abzuheilen. Die Abnahme des Flüssigkeitsergusses läßt sich, wie bereits erwähnt, am besten mit Hilfe des Bandmaßes feststellen. Die Aufhellung der Dämpfung erfolgt langsamer als die Verkleinerung des Thoraxumfanges, und die Schwartenbildung erlaubt häufig keine Entscheidung darüber, ob noch Flüssigkeit vorhanden ist, da ja pleuritische Auflagerungen nicht nur Dämpfung, sondern auch Abschwächung des Stimmfremitus zur Folge haben. Der Nachweis von Reibegeräuschen hat eine große Bedeutung, da er das Verschwinden des Ergusses mit Sicherheit anzeigt.

Die Schrumpfungserscheinungen sind im Abschnitt Pleuraverwachsungen beschrieben (S. 738). Hier sei nur darauf hingewiesen, daß ihre Ausbildung schon zu einer Zeit beginnt, da das Exsudat noch besteht.

Gleichzeitig mit dem Sinken des Fiebers und der Resorption des Ergusses bessert sich auch das Allgemeinbefinden, der Appetit kehrt wieder und die Kräfte nehmen zu. Dagegen kann es noch längere Zeit dauern, bis die Dyspnoe verschwindet, und die Rekonvaleszenz nimmt gewöhnlich eine ziemlich lange Zeit in Anspruch.

Nicht immer verläuft die Pleuritis so gutartig, das Exsudat kann viele Wochen bestehen, die Temperatur kann immer von neuem wieder ansteigen, bis schließlich die Heilung erfolgt. Häufiger bleiben nach einem anfänglichen raschen Zurückgehen der Flüssigkeitsansammlung kleine Restexsudate zurück, deren Resorption viele Wochen auf sich warten läßt. Hier kann die Therapie den Verlauf ganz wesentlich beeinflussen. Manchmal kommen septische Formen vor, die unter unregelmäßig schwankendem Fieber und mit auffallender Herzschwäche verlaufen. Schwere Prostration, Benommenheit des Sensoriums, trockene Zunge zeigen einen schwer infektiösen Zustand an, der in keinem Verhältnis zur Ausdehnung des lokalen Prozesses steht. Solche Fälle erinnern an Empyeme, doch kann das Exsudat während der ganzen Krankheit klar bleiben. Bisweilen erfolgt ganz plötzlich der Tod, viele Fälle heilen aber schließlich vollkommen aus.

Selten sieht man ganz akute Fälle, die unter rapider Entwicklung eines gewaltigen Exsudates und sehr hohen Temperaturen rasch zum Tod führen können. Häufiger erfolgt der Tod erst nach längerem Bestehen eines Exsudates, manchmal plötzlich durch Versiegen der Atmungskräfte (S. 697f.). bisweilen auch unter dem Bilde zunehmender Entkräftung.

Eine große Zahl von Pleuritiden nimmt einen sehr leichten Verlauf, führt nur zu einem geringen Exsudat und heilt nach kurzem Fieber aus. Aber auch große Exsudate und hochfieberhafte Erkrankungen können sehr rasch in Genesung übergehen.

Doppelseitige Exsudate sind nicht die Regel. Doch hört man recht häufig auf der gesunden Seite vorübergehend etwas Reiben, und bei größeren Ergüssen läßt sich nicht so ganz selten auf der anderen Seite eine geringe Flüssigkeitsansammlung nachweisen.

Bei tuberkulösen Pleuritiden kommt es vor, daß das Exsudat zwar ausheilt, daß aber die Temperaturen nicht ganz zur Norm zurückkehren, sondern subfebril bleiben oder unregelmäßige Steigerungen zeigen. Der Husten bleibt bestehen und mit der Zeit entwickelt sich immer deutlicher das Bild einer Lungentuberkulose. Häufig lassen sich die ersten physikalischen Zeichen auf der nicht von der Pleuritis betroffenen Seite nachweisen. Viel häufiger freilich heilt die Pleuritis aus und erst später zeigt sich eine beginnende Phthise. Vielfach ist auch behauptet worden, daß bei rascher Resorption pleuritischer Ergüsse leicht eine Miliartuberkulose ausbreche. Es scheint sich aber um sehr seltene Vorkommnisse zu handeln.

Die sog. sekundäre tuberkulöse Pleuritis, d. h. die exsudative Brustfellentzündung bei manifester Lungentuberkulose, tritt häufig unter hohem Fieber ein. Bei weit vorgeschrittener Lungenerkrankung ist nicht selten Schüttelfrost vorhanden. In diesen Fällen verläuft die Pleuritis in der Regel auch besonders schwer und führt nicht selten zum Tode. Sonst ist der Verlauf nicht wesentlich von der „primären" Form verschieden, nur dauert es meistens länger, bis der Erguß verschwindet. Bisweilen beobachtet man einen günstigen Einfluß auf das Grundleiden, nach Königer vorzugsweise bei größeren Flüssigkeitsansammlungen. Hier wirkt die Lungenkompression günstig. Doch möchte ich mich nach meinen Erfahrungen den Autoren anschließen, die die Besserung der Phthise als die Ausnahme betrachten (z. B. Cornet). Die Regel ist, daß die Lungenerkrankung während und nach der Pleuritis raschere Fortschritte macht.

Bei der Pneumonie können wir parapneumonische und metapneumonische Exsudate unterscheiden. Jene haben nur eine geringe Bedeutung, diese zeigen das Bild einer selbständigen Krankheit und beginnen erst, wenn das Fieber schon abgesunken ist, oft eine Anzahl von Tagen nach der Krise. Sie nehmen meistens einen raschen und günstigen Verlauf.

Ein Erguß kann sich nach kürzerem oder längerem Bestehen eitrig umwandeln. An dieses Ereignis muß man denken, wenn plötzlich die Temperatur wieder zu steigen beginnt und der Allgemeinzustand sich verschlechtert. Nicht immer verrät sich aber die Umwandlung durch eine Temperatursteigerung, und wenn ein Erguß mit Fieber bestehen bleibt, so muß man immer von Zeit zu Zeit durch eine Probepunktion feststellen, ob das Exsudat immer noch serös ist.

Besondere Formen der Pleuritis. Eine besondere Lokalisation der Pleuritis kann zu einem eigentümlichen Verlauf und zu diagnostischen Schwierigkeiten führen. Das gilt für jede abgekapselte Entzündung, wenn sie nicht an der Stelle entsteht, wo sich gewöhnlich das Exsudat entwickelt. Allgemeine Regeln lassen sich natürlich nicht aufstellen. Dagegen gibt es drei Formen, die besonders erwähnt werden müssen, nämlich die Pleuritis interlobaris, die Pleuritis diaphragmatica und die Pleuritis mediastinalis. Endlich ist die Pleuritis bei Polyserositis zu erwähnen, ebenso die Pleuritis im Kindes- und Greisenalter.

Pleuritis interlobaris. Wenn eine Pleuritis in der Spalte zwischen zwei Lappen beginnt und wenn sich frühzeitig Verklebungen bilden, so kann es vorkommen, daß das Exsudat nicht in die freie Pleurahöhle überfließen kann, sondern sich nur zwischen den beiden Lappen ansammelt. Das Lungengewebe beider Lappen wird komprimiert, Verdrängungserscheinungen können auftreten, das klinische Bild unterscheidet sich dabei wesentlich von der Pleuritis mit freiem Exsudat. Die Erscheinungen sind je nach der Größe des Ergusses sehr verschieden (Literatur siehe bei A. Fränkel und Dietlen).

Um die topographischen Verhältnisse bei der interlobulären Pleuritis zu verstehen, muß man sich den Verlauf der Lappengrenzen klar machen (vgl. S. 207). Man wird dann erwarten, daß ein Dämpfungsstreifen auftritt, der von hinten oben um den Thorax herum nach vorn unten zieht, oder daß die Erscheinungen von Lungenkompression oder eines bis an den Thorax reichenden Exsudates nachweisbar werden. Ebensolche Erscheinungen werden auch längs der vierten Rippe auf der rechten Seite (Grenze zwischen Mittel- und Unterlappen) auftreten können. Je nach der Größe des Exsudates sind aber die Symptome verschieden.

Beträgt das Exsudat nur wenige 100 ccm, so entsteht im Verlauf eines dieser Streifen eine schmale Dämpfung, die sich aber nicht über die ganze Ausdehnung der Lappengrenze erstreckt, sondern bald auf den hinteren, bald auf den seitlichen oder vorderen Teil derselben beschränkt bleibt. Oberhalb und unterhalb dieser Dämpfung läßt sich nicht selten abnorm tiefer oder tympanitischer Lungenschall nachweisen. Mit der Vergrößerung des Exsudats nimmt die Ausdehnung der Dämpfung in der Längsrichtung und in der Breite zu. Im Bereiche der Dämpfung kann man häufig eine Abschwächung des Atemgeräusches erkennen, während in der Umgebung Bronchialatmen oder Rasselgeräusche nachweisbar sein können. Das Wachsen der Dämpfung und die relativ rasche Zunahme der Kompressionssymptome läßt häufig die Differentialdiagnose gegenüber einem Tumor stellen, und die Lokalisation an der Lappengrenze macht ein interlobäres Exsudat wahrscheinlicher als einen Lungenabszeß oder eine pneumonische Infiltration.

Etwas sicherere Resultate ergibt die Röntgenuntersuchung. Auf Abb. 53 ist das Bild eines interlobären Exsudates wiedergegeben. Charakteristisch ist daran die scharfe Begrenzung und die gleichmäßige Intensität des Schattens. Die Form kann verschieden sein, je nachdem das Exsudat in den äußeren oder inneren, in den vorderen oder hinteren Partien mächtiger ist und je nachdem die Lunge dem Druck nachgibt. Meist wird angegeben, daß die obere Grenze schärfer sei als die untere. Manchmal sieht man auch rundliche Schatten (Aßmann). Den sicheren Nachweis eines Exsudates kann man nur durch die Probepunktion erbringen (lange Nadel!), aber selbst dann kann man im Zweifel bleiben, ob nicht eine wandständige abgekapselte Pleuritis vorliegt.

Solche interlobäre Exsudate sind wahrscheinlich ziemlich häufig, namentlich als Begleiter von Pneumonien. Die klinische Beobachtung ergibt nichts, was darauf hinweist, die Röntgenuntersuchung zeigt aber eine auffallend scharfe Begrenzung des pneumonischen Schattens. Auf Abb. 28 (S. 415) läßt z. B. die scharfe Grenzlinie und die Intensität des Schattens in deren Nähe ein interlobäres Exsudat vermuten. Hier blieb diese Grenzlinie im Zusammenhang mit einem Schattenstreifen noch lange bestehen, nachdem die Resolution der Pneumonie eingetreten war und der übrige Schatten sich aufgehellt hatte.

Große Flüssigkeitsansammlungen von $^1/_2-1$ Liter und mehr legen sich der Pleura parietalis meist direkt an oder bleiben von ihr nur durch eine dünne Lungenschicht getrennt. Meistens erhält man deshalb in der Axillarlinie eine Dämpfung mit Abschwächung des Atemgeräusches und des Stimmfremitus und findet hier bei der Probepunktion Flüssigkeit. Auf dem Rücken kann der Schall in den unteren Partien eine auffallende Aufhellung zeigen, während in mittlerer Höhe eine Zone absoluter Dämpfung besteht, die Dämpfung kann aber auch bis zum unteren Lungenrand hinab intensiv sein, was in der Kompression des Unterlappens seine Erklärung findet. Man kann dann leicht zur Annahme einer freien Flüssigkeitsansammlung gelangen. Als Unterscheidungsmerkmal ist nach Fränkel eine Verschiebung des Herzens wichtig, die im Ver-

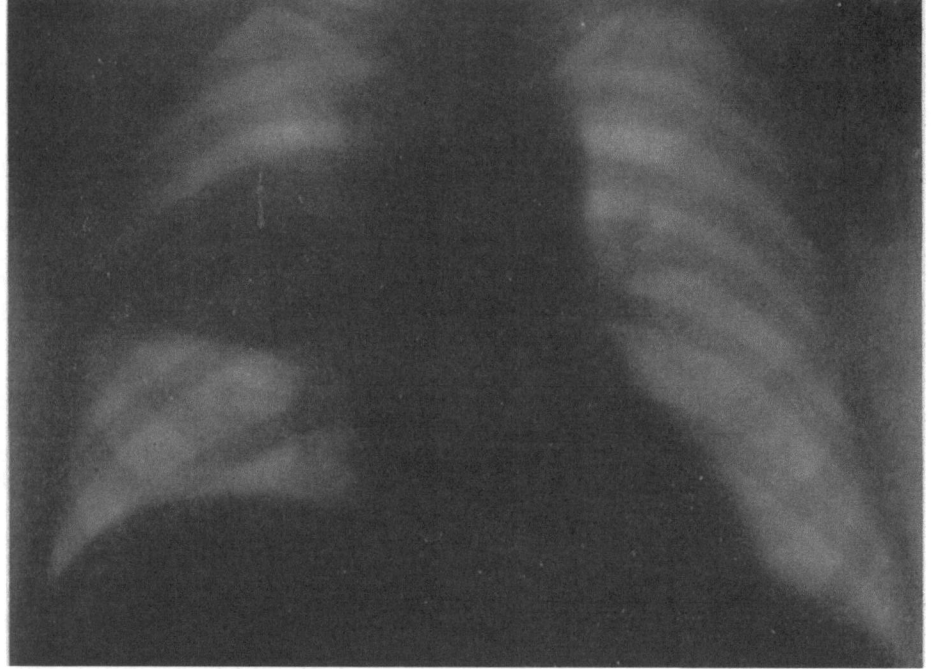

Abb. 53.
Röntgenbild eines interlobulären Exsudates zwischen rechtem Ober- und Mittellappen.

hältnis zur relativ geringen Ausdehnung des vermuteten Exsudates auffallend stark ist, sowie bei linksseitigen Ergüssen das Freibleiben des Traubeschen Raumes. Verwechslungen sind immer möglich, und es kann vorkommen, daß man bei der Punktion an der Hinterseite des Thorax keine Flüssigkeit erhält, dagegen in der Axillarlinie diese leicht nachweisen kann.

Wenn die Exsudate in der Pleuraspalte eine gewisse Größe erreicht haben, so können sie in die freie Pleurahöhle durchbrechen. Nach Sabourin findet das besonders leicht am Anfang oder am Ende einer Interlobärspalte statt. Da gewöhnlich in der Umgebung fibrinöse Entzündung besteht, so breitet sich das Exsudat zunächst nicht auf große Strecken aus und es entsteht eine „hemdenknopfförmige" Pleuritis (Sabourin). Der Durchbruch soll sich durch Temperaturanstieg, Schmerzen und Reibegeräusche an der Durchbruchstelle manifestieren.

Die Prognose der interlobären Exsudate ist offenbar günstig, da man Sektionen von Menschen, die an dieser Krankheit gestorben sind, nicht zu sehen bekommt.

Pleuritis diaphragmatica. Ähnlich wie die interlobäre Pleuritis bleibt eine Flüssigkeitsansammlung auf der Zwerchfellfläche verborgen. Die Symptome sind dann gleich wie bei der Pleuritis diaphragmatica sicca und es sei deshalb auf S. 694 verwiesen. Einzig die Röntgenuntersuchung kann einen Schatten ergeben, auch ein auffallend breiter Zwerchfellschatten (links!) wird als charakteristisch für eine (flächenhafte) Flüssigkeitsansammlung über dem Zwerchfell angegeben.

Pleuritis mediastinalis. Auch zwischen der Pleura mediastinalis und der Pleura pulmonalis können Flüssigkeitsansammlungen zustande kommen, die abgesackt bleiben und deshalb der Diagnose große Schwierigkeiten machen. Frick hat die Fälle der Literatur gesammelt und das Krankheitsbild der verschiedenen Formen gezeichnet (vgl. auch Savy).

Die **Pleuritis mediastinalis anterior sinistra** führt zu Schmerzen hinter dem Sternum oder zwischen dem Brustbein und der linken Mamma. Die Schmerzen sind aber nicht dauernd vorhanden, sondern können wechseln, und ihre Intensität ist sehr verschieden. Dyspnoe und Oppression sind selten sehr stark. Bei der Untersuchung findet man, wenn das Exsudat klein ist, einen Dämpfungsbezirk links neben dem Sternum, der sich bis zur Mamillarlinie erstrecken kann. Bei großen Ergüssen ist die Dämpfung breiter, überragt den rechten Sternalrand und kann sich gegen die linke Axillarlinie und hinauf bis zur zweiten Rippe erstrecken. Das Herz kann nach rechts verschoben sein und die Pulsation nur rechts vom Sternum fühlen lassen. Auch eine Vorwölbung der Herzgegend ist bisweilen vorhanden. Über der Dämpfung ist das Atemgeräusch abgeschwächt, bisweilen kann auch Abschwächung des Stimmfremitus nachgewiesen werden. Eine Verwechslung mit Perikarditis ist möglich, doch spricht gegen eine solche, daß die Pulsation des Herzens rechts vom Sternum gefühlt und die Herztöne hier am deutlichsten gehört werden. Eine scharfe Grenze zwischen der Dämpfung und dem Lungenschall soll dagegen für eine Perikarditis sprechen. Ferner ist eine Verwechslung möglich mit einer abgesackten Pleuritis, die nicht an der mediastinalen Fläche der Lunge sitzt. Der Nachweis einer starken Verschiebung des Mediastinums ist entscheidend für die Diagnose einer Pleuritis mediastinalis. Ein Mediastinalabszeß kommt nur bei eitrigen Ergüssen differentialdiagnostisch in Frage, hier kann die Entscheidung, wenn die Ätiologie nicht etwa auf den richtigen Weg führt, unmöglich werden.

Die **Pleuritis mediastinalis anterior dextra** macht im ganzen ähnliche Erscheinungen wie die linksseitige Erkrankung, nur erscheint die Dämpfung zuerst rechts, und das Herz wird nach links verschoben. Die Cyanose ist viel stärker und auch die Gefahr einer tödlichen Zirkulationsstörung ist viel größer. Eine Verwechslung mit Vergrößerung des Herzens nach rechts ist möglich, doch fehlt die epigastrische Pulsation und das Röntgenbild wird wohl ein klares Resultat geben. Mediastinaltumoren unterscheiden sich durch den Verlauf, für Mediastinalabszesse gilt das gleiche wie bei der linksseitigen Entzündung.

Die **Pleuritis mediastinalis posterior** macht die gleichen Drucksymptome, wie alle anderen raumbeschränkenden Prozesse im hinteren Mediastinum (vgl. Erkrankungen des Mediastinums in diesem Bande). In mehreren Fällen ist anfallsweiser Husten, der an Pertussis erinnerte, beschrieben worden. Differentialdiagnostisch kommen alle Krankheiten des hinteren Mediastinums in Frage, und nur die Entwicklung der Symptome wird eine Wahrscheinlichkeitsdiagnose erlauben. Wenn Stridor vorhanden ist, so wird unter Umständen eine tracheoskopische oder bronchoskopische Untersuchung notwendig

Die Röntgenuntersuchung ergibt nach Savy bei Pleuritis mediastinalis anterior einen Schatten, der dem Herzen anliegt und bei größerer Ausdehnung Dreieckform mit der Basis nach unten und der Spitze nach oben annimmt. Bei linksseitigem Erguß soll er einem Aortenaneurysma gleichen können. Die Pleuritis mediastinalis posterior soll einen bandförmigen Schatten neben der Wirbelsäule hervorrufen.

Pleuritis bei Polyserositis. Eine Kombination von Pleuritis mit Perikarditis oder mit Peritonitis ist nicht selten, man kann sogar sagen, daß bei der Mehrzahl der Entzündungen des Perikards und des Peritoneums die Pleuren beteiligt sind. Bisweilen werden aber alle Höhlen scheinbar gleichzeitig oder kurz nacheinander befallen, so daß man von einer Polyserositis oder Panserositis sprechen kann. Am häufigsten ist diese tuberkulöser Natur.

Eine besondere Stellung nimmt die **Polyserositis fibrosa** ein. Diese Krankheit beginnt mit trockenen oder exsudativen Entzündungen an der Pleura oder am Perikard und führt zu Verwachsungen und Schwartenbildung, namentlich an den serösen Flächen in der Nähe des Zwerchfells. Im späteren Verlauf tritt immer abdominale Stauung ein und der Ascites beherrscht das Krankheitsbild. Nach jahrelanger Krankheit erfolgt der Tod unter ähnlichen Erscheinungen wie bei der Leberzirrhose. Die Rolle der Pleura bei diesem Krankheitsbild, zu dem auch die Zuckergußleber und die perikarditische Pseudoleberzirrhose gehören, kann verschieden sein. Manchmal scheint sie den Ausgangspunkt der Infektion zu bilden, in anderen Fällen beteiligt sie sich in den ersten Zeiten an der Entzündung wie die anderen serösen Höhlen. In den späteren Jahren des Leidens können in der Brusthöhle auch reine Stauungsergüsse auftreten (vgl. Gofferjé). Die Obliteration der Pleurahöhle hat vielleicht auch eine Bedeutung für die Lymphströmung und kann bei Doppelseitigkeit zu Ascites führen (vgl. den Abschnitt Pleuraverwachsungen).

Pleuritis exsudativa im Kindesalter. Bei Kindern ist die serofibrinöse Pleuritis seltener als beim Erwachsenen, wenn auch nicht so selten wie die trockene Form. Doch kommen schon beim Neugeborenen seröse Brustfellentzündungen zur Beobachtung, die infolge von intrauteriner Pneumonie oder septischer Erkrankung entstehen und immer zum Tode führen. Im übrigen zeigt die seröse Pleuritis des Kindesalters keine wesentlichen Unterschiede von der der Erwachsenen, nur ist das Verhalten der Temperatur, des Pulses und der Dyspnoe häufig unregelmäßiger und wechselnder als bei diesen und die Diagnose schwieriger.

Bei Säuglingen fällt oft auf, daß sie beim Liegen auf der kranken Seite nicht trinken wollen. Druck auf die Brustwand löst oft Schreien aus. Kleine Kinder, die auf Befragen antworten, verlegen den Schmerz meistens ins Epigastrium. Die Inspektion läßt häufig die Vorwölbung der kranken Seite besser erkennen als bei älteren Individuen. Die lokalen Beschwerden sind namentlich bei kleineren Kindern manchmal so gering, daß die Krankheit unter dem Bild einer chronischen Kachexie verläuft. Nur die genaueste Untersuchung läßt dann die Natur der Krankheit erkennen. Die Perkussion muß sehr zart ausgeübt werden, da die Dämpfungen nur schwer zu erkennen sind. Die Abschwächung des Atemgeräusches ist nicht so deutlich wie beim Erwachsenen, man findet über den Ergüssen im Gegenteil recht oft lautes Bronchialatmen.

Die Prognose ist im Kindesalter jedenfalls nicht schlechter als in späteren Jahren. Bei der tuberkulösen Entzündung ist die Gefahr einer späteren Lungentuberkulose, wie oben erwähnt, geringer.

Pleuritis exsudativa im Greisenalter. Bei alten Leuten verläuft die Pleuritis, wie alle Krankheiten, häufig schleichender als in jüngeren Jahren, unter dem Bild einer allgemeinen Schwäche und Kachexie. Aber auch die objektiven Symptome sind weniger deutlich, die Dämpfung weniger intensiv und besonders der Stimmfremitus nicht so deutlich vermindert, ja er kann ebenso stark sein wie auf der gesunden Seite, weil der starre Thorax als ganzes schwingt. Deshalb ist die Diagnose oft schwierig, und man sollte in verdächtigen Fällen rascher zur Punktionsspritze greifen als bei jüngeren Individuen.

Komplikationen. Bei der serösen Pleuritis kommen sowohl entzündliche als auch mechanisch bedingte Komplikationen vor. Von vielen läßt sich nicht entscheiden, ob sie auf Entzündung oder auf mechanische Momente zurückgeführt werden müssen. Die Kombination mit anderen Krankheiten, bei denen die Pleuritis selbst die Komplikation bildet, ist hier nicht zu besprechen.

Verdauungsbeschwerden, Schlaflosigkeit, quälender Husten, Kopfschmerzen etc. sind nicht selten. Dagegen kommen ernstere Komplikationen von seiten des Nervensystems, wie Benommenheit und Delirium, nur in Ausnahmefällen vor.

Herzschwäche kommt, abgesehen von den Fällen mit starker mechanischer Zirkulationsbehinderung, bei dekrepiden Individuen selbst dann zur Beobachtung, wenn der Erguß gering und das Fieber niedrig ist. Ziemlich häufig sind Thrombosen in den Venen der unteren Extremität. Sie führen nicht ganz selten zu Lungenembolien.

Eine seltene Komplikation ist eine Stimmbandlähmung. Sie tritt meistens linksseitig auf und wird teils durch mechanischen Druck, teils durch Lymphdrüsenschwellung oder Entzündung des perineuralen Bindegewebes erklärt.

Das Blut zeigt bisweilen eine geringe Herabsetzung des Hämoglobingehaltes und der Erythrocytenzahl, häufiger eine geringe Leukocytose. Bei tuberkulöser Pleuritis sind bisweilen die Lymphocyten relativ vermehrt.

Komplikationen von seiten der Haut sieht man bisweilen bei tuberkulösen Pleuritiden in Form von Erythema nodosum und multiforme und von Purpura.

Diagnose. Die Diagnose einer typischen Pleuritis ist nicht schwierig. Die charakteristische Dämpfung, die Resistenz bei der Perkussion und die Abschwächung des Pektoralfremitus sind so charakteristisch, daß eine Verwechslung kaum möglich ist. Die Probepunktion (vgl. S. 707) bringt in der Regel nur die Bestätigung der Diagnose. Sie muß trotzdem in allen Fällen vorgenommen werden, da das Exsudat auch unter Umständen, unter denen man es nicht erwartet hätte, eitrig sein kann. Auch zur Entscheidung, ob ein Hydrothorax vorliegt, ist die Probepunktion bisweilen notwendig. Endlich liefert die Probepunktion Aufschluß über die Frage, ob dicke Schwarten vorhanden sind, und über die Ätiologie der Entzündung.

Differentialdiagnostische Schwierigkeiten können gelegentlich gegenüber der Pneumonie entstehen. Wie namentlich Hochhaus betont hat, ist die Abschwächung oder das Fehlen des Pektoralfremitus bei der Pneumonie gar nicht so selten (vgl. a. massive Pneumonie S. 408 und Splenopneumonie S. 448) und es kommen selbst Verdrängungserscheinungen vor. Wichtig ist in erster Linie der Verlauf der Dämpfungsgrenze, die bei der Pneumonie in der Regel den Lappengrenzen folgt, während die pleuritische Dämpfung am Rücken senkrecht zur Lappengrenze von der Wirbelsäule nach außen ansteigt. Stärkere Verdrängungserscheinungen sprechen immer für Pleuritis und speziell die gar nicht so selten fühlbare Verlagerung der Trachea kommt bei Pneumonie wohl kaum je zur Beobachtung, wenn sie nicht etwa durch einen Kropf bedingt ist. Das Rauchfußsche Dreieck beweist nur dann einen Erguß, wenn es sehr ausgesprochen ist, da es wie oben erwähnt, auch bei Pneumonie vorkommen kann. Bei linksseitigen Pleuritiden ist die Dämpfung im Gebiete des Traubeschen Raumes von großer Bedeutung. Ferner ist charakteristisch für Pleuritis die von oben nach unten allmählich eintretende Verminderung des Pektoralfremitus, die zunehmende Intensität der Dämpfung und die fortschreitende Abschwächung des Atemgeräusches. Knisterrasseln hört man bei einem Erguß nur an dessen oberer Grenze, im ganzen Bereich der Dämpfung ist es nur bei Pneumonie hörbar. Eine rasche Entscheidung bringt gewöhnlich das Röntgenbild, das bei der Pleuritis die erwähnte nach außen ansteigende konkave Schattengrenze zeigt. In manchen Fällen bringt freilich nur die Probepunktion Aufschluß.

Schwieriger ist häufig die Frage zu entscheiden, ob neben einer Pneumonie noch ein Exsudat vorhanden ist oder ob sich hinter einem Erguß eine Lungenentzündung verbirgt. Im ersten Fall führt häufig nur die auffallende Intensität der Dämpfung auf die richtige Spur, und die Probepunktion bringt allein die sichere Entscheidung. Da die Exsudate oft abgekapselt sind, wird die Diagnose noch schwieriger, und es wird sicher mancher Erguß übersehen. Im zweiten Fall kann der Verlauf, manchmal auch das Auftreten von rostfarbenem Sputum Klärung bringen, es ist aber schon den besten Diagnostikern vorgekommen, daß sie eine Pneumonie übersehen haben.

Die Differentialdiagnose gegenüber dem Hydrothorax kann aus der Form und Beweglichkeit der Dämpfung niemals entschieden werden. Einzig der Verlauf, die Grundkrankheit und die allgemeinen Infektionssymptome lassen eine Vermutungsdiagnose zu, Sicherheit gewährt nur die Probepunktion, worüber das Wichtige im Kapitel Hydrothorax gesagt ist.

Die Schwierigkeiten der Diagnose des interlobären, diaphragmatischen und mediastinalen Exsudates wurden oben erwähnt.

Die differentialdiagnostischen Schwierigkeiten, die bei Tumoren in Frage kommen, werden in dem Kapitel über die Geschwülste besprochen.

Wenn die Diagnose auf eine serofibrinöse Pleuritis gestellt ist, so muß immer die Frage nach der Ätiologie entschieden werden. Zu diesem Zwecke ist einerseits genaueste Untersuchung der Lungen (auch der gesunden!) und der übrigen Organe, andererseits die Probepunktion erforderlich. Bei einer richtigen sekundären, d. h. im Verlauf einer anderen Krankheit eintretenden Pleuritis ist die Entscheidung in der Regel nicht schwierig, dagegen ist bei der scheinbar primären Pleuritis die Grundkrankheit häufig nicht leicht zu erkennen. Die meisten „idiopathischen" Brustfellentzündungen beruhen ja auf Tuberkulose, doch sind auch die karzinomatösen nicht selten, und gelegentlich kann auch eine akute Entzündung der Respirationsorgane, die selbst nur geringe Erscheinungen macht, auf die Pleura übergreifen. Hier liefert häufig die Untersuchung des Zentrifugates der Punktionsflüssigkeit gute Dienste, doch sind, wie oben besprochen, Täuschungen möglich. Häufig entscheidet nur der Verlauf oder erst die nach der Heilung des Exsudates zurückbleibenden Krankheitssymptome. Auch die Röntgenuntersuchung kann unter Umständen schon frühzeitig die Entscheidung bringen.

Prognose. Die Prognose der serofibrinösen Pleuritis ist an sich im ganzen günstig. Von den in den Jahren 1899 bis 1912 auf der Basler medizinischen Klinik behandelten mehr als 400 Fällen sind nur 13 gestorben. Gefährdet sind nur sehr elende Individuen und solche mit kranken Zirkulationsorganen. Daß ein kräftiger Mensch an einer serösen Pleuritis stirbt, ist eine Seltenheit, es kann aber bei schwerer Pleuratuberkulose vorkommen. Nur sehr selten führt die Zirkulationsbehinderung durch das Exsudat zum Tode, und bei richtiger Behandlung sollte das überhaupt nicht vorkommen. Häufiger verursacht die Pleuritis eine Venenthrombose, die zu einer Lungenembolie führt. Bisweilen erliegen die Kranken der Stärke der Infektion, bisweilen führt eine langdauernde Pleuritis durch Kräfteverfall zum Tode.

Die erwähnte günstige Prognose gilt nicht für die sekundären Pleuritiden im engeren Sinne. Diese können häufig den Tod des schon geschwächten Patienten herbeiführen. Auch wenn die Pleuritis nicht eine Folge der Grundkrankheit ist, sondern bei einem chronischen Leiden infolge von Sekundärinfektion hinzutritt, so ist ihre Prognose sehr ernst. Bei diesen „terminalen" Brustfellentzündungen handelt es sich bisweilen auch um einen Hydrothorax, der sich entzündlich umgewandelt hat.

Aber wenn auch die Pleuritis ausheilt, so kann sie doch Schädigungen hinterlassen, die für das Individuum Gefahren in sich bergen. Zunächst seien hier die Bronchiektasien erwähnt, die sich in einem Lungenlappen, der durch ein Exsudat komprimiert war, nicht selten entwickeln. Über den Mechanismus ihrer Bildung siehe das Kapitel Bronchiektasie.

Ein seltenes Vorkommnis ist die Entstehung einer ausgedehnten **Lungencirrhose**. Dagegen dauert es oft lange, bis die Entfaltung der Lunge wieder vor sich geht und bis die pleuritischen Schwarten sich zurückbilden. Während dieser Zeit empfindet der Patient noch starke Dyspnoe und häufige Schmerzen. Diese langsame Wiederherstellung hat zur Folge, daß man bei jeder Pleuritis mit mittelgroßem Exsudat auf etwa $1/4$ Jahr bis zum Wiedereintritt der Arbeitsfähigkeit zu rechnen hat.

Da die meisten der idiopathischen Pleuritiden auf **Tuberkulose** beruhen, so muß man immer mit der Gefahr rechnen, daß später die Lunge erkrankt. Nach der Statistik von Koester, die sich auf 514 nachuntersuchte Fälle erstreckt, tritt bei Erwachsenen (über 15 Jahre) in mindestens der Hälfte aller Fälle später eine Tuberkulose auf, bei Kindern unter 15 Jahren nur in einem Drittel der Fälle. In der großen Mehrzahl der Fälle (Dreiviertel) zeigt sich die Lungentuberkulose innerhalb der ersten fünf Jahre nach der abgelaufenen Brustfellentzündung. Die Größe des Exsudates und das Verhalten der Temperatur hat keinerlei Einfluß auf die Prognose in bezug auf die tuberkulöse Erkrankung. Koester glaubt aus seinem Material schließen zu können, ,,daß die bei älteren Personen nach einer Pleuritis auftretende Tuberkulose mehr akut verläuft und eine schlechtere Prognose bietet".

Diese Zahlen Koesters beziehen sich auf das Material eines Krankenhauses. Für besser situierte Klassen dürfte sich die Prognose günstiger gestalten, und das erklärt auch, weshalb die persönlichen Eindrücke mancher Ärzte mit den Ergebnissen der Koesterschen Statistik nicht übereinstimmen.

Bei der Prognosenstellung ist endlich auch die Möglichkeit einer **eitrigen Umwandlung** des Exsudats nicht außer Acht zu lassen.

Therapie. Das Wichtigste bei der Behandlung der serösen Pleuritis ist absolute Bettruhe. Man kann immer wieder die Erfahrung machen, daß Patienten, bei denen die Temperatur nicht sinken und das Exsudat nicht zurückgehen will, in kurzer Zeit genesen, wenn man die bis dahin unvollkommen durchgeführte Bettruhe streng gestaltet, wenn man sie nicht mehr zum Zweck der Defäkation aufstehen läßt etc. Zwar wird von verschiedenen Seiten empfohlen, die Kranken im Bett Atemübungen und andere Bewegungen machen zu lassen, sobald die Temperatur zu sinken beginnt, sie im Zimmer herumgehen zu lassen, sobald das Fieber verschwunden ist, und es läßt sich nicht bestreiten, daß manche Fälle trotzdem ausheilen. Aber gerade bei den schwereren Fällen kann man immer wieder die Beobachtung machen, daß die Genesung um so rascher eintritt, je ruhiger der Patient bleibt und je mehr die Ruhe durch gute Krankenpflege garantiert ist. Erst wenn man annehmen kann, daß das Exsudat vollkommen verschwunden ist, soll man den Patienten Bewegungen machen und aufstehen lassen.

Gegen die Behandlung mit absoluter Ruhe wird vielfach der Einwand geltend gemacht, daß dadurch die Ausbildung der Atelektase begünstigt und der Boden für die Entstehung von Bronchiektasien vorbereitet werde. Aber die Erweiterung der Luftröhren ist gar nicht die Folge der Atelektase, sondern wird durch die Fortsetzung der pleuritischen Entzündung in das Zwischengewebe der Lunge bedingt (vgl. das Kapitel Bronchiektasien), und diese Entzündung wird durch Bewegungen sicher begünstigt. Auch die Schwartenbildung wird nicht dadurch vermindert, daß die vorübergehend atelektatischen Partien durch tiefe Atemzüge mit Luft gefüllt werden.

Daß lokale Anwendung von thermischen Mitteln und Hautreizen auf die Brustwand die Zirkulation in der Pleura costalis verändern und den

Verlauf der Entzündung daselbst modifizieren können, ist eigentlich selbstverständlich. Daß sie die Aufsaugung des Exsudates befördern und den Ablauf der Krankheit verkürzen können, hat freilich noch niemand bewiesen. Dagegen sieht man recht oft bei derartigen Maßnahmen die Schmerzen rasch abnehmen und die Dyspnoe geringer werden. Deshalb ist in allen Fällen von diesen Hilfsmitteln Gebrauch zu machen.

Für gewöhnlich genügt die Anwendung feuchtwarmer Umschläge (vgl. S. 265). Die meisten Patienten empfinden es am angenehmsten, wenn man die Wickel dauernd liegen läßt bzw. nur alle drei Stunden erneuert. Das Wasser wird besser lauwarm genommen als ganz kalt. Nur bei sehr ausgedehnten Ergüssen verspüren die Patienten bisweilen von den Wickeln eine Beengung, die ihre Anwendung verbietet. Vor der Applikation von Kälte, besonders von Eis, ist im allgemeinen zu warnen. In den späteren Stadien sind Kataplasmen, Thermophore, elektrische Heizapparate etc. vorzuziehen.

Bei sehr starken Schmerzen sind die Hautreizmittel anzuwenden, die bei der Behandlung der Pleuritis sicca erwähnt wurden. Auch bei starker Dyspnoe verschaffen sie oft eine große Erleichterung, besonders die Schröpfköpfe.

Die Ernährung des Patienten soll der allgemeinen Fieberdiät entsprechen, solange die Temperatur erhöht ist, sie soll ferner berücksichtigen, daß die Verdauungsorgane durch verschiedene Ursachen geschädigt sind und nur leicht verdauliche Speisen ertragen, sie soll aber möglichst ausgiebig sein, da jede Pleuritis sich lange hinziehen kann und die Prognose vom Kräftezustand des Patienten abhängt. Man gebe also von Anfang an kleine, aber häufige Mahlzeiten, nur leicht verdauliche Speisen mit möglichst hohem Nährwert, und man helfe eventuell durch appetitreizende Mittel nach. Auch die Regelung des Stuhlganges darf nicht verabsäumt werden.

Medikamentöse Therapie. Eine wichtige Indikation bildet häufig die Herzschwäche. Auch dann, wenn durch die Punktion die gefährlichsten Folgen der Flüssigkeitsansammlung momentan beseitigt werden, kann die Verordnung von Herzmitteln notwendig sein, weil das Herz unter den Nachwirkungen der mechanischen Schädigung leidet, noch dringender ist sie bisweilen erforderlich, wenn das Herz mehr durch toxische als durch mechanische Einwirkung geschädigt ist. In zweifelhaften Fällen ist die prophylaktische Verordnung eines Digitalisinfuses ebenso zweckmäßig wie bei der Pneumonie, bei akuter Herzschwäche ist Kampfer und Koffein am Platze.

Husten, Schmerzen und Dyspnoe erfordern oft die Anwendung von Morphium bzw. seinen Derivaten und von Schlafmitteln. Doch ist Vorsicht am Platze, da die vermehrte Inspirationsstellung der Lunge, die zum Teil die Ursache der Dyspnoe und der Schmerzen ist, eine Kompensationsvorrichtung für die gestörte Zirkulation darstellt, wie oben auseinandergesetzt wurde. Ein Nachlaß der Muskelspannung, die den Thorax in dieser Kompensationsstellung hält, kann für die Zirkulation gefährlich werden und plötzlich den Tod herbeiführen. Deshalb darf niemals eine so tiefe Narkose herbeigeführt werden, daß ein Nachlaß des reflektorisch erhöhten Tonus zu befürchten ist. Dagegen sind kleine Gaben von narkotischen Mitteln, die die Empfindung der Dyspnoe vermindern, ohne den Reflex zu stören, nur nützlich. Auch die Beseitigung der Schmerzen fördert nur die richtige Funktion dieses Kompensationsvorganges. Daß der Husten für die mechanischen Verhältnisse nur schädlich sein kann, ist ohne weiteres klar. Ist er trocken, so muß er unter allen Umständen unterdrückt werden, befördert er Sekret zutage, so ist er auf sein notwendiges Maß zurückzuführen, dann sind auch Expektorantien am Platze.

Wenn die Temperatursteigerung mit lästigen Fiebersymptomen, wie Kopfschmerz, Schlaflosigkeit etc. verbunden ist, so sind Antipyretica am Platze. Sie sind auch dann anzuwenden, wenn das Fieber sich lange hinzieht.

Von jeher hat man versucht, Mittel zu finden, die die Resorption des Exsudates befördern. Des größten Rufes erfreuen sich in dieser Hinsicht die Salicylpräparate. Alle Anhänger dieser Therapie empfehlen große Dosen, mindestens 4,0—8,0 Natrium salicylicum oder die entsprechenden Dosen der Ersatzpräparate. Mit Sicherheit dürfen wir ihnen eine Wirkung wohl nur bei der Pleuritis zuschreiben, die auf akutem Gelenkrheumatismus beruht. Für die anderen Fälle kann man die Berechtigung ihrer Anwendung vielleicht daraus herleiten, daß die Salicylsäure im Gegensatz zu anderen Medikamenten bei innerer Verabreichung sehr leicht in die Exsudate übergeht. Rosenbach findet sie besonders wirksam bei frischen Fällen, namentlich solchen, die mit hohem Fieber verlaufen, während sie bei schleichenden Erkrankungen und bei stationärem Exsudat ganz versagen oder wenig wirksam seien. Freilich ist dazu zu bemerken, daß die akuten Fälle auch ohne Salicylsäure häufig rasch ausheilen.

Als resorptionsbeförderndes Mittel wird auch das Jod empfohlen, sowohl in Form seiner Salze (0,5—2,0 pro die), als auch in Form der Tinktur (3—5 Tropfen in 50,0 Wasser). Besonders in den späteren Stadien der Krankheit bei verzögerter Resorption soll das Jod wirksam sein. Auch Jodeisen wird gerühmt. Endlich erfreuen sich die Arsenpräparate und arsenhaltigen Mineralwässer großer Beliebtheit.

Die Erfahrung, daß bei Cholera pleuritische Exsudate bisweilen rasch verschwinden, war die Veranlassung, die Ableitung auf den Darm immer wieder zu versuchen. Bei frischen Exsudaten erreicht man dadurch nichts, in veralteten Fällen kann man einen Versuch damit machen. Zu diesem Zwecke sind Kalomel und die salinischen Abführmittel am geeignetsten.

Beliebter sind die Diuretica. Ihr Nutzen ist aber durchaus nicht erwiesen, doch hat man bisweilen den Eindruck, als ob ein stationäres Exsudat nach der Anregung der Diurese zu sinken beginne.

Schweißtreibende Mittel sind ebenfalls vielfach empfohlen worden. Bei veralteten Fällen kann man sich bisweilen des Eindrucks nicht erwehren, daß Schwitzprozeduren aller Art das Verschwinden des Exsudates befördern. Doch ist es fraglich, ob es sich nur um die Wirkung der Wasserentziehung oder um die Beförderung der Hautzirkulation handelt. Bei schwächlichen Patienten und bei schwererer Zirkulationsstörung ist die diaphoretische Behandlung selbstverständlich kontraindiziert.

Ähnlich wie die Wasserentziehung durch Anregung der Schweißsekretion kann auch der Durst auf die Resorption eines Exsudates wirken. In der Form der Schrothschen Kur wird die Wasserentziehung heutzutage nicht mehr durchgeführt, doch sind von verschiedener Seite gute Resultate durch trockene Diät berichtet worden. Die Wasserarmut der Kost spielt auch eine Rolle bei der Karellschen Kur, die unten erwähnt werden soll.

Achard und Laubry fanden, daß Kochsalzzufuhr pleuritische Exsudate vermehrt. Deshalb wird vielfach kochsalzarme Kost bei Exsudaten empfohlen. Andererseits haben Robinson u. a. reichliche Kochsalzzufuhr als gutes Mittel zur Beseitigung der Flüssigkeitsansammlung bei Pleuritis angegeben. Bei einer Krankheit, die so verschiedenartig verlaufen kann, sind die Beweise für die Wirksamkeit hoher oder niedriger Kochsalzzufuhr schwer zu erbringen. Auch für die theoretische Betrachtung liegen die Verhältnisse, wie oben erwähnt, recht kompliziert. Bei Transsudaten ist eine Wirkung der Kochsalzentziehung viel eher anzunehmen.

1907 hat Feenders aus der Hisschen Klinik über günstige Erfolge der Karellschen Milchkur bei Pleuritis exsudativa berichtet. Sie besteht darin, daß der Patient nichts genießt außer geringen Mengen von Milch. Die ursprüngliche Verordnung von Karell verlangte in der ersten Woche 3—4mal täglich 60—100 ccm abgerahmter Milch, in der zweiten Woche zwei Liter im Tag. Empfehlenswerter ist es, die Kur auf wenige Tage zu beschränken, am ersten Tag im ganzen nur $1/4$ Liter Milch, am zweiten $1/2$, am dritten $3/4$ Liter zu geben und dann wieder andere Nahrung zuzulegen. In seltenen Fällen, in denen auch wiederholte Punktionen nicht zum Ziel führen, kann man die Milchkost noch länger fortsetzen. Die Anwendung der Kur wird sich überhaupt auf hartnäckige protrahierte Fälle und akute Erkrankungen mit sehr großem Exsudat beschränken, kann aber in diesen Fällen ganz vorzügliches leisten. Die Durchführung ist leicht, da die Patienten meist weder über Hunger noch über Durst klagen, wenn man das Quantum Milch in halbstündlichen Intervallen genießen läßt und die Kur nicht zu lange fortsetzt.

Die Thoracocentese. Die Punktion der Brusthöhle ist ein Eingriff, dessen Anwendung die Prognose der exsudativen Pleuritis in den letzten Jahrzehnten wesentlich verbessert hat. Über die Technik und die Indikationen schien vor einigen Jahren in allen wesentlichen Punkten Einigkeit zu herrschen, in jüngster Zeit hat man aber vielfach versucht, durch die Einblasungen von Gas an Stelle des abgelassenen Exsudates die Wirkung des Eingriffes zu modifizieren und das Indikationsgebiet zu erweitern. Hier soll zuerst die einfache Punktion besprochen werden, erst nachher die Lufteinblasung.

Die Technik der Punktion ist recht einfach. Freilich muß man berücksichtigen, daß der Druck in der Pleurahöhle auch bei Gegenwart eines Exsudates negativ ist, und daß deshalb das einfache Einstechen eines Troikarts wie bei der Bauchpunktion häufig nicht genügt. Andererseits ist der Druck an den tiefen Stellen, wo man zu punktieren pflegt, um den Betrag der Höhe der Flüssigkeit vermehrt und in der Regel positiv, wenigstens im Beginn der Punktion. Besonders bei großen Exsudaten ist das der Fall, ebenso bei lange bestehenden Flüssigkeitsansammlungen, also gerade bei den Zuständen, in denen Punktionen gemacht zu werden pflegen. Es kann aber doch vorkommen, daß der Druck an der Einstichstelle negativ ist, deshalb sind bestimmte Vorsichtsmaßregeln notwendig.

Am zweckmäßigsten ist der Potainsche Aspirationsapparat. Er besteht aus einem Troikart mit Absperrhahn und seitlichem Schlauchansatz und aus einer Flasche, in der mit Hilfe einer Pumpe ein negativer Druck hergestellt werden kann. Die Flasche wird mit dem Schlauch des Troikarts in Verbindung gesetzt, durch einen Hahn abgeschlossen und evakuiert. Dann wird der Troikart eingestochen, das Stilet herausgezogen und durch Öffnung des Hahnes die Kommunikation zwischen Pleurahöhle und Aspirationsflasche hergestellt. Der Apparat hat den Vorteil, daß durch Verstellen des Hahnes die Geschwindigkeit des Ausflusses geregelt werden kann, daß ein sehr rasches Ausfließen überhaupt nicht möglich ist und daß bei Unterbrechung der Entleerung durch Vorlagerung von Fibringerinnseln etc. mit Hilfe eines stumpfen Stiletes die Kanüle wieder frei gemacht werden kann, ohne daß der Schlauch abgenommen zu werden braucht. Der Nachteil des Apparates besteht in den verschiedenen Hähnen und Schliffen, die immer unbrauchbar werden, wenn der Apparat nicht viel benützt wird.

Der Dieulafoysche Apparat besteht aus einer Spritze mit doppeltem Schlauchansatz und einer Hohlnadel. Mit Hilfe eines Hahnes wird die Spritze mit dem Schlauchansatz zur Punktionsnadel in Verbindung gesetzt, dann die Flüssigkeit aspiriert und nach Umstellung des Hahnes die Flüssigkeit aus der Spritze entleert. Der Apparat besitzt ähnliche Nachteile wie der Potainsche, aber nicht dessen Vorzüge.

Man kann die Punktionen auch ohne die erwähnten Apparate vornehmen, indem man für den Beginn der Punktion auf die Aspiration verzichtet und sie nachher durch Heberwirkung herstellt. Man kann sich einer Hohlnadel bedienen, die direkt mit dem Schlauch verbunden ist, oder man kann einen Troikart nehmen, der mit einem Hahn versehen ist. Besitzt der Troikart keinen Hahn, so kann man die Hülse zuerst mit dem Schlauch versehen und dann das Stilet durch den Schlauch durchstechen. Nach Einstechen in die Pleurahöhle und Herausziehen des Stilets wird der Schlauch tiefer über die Kanüle gestülpt, so daß der Schlitz verschlossen wird. Ein Troikart mit Hahn ist vorzuziehen, weil bei Verlegung der Kanüle das Stilet wieder eingestochen werden kann. Der Schlauch muß eine Klemme tragen, dann kann auch bei negativem Druck im Beginn der Punktion das Exsudat entleert werden. Während nämlich bei positivem Druck die Flüssigkeit nach dem Einstechen sofort herausläuft und den Schlauch füllt, wird bei negativem Druck etwas Luft in die Pleurahöhle angesaugt. Dieses Ereignis ist, wie die Beobachtung vor dem Röntgenschirm zeigt, viel häufiger als man gewöhnlich annimmt, es bringt aber keinerlei Schaden. Immerhin ist es besser, nicht zu große Luftmengen eintreten zu lassen, da man dabei doch riskiert, Bakterien in die Pleura zu bringen. Sieht man nun, daß keine Flüssigkeit ausfließt, so klemmt man den Schlauch an seinem peripheren Ende ab und saugt durch Streichen des zusammengedrückten Schlauches die Flüssigkeit in diesen an. Ist einmal der Schlauch mit Flüssigkeit gefüllt, so bringt man sein freies Ende, am besten mit einem Trichterchen armiert, auf den Boden eines Gefäßes, das man tiefstellt. Auf diese Weise erhält man eine genügende Heberwirkung, die aber durch Ungeschick oder Unruhe des Kranken gelegentlich zerstört werden kann, so daß rasches Abklemmen des Schlauches notwendig ist.

Zur Vermeidung jeder Aspiration von Luft kann man sich auch eine Vorrichtung nach Art der Fürbringerschen Saugflasche improvisieren. Diese besteht aus einer großen Flasche mit doppelt durchbohrtem Gummistöpsel. Durch diesen gehen zwei Glasrohre, von denen das eine, auf den Boden reichende, mit der Punktionsnadel in Verbindung steht, das andere kurze frei endet. Die Flasche wird zuerst mit 300 ccm sterilen Wassers gefüllt, mit dem Stöpsel verschlossen und dann wird die Punktionsnadel in steriles Wasser getaucht und durch Ansaugen mit dem Mund an dem kurzen Glasrohr der Schlauch und das lange Glasrohr mit sterilem Wasser gefüllt, bis von der Punktionsnadel bis an den Grund der Flasche eine ununterbrochene Wassersäule ist. Nun wird der Schlauch abgeklemmt und die Punktionsnadel eingestochen. Auf diese Weise erreicht man von Anfang an eine Heberwirkung.

Als Vorbereitung zur Punktion ist keine sehr gründliche Desinfektion erforderlich, sondern es genügt Abwaschen mit Äther und Alkohol, oder noch besser Bepinseln mit Jodbenzin. Bei empfindlichen Patienten kann die Haut mit Chloräthyl oder mit Novokain-Adrenalin unempfindlich gemacht werden.

Als Ort des Eingriffes wählt man unter allen Umständen eine Stelle, wo Dämpfung und abgeschwächter Pektoralfremitus besteht. Bei freien Ergüssen ist der 9. Interkostalraum in der Skapularlinie oder zwischen dieser und der hinteren Axillarlinie der Ort der Wahl. Bei abgekapselten Exsudaten muß natürlich an anderen Stellen eingestochen werden, doch ist dann Vorsicht wegen der Möglichkeit einer Arterienverletzung geboten. Dorsal von der Axillarlinie ist die Arteria intercostalis durch den Rippenrand geschützt, weiter vorne nicht. Neben dem Sternum verläuft, $1/2-1$ cm vom Sternalrand entfernt, die Arteria mammaria interna (vgl. diesen Band, S. 812).

Niemals unternehme man eine Punktion, bevor man an der betreffenden Stelle durch die Probepunktion Exsudat nachgewiesen hat.

Über die Menge des Exsudates, das abgelassen werden darf, lassen sich keine allgemeinen Regeln aufstellen. Manche Autoren empfehlen nie mehr als $1\frac{1}{2}$ Liter zu entfernen, während andere in der möglichst vollkommenen Entleerung das Ziel jeder Punktion sehen. Man hat sich nach dem Kräftezustand des Patienten, nach seinen Spannungsgefühlen und vor allem nach dem Puls zu richten. Wird dieser schlecht, wird der Patient blaß oder expektoriert er gar ein schaumiges oder blutiges Sputum, so ist die Punktion sofort zu unterbrechen. Die Entleerung darf nicht zu rasch geschehen, doch ist auch hier der Zustand des Kranken maßgebend. Bei älteren und schwächlichen Individuen, bei Verdacht auf ein Karzinom, bei Pneumonie und bei schwerer Tuberkulose gehe man langsamer vor als bei kräftigen Individuen mit scheinbar idiopathischer Pleuritis. Im ganzen gilt die Regel, daß man einen Liter nicht rascher als in 20 Minuten entleeren soll. Vielfach ist empfohlen worden, sich nach dem Druck in der Pleurahöhle zu richten und es sind besondere Einrichtungen angegeben worden, um die Druckmessung während der Aspiration vorzunehmen. Die Druckmessung hat aber wenig Zweck, da man in der Regel nicht erkennen kann, wie hoch das Exsudat momentan steht, wieviel vom Druck also auf den hydrostatischen Anteil zurückzuführen ist.

Die Störungen der Thorakocentese beruhen meistens darauf, daß durch ein Fibringerinnsel das Lumen der Kanüle verstopft wird, oder daß sich die Lunge oder das Zwerchfell vor die Öffnung legen. Vorschieben des Stilets oder eines Obturators oder Lagewechsel der Nadel beseitigt das Hindernis gewöhnlich.

Die Gefahren einer Punktion sind sehr gering. Anstechen einer Interkostalarterie kommt nur bei abnormem Verlauf vor und kann, wenn die Arterie sklerotisch verändert ist, in sehr seltenen Fällen zum Tode führen. Häufiger wird die Lunge verletzt. Doch hat auch das in der Regel keine üblen Folgen. Doch ist es wohl möglich, daß manche der kleinen Zwischenfälle, die als „Pleurareflex" aufgefaßt werden, auf gleichzeitige Verletzung einer Lungenvene und Eröffnung des Luftraumes der Lunge mit konsekutiver Luftembolie beruhen. Größere Luftembolien können aus mechanischen Gründen kaum je zustande kommen.

Aufregungszustände, Ohnmacht, Krämpfe etc. werden bisweilen als Pleurareflex (pleurale Eklampsie etc.) aufgefaßt. Vielleicht sind sie, wie erwähnt, durch kleine Luftembolien zu erklären, häufig handelt es sich aber nur um rein hysterische Erscheinungen.

Auftreten von Blut im Exsudat hat nicht viel zu bedeuten, wenn es sich um geringe Mengen handelt. Ansaugung an der hyperämischen Pleura, Zerreißen kleiner Adhäsionen etc. erklären solche Vorkommnisse zur Genüge. Es ist dann nur eine besonders vorsichtige Entleerung angezeigt. Bei stärkerer Blutung muß die Punktion unterbrochen werden, dann steht die Hämorrhagie von selbst und das Entstehen eines Hämothorax ist außerordentlich selten. Sehr selten ist auch der Eintritt einer Hämoptoe bei Phthisikern oder eines Pneumothorax durch Ruptur einer tuberkulösen Kaverne.

Häufiger beobachtet man Erscheinungen von Herzschwäche, bestehend in Kollaps, Dyspnoe, Ohnmacht. Viele Zwischenfälle treten fast nur bei zu rascher Entleerung des Exsudates auf. Auch die Loslösung von Thromben aus Lungenvenen oder Herzohr mit Embolien ins Gehirn oder in die Extremitäten, die man in seltenen Fällen beobachtet hat, werden am ehesten durch langsame Entleerung vermieden.

Eine mit Recht gefürchtete Komplikation ist die „Expectoration albumineuse". Der Patient fängt an zu husten, nach kurzer Zeit beginnt er ein schaumiges Sputum auszuwerfen, das immer reichlicher wird, und schließlich kann der Tod unter dem Bilde der Erstickung und Herzschwäche auftreten. Dieser Zufall wird fast ausnahmslos bei Individuen getroffen, die an Herzschwäche oder an schweren Lungenerkrankungen (Karzinom etc.) leiden. Auch der einzige Fall, den ich sah, betraf eine dekrepide Patientin mit Verdacht auf Lungenkarzinom (die Sektion wurde verweigert). Dieses Ereignis wird meistens als Lungenödem, bisweilen aber auch als Durchbruch des Exsudats in die Lunge erklärt.

Für die zweite Erklärung sind in letzter Zeit Waldvogel und Gerhardt eingetreten. In dem Fall meiner Beobachtung enthielt das Sputum gleich viel Eiweiß wie das Exsudat, auch in anderen Fällen bestand eine Übereinstimmung, die als Beweis für den Durchbruch des Exsudates aufgefaßt wurde.

Wichtig ist, daß immer Hustenstöße das fatale Ereignis einleiten, und vieles spricht dafür, daß die Unterdrückung des Hustenreizes seinen Eintritt verhindern kann. Man soll deshalb bei schwächlichen Individuen durch prophylaktische Morphiumdarreichung das Auftreten von Husten verhindern und bei Hustenstößen die Punktion sofort unterbrechen. Daneben ist selbstverständlich sehr langsame Entleerung erforderlich.

Die Indikationen für die Thoracocentese sind dreierlei Art:
1. Starke Verdrängungserscheinungen. Wenn die Dyspnoe sehr hochgradig, der Puls schlecht ist und starke Cyanose besteht, wenn die Ver-

schiebung des Herzens und die Größe des Ergusses zeigen, daß es sich um eine rein mechanische Gefahr handelt, so wird niemand zögern, die Punktion auszuführen. Auch wenn das Exsudat klein ist, aber infolge seiner Lage die Vermutung eines abgekapselten Ergusses, der auf die Zirkulationsorgane drückt, entstehen läßt, so kann kein Zweifel bestehen. Besonders auf die Pleuritis mediastinalis sei in dieser Beziehung aufmerksam gemacht. Derartige Fälle, bei denen die Lebensgefahr ins Auge springt, sind aber durch alle Zwischenstufen mit harmlosen Pleuritiden verbunden. Es wird deshalb immer eine Sache des freien Ermessens sein, welche Exsudate man als bedrohlich ansieht. Hier gilt aber selbstverständlich die Regel, daß man lieber einmal zuviel als einmal zuwenig punktieren soll. Namentlich soll man trotz gutem Puls bei starker Dyspnoe die Punktion vornehmen, da, wie oben erwähnt, die größte Gefahr in der plötzlichen Insuffizienz der Atemmuskulatur besteht. Man schadet dem Patienten ja nicht, man riskiert nur, daß das Exsudat wieder die gleiche Höhe erreicht wie vor der Punktion. Wenn man aber dem Patienten durch die Entleerung des Exsudates ruhige Nächte verschafft, wenn man die Zirkulationsverhältnisse bessert, so stellt man sicher günstigere Verhältnisse für die Ausheilung der Entzündung her. Deshalb ist die Punktion bei starken Verdrängungserscheinungen immer angezeigt. Auch Meyersteins Versuche (vgl. u.) weisen darauf hin.

2. Verzögerte Resorption. Wenn ein Exsudat lange Zeit stationär bleibt, so sieht man nach einer Punktion häufig, daß die Flüssigkeit sich nicht mehr oder nur in geringem Maße wieder ansammelt. Am deutlichsten ist der Erfolg, wenn nach Ablauf des Fiebers und teilweiser Aufsaugung des Ergusses ein sogenanntes Restexsudat zurückbleibt. Aber auch bei bestehendem Fieber kann der Krankheitsprozeß bisweilen günstig beeinflußt werden. Man sieht dann, daß nach der Punktion das Fieber heruntergeht und der Patient sich erholt. Freilich kommt es nicht selten vor, daß das Fieber hoch bleibt und der Erguß sich wieder ansammelt. Deshalb hat es im ganzen keinen Zweck, zu früh zu punktieren, und man soll wenigstens das Stationärbleiben des Exsudates und einen teilweisen Abfall der Temperatur abwarten.

3. Die sog. Trousseausche Indikation. Trousseau riet, gestützt auf Erfahrungen über plötzliche Todesfälle, nicht nur bei unmittelbarer Todesgefahr zu operieren, sondern immer dann, wenn das Exsudat sehr groß sei und bis zum ersten Interkostalraum hinauf Dämpfung bestehe. So große Ergüsse werden aber immer erhebliche Verdrängungserscheinungen machen und fallen daher heutzutage unter das Gebiet der ersten Indikation.

Vielfach ist versucht worden, die Indikationen für die Punktionsbehandlung zu erweitern. Königer suchte zu beweisen, daß bei der anscheinend primären tuberkulösen Pleuritis die Punktion einen günstigen, bei der sekundären häufig einen ungünstigen Einfluß ausübe. Er empfiehlt deshalb bei der primären Pleuritis häufiger zu punktieren, und als besten Zeitpunkt gibt er das Ende der zweiten bis Anfang der vierten Krankheitswoche an. Das ist aber die Zeit, in der eine große Zahl von Pleuritiden von selbst ausheilt. Meyerstein hat gezeigt, daß die Resorption der Flüssigkeit durch einen Pleuradruck, der einem mittelgroßen Exsudat entspricht, nicht verschlechtert, durch die Entfernung des Exsudats also nicht verbessert wird. Dagegen muß nach Meyersteins Versuchen ein günstiger Effekt der Entfernung großer Ergüsse angenommen werden, die unter die Indikation Nr. 1 fallen.

Punktion mit Lufteinblasung. In neuerer Zeit versucht man vielfach die Punktion durch Einblasung von Luft, Sauerstoff oder Stickstoff zu ergänzen (S. Geselschap, Holmgren, Vaquez, A. Schmidt u. a.). Der Zweck ist dabei ein doppelter. Einzelne Autoren legen das Hauptgewicht darauf, daß, wenn die Flüssigkeit durch ein Gas ersetzt wird, die **Änderung der Druckverhältnisse nicht plötzlich, wie bei der einfachen Punktion, sondern allmählich erfolgt.** Am Schluß der Operation ist der Druck nicht wesentlich verschieden von dem vorher herrschenden, dann wird das Gas allmählich resorbiert, und auf diese Weise erfolgt die Herstellung normaler Druckverhältnisse und die Entfaltung der Lunge viel langsamer, als wenn das Exsudat nur abgelassen wird. Die Indikation für diese Operation wäre also vorzugsweise dann gegeben, wenn wegen starker Verdrängungserscheinungen die Punktion angezeigt ist. Wenn man sich aber daran erinnert, daß der Druck bei der Punktion in der Pleurahöhle (abgesehen vom hydrostatischen Druck) gar nicht zu sinken braucht, daß infolge der Entfernung der Flüssigkeit die Thoraxwand aus der vermehrten Inspirationsstellung in eine normalere Lage zurückkehren kann, daß die aktive Muskelspannung vermindert wird, so wird man sich fragen, ob der Nutzen der Lufteinblasung wirklich so groß ist, wie es auf den ersten Blick scheinen möchte. Einzig bei sekundären Pleuritiden, wo die Gefahr der plötzlichen Ausdehnung der kollabierten kranken Lunge sehr groß ist, ferner bei schwächlichen Individuen, bei denen die Gefahr der Expectoration albumineuse besteht, dürfte die Einblasung von Luft oder Stickstoff angezeigt sein. Aber auch hier muß man sich klar machen, daß dann, wenn man aus einem freien Exsudat einen Pneumothorax macht, ganze andere Lungenpartien komprimiert werden als vorher, und daß die unteren sich also erheblich ausdehnen können, selbst wenn das Volumen der gesamten Lunge und der Inhalt des Thoraxraumes unverändert sind. Es ist deshalb nicht ohne weiteres ersichtlich, daß die Methode Vorzüge vor wiederholten kleineren Punktionen in solchen Fällen hat. Vielleicht wären diese sogar vorzuziehen.

Der andere Zweck, den man mit der Lufteinblasung verfolgt, ist die **Vermeidung von Pleuraverwachsungen.** Man stellt sich vor, daß durch das Gas die Pleurablätter voneinander getrennt erhalten bleiben, bis die Entzündung abgeheilt ist und daß dann später keine Verwachsungen mehr eintreten. Man hat deshalb versucht, diese Operation bei allen Pleuritiden anzuwenden und speziell in Frankreich scheint das vielfach üblich. Das Gefährliche ist aber nicht in erster Linie die Pleuraverwachsung, sondern die Fortsetzung der Entzündung in die Lungensepten, und ob diese nicht durch die Lufteinblasung begünstigt wird, wissen wir nicht. Soviel wissen wir, daß der Pneumothorax eine Disposition der Pleura zu Entzündungen schafft, und deshalb ist der Vorteil der Herstellung eines Pneumothorax bei einer Pleuritis nicht über allen Zweifel erhaben. Die bisherigen Veröffentlichungen beweisen die Vorzüge der Methode noch keineswegs. Sie zeigen nur, daß viele Pleuritiden dabei ausheilen können, aber sie heilen auch sonst. Auch die Frage, ob die vollständige Entleerung eines Exsudates, die als Vorzug der Methode gepriesen wird, etwas erwünschtes ist, ist nicht unbedingt zu bejahen.

Autoserotherapie. Gilbert hat 1894 empfohlen, dem Patienten sein eigenes Exsudat subkutan zu injizieren. Man verfährt am einfachsten so, daß man mit der Probepunktionsspritze 1—3 ccm aspiriert, dann die Nadel soweit zurückzieht, daß die Spitze unter der Haut liegt und den Spritzeninhalt an der gleichen Stelle subkutan injiziert. Von vielen Seiten ist eine Beschleunigung der Resorption durch dieses Verfahren angegeben worden. Ich selbst habe keinen Erfolg davon gesehen. Eisner hat im Tierexperiment wenigstens einen Anstieg der Leukocytenkurve als Folge der Methode beobachten können. Königer behauptet einen ungünstigen Einfluß auf die Tuberkulose, die der Pleuritis zugrunde liegt.

Zum Schluß wäre noch die Behandlung seröser Exsudate durch **Injektion von Jodoformglyzerin** zu erwähnen, die nach Königer eine Vermehrung der polynukleären Zellen im Exsudat zur Folge hat und die Pleuritis günstig beeinflussen soll.

Nach der Heilung des Exsudates ist gewöhnlich die Behandlung nicht zu Ende. Die zur Pleuritis führende Lungenaffektion braucht in der Regel noch eine Therapie. Bei den scheinbar idiopathischen Pleuritiden ist dem Zustand der Lunge genaue Aufmerksamkeit zu schenken, und der Patient muß oft wie eine Phthisis incipiens, immer aber als tuberkuloseverdächtig behandelt und beaufsichtigt werden. Endlich verlangen die Verwachsungen immer eine Therapie, die im Abschnitte Pleuraverwachsungen besprochen werden soll.

3. Pleuritis purulenta.

Die eitrige Pleuritis, Empyema pleurae, Pleuritis purulenta s. suppurativa, unterscheidet sich von der serofibrinösen Pleuritis zunächst nur dadurch, daß der Leukocytengehalt des Exsudates sehr viel reichlicher ist. Manchmal handelt es sich um dicken Eiter, manchmal um eine dünnere Flüssigkeit, bei der man sogar in Zweifel sein kann, ob man von einem Empyem oder von einem leukocytenreichen serofibrinösen Exsudat sprechen will. Doch ist die Entscheidung in der Regel nicht schwierig und in zweifelhaften Fällen bringen die nächsten Tage die Entscheidung, ob sich das Exsudat zu einem eitrigen entwickelt oder unverändert bleibt.

Die Absonderung eines eitrigen Exsudates ist immer die Folge einer starken Entzündung (sei es, daß der Reiz sehr stark, die Mikroorganismen sehr virulent oder der Körper sehr empfänglich ist), und schon aus diesem Grunde sind die Symptome der Allgemeininfektion bei einem Empyem sehr viel schwerer, als bei einer serösen Pleuritis. Aber auch das Produkt dieser starken Entzündung, der Eiter, macht, weil er in einer geschlossenen Höhle ist, Infektionssymptome, da die Zerfallsprodukte der abgestorbenen Leukocyten resorbiert werden und toxisch wirken. Dazu kommt noch die Fremdkörperwirkung des Eiters auf die Umgebung, so daß das Krankheitsbild ein unvergleichlich viel schwereres wird. Aus diesen Gründen ist die Trennung zwischen serofibrinöser und purulenter Pleuritis notwendig und klinisch auch meistens leicht durchführbar.

Über den Gehalt der eitrigen Pleuraexsudate an Eiweißkörpern und deren Abbauprodukten sowie an Fermenten s. Otori und Gerhartz.

Ätiologie. Das Empyem ist erheblich seltener als die serofibrinöse Pleuritis. In den Jahren 1899—1912 wurden auf der medizinischen Klinik in Basel 86 Fälle behandelt, von denen 53 auf die chirurgische Klinik verlegt wurden. Auf der chirurgischen Klinik wurden außerdem noch 52 Fälle behandelt, die direkt dorthin eingewiesen waren. Das ergibt im ganzen für diesen Zeitraum 138 Fälle, während in der gleichen Zeit etwas über 400 seröse Pleuritiden auf der medizinischen Klinik behandelt wurden, wobei noch zu berücksichtigen ist, daß die Empyeme viel häufiger das Krankenhaus aufsuchen.

Wie die seröse Pleuritis, so kommt auch die eitrige bei Männern häufiger vor als bei Frauen, bei Kindern ist dagegen das Empyem im Gegensatz zur serösen Pleuritis häufiger als bei Erwachsenen. Bei Säuglingen scheint es ungefähr ebenso oft vorzukommen wie bei älteren Kindern (Zybell).

Die Ätiologie der eitrigen Pleuritis ist im ganzen die gleiche wie bei den anderen Formen, nur ist das Empyem der Pleurahöhle viel häufiger sekundär als die seröse Entzündung in dem Sinne, daß sich die Grundkrankheit nachweisen läßt. Scheinbar idiopathische Empyeme sind selten, und besonders das tuberkulöse Empyem tritt fast nur im Anschluß an manifeste Lungentuberkulose auf.

Unter den Mikroorganismen, die im Empyemeiter gefunden werden, steht der Pneumokokkus an erster Stelle. Netter fand zwar in Paris den Streptokokkus häufiger als den Fränkelschen Diplokokkus, dagegen fand Lord in Boston und New-York den Pneumokokkus in 39,4%, den Streptokokkus in 20,4%, den Staphylokokkus in 3,6%, Mischinfektionen in 16%, und in 18,2% blieben die Kulturen steril. Exsudate, aus denen sich keine Bakterien züchten lassen, sind, wenn sie nicht etwa jauchiger Natur sind (vgl. unten), als tuberkulös zu betrachten, doch besteht auch die Möglichkeit, daß die ursprünglichen Erreger (Pneumokokken) absterben und das Exsudat steril wird. Gee und Horder fanden in London den Pneumokokkus in 73%, den Streptokokkus in 2% der Fälle. Bei Kindern ist der Pneumokokkus vorherrschend, Cotton fand ihn in 69%, Rivière in 87,3% der Fälle.

Der Eiter ist je nach dem Erreger verschieden beschaffen, am dünnsten sind gewöhnlich die Streptokokkenexsudate.

Symptomatologie. Die physikalischen Symptome sind die gleichen wie bei der serofibrinösen Pleuritis, und es gibt mit Ausnahme der Probepunktion kein einziges Zeichen, das die Unterscheidung zwischen einem serösen und einem eitrigen Erguß möglich macht. Das Baccellische Phänomen hat sich nicht als brauchbar erwiesen (vgl. o.). Einzig bei drohendem Durchbruch nach außen läßt sich aus der pulsierenden Vorwölbung am Brustkorb die Diagnose stellen, aber dann handelt es sich fast immer um Fälle, in denen die Diagnose schon früher hätte gestellt werden sollen. Ödeme der Brusthaut über dem Erguß sind bei Empyem häufiger bei serösem Exsudat, können aber auch bei einem solchen vorkommen.

Bei eitrigem Erguß ist der Druck in der Regel höher als bei serösem und erreicht häufig positive Werte. Ferner kommt es sehr leicht zu Verwachsungen und Abkapselung des Exsudates, sodann machen oft sehr kleine Eiteransammlungen schwere Symptome, so daß die Ergebnisse der physikalischen Diagnostik häufig gering sind. Das Röntgenverfahren spielt deshalb hier eine besonders große Rolle, und es ergibt, abgesehen davon, daß der Erguß häufiger abgekapselt ist, die gleichen Resultate wie bei der serösen Pleuritis. Vielfach wird behauptet, daß der Schatten eines eitrigen Exsudates dunkler sei, doch läßt sich in praxi mit dieser Regel nichts anfangen.

Die Allgemeinsymptome sind häufig schwerer und stürmischer als bei der nichteitrigen Brustfellentzündung. Die Temperatur zeigt einen unregelmäßigeren Verlauf, leichte Fieberschauer und Schweißausbrüche sind nicht selten, auch Schüttelfröste kommen vor. Die Patienten sehen häufig auffallend blaß und verfallen aus, der Ernährungszustand leidet stark, der Puls ist im Verhältnis zur Ausdehnung des lokalen Prozesses merkwürdig frequent und klein. In der Regel ist eine Leukocytose im Blut vorhanden, die hohe Grade erreichen kann.

In anderen Fällen sind die Allgemeinsymptome durchaus nicht von denen bei seröser Pleuritis verschieden. Man glaubt dann eine gewöhnliche Brustfellentzündung vor sich zu haben, macht nur aus dem Grunde eine Probepunktion, weil man sie prinzipiell bei jedem Erguß ausführt, und ist erstaunt, Eiter zu finden.

Bei Kindern verläuft das Empyem häufig als fieberhafte Allgemeinkrankheit, ohne daß irgendwelche Beschwerden auf die Respirationsorgane hindeuten. Erst die genaue Untersuchung ergibt dann die Zeichen eines größeren oder kleineren Ergusses, und die Probepunktion läßt dessen eitrige Natur erkennen. Namentlich gilt das für die Säuglinge. (Über das Empyem der Säuglinge s. Zybell.)

Bei dekrepiden und alten Individuen entwickelt sich das Empyem im Gegenteil oft schleichend. Die Kranken fühlen sich elend, die Zunge ist stark belegt, der Appetit ist schlecht; häufig sind Diarrhöen vorhanden. Die Temperatur kann normal sein, oder die rektale Messung kann Fieber anzeigen, während das Thermometer in der Achselhöhle nicht über die Norm steigt. In solchen Fällen sind Nachtschweiße häufig ein charakteristisches Symptom.

Wesentlich anders können die Symptome sein, wenn die Grundkrankheit ausgesprochene Erscheinungen macht. Das Empyem kann dann ganz in den Hintergrund treten, oder die Grundkrankheit selbst macht ähnliche Symptome wie die Eiteransammlung in der Pleurahöhle, so daß diese übersehen wird.

Einige Formen von sekundären Empyemen müssen besonders besprochen werden.

Bei der Pneumonie kann man parapneumonische und metapneumonische Empyeme unterscheiden. Die letzterwähnten sind die häufigeren. Sie entstehen meistens erst nach der Krise, bisweilen aber auch während des lytischen Abfalles der Temperatur. Auch dann, wenn eine Krise vorausgegangen ist, besteht gewöhnlich keine vollkommen fieberfreie Periode, sondern die Temperaturen bleiben subfebril, um sich allmählich wieder zu erheben. Mit der Zeit bildet sich immer deutlicher ein Erguß aus, während mehr oder weniger schwere allgemeine Infektionssymptome auftreten. Die parapneumonischen Empyeme sind erheblich viel seltener, kommen aber doch, wie neuerdings D. Gerhardt gezeigt hat, häufiger vor, als man gewöhnlich denkt. Die meisten zeichnen sich durch vier Eigentümlichkeiten aus: 1. durch die Entwicklung des eitrigen Exsudates während des Fieberstadiums, ohne daß die Temperaturkurve etwas von diesem Ereignis erkennen läßt; 2. durch ihre Gutartigkeit, indem der Erguß sich spontan resorbiert, ohne daß der Verlauf der Pneumonie und die Entfieberung irgendwie durch das Exsudat beeinflußt erscheinen; 3. durch das Fehlen von nachweisbaren Mikroben im Exsudat, wenigstens in den meisten Fällen, während bisweilen bei der ersten Punktion Pneumokokken gefunden werden, bei einer weiteren das Exsudat steril ist; offenbar gehen die Pneumokokken rasch zugrunde; 4. durch die geringe Menge des Exsudates. In vielen Fällen erhält man nur wenige ccm Eiter. Diese Eigentümlichkeiten haben zur Folge, daß die parapneumonischen Empyeme nur bei genauester Untersuchung gefunden und sicher häufig übersehen werden. In anderen Fällen dagegen kann das Exsudat wesentlich größer sein, die Resorption tritt nicht spontan auf, das Fieber fällt nicht kritisch ab und der Verlauf kann sogar auffallend bösartig sein. Es scheint aber, daß größere parapneumonische Empyeme auch spontan resorbiert werden können, ohne daß die kritische Entfieberung gehindert wird. Gerhardt konnte in einem solchen Falle, der sich durch eine langsame Rekonvaleszenz auszeichnete, avirulente Pneumokokken im Eiter nachweisen. Vom Empyem bei Pneumonie ist noch zu erwähnen, daß es gelegentlich durch eine Sekundärinfektion erzeugt wird. Bisweilen kann man anfangs Pneumokokken, später Streptokokken oder Staphylokokken nachweisen.

Das tuberkulöse Empyem schließt sich bisweilen an eine Karies der Rippen, häufiger an eine Lungenerkrankung an. Manchmal geht eine Pneumonie oder eine andere akute Erkrankung der Respirationsorgane voraus. Im Eiter findet man bisweilen Tuberkelbazillen, bisweilen daneben auch andere Mikroorganismen. Nicht selten ist der Eiter anscheinend steril. Die rein tuberkulösen Empyeme zeichnen sich häufig durch eine dünne Beschaffenheit des Eiters aus. Der Verlauf kann außerordentlich verschieden sein, ebenso die Allgemeinsymptome. Bisweilen kann ein Empyem lange Zeit, selbst Jahre bestehen, ohne dem Patienten andere Beschwerden zu verursachen als eine mäßige Dyspnoe. In anderen Fällen macht es hohes Fieber und bringt den Kranken sehr herunter. Selbst akute, sehr bösartige Formen werden beobachtet.

Die Empyeme bei Lungenabszeß und -gangrän, bei Karzinom, Aktinomykose, Echinokokkus usw. sind nicht selten putrid. Bisweilen stellen sie eine Komplikation dar, die leicht übersehen wird, häufig aber treten sie ganz in den Vordergrund, so daß das Grundleiden erst im späteren Verlauf der Krankheit oder bei der Sektion erkannt wird. Bei Bronchiektasien sind die Empyeme im ganzen selten, außer wenn eine fötide Bronchitis vorhanden ist. Häufig schließen sie sich an eine Bronchopneumonie an, die bei Bronchiektasie nicht selten ist.

Wenn ein Empyem aus einer serösen Pleuritis hervorgeht, so kann der Übergang ziemlich plötzlich erfolgen. Dann markiert ein rascher Temperaturanstieg bei erheblicher Verschlechterung des Allgemeinbefindens oft dieses Ereignis. Häufiger erfolgt der Übergang allmählich und wird nur bei aufmerksamer Beobachtung erkannt.

Doppelseitige Empyeme sind im ganzen selten. Doch denke man immer an die Möglichkeit eines solchen Ereignisses.

Abgekapselte Empyeme. Die eitrige Pleuritis hat eine ganz besondere Neigung, sich abzukapseln. Diese Tatsache ist deshalb wichtig, weil sie die Diagnose erschwert, aber auch der Therapie Hindernisse bereitet. Häufig kommt es zu mehrkammerigen Ergüssen, auch zur Entwicklung von Eiteransammlungen an Stellen, die voneinander entfernt liegen. Bisweilen kann das Exsudat an einer Stelle eitrig sein, an anderen serös. Besonders zu erwähnen sind die interlobären, diaphragmatischen und mediastinalen Empyeme. Die Lokalsymptome, die sie machen, sind die gleichen wie bei den Entzündungen seröser Natur, deshalb sei auf S. 713ff. verwiesen. Dagegen sind die Allgemeinerscheinungen viel schwerer. Recht häufig erkrankt ein Patient an einer fieberhaften Infektionskrankheit mit unbestimmten Symptomen von seiten der Thoraxorgane, man findet lokal keine Veränderungen, die eine Diagnose erlauben, und erst der weitere Verlauf oder gar die Sektion deckt ein abgekapseltes Empyem an einer der erwähnten Stellen auf. Zum Glück bricht der Eiter nicht selten in die Lunge durch, so daß eine Spontanheilung erfolgt.

Empyema pulsans. In seltenen Fällen zeigt die Brustseite über dem Erguß eine Pulsation. Das kommt fast ausschließlich bei eitriger Beschaffenheit des Exsudates vor, doch sind auch einige Fälle von Seropleuritis pulsans beschrieben. Fast immer handelt es sich um linksseitige Ergüsse.

Zum Zustandekommen einer Pleuritis pulsans ist nach Eichhorst notwendig, daß die Herzkraft eine gute, das Pleuraexsudat umfangreich und die Interkostalmuskulatur paretisch ist. Comby verlangt ferner noch, daß die Lunge luftleer sei und Adhäsionen mit dem Herzbeutel bestehen. Damit das Herz einen Erguß in starke Pulsation versetzen und eine Fortsetzung dieser Pulsation auf die Thoraxoberfläche zustande kommen kann, muß jedenfalls die Lunge wenig nachgiebig sein, da sie sonst dem Pulsationsdruck eher nachgibt als die Thoraxwand.

Die Prognose der Pleuritis pulsans wird von Comby als schlecht erklärt, während Eichhorst das bestreitet. (Über Pleuritis pulsans vgl. Keppler).

Verlauf. Wenn ein Empyem nicht entleert wird, so wird es nur in den seltensten Fällen spontan resorbiert. Eine Ausnahme machen die kleinen parapneumonischen Eiterergüsse, bei denen, wie schon erwähnt, diese Art der Heilung die Regel ist. Auch bei Kindern ist eine Spontanresorption nicht ganz selten. Bisweilen tritt sie nach einer Probepunktion ein, und jeder erfahrene

Arzt kennt Fälle dieser Art. Freilich ist es fraglich, ob die Probepunktion dabei etwas zu tun hat, denn in der Regel wird man, wenn nach der Probepunktion nicht bald ein Rückgang des Ergusses bemerkbar ist, operativ eingreifen und deshalb keine Gelegenheit haben eine eventuell eintretende Spontanresorption zu konstatieren. Bei Erwachsenen ist Spontanresorption schon viel seltener. Am ehesten kommt sie bei Pneumokokkenexsudaten zur Beobachtung.

Viel häufiger führt das Empyem zu langedauerndem Siechtum. Das Fieber besteht fort, die Patienten werden immer elender und schließlich erfolgt der Tod an Entkräftung. Auch Amyloidosis kann eintreten. In anderen Fällen dauert es nicht so lange, sondern unter schweren Infektionssymptomen führt die Krankheit rasch zum Tode. Auch das Übergreifen der Entzündung auf das Perikard oder metastatische Erkrankungen (Hirnabszeß, Meningitis, Endokarditis) können dem Leben ein Ende bereiten. Bei Kindern sind nach Hagenbach Metastasen besonders häufig. Die Fortleitung der Entzündung kann zu einer „pleurogenen" interstitiellen dissezierenden akuten Pneumonie führen.

Der Eiter kann sich aber auch selbst einen Abfluß verschaffen, am häufigsten in die Lunge, seltener durch die Brustwand nach außen.

Wenn der Eiter plötzlich in die Lungen gelangt, so wird der Patient unvermutet von Hustenreiz befallen und wirft eine große Menge von eitrigem Sputum aus. Der Eiterdurchbruch kann so plötzlich erfolgen, daß der Kranke lebhafte Atemnot bekommt und mitunter sogar erstickt, namentlich wenn er im Schlaf davon überrascht wird. Es kann auf einmal ein Liter und mehr ausgehustet werden. Nach einigen Stunden nimmt die Menge des Auswurfes ab, aber noch mehrere Tage lang werden oft mehrere 100 ccm ausgehustet. Das Ausgeworfene ist anfangs geruchlos, sieht aus wie reiner Eiter und läßt unter dem Mikroskop Leukocyten (mehr oder weniger verfettet und zerfallen), bisweilen auch Cholesterintafeln, Hämatoidin und Charcot-Leydensche Kristalle erkennen. Häufig stellt sich in den nächsten Tagen ein stinkender Geruch ein, der offenbar durch Zersetzung des Eiters in den Luftwegen bedingt ist. Gleichzeitig mit dem Eiterauswurf sinkt das Fieber, die Dämpfung wird kleiner und der Patient erholt sich. Es kann auch vorkommen, daß der Eiterabfluß vorübergehend aufhört, das Fieber wieder ansteigt und das Exsudat in der Brusthöhle steigt, bis ein erneuter Durchbruch erfolgt.

Man sollte eigentlich erwarten, daß beim Durchbruch des Eiters auch der Weg für die Luft frei wird und ein Pneumothorax entsteht. Das wird aber nur sehr selten beobachtet. Eichhorst vermutet, daß die Fistel einen ventilartigen Bau besitze, so daß die Passage nur von der Pleurahöhle nach der Lunge offen sei. Nach den Verhältnissen beim Pneumothorax erscheint das nicht wahrscheinlich. Es ist eher anzunehmen, daß der positive Druck, der in diesen Fällen wohl immer im Exsudat herrscht, das Eindringen der Luft verhindert.

Diese Perforation kommt besonders häufig bei abgekapselten, interlobären, mediastinalen und diaphragmatischen Ergüssen vor. Mit Ausnahme der letzteren brechen die Exsudate häufiger in den Mittel- und Oberlappen als in den Unterlappen durch.

Der Durchbruch des Empyems kann aber auch allmählich erfolgen. Dann sind die Erscheinungen weniger stürmisch, und man hat schon von Perforatio insensibilis gesprochen. Dabei soll keine gröbere Verletzung der Lunge vorhanden sein, sondern das Lungengewebe soll sich wie ein Schwamm vollsaugen und den Eiter in die Alveolen weiter befördern. Es ist aber durchaus nicht notwendig, hier einen anderen Vorgang als beim plötzlichen Durchbruch anzunehmen.

Der bisher besprochene Durchbruch des Eiters in die Lunge führt in der Regel rasch zur Heilung. Wenn dagegen der Durchbruch in andere Organe erfolgt, so kann der Verlauf ungünstiger sein und zum Tode führen. Perforation in den Ösophag, in die Trachea, in das Perikard, in Blutgefäße ist schon beobachtet worden. Relativ häufig ist der Durchbruch in das Mediastinum. Vom hinteren Mediastinum aus kann sich der Eiter einen Weg nach allen Richtungen suchen und selbst am Oberschenkel zum Vorschein kommen.

Der Durchbruch durch die Brustwand wird Empyema necessitatis genannt. Er kommt vorzugsweise zwischen Mamillarlinie und Axillarlinie (Eichhorst) oder neben dem Sternum zur Beobachtung. Zuerst zeigt sich ein umschriebenes Ödem der Brustwand. Dann entsteht eine immer deutlichere Vorwölbung, die sich oft heiß anfühlt und Fluktuation erkennen läßt. Beim Husten und Pressen wird sie größer, auch bei tiefer Atmung kann sie ihren Umfang verändern. Die Haut wird immer dünner und es bildet sich eine Öffnung, aus der Eiter hervorquillt. Es kann auch vorkommen, daß bei einer Hustenbewegung die Stelle plötzlich platzt und der Eiter im Strahl herausspritzt. Seltener senkt sich der Eiter unter der Haut und kann am Bauch zum Vorschein kommen. Auch beim Empyema necessitatis kommt selten ein Pneumothorax zustande.

Im Gegensatz zum Durchbruch nach den Lungen führt die Perforation der Brustwand nicht zu rascher Heilung. Der Eiter entleert sich nur teilweise und es bleibt eine Fistel zurück, aus der beständig Eiter fließt. Die Fistel kann auch vorübergehend verschlossen werden und sich wieder öffnen. Die Kranken fühlen sich zuerst wohl, aber mit der Zeit leidet ihr Ernährungszustand, sie magern ab, in unregelmäßigen Intervallen tritt Fieber auf, Amyloidosis kann sich einstellen und schließlich erfolgt, oft erst nach Jahren, der Tod an Entkräftung.

Diagnose. Für die Diagnose des Empyems sind folgende Regeln zu beherzigen.

1. Sobald man einen Erguß nachgewiesen hat oder vermutet, soll man eine Probepunktion vornehmen. Man wird dann gar nicht so selten durch den Befund von Eiter überrascht, selbst wenn die Sachlage ganz klar und ein Empyem ausgeschlossen schien.

2. Bei allen fieberhaften Zuständen unklaren Ursprungs, selbst wenn die Symptome von seiten der Respirationsorgane gering sind oder ganz fehlen, denke man an die Möglichkeit einer eitrigen Pleuritis. Insbesondere fahnde man auf abgekapselte Empyeme. Namentlich ist die Röntgenuntersuchung nicht zu vernachlässigen.

3. Wenn ein seröser Erguß vorhanden ist, so denke man daran, daß er sich jederzeit eitrig umwandeln kann.

4. Man rechne immer mit der Möglichkeit, daß an einer Stelle ein seröses, an einer anderen ein eitriges Exsudat vorhanden sein kann.

5. Wenn eine fieberhafte Krankheit besteht, deren Symptome durch eine nachgewiesene Affektion der Respirationsorgane vollständig erklärt wird, so vergesse man nie, daß außer der diagnostizierten Krankheit auch noch ein Empyem bestehen kann. Besonders häufig ist eine eitrige Pleuritis, frei oder abgekapselt, bei Pneumonie (parapneumonisch und metapneumonisch), bei Lungenabszeß und bei Eiterungen der Nachbarorgane.

6. Wenn man an die Möglichkeit eines Empyems denkt, ist die Probepunktion mit einer langen und weiten Nadel vorzunehmen. Gelingt es nicht Flüssigkeit zu aspirieren, so muß der Spritzenstempel beim Heraus-

ziehen angezogen werden, so daß auch während des Herausziehens aspiriert wird; dann bleibt häufig ein Eitertropfen in der Kanüle, den man nachher herausspritzen kann. Es kommt auch vor, daß bei negativem Punktionsresultat nach dem Herausziehen der Nadel aus der Punktionsöffnung ein Tropfen Eiter hervorquillt.

Die Differentialdiagnose gegenüber all den Zuständen, die unter Umständen mit einem Empyem verwechselt werden können, kann unmöglich im einzelnen besprochen werden, Nur auf einiges sei hingewiesen.

Bei abgekapselten Empyemen kann unter Umständen die Differentialdiagnose gegenüber einem wandständigen Lungenabszeß Schwierigkeiten bereiten, sogar unmöglich sein. Schwierig kann ferner die Unterscheidung zwischen Pleuritis diaphragmatica und subphrenischem Abszeß werden. Als differentielles Merkmal wird angegeben, daß sich beim subphrenischen Abszeß die untere Lungengrenze mehr oder weniger respiratorisch verschiebt und daß aus dem Punktionstroikart die Flüssigkeit, wenn sie aus der Pleurahöhle stammt, bei der Ausatmung rascher abtropft, wenn sie dagegen aus der Bauchhöhle kommt, bei der Einatmung. Auch der Nachweis von peritonitischen Erscheinungen, Reiben etc. ist wichtig. Gar nicht so selten ist es vorgekommen, daß von einem Interkostalraum aus durch die komprimierte Lunge hindurch ein subphrenischer Abszeß punktiert wurde. Bisweilen kann die Röntgenuntersuchung die Entscheidung bringen. Auch die oben erwähnten sensiblen Symptome der Pleuritis diaphragmatica sind wichtig, da sie bei subphrenischen Abszessen fehlen. Die Pleuritis mediastinalis purulenta kann mit allen möglichen raumbeengenden Prozessen im Mediastinum verwechselt werden. Für die Unterscheidung sind die obenerwähnten Symptome der mediastinalen Brustfellentzündung einerseits, die im Kapitel Mediastinum besprochenen Erscheinungen andererseits zu berücksichtigen.

Ein Empyema pulsans kann mit einem Aneurysma verwechselt werden, doch läßt in der Regel die Lokalisation der Pulsation keinen Zweifel übrig.

Ein peripleuritischer Abszeß gibt selten Veranlassung zur Verwechslung mit einem Empyem, da er sich flächenhafter ausbreitet und keine Verdrängungserscheinungen macht.

Prognose. Die Prognose eines Empyems hängt natürlich in weitem Maße von der Grundkrankheit ab. Die Prognose des Empyems selbst, bei dem die Grundkrankheit ausheilt, ist auch bei sachgemäßer Behandlung keine absolut gute. Die Statistiken der Rippenresektion ergeben meistens eine Letalität von etwa 20%. Die Resultate der Aspirationsdrainage sind jedenfalls nicht schlechter.

In vielen Fällen bleibt eine Thoraxfistel zurück, die nach jahrelangem Bestehen durch Entkräftung, Amyloidentartung etc. zum Tode führen kann, wenn keine operative Behandlung eingreift. Besonders häufig ist das der Fall bei den tuberkulösen Empyemen, die überhaupt eine schlechtere Prognose geben. Als besser gilt die Prognose bei Streptokokkenempyemen, am besten bei Pneumokokkenexsudaten. Doch gilt diese Regel durchaus nicht immer.

Bei konservativer Behandlung ist die Prognose als fast absolut infaust zu bezeichnen. Einzig die kleinen parapneumonischen Empyeme werden regelmäßig spontan resorbiert, ferner heilen abgekapselte Eitergüsse verhältnismäßig häufig durch Perforation in die Luftwege, endlich können Pneumokokkenempyeme bei Kindern, sehr viel seltener bei Erwachsenen von selbst verschwinden. Doch sind das Ausnahmen, mit denen man nicht rechnen kann.

Therapie. Ubi pus, ibi evacua, das gilt ganz besonders für das Pleuraempyem, das sich nur so schwer spontan Abfluß verschaffen kann. Nur über die zweckmäßigste Art des Evakuierens sind die Meinungen geteilt. Die Behandlung der frischen akuten Fälle und des veralteten Empyems müssen streng geschieden werden, ferner müssen die abgekapselten Ergüsse und die tuberkulöse eitrige Pleuritis gesondert betrachtet werden.

Für die frischen akuten Fälle hat die Rippenresektion in den letzten Jahrzehnten die vorherrschende Stellung behauptet. Für ihre Ausführung sei auf Bd. 6 dieses Handbuches verwiesen. Die Bülausche Heberdrainage, die ihr das Feld streitig machte, konnte sich viel weniger allgemeine Anerkennung verschaffen, nach der Meinung ihres Autors aus dem Grunde, weil man den Effekt eines Eingriffes als proportional der Größe der gesetzten Wunde betrachte. In letzter Zeit haben sich die Anhänger der Thorakotomie dem Bülauschen Standpunkt erheblich genähert. Sie sahen ein, daß die Herstellung eines Pneumothorax, die mit dieser Methode verbunden war, für den ohnehin schon geschwächten Patienten gefährlich ist. Deshalb haben gleichzeitig Perthes und Revillod (Dissertation von Archavsky) Verfahren angegeben, um die Luft aus dem Pleuraraum abzusaugen, sei es nach einfacher Thorakotomie (Revillod) oder nach Rippenresektion (Perthes). Diese Methoden nähern sich der Bülauschen Operation recht erheblich, nur mit dem Unterschiede, daß sie das Einlegen eines etwas größeren Drains gestatten und daß die Aspiration besser erfolgt als bei der Bülauschen Heberdrainage. Wenn bei dieser eine geringe Störung eintritt, wenn der Patient unvorsichtig ist etc., so dringt Luft in den Schlauch ein und die Heberwirkung wird unterbrochen und ist nicht leicht wieder herzustellen. Dieser Nachteil wird dadurch beseitigt, daß man an Stelle der Heberwirkung eine andere Saugvorrichtung anbringt. So hat Massini an meiner Klinik zuerst eine Aspiration mit Hilfe der Wasserstrahlpumpe eingeführt. Die Methode soll ebenfalls unten beschrieben werden.

Die Thoracocentese mit Aspirationsdrainage hat vor der Thoracotomie (mit oder ohne Rippenresektion) den großen Vorteil, daß man nicht zuerst einen Pneumothorax schafft, um ihn wieder zu beseitigen, sondern daß der Pneumothorax überhaupt vermieden wird. Für den Patienten, dessen Herz schon an der Grenze seiner Leistungsfähigkeit ist, ist das ein nicht zu unterschätzender Gewinn. Nun kann man freilich sagen, daß kein so dicker Schlauch eingeführt werden kann, wie bei einer Rippenresektion, daß dadurch leichter Eiterretentionen eintreten könnten. Aber vermieden werden die Retentionen auch bei der Rippenresektion nicht. Die Hauptgefahr droht gar nicht von den Fibrinflocken, die den Schlauch verlegen, sondern von den Verwachsungen und Verklebungen in der Tiefe, und diese werden nach einer Rippenresektion durchaus nicht besser erreicht, als nach einer Thoracocentese. Im Gegenteil, da das Einstechen eines Troikarts einen viel geringeren Eingriff bedeutet, kann man ihn sehr viel leichter an einer anderen Stelle wiederholen, wenn es nötig ist. Im schlimmsten Falle kann man immer noch eine Rippenresektion anschließen und wenn dann eine andere Stelle gewählt werden muß, so ist das nur ein Vorteil, da in diesen Fällen eine Drainage an zwei Stellen nur günstig sein kann. Die Entleerung des Exsudates ist bei der Rippenresektion durchaus nicht vollständiger als bei der Thoracocentese mit Aspirationsdrainage. Mit dem Finger, den man in die Resektionsöffnung einführen kann, reicht man doch nicht weit. Die Aspirationsdrainage nach einfacher Thoracocentese hat endlich den Vorteil, daß sie bei doppelseitigem Empyem anwendbar ist.

Durch Thoracocentese mit nachfolgender Aspirationsdrainage wurden in den letzten zwei Jahren auf der Basler medizinischen Klinik sämtliche Pleuraempyeme behandelt. Es sind neun Fälle, die in der Dissertation von Mitlin ausführlich beschrieben werden sollen. Von diesen sind sechs geheilt (darunter ein tuberkulöses Empyem), einer starb an Lungentuberkulose (das Empyem war in einem künstlichen Pneumothorax entstanden), zwei wurden auf die chirurgische Klinik verlegt und starben dort nach einmaliger bzw. wiederholter Rippenresektion; der eine litt an Lungentuberkulose, der andere an Bronchialkarzinom. Diese Resultate sind doch gewiß sehr befriedigend und erheblich besser als die früher durch Rippenresektion erzielten (vgl. Gerhardt, Korresp.-Blatt f. Schweizer Ärzte 1910, S. 1215).

Ausführung der Bülauschen Heberdrainage. Nach Desinfektion wird unter Lokalanästhesie (Novokain-Adrenalin) die Haut am besten mit einem Messer durchtrennt, dann wird durch die Muskulatur und die Pleura ein Troikart mit 8,5 mm Durchmesser eingestoßen. Der Ort der Wahl ist die Axillarlinie im neunten oder achten Interkostalraum. Das Stilet wird herausgezogen, der Hahn des Troikarts geschlossen und in die Kanüle ein genau passender Gummischlauch eingeführt. Nach dem Öffnen des Hahns wird der Gummischlauch in die Pleurahöhle vorgestoßen und die Kanüle entfernt. Durch Abklemmen des Schlauches kann man verhindern, daß während dieser Manipulation Luft in die Pleurahöhle eindringt. Das Drainrohr wird darauf mit Heftpflasterstreifen an der Haut befestigt. Das äußere Ende des Schlauches wird durch ein Glasrohr mit einem Schlauch von etwa 1 m Länge verbunden und dieser in eine vorher mit aseptischer Flüssigkeit gefüllte Flasche geleitet. Sobald der Eiter die Luft aus dem Schlauch verdrängt hat, stellt sich eine Heberwirkung her, die nun dauernd unterhalten wird. Durch verschiedene Stellung der Flasche kann man die Aspiration stärker oder schwächer gestalten. Im Beginn empfiehlt es sich, die Entleerung nicht allzu rasch vor sich gehen zu lassen, deshalb ist zeitweise Abklemmung des Schlauches durch Quetschhähne zu empfehlen. Wenn der Zustand des Patienten ihm erlaubt aufzustehen, so kann er die Flasche mit sich herumtragen, doch muß dann der Schlauch abgeklemmt werden, und nur zeitweise wird der negative Druck durch Verbindung mit der Flasche bzw. Öffnung der Klemme wieder hergestellt. Wenn die Sekretion nachläßt, wird der Drain allmählich herausgezogen, so daß er immer weniger in die Brusthöhle hineinragt, bis er ganz entfernt werden kann.

Verstopfungen mit Fibringerinnseln können durch Ausstreichen des Schlauches, ev. auch durch Eingießen einer geringen Menge von Flüssigkeit beseitigt werden. Spülungen der Pleurahöhle sind dagegen zu vermeiden. Auf die erwähnte Art kann auch die Heberwirkung wieder hergestellt werden, wenn Luft in den Schlauch eingedrungen ist. An den ersten zwei Tagen ist der Wechsel des Drains zu vermeiden, später kann er notwendig werden, weil die Öffnung sich erweitert und neben dem Drain Eiter ausfließt und Luft eindringt. Wird zu stark angesaugt, so legen sich leicht die Pleurablätter in der Nähe der Thoraxöffnung aneinander und schließen andere Partien des Exsudates ab. Solche Retentionen werden am besten vermieden, wenn man nur mit geringer Kraft ansaugt. Aber selbst dann sind sie nicht mit Sicherheit zu verhindern. In diesem Falle gelingt es bisweilen, durch Vorschieben des Drains dem Eiter Abfluß zu verschaffen, in seltenen Fällen muß noch eine zweite Öffnung angelegt werden. Doch ist die Stelle der

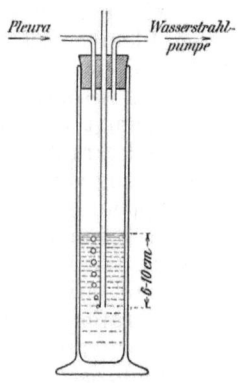

Abb. 54.
Druckflasche zur Regulierung des Aspirationsdruckes bei der Empyemdrainage (nach Massini, Zeitschr. f. d. ges. exper. Medizin, Bd. 2, S. 115).

Retention nicht immer leicht zu finden, da die Schwartenbildung in der Umgebung, die Kompression der Lunge etc. die physikalischen Symptome verwischen und auch die Schatten auf dem Röntgenbild undeutlich machen. Auch eine nachträglich vorgenommene Rippenresektion bringt nicht immer den erhofften Erfolg. Es kann auch vorkommen, daß die starren Wände der Eiterhöhle deren Kollaps verhindern, dann entstehen Schmerzen und Oppressionsgefühl. Bisweilen ist das die Folge allzustarker Aspiration und kann durch sanftere Saugwirkung verhindert werden, bisweilen beruht es aber auch auf der starren Beschaffenheit der Wand und deren Unfähigkeit, sich der Pleura costalis anzulegen. In diesen Fällen handelt es sich immer um eine Abkapslung des Empyems, und die Behandlung ist die gleiche wie bei den primär abgesackten Eiteransammlungen.

Ausführung der Thoracocentese mit nachfolgender Aspirationsdrainage durch die Wasserstrahlpumpe. Das Verfahren, das an der Basler medizinischen Klinik angewandt wird, unterscheidet sich von der Bülauschen Operation nur dadurch, daß an Stelle der Heberwirkung eine permanente Saugwirkung tritt. Der Troikart wird in gleicher Weise eingeführt, der eingelegte Drain wird aber, nachdem die Kanüle entfernt ist, nicht mit einer gewöhnlichen Flasche verbunden, sondern mit einer Vorrichtung, die auf Abb. 54 abgebildet ist. Sie besteht aus einem Glaszylinder mit dreifach durchbohrtem Stopfen, die durch ein Glasrohr mit der Pleura, durch ein anderes mit einer Wasserstrahlpumpe verbunden ist. Das mittlere Rohr taucht in die Flüssigkeit ein, die aus dem abgeflossenen Eiter besteht (später bei geringerem Abfluß müssen statt dessen andere Flüssigkeiten eingefüllt werden) und ev. mit einer Schicht Öl zur Vermeidung des Spritzens bedeckt werden kann. Je nachdem man das Rohr eintaucht, kann man einen beliebigen negativen Druck herstellen. Saugt die Wasserstrahlpumpe zu stark, so wird einfach die atmosphärische Luft durch das mittlere Rohr gesaugt und der negative Druck kann nie einen stärkeren Grad erreichen.

Die Nachbehandlung ist die gleiche wie bei der Bülauschen Operation, nur läßt sie sich viel bequemer durchführen, da auch das Eindringen von Luft in die Pleurahöhle nicht viel zu bedeuten hat, weil ja die Luft immer wieder abgesaugt wird. Aus diesem Grunde bereitet auch die Abdichtung der Wunde nie Schwierigkeiten. Nur ist auch hier dafür zu sorgen, daß der negative Druck nie zu stark wird. 6—10 cm Wasser (was an der Höhe des Steigrohres leicht zu messen ist) ist das Richtige.

Bei den abgekapselten Empyemen liegen die Verhältnisse etwas anders. Die Entstehung eines Pneumothorax schadet hier weniger, auf der anderen Seite ist die Wand häufig starr und legt sich der Kostalpleura nicht gut an. Deshalb ist hier die Rippenresektion eher berechtigt. Man kann aber auch ohne Rippenresektion zeitweise den Eiter absaugen und dann wieder Luft oder Stickstoff eintreten lassen.

Bei veralteten Empyemen sind die Schwarten zu dick, als daß die beiden Pleuren sich aneinanderlegen könnten. Hier ist chirurgische Therapie am Platze (vgl. Bd. 6).

Eine besondere Stellung nimmt das tuberkulöse Empyem ein. Bisweilen genügt zwar die gewöhnliche Behandlung vollkommen, recht oft heilt aber die Erkrankung nicht aus, wenn dem Eiter Abfluß verschafft wird; die Absonderung von Eiter geht weiter und es bleibt eine Fistel zurück. Besonders nach Rippenresektionen kann das vorkommen. Deshalb ist alles zu vermeiden, was die Sekundärinfektion erleichtern könnte, daher sind schwachgetrübte Exsudate besser durch wiederholte einfache Punktionen zu behandeln. Ausgesprochen eitrige Ergüsse werden am besten zunächst mit Thorakocentese und Aspirationsdrainage behandelt, und wenn man damit nicht zum Ziele kommt, so kann man Aspiration mit Einblasung von Stickstoff verbinden. Die Wunde ist dann verschlossen zu halten, und wenn man durch Punktion den Eiter entleert, so ist immer ebensoviel Stickstoff einzufüllen, als Eiter entleert wurde. Wenckebach ist besonders für die Behandlung der tuberkulösen Empyeme durch Stickstoffeinblasung eingetreten. In manchen Fällen bleibt eine starrwandige sezernierende Eiterhöhle zurück, dann kann nur eine Thoracoplastik Heilung bringen.

4. Empyema putridum.

Wenn der Eiter bei einer Pleuritis faulig zersetzt und übelriechend ist, so spricht man von putridem, fötidem, ozänösem oder jauchigem Empyem.

Ätiologie. Zur Entstehung des fötiden Geruches sind immer Fäulnisbakterien notwendig, die übelriechende Stoffe bilden.

Bisweilen werden Colibazillen aus dem Eiter gezüchtet, bisweilen andere Fäulniserreger. Recht häufig wachsen bei der gewöhnlichen Kultur keine Mikroorganismen, selbst wenn man solche im Ausstrichpräparat nachgewiesen hat. Früher nahm man an, daß es sich in diesen Fällen um abgestorbene Bakterien handelt, in neuerer Zeit hat man dagegen erkannt, daß die Erreger anaerob sind und deshalb bei der gewöhnlichen Züchtungsart nicht wachsen. Mit der Verbesserung mit der Methodik haben sich die positiven Befunde von anaeroben Bakterien gehäuft (s. Massini, daselbst auch Literatur). Neben den Fäulnisbakterien findet man oft auch die gewöhnlichen Eitererreger.

Die Fäulniserreger können entweder in ein schon vorhandenes Exsudat hineingelangen, oder eine putride Entzündung der Nachbarschaft kann sich auf die Pleuren fortsetzen. Am häufigsten entsteht die putride Pleuritis im

Anschluß an gangränöse Lungenerkrankungen bzw. an fötide Bronchitis und Bronchiektasien. Auch eine putride Erkrankung der Mediastinalorgane, ein zerfallendes Ösophaguskarzinom, ein perforierendes Speiseröhrendivertikel, subphrenische Eiterungen, Leberabszesse usw. können sich auf das Brustfell fortsetzen. Selten entstehen jauchige Empyeme bei Lungentuberkulose, am ehesten noch bei Perforation einer Kaverne, dann ist meist ein Pyopneumothorax die Folge. Auch Verletzungen der Brustwand, selbst Infektionen eines künstlichen Pneumothorax bei der Nachfüllung können eine putride Pleuritis erzeugen. Auch in diesen Fällen ist das Exsudat häufig zuerst serös und nimmt erst nachträglich einen eitrigen und fötiden Charakter an.

Symptomatologie. Das entscheidende Symptom ist der üble Geruch des Empyemeiters. Außerdem zeichnet sich der Eiter häufig durch eine dünnflüssige Beschaffenheit und hellere Farbe aus. Nicht selten kommt es zur Sedimentierung, so daß die obenstehenden Teile des Exsudates klarer sind, als die tieferen. Bei der mikroskopischen Untersuchung sieht man wenig gutherhaltene Leukocyten, die meisten sind zerfallen, daneben erkennt man Kernreste und Detritus.

Das putride Empyem unterscheidet sich von dem aputriden durch eine besondere Bösartigkeit des Verlaufes. Das Fieber ist aber in der Regel nicht hoch, es ist unregelmäßig und kann vollkommen fehlen. Der Beginn ist häufig schleichend. Schüttelfröste und Nachtschweiße können vorkommen. Am auffallendsten ist gewöhnlich der rasche Verfall der Kranken, der mangelhafte Appetit, das Darniederliegen der Kräfte, das schlechte Aussehen, der kleine Puls.

Daneben bestehen häufig die Symptome der zugrunde liegenden Krankheit. Es kommt aber auch vor, daß das putride Empyem anscheinend primär auftritt. Wahrscheinlich liegt dann doch ein Krankheitsherd in der Lunge der Pleuritis zugrunde.

Häufig sind die putriden Empyeme abgekapselt. Nicht selten findet sich infolge einer Gasentwicklung durch die Fäulnisbakterien auch gasförmiger Inhalt in der Pleurahöhle. Ist dieser nur gering, so macht er nur geringe Symptome oder kann sich dem Nachweis ganz entziehen, so muß man von einem Pyopneumothorax sprechen, der im Kapitel Pneumothorax geschildert ist.

Dieulafoy teilt die „Pleurésies ozéneuses" in drei Gruppen ein:
1. Pleurésies fétides, Empyeme mit übelriechendem Eiter.
2. Pleurésies putrides, Empyeme mit üblem Geruch und Gasbildung.
3. Pleurésies gangréneuses, Empyeme mit Gangränfetzen.

Die Unterscheidung ist prinzipiell richtig, hat aber klinisch, abgesehen vom Pyopneumothorax, wenig Bedeutung. Insbesondere wird es Zufall sein, ob die dritte Form erkannt wird oder ob sich vorhandene Gangränfetzen dem Nachweis entziehen.

Diagnose. Die Diagnose richtet sich nach den gleichen Grundsätzen wie beim aputriden Empyem. Nur daran sei erinnert, daß man bei einer putriden Pleuritis durch die Probepunktion bisweilen ein Exsudat erhält, das sich in seinem Aussehen nur wenig von einem serösen unterscheidet und an dem der Geruch das einzig Charakteristische ist. Deshalb ist es notwendig, bei einer Probepunktion immer auch den Geruch der Flüssigkeit zu prüfen.

Prognose. Die Prognose des jauchigen Empyems ist, wenn nicht operiert wird, womöglich noch schlechter als die des aputriden. Nicht selten entstehen nekrotische Eiterungen der benachbarten Teile, auch Senkungsabszesse kommen vor. Besonders gefährlich ist der rapide Kräfteverfall.

Bei richtiger Behandlung ist die Prognose nicht schlechter als beim gewöhnlichen Empyem, vorausgesetzt, daß die Grundkrankheit keine schlechte Prognose bedingt.

Therapie. Die Entleerung des Exsudates und die Sorge für dauernden Abfluß ist noch notwendiger, als beim nichtjauchigen Empyem. Der Eingriff muß möglichst frühzeitig gemacht werden.

Die Methoden der Entleerung sind die gleichen wie beim gewöhnlichen Empyem. Eine Rippenresektion ist durchaus nicht notwendiger als bei diesem. Bei der Thoracocentese mit nachfolgender Aspirationsdrainage haben wir auch bei einem jauchigen Empyem ein gutes Resultat erzielt.

5. Die Pleuraverwachsungen.

Nach Abheilung einer Pleuritis bleiben in der Regel Verwachsungen der beiden Pleurablätter zurück, außerdem häufig eine Schrumpfung der Pleurahöhle. Je nach der Ausdehnung der Verwachsungen und Schwartenbildung können mehr oder weniger erhebliche Störungen und Beschwerden zurückbleiben.

Im ganzen ist die Schrumpfung um so stärker, je größer der Erguß war und je länger er bestehen blieb. Doch gibt es auch Ausnahmen, manchmal entwickelt sich nach einer leichten Pleuritis eine auffallend schwere Veränderung, in anderen Fällen ist man überrascht, daß die erwartete Schrumpfung fast ganz ausbleibt. Gewöhnlich dauert es einige Wochen, bis die größte Intensität der Thoraxeinziehung, des Retrécissement thoracique erreicht ist, dann beginnt sich die Seite wieder langsam auszudehnen, doch wird gewöhnlich nach wenigen Wochen ein Zustand erreicht, in dem die Fortschritte nur sehr gering sind. Nach Monaten und Jahren können die Veränderungen vollständig ausgeglichen sein, doch behalten viele Menschen eine mehr oder weniger starke Schrumpfung ihr ganzes Leben lang.

In anderen Fällen bleiben lokale Verwachsungen zurück, die bei tiefen Atemzügen, Witterungswechsel etc. noch jahrelang Schmerzen verursachen können.

a) Das Retrécissement thoracique und die Obliteration der Pleurahöhle.

Ätiologie. Nach Ausheilung jeder ausgedehnten Pleuritis bleibt eine Einziehung der erkrankten Brusthälfte zurück. Zum Teil ist sie durch Verdickung und Schrumpfung der Kostalpleura bedingt, größtenteils aber dadurch, daß die Lunge sich nicht entfalten kann und deshalb die Thoraxwand einzieht. Die Entfaltung der Lunge ist teilweise durch die Verdickung und Schrumpfung der Pleura pulmonalis gehindert, bisweilen spielen auch interstitiell pneumonische Prozesse, die durch Fortsetzung der Entzündung von der Pleura her entstanden sind, eine Rolle.

Symptomatologie. Schon bei der Inspektion fällt auf, daß die eine Brustseite enger ist als die andere. Besonders auf der Höhe der 6.—8. Rippe fällt das in die Augen, namentlich in den seitlichen Partien. Der Unterschied im Umfang beider Brusthälften beträgt selten mehr als 2—3 cm. Häufig tritt der Unterschied bei der Betrachtung von hinten deutlicher zutage als beim Blick von vorne. Man erkennt dann auch, daß die Wirbelsäule gekrümmt ist und eine Konkavität nach der geschrumpften Seite zeigt. Schon diese Skoliose führt zu einem Tiefstand der Schulter, dieser wird aber dadurch noch verstärkt, daß die Thoraxhälfte auch im Längsdurchmesser verkürzt ist. Die Rippen sind aneinander gerückt, sie können sich berühren und selbst dachziegelförmig überdecken. Das Schulterblatt wird meistens nicht nur tiefer, sondern auch nach vorne gezogen, sein hinterer Rand steht vom Rücken ab, der untere Winkel ist der Medianlinie genähert. Die Brustwarze steht tiefer als auf der gesunden Seite.

Bei der Atmung bleibt die kranke Seite zurück, wie man durch Inspektion und Palpation leicht nachweisen kann.

Auch die Nachbarorgane werden nach der kranken Seite gezogen. Das Mediastinum rückt seitwärts, der Schall über den oberen Teilen des Sternums kann heller werden und statt dessen kann ein breiter Dämpfungsstreifen an seinem Rand auftreten. Das Herz ist oft stark verschoben, so daß bei linksseitiger Schrumpfung die Spitze in der Axillarlinie liegen kann, bei rechtsseitiger Retraktion die Pulsation auf der linken Seite verschwinden und dafür rechts vom Sternum bis über die Mamillarlinie hinaus gefühlt werden kann. Doch findet selbst dann, wenn man glaubt die Herzspitze am äußersten rechten Rand der fühlbaren Pulsation zu fühlen, nie eine Drehung des Herzens um seine Sagittalachse statt, sondern immer bleibt die Herzspitze links gelagert, wie man sich namentlich durch das Elektrokardiogramm überzeugen kann. Bei linksseitiger Schrumpfung rückt das Herz auch in die Höhe. Das Zwerchfell wird in die Brusthöhle hinaufgezogen, die Lungengrenze steht auf der kranken Seite höher, bei linksseitiger Schrumpfung wird der Traubesche Raum vergrößert, der Zwerchfellschatten steht bei der Röntgenuntersuchung zu hoch, bei rechtsseitiger Schrumpfung rückt die Leberdämpfung in die Höhe. Die Trachea wird, wie man durch Betastung leicht feststellen kann, nach der kranken Seite verschoben.

Die Röntgenuntersuchung ergibt in der Regel außer den Verschiebungen der Nachbarorgane eine diffuse Verdunklung des Lungenfeldes. Sie kann aber auch vollkommen fehlen, wenn die Pleurablätter verwachsen sind, ohne verdickt zu sein. Dann sieht man nur die Verengerung der Brusthälfte, die Verschmälerung der Interkostalräume etc. Wenn dickere Schwarten auf einen Teil der Pleurahöhle beschränkt sind, so kommen sie nur bei einer Strahlenrichtung zum Ausdruck, bei der die Schwarte in die Nähe der Platte zu liegen kommt. Bisweilen ist der Schatten in den oberen Partien intensiver, wenn hier starke Verklebungen und Pleuraverdickungen sich ausbildeten, während das Exsudat der abhängigen Partien ohne Hinterlassung von Schwarten resorbiert wurde.

Die Funktionsstörungen, die durch die Thoraxschrumpfung bedingt sind, lassen sich von den durch die Obliteration der Pleurahöhle verursachten kaum trennen.

Die Wirkung auf die Zirkulation zeigt sich in den meisten Fällen in einer Cyanose, die bisweilen nur bei Anstrengungen deutlich wird. Zum Teil handelt es sich um eine Störung der Lungenzirkulation, die zu Herzhypertrophie führt (Hirsch), teils um die Behinderung des Venenabflusses in den Brustraum. Auch die Verschiebung des Herzens spielt eine große Rolle (vgl. Herz, Die Beeinträchtigung des Herzens etc.). Über die Folgen für die Lymphzirkulation vgl. u. (Prognose).

Die Atmung ist beschleunigt und angestrengt, die Residualluft ist erhöht (Bittorf und Forschbach), die Vitalkapazität vermindert.

Diagnose. Selten wird die Diagnose Schwierigkeiten bereiten. Eine Verwechslung mit anderen Prozessen, die zu Schrumpfung einer Thoraxseite führen, ist bei Berücksichtigung der Anamnese kaum möglich. Dagegen kann bisweilen schwer zu entscheiden sein, ob sich hinter einer eingezogenen Brustwand noch eine andere Krankheit der Lunge verbirgt. Besonders die Untersuchung auf beginnende Tuberkulose wird durch eine Pleuraschrumpfung und Retraktion der Thoraxwand bedeutend erschwert. Die Röntgenuntersuchung nützt in diesem Falle gewöhnlich nicht viel, während sie bei der Differentialdiagnose gegenüber anderen Lungenerkrankungen, die zu Retraktion führen, gute Dienste leistet.

Prognose. In den meisten Fällen bildet sich die Schrumpfung mit der Zeit zurück und die Verwachsungen lösen sich bis auf mehr oder weniger große Reste. Wenn Bronchiektasien entstehen, so ist daran eher die interstitielle Bindegewebsentwicklung in der Lunge als die Pleuraverwachsung schuld, außer wenn diese an einer bestimmten Stelle bestehen bleibt (vgl. u.). Bei Verwachsungen, die sich nicht zurückbilden, entsteht oft Hypertrophie des Herzens (vgl. Hirsch), die zu Degeneration führen kann. Totale Obliteration beider Pleurahöhlen muß die Lymphzirkulation schädigen, da der Strom von der Bauchhöhle nach dem Pleuraraum gestört ist. Vielleicht hat die Verwachsung der Lungenbasis mit dem Zwerchfell eine große Bedeutung bei der Polyserositis fibrosa (vgl. S. 715).

Therapie. Schon oft ist empfohlen worden, die Ausbildung ausgedehnter Verwachsungen dadurch zu verhüten, daß man die Pleuritiskranken möglichst frühzeitig Atemübungen vornehmen läßt. Es scheint aber sehr fraglich, ob der Zweck dadurch erreicht wird. Wenn noch eine entzündliche Reizung besteht, so muß diese durch Zerrung und Dehnung nur ungünstig beeinflußt werden. Es ist sicher viel besser, einige Wochen nach dem vollständigen Verschwinden des Ergusses zu warten und dann ganz allmählich mit systematischen Übungen zu beginnen. Wir sehen auch hochgradige Schrumpfungen mit der Zeit sich ausgleichen, und wenn die Wiederausdehnung ausbleibt, so sind daran tiefgreifende gewebliche Veränderungen schuld, die man nicht durch grobe mechanische Behandlung verhindern kann, sondern die man dadurch sicher eher begünstigt. Freilich wird ein Teil der Fälle bei frühzeitiger energischer Atemgymnastik früher arbeitsfähig, aber es erscheint doch zweifelhaft, ob man diesen Vorteil dadurch erkaufen will, daß man andere Kranke durch diese Methode sicher schädigt. Wenn man bedenkt, daß ein großer Teil der Patienten tuberkulös ist, und wenn man bedenkt, wie wichtig gerade die Ruhigstellung bei den Tuberkulosen ist, die man gut kontrollieren kann, nämlich bei den chirurgischen, so wird man zur Vorsicht neigen.

Sind alle entzündlichen Erscheinungen vollkommen abgeklungen, so beginne man mit systematischen Atemübungen. Doch gehe man allmählich vor und verlange keine Anstrengungen, die mit lebhafter Dyspnoe und starken Schmerzen verbunden sind. Wiederholte geringfügige Dehnung löst die Verwachsungen besser und schonender als kurzdauernde übermäßige Zerrungen.

Im Beginn ist eine Muskelarbeit das beste, die mit mäßiger Vertiefung der Atmung verbunden ist. Die Kranken sollen in allmählich beschleunigtem Tempo spazieren gehen, dann Treppen steigen. Daneben kann man bald mit speziellen Atemübungen beginnen. Einige Übungen des Müllerschen Systems sind sehr gut, ebenso die schwedische Gymnastik. Recht gute Dienste leistet auch die Kuhnsche Lungensaugmaske. Mit der Zeit sollen die Anforderungen immer mehr gesteigert werden. Doch richte man sich immer nach dem Einfluß der Maßnahmen auf die Dyspnoe und nach den subjektiven Empfindungen des Kranken.

Erst wenn man durch systematische Steigerung der Leistungen eine Gewöhnung erreicht hat, darf man schwere Arbeit erlauben. Oft erhebt sich die Frage, ob man Sport, z. B. Bergsteigen gestatten soll, ob man zur Absolvierung eines Militärdienstes raten darf etc. Dann berücksichtige man die Ätiologie der Pleuritis. Bei Verdacht auf Tuberkulose ist Vorsicht dringend geboten.

b) Flächenförmige Verwachsungen.

Ätiologie. Viel häufiger als totale Obliteration der Pleurahöhle sind partielle flächenförmige Verwachsungen. Besonders oft sieht man sie über den Oberlappen, namentlich über der Spitze, da hier die Verschiebung der Pleurablätter gegeneinander gering ist, so daß die Verwachsungen begünstigt werden. Da, wo die Pleurablätter sich bei der Atmung stark gegeneinander verschieben, werden die Verwachsungen viel leichter gelöst und strangförmig ausgezogen.

Symptomatologie. Eine flächenhafte Pleuraverwachsung hat zur Folge, daß die peripheren Teile der Lunge sich an dieser Stelle bei der Atmung nicht verschieben können. Auch die Teile, die bei der Inspiration an die Stelle rücken sollten, wo die Verwachsung sitzt, sind in ihrer Bewegung beschränkt, die

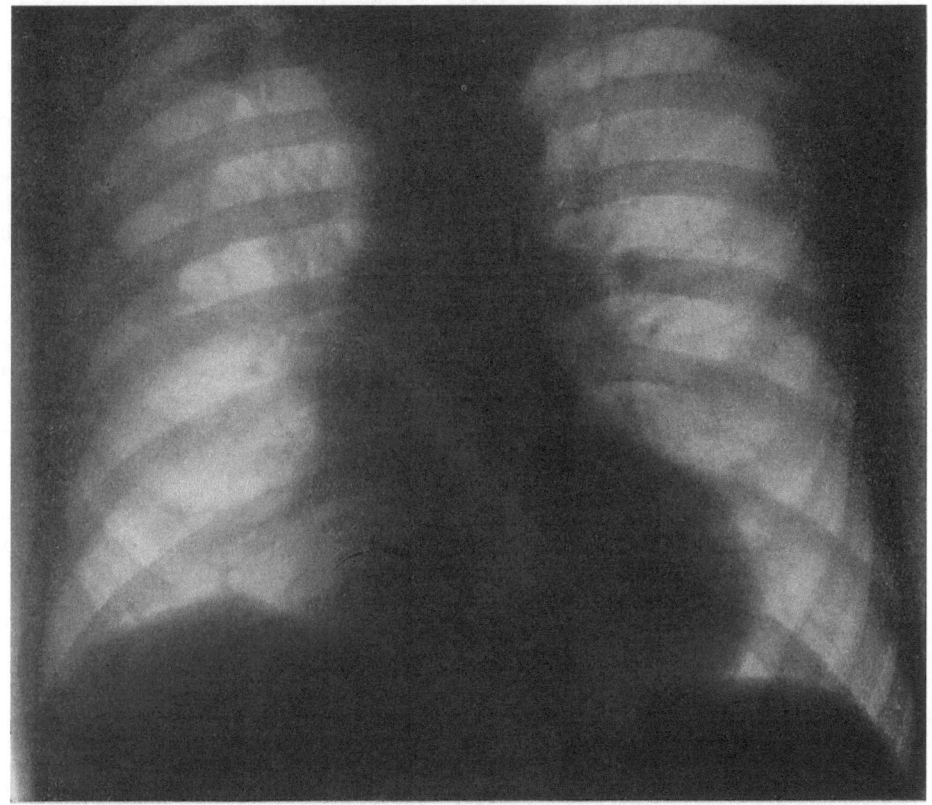

Abb. 55.
Adhäsion der Lunge an der rechten Zwerchfellhälfte. Die Schattenstränge nach den Lungenspitzen lassen eine (abgeheilte?) Spitzentuberkulose vermuten, die klinisch keine Erscheinungen machte.

Lungenbläschen können sich deshalb wenig ausdehnen. Dafür werden die Teile, die zwischen der Verwachsung und dem unteren Lungenrande liegen, stärker gezerrt, sie füllen sich bei der Inspiration stärker und werden deshalb mit der Zeit emphysematös. Ist die Wand der Bronchien durch irgendwelche Prozesse geschwächt, so entwickeln sich auch Bronchiektasien.

Außer den Bronchiektasien bestehen die Folgen einer flächenhaften Pleuraverwachsung darin, daß der Kranke Schmerzen bei tiefer Atmung, häufig auch Dyspnoe empfindet.

Diagnose. In der Regel erkennt man den Zustand daran, daß bei tiefer Atmung die Seite zurückbleibt. Nicht selten aber entziehen sich die flächenhaften Verwachsungen der Diagnose vollkommen.

Therapie. Wenn man nach einer abgelaufenen Pleuritis ausgedehntere Pleuraverwachsungen vermutet, so kann man versuchen, ihre Lösung in gleicher Weise zu befördern, wie es bei der Behandlung des Retrécissement thoracique besprochen wurde.

c) Zirkumskripte Verwachsungen.

Strang- und bandförmige Verwachsungen findet man bei Sektionen außerordentlich häufig. Oft machen sie keinerlei Beschwerden, bisweilen können sie aber zu Schmerzen bei tiefer Atmung Veranlassung geben und die Respiration stören und schwere Arbeit unmöglich machen.

Die **Diagnose** dieser Verwachsungen ist nicht immer leicht. Bisweilen kann die mangelhafte Verschieblichkeit der Lungenränder einen Hinweis geben, bei mediastinalen und diaphragmatischen Verwachsungen sieht man häufig im Röntgenbild zipfelförmige Schattenfortsätze vom Mediastinalschatten in das Lungenfeld hineinragen oder am Zwerchfell einzelne Zacken vorspringen, sei es nur bei tiefer Inspiration oder auch während der Exspiration. Man soll deshalb bei Menschen, die über Schmerzen bei der Atmung klagen, ohne daß man durch die gewöhnlichen Untersuchungsmethoden eine Erklärung dafür findet, das Röntgenverfahren zu Hilfe nehmen, aber man darf sich dabei nicht auf eine einzige Plattenaufnahme beschränken, sondern man muß auch die Atmung des Patienten vor dem Durchleuchtungsschirm beobachten. Ich habe Kranke gesehen, die jahrelang als Simulanten betrachtet worden waren und bei denen erst die Röntgenuntersuchung Zwerchfellverwachsungen nachwies. Das Bild einer Zwerchfellverwachsung ist auf Abb. 55 wiedergegeben, mediastinale Verwachsungen sind auf Abb. 58 (unterhalb des Aortenbogens) und Abb. 15, S. 348 (am rechten Herzrand) sichtbar.

Therapie. Man kann versuchen, durch systematische Atemgymnastik die Lösung der Verwachsungen herbeizuführen. Bisweilen gelingt es. nicht, und es bleibt dann nur übrig, dem Patienten schwere Muskelarbeit zu verbieten.

XIV. Der Pneumothorax.

Historisches. Der Name Pneumothorax stammt von Itard, einem Schüler Beyles, der in seiner Dissertation die Gasansammlung in der Pleurahöhle bearbeitete. Laennec hat dann die Krankheit anatomisch und klinisch genau studiert und eine symptomatische, durch Perforation entstandene und eine essentielle Form unterschieden, die durch Gassekretion zustande kommen sollte. Skoda, Wintrich u. a. haben die Symptome weiter erforscht und den Mechanismus klarer gemacht. Die Arbeiten Weils und anderer brachten neue Kenntnisse über die Wirkungen des Pneumothorax auf Respiration und Zirkulation, und in letzter Zeit hat die Verwendung der Stickstoffeinblasung in der Phthiseotherapie das Interesse für den Mechanismus von neuem erweckt und zahlreiche Arbeiten hervorgerufen, unter denen besonders die Brauers zu nennen sind.

Definition. Unter Pneumothorax verstehen wir die Anwesenheit von Luft in der Pleurahöhle. Gesellt sich dazu ein seröser oder eitriger Erguß, so sprechen wir von Seropneumothorax oder Pyopneumothorax. Je nachdem die Luft durch die Brustwand oder durch die Lunge eingedrungen ist, unterscheiden wir einen inneren und einen äußeren Pneumothorax. Endlich machen wir einen Unterschied zwischen offenem, geschlossenem oder Ventilpneumothorax, je nachdem die Öffnung in beiden Respirationsphasen durchgängig oder verschlossen ist oder sich bei der Exspiration anders verhält als bei der Inspiration.

Pathogenese und pathologische Physiologie. Normalerweise ist die Pleurahöhle leer, d. h. sie besteht aus einer Spalte, die nur wenige Tropfen Flüssigkeit enthält. Eröffnet man bei der Leiche die Brusthöhle, so sinkt die Lunge zusammen und nimmt ihre elastische Gleichgewichtslage an, der Thorax erweitert sich etwas, bis er ebenfalls seine elastische Gleichgewichtslage erreicht hat. Eröffnet man beim lebenden Tier die Pleurahöhle von außen, so sieht man, wie sich bei jeder Inspiration die Lungenränder zurückziehen, bis die Lunge schließlich ganz kollabiert ist (s. Reineboth). Die inspiratorische Erweiterung der Brusthälfte führt zum Eintritt einer Luftmenge, die der Größe der Thoraxöffnung entspricht. Dadurch kann das Organ, da die Brustwand wenigstens an einer Stelle seine Zusammenziehung nicht verhindert, der elastischen Kraft des Gewebes folgen und in dem Maße kollabieren, als Luft von außen eindringt. Ist nur wenig Luft eingedrungen, so wird sie durch den elastischen Zug der Lunge rasch so stark verdünnt, daß sie dieser elastischen Kraft das Gleichgewicht hält und die Lunge nicht stärker kollabieren kann. Wenn nun die erste Exspiration erfolgt, so entsteht ein positiver Druck, die Luft wird zum Teil aus der Lunge nach der Trachea hin, zum Teil durch die Brustwunde aus der Pleura nach außen ausgetrieben. Von der Größe der Thoraxöffnung hängt es ab, wieviel Luft bei der nächsten Inspiration eindringen kann, immer aber wird bei der Inspiration mehr Luft angesogen, als bei der Exspiration entweicht, weil der elastische Zug der Lunge die Ansaugung der Luft von außen, aber auch deren Expression aus der Lunge nach der Trachea begünstigt. So resultiert schließlich immer ein kompletter Pneumothorax, nur die Geschwindigkeit, mit der er entsteht, ist je nach der Größe der Thoraxöffnung verschieden.

Ist der Pneumothorax hergestellt, so ist das Verhalten des Tieres ganz verschieden, je nachdem die Wunde offen bleibt oder verschlossen wird. Früher stellte man sich die Sache ziemlich einfach vor. Man nahm an, daß in diesem Moment auf der Pneumothoraxseite Atmosphärendruck herrsche, auf der gesunden Seite ein negativer Druck, daß das Mediastinum zwar etwas nach der gesunden Seite gedrängt sei und deren Atmung etwas behindere, daß aber im ganzen die Respiration der gesunden Lunge normal sei. Der Unterschied gegenüber dem Gesunden sollte im wesentlichen darin bestehen, daß die eine Lunge allein atmet und die Luft in der anderen nicht arterialisiert wird. Höchstens der Verschiebung des Herzens maß man noch eine gewisse Bedeutung für die Zirkulation bei, indem die Abknickung der Gefäße schädlich sein kann. Neuere Untersuchungen, die im Anschluß an die Einführung der Pneumothoraxtherapie bei Lungentuberkulose vorgenommen wurden (vor allem Brauer und Bruns), haben gezeigt, daß die Verhältnisse komplizierter liegen.

Das Verhalten der einzelnen Tierarten ist sehr verschieden und wird im wesentlichen durch die Struktur des Mediastinums bestimmt. Wenn dieses straff und wenig nachgiebig ist, wie beim Kaninchen, so wird die gesunde Seite viel weniger beeinflußt, als wenn es locker ist und dem Drucke ausweicht, wie beim Hund. Das menschliche Mediastinum dürfte in seinem Verhalten zwischen dem des Hundes und dem des Kaninchens stehen.

Der offene Pneumothorax wird vom Kaninchen gut ertragen. Die eröffnete Pleurahöhle ist teils durch Erweiterung der Brustwand, teils durch Tiefertreten des Zwerchfells (über die Ursachen dieser teilweise aktiven Thoraxerweiterung vgl. unten), teils durch eine geringe Verlagerung des Mediastinums nach der gesunden Seite weiter als diese. Bei jeder Inspiration wird das Herz und das Mediastinum etwas gegen die atmende Lunge angesaugt, während der Exspiration kehren sie zurück und drücken auf die kollabierte Lunge. Verengert man die Trachea, so daß Preßbewegungen auftreten, so wird der Oberlappen aufgeblasen, aber nicht nur in der gesunden, sondern auch in der Kollapslunge. Hier tritt also eine Verschiebung der Luft von einer Lunge nach der anderen auf („Pendelluft" nach Brauer). Drückt man auf das Abdomen des Tieres, so tritt heftige Dyspnoe auf, was man nach Sehrwald dadurch erklären muß, daß die Kontraktion des Zwerchfells das Mediastinum anspannt und daß die Empordrängung des Zwerchfells diese Fixierung des Mediastinums verhindert (vgl. u.).

Beim Hund führt die Anlegung eines weit offenen Pneumothorax rasch zum Tode. Bei jeder Inspiration wird die ganze nachgiebige Mediastinalscheidewand mit dem Herzen und den Gefäßen in die geschlossene Thoraxhälfte angesogen (Mediastinalflattern). In die Lunge kann deshalb nur wenig Luft eintreten. Sogar ein Teil der Pneumothoraxlunge wird mit den nachgiebigen Partien des Mediastinums in die gesunde Brusthöhle herübergesogen. Bei der Exspiration wird die Luft nicht ausgetrieben, sondern das Mediastinum wird gegen die offene Pleurahöhle zurückgedrängt. In kurzer Zeit entsteht schwerste Dyspnoe und Cyanose und die Tiere gehen in 1—2 Minuten zugrunde.

Anders gestalten sich die Verhältnisse, wenn die Pleurawunde geschlossen wird oder wenn der Pneumothorax durch Punktion und Einfüllung von Stickstoff hergestellt wird. Ist die Stickstoffmenge nicht zu groß, oder beobachtet man das Tier einige Zeit, nachdem ein äußerer Pneumothorax wieder verschlossen worden war, so sieht man bei Kaninchen, daß der Druck auf der Pneumothoraxseite bei der Exspiration schwach positiv, bei der Inspiration gleich 0 oder schwach negativ ist. Stellt man auf der Pneumothoraxseite einen positiven Druck her, so beobachtet man, daß auch auf der gesunden

Seite der Druck sich verändert. Er steigt aber lange nicht so stark wie auf der kranken. Nach kurzer Zeit sinkt der Druck in beiden Pleurahöhlen, auf der gesunden kann er normal werden, auf der kranken bleibt er aber zu hoch. Das allmähliche Sinken des Druckes ist wohl dadurch zu erklären, daß die Thoraxwand aktiv erweitert wird, ähnlich wie es auch bei der Pleuritis der Fall ist. Das Mediastinum ist vermöge seiner Festigkeit imstande, einen Druckunterschied zwischen beiden Pleurahöhlen aufrecht zu erhalten. (Freilich tritt auch eine nachträgliche Überdehnung auf.) Bei Hunden gleicht sich der Druck in beiden Pleurahöhlen sofort aus und wird auf beiden Seiten wieder negativ. Das Mediastinum wird auf die gesunde Seite hinübergedrängt und durch aktive Thoraxerweiterung wird dafür gesorgt, daß der Druck negativ bleibt und die Lunge nicht ganz kollabiert. Die ganze Brusthöhle stellt einen kommunizierenden Raum dar, in dem zwei Lungen und freie Luft ist, beide Lungen sind auf ein kleineres Volumen zusammengedrängt, aber keine kollabiert vollständig und beide können trotz der in einer Pleurahöhle vorhandenen Luft atmen. Bei der inspiratorischen Erweiterung des Thorax wird die Luft der Pleurahöhle verdünnt und ihr Volumen etwas vergrößert, aber schon bei relativ geringer Volumenvermehrung wird der Druck darin so stark negativ, daß er auch die Lunge erweitert und den Lufteintritt durch die Trachea gestattet. Läßt man soviel Stickstoff einströmen, daß die Erhaltung eines negativen Druckes nicht mehr möglich ist, so geht das Tier zugrunde. Bei Tieren, die schon längere Zeit einen Pneumothorax mit sich herumtragen, sind viel größere Stickstoffmengen notwendig, um den Tod herbeizuführen, weil sie sich an die kompensatorische Erweiterung der Thoraxwand und an ausgiebigere inspiratorische Thoraxbewegungen gewöhnt haben und ihre Atmungsmuskulatur größeren Anforderungen gewachsen ist. Es ist noch zu bemerken, daß nach den Untersuchungen von Bruns die Pneumothoraxseite immer ausgiebigere Bewegungen ausführt, als die gesunde Seite.

Das verschiedene Verhalten der Mediastinalwand hat zur Folge, daß sich bei Kaninchen eine Atelektase der Pneumothoraxlunge ausbildet, bei Hunden nicht. Bei diesen wird ja die Lunge auch auf der kranken Seite beständig gelüftet. Nun ist bekannt, daß bei der Leichenlunge kein vollständiger Kollaps besteht, sondern daß die Alveolen noch lufthaltig sind. Die Pneumothoraxlunge des Kaninchens unterscheidet sich aber dadurch von der Leichenlunge, daß die Zirkulation erhalten ist. Die Luft wird deshalb resorbiert, wobei sich die gleichen Vorgänge abspielen, die bei der Besprechung der Heilung des Pneumothorax erörtert werden sollen. Freilich bleibt auch die kollabierte Lunge nicht ganz ruhig. Ähnlich, wie beim Hund trotz der Anwesenheit von Luft im Pleuraraum eine Atembewegung möglich ist, muß sie auch beim Kaninchen stattfinden, und daß beim Menschen durch einen Pneumothorax die Atmung nicht vollständig unterbrochen werden muß, beweisen die Fälle von doppelseitigem Pneumothorax, von denen unten ein Beispiel mitgeteilt wird. Dagegen sind diese Atembewegungen der kollabierten Lunge nur sehr wenig ausgiebig. Infolge des verhältnismäßig größeren Luftvolumens in der Pleurahöhle wird bei gleichen Druckschwankungen eine stärkere Volumenzunahme des Pleuraraumes zustande kommen als in der kleineren Lunge, und außerdem befindet sich die Lunge in einem Dehnungszustand, in dem die Druckschwankungen einen verhältnismäßig geringeren Einfluß auf das Volumen haben, als in der Nähe der normalen Mittellage, wo bekanntlich optimale Bedingungen herrschen. Aus diesen Gründen ist die Lüftung der Pneumothoraxlunge nur sehr gering, so daß es zur Resorption der Luft kommen kann.

Da die Atelektase auch beim Menschen zustande kommt, so muß hier das Mediastinum eine ähnliche Festigkeit besitzen wie beim Kaninchen. Dagegen ist das Mediastinum nicht so starr, daß es nicht zu einem gewissen Grad von respiratorischer Verschiebung kommen könnte, die natürlich beim geschlossenen Pneumothorax in der Weise zustande kommen muß, daß die Scheidewand bei der Inspiration nach der Pneumothoraxseite, nicht wie beim offenen nach der atmenden Seite, angesogen wird. Wir sehen in der Tat bei der Röntgendurchleuchtung, daß das Mediastinum bei jeder Inspiration nach der Pneumothoraxseite herübergezogen wird. Diese Bewegung hat aber natürlich keine schädlichen Folgen, sondern unterstützt im Gegenteil die Ventilation der gesunden Lunge.

Beim Menschen kommt ein offener Pneumothorax nur sehr selten zur Beobachtung. Die penetrierenden Brustwunden schließen sich meist rasch, und die Lungenverletzungen führen in der Regel zu einem Ventilpneumothorax. Ein offener, äußerer Pneumothorax entwickelt sich fast nur bei einer Rippenresektion, und die moderne Chirurgie sucht hier sein Entstehen nach Möglichkeit zu vermeiden. Auch bei der Empyemoperation, bei der er freilich in vielen Fällen nicht so gefährlich ist, wenn nämlich die Pleura durch Schwartenbildung starr geworden ist, wird er heutzutage wenigstens so rasch wie möglich wieder beseitigt. Wenn er vorkommt, so ist er sehr gefährlich. Sahli berichtet über einen Fall, in dem er nach dem Vorschlage Unverrichts den Spannungspneumothorax dadurch unschädlich zu machen suchte, daß er durch die Einführung eines dicken Schlauches die

Verbindung mit der Außenluft herstellte. Der Patient wurde dadurch nicht erleichtert, sondern bekam im Gegenteil heftigste Atemnot. Dagegen konnte er bei einer Verengerung des Schlauches am besten atmen, besser als bei offenem und als bei ganz geschlossenem Schlauch. Sahli erklärt das in einleuchtender Weise dadurch, daß beim weit offenen Pneumothorax Pendelluft entsteht. Bei jeder Exspiration wird Luft aus der gesunden Seite unter positivem Druck ausgepreßt und gelangt in die andere Lunge, die unter keinem Druck steht und deshalb aufgeblasen wird. Bei der Inspiration wird diese Luft von der gesunden Lunge wieder angesogen. Beim geschlossenen Pneumothorax kann das nicht eintreten, weil auch auf der kranken Seite der Druck während der Exspiration vermehrt wird, so daß ein Widerstand für die Pendelbewegung der Luft besteht und diese deshalb durch die Trachea entweicht. Ist beim offenen Pneumothorax die Kommunikation mit der Außenluft nur gering, wie das durch Zuklemmen des Schlauches erreicht wurde, so entstehen im Pneumothoraxraume zwar geringe, aber doch wirksame Druckschwankungen im gleichen Sinne wie in der gesunden Lunge, und dadurch wird die Pendelluft verhindert, andererseits kann ein Teil der Pleuraluft bei der Exspiration entweichen und es kommt nicht zu einer so starken Füllung wie beim Ventilpneumothorax.

Weitaus die meisten Fälle von spontanem Pneumothorax beim Menschen stellen einen **Ventil- oder Stauungspneumothorax** dar. Jede Lungenwunde, sei sie durch Verletzung (z. B. Rippenfraktur) oder durch Zerfall von krankem Lungengewebe zustande gekommen, wird durch die Inspiration erweitert, durch die Exspiration verengert oder ganz geschlossen. Durch den Ausatmungsdruck werden die Wundränder aneinander gedrängt und nur bei sehr großen Wunden ist ein unvollständiger Verschluß denkbar. (Das kommt bisweilen bei Traumen vor, dann entsteht der gefürchtete offene Pneumothorax.) Wenn nun eine Wunde bei jeder Inspiration eröffnet wird, so tritt dabei jedesmal Luft in die Pleurahöhle. Bei der Exspiration entweicht sie gar nicht oder nur zum Teil, aber selbst ein teilweises Austreten in die Lunge ist bei beständig offener Wunde nur dann möglich, wenn die Wunde in den oberen Partien sitzt oder wenn die Luftansammlung einen höheren Grad erreicht hat. Wenn erst wenig Luft in die Pleurahöhle eingetreten ist, so bildet sie zuerst eine Blase an der eröffneten Stelle, dann breitet sie sich vorwiegend nach oben aus, während die Pleurablätter sich „abrollen", bis die ganze Lunge von der Brustwand abgetrennt ist. Das wird bei ventilartigem Verschluß solange dauern, bis auch auf der Höhe der Inspiration keine Luft mehr eindringen kann, d. h. so viel Luft in der Pleurahöhle vorhanden ist, daß die Inspiration nichts mehr anzusaugen vermag. Niemals kann aber soviel Luft eindringen, daß auch auf der Höhe der tiefsten Inspiration ein positiver Druck herrscht. Er kann höchstens bei einer gut durchgängigen Fistel auf der Höhe der Einatmung gleich dem Atmosphärendruck werden. In den meisten Fällen wird die Fistel dem Luftstrom ein gewisses Hindernis bieten, so daß zum Eintreten in die Pleurahöhle ein negativer Druck in dieser notwendig ist. Man muß aber bedenken, daß nicht der bei der normalen Atmung vorhandene Inspirationsdruck entscheidend ist, sondern der bei den tiefsten Atemzügen eintretende. Hier füllt sich die Pleurahöhle mit Luft, bei der nächsten Exspiration wird der Druck positiv und wenn nun weniger tiefe Atemzüge folgen, so kann bei diesen auch während der Inspiration der Druck positiv bleiben. Zahlreiche Untersuchungen beim Menschen haben in der Tat im Ventilpneumothorax einen Druck ergeben, der auf der Höhe der Inspiration um 0 schwankt und bei der Exspiration Werte von etwa $+5$ bis $+6$ cm Wasser erreicht, während der Druck im offenen Pneumothorax in- und exspiratorisch in der Nähe des Atmosphärendrucks bleibt und im geschlossenen Pneumothorax ein negativer Druck herrscht.

Die Erweiterung des Thorax, die wir beim Pneumothorax beobachten, kommt also nicht dadurch zustande, daß die Luft die Brustwand aufbläst, sondern dadurch, daß aktive Muskelkräfte eine vermehrte inspiratorische Stellung herbeiführen. Auf der gesunden Seite ist freilich auch auf der Höhe der Inspiration die Erweiterung nicht so stark wie auf der kranken, sondern der dort immer vorhandene „negative Druck" im Pleuraraum führt zu einer geringen Einziehung des Thorax im Verhältnis zu der Lage, die die Brustwand einnehmen würde, wenn sie von beiden Seiten gleich stark belastet wäre. Ferner ist die aktive Muskelspannung auf der kranken Seite größer als auf der gesunden. Die Differenzen sind aber nicht sehr groß und auf der Höhe der Einatmung ist die Pneumothoraxseite nur wenig erweitert. Dagegen behält sie während der Ausatmung ihre Stellung fast unverändert bei, so daß jetzt ein erheblicher Unterschied zwischen beiden Brusthälften besteht.

Diese aktive Inspirationsstellung des Thorax kommt offenbar auf reflektorischem Wege zustande, ähnlich wie bei der Pleuritis exsudativa. Sie hat zwar nicht denselben Effekt wie bei dieser, indem es nicht gelingt, einen negativen Druck aufrecht zu erhalten, sondern bei jeder vermehrten Inspirationsstellung mehr Luft in die Pleurahöhle eingesogen wird. Sie hat aber insofern eine teleologische Bedeutung, als bei der Erweiterung des ganzen Brustkorbs das **Mediastinum gespannt** und die Aufrechterhaltung eines negativen Druckes auf der gesunden Seite erleichtert wird. Sonst würde bei jeder Exspiration das Mediastinum weit nach der gesunden Seite herüberrücken, und auch während der Inspiration wäre die Verschiebung größer als sie tatsächlich ist. Auf der Höhe der Inspiration haben wir im Pneumothorax Atmosphärendruck, in der gesunden Pleurahöhle würde der normale Druck ca. — 6 bis — 13 mm Hg betragen. Diese Druckdifferenz müßte eine sehr starke Mediastinalverschiebung bedingen, wenn die Scheidewand nicht durch die inspiratorische Stellung etwas versteift wäre.

Diese Differenz im Druck zwischen beiden Seiten hat zur Folge, daß wir bei Pneumothorax viel stärkere Verlagerungen der Organe sehen als bei pleuritischen Exsudaten. Freilich dürfte die Differenz nicht so groß sein, als es nach den eben angeführten Zahlen scheinen möchte. Es ist anzunehmen, daß auch auf der gesunden Seite der Druck etwas steigt, ähnlich wie es bei Kaninchen mit geschlossenem Pneumothorax beobachtet wird.

Die Bedeutung der muskulären Kräfte als Kompensationsvorrichtung erklärt auch, weshalb ein plötzlich eintretender Pneumothorax zum Tode führen kann. Es handelt sich um ein Versagen der Muskelaktion, ähnlich wie bei den Todesfällen infolge der Pleuritis. Beim traumatischen Pneumothorax kommt freilich noch etwas anderes dazu. Es entwickelt sich leicht ein Mediastinalemphysem, und von hier kann die Luft in das Gewebe der anderen Lunge eindringen und auf der gesunden Seite ebenfalls einen Pneumothorax hervorrufen (vgl. Sauerbruch).

Eine noch stärkere Zunahme des Druckes im Pneumothorax, auch auf der Höhe der Inspiration über den Nulldruck hinaus, kann dann zustande kommen, wenn ein Pyopneumothorax mit gasbildenden Bakterien besteht. Dann kann es zu den höchsten Graden von Verdrängung kommen, wie in dem auf Abb. 59 abgebildeten Fall.

Beim geschlossenen Pneumothorax sind die Verhältnisse viel einfacher. Wenn sich die Lungenwunde schließt, so befindet sich die Pleurahöhle unter den Druckverhältnissen, die bei der letzten Inspiration mit Eintritt von Luft in die Pleurahöhle bestanden. Der Druck wird also auf der Höhe der Inspiration dem Atmosphärendruck nahestehen, bei der Exspiration positiv werden. Beim künstlichen Pneumothorax sind selbstverständlich auch während der Inspiration positive Werte möglich. Auch dann, wenn ein Pneumothorax längere Zeit bestanden hat, so kann durch Nachlaß des Tonus der Inspirationsmuskeln eine vermehrte Spannung der Pneumothoraxluft entstehen. Beim geschlossenen Pneumothorax wird jede Inspiration auch im Pneumothoraxraum eine Verminderung, jede Exspiration eine Vermehrung des Druckes hervorrufen. Deshalb ist eine geringe Lungenlüftung wohl möglich (vgl. oben).

Die Verhältnisse bleiben aber nicht lange stationär, sondern sehr bald beginnt die Resorption der Luft. Man sollte erwarten, daß der Sauerstoff aufgebraucht wird, bis die Spannung dieses Gases der Tension im venösen Blut entspricht, und daß der Kohlensäurepartiärdruck ebenfalls mit der Kohlensäurespannung des venösen oder kapillaren Blutes ins Gleichgewicht gebracht wird. Da aber zwischen den Blutgefäßen und der Pneumothoraxluft lebende Zellen sind, können diese den Sauerstoff bis zu einem geringeren Spannungsgrad aufzehren, dagegen den Kohlensäuregehalt durch ihre Atmung vermehren. In der Tat haben die Untersuchungen von Ewald, Hoppe-Seyler und Wintrich im geschlossenen Pneumothorax geringe Mengen von Sauerstoff, bisweilen vollkommenen Mangel an solchem ergeben, während der Kohlensäuregehalt von 9 bis 18% betrug. Sauerstoff und Kohlensäure machen zusammen nur einen geringeren Prozentsatz des gesamten Gases aus als in der atmosphärischen Luft, der Prozentsatz des Stickstoffes muß also steigen. Da im Pneumothorax ungefähr Atmosphärendruck herrscht, so muß der Partiärdruck des Stickstoffes, da dessen prozentischer Gehalt ja erhöht ist, höher sein als der Partiärdruck der atmosphärischen Luft. Unter diesem Partiärdruck sind aber sämtliche Flüssigkeiten des Körpers mit Stickstoff gesättigt. Wenn also der Partiärdruck im Pneumothorax höher ist, so muß Stickstoff in das Blut diffundieren und in der Lunge abdunsten. Durch das Verschwinden von Stickstoff vermehrt sich der Partiärdruck der Kohlensäure, von dieser wird wieder ein Teil resorbiert, dadurch steigt der relative Stickstoffgehalt, dieses Gas muß weiter resorbiert werden usw. Nur wenn ein stark negativer Druck zustande kommt, z. B. wenn infolge von Verwachsungen die Pleura starr geworden ist, so fehlt der Gasdruck und es kommt nicht zur Resorption.

Der Einfluß des Pneumothorax auf den Gaswechsel ist Gegenstand vieler Untersuchungen gewesen. Da die Lunge ausgeschaltet ist, kann in ihr das Blut nicht arterialisiert werden, das Mischblut des linken Ventrikels wird also zu wenig Sauerstoff enthalten. Das Plus von Kohlensäure kann durch beschleunigte Zirkulation leicht entfernt werden, das Minus an Sauerstoff aber niemals. Dementsprechend findet man im arteriellen Blut häufig normale Kohlensäurewerte, dagegen eine Herabsetzung des Sauerstoffgehalts auf die Hälfte bis ein Viertel (Sackur, Bruns). Bei einem Menschen mit schon lange bestehendem künstlichen Pneumothorax (vollständige Lungenkompression, Exsudat) fand dagegen Hürter im arteriellen Blut eine sehr geringe Herabsetzung des Sauerstoffgehaltes, nach körperlicher Anstrengung sogar einen normalen Wert. Das läßt sich doch nur so erklären, daß durch die kollabierte Lunge recht wenig Blut floß (vgl. u.).

Eine so gute Arterialisation des Blutes wie in dem erwähnten Falle ist aber nur bei einem schon lange bestehenden Pneumothorax möglich, bei dem die kollabierte Lunge anatomisch verändert ist. Sonst muß immer ein Teil des Blutes durch die Pneumothoraxlunge fließen und venös bleiben. Deshalb wird immer ein nicht vollständig arterialisiertes Blut in den Arterien kreisen und eine Reizung des Atemzentrums hervorrufen, so daß eine **vermehrte Lungenventilation** auftritt. Diese genügt (sofern sie nicht durch Mediastinalflattern oder Pendelluft unwirksam gemacht wird) vollständig, um genug Sauerstoff in der Zeiteinheit bei Körperruhe aufzunehmen.

Gaswechseluntersuchungen haben dementsprechend normale Werte ergeben. Die Beschränkung der respiratorischen Oberfläche, die durch Ausschaltung einer Lunge erreicht wird, macht sich nur bei Anstrengungen geltend. Wir beobachten deshalb in der Regel eine Dyspnoe stärkeren Grades erst bei vermehrten Ansprüchen an die Atmung.

Die **Atemmechanik** ist beim Menschen wiederholt untersucht worden. Die Untersuchungen der Vitalkapazität usw. fallen natürlich nur beim geschlossenen Pneumothorax zuverlässig aus. Hier fand man eine Verminderung der Residualluft, dagegen eine Vermehrung der Mittellage, eine Verringerung der Reserveluft, Komplementärluft und Vitalkapazität. Die Atemgröße ist meistens vermehrt, bisweilen sogar recht erheblich (Literatur s. bei Bittorf).

Der **Einfluß des Pneumothorax auf die Zirkulation** ist immer noch nicht genügend aufgeklärt. Abgesehen von der erwähnten Beschleunigung des Blutkreislaufs sind drei Einwirkungen möglich: auf die Widerstände in den Kapillaren der Lunge, auf die Ansaugung des Blutes in die Thoraxvenen und ins Herz und auf die Widerstände in den Gefäßen infolge von Verschiebung und Abknickung. Eine Zeitlang nahm man an, daß die kollabierte Lunge mehr Blut aufnehme, daß der größere Teil des Lungenblutes deshalb durch die Pneumothoraxseite fließe und nicht arterialisiert werde und daß dadurch die Dyspnoe zu erklären sei. Diese „Kurzschlußtheorie" wurde von Brauer angegriffen, und nach den neueren Untersuchungen (vgl. S. 215) scheint es, daß die kollabierte Lunge annähernd gleich viel oder weniger Blut enthält, als die ausgedehnte. Das wichtigste ist aber, wie Bruns neuerdings mit Recht betont, daß gar nicht der Ausdehnungsgrad der Lunge für die Durchblutung maßgebend ist, sondern der Druck, der von beiden Seiten auf den Alveolen lastet bzw. die **Druckdifferenz zwischen Pleura- und Bronchialraum** (vgl. S. 232 f.), und daß diese Druckdifferenz unter allen Umständen geringer ist als in der Norm, bisweilen sogar (beim künstlichen Pneumothorax) in eine dauernde Kompression umgekehrt sein kann. Wenn die Kapillaren nicht durch den normalen Druckunterschied zwischen Pleuraspalte und Alveolarluft auseinandergezogen werden, wenn sie gar durch den Überdruck zusammengedrückt werden, so muß ein Widerstand für den Blutstrom entstehen und durch die Kollapslunge weniger Blut fließen. Damit stimmt der oben erwähnte Befund Hürters am Menschen überein. Dieser Widerstand muß zu einer Vermehrung der Arbeit für den rechten Ventrikel führen. Dazu kommt noch, daß wahrscheinlich in der gesunden Pleurahöhle der Druck ebenfalls nicht so niedrig ist wie normal, daß also auch auf dieser Seite eine, wenn auch geringe, Widerstandsvermehrung vorhanden ist.

Wichtiger ist vielleicht die Druckerhöhung im Mediastinum, die zu einem Widerstand für den Abfluß des Blutes aus den Körpervenen in den Thorax führen muß. Wir sehen die Wirkung dieser Druckerhöhung nicht selten an den gestauten Halsvenen. Dazu kommt die Behinderung der diastolischen Erweiterung der Herzhöhlen infolge des vermehrten Pleuradruckes.

Die Mediastinalverschiebung muß die Vena cava sup. und ihre Äste, besonders aber die Vena cava inf. abknicken und teilweise komprimieren. Welchen Einfluß die Abknickung dieser Gefäße hat, können wir freilich kaum abschätzen. Dagegen muß unter allen Umständen der Tiefstand des Zwerchfells, ähnlich wie beim Emphysem, eine Behinderung des Abflusses aus der unteren Hohlvene zur Folge haben.

Aber alle diese Störungen der Zirkulation sind nicht so groß, daß sie nicht durch eine relativ geringe Mehrarbeit des Herzens ausgeglichen werden könnten. Bei jahrelangem Bestehen eines (künstlichen) Pneumothorax ist freilich schon mehrmals eine Herzhypertrophie beobachtet worden und im Tierversuch läßt sich regelmäßig eine Hypertrophie des rechten Ventrikels nachweisen (Bruns), aber die Zirkulationsstörung spielt im ganzen nur eine geringe Rolle, besonders beim spontanen Pneumothorax, bei dem niemals so große Werte des Überdrucks erreicht werden, wie beim künstlichen, und bei dem die Luftansammlung bald resorbiert wird. Die Gefahr besteht beim natürlichen Pneumothorax, wenn das Herz nicht vorher schon geschwächt war, nur in der Infektion der Pleurahöhle. Beim weit offenen Pneumothorax dagegen steht die Atemstörung im Vordergrund.

Der **Blutdruck** ist beim Menschen in der Regel nicht verändert. Nur bei traumatischem Pneumothorax hat man schon Erhöhung des Blutdruckes mit Vaguspulsen beobachtet, was Walter auf Vagusreizung zurückführt.

Zum Schluß möge zusammengefaßt werden, welche Vorstellung wir uns über die Gefahren des Pneumothorax machen müssen. Beim offenen Pneumothorax wird die Atmung dadurch unwirksam, daß die Luft nicht durch die Trachea angesogen und ausgetrieben, sondern zwischen beiden Lungen hin- und herbewegt wird (Pendelluft), so daß Erstickung eintritt. Außerdem kann das Mediastinalflattern zur Folge haben, daß die Luft in der gesunden Lunge zurückbleibt und die Exspiration das Mediastinum nach der Pneumothoraxseite vortreibt, statt die Luft durch die Trachea zu blasen, während die Inspiration nur ein Ansaugen des Mediastinums, keinen Lufteintritt zur Folge hat. Bis zu einem gewissen Grad wird das Mediastinalflattern dadurch verhindert, daß durch vermehrte Inspirationsstellung und Tiefstand des Zwerchfells das Mediastinum fixiert wird; das erfordert aber eine erhebliche Muskelanstrengung, die durch die notwendige Vermehrung der Lungenventilation (wegen der unvollständigen Arterialisierung des Blutes) noch vermehrt wird. Deshalb kann bei offenem Pneumothorax die Kraft der Atmungsmuskulatur ungenügend sein und die Insuffizienz der Atmung, namentlich bei schwächlichen Individuen, zum Tode führen, der also hier durch Erstickung eintritt. Auch bei längerem Bestehen eines Pneumotihorax kann die Atmung plötzlich versagen und wie bei der Pleuritis der Tod dadurch eintreten. Die Zirkulationsstörung spielt nur eine verschlimmernde Rolle und kann nur bei schon bestehender Herzschwäche oder bei vorhandener Atmungsinsuffizienz fatal werden.

Der geschlossene oder Ventilpneumothorax führt dagegen, wenn nicht etwa die andere Lunge hochgradig erkrankt und insuffizient ist, nicht zu einer gefährlichen Störung der Atmung. Die Gefahr droht einzig von seiten der Zirkulation, ähnlich wie bei der exsudativen Pleuritis. Jedoch wird die Zirkulationsstörung nie so erheblich wie bei dieser, offenbar weil die verschlimmernde Wirkung des hydrostatischen Druckes fehlt. Die Störung wird durch vermehrte inspiratorische Stellung des Thorax (Versteifung des Mediastinums) vermindert; deshalb kann bei ungenügender Herzkraft das Versagen der Muskelaktion den Tod herbeiführen, sei es daß bei plötzlichem Eintritt des Pneumothorax die Muskelkräfte der Aufgabe nicht gewachsen sind oder daß sie nach längerem Bestehen der Luftansammlung erlahmen.

Die Dyspnoe des Kranken mit geschlossenem oder Ventilpneumothorax ist zum Teil auf die unvollständige Arterialisation des Blutes, zum Teil auf die notwendige kompensatorische Anstrengung der Atmungmuskulatur und die Innehaltung der vermehrten Inspirationsstellung zurückzuführen.

Die mechanischen Verhältnisse des partiellen Pneumothorax sind je nach der Ausdehnung des Luftraumes sehr verschieden. Eine kleine Luftansammlung hat nur einen sehr geringen Einfluß auf die Lunge und beeinträchtigt Atmung und Zirkulation kaum. Je größer der Luftraum wird, um so mehr nähern sich die Verhältnisse denen des totalen Pneumothorax. Die Druckverhältnisse sind sehr verschieden, der Druck kann positiv oder negativ sein, je nach der Retraktion, die in den verwachsenen Pleurapartien auftritt.

Pathologische Anatomie. Bei der Leiche fällt gelegentlich eine starke Ausdehnung der Pneumothoraxseite auf, doch kann der Unterschied so gering sein, daß man ihn gar nicht bemerkt. Wie wir gesehen haben, ist der Druck intra vitam häufig vom Atmosphärendruck nicht wesentlich verschieden, was nur mit Hilfe inspiratorischer aktiver Erweiterung der erkrankten Seite möglich ist. Nach dem Tode hört diese aktive Inspiration auf, der Thorax sinkt zusammen und man sollte einen positiven Druck erwarten, der größer ist, als während der Exspiration im lebenden Körper, wenn nicht das Volumen des Gases infolge der Abkühlung kleiner würde. Eine Abkühlung um 20° würde das Volumen des Gases um etwa $1/14$ verkleinern. Der Überdruck ist deshalb in der Leiche nicht groß und die Luft entweicht beim Anstechen der Brustwand selten unter einem zischenden Geräusch. Um den Pneumothorax zu erkennen, muß deshalb die bekannte Probe gemacht werden, die im Aufheben einer Weichteilfalte, Eingießen von Wasser und Eröffnen des Brustkorbes unter Wasser besteht.

Die Lunge ist zusammengesunken, luftleer und liegt der Wirbelsäule an, wenn sie nicht etwa durch Verwachsungen an der Brustwand fixiert ist. Außerdem erkennt man die Verlagerung der übrigen Organe.

Die Durchbruchsstelle an der Pleura pulmonalis erkennt man bisweilen ohne weiteres, oft aber ist es notwendig, die Lunge unter Wasser zu bringen und vom Bronchus her mit Luft aufzublasen, damit man die Stelle findet, an der die Gasblasen aus der Lunge austreten. Doch wird die Untersuchung häufig dadurch erschwert, daß sich die Lunge nicht ohne Zerreißungen aus ihren Verwachsungen lösen läßt.

Bisweilen findet man nur eine Perforationsöffnung, manchmal auch mehrere. Sie können stecknadelkopfgroß, aber auch viel größer sein. Ihre Gestalt ist bald rundlich, bald spaltförmig, bald unregelmäßig. Am häufigsten findet man sie in den unteren Teilen des Oberlappens, besonders zwischen Mamillar- und Axillarlinie in der Höhe der zweiten bis vierten Rippe.

Außerdem findet man bei der Sektion die Veränderungen, die das Grundleiden an der Lunge hervorgerufen hat.

Ätiologie. Der traumatische Pneumothorax ist hier nicht zu besprechen, da er in das Gebiet der Chirurgie gehört.

Weitaus die häufigste Ursache des Pneumothorax ist die Lungentuberkulose. Statistiken der Eichhorstschen Klinik ergaben, daß 6% der Lungentuberkulösen an reinem oder mit Erguß kompliziertem Pneumothorax erkrankten, Männer häufiger als Frauen (30 Männer, 7 Frauen).

Außer bei Tuberkulose kommt Pneumothorax am häufigsten durch Abszeß und Gangrän der Lunge zustande. Auch die Fälle, die im Anschluß an Lungeninfarkt und Bronchiektasie erkranken, verdanken ihre Entstehung einem gangränösen Zerfall des Lungengewebes. Als weitere Ursache findet man Echinokokken, die der Pleura anliegen und beim Bersten die Pleurahöhle eröffnen können.

Seltener führt das Lungenemphysem zum Pneumothorax, und im Verhältnis zur Häufigkeit dieser Erkrankung ist das Ereignis außerordentlich selten. Unter allen Fällen von Pneumothorax dürften die durch Emphysem entstandenen kaum 1% betragen.

Erkrankungen benachbarter Organe können dann zu Pneumothorax führen, wenn sie selbst Luft enthalten oder wenn sie zu einer Perforation sowohl der Pleurahöhle als auch der Lunge führen. Ösophaguskarzinom, Traktionsdivertikel der Speiseröhre und Sondenverletzungen dieses Organs haben zur Folge, daß verschluckte Luft aus dem Ösophag oder aus dem Magen in die Brusthöhle übertritt. Vereiterte Bronchialdrüsen können gleichzeitig in die Pleurahöhle und in einen Bronchus perforieren.

Selten führen Erkrankungen der Bauchorgane zu Pneumothorax. Doch sind schon Fälle beschrieben, in denen ein Magenkarzinom, ja sogar ein Darmkrebs in die Pleurahöhle perforiert ist. Selbstverständlich findet man dann im Pneumothorax keine atmosphärische Luft, sondern Darm- oder Magengase.

Wenn ein Pleuraempyem in die Luftwege durchbricht, so kann dabei auch Luft in die Brusthöhle eindringen. Doch wurde schon im Kapitel Pleuritis erwähnt, daß durchaus nicht jeder Durchbruch eines Empyems zu Pneumothorax führt.

Nach der Punktion eines Exsudates tritt gar nicht selten ein Pneumothorax auf. Früher hat man die Frage erörtert, ob es sich hier um einen ,,Pneumothorax ex vacuo" handle. Die Möglichkeit eines solchen ist theoretisch nicht zu bestreiten. Wenn in der Pleurahöhle ein sehr starker negativer Druck besteht, so müssen die Blutgase abdunsten, ebensogut wie wir durch die Evakuationspumpe die Gase aus dem Blut entfernen können. Das Entstehen eines Pneumothorax nach Punktion läßt sich aber viel einfacher durch das Eindringen von Luft durch die Punktionsöffnung erklären, sei es, daß gröbere oder kleinere Unvorsichtigkeiten bei der Punktion vorgekommen sind (falsche Stellung der Hähne am Potainschen Apparat, undichte Schlauchabschlüsse etc.), oder daß die Punktionsöffnung während eines Momentes klaffte. In der Regel entsteht nur eine kleine Luftblase über dem zurückgebliebenen Exsudat, solche Ereignisse kommen aber, wie man sich durch die Röntgenuntersuchung überzeugen kann, nicht selten vor.

Ein Pneumothorax kann ohne jede äußere Veranlassung entstehen, was bei dem Verlauf der Krankheiten, die ihn erzeugen, ohne weiteres begreiflich ist. Nicht selten führt aber ein äußerer Anlaß zu seiner Bildung, eine starke körperliche Anstrengung, Pressen u. dgl. Ob solche Vorkommnisse auch bei einer gesunden Lunge zu einem Pneumothorax führen können, erscheint sehr fraglich. In den Fällen, in denen ein Pneumothorax im asthmatischen Anfall (vgl. das Kapitel Asthma), bei Pertussis, bei diphtherischer Kehlkopfstenose aufgetreten ist, liegt die Möglichkeit einer Schädigung des Lungengewebes doch sehr nahe.

Das gleiche gilt von den Fällen von sog. idiopathischem Pneumothorax. Die meisten werden wohl auf einer kleinen tuberkulösen Veränderung der Lunge beruhen.

Endlich wäre noch der Pneumothorax zu erwähnen, der sich bei einer Rippenresektion entwickelt, sowie der künstliche Pneumothorax, der zur Behandlung von Lungentuberkulose und von seröser oder eitriger Pleuritis angelegt wird.

Die erwähnten Ursachen führen durchaus nicht immer zu einem reinen Pneumothorax, sondern häufig zu Hydro- oder Pyopneumothorax. Vielfach ist das Primäre nicht der Pneumothorax, sondern die Pleuritis, und erst später gesellt sich die Luftansammlung dazu. Es kann auch vorkommen, daß sich in der Pleurahöhle, gewöhnlich bei einem schon vorhandenen Exsudat, gasbildende Bakterien ansiedeln und durch deren Produkte ein Pneumothorax entsteht.

Die Häufigkeit der einzelnen Ursachen für den Pneumothorax geht aus der folgenden Zusammenstellung von Biach hervor, die sich auf alle innerhalb 38 Jahren in drei Wiener Spitälern beobachteten Fälle bezieht.

Lungentuberkulose	715 mal	77 (%)
Lungenbrand	65 „	(7%)
Pleuraempyem	45 „	(5%)
Verletzungen	32 „	(3%)
Bronchiektasen	10 „	(1%)
Lungenabszeß	10 „	(1%)
Lungenemphysem	7 „	
Verjauchter hämorrhagischer Lungeninfarkt	4 „	
Thoracocentese	3 „	
Perforation der Speiseröhre	2 „	
„ des Magens	2 „	
Spulwürmer in der Brustfellhöhle	2 „	
Lungenechinokokkus	1 „	
Durchbruch eines abgesackten Peritonealexsudates	1 „	
„ von Bronchialdrüsen	1 „	
Caries der Rippen	1 „	
„ des Brustbeins	1 „	
Abszeß der Brustdrüse	1 „	
Fistel zwischen Pleura und Colon infolge von Hydatiden	1 „	
Unbestimmte Ursachen	14 „	[(2%)

Summa 918 Beobachtungen.

In dieser Statistik ist nur die Lungentuberkulose relativ schwächer vertreten, als nach den Erfahrungen der meisten inneren Kliniken. An diesen macht sie nach der Angabe fast aller Autoren mindestens 90% aus.

1. Der reine Pneumothorax.

Symptomatologie. Die Inspektion ergibt in der Regel eine Erweiterung der erkrankten Brusthälfte und deren mangelhafte Beweglichkeit bei der Atmung. Freilich ist die Differenz auf der Höhe der Inspiration häufig gering, und das einzige augenfällige Symptom ist dann das Zurückbleiben der einen Thoraxhälfte bei der Atmung. Oft zeigt die Inspektion die Verlagerung der Organe, die seitliche Verschiebung der Herzpulsation. Auf der erkrankten Seite fehlt das Littensche Phänomen. Es sei darauf hingewiesen, daß auch in einer retrahierten Brustseite ein Pneumothorax vorkommen kann, wenn z. B. eine Lungentuberkulose die Brustwand eingezogen hat. Hier fehlen auch die Verschiebungen der Organe, ja es kann vorkommen, daß das Herz nach der Pneumothoraxseite verlagert ist.

Die Palpation läßt die Differenzen in der Form und Bewegung der Brusthälften deutlich erkennen, häufig ergibt sie außerdem noch als auffälliges Symptom eine seitliche Verlagerung des Kehlkopfs und der Trachea. Das Wichtigste ist die Abschwächung des Stimmfremitus, die über einem Pneumothorax regelmäßig nachzuweisen ist.

Die Perkussion gibt zunächst genaueren Aufschluß über die Verlagerungen der verschiedenen Organe. Am auffälligsten ist die Verschiebung des Herzens und des Mediastinums. Über dem oberen Teil des Sternums wird der Schall laut, dafür kann neben dem Brustbein auf der gesunden Seite ein breiter Dämpfungsstreifen auftreten. Sehr selten reicht der Pneumothoraxschall über den Sternalrand hinaus gegen die andere Seite hinüber. Das Herz kann bei rechtsseitigem Pneumothorax soweit nach links hinüberrücken, daß der Spitzenstoß in der Axillarlinie zu fühlen ist. Bei linksseitigem Pneumothorax stärkeren Grades verschwinden Dämpfung und Pulsation auf der linken Seite des Sternums vollkommen, statt dessen erscheinen sie rechts vom Sternum, und nicht selten kann man den Herzschlag bis zur rechten Mamillarlinie fühlen. Dabei hat man häufig das Gefühl, an der rechten äußersten Grenze den Spitzenstoß unter der Hand zu haben. Es sind ganz wenige Fälle beschrieben, in denen eine Drehung des Herzens um seine Längsachse in der Weise, daß der Spitzenstoß nach rechts schaute, mit Sicherheit konstatiert wurde. Seit wir mit Hilfe des Elektrokardiogramms die Lage des Herzens feststellen können, hat es sich gezeigt, daß immer der Spitzenstoß am meisten nach links liegt und das Herz nur wenig um seine Längsachse gedreht wird. Die Leber ist bei rechtsseitigem Pneumothorax nach abwärts verschoben, ihr unterer Rand kann in Nabelhöhe nachweisbar sein. Bei linksseitigem Pneumothorax ist bisweilen auch eine Verschiebung der Milzdämpfung nachweisbar.

Der Perkussionsschall über dem Pneumothorax ist sehr verschieden, je nach der Spannung der Luft im Brustfellraum. Bei offenem Pneumothorax und bei einer geschlossenen Höhle, deren Spannung dem Atmosphärendruck entspricht, ist der Schall laut und tympanitisch. Je höher aber der Druck im Pneumothorax ist, um so leiser wird der Schall und um so mehr verliert er seinen tympanitischen Klang, ähnlich wie bei dem bekannten Versuch mit der Schweinsblase, die einen um so leiseren und weniger tympanitischen Schall bei der Perkussion liefert, je stärker sie aufgeblasen wird. Der Schall über dem Pneumothorax unterscheidet sich daher häufig wenig vom normalen und macht den Eindruck, als ob die Lunge gebläht sei, da die Grenzen des Schalles sehr tief stehen.

Das Wichtigste ist das Auftreten metallischer Klangphänomene, die in Hohlräumen von regelmäßiger Gestalt mit glatten Wandungen zustande kommen. Bei gewöhnlicher Perkussion kann man den Metallklang höchst selten nachweisen, sondern nur bei der Stäbchen-Plessimeterperkussion. Wenn man einen festen Gegenstand (Plessimeter oder Münze) auf die Thoraxoberfläche legt und mit einem Stäbchen (Stiel des Perkussionshammers oder Bleistift) darauf klopft, so hört man mit dem aufgelegten Ohr einen deutlichen Metallklang, viel ausgesprochener metallisch als das „Signe du Sou" bei Pleuraergüssen. Selten ist es auch wahrnehmbar, wenn man das Ohr einige Zentimeter von der Brustwand entfernt hält. Doch dürfen Perkussions- und Auskultationsstelle nicht an jedem beliebigen Ort über dem Pneumothorax gewählt werden, und es kommt vor, daß man mit Stäbchen und Plessimeter die ganze Vorderfläche der Brust, mit dem Ohr den ganzen Rücken absuchen muß, bis man Stellen findet, an denen der Metallklang zu hören ist.

Nicht selten entsteht bei kräftiger Perkussion das Geräusch des zersprungenen Topfes. Vielfach wird es als Zeichen dafür aufgefaßt, daß eine offene Kommunikation zwischen Pleura und Lunge, d. h. ein offener Pneumothorax besteht (siehe z. B. Eichhorst). Nach den Ausführungen von Geigel erscheint es jedoch wohl möglich, daß das Geräusch des zersprungenen Topfes auch beim geschlossenen Pneumothorax entstehen kann. Bei stark gespanntem Pneumothorax ruft der Perkussionsstoß bisweilen das sog. Münzenklirren hervor.

Für den Pneumothorax charakteristisch ist der Biermersche Schallwechsel, der in einem Höherwerden des Schalles im Sitzen, in einem Tieferwerden im Liegen besteht. Freilich kommt auch ein Schallwechsel im umgekehrten Sinne zur Beobachtung. Gewöhnlich wird der Schallwechsel, ähnlich wie der Gerhardtsche, dadurch erklärt, daß beim Stehen ein Exsudat auf das Zwerchfell drücke und dadurch den Längsdurchmesser der Höhle erweitere. Wenn das richtig wäre, so dürfte man nur bei einem Pneumothorax, der durch einen Flüssigkeitserguß kompliziert ist, einen Biermerschen Schallwechsel erwarten. Doch kann beim Stehen auch der Zug der Leber den Hohlraum vergrößern, andererseits wirkt die veränderte Wandspannung auf die Höhe des Schalles, so daß die Verhältnisse durchaus nicht in jedem Falle ohne weiteres klar sind.

Der Wintrichsche Schallwechsel, der bekanntlich in einem Tieferwerden des Schalles beim Schließen des Mundes besteht, kommt wohl nur bei offener Kommunikation zwischen Pleura und Lunge zustande. Bei offenem äußerem Pneumothorax wird der Schall tiefer, wenn man die Brustwunde verschließt.

Die Auskultation ergibt durchaus nicht immer die für diesen beweisenden Phänomene. In recht vielen Fällen ist das Atemgeräusch nur abgeschwächt oder ganz aufgehoben. Man kann wohl sagen, daß die Abschwächung oder gar Aufhebung des Atemgeräusches über einer Lunge immer den Verdacht auf einen Pneumothorax erwecken muß. Das Atemgeräusch, das für einen Pneumothorax beweisend ist (abgesehen davon, daß es auch bei großen Kavernen vorkommt), ist das amphorische. Nicht selten hört man auch ein Bronchialatmen mit metallischem Nachklang. Auch etwa vorhandene Rasselgeräusche nehmen einen metallischen Klang an. Bisweilen hört man durch den Pneumothorax hindurch die Herztöne mit metallischem Klang.

Die Röntgenuntersuchung liefert bei Pneumothorax sehr charakteristische Resultate. An Stelle der Lungenzeichnung tritt überall da, wo Luft ist, eine auffallende Helligkeit auf. Außerdem erkennt man den Tiefstand des Zwerchfells. Das Zwerchfell behält aber immer seine normale Wölbung bei und ist nie nach unten ausgebuchtet, die Phrenikokostalwinkel sind deutlicher als beim Gesunden. Nach den oben gegebenen Darlegungen über die mechanischen Bedingungen beim Pneumothorax erscheint das auch selbstverständlich.

Bei der Durchleuchtung beobachtet man eine charakteristische Erscheinung, die nicht selten die Diagnose entscheidet, nämlich die sog. paradoxe Zwerchfellbewegung. Bei der Inspiration rückt das Diaphragma in die Höhe, bei der Exspiration bewegt es sich nach abwärts, so daß eine eigentümliche Schaukelbewegung der beiden Zwerchfellhälften resultiert.

Dieses Phänomen, das früher fälschlicherweise auf eine Zwerchfellähmung zurückgeführt wurde, ist von Bittorf und von Wellmann befriedigend erklärt worden. Bei der Inspirationsbewegung wird der Thorax gehoben und das Zwerchfell angespannt. Auf der gesunden Seite hat das ein Eindringen von Luft in die Lunge zur Folge. Das Zwerchfell kann sich deshalb nach abwärts bewegen und erzeugt eine Druckvermehrung im Abdomen. Auf der Pneumothoraxseite wird durch die Inspirationsbewegung nur eine Luftverdünnung hergestellt. Diese zeigt sich auch dadurch, daß das Mediastinum nach dem Pneumothorax hinüber gezogen wird, wie auf dem Durchleuchtungsschirm deutlich zu erkennen ist. Durch diese Mediastinalverschiebung wird die Zwerchfellhälfte auf der Pneumothoraxseite verkleinert, d. h. die Insertionspunkte an der Brustwand und am Centrum tendineum werden einander genähert, das Zwerchfell also entlastet. Nun ist die Kraft der Thoraxmuskeln bei verstärkter Inspiration größer als die des Zwerchfells, dazu kommt die eben erwähnte Relaxation der Zwerchfellhälfte infolge der Mediastinalverschiebung und endlich die inspiratorische Druckerhöhung im Abdomen, der im Pneumothorax ein Unterdruck entgegensteht, während auf der gesunden Seite der Druck in der Lunge nicht weit vom Atmosphärendruck entfernt ist. Infolgedessen wird das Zwerchfell bei der Inspiration in den Pneumothorax hinaufgezogen; bei der Exspiration, während der der Druck im Pneumothorax steigt, der Druck im Abdomen sinkt und die Abdominalorgane gegen die gesunde Brusthälfte ausweichen können, kehrt das Zwerchfell auf der Pneumothoraxseite in seine Ruhelage zurück, d. h. es steigt abwärts.

In einem Falle von Pneumothorax hatte ich Gelegenheit, eine „umgekehrte paradoxe Zwerchfellbewegung" zu beobachten. Bei einem Patienten, bei dem eine Lungentuberkulose zu starker Schrumpfung einer Seite und zu einem Pneumothorax in der geschrumpften Seite geführt hatte, sah ich vor dem Röntgenschirm die wiegende Bewegung bei der Atmung des Zwerchfells. Bald aber merkte ich, daß die Zwerchfellhälfte auf der Pneumothoraxseite sich in normaler Weise bewegte, auf der gesunden Seite sich umgekehrt zu bewegen schien. Die Erklärung ergab sich bei genauerer Betrachtung bald. Der Pneumothorax war abgekapselt, die Seite stark geschrumpft, so daß das Zwerchfell hier überhaupt nur geringe Exkursionen ausführte und diese Bewegungen in normaler Richtung ausführen konnte. Auf der anderen Seite bestanden Verwachsungen des Zwerchfells (später durch Autopsie bestätigt), die dieses verhinderten, nach abwärts zu steigen. Bei tiefer Atmung wurde der Thorax gehoben und die verwachsenen Stellen des Zwerchfells in die Höhe gezogen, so daß eine scheinbare Aufwärtsbewegung bei der Inspiration zustande kam.

Ist die Gasmenge im Pneumothorax gering, so umgibt sie schalenförmig den Lungenschatten, der an seiner ganzen Peripherie von der Brustwand losgelöst erscheint. Je größer die Luftmenge ist, um so mehr ist die Lunge kollabiert, und schließlich liegt sie in der Gegend des Hilus als längliches Gebilde, als sog. Lungenstumpf mit scharfen Rändern der Wirbelsäule an. Der Schatten der kollabierten Lunge ist viel dichter als der der gesunden. Der vollständige Kollaps der Lunge ist aber nicht häufig. In der Regel hat die Lungenkrankheit vor dem Eintritt des Pneumothorax zu Verwachsungen zwischen Pleura pulmonalis und Pleura parietalis geführt, so daß sich die Lunge an einzelnen Stellen nicht retrahieren kann. Auf Abb. 56 sieht man bei einem künstlichen Pneumothorax, bei dem ein erheblicher Überdruck bestand (das Herz ist weit nach rechts herübergerückt, die Herzspitze überragt den Wirbelsäulenschatten nur wenig nach links), den Lungenschatten bis an die Spitze hinaufreichen, in der Höhe des Hilus eine Ausbuchtung nach außen machen und in der Mitte des Zwerchfells an dieses anstoßen. Hier hatten also Verwachsungen an der Spitze, in mittlerer Höhe und am Zwerchfell die vollständige Retraktion verhindert. Auch in Abb. 58 und Abb. 59 ist kein vollständiger Kollaps zustande gekommen, sondern die Lunge zeigt einzelne Verwachsungen.

Die Verschiebung der Mediastinalorgane, speziell des Herzens zeigt sich im Röntgenbild immer sehr deutlich. Sie ist in Abb. 56 (linksseitiger Pneumothorax) und in Abb. 58 (rechtsseitiger Pneumothorax) ohne weiteres ersichtlich. Bisweilen kann sie so stark sein, daß der Schatten der gesunden Lunge über die Wirbelsäule hinüber in das Pneumothoraxfeld hineinreicht (Überblähung nach Brauer).

Die subjektiven Erscheinungen sind beim Pneumothorax außerordentlich verschieden. Erfolgt sein Eintritt allmählich, so bemerken die Patienten davon nur sehr wenig. Atemnot bei Anstrengung kann das einzige Symptom sein, und nicht selten ist sie so gering, daß der Patient wenig darauf achtet. Tritt der Pneumothorax plötzlich ein, so können dagegen sehr erhebliche Atembeschwerden bestehen. Der Grad der Dyspnoe hängt außerdem auch von der Ausdehnung der bestehenden Lungenerkrankung und dem Zustand der Zirkulation, wie er schon vor dem Pneumothorax vorhanden war, ab.

Die Zahl der Atemzüge ist bisweilen vermindert, bisweilen erhöht, ihre Tiefe meistens vergrößert.

Schmerzen bei tiefer Atmung sind häufig, seltener auch in der Ruhe. Sie werden bisweilen nicht auf die kranke Seite, sondern ins Epigastrium verlegt.

Gewöhnlich zeigt sich eine Zirkulationsstörung durch Füllung der

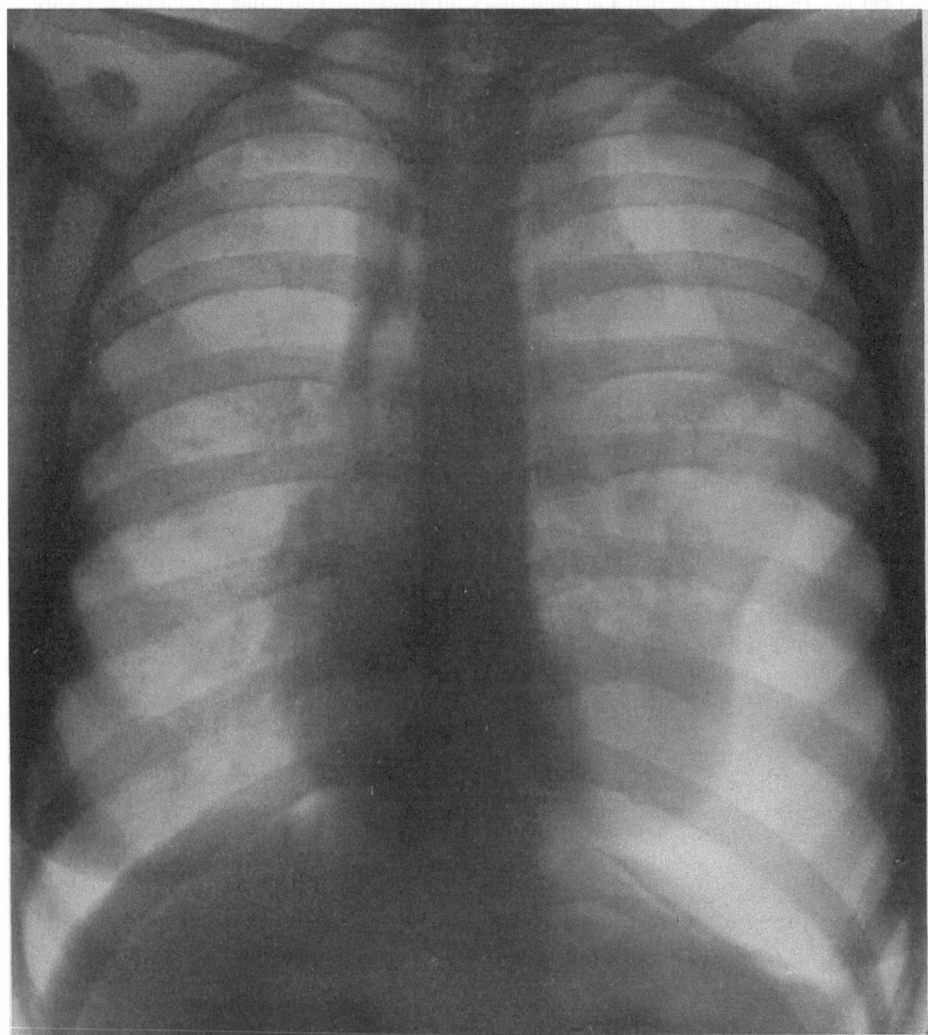

Abb. 56.
Pneumothorax arteficialis sinister. (Erklärung im Text.)

Venen im Gebiet der Vena cava superior. Die Pulsfrequenz ist manchmal vermehrt, in der Regel aber nicht in hohem Maße. Auf die Zirkulationsstörung ist auch das Ohrensausen, Schwindelgefühl etc. zu beziehen, wodurch die Patienten bisweilen belästigt werden.

Die Stimme ist häufig leise, tonlos, doch kann sie bisweilen auch einen metallischen Beiklang annehmen.

In seltenen Fällen besteht **Hautemphysem**. Bei traumatischem Pneumothorax kann es leicht zustande kommen, indem die Luft aus dem Pleuraraum (besonders bei Hustenstößen) in das Unterhautzellgewebe tritt. Aber auch bei anderen Formen des Pneumothorax kann sich ein Hautemphysem entwickeln, dadurch, daß Luft in das interstitielle Gewebe der Lunge eintritt, Mediastinalemphysem erzeugt und vom Mediastinum aus unter die Haut tritt.

Partieller Pneumothorax. Da der Pneumothorax vorzugsweise bei der Lungentuberkulose entsteht, ferner bei anderen Erkrankungen, die häufig zu Pleuraverwachsungen führen, so kommt es nicht selten zum Luftaustritt in eine durch Verwachsungen abgeschlossene Partie des Brustfellraumes. Die Symptome dieses abgesackten Pneumothorax sind sehr verschieden. Bisweilen simulieren sie, wie Niemeyer sagt, eine Kaverne, bisweilen machen sie deutlichere Pneumothoraxerscheinungen. Nicht selten handelt es sich um einen zufälligen Nebenbefund bei einer Phthise, den man auf einer Röntgenplatte entdeckt. Bisweilen leiden die Patienten unter Schmerzen oder mäßiger Dyspnoe.

Die Röntgenuntersuchung ergibt bei partiellem Pneumothorax häufig einen Ausfall der Lungenzeichnung in einem beschränkten Gebiet. Die Lunge erscheint daselbst von der Brustwand zurückgezogen, durch einen ziemlich scharfen bogenförmigen Schattenrand begrenzt. Nicht immer zeigt sich der partielle Pneumothorax bei sagittaler Strahlenrichtung, sondern der Patient muß frontal oder schräg durchleuchtet werden. In diesen Fällen ergibt das Bild beim gewöhnlichen Strahlengang bisweilen eine Aufhellung in irgendeinem Lungenbezirk, der an die Möglichkeit eines partiellen Pneumothorax denken läßt und zur Untersuchung in anderen Richtungen Veranlassung gibt.

Verlauf. Ein Pneumothorax kann ganz plötzlich entstehen und dabei zu stürmischen Erscheinungen führen. Die Patienten fühlen im Anschluß an eine Anstrengung oder ohne jede äußere Veranlassung einen heftigen Schmerz, wie wenn etwas gerissen wäre, sie bekommen heftige Atemnot, Erstickungsangst und können nach wenigen Minuten oder Stunden unter dem Bilde der Erstickung sterben.

Viel häufiger entwickelt sich der Pneumothorax weniger stürmisch. Ein bis dahin scheinbar gesunder Mensch oder ein Phthisiker bemerkt, daß er kurzatmig wird, er fühlt Schmerzen auf der Brust und sucht nach einigen Tagen den Arzt auf. Dieser findet einen voll ausgebildeten Pneumothorax, und häufig ist man erstaunt, daß der Kranke so lange noch umhergehen und Arbeit verrichten konnte.

Der Patient, von dem Abb. 58 gewonnen ist, war ein Operettensänger, der seit acht Tagen an Atemnot litt. Die Dyspnoe war ziemlich plötzlich aufgetreten, die Untersuchung hatte einen starren Thorax mit beiderseits tiefstehenden Lungengrenzen, fast fehlendes Atemgeräusch und auf beiden Seiten spärliche Ronchi sibilantes ergeben. Die Diagnose war auf Asthma bronchiale bei einem Emphysematiker gestellt worden; erst als die Atemnot nicht weichen wollte, wurde eine Röntgenuntersuchung vorgenommen, und diese ergab einen Pneumothorax bei einer mit Emphysem komplizierten Lungentuberkulose. Der Patient war mit seinem Pneumothorax eine Woche lang allabendlich in einer Operette aufgetreten.

Nicht selten kommt es vor, daß ein Phthisiker über eine schlechte Nacht klagt, deren Ursache er in einem Witterungswechsel, in einer Aufregung oder dergleichen erblickt, und daß dann die Untersuchung einen frischen Pneumothorax aufdeckt. Man kann es sogar erleben, daß man bei einem Schwindsüchtigen, den man einige Wochen lang nicht mehr untersucht hat, einen Pneumothorax entdeckt, dessen Eintritt keinerlei auffällige Symptome gemacht hatte.

Ein Pneumothorax kann monatelang, selbst jahrelang ohne Veränderung bestehen, der Patient kann dabei herumgehen und seine Arbeit verrichten. In der Regel stellt sich jedoch ein **Erguß** ein, die Krankheit wird zum Hydro-

oder Pyopneumothorax, deren Symptome unten besprochen werden sollen. Recht viele Fälle zeigen auch bald nach ihrer Entstehung einen Rückgang der Symptome, und im Laufe einiger Tage oder Wochen wird die Luft vollständig resorbiert (Fälle von rascher Resorption s. bei Szupak). Auch die Entwicklung eines serösen Exsudates ist in der Regel kein Hindernis für die schließliche Resorption.

Rezidivierender Pneumothorax. Es sind Fälle beschrieben, in denen im Laufe einiger Jahre drei- oder viermal ein Pneumothorax auftrat und ausheilte.

Doppelseitiger Pneumothorax. Recht selten kommt ein doppel-

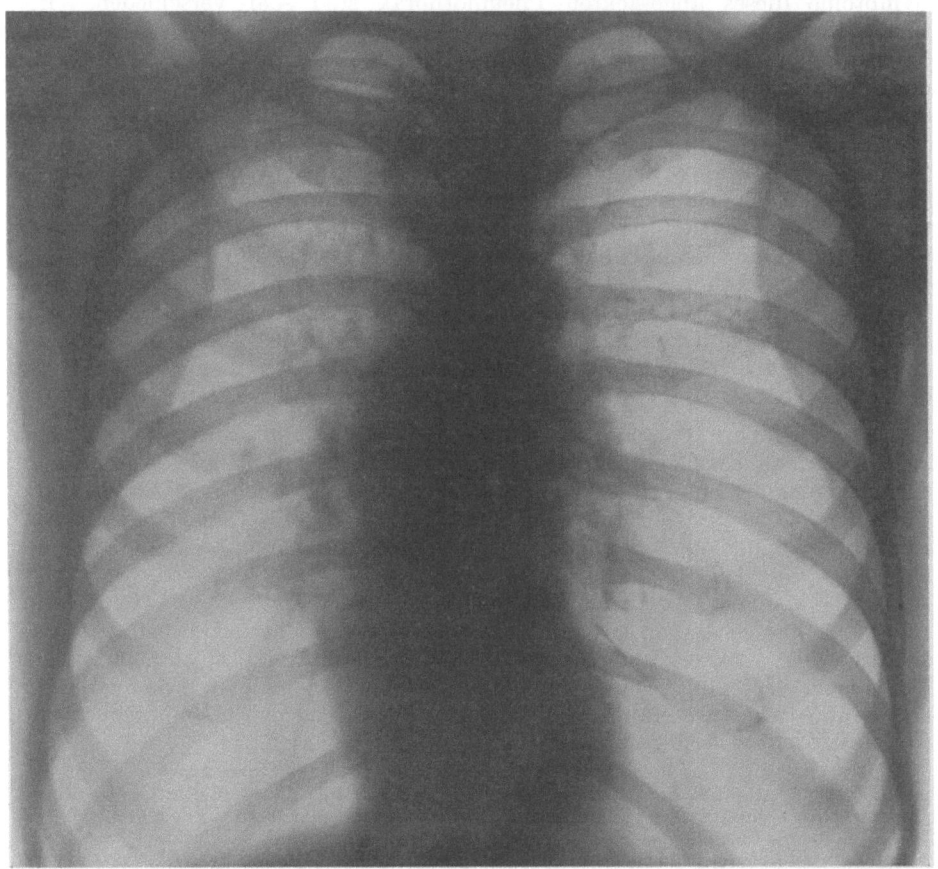

Abb. 57.
Pneumothorax duplex. (Erklärung im Text.)

seitiger Pneumothorax zur Beobachtung. Gewöhnlich stellt man sich vor, daß ein solcher sehr rach zum Tode führen müsse. Dieser Auffassung ist D. Hellin entgegengetreten. Wenn auch seine Ausführungen nicht allgemeine Zustimmung finden dürften, so ist soviel zuzugeben, daß das Leben mit einem doppelseitigen geschlossenen Pneumothorax möglich ist (vgl. o. S. 744). In vielen Fällen wird aber der doppelseitige Pneumothorax rasch zum Tode führen, in anderen wenigstens nach relativ kurzer Zeit.

Abb. 57 gibt das Bild eines doppelseitigen Pneumothorax wieder. Der Fall, der von Massini und Schönberg ausführlich veröffentlicht werden soll, lag acht Tage auf der Basler medizinischen Klinik. Wann der doppelseitige Pneumothorax eingetreten war, ließ sich nicht feststellen. Der Kranke zeigte hochgradige Dyspnoe, tiefstehende Lungengrenzen, fehlende absolute und undeutliche relative Herzdämpfung, leises Atemgeräusch, neben der Wirbelsäule spärliche Rasselgeräusche. Die Röntgenaufnahme ließ die Diagnose eines doppelseitigen Pneumothorax stellen, die durch die Sektion bestätigt wurde. Als Ursache des Pneumothorax fand sich nur ein Emphysem mit Perforation beider Lungen. Daß der Patient mit seinem Pneumothorax offenbar ziemlich lange gelebt hat, läßt sich vielleicht in diesem Falle dadurch erklären, daß Verwachsungen bestanden, die einen vollständigen Kollaps der Lunge verhinderten. Immerhin sind, wie aus dem Röntgenbild hervorgeht, die beiden Lungen auf ein kleines Volumen zusammengeschrumpft.

Diagnose. Die Diagnose des Pneumothorax ist nicht immer leicht. Wenn nicht plötzlich eine Dyspnoe aufgetreten ist, so denkt man gewöhnlich nicht an einen Pneumothorax. Den wichtigsten Hinweis gibt die Inspektion. Bleibt die eine Seite bei der Atmung zurück, während der Schall wenig verändert erscheint und das Atemgeräusch abgeschwächt oder gar aufgehoben ist, so denke man immer an einen Pneumothorax und fahnde nach den charakteristischen Symptomen, insbesondere nach Metallklang bei Stäbchenplessimeterperkussion. Ist die Verschiebung der Organe deutlich, und ist gar noch amphorisches Atmen zu hören, so ist die Diagnose freilich nicht schwierig. In vielen Fällen ist das Wichtigste, daß man an die Möglichkeit eines Pneumothorax denkt und daraufhin untersucht. Bei jedem Phthisiker, bei dem sich das Befinden verschlechtert, untersuche man auf Pneumothorax. In zweifelhaften Fällen bringt die Röntgenuntersuchung rasch Klarheit.

Bei einem vollständigen Pneumothorax ist eine Verwechslung höchstens mit einseitigem Emphysem möglich. Wenn die eine Lunge tuberkulös verändert und die andere kompensatorisch emphysematös ist, so kann ein Krankheitsbild entstehen, das mit dem Pneumothorax eine gewisse Ähnlichkeit hat. Daß ein vorhandenes Emphysem beider Lungen den Pneumothorax der einen Seite kann übersehen lassen, zeigt der S. 755 mitgeteilte Fall, der auch illustriert, wie leicht die Unterscheidung mit dem Röntgenverfahren ist.

Leichter sind Verwechslungen möglich beim abgekapselten Pneumothorax. Am schwierigsten ist die Differentialdiagnose gegenüber einer Lungenkaverne, ja sie kann vollständig unmöglich sein, weil die physikalischen Erscheinungen die gleichen sein müssen und sich das anatomische Bild des einen Zustandes von dem des anderen nur dadurch unterscheidet, daß die Pleura in einem Fall die äußere, im anderen die nach der Lunge zu gerichtete Wand der Höhle bildet. Als Unterscheidungsmerkmale kann man einzig angeben, daß bei den Kavernen die Interkostalräume häufiger eingezogen, beim Pneumothorax häufiger vorgewölbt sind, ferner daß der Wintrichsche Schallwechsel beim Pneumothorax seltener ist als bei den Kavernen. Plötzliches Auftreten der Symptome spricht natürlich für Pneumothorax. Die Röntgenuntersuchung gibt natürlich keinen Aufschluß.

Verwechslungen mit einer Hernia diaphragmatica sind ebenfalls möglich. Die Anamnese, die Abhängigkeit der Beschwerden von der Darmtätigkeit, das Auftreten von Geräuschen, die nicht mit der Atmung, sondern mit der Darmbewegung in Zusammenhang stehen, werden oft die Diagnose ermöglichen, häufig wird das Röntgenbild die Entscheidung treffen lassen.

Auftreibung des Magens kann unter Umständen einen abgesackten Pneumothorax vortäuschen. Die Röntgenuntersuchung wird die Frage sofort klären, aber auch sonst ist häufig eine Entscheidung möglich, eventuell führt die Einführung einer Schlundsonde zum Ziel, durch die der Gasinhalt des Magens rasch entleert wird.

Prognose. Je akuter ein Pneumothorax eintritt, um so gefährlicher ist er. Aber auch ein Pneumothorax, der ganz allmählich entstanden ist und längere Zeit hindurch ein stationäres Verhalten zeigt, kann mit der Zeit gefährlich werden, besonders dadurch, daß zu der Luft im Brustfellraum ein entzündliches Exsudat hinzutritt, daß also aus dem reinen Pneumothorax ein Hydro- oder Pyopneumothorax wird. Auch wenn das Grundleiden Fortschritte macht, so kann eine Gefahr entstehen. Es ist klar, daß bei einem bestehenden Pneumothorax die Ausbreitung einer Krankheit auf der Lunge, die allein die Atmung zu besorgen hat, schon viel rascher zu einer tödlichen Atmungsinsuffizienz führen muß, als wenn die andere Lunge einen Teil des Atemgeschäftes übernehmen kann.

In vielen Fällen bringt aber der Pneumothorax durchaus keine Lebensgefahr, sondern er kann monate- und jahrelang bestehen, ohne die Patienten wesentlich zu belästigen. Die Kranken können sogar ihrer Arbeit nachgehen. Nach kürzerer oder längerer Zeit wird dann die Luft resorbiert und es tritt vollständige Heilung ein.

Die Prognose des Pneumothorax richtet sich auch nach dem Zustand der Lungenfistel. Ein geschlossener Pneumothorax wird in der Regel ziemlich rasch resorbiert, die Gefahr einer Exsudatbildung ist gering und die Verdrängungserscheinungen können nicht zunehmen. Ein offener Pneumothorax dagegen birgt immer die Gefahr einer Infektion in sich, dagegen kann die Verdrängung der Nachbarorgane und die Zirkulationsstörung nicht zunehmen. Beim Ventilpneumothorax ist sowohl die Gefahr einer Infektion und Exsudatbildung als auch die Möglichkeit einer weiteren Zunahme der Verdrängungserscheinungen vorhanden. Aber selbst wenn die Wirkung auf die Nachbarorgane und die Zirkulationsstörung nicht zunimmt, so besteht immer die Gefahr eines plötzlichen Todes durch Insuffizienz der Atemmuskulatur. Eine solche ist aber nur dann zu fürchten, wenn die Patienten schon vorher Zeichen von schwerer Dyspnoe aufgewiesen hatten.

Ein offener oder Ventilpneumothorax kann sich aber immer durch Ausheilen der Lungenwunde in einen geschlossenen verwandeln. Mit Ausnahme der traumatischen Fälle ist das sogar die Regel. Aus diesem Grunde ist die Prognose des Pneumothorax, insofern das Grundleiden nicht zum Tode führt, in der Mehrzahl der Fälle günstig.

Schon vor längerer Zeit wurde die Beobachtung gemacht, daß eine Lungentuberkulose durch einen spontan entstandenen Pneumothorax günstig beeinflußt werden kann. Diese Erfahrung bildete den Anlaß zur Einführung der Kollapstherapie mit Hilfe von Stickstoffeinblasung bei dieser Krankheit. Die Fälle von Lungentuberkulose, bei denen ein spontan entstandener Pneumothorax diese günstige Wirkung hat, bilden aber die Minderzahl. Meistens sind beim Eintritt des Ereignisses schon beide Lungen erkrankt, und die Tuberkulose schreitet weiter und führt häufig rascher zum Tode, als wenn kein Pneumothorax entstanden wäre.

Therapie. Ist ein Pneumothorax unter stürmischen Erscheinungen aufgetreten, so ist eine Beruhigung des Patienten das erste Erfordernis. Man wird deshalb zunächst eine Morphiumeinspritzung machen müssen. Daneben sind häufig Analeptica und Herzmittel notwendig. Auch Hautreize sind oft von Vorteil. Man erreicht meistens, daß die Patienten weniger dyspnoisch werden, und man kann dann die spontane Resorption des Pneumothorax abwarten. Nützt aber die erwähnte Therapie nichts, so kann eine Punktion notwendig werden.

Bei traumatischem Pneumothorax, der zu bedrohlichen Erscheinungen führt, ist in der Regel eine Operation mit Verschließung der Lungenwunde am Platze (vgl. Sauerbruch).

Die Punktion des Pneumothorax kann auf verschiedene Weise ausgeführt werden. Besteht eine starke Spannung, so genügt die einfache Punktion, um eine Verminderung des Druckes auf die Höhe des Atmosphärendruckes herbeizuführen. Da aber der Spannungspneumothorax nur bei Ventilverschluß zustande kommt, so wird der Erfolg nur vorübergehend sein können. Um ihn dauernd zu gestalten, könnte man versuchen, nach Unverricht einen Drain einzulegen, der die Kommunikation mit der äußeren Luft aufrecht erhält. Der oben (S. 744) angeführte Versuch Sahlis beweist aber, daß die Kommunikationsöffnung nicht zu groß sein darf, weil sonst offenbar Pendelluft eintritt. Deshalb empfiehlt Sahli die Punktion mit Hilfe eines Hahntroikarts vorzunehmen, den Troikart liegen zu lassen und den Hahn so zu stellen, daß der optimale Effekt für die Atmung erreicht wird. Indem man den Troikart alle paar Tage an einer anderen Stelle einsticht, kann man verhüten, daß der Wundkanal sich erweitert und neben dem Troikart Luft eindringen kann, wie es beim Bülauschen Verfahren die Regel ist, wodurch der Effekt der Regulierung illusorisch würde. Noch praktischer dürfte aber die permanente Absaugung durch Aspirationsdrainage mit Hilfe der Wasserstrahlpumpe sein, wie sie bei der Empyemtherapie geschildert wurde. Die permanente Absaugung der Luft mit Hilfe der Wasserstrahlpumpe könnte auch in Fällen von offenem Pneumothorax versucht werden.

Doch sind die Fälle, in denen eine Absaugung überhaupt notwendig erscheint, im ganzen selten. Die Erfahrungen beim künstlichen Pneumothorax haben gelehrt, daß der Mensch einen recht großen Überdruck ohne Schaden ertragen kann. Deshalb kann man in der Regel, namentlich bei langsam entstandenem Pneumothorax, die Druckverhältnisse ruhig intakt lassen, solange kein Exsudat hinzutritt. Die Frage einer Punktion entscheidet man am besten nicht nach den vorhandenen Druckwerten und nicht nach dem Zustand der Lungenfistel, sondern nach dem Grade der Dyspnoe, an der der Patient leidet. Macht diese eine Entlastung notwendig, so ist es am besten, die Luft permanent abzusaugen, wenn man eine Wasserstrahlpumpe zur Verfügung hat. Im Privathause kann man es mit der einfachen Punktion oder mit der Einlegung eines Hahntroikarts nach Sahli versuchen. Doch muß der Troikart unter allen Umständen weit gewählt werden, weil in einer dünnen Kanüle ein Wassertropfen genügt, um bei den relativ geringen Druckunterschieden den Austritt der Luft zu verhindern. Bei einem geschlossenen Pneumothorax hat die Punktion in der Regel keinen Zweck, die permanente Aspiration noch weniger.

In der Regel wird man also die Spontanheilung des Pneumothorax abwarten können. Der Patient soll jedenfalls in der ersten Zeit Bettruhe einhalten, da dadurch die Heilung der Lungenwunde begünstigt und die Gefahr der Infektion vermindert wird. Fängt der Pneumothorax an, sich zu resorbieren, so ist keine strenge Bettruhe erforderlich, solange die Temperatur normal ist. Bei der geringsten Temperatursteigerung muß aber der Kranke wieder das Bett hüten. Bleibt der Pneumothorax unverändert, so kann man fieberlose Patienten trotzdem vorsichtig aufstehen lassen, ja man kann ihnen sogar mäßige Arbeit erlauben, doch muß man beim spontanen Pneumothorax viel vorsichtiger sein als beim artefiziellen, da jener nur durch die Lungenfistel konstant gehalten wird und deshalb eine Infektionsgefahr besteht, die bei diesem beinahe völlig fehlt.

Neben dem Pneumothorax muß selbstverständlich das Leiden, das zu seiner Entstehung geführt hat, berücksichtigt werden. Stellt der Pneumothorax eine zweckmäßige Selbstheilung dar, so muß er durch Stickstoffeinblasungen künstlich unterhalten werden (vgl. das Kapitel Lungentuberkulose).

2. Der Seropneumothorax.

Ätiologie. Da der Pneumothorax immer durch Eindringen atmosphärischer Luft in die Pleurahöhle zustande kommt, so sollte man annehmen, daß fast immer Infektionserreger mit der Luft in die Brusthöhle gelangen und hier eine Entzündung erzeugen. In der Regel entsteht aber zuerst ein reiner Pneumothorax und erst später entwickelt sich die Pleuritis. Offenbar genügen die spärlichen Mikroorganismen nicht, um eine Pleuritis zu erzeugen, solange das Endothel intakt ist. Mit der Zeit schädigt die Anwesenheit von Gas die Endothelien, und deshalb entsteht bei langer Dauer eines Pneumothorax recht häufig ein entzündliches Exsudat. Wir beobachten das nicht nur beim spontan entstandenen Pneumothorax, sondern auch beim aseptischen artefiziellen.

Brauer hat ausdrücklich darauf hingewiesen, daß man nicht so selten Patienten mit ausgedehnter exsudativer Pleuritis zu Gesicht bekommt, bei denen man vor dem Röntgenschirm den Rest eines Pneumothorax über der Flüssigkeit nachweisen oder durch eine genaue Anamnese die Entstehung der Pleuritis aus einem Pneumothorax wahrscheinlich machen kann. Diese „Ersatzexsudate" unterscheiden sich nur dadurch von der gewöhnlichen Brustfellentzündung, daß man womöglich die Entleerung des Ergusses vermeiden soll.

Die Ursachen dieser Verminderung der Resistenz der Pleuraepithelien ist immer noch nicht klar. Noetzel hat sie zuerst untersucht. Königer fand, daß die Resistenz um so stärker vermindert wird, je größer (beim Kaninchen) die eingefüllte Stickstoffmenge ist. Meyerstein fand eine Verminderung der Resorptionskraft der Pleura, sowohl bei der Einfüllung von Luft, als auch von Flüssigkeit, die dem Grade der Raumbeengung proportional war. Hieraus geht hervor, daß mechanische Momente eine große Rolle spielen müssen. Königer machte auch die Beobachtung, daß eingebrachte Staphylokokken in der Pneumothoraxhöhle ihre Virulenz vermehrten.

Symptomatologie. Wenn zu einem Pneumothorax ein Exsudat hinzutritt, so kann der Druck erheblich gesteigert werden, die Verdrängungserscheinungen werden stärker, die Gefahr für den Patienten größer.

Häufig macht sich der Eintritt der Pleuritis durch Temperatursteigerung bemerkbar. Das Fieber kann hohe Grade erreichen, in der Regel ist es aber nur gering. Aber auch die Fälle sind nicht selten, in denen es vollständig fehlt.

Die gleichzeitige Anwesenheit von Flüssigkeit und Luft in der Pleurahöhle macht sich durch einige charakteristische physikalische Symptome geltend.

Die Perkussion ergibt in den abhängigen Partien Dämpfung. Die Grenze der Dämpfung steht im Gegensatz zur Pleuritis ohne Gasansammlung immer horizontal. Bei Rückenlage reicht sie neben der Wirbelsäule höher hinauf, bei aufrechter Stellung steht sie vorne und hinten gleich hoch. Zur Feststellung der Grenzen ist aber eine leise Perkussion erforderlich. Wächst das Exsudat an, so entsteht dadurch nicht nur eine Vergrößerung der Dämpfung und eine stärkere Verschiebung der Nachbarorgane, sondern auch eine Abnahme der Tympanie über den lufthaltigen Partien, da deren Spannung zunimmt.

Die Auskultation ergibt als am meisten charakteristisches Symptom die Succussio Hippocratis. Wenn man den Patienten schüttelt, so hört man mit dem aufgelegten Ohr, bisweilen auch in einiger Entfernung vom Kranken, ein metallisch klingendes Plätschern. Nicht selten hören die Patienten das Geräusch selbst, und sie können es dann durch Bewegung des Körpers leicht willkürlich hervorrufen. Das Symptom hat deshalb eine besonders große Bedeutung, weil es häufig die Diagnose einer Flüssigkeitsansammlung im Pneumothorax sichert, bevor diese groß genug ist, um eine nachweisbare Dämpfung hervorzurufen.

Die Erkrankungen der Trachea, der Bronchien, der Lungen und der Pleuren. 761

Auch die Herzaktion kann metallisch klingende Plätschergeräusche erzeugen.

Nicht selten hört man ein Geräusch, das wie ein fallender Tropfen klingt und deshalb schon lange den Namen der Gutta cadens trägt. Leichtenstern konnte nachweisen, daß das Geräusch in der Tat durch Flüssigkeit ent-

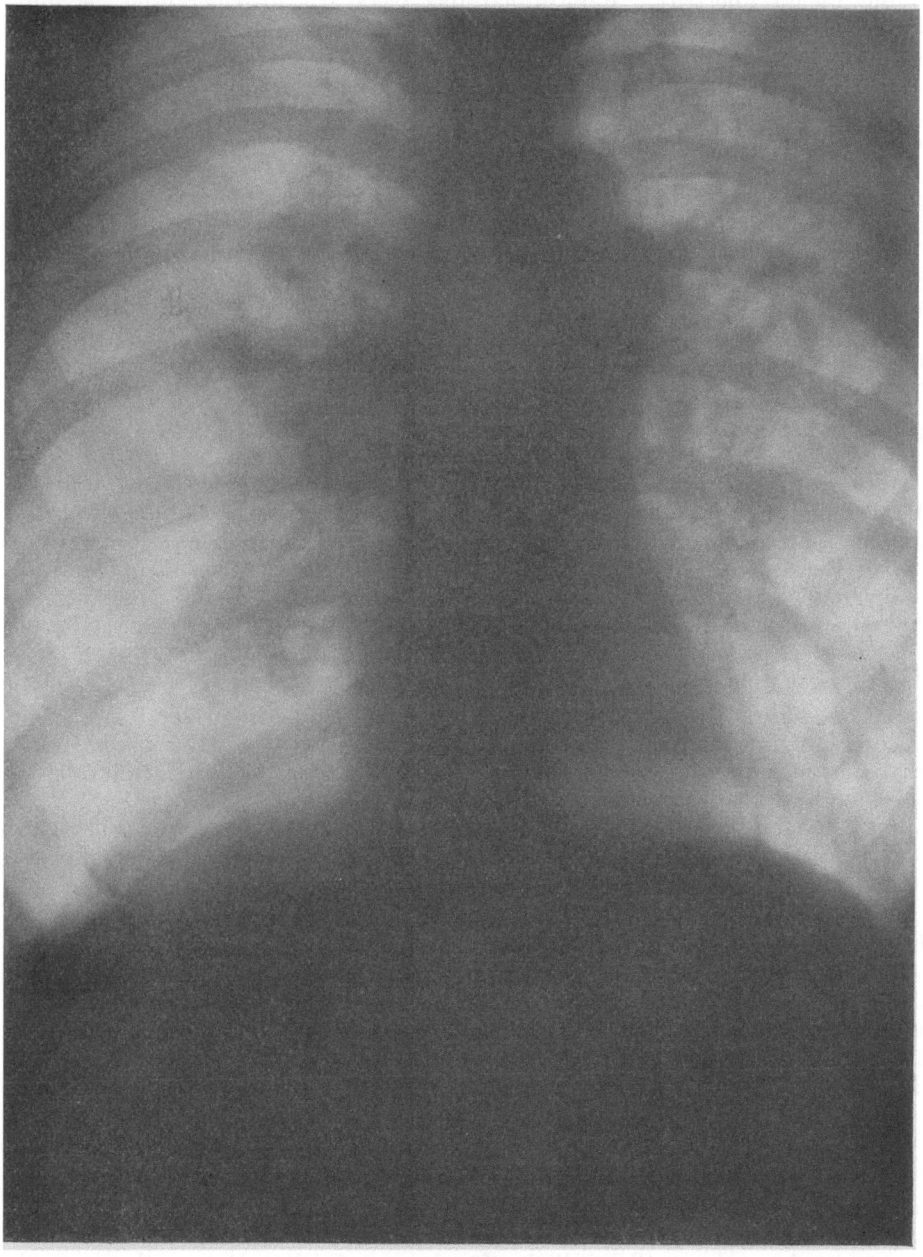

Abb. 58.
Pneumothorax dexter.

stehen kann, die von zottigen Auflagerungen an der Pleura herabtropft. Als **Wasserpfeifengeräusch** hat Unverricht ein Geräusch bezeichnet, das metallisch klingt und den Eindruck macht, als ob Luftblasen durch eine Flüssigkeit hindurchgingen. Es soll dadurch entstehen, daß die Lungenfistel unter der Höhe des Exsudatspiegels liegt und bei jeder Inspiration Luft aus der Lunge in die Pleura übertritt. Riegel hat das Geräusch Fistelgeräusch genannt, doch sind unter diesem Namen auch noch andere Phänomene beschrieben worden.

Sehr klare Bilder liefert fast immer die Röntgenuntersuchung. Das Exsudat bildet einen Schatten mit gerader horizontaler Begrenzung nach oben, wie es bei einer Flüssigkeitsansammlung in einem lufthaltigen Raum erwartet werden muß (vgl. Abb. 59). Das erlaubt einerseits den Nachweis geringster Mengen von Luft, und auf diese Weise ist es möglich, nach Punktionen von Pleuraexsudaten häufig das Eindringen von etwas Luft zu erkennen. Andererseits ist es dadurch möglich, auch sehr kleine Ansammlungen von Flüssigkeit in einem Pneumothorax nachzuweisen, die auf keine andere Weise festzustellen sind.

Auf Abb. 58 erkennt man auf der rechten Seite die ersten Anfänge eines Exsudate. Dieses Bild, das von dem S. 755 erwähnten Patienten gewonnen wurde, zeigt an beiden Sinus phrenicocostales den Schatten der runden Blende, die eben bis hierher reicht. Links sieht man in diesen Schatten hinein die Zwerchfellkontur sich fortsetzen, rechts dagegen ist statt dessen der Winkel durch einen horizontal begrenzten kleinen Schatten ausgefüllt.

Vor dem Durchleuchtungsschirm beobachtet man am Schattenniveau **Bewegungen**, die von dreierlei Art sein können. Bei der Atmung, während der der Schatten eine paradoxe Bewegung macht, sieht man nicht selten schwappende Bewegungen des Exsudatspiegels. Selbst ein richtiges Emporspritzen kann man bei tiefer Atmung bisweilen beobachten. Beim Schütteln des Patienten entstehen Erschütterungen in der Oberfläche des Ergusses, die der Succussio Hippocratis entsprechen. Endlich kommen auf der linken Seite Bewegungen zustande, die vom Herzen mitgeteilt werden.

Diagnose. Die Diagnose eines Seropneumothorax ist in der Regel leicht, leichter als die des reinen Pneumothorax. Namentlich die Succussio Hippocratis ist nicht schwer nachzuweisen. Die ersten Anfänge der Exsudatbildung erkennt man am leichtesten im Röntgenbild.

Hat man die Diagnose auf die gemeinsame Anwesenheit von Flüssigkeit und von Luft gestellt, so ist eine Probepunktion notwendig, um zu konstatieren, ob die Flüssigkeit seröser oder eitriger Natur ist.

Prognose. In den meisten Fällen stellt der Hydrothorax eine harmlose Komplikation des Pneumothorax dar, der die Resorption der Luft nicht beeinträchtigt und nach dem Verschwinden des gasförmigen Inhalts ebenfalls ausheilt. Oft befördert er sogar die Resorption der Luft, er tritt als sog. Ersatzexsudat an deren Stelle. Bisweilen kann er freilich durch die Vermehrung des Druckes auch gefährlich werden, endlich kann er sich mit der Zeit eitrig umwandeln.

Therapie. Die Behandlung kann in den meisten Fällen ebenso wie beim Pneumothorax konservativ sein. Im ganzen muß die Anwesenheit von Flüssigkeit zu einer strengeren Einhaltung von Körperruhe veranlassen. Patienten mit großen Ergüssen sollen das Bett hüten. Bei kleineren Ergüssen kann man das Umhergehen gestatten, wenn kein Fieber vorhanden ist und die Dyspnoe nur gering ist. Namentlich gilt das für den artefiziellen Pneumothorax, während beim spontanen größere Vorsicht geboten ist.

Starker Druck und erhebliche Kompressionserscheinungen können einen

Eingriff notwendig machen. Man könnte sowohl das Gas als auch das Exsudat entleeren. Wegen der hydrostatischen Wirkung der Flüssigkeit ist aber die Punktion des Exsudates vorzuziehen, die sich nach den gleichen Regeln zu richten hat, wie bei der serösen Pleuritis.

3. Der Pyopneumothorax.

Ätiologie. Ein Pyopneumothorax kann dadurch entstehen, daß in einem reinen Pneumothorax sich ein Exsudat ansammelt und allmählich eitrig wird, oder dadurch, daß bei der Fortleitung eines entzündlichen Prozesses aus der Nachbarschaft eine eitrige Pleuritis entsteht und gleichzeitig oder nachher eine Perforation erfolgt. Die einzelnen Krankheiten, die zu einem derartigen Ereignis führen können, sind oben erwähnt worden. Es ist leicht verständlich, daß Eiterungen und Gangrän der Lunge und anderer Organe meistens nicht zu einem reinen Pneumothorax, sondern gleichzeitig auch zu einem purulenten Flüssigkeitserguß führen müssen. Wenn wir bei der Tuberkulose häufig einen reinen Pneumothorax sehen, der nur Gas oder außerdem nur einen serösen Erguß enthält (Eichhorst sah unter 18 Fällen von tuberkulösem Pneumothorax siebenmal Eiteransammlung), so beweist das, daß die Mischinfektion mit Eitererregern bei der Lungentuberkulose keine sehr große Rolle spielt. Daß beim Durchbruch eines Empyems in die Lungen selten ein Pyopneumothorax entsteht, wurde S. 731 erwähnt.

Die Bakterien, die man in einem Pyopneumothorax findet, sind die gleichen, wie beim Empyem ohne Gasansammlung. Nur bringt es die Natur der krankhaften Prozesse, die zu Pyopneumothorax führen können, mit sich, daß häufig auch Fäulniserreger in die Pleurahöhle gelangen und daß deshalb das Exsudat eine jauchige Beschaffenheit annimmt. Da die Fäulniserreger häufig Gase bilden, so können sie auch auf einem anderen Wege als infolge einer Perforation einen Pneumothorax hervorrufen. Wenn sich gasbildende Bakterien in der Pleurahöhle ansiedeln, so erzeugen sie nicht nur eine Pleuritis, sondern auch eine Gasansammlung, die dann natürlich nicht aus atmosphärischer Luft besteht, sondern aus den Produkten des Bakterienstoffwechsels. Doch gibt es wenige Fälle, in denen diese Entstehungsweise eines Pneumothorax wahrscheinlich ist (z. B. Levy). Wenn der Pneumothorax durch Lungenperforation entstanden ist, so mischt sich das Gas der Bakterien der ursprünglich im Pleuraraum vorhandenen Luft nur bei. Daß in einem Pneumothorax Schwefelwasserstoff vorhanden sein kann, hat schon im Jahre 1823 Duncan nachgewiesen.

Zu erwähnen ist noch, daß ein Pyopneumothorax auch bei der Nachfüllung eines künstlichen Pneumothorax entstehen kann. Schlimmer ist die Perforation einer Lungenkaverne in einen künstlichen Pneumothorax.

Der tuberkulöse Pyopneumothorax kann durch Tuberkelbazillen allein oder durch eine Mischinfektion bedingt sein. Im ersten Fall ist die Erkrankung weniger bösartig als im zweiten.

Symptomatologie. Der Pyopneumothorax macht die gleichen Symptome wie der Seropneumothorax, nur sind die Zeichen einer Allgemeininfektion ausgesprochener als bei diesem. Die Allgemeinsymptome sind die gleichen wie bei der Pleuritis purulenta und putrida, sie brauchen deshalb hier nicht besprochen zu werden. Am schwersten wird die Gesundheit durch den jauchigen Pyopneumothorax geschädigt.

Während in den meisten Fällen der Krankheitszustand plötzlich viel ernster wird, wenn sich in einem Pneumothorax eine Eiteransammlung bildet oder wenn das seröse Exsudat purulent wird, braucht das beim tuberkulösen

Pneumothorax nicht der Fall zu sein. Nur wenn die Eiterung durch eine sekundäre Infektion bedingt ist, so wird das Allgemeinbefinden schwer beeinträchtigt. Dann kann, namentlich bei jauchigem Exsudat, auch bei Perforation einer Kaverne in den Pneumothorax, die Krankheit in wenigen Wochen den Tod herbeiführen. Wenn die Tuberkelbazillen die alleinige Ursache der Eiterung sind, so kann ein Pyopneumothorax monate- und selbst jahrelang bestehen, ohne eine ernstliche Gefahr zu bringen.

Die Lokalsymptome beim Pyopneumothorax unterscheiden sich dann von denen eines Seropneumothorax, wenn gasbildende Bakterien vorhanden

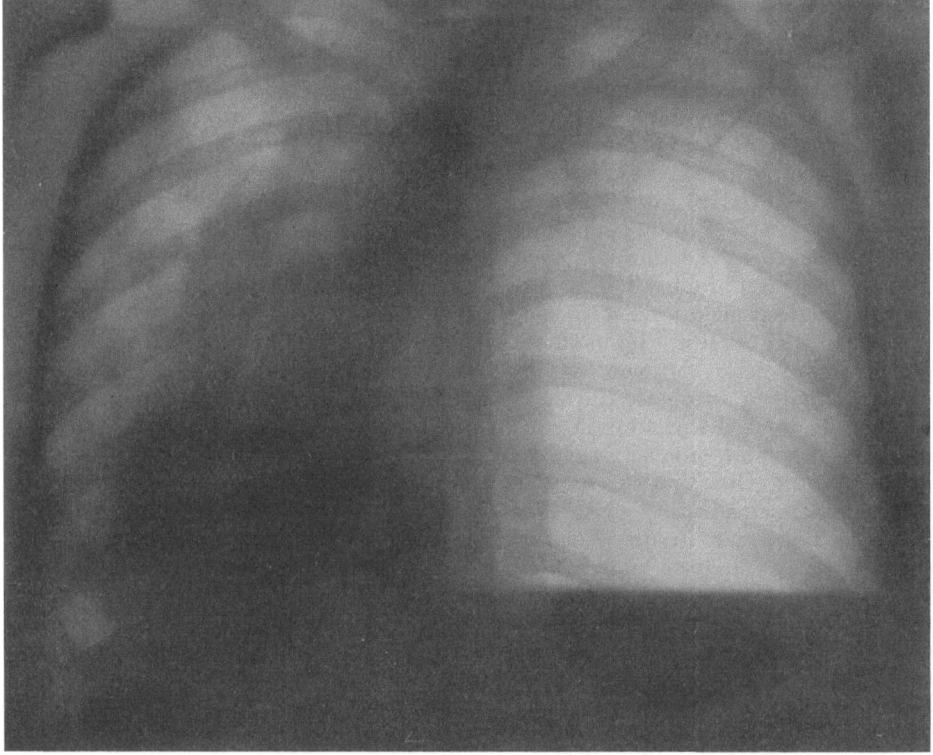

Abb. 59.
Pyopneumothorax sinister mit hochgradiger Mediastinalverschiebung (siehe Text).

sind. Dann kann die Produktion des Gases ganz enorme Druckwerte erzeugen und zu so starken Verdrängungen führen, wie man sie sonst kaum je beobachtet.

Abb. 59 ist ein Beispiel hierfür. Sie stammt von einer 30jährigen Patientin, bei der wegen beginnender Lungentuberkulose ein künstlicher Pneumothorax seit einem Jahr mit gutem Erfolg unterhalten wurde, bis im Anschluß an eine Nachfüllung hohes Fieber und starke Dyspnoe aufgetreten waren. Die Probepunktion ergab stinkenden graugrünlichen Eiter. Auf dem Bild sieht man, daß das Herz ganz nach der rechten Seite verschoben ist. Der Spitzenstoß liegt in der Medianlinie, der rechte Herzrand reicht fast bis zur Außenseite des Thorax. Die linke Lunge liegt der Wirbelsäule bandförmig an und überragt die Querfortsätze nicht. Nur in ihrem oberen Teil ist sie verwachsen, so daß das Spitzenfeld verdunkelt ist. Diese Verwachsungen haben offenbar verhindert, daß die Aorta noch weiter nach rechts herüberrücken konnte, ihr Bogen reicht bis zur Mittellinie, während ihr ansteigender Teil weit nach rechts herüber verschoben ist. Der obere Teil der rechten Lunge ist entsprechend der geringeren Verschiebung des oberen Mediastinums ziemlich hell, während der untere Teil durch das verlagerte Herz komprimiert erscheint. Etwa in der Mitte des rechten Lungenfeldes sieht man die stark gefüllte Vena cava superior. Der Schatten des eitrigen Exsudates auf der linken Seite reicht nicht weit hinauf.

Diagnose. Die Diagnose des Pyopneumothorax unterscheidet sich nur dadurch von der des Seropneumothorax, daß die Probepunktion Eiter ergibt. Der Eiter muß namentlich bei tuberkulösem Pyopneumothorax immer bakteriologisch untersucht werden, da die Therapie bei einem tuberkulösen Eiter anders ist als bei einer Sekundärinfektion.

Differentialdiagnostisch kommen alle Zustände in Frage, die beim reinen Pneumothorax und beim Seropneumothorax erwähnt wurden. Außerdem kann aber ein abgekapselter Pyopneumothorax auch mit einem Zustand verwechselt werden, den Leyden unter dem Namen Pyopneumothorax subphrenicus beschrieben hat. Diese gashaltigen subphrenischen Abszesse, die durch Perforation des Magens oder Darms entstehen, können das Zwerchfell weit in den Pleuraraum hineindrängen, sie können sogar seine Muskulatur zerstören und die Pleura diaphragmatica hoch in den Brustraum vorwölben. Bisweilen läßt die Entwicklung der Krankheit die Diagnose richtig stellen, indem peritonitische Reizsymptome und andere Erscheinungen, die auf die Bauchhöhle hinweisen, vorausgegangen sind. In vielen Fällen kann man durch manometrische Messung die Entscheidung treffen, da beim subphrenischen gashaltigen Abszeß der Druck bei der Inspiration zunimmt und bei der Exspiration sinkt. Doch können geringe Druckverschiebungen in diesem Sinne, wie Rosenbach zeigte, auch bei einem Pleuraexsudat vorkommen. Wenn die Probepunktion fäkulent riechende Massen ergibt, so spricht das natürlich für einen subphrenischen Abszeß. Die Röntgenuntersuchung läßt bei diesem die obere Begrenzung durch das Zwerchfell erkennen und läßt wohl immer die Unterscheidung mit Sicherheit treffen. Das Littensche Phänomen fehlt beim richtigen Pyopneumothorax, ist dagegen beim P. subphrenicus vorhanden.

Prognose. Die Eiterung verschlimmert die Prognose des Pneumothorax in allen Fällen. Doch kann durch eine zweckmäßige Behandlung die Mehrzahl der Fälle geheilt werden, wenn nicht das Grundleiden eine solche Heilung ausschließt. Im letzten Falle bleibt auch bei richtiger Therapie eine Fistel zurück und der Patient stirbt schließlich an chronischer Eiterung und Entkräftung, eventuell an amyloider Degeneration, wenn nicht das Grundleiden selbst zum Tode führt.

Der tuberkulöse Pyopneumothorax verhält sich, wenn er durch Sekundärinfektion hervorgerufen ist, wie jeder andere Pneumothorax mit eitrigem Exsudat. Wenn dagegen die Eiterung durch den Tuberkelbazillus bedingt ist, so gelingt es bisweilen nicht, die Eiterung zu beseitigen. Einzelne Fälle heilen freilich nach der Entfernung des Ergusses rasch aus, bei der Mehrzahl dagegen dauert die Eiterung fort, es entsteht eine Fistel, und wenn keine Sekundärinfektion hinzutritt und den Verlauf verschlimmert, so verfällt der Patient dem chronischen Marasmus, der Amyloidentartung etc. Behandelt man dagegen den Pyopneumothorax konservativer, so kann er ohne wesentlichen Schaden für den Patienten lange Zeit bestehen.

Therapie. Für die Therapie gelten, mit Ausnahme des tuberkulösen Pneumothorax, die gleichen Regeln wie für das Empyem, d. h. für den Eiter muß so rasch als möglich ein dauernder Abfluß geschaffen werden, bis die Entzündung der Pleura ausgeheilt ist.

Im Gegensatz zur eitrigen Pleuritis sind beim Pyopneumothorax keine besonderen Vorrichtungen notwendig, um das Eindringen von Luft zu verhüten. Deshalb ist eine einfache Rippenresektion ohne Luftabsaugung erlaubt. Die Bülausche Drainage ist weniger empfehlenswert, da die Luft leicht die Heberwirkung zerstört. Am zweckmäßigsten ist in den meisten

Fällen die Punktion mit Aspiration durch die Wasserstrahlpumpe, wie sie im Kapitel Empyem beschrieben wurde.

Der tuberkulöse Pyopneumothorax muß, wenn die bakteriologische Untersuchung Eitererreger ergibt, in der gleichen Weise behandelt werden. Ist die Eiterung dagegen durch den Tuberkelbazillus erzeugt, so würde dabei, wie oben erwähnt, leicht die Gefahr einer bleibenden Fistel entstehen. Deshalb wird vielfach empfohlen, den Eiter nur durch wiederholte Punktionen zu entleeren. Man kann auch einen Versuch mit der erwähnten Aspirationsdrainage machen. Freilich stellt sich mit der Zeit nicht selten eine Sekundärinfektion ein, und dann nützt weder die Aspirationsdrainage noch die gewöhnliche Rippenresektion, sondern nur eine Thorakoplastik. Eine solche ist auch in den Fällen notwendig, in denen eine Kaverne in einen künstlichen Pneumothorax perforiert ist und eine (dann immer sehr bösartige) Eiterung erzeugt hat. In diesen Fällen ist aber die Prognose recht schlecht und wird nur durch die von Spengler und Sauerbruch eingeführte mehrzeitige Plastik verbessert.

Wenn ein künstlicher Pneumothorax durch ein weniger bösartiges Empyem kompliziert wird, so sind die gleichen Regeln zu befolgen wie beim spontan entstandenen. Nur ist bei rein tuberkulöser Eiterung die Weiterführung des Pneumothorax durch Nachfüllung von Stickstoff unter Punktion des Exsudates am Platze, solange keine Sekundärinfektion auftritt.

Über die Thorakoplastik vgl. Bd. 6 dieses Handbuches.

XV. Die Geschwülste der Trachea, der Bronchien, der Lunge und der Pleura.

1. Gutartige Geschwülste.

Gutartige Neubildungen der Trachea sind selten. Nach Krieg waren bis 1907 bekannt: 42 Chondrome und Osteome, 41 Papillome, 25 Fibrome, 14 intratracheale Strumen, 6 Adenome, 4 Lipome und 2 Lymphome. Die klinischen Erscheinungen bestehen in Hustenreiz, der bisweilen zu krampfartigen Hustenanfällen führt, Dyspnoe (als Folge der Trachealstenose), unangenehmen Sensationen im Hals und hinter dem Sternum. Die Diagnose ist nur mit Hilfe der Spiegeluntersuchung möglich. Auch die Therapie wird in der Regel Sache des Spezialisten sein.

Die gutartigen Tumoren der Lunge haben eine noch geringere klinische Bedeutung. Fibrome, Adenome, Lipome, Chondrome und Osteome werden fast nur als zufällige Nebenbefunde auf dem Sektionstisch entdeckt. Selten entstehen durch Druck auf einen Luftröhrenast Bronchiektasien. Eine etwas größere Bedeutung haben die Dermoidzysten. Sie machen sich meistens um das 20. Lebensjahr durch das Aushusten von Haaren bemerkbar und führen je nach der Größe und dem Sitz zu verschiedenartigen Störungen. Gewöhnlich stellt sich mit der Zeit eine Infektion ein, Abszesse, Pneumonien oder Empyem können den Tod herbeiführen. Das Röntgenbild wird als runder, scharf begrenzter Schatten beschrieben (Powell und Hartley). Eröffnung und Drainage der Höhle hat selten vollkommene Ausheilung, immer aber eine bedeutende Besserung zur Folge (Lit. bei Shaw und Williams).

Auch an der Pleura kommen Fibrome, Lipome, Osteome, Chondrome, Angiome vor. Sie erreichen selten eine erhebliche Größe und machen nur ganz ausnahmsweise die physikalischen Symptome eines Tumors.

2. Bösartige Neubildungen.

Vorkommen und pathologische Anatomie. In der Trachea kommen sehr selten primäre Karzinome und Sarkome vor. Die Karzinome entstehen meist an der Bifurkationsstelle und haben den Typus des Plattenepithelkrebses. Nager zählte 1907 37 Fälle. Die Sarkome entwickeln sich in der Regel von der vorderen Wand aus. Die sekundären malignen Tumoren entstehen fast immer durch Übergreifen einer Geschwulst aus der Nachbarschaft, besonders von der Schilddrüse aus.

Der primäre Lungenkrebs ist häufiger. Lenhartz beobachtete in 6 Jahren 14 Fälle, unter ca. 3000 Sektionen 12 Fälle. Der Krebs entwickelt sich entweder von den Bronchien oder vom Lungengewebe aus. Am häufigsten bilden die Schleimdrüsen der Bronchialschleimhaut den Ausgangspunkt, seltener die Deckepithelien der Bronchien oder das Alveolarepithel. Man kann folgende Formen unterscheiden:

1. Geschwülste, die vom Hilus ausgehen. Bisweilen bilden sie zirkumskripte Verdickungen der Wand eines Bronchus 2. bis 3. Ordnung. Sie können sich aber auch vom Bronchus aus verbreiten, entweder 1. in das umgebende Lungengewebe hinein (vgl. Abb. 65), so daß ein großer Knoten mit dem Bronchus im Zentrum entsteht oder 2. in den Lymphwegen, wobei wieder zwei Formen vorkommen: a) das Karzinom folgt den Bronchien und umgibt diese scheidenförmig bis zur Lungenoberfläche (vgl. Abb. 61), selbst flächenförmig auf die Pleura übergreifend, oder es entsteht b) eine Lymphangitis carcinomatosa, die sich weithin ausbreitet und sehr zierliche Bilder erzeugen kann.

2. Geschwülste mitten in einem Lungenlappen. Sie können von einem Bronchus oder vom Alveolarepithel ausgehen. Die Tumoren sind rundlich, zirkumskript und können recht groß werden. In den übrigen Lungenpartien findet man häufig kleinere metastatische Knoten (vgl. Abb. 66).

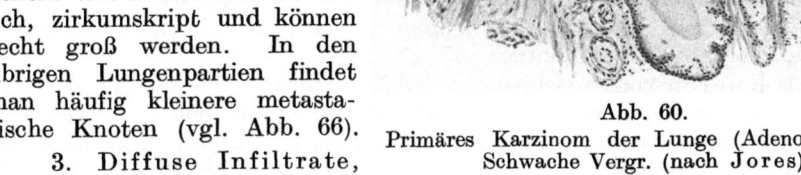

Abb. 60.
Primäres Karzinom der Lunge (Adenokarzinom)
Schwache Vergr. (nach Jores).

3. Diffuse Infiltrate, die ähnlich aussehen wie käsige Pneumonie. Eine größere Partie der Lunge, selbst ein ganzer Lappen kann ergriffen sein. Auch diese Tumoren können sowohl von den Bronchien als vom Alveolarepithel ausgehen. Die Bronchien selbst können innerhalb des Tumors deutliche Geschwülste und Wandinfiltrationen erkennen lassen.

Histologisch erweisen sich die Bronchial- und Lungentumoren meist als Zylinderzellenkarzinome (vgl. Abb. 60), seltener als Plattenepithelkrebse. Die seltenen Fälle von Karzinom in Bronchiektasien oder phthisischen Kavernen (von der Wand ausgehend) sind Plattenepithelkrebse.

Die Krebsmassen können das Lungengewebe verdrängen, aber auch in die Alveolen hineinwachsen und diese mit neugebildeten Zellen ausfüllen. Sie wuchern auch manchmal durch die Alveolarporen von einem Lungenbläschen in das andere. Nicht selten entstehen Bilder, die wie Bronchopneumonien oder käsig-pneumonische Herde aussehen.

Die Tumoren und Infiltrate zerfallen häufig und können zur Bildung von Höhlen Veranlassung geben, wodurch die Ähnlichkeit mit tuberkulösen

Infiltraten noch größer wird. Auch Blutungen in die Höhlen können auftreten. Es kommt aber auch vor, daß die Neubildung gangränös zerfällt. Arrosion großer Gefäße kann den Tod herbeiführen. Infolge der Verengerung von Bronchialästen bilden sich oft Bronchiektasien.

Nicht selten ist die Pleura beteiligt, oft in Form karzinomatöser Schwarten, oft mit Exsudatbildung. Auch andere Nachbarorgane können per continuitatem ergriffen werden. Regelmäßig findet man Metastasen in den Bronchialdrüsen, seltener in den mediastinalen und supraklavikularen Lymphdrüsen. In den übrigen Lungenteilen der gleichen und der entgegengesetzten Seite kommen häufig Metastasen vor, nicht selten auch in anderen Organen, namentlich in den Knochen, aber auch im Gehirn etc. In seltenen Fällen findet man bei ausgedehnter Metastasenbildung einen ganz kleinen primären Bronchialtumor. In der karzinomatösen Lungenpartie siedelt sich nicht selten eine Tuberkulose an.

Primäre Sarkome sind erheblich viel seltener. Es handelt sich teils um rundzellige, teils um spindelzellige Geschwülste. Sie bilden meistens solitäre große Knoten, die einen ganzen Lappen und einen noch größeren Bezirk durchsetzen können. Nicht immer läßt sich entscheiden, ob sie von der Lunge oder von der Pleura ausgehen. Die Sarkome neigen weniger zu Zerfall als die Karzinome.

Etwas häufiger ist das Lymphosarkom, das unter dem Namen des Schneeberger Lungenkrebses bekannt geworden ist.

Härting und Hesse beschrieben eine bösartige Neubildung der Lungen, die bei den in den Schneeberger Gruben die mit Speiskobalt (Verbindung von Arsen mit Kobalt) beschäftigten Arbeiter befiel, meist erst nach 20jähriger Arbeit. Bei der genaueren Untersuchung stellte es sich heraus, daß es sich um Lymphosarkom handelte (vgl. Anke). Seit 1884 scheint nichts mehr über die Krankheit publiziert worden zu sein. Sonst entwickelt sich das Lymphosarkom ohne erkennbare Ursache.

Die Lymphosarkome gehen teilweise von den Lymphdrüsen des Mediastinums, seltener von dem peribronchialen Lymphgewebe oder einer Thymus persistens aus. Meistens wuchert die Geschwulst längs den Bronchien weiter. Sie zerfällt nicht, und man kann innerhalb des Tumors die Bronchien noch gut erkennen.

Häufiger als primäre sind sekundäre Geschwülste der Lunge.

Sie entstehen bisweilen auf dem Blutweg, und nicht selten läßt sich der Durchbruch in eine Vene oder in den Ductus thoracicus nachweisen. Auch der Geschwulstembolus ist bisweilen noch zu erkennen. Recht häufig zeigt es sich aber, daß der metastatische Tumor seinen Ausgangspunkt im Lymphgefäßsystem hat, und man muß deshalb eine Entstehung auf retrogradem Wege durch die Lymphgefäße annehmen. Nicht selten handelt es sich nicht um Metastasen, sondern um direkte Fortleitung aus der Umgebung.

Die sekundären Geschwülste können in mehreren Formen auftreten, ähnlich wie die primären Tumoren:

1. Als Knoten von verschiedener Größe, hirsekorn- bis faustgroß, selbst noch größer, in der Regel multipel, bisweilen sehr dicht stehend (vgl. Abb. 66).

Solche knotigen Metastasen kommen bei Karzinomen, Sarkomen, Chondromen und Chorionepitheliomen, auch bei Endotheliomen der Pleura zur Beobachtung. Besonders reichliche Geschwülste sieht man oft bei Rundzellensarkomen und Melanosarkomen. In den Knoten treten nicht selten Blutungen auf.

2. Als strang- und netzförmige Wucherungen, die den Lymphgefäßen entlang ziehen und zierliche rosenkranzartige Bildungen (Lymphangitis carcinomatosa), bisweilen bronchopneumonieartige Herde hervorrufen, die aber auch längs den Bronchien sich ausbreiten und diese scheidenförmig umgeben und stenosieren können.

Auf Abb. 61 ist eine solche peribronchiale Karzinomatose wiedergegeben, die nach einem Mammatumor entstanden war. Auch die Sarkome der Mediastinaldrüsen, die Endotheliome der Pleura und die bei den primären Geschwülsten erwähnten Lymphosarkome zeigen oft peribronchiale und lymphangitische Verbreitung, ebenso die Tumoren, die von Metastasen in den Bronchialdrüsen (z. B. bei Speiseröhren- und Magenkarzinom) ausgehen. Der Ösophaguskrebs kann aber auch direkt auf die Lungen übergreifen und ähnliche Bilder erzeugen.

3. Diffuse Infiltrationen sind selten.

4. **Akute Miliarkarzinomatose** der Lungen ist selten und erzeugt Bilder, die von einer Miliartuberkulose schwer zu unterscheiden sein kann. Häufiger sieht man in makroskopisch unveränderten Lungen unter dem Mikroskop embolische Geschwulstpfröpfe und kleine Wandinfiltrate. Offenbar gehen die Tumorzellen nach der embolischen Verschleppung recht oft zugrunde.

5. Bisweilen entsteht nach der Embolie ein **hämorrhagischer Infarkt**. Man findet dann statt eines Blutthrombus einen Geschwulstpfropf in der Arterie.

An der Pleura kommen sehr selten **primäre Sarkome** zur Beobachtung. Sie können über kindskopfgroß werden und die Lunge erheblich komprimieren. Bisweilen zeigen sie eine auffallend geringe Tendenz zum infiltrativen Wachstum, doch kommt ein solches auch vor, ebenso Metastasenbildung (vgl. Dorendorf, Mehrdorf). Auch im Kindesalter kommen primäre Sarkome vor (siehe Lehndorff).

Etwas häufiger, aber immerhin noch selten, ist das **Endotheliom** (Endothelkrebs) der Pleura.

Nach vielen Autoren kann es aus dem Endothel der Lymphgefäße entstehen, nach Ribbert nur aus dem Oberflächenepithel oder aus versprengten Keimen. Es bildet eine derbe Infiltration, oft in Form einer dicken Schwarte, die die Lunge stark komprimieren kann. Auf der Pleuraoberfläche sieht man (Abb. 62) mehr oder weniger große, flache, beetartige, leistenförmige oder polypöse Exkreszenzen. Die Geschwulst setzt sich längs den Lymphbahnen in die Lunge fort und bildet hier bisweilen zirkumskripte, ziemliche große Tumoren und ausgedehnte Infiltrationen. Die bronchialen und mediastinalen Lymphdrüsen können sehr stark infiltriert sein und den Übergang des Tumors auf die andere Pleurahöhle vermitteln. In der Brusthöhle sammelt sich in der Regel ein (häufig hämorrhagischer) Erguß. Auch durch das Zwerchfell kann die Wucherung fortschreiten. Metastasen in entfernten Organen sind selten. Der histologische Bau ist aus Abb. 63 ersichtlich.

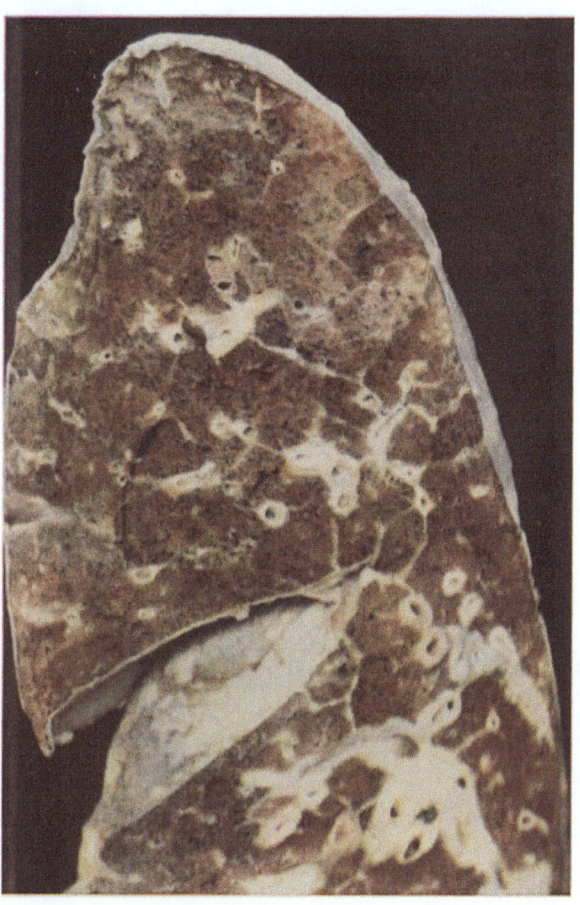

Abb. 61.
Sekundäres Lungenkarzinom nach Karzinom der Mamma mit peribronchialer Verbreitung. Lumièrephotographie nach einem Präparat des Basler pathol.-anatom. Instituts.

Sekundäre Geschwülste der Pleura entstehen meist durch Einwandern aus der Nachbarschaft. Sie können als umschriebene Knoten oder diffus auftreten. In der Brusthöhle ist fast immer ein Exsudat vorhanden, das häufig hämorrhagische Beschaffenheit zeigt. Bisweilen ist die ganze Pleura von kleinen Knötchen übersät und verdickt, so daß ein Bild entsteht, das der Tuberkulose sehr ähnlich sieht und mit dieser verwechselt werden kann (Carcinosis pleurae).

Symptomatologie. Zwischen den Tumoren der Trachea und der großen Bronchien einerseits, diesen und den Geschwülsten der Lunge andererseits bestehen innige Beziehungen, ferner gibt es keine Geschwülste, die die Lungen oder die Pleura allein ergreifen, ohne das andere Organ in Mitleidenschaft zu ziehen, so daß es unmöglich ist, die Symptome der einzelnen Lokalisationen getrennt zu besprechen, ohne in zahlreiche Wiederholungen zu verfallen. Auch der Verlauf hat so viel gemeinsames, daß es sich empfiehlt, die einzelnen Symptome und ihre Entwicklung gemeinsam zu besprechen.

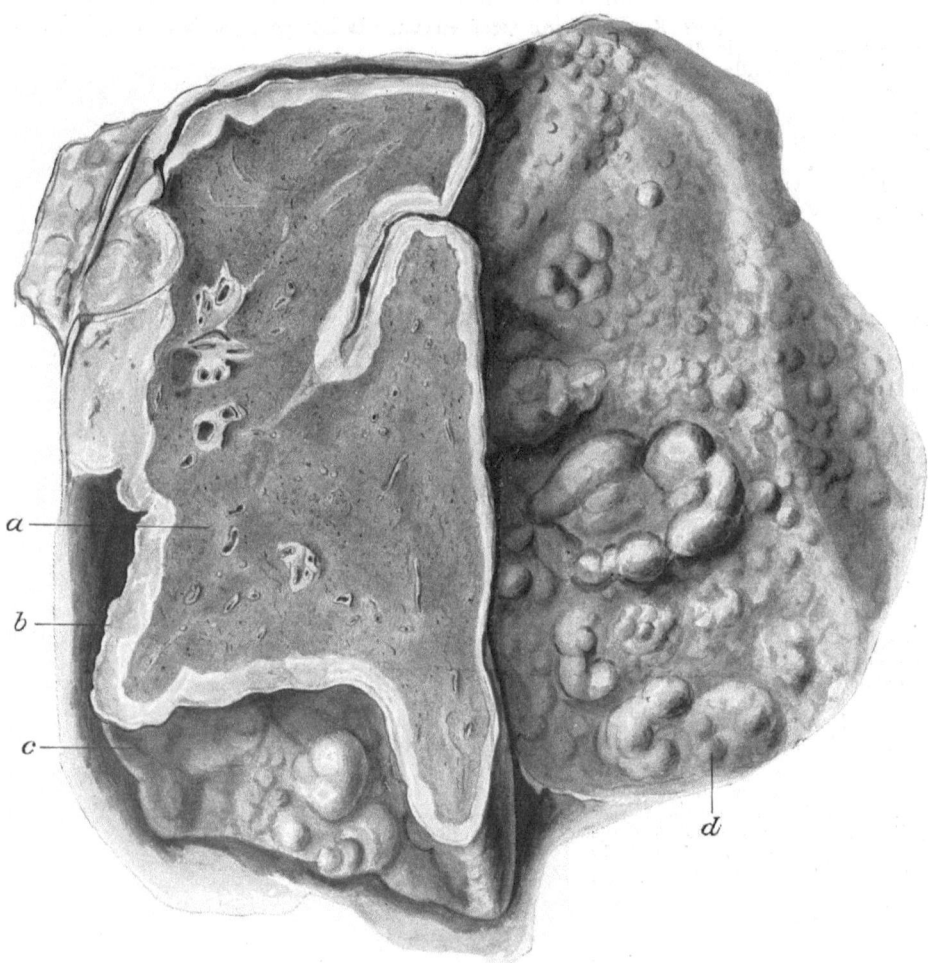

Abb. 62.
Endothelkrebs der Pleura. a Durchschnitt durch die linke Lunge. b Verdickte Pleura pulmonalis. c Basis der Lunge mit geschwulstig verdickter Pleura. Im rechten Teil des Bildes die Pleura costalis mit Geschwülsten (d) besetzt (nach Jores).

Im Beginn der Krankheit fühlen die Patienten oft eine allgemeine Mattigkeit, die einige Wochen bis Monate dauern kann, ohne daß ärztliche Hilfe notwendig erscheint. Was die Kranken beunruhigt, ist in der Regel zuerst Husten, Auswurf, Schmerzen oder unangenehme Sensationen im Hals, auf der Brust oder auf der Seite, gar nicht selten ist die Dyspnoe das Wichtigste, worüber geklagt wird. Auch die Untersuchung ergibt in diesem Stadium nichts weiteres als eine geringe Bronchitis oder ein Pleuraexsudat, das zunächst als harmlose Brustfellentzündung aufgefaßt wird und sich erst später als Ausdruck eines primären oder sekundären malignen Pleuratumors erweist. Wieder in anderen Fällen führt eine Rekurrensparese die Kranken zum Arzt. Erst mit der Zeit entwickelt sich das eine oder andere charakteristische Symptom.

Dyspnoe ist bei allen bösartigen Neubildungen der Trachea, der Lunge oder der Pleura recht häufig. Anfangs tritt sie nur bei Anstrengungen auf, mit der Zeit wird sie immer intensiver. Sie beruht bisweilen auf einer Kompression der Trachea durch Drüsenmetastasen, bisweilen auf einer Verlegung der Luftröhre oder eines Hauptbronchus, bisweilen auf dem Pleuraexsudat. Es muß aber bemerkt werden, daß die Atemnot selbst bei vollkommenem Verschluß eines Hauptbronchus vollständig fehlen kann; sogar

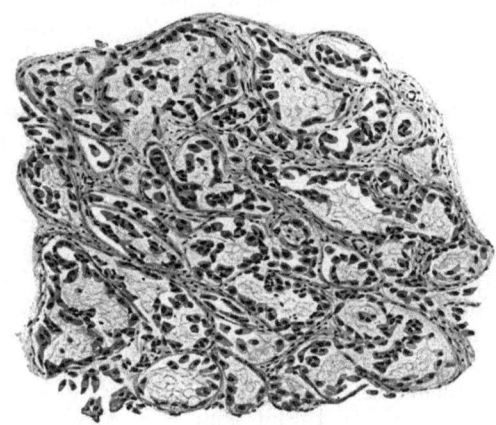

Abb. 63.
Endotheliom der Pleura (starke Vergr. nach Jores).

bei Tumoren der Trachea kann sie vermißt werden, weil die Geschwulst sich bisweilen von der Bifurkation aus nur in der Richtung des einen Hauptbronchus ausdehnt.

Stridor kann auftreten, wenn der Tumor die Trachea teilweise ausfüllt oder (Metastasen in den Mediastinaldrüsen!) von außen zusammendrückt. Auch Verlegung oder Kompression eines Hauptbronchus kann Stridor hervorrufen, aber durchaus nicht in jedem Fall. Bei Geschwülsten der Bifurkation kann der Stridor fehlen, aus den gleichen Gründen, die die Dyspnoe vermissen lassen.

Die Schmerzen sind am stärksten bei Vorhandensein eines pleuritischen Ergusses. Nach Entleerung desselben können sie sich noch erheblich steigern, was wohl auf die Zerrung durch die starrwandige Pleura zurückzuführen ist. Sonst beschränken sich die Schmerzen in der Regel nur auf ein dumpfes Gefühl auf der Brust. Bisweilen fehlt auch dieses. Daß aber Schmerzen auf der Brust für die Diagnose wegleitend sein können, geht aus dem Fall von Karzinom des linken Oberlappenbronchus hervor, von dem unten die Bilder der Röntgenplatte und des anatomischen Präparates wiedergegeben sind (Abb. 64 u. 65). Bei Tumoren der Trachea sind Schmerzen, Kitzel und andere Sensationen unter dem Sternum häufig. Auch Schmerzen beim Schlucken und Schlingbeschwerden kommen vor, was sich leicht durch Kompression der Speiseröhre erklären läßt.

Rekurrenslähmung ist nicht selten und bildet ein wichtiges Symptom. Der Nerv wird wohl selten durch die primäre Geschwulst, fast immer durch die Drüsenmetastasen in Mitleidenschaft gezogen. Nicht jedesmal braucht Heiserkeit zu entstehen, sondern oft erkennt man die Störung nur bei der Laryngoskopie.

Fieber ist in mehr als der Hälfte der Fälle von Lungenkrebs (A. Fränkel) und speziell, wie es scheint, in der Mehrzahl der Fälle von Endotheliom vorhanden. Doch ist es selten hoch, meistens unregelmäßig. Ob immer nur sekundäre Infektionen Ursache der Temperatursteigerung sind, wie Fränkel annimmt, bleibe dahingestellt.

Husten ist in der Regel vorhanden, doch beruht er zum Teil auf sekundären Prozessen, wie Bronchitis, die nicht selten sich einstellt. Bei Trachealtumoren kann er sehr quälend werden.

Als charakteristisches Zeichen des Auswurfs wird vielfach himbeergeléeartige Beschaffenheit angegeben, die von beigemischtem Blut herrührt. Sie ist aber recht selten. Streifige Beimengungen von Blut oder ziegelrote Färbung (z. B. in den Fällen von Lymphosarkom in den Schneeberger Gruben) kommen vor, aber häufig fehlt jede hämorrhagische Beimischung. In einzelnen Fällen von Sarkom wurde grüner oder olivenfarbiger Auswurf beobachtet.

Die mikroskopische Untersuchung des Sputums gibt nicht in allen Fällen charakteristische Befunde. Am häufigsten werden Fettkugeln getroffen, auf deren diagnostische Bedeutung Lenhartz großen Wert legt. Sie kommen wahrscheinlich durch Verfettung von Tumorzellen zustande. Solche große Fettkugeln hat man nach Lenhartz nur bei Lungenkrebs gefunden, wenn er auch nicht daran zweifelt, daß sie auch bei anderen Krankheiten vorhanden sein können. Jedenfalls ist ihr gehäuftes Auftreten ein dringendes Verdachtsmoment.

Seltener findet man Geschwulstzellen im Auswurf. Sie sind nur dann mit Sicherheit zu erkennen, wenn sie in solchen Verbänden zusammenliegen, daß die karzinomatöse oder sarkomatöse Struktur einwandfrei ist. Am wenigsten kann ein Zweifel bestehen, wenn die Partikelchen so groß sind, daß sie mit bloßem Auge gesehen werden. Doch ist das recht selten. In zweifelhaften Fällen ist Härtung des Sputums und Schneiden mit dem Mikrotom zu empfehlen.

Die Inspektion läßt nicht selten das Nachschleppen einer Brusthälfte erkennen. Auch eine Vorwölbung infolge der Ausbildung eines Exsudates kann vorhanden sein. Ist kein Erguß in der Pleurahöhle, so ist die Seite in der Regel eingezogen. Wenn die Drüsenmetastasen zu einer Kompression der Vena cava sup. geführt haben, so beobachtet man häufig eine Schwellung der Halsvenen, ein- oder doppelseitig, seltener ein Ödem des Halses und des Gesichts. Auch die Brustvenen können stark gefüllt sein, und Fränkel weist darauf hin, daß bisweilen die unpaare Vena epigastrica sup., die normalerweise das Blut aus den oberen Teilen der Brustwand der Vena mammaria int. (und somit der Vena cava sup.) zuführt, stark erweitert ist und eine Blutströmung in umgekehrter Richtung, von oben nach unten, erkennen läßt. Blaufärbung der Haut im ganzen Bereich eines Pleuratumors hat F. Klemperer beschrieben.

Der Kehlkopf zeigt bisweilen eine vertikale Pulsation (Oliver-Cardarellisches Symptom), wenn die Schwellung der Mediastinaldrüsen eine Übertragung der Aortenpulsation auf den linken Bronchus vermittelt. Doch ist das Symptom nicht eindeutig. Auch einzelne Thoraxpartien können eine mehr oder weniger deutliche Pulsation erkennen lassen.

In vielen Fällen sind vergrößerte Supraklavikulardrüsen, meist nur einseitig oder auf einer Seite stärker nachweisbar.

Die physikalische Untersuchung der Lungen ergibt in vielen Fällen nichts als die Zeichen eines Pleuraergusses. Von vornherein ist das zu erwarten bei den diffusen Endotheliomen des Brustfells. Aber auch bei vielen Bronchial- und Lungentumoren ist gleichzeitig ein Exsudat vorhanden, das alle anderen Symptome verdecken kann. Bisweilen findet man bei der Probepunktion die unten zu besprechenden Charakteristika der malignen Neubildung, bisweilen fällt nur auf, daß die Flüssigkeitsmenge im Verhältnis zur Dämpfung sehr gering ist, daß die Punktion merkwürdig wenig Erleichterung bringt, sogar heftige Schmerzen verursacht (vgl. oben), daß der Erguß sich immer wieder von neuem ansammelt.

Ist keine Pleuritis vorhanden, so hängen die physikalischen Symptome von Sitz und Ausdehnung der Geschwulst ab. Bisweilen entstehen die Erscheinungen eines Mediastinaltumors (vgl. diesen Band S. 170). In anderen Fällen, wenn der Tumor mitten im Lungengewebe sitzt, kann die Untersuchung lange Zeit ein ganz normales Resultat ergeben. Schließlich entsteht doch eine Dämpfung mit abgeschwächtem oder bronchialem Atemgeräusch.

Am meisten charakteristische Symptome machen die Tumoren, die von einem großen Bronchus ausgehen und sich von da ausbreiten. Sie kommen ziemlich häufig in den Oberlappen vor. Im Gebiet des Lappens entsteht eine mehr oder weniger intensive Dämpfung mit leisem oder fehlendem Atemgeräusch und abgeschwächtem Pektoralfremitus. Die Bronchostenose ist hier die Ursache dafür, daß keine Luft eindringt und das Atemgeräusch ganz verschwinden kann. Überhaupt ist eine zirkumskripte Dämpfung mit Aufhebung des Atemgeräusches und des Stimmfremitus immer auf Tumor verdächtig. Fränkel weist auf den Wechsel von hellem und gedämpftem Schall hin, den man bisweilen an der gleichen Stelle in relativ kurzen Zwischenräumen wahrnimmt und den er teilweise auf Atelektasenbildung bezieht.

Bei Exsudaten liefert die Probepunktion oft Befunde, die für die Diagnose entscheidend sind.

Schon beim Einstechen der Nadel kann das Gefühl einer derben Resistenz von erheblicher Dicke, die man zu durchstechen hat, den Verdacht auf einen Tumor wecken. Bei wandständigen Lungengeschwülsten oder malignen Neubildungen der Pleura bleibt die Probepunktion bisweilen negativ, da der Erguß fehlen bzw. durch Dämpfung und Abschwächung des Atemgeräusches und des Stimmfremitus vorgetäuscht sein kann. In diesem Fall empfiehlt es sich, den Stempel der Spitze anzuziehen, während man diese herauszieht. Dann bleiben manchmal Geschwulstpartikelchen in der Kanüle hängen, die herausgespritzt und mikroskopisch untersucht werden können. Grawitz, der auf diese Weise ein Lungensarkom diagnostizierte, ließ die Methode für die Untersuchung auf Lungentumoren durch seinen Schüler Hellendall empfehlen. Sie darf aber nur dann angewandt werden, wenn kein Verdacht auf eine im Zerfall begriffene Neubildung besteht, da sonst gefährliche Blutungen entstehen können (A. Fränkel). Praktisch wird man die Probepunktion nur dann vornehmen, wenn man einen Erguß vermutet. Aber in den Fällen, in denen man keine Flüssigkeit erhält, kann man sich des Vorteils, den man durch den erwähnten einfachen Kunstgriff gewinnt, wohl bedienen.

Wenn man bei der Probepunktion Flüssigkeit erhält, so ist diese oft hämorrhagisch; bei Pleuraendotheliom hat sie bisweilen sogar das Aussehen venösen Blutes. Auch chylöse bzw. pseudochylöse Beschaffenheit kommt vor. Häufig unterscheidet sich aber das Exsudat in keiner Weise von dem einer gewöhnlichen serofibrinösen Entzündung. Wichtigere Aufschlüsse liefert die mikroskopische Untersuchung. Nicht selten findet man Zellen, die sich durch ihre Polymorphie als Tumorelemente charakterisieren. Wenn sie in Verbänden liegen, so erlauben sie eine sichere Diagnose. Die Erkennung wird erleichtert, wenn man nach Pick die Flüssigkeit zentrifugiert, härtet und schneidet.

Pick empfiehlt den Bodensatz wiederholt zu zentrifugieren, zuerst mit $10^0/_0$igem Formalin, schließlich mit absolutem Alkohol und Xylol, dann geschmolzenes Paraffin zuzugeben und den Paraffinblock durch Zerschlagen des Gläschens zu befreien.

In seltenen Fällen sind makroskopisch sichtbare Geschwulstpartikel in der Flüssigkeit, so daß der Erguß wie Griessuppe aussehen kann.

Eine besondere Bedeutung besitzen große Zellen mit Vakuolen. Bei diesen kann der Kern an die Wand gedrückt sein (Siegelringzellen Stadelmanns), oder die Zelle kann durch die Anwesenheit zweier Vakuolen bretzelartig aussehen, nicht selten erreicht sie den 10—20fachen Umfang eines Leukocyten (Riesenvakuolenzellen Fränkels). Nach Stadelmann und Pick sind die Siegelringzellen immer hydropisch degenerierte Krebselemente und beweisen immer einen Kolloidkrebs des Magens, der Ovarien etc. mit Metastasen, nach Fränkel kommen sie auch bei nichtkarzinomatöser Pleuritis vor.

Sehr wichtige Resultate erzielt oft die Röntgenuntersuchung. Bei diffusem Endotheliom der Pleura ist freilich meist eine so starke Verdunkelung der ganzen Seite vorhanden, daß eine Diagnose unmöglich ist. Auch sonst kann der Exsudatschatten den Tumor verdecken. Wenn die Geschwulst aber in normalem Lungengewebe liegt, so zeigt sie oft recht charakteristische Bilder. Der

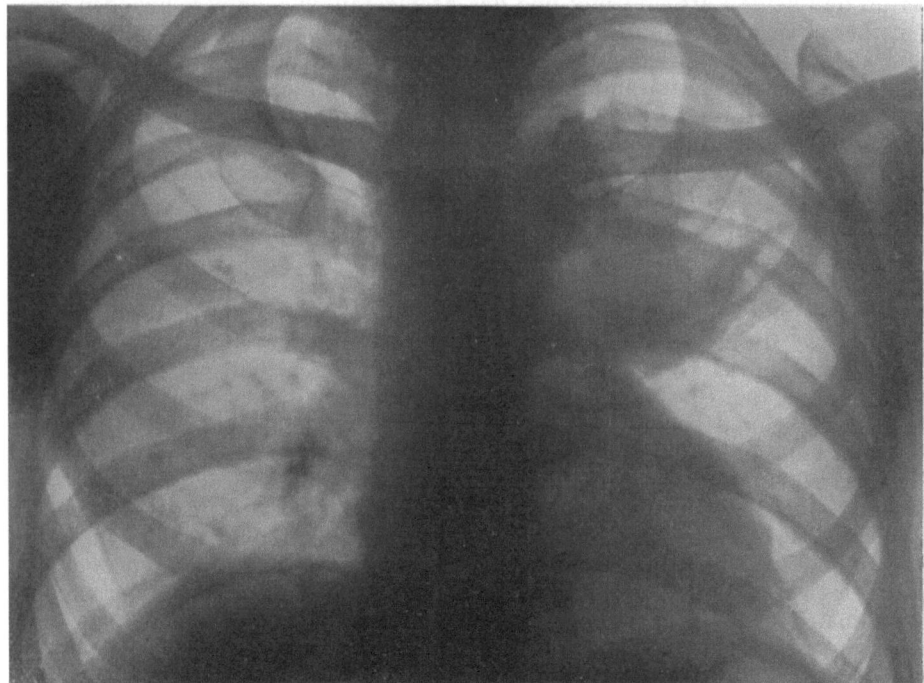

Abb. 64.
Röntgenbild eines Karzinoms des linken Bronchus.

Schatten ist rundlich oder mehr unregelmäßig und sendet in das umgebende Lungengewebe zackige Fortsätze.

Abb. 64 gibt das Röntgenbild eines 47jährigen Patienten wieder, der angab, daß er vor 14 Tagen an Husten und Auswurf erkrankt sei, nachdem er sich schon 3 Wochen lang nicht recht wohl gefühlt habe. Die Untersuchung ergab eine geringe diffuse Bronchitis. Sie besserte sich rasch, aber der Patient klagte immer über Schmerzen hinter dem Sternum. Als ich ihn darauf genau untersuchte, fand ich eine geringe Abschwächung des Schalles und des Atemgeräusches über dem linken Oberlappen. Die Röntgenuntersuchung (siehe Abb. 64) ließ die Diagnose auf Karzinom des linken Oberlappenbronchus stellen. 4 Wochen nach dem Eintritt in die Klinik starb der Kranke plötzlich und die Sektion bestätigte die Diagnose. Das anatomische Präparat ist auf Abb. 65 abgebildet. Es leuchtet ohne weiteres ein, daß hier die Röntgenplatte die anatomischen Veränderungen recht getreu wiedergegeben hat.

Diffus infiltrierende Tumoren geben Schatten im Gebiet einer Lungenpartie, die sich von einer pneumonischen Infiltration nicht unterscheiden lassen.

Sekundäre Erkrankungen, wie Pneumonien, können das Bild oft verwischen. Nach Otten kommt auch (selten) eine diffuse fleckweise Infiltration beider Lungen im Verlauf des Bronchialbaums vor.

Metastatische Karzinome geben meistens scharfe rundliche Schatten, doch hat schon Holzknecht darauf hingewiesen, daß das Röntgenbild viel weniger Knoten erkennen läßt als in Wirklichkeit vorhanden sind (über die Röntgenbefunde bei Lungentumoren siehe Otten und Weil).

Ein Beispiel hierfür sind Abb. 66 und 67. Sie stammen von einem Patienten, der an einem primären Sarkom des Beckens litt. Das anatomische Präparat zeigt eine ge-

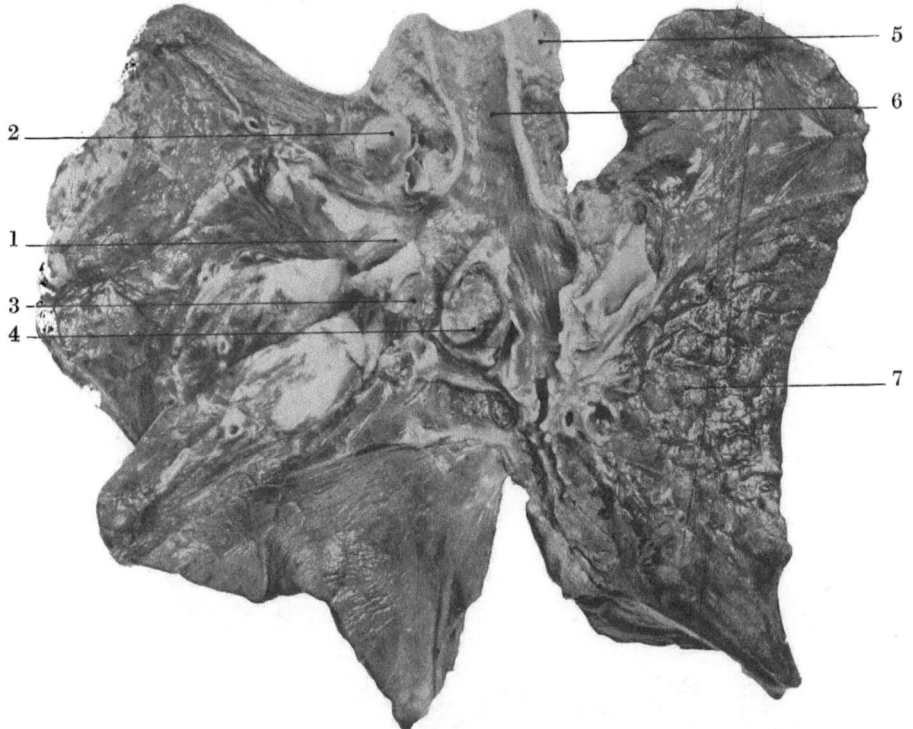

Abb. 65.
Linke Lunge des Falles, von dem Abb. 64 stammt. 1 Ausgangsstelle des Tumors, dessen Massen sich hell vom Lungengewebe abheben; 2, 3, 4 Karzinomatöse Drüsen; 5 Rechter Bronchus; 6 Linker Bronchus; 7 Pneumonisch infiltrierte Lungenpartien.

waltige Menge von Tumoren, die auf dem (3 Tage vor dem Tode aufgenommenen!) Röntgenbild fehlen. Dieses gibt nur eine große Geschwulst wieder, die beim Herausnehmen der Lunge im Thorax zurückgeblieben war. Eine Momentaufnahme hätte vielleicht etwas mehr ergeben, aber die Betrachtung des Bildes zeigt, daß es sich keineswegs um eine schlechte Aufnahme handelt. Die meisten Autoren erklären die Tatsache, daß das Röntgenbild immer zu wenig Tumoren zeigt, dadurch, daß die plattenförmigen Geschwülste keine scharfen Schatten geben, aber beim Vergleich mit anderen Affektionen kommt man zur Überzeugung, daß die Ursache in der Natur des Tumorgewebes liegen muß, das die Strahlen nicht stark absorbiert.

Verlauf und Komplikationen. Der weitere Verlauf gestaltet sich sehr verschieden. Karzinome der Trachea können von Anfang an die Erscheinung einer Trachealstenose machen und durch diese allmählich zum Tode führen. In anderen Fällen besteht monatelang das Bild einer einfachen Tracheitis, bis plötzlich Erstickungsanfälle auftreten, die dem Leben rasch ein Ende machen. Kachexie kann vorhanden sein, sie kann aber auch lange Zeit, selbst bis zum Tode vollständig fehlen.

Die Lungenkarzinome führen unter mehr oder weniger ausgesprochenen lokalen Symptomen allmählich zu Kachexie. In anderen Fällen steht die Dyspnoe im Vordergrund und die Patienten sterben an Erstickung. Die Dyspnoe

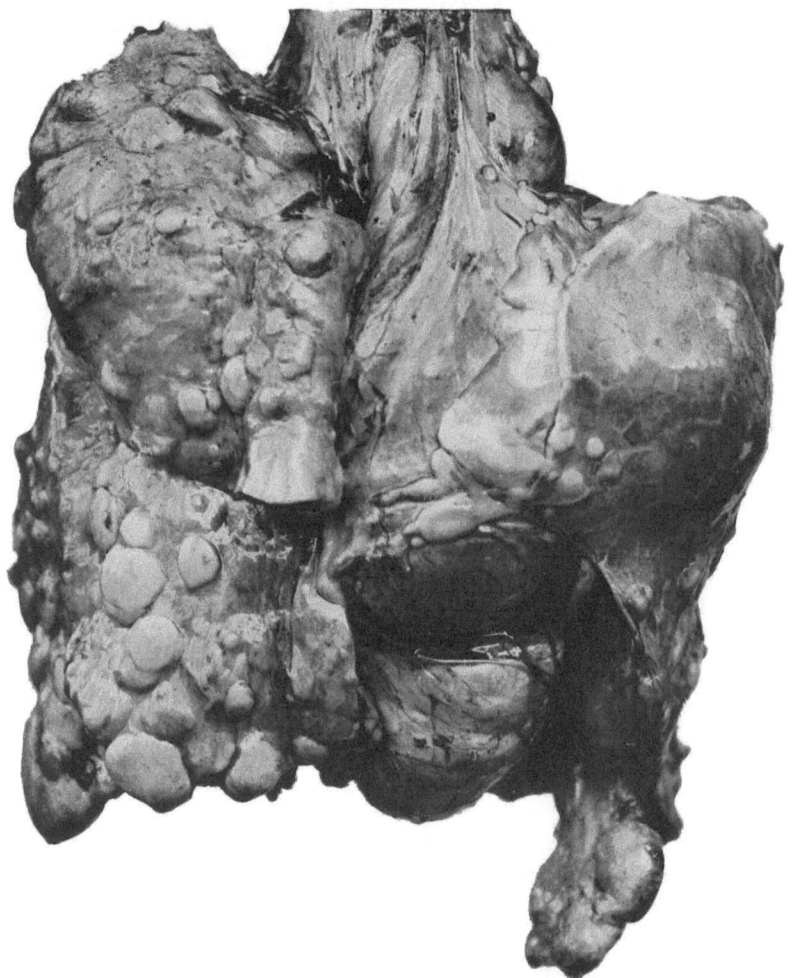

Abb. 66.
Metastatische Sarkomknoten der Lungen bei primärem Beckensarkom.

kann auch ziemlich plötzlich auftreten, nachdem das Leiden längere Zeit symptomlos verlaufen war. Bei älteren Patienten verdeckt häufig Emphysem oder Bronchitis die Natur der Erkrankung, und die zunehmende Entkräftung wird auf diese zufälligen Komplikationen und das hohe Alter zurückgeführt. Daß aber auch in jüngeren Jahren das Karzinom zu einer erheblichen Größe heranwachsen kann, bis schwerere Symptome auftreten, illustriert der S. 774 erwähnte Fall.

Die Dauer des Leidens wird in der Regel auf $1/2$—2 Jahre angegeben. Der Tod erfolgt meistens an Entkräftung, Herzschwäche oder Erstickung.

Es gibt aber auch Fälle, in denen der Tod wenige Wochen nach dem Auftreten der ersten Symptome durch Erstickung oder durch eine Komplikation herbeigeführt wird.

Schwere Blutungen sind selten, doch wird eine tödliche Hämoptoe bisweilen beobachtet. Gangränöser Zerfall der Neubildung ist nicht häufig, aber sehr deletär.

Die wichtigste Komplikation des primären Lungenkrebses ist die Pleuritis. Die Krankheit kann unter dem Bild einer serösen Brustfellentzündung verlaufen, die keiner Therapie weicht, sich nach jeder Punktion wieder ansammelt und unter zunehmender Entkräftung zum Tode führt. Auch Empyeme kommen

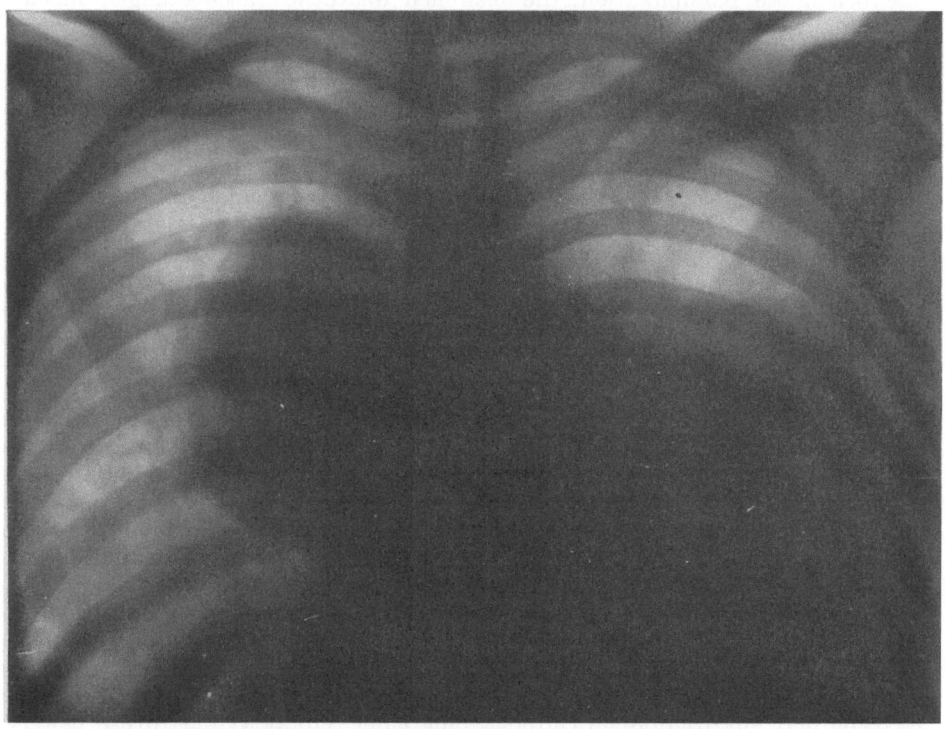

Abb. 67.
Röntgenbild des Falles von Abb. 66. Links Pleuraexsudat.

vor, die scheinbar spontan auftreten und bei denen erst die Sektion ein Karzinom ergibt.

Einer meiner Patienten starb an einer putriden Pleuritis, die ganz akut aufgetreten war, ohne daß der Patient vorher sich krank gefühlt hatte. Die Unwirksamkeit der Aspirationsdrainage veranlaßte die Überführung nach der chirurgischen Klinik, wo der Patient nach der Ausführung der Rippenresektion starb. Die Sektion ergab ein Bronchialkarzinom.

Nicht selten entsteht in dem krebsig veränderten Lungengewebe eine Tuberkulose, die gewöhnlich keine große Ausdehnung erreicht, da das primäre Leiden rasch zum Tode führt, die aber zur Folge hat, daß das Karzinom leicht übersehen wird.

Das Sarkom unterscheidet sich vom Karzinom nur dadurch, daß es häufig noch schneller verläuft und seltener zu Zerfall führt.

Die Endotheliome der Pleurahöhle führen unter dem Bild der rezidivierenden Pleuritis nach Wochen oder Monaten zum Tode.

Die akute Miliarkarzinose der Lunge, deren Krankheitsbild in den letzten Jahren von Bard und R. Schmidt geschildert worden ist, verläuft ähnlich wie die Miliartuberkulose und unterscheidet sich von dieser durch das Fehlen oder die geringe Höhe des Fiebers, durch das Ausbleiben der Diazoreaktion. Bisweilen sind Drüsenschwellungen und Pleuraergüsse mit einem Gehalt an Karzinomzellen nachweisbar. Auffallend häufig findet sich die Miliarkarzinose bei jugendlichen Individuen. Der primäre Herd bleibt oft sehr klein.

Die übrigen sekundären Lungengeschwülste verlaufen bisweilen ähnlich wie die primären, und die Natur des primären Leidens wird nicht selten erst bei der Sektion erkannt. In anderen Fällen bilden die Lungenmetastasen eine belanglose Komplikation, die bisweilen deutliche Erscheinungen macht, manchmal aber auch keinerlei Symptome hervorruft.

Diagnose. Die Diagnose der malignen Neubildungen kann recht schwierig sein, und mancher Fall wird erst auf dem Sektionstisch erkannt. Nicht selten gelingt es aber, die Diagnose zu stellen, wenn man rechtzeitig an die Möglichkeit eines Tumors denkt.

Verdacht auf Tumor entsteht: 1. wenn eine Pleuritis auffallend hartnäckig ist, namentlich wenn sie ein hämorrhagisches Exsudat aufweist und zu Kachexie und zu Retraktion einer Brustseite führt; 2. wenn Symptome von Bronchostenose oder Tracheostenose allmählich sich ausbilden; 3. wenn unter scheinbar harmlosen Lungensymptomen Kachexie auftritt; 4. „bei allen älteren Leuten, bei denen Tuberkulose mit Wahrscheinlichkeit ausgeschlossen ist und die mit blutigem Husten Auswurf bekommen" (C. Gerhardt); 5. wenn Zeichen eines raumbeschränkenden Prozesses im Mediastinum bestehen.

Wahrscheinlicher wird die Diagnose, wenn bei freier Pleurahöhle eine zirkumskripte Dämpfung mit abgeschwächtem oder aufgehobenem Atemgeräusch und vermindertem Stimmfremitus nachgewiesen ist, wenn Drüsenschwellungen auftreten, wenn die Röntgenuntersuchung ein typisches Bild liefert oder wenn der weitere Verlauf die physikalischen Erscheinungen von Seite der Lunge stärker hervortreten läßt, zum häufigen Auftreten blutiger Sputa oder zu Kachexie führt.

Absolut sicher wird die Diagnose, wenn die Tumorelemente im Sputum oder im Pleuraexsudat nachgewiesen sind oder wenn die tracheo- bzw. bronchoskopische Untersuchung einen Tumor gezeigt hat. Doch kann diese Methode selbst bei Tumor eines Hauptbronchus ein negatives Resultat ergeben. Die Exzision und mikroskopische Untersuchung einer Supraklavikulardrüse beweist nur dann einen Pleura- oder Lungentumor, wenn die übrigen Erscheinungen (z. B. Pleuraexsudat) den Sitz der Erkrankung in der Lunge oder im Brustfell ergeben.

Die Frage, wo der Tumor seinen Ausgangspunkt hat, bleibt häufig unentschieden. Bei Tracheostenose wird man kein primäres Endotheliom des Brustfells annehmen, aber umgekehrt ist bei Erscheinungen einer karzinomatösen Pleuritis ein primärer Sitz des Tumors in einem Bronchus oder selbst in der Trachea nicht ausgeschlossen. In manchen Fällen ermöglicht die physikalische Diagnostik (Symptome von Stenose eines Lappenbronchus, Dämpfung über einem Lappen etc.), häufiger die Röntgenuntersuchung eine genauere Lokalisation.

Auch die Frage, ob ein primärer Tumor oder Metastasen einer Neubildung in einem entfernten Organ vorliegt, bleibt nicht selten offen. Multiple Herde in beiden Lungen sprechen für Metastasen, aber die Untersuchung kann nur einen Herd erkennen lassen, während die anderen verborgen bleiben (vgl. Abb. 67).

Die Differentialdiagnose kann zwischen Lungen- und Mediastinaltumor schwanken. Wenn die Neubildung von der Hilusgegend ausgeht, so kann ein Bronchus oder eine Mediastinaldrüse den Ausgangspunkt darstellen. Ausgesprochene Erscheinungen von Bronchostenose sprechen für Bronchialtumor, ebenso ein typisches Röntgenbild, wie es Abb. 64 darstellt. Verwechslungen mit Aneurysma sind möglich, wenn auch positive Wassermannreaktion, dilatorische Pulsation vor dem Röntgenschirm, Symptome von Aorteninsuffizienz, auf der anderen Seite Drüsenschwellungen, Metastasen etc. oft die Entscheidung erlauben.

Vor Verwechslung mit Echinokokken schützt häufig das Röntgenbild, das beim Echinokokkus immer schärfer begrenzt ist, besonders aber die Blutuntersuchung.

Verwechslung mit Syphilis und Aktinomykose lassen sich häufig durch die Blut- und Sputumuntersuchung vermeiden, eventuell auch durch den Erfolg der Therapie.

Abszeß und Gangrän können bei Neubildungen durch deren Zerfall zustandekommen. Dann kann der primäre Tumor der Diagnose entgehen. Die Vorgeschichte wird, da die Tumoren ja lange Zeit hindurch latent bleiben können, häufig keine sicheren Anhaltspunkte liefern. Man denke bei Zerfall von Lungengewebe immer daran, daß eine Neubildung die Ursache sein kann.

Verwechslungen mit Infarkt sind möglich. In einem Fall von chronischer Nephritis, der viele Wochen lang blutig-tingierte Sputa zeigte, war ich lange Zeit im Zweifel, ob nicht auch noch ein Lungentumor vorliege. Die Sektion ergab nur Infarkt.

Am häufigsten ist die Verwechslung mit Tuberkulose. Man wird ja ohnehin bei jeder Lungenerkrankung, die nicht in die gewöhnlichen Krankheitsbilder hineinpaßt, in erster Linie an Tuberkulose denken, und bei der Vielgestaltigkeit dieses Leidens wird man damit oft das Richtige treffen, gelegentlich aber einen Tumor übersehen. Dazu kommt, daß die Symptome der Tuberkulose und des Krebses bei alten Leuten sehr ähnlich sein können. Wenn eine Pleuritis nicht ausheilen will, sondern zu allmählicher Entkräftung führt und eine starke Retraktion einer Brusthälfte und Schwartenbildung zur Folge hat, wenn das Exsudat dabei blutig ist, so kann das ebenso gut auf einer Tuberkulose als auf einer Neubildung beruhen. Manchmal kann der zytologische Befund, manchmal der Nachweis einer Drüsenschwellung die Entscheidung bringen, aber bisweilen muß die Frage offen bleiben. Auch der Nachweis einer Dämpfung mit abgeschwächtem Atmen und Fehlen von Rasselgeräuschen beweist noch keine maligne Neubildung, da bei alten Leuten die Tuberkulose ähnliche Symptome machen kann. Die Röntgenuntersuchung, der Nachweis von Geschwulstelementen und Körnerkugeln im Sputum einerseits, von Tuberkelbazillen anderseits, die Entwicklung von Drüsenschwellung u. dgl. kann auf die richtige Spur führen, aber Fehldiagnosen sind nicht selten. Es ist auch zu berücksichtigen, daß sich auf dem Boden eines Karzinoms eine Tuberkulose entwickeln kann. In diesen Fällen wird recht häufig die Tuberkulose allein diagnostiziert.

Prognose. Eine Heilung ist ausgeschlossen. Über die Dauer des Leidens läßt sich nichts Sicheres aussagen. Auch bei gutem Ernährungszustand und relativ geringfügigen Symptomen kann plötzlich der Tod eintreten.

Therapie. Eine operative Behandlung der Geschwülste ist mit wenigen Ausnahmen unmöglich. Eine weitere Verbesserung der chirurgischen Technik könnte einzig für die seltenen Fälle von Tumoren, die sich inmitten eines Lappens bilden, einen Erfolg versprechen. Bei Geschwülsten, die von einem Bronchus ausgehen, erscheint die Totalexstirpation nicht gut möglich, noch weniger bei den Endotheliomen der Pleura. Am ehesten erscheint eine operative Behandlung der primären solitären Geschwülste der Pleura möglich (vgl. Garré, Dorendorf).

Es ist auch zu bedenken, daß die Diagnose in der Regel erst dann gestellt wird, wenn schon Metastasen in den Drüsen etc. vorhanden sind.

Die Therapie hat sich deshalb auf die Linderung der Beschwerden durch Morphium, Sauerstoff etc. zu beschränken. Ob die Röntgen- oder Radiumtherapie Erfolge bringen wird, bleibt abzuwarten.

XVI. Die Syphilis der Trachea, der Bronchien, der Lunge und der Pleura.

1. Sekundäre Syphilis.

Im Sekundärstadium der Lues beobachtet man bisweilen einen Roseolenausschlag in der Trachea und den Bronchien. Auch Papeln kommen vor. Klinisch machen sie wenig Erscheinungen. Eine leichte Bronchitis ist nicht selten, die mit dem Abheilen der Hautaffektion rasch verschwindet.

Selten tritt gleichzeitig mit dem Exanthem eine Pleuritis sicca oder serofibrinosa auf, die unter spezifischer Therapie rasch heilt.

2. Tertiäre Syphilis.

a) Tertiäre Syphilis der Trachea und der Bronchien.

Viel seltener als der Kehlkopf werden Trachea und Bronchien von tertiärer Syphilis befallen, aber wenn die Krankheit auftritt, so kann sie sehr gefährlich werden, so daß die rechtzeitige Erkennung von großer Wichtigkeit ist. Besonders zu erwähnen ist, daß in der Hälfte der Fälle die Kranken nichts von einer überstandenen Syphilis wissen. Am häufigsten entsteht die Affektion 4—6 Jahre nach dem Schanker, bisweilen aber schon nach weniger als 1 Jahr.

Pathologische Anatomie. In der Trachea lokalisiert sich die Krankheit mit Vorliebe in der Regio subcricoidea und in der Nähe der Bifurkation, in den Bronchien an den ersten Ringen an der Bifurkation.

Die gummöse Infiltration kann zirkumskript oder diffus auftreten. Sie kann in der Schleimhaut oder in der Submukosa entstehen und von da auf die Knorpel und deren Umgebung übergreifen, sie kann aber auch peritracheal beginnen. Bekommt man ein Schleimhautgumma bei der Tracheoskopie zu Gesicht, so sieht man eine rundliche, rote, speckig aussehende Vorwölbung.

Bald beginnt der Zerfall. Der Geschwürsgrund ist grau oder gelblich, die Ränder scharf geschnitten, rot. Bisweilen entstehen zirkuläre Geschwüre, die den ganzen Umfang der Trachea einnehmen, bisweilen unregelmäßig begrenzte, serpignöse Ulzerationen. Die Infiltrationen und der Zerfall schreiten vorwärts, bald mehr gegen den Larynx, bald gegen die Bronchien, in seltenen Fällen bis in das Lungengewebe. Der Zerfall greift auch in die Tiefe, die Knorpel werden sequestriert, die Umgebung in den Prozeß einbezogen. Bei extratrachealer Entstehung perforiert das Geschwür in die Trachea, wobei mehrere Fistelgänge entstehen können. In der Umgebung der Luftröhre kann die gummöse Infiltration auf die Lymphdrüsen übergreifen, sich im Mediastinum verbreiten, den Rekurrens komprimieren und schließlich in die Aorta, in die Pulmonalarterie, die Vena cava sup. oder den Ösophagus perforieren.

Wenn die Heilung eintritt, so entsteht eine Narbe, die zu starken Retraktionserscheinungen führt. Leistenartige Vorsprünge, netzartige Verdickungen und zirkuläre Verengerungen sind das Resultat. Das Lumen der Trachea kann auf Bleistiftdicke reduziert, das eines Hauptbronchus fast verschlossen werden. Auf beiden Seiten der Stenose tritt eine Erweiterung auf. Die Trachea ist häufig auch in ihrer Länge verkürzt. Die peritracheale Entzündung hat nicht selten eine Fixation des Kehlkopfs zur Folge, so daß er selbst beim Schlucken sich kaum bewegt.

Die trachealen, peribronchialen und mediastinalen Lymphdrüsen sind vergrößert. Außerdem findet man häufig auch Veränderungen im Kehlkopf und in anderen Organen, besonders in der Leber. Die Lunge selbst zeigt sekundäre Läsionen, bei Lues eines Bronchus Bronchiektasien, ferner Emphysem, nicht selten Tuberkulose, endlich terminale Pneumonien, Lungenödem etc. Lungensyphilis ist bisweilen vorhanden, kann aber auch ganz fehlen.

Symptomatologie. Im Beginn ist häufig Husten das einzige Symptom. Er ist nicht selten bellend und tritt anfallsweise auf. Dieser Krampfhusten kommt nicht nur bei Schleimhautgummen, sondern auch bei peritrachealer Erkrankung vor. Mit der Zeit wird er heftiger und von einem unangenehmen Gefühl in der Gegend der Trachea und unter dem Sternum begleitet. Gleichzeitig kann sich Dyspnoe einstellen, die namentlich nachts und bei Anstrengungen lebhaft wird. Der Auswurf ist im Beginn schleimig, gering, später wird er reichlicher, schleimig-eitrig, bisweilen mit Blutstreifen vermischt oder etwas fötid. Bei genauer Untersuchung erkennt man manchmal Fetzchen von Gewebe, elastische Fasern oder, was für die Diagnose besonders wichtig ist, Knorpelstückchen. Im Anschluß an die Expektoration solcher Gewebsstückchen kann eine auffallende vorübergehende Besserung eintreten, weil der Weg für die Atmung dadurch frei geworden ist, man hat aber auch schon plötzliche Todesfälle beobachtet, weil die Schleimhaut, die durch den Verlust des Knorpels ihren Halt verloren hatte, ventilartig das Lumen verschloß.

Im Stadium der Narbenstenose entsteht das Bild der Tracheal- oder Bronchostenose, für deren Symptome auf das Kapitel IV verwiesen sei. Doch sind die Symptome durchaus nicht konstant, man hat schon bei hochgradiger Verengerung alle Erscheinungen vermißt, bis plötzlich ein Anfall von Atemnot dem Leben ein Ende machte. In anderen Fällen tritt die Dyspnoe wiederholt anfallsweise auf, oder sie steigert sich zeitweise, bleibt aber beständig in geringerem Grade bestehen. Es ist deshalb wahrscheinlich, daß vorübergehende Schwellung der Schleimhaut eine große Rolle spielt.

Verlauf. Gerhardt unterscheidet drei Stadien: 1. das irritative, 2. das Stadium der dauernden Stenose, 3. das suffokatorische.

1. Das irritative Stadium entspricht der Entwicklung und dem Zerfall der gummösen Neubildung. Es kann $1/2$—1 Jahr dauern. Es beginnt langsam und geht allmählich in das folgende über, wenn es nicht erkannt und behandelt wird.

2. Das Stadium der dauernden Dyspnoe, das ebenso lange dauern kann. Die Kranken können durch die dauernde Atemnot ihre Kräfte verlieren, abmagern, wozu auch das häufig vorhandene hektische Fieber beiträgt. Sie sterben an langsamer Atemnot, an einer Komplikation, oder die Krankheit geht in das dritte Stadium über. Eine vollständige Heilung ist kaum möglich, doch kann der Anteil der Störung, der durch die Infiltration und Ulzeration bedingt ist, behoben werden, und selbst bei narbiger Trachealstenose kann bisweilen eine Tracheotomie die Erstickung verhindern und das Leben noch jahrelang erhalten. Bei Stenose eines Bronchus kann der Patient noch lange leben, wenn die Therapie dafür sorgt, daß die syphilitische Erkrankung nicht weiterschreitet.

3. Das suffokatorische Stadium. Wenn die ersten schweren Erstickungsanfälle auftreten, so tritt der Tod meist nach wenigen Tagen in einem neuen Anfall ein. Bisweilen führt der erste Anfall zum Tod, so daß man nicht von einem suffokatorischen Stadium sprechen kann.

Komplikationen. Die Komplikationen der Bronchostenose sind an anderer Stelle erwähnt. Am häufigsten entstehen gefährliche Zustände durch das Fortschreiten der gummösen Infiltration in der Umgebung der Trachea und Bronchien. Durchbrüche in die Aorta, in eine Pulmonal- oder Bronchialarterie, in die obere Hohlvene, führen in der Regel rasch den Tod herbei. Perforation in die Speiseröhre verursacht eine tödliche Lungengangrän oder Erstickung durch Speiseteile. Übergreifen der Ulzeration auf das Gewebe des Mediastinums hat eitrige oder jauchige Mediastinitis zur Folge. Nicht selten entsteht eine Lungengangrän, und endlich wird das Ende oft durch eine Pneumonie herbeigeführt, die sich als Aspirationspneumonie oder als croupöse oder katarrhalische Lungenentzündung einstellen kann.

Diagnose. Im irritativen Stadium ist die Diagnose recht schwierig. Der bellende, oft in Anfällen auftretende Husten, die Dyspnoe und das unangenehme Gefühl unter dem Sternum können den Gedanken an eine syphilitische Erkrankung wachrufen. Narben am Gaumen und luetische Veränderungen in der Nase und am Kehlkopf machen die Diagnose wahrscheinlicher, da recht häufig eine Affektion der oberen Luftwege vorausgegangen ist. Die positive Wassermannreaktion bestärkt den Verdacht, und wenn man gar im Sputum Knorpelstücke findet, so ist die Diagnose so gut wie sicher. Am meisten leistet aber oft die Tracheo- und Bronchoskopie (vgl. diesen Band, S. 109), die die Gummata und Ulzerationen zu Gesicht bringt. In zweifelhaften Fällen hilft die Diagnose ex juvantibus.

Im Stadium der dauernden Dyspnoe ist die Diagnose leichter. Eine Tracheo- oder Bronchostenose läßt immer an eine luetische Ätiologie denken, und der Nachweis anderer Zeichen von bestehender oder überstandener Syphilis glückt häufig. Die Wassermannreaktion bestätigt die Diagnose. Auch in diesem Stadium sollte die Tracheobronchoskopie nicht versäumt werden. Freilich kann sie auch versagen, wie in dem Fall von Hochhaus, in dem die gummöse Wucherung beider Hauptbronchi nicht erkannt wurde.

Prognose. Wenn die Kranken im irritativen Stadium in Behandlung kommen und die Diagnose gestellt wird, so ist die Prognose gut. Leider ist das aber selten der Fall, so daß die Mortalität mindestens 75% (Conner) beträgt.

Therapie. In jedem Fall ist eine energische antiluetische Behandlung am Platz. Sie kann selbst in den späteren Stadien Nutzen bringen, da ein Teil der gefährlichen Erscheinungen immer auf gummöser Infiltration, fast nie alles auf Narbenbildung beruht. Bei dringender Gefahr ist Salvarsan in Verbindung mit Quecksilber vorzuziehen, sonst ist auch eine Quecksilber-Jodbehandlung gut. Die Therapie muß fortgesetzt werden, bis die Wassermannsche Reaktion negativ geworden ist.

Narben können durch Sondenbehandlung gedehnt werden, deren Technik hier nicht zu besprechen ist. Bei hochsitzender Trachealverengerung kann eine Tracheotomie nötig werden. Auch Exzision eines Stückes Trachea und Vereinigung der Enden durch Naht ist schon ausgeführt worden.

b) Tertiäre Lungensyphilis.

Die Syphilis der Lungen ist selten. Zwar sind ziemlich viele Fälle beschrieben, aber es ist nicht sicher, ob alle wirklich zur Lues zu rechnen sind. Selbst auf dem Sektionstisch kann die Entscheidung schwierig sein.

Pathologische Anatomie. Die Syphilis der Lungen kann in zwei, vielleicht auch mehr Formen auftreten:

1. Gummata kommen einzeln oder multipel vor, am häufigsten in den mittleren Partien der Lunge oder auch an der Basis. Ihre Größe kann sehr verschieden sein, von der eines Hanfkorns bis einer Walnuß und darüber. In den ersten Stadien sind es Knoten von weicher Konsistenz, die einen gelblichen Kern und eine blaßrote bis graue äußere Partie unterscheiden lassen und zackig begrenzt sind. Nach längerem Bestand tritt meist Erweichung und Verkäsung des Zentrums, schließlich bindegewebige Umwandlung ein. Die Kapsel ist in der Regel fest und sendet strahlige Ausläufer in die Umgebung. Die Unterscheidung von tuberkulösen oder (wenn die Verkäsung fehlt) von pneumonokoniotischen Herden kann schwierig sein. Der Inhalt kann auch in einen Bronchus durchbrechen und eine Kaverne mit fester bindegewebiger Kapsel zurücklassen.

2. Die chronische interstitielle Pneumonie entwickelt sich in der Umgebung von mittleren und feinen Bronchien und erstreckt sich oft bis zur Pleura. Es entstehen derbe schwielige Knoten, die auf der Oberfläche strahlige Einziehungen hervorrufen können. Die Bronchien werden vielfach stenosiert und zeigen Ektasien. Nicht selten geht der Prozeß von der Trachea oder den großen Bronchien aus (vgl. Tanaka).

3. **Ob glatte und desquamative Pneumonie auf luetischer Basis beruhen können**, ist nicht sicher. Auch Entzündungen, die ähnlich wie die Affektionen der Neugeborenen aussehen, sind beschrieben.

Die Pleura ist bisweilen in Form schwartiger Pleuritis beteiligt. Nicht selten ist gleichzeitig Syphilis der Trachea und der gröberen Bronchien, häufig Lues anderer Organe nachzuweisen. Die regionären Drüsen sind regelmäßig vergrößert.

Symptomatologie. Die relativ häufigste Form ist die Phthisis syphilitica. Sie beginnt in der Regel langsam, mit trockenem Husten und zunächst rein schleimigem Sputum. In manchen Fällen ist im Beginn die Dyspnoe das Symptom, das am meisten in die Augen springt. Fieber fehlt in diesem Stadium meist vollkommen, der Ernährungszustand leidet nicht im geringsten.

Allmählich wird das Sputum mehr eitrig und nimmt bisweilen eine rötliche oder braune Färbung an. Die mikroskopische Untersuchung läßt nicht selten elastische Fasern erkennen. Besonders in kleinen Krümelchen sind sie zu finden. Doch sind die elastischen Fasern nicht immer nachzuweisen, da sie schon im Gumma selbst (wie auch in den Gummen anderer Organe) zugrunde gehen können. Auch jetzt fehlt das Fieber in der Regel noch und der Ernährungszustand bleibt gut, obschon die Lungenveränderungen schon ausgesprochen sind.

Die Untersuchung der Lungen ergibt meistens im Beginn einige Rasselgeräusche mit oder ohne geringe Dämpfung an einer beschränkten Stelle, mit Vorliebe rechts im Mittellappen. In anderen Fällen bildet sich der Symptomenkomplex einer umschriebenen Induration als: Dämpfung, Veränderung des Atemgeräusches bis zum bronchialen, und erst später gesellen sich Rasselgeräusche hinzu.

Über die Untersuchung mit Röntgenstrahlen liegen noch wenig Erfahrungen vor. In einem Fall von Lindvall und Tilgren fand man einen abnorm starken Hilusschatten auf beiden Seiten, der rechts gänseeigroß war und Ausläufer in die Lunge sandte.

Allmählich stellen sich immer deutlichere Zeichen von Kavernenbildung ein. Sie können im Ober- oder Unterlappen entstehen, je nach der ersten Lokalisation und dem Fortschreiten der Affektion. Zu dieser Zeit tritt meistens Fieber auf, der Kräftezustand leidet, und die Kranken können jetzt ganz den Eindruck eines Phthisikers machen. Doch fehlt nicht selten die Kachexie auffallend lange. Schließlich erfolgt der Tod doch meistens unter dem Bild der Phthise, wenn nicht die richtige Diagnose gestellt und die antiluetische Therapie eingeleitet wird und wenn keine Komplikation dem Leben ein Ende macht.

In anderen Fällen verläuft die Krankheit unter dem Bild von Bronchiektasien, die sich in einem Unterlappen entwickeln. Das sind die Fälle, in denen die gröberen Bronchien den Ausgangspunkt bilden. Nicht selten sind sie mit einer Syphilis der Trachea oder der Hauptbronchien kombiniert.

Sehr selten entsteht ein ähnliches Krankheitsbild wie bei der akuten tuberkulösen Pneumonie bzw. Bronchopneumonie.

Komplikationen. Von gleichzeitigen Lokalisationen der Syphilis in anderen Organen ist an erster Stelle die Erkrankung der Trachae und der Bronchien (bisweilen auch der Nase und des Rachens), sowie die Leberlues zu erwähnen. Nicht selten erstreckt sich aber die syphilitische Neubildung auf die Lymphdrüsen der Nachbarschaft, wodurch eine Kompression und Lähmung des N. recurrens herbeigeführt werden kann.

Die Pleura ist gewöhnlich nur in der Nähe des Lungenherdes in Form einer trockenen Pleuritis erkrankt. Wenn ein Erguß auftritt, so erreicht er höchst selten größere Dimensionen. Auch Pneumothorax ist beschrieben (Roubier und Bouget).

In der erkrankten Partie siedelt sich recht häufig eine Tuberkulose an. Dadurch wird die Erkennung der primären Lungenerkrankung erschwert oder unmöglich gemacht. Auch Übergang in Gangrän kommt vor.

Hämoptoe ist ziemlich selten.

Unter den Komplikationen, die den Tod herbeiführen können, sind noch Pneumonien und amyloide Degeneration der Organe zu nennen. Herzinsuffizienz entsteht selten auf Grund der Zirkulationsstörung in den Lungen.

Diagnose. Die Hauptsache ist, daß man in jedem Fall, der den Eindruck einer Lungentuberkulose, eines Abszesses, eines Lungentumors, einer Lungenzirrhose oder zirkumskripter Bronchiektasien macht, ohne daß die Ätiologie klar ist, an Syphilis denkt. Ist dann das Krankheitsbild auch sonst für diese Leiden nicht ganz typisch, ist eine „Lungentuberkulose" ohne Bazillenbefund in den mittleren Partien der Lunge lokalisiert, hat sich der Abszeß sehr chronisch entwickelt, so wird der Verdacht dringender. Dann suche man nach Zeichen überstandener Syphilis und mache die Wassermannsche Reaktion. Ist Lues nachgewiesen, so ist noch lange nicht gesagt, daß die Lungenerkrankung etwas damit zu tun hat. In manchen Fällen wird die Berücksichtigung des Verlaufs, die Sputumuntersuchung, das Röntgenverfahren die Diagnose wahrscheinlich machen, aber eine Entscheidung bringt (mit Ausnahme der Fälle, in denen eine Tracheal- oder Bronchialsyphilis durch die direkte Spiegeluntersuchung festgestellt wurde) einzig ein Versuch mit spezifischer Behandlung. Deshalb soll man es sich zur Regel machen, in allen zweifelhaften Fällen eine energische Jodkur vorzunehmen. Schaden wird man kaum, ja es besteht im Gegenteil die Gefahr, daß man dadurch bei einer der erwähnten Krankheiten eine vorübergehende Besserung herbeiführt und sich daher fälschlicherweise für Lues entscheidet, doch wird der weitere Verlauf, das Ausbleiben einer Heilung, von der falschen Fährte abbringen.

Wohl die meisten Fälle werden kürzere oder längere Zeit für Phthisen gehalten, und deshalb sollen die Ärzte an Lungenkurorten am meisten Gelegenheit haben, die Krankheit zu sehen. Bei der Differentialdiagnose nützen die gewöhnlich angegebenen Regeln nicht viel. Wenn die Krankheit in den mittleren Partien zuerst die deutlichsten Erscheinungen gemacht hat, das Fieber (im Gegensatz zu den meisten atypisch lokalisierten Phthisen!) fehlt und keine Bazillen gefunden werden, so ist freilich der Verdacht recht naheliegend, aber meistens nützt es im einzelnen Fall nicht viel zu wissen, daß bei der Syphilis die Hämoptoe seltener, der Ernährungszustand verhältnismäßig besser, das Fieber geringer und die Dyspnoe größer ist. Die Schwierigkeit wird dadurch noch vermehrt, daß in sehr vielen Fällen zu der Lues eine Tuberkulose hinzutritt, so daß nicht einmal der positive Bazillenbefund entscheidet. Der negative ist bekanntlich noch weniger beweisend. Am besten ist es immer, in zweifelhaften Fällen eine antiluetische Kur vorzunehmen, was auch bei einem Phthisiker mit positiver Wassermannreaktion nur von Vorteil sein kann.

Der einzige Fall von Lungensyphilis, den ich gesehen habe (aber erst nach der Heilung), war jahrelang als Phthise behandelt worden und mehrmals in Davos gewesen. Erst als der Mann der Patientin an progressiver Paralyse erkrankte, führte man bei der Frau, in deren Auswurf man nie Bazillen gefunden hatte, die Wassermannreaktion aus, und als diese positiv war, wurde durch eine spezifische Behandlung eine Ausheilung mit Kavernenbildung herbeigeführt. Von da an bestanden immer Bronchitiden, und schließlich stellte sich eine tödliche Bronchopneumonie ein (keine Sektion).

Wenn man es sich zur Regel macht, in allen Fällen, in denen die entfernte Möglichkeit einer Lungensyphilis besteht, auf Zeichen von Lues zu achten und bei positiver Wassermannreaktion eine spezifische Kur durchzuführen (was ja immer im Interesse eines latent Syphilitischen liegt), so wird man sich unzähligemale davon überzeugen, daß keine Lungenlues vorliegt. Wenn man es aber ein einziges Mal erlebt, auf diese Weise einen Fall zu entdecken und durch die Therapie zu retten, so ist man für die vielen diagnostischen Enttäuschungen reichlich belohnt.

Prognose. Auch wenn keine antiluetische Behandlung durchgeführt wird, ist eine Heilung möglich. Man findet bei Sektionen Syphilitischer gelegentlich Narben oder sogar in Heilung begriffene Gummata als zufälligen Nebenbefund in der Lunge, so daß man die Möglichkeit einer Spontanheilung unbedingt zugeben muß. Sie ist aber nicht die Regel, und speziell in den Fällen, die klinische Erscheinungen machen, wird die Krankheit ohne spezifische Therapie in der Regel den Tod herbeiführen. Wird aber die antiluetische Behandlung richtig durchgeführt, so sind auch weit vorgeschrittene Fälle (selbst im kachektischen Stadium) heilbar. Die Narbenbildungen werden freilich nicht beseitigt, und an Stelle der Defekte bleiben Bronchiektasien und Kavernen zurück, die später immer zu gefährlichen Komplikationen führen können, so daß immer eine möglichst frühzeitige Erkennung und Behandlung zu erstreben ist. Auch die Tuberkulose, die sich auf dem Boden einer Syphilis entwickelt, geht nach deren Abheilung ihren selbständigen Weg weiter.

Therapie. Große Dosen von Jodalkalien (6—10 g pro die) führen erfahrungsgemäß meist rasch zur Heilung der Lungenerkrankung. Es ist aber selbstverständlich, daß man sich damit nicht begnügen darf, sondern wie bei jedem Fall von Syphilis nach modernen Prinzipien bis zur vollständigen Heilung, d. h. womöglich bis zum dauernden Verschwinden der Wassermannschen Reaktion behandeln muß, und zwar mit Kombinationen von Salvarsan, Jod- und Quecksilberpräparaten. Die spezielle Ausführung der Kur ist hier nicht zu besprechen.

c) Die gummöse Pleuritis.

Außer den erwähnten Brustfellentzündungen bei Lungenlues, der trockenen Form, den Exsudaten und der adhäsiven Pleuritis, wie sie bei der indurierenden Lungenerkrankung vorkommt, gibt es in seltenen Fällen auch eine mehr selbständige Entzündung der Pleura, die freilich auch mit Lungensyphilis kombiniert zu sein pflegt, aber sich anatomisch durch gummöse Struktur auszeichnet, wie in dem Fall von Jacquin, in dem die Pleura in eine dicke Schwarte mit käsigen, hanfkorn- bis erbsengroßen Einsprengungen verwandelt war. Nach Dieulafoy ist für die luetische Pleuritis hochgradige Dyspnoe und die Geringfügigkeit der Erleichterung nach der Punktion charakteristisch. A. Fränkel erwähnt lebhafte Schmerzen und auffallend starke Einziehung der Brustwand trotz kurzem Bestand des Exsudates. Der Erguß kann hämorrhagisch sein. Die cystologische Untersuchung ergibt Lymphozyten.

Die **Diagnose** wird vermutungsweise gestellt werden können, wenn bei einem syphilitischen Individuum die oben erwähnten Eigentümlichkeiten vorhanden sind und wenn man trotz kurzem Bestand bei der Punktion auf dicke Schwarten stößt. Schlesinger verlangt für die sichere Diagnose den Nachweis einer Komplementablenkung im Exsudat, die größer ist als im Blut, den Spirochätenbefund in der Flüssigkeit oder den positiven Ausfall der Impfversuche mit dem Erguß.

Die **Therapie** hat sich einerseits nach den allgemeinen Prinzipien der Pleuritisbehandlung zu richten, andererseits in einer energischen antiluetischen Kur zu bestehen.

3. Hereditäre Syphilis.

Pathologische Anatomie. Beim Fötus und Neugeborenen tritt die Syphilis in mehreren Formen auf, die häufig kombiniert sind.

1. Zirkumskripte Gummata. Diese Form ist relativ selten.
2. Interstitielle Entzündung. Sie ist am häufigsten und auch am charakteristischsten für Syphilis. Oft erkennt man geringe Grade nur mikroskopisch.
3. Katarrhalisch-pneumonische Herde, die bald gleichmäßig über die ganze Lunge verteilt, bald mehr herdförmig auftreten. Die ganze Lunge erscheint bisweilen gleichmäßig verdichtet und weiß (Pneumonia alba Virchows). Mikroskopisch erkennt man Füllung der Alveolen mit desquamierten verfetteten Epithelien. Doch sind reine Fälle dieser Art außerordentlich selten, während die desquamative Pneumonie in Verbindung mit der interstitiellen Entzündung häufig ist.
4. Selten kommen auch akut-entzündliche Prozesse vor. Das Bild einer solchen Lunge, bei der die Entzündung einen ganz akuten Charakter hatte (polynukleäre Leuko-

cyten) und zu Abszedierung führte, ist in Abb. 68 wiedergegeben. Der Fall (Fötus von 8 Monaten, der 10 Minuten nach der Geburt starb) ist in der Arbeit von T. Haerle ausführlich beschrieben, wo auch das mikroskopische Bild reproduziert ist.

Symptomatologie. In den meisten Fällen handelt es sich um Frühgeburten, die tot zur Welt kommen oder nicht lebensfähig sind und nach kurzer Zeit sterben. Ist aber, worauf Heller hingewiesen hat, der Prozeß nicht zu ausgedehnt, so ist ein längeres Leben möglich. Die Kinder zeigen dann Dyspnoe und Cyanose. Sehr selten werden sie älter als 2—3 Monate. Doch wird in einzelnen Fällen die Pubertät oder sogar das erwachsene Alter erreicht. Es ist nicht ausgeschlossen, daß Fälle von Lungenschrumpfung oder Bronchiektasien unklarer Ätiologie auf kongenitaler Lues beruhen.

Syphilis hereditaria tarda. Wenige Fälle von Syphilis hereditaria tarda der Lunge sind beschrieben. Sie zeigen das gleiche Bild wie die Erkrankung der Erwachsenen. Andere Zeichen hereditärer Lues sind wohl immer vorhanden. Spezifische Behandlung hat in mehreren Fällen zur Heilung geführt.

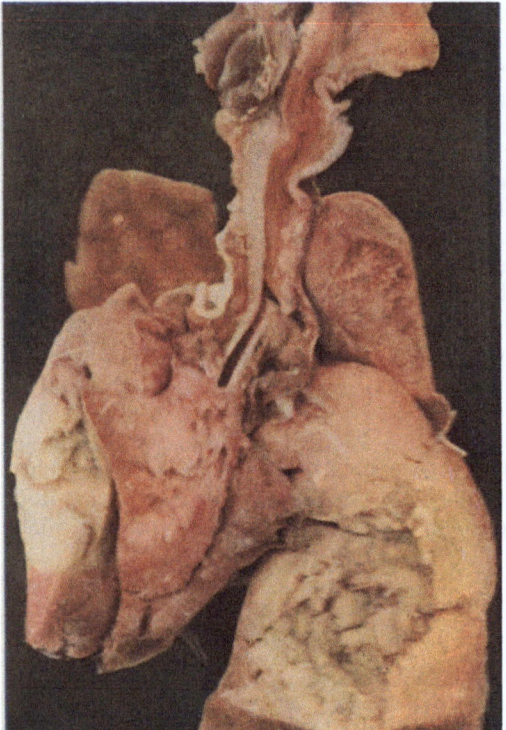

Abb. 68.
Lues congenita der Lungen mit akut entzündlichen Prozessen. Lumièrephotographie nach einem Präparate des Basler patholog.-anatom. Instituts.

XVII. Die Streptothrix- und Aktinomyceserkrankungen der Bronchien und Lungen.

Aktinomyces und Streptothrix bilden verschiedene Spezies einer Familie, die von Petruschky als **Trichomyceten** bezeichnet und unter die Ordnung der Hyphomyceten gerechnet wird, zu der auch die höheren Schimmelpilze gehören. Die Familie zeichnet sich vor niederen Spaltpilzen aus durch echte Verzweigung, d. h. durch die Bildung von Nebenästen, die annähernd rechtwinklig vom Stammfaden abzweigen. Die Fäden sind sehr fein und bilden ein Netzwerk, ein richtiges Mycelium. Von diesem steigen in Oberflächenkulturen Lufthyphen auf, die nur klein bleiben und deren Ende in eine Konidienkette zerfällt. Die Konidien (Sporen) können zu neuen Fäden auskeimen.

Die Spezies Aktinomyces charakterisiert sich dadurch, daß sie bei parasitärem Wachstum die eigentümlichen Strahlenkranzformen bildet. Die Spezies Streptothrix charakterisiert sich durch welliges Wachstum, echte Verzweigung, Fragmentation und Bildung von Konidienketten.

Diesen Spezies sind die Arten Cladothrix und Leptothrix verwandt, die häufig auch als Trichobakterien zu den Schizomyceten gerechnet werden. Sie spielen für die Lungenpathologie kaum eine Rolle.

Vielfach sind andere Einteilungen üblich, teilweise aus dem Grunde, weil der Name Streptothrix schon früher für eine Pilzart gewählt wurde, die zu einer anderen Familie der Hyphomyceten gehört. Doch sind diese so verschieden von den uns interessierenden Arten, daß man, wie Petruschky betont, den Namen beibehalten kann, ohne Verwechslungen zu veranlassen. Es entsteht dadurch weniger Verwirrung, als wenn man die Streptothrixarten als atypische Aktinomyces bezeichnet. Doch sei betont, daß es Zwischenformen zwischen Aktinomyces und Streptothrix gibt.

In der menschlichen Pathologie spielt der Aktinomycespilz eine viel größere Rolle als die Streptothrix. Das gilt speziell für die Respirationsorgane.

1. Die Aktinomykose.

Ätiologie. Der Aktinomycespilz bildet im menschlichen Körper Drusen, die aus einem zentralen dünnen Flechtwerk von verzweigten Pilzfäden und aus einem Mantel aus viel dichterem Fadengeflecht bestehen (Abbildungen siehe Bd. I dieses Handbuches S. 1002). An einer Stelle ist der Mantel durchbrochen, und von hier aus wächst das Fadengeflecht als sogenanntes Wurzellager in das Gewebe hinein, sich reichlich verzweigend. Der Mantel ist bedeckt von strahlig angeordneten Kolben, die eine keulenförmige Gallertbildung der Pilzscheide darstellen und als Degenerationsprodukte aufzufassen sind. Die Fäden selbst zeigen reichliche Verzweigungen und Sporenbildung und sind vielfach durch Septen geteilt. Auch kleine Stäbchen und Kokken sind im Mycel vorhanden. Diese Drusen, die also eine Hohlkugel mit einer Wurzel darstellen, erreichen gewöhnlich eine Größe von etwa $^3/_4$ mm, sind also mit bloßem Auge eben erkennbar. Selten werden sie größer. Man sieht aber unter dem Mikroskop auch zahlreiche noch kleinere Körner. Die Gebilde sind von talgartiger Konsistenz und zeigen eine bald mehr graue, bald mehr grünliche oder schwefelgelbe Farbe.

Zur Färbung eignet sich am besten eine etwas modifizierte Gramsche Methode. Man färbt mit Anilingentianaviolett, behandelt das Präparat aber nicht mit Jod, sondern bringt es direkt in Pikrokarmin und spült mit absolutem Alkohol ab. Die Pilzfäden erscheinen dann blau, die Keulen rot.

Die Züchtung des Pilzes ist nicht ganz leicht. Silberschmidt empfiehlt Nährböden mit Traubenzucker oder Glyzerin.

Es sind etwa 40 verschiedene Arten beschrieben, die aus Ähren, Stroh und Heu gezüchtet wurden. In getrocknetem Getreide halten sie sich jahrelang lebensfähig. Der Mensch infiziert sich wohl immer durch die Berührung mit aktinomyceshaltigen Pflanzen; einwandfreie Übertragungen von erkrankten Tieren auf den Menschen sind nicht bekannt. Zur Infektion ist wohl immer eine Verletzung der Haut oder Schleimhaut notwendig.

Pathogenese. Die Lunge kann auf drei Wegen ergriffen werden. 1. Durch direkte Aspiration der Pilze, 2. durch Überwandern der Erkrankung von einem Nachbarorgan, 3. durch Metastase auf dem Blutwege.

1. Primäre Erkrankung. In einzelnen Fällen wurde bei der Sektion im Lungenherd eine Getreidegranne oder ein Zahnfragment gefunden. Es kann also durch Aspiration von Pflanzenteilen, die mit Aktinomykose besetzt sind, oder durch Verschlucken von Stücken eines kariösen Zahnes, in dem sich Aktinomykose entwickelt hat, eine Infektion der Respirationsorgane zustande kommen. In beiden Fällen ist die Unsitte des Kauens von Grashalmen, Getreidekörnern etc. die Ursache der Erkrankung. Daneben kommt auch die Einatmung von Staub in Betracht (z. B. beim Dreschen).

2. Fortgeleitete Erkrankung. Von prävertebralen Abszessen, die durch eine primäre Erkrankung am Hals, am Oberkiefer oder von der Speiseröhre aus entstanden sind, kann die Lunge infiziert werden, ebenso von der Leber aus. Es ist auch möglich, daß in einzelnen Fällen der Pilz von den Tonsillen aufgenommen wird und von hier auf dem Lymphwege bzw. durch die große Hohlvene und das Herz in die Lunge gelangt.

3. Metastatische Entstehung einer Lungenerkrankung von einem irgendwo im Körper befindlichen aktinomykotischen Abszeß aus ist selten, aber in einigen Fällen nachgewiesen.

Pathologische Anatomie. Bei der primären Lungenaktinomykose bildet sich zuerst, wahrscheinlich begünstigt durch die Fremdkörper-Wirkung, durch Eindringen des Pilzes in die Bronchialwand eine Rundzelleninfiltration, eine Nekrose und eine Entzündung in der Nachbarschaft. So entsteht ein bronchopneumonischer Herd, in dem sich die Aktinomycesdrusen entwickeln. Durch die Erweichung können Höhlen entstehen, die in die Bronchien durchbrechen, so daß die Aktinomyceskörner im Sputum erscheinen. In der Nachbarschaft bildet sich eine mächtige Bindegewebsentwicklung, so daß große Teile der Lunge in ein derbes schwieliges Gewebe verwandelt werden. In diesem finden sich verzweigte Fistelgänge, Granulationsherde und kleine Hohlräume, die teils mit zerfallenen Leukocyten, teils mit Detritus gefüllt sind.

In den Krankheitsherden, die mit Vorliebe in den Unterlappen sitzen, findet man immer reichliche Aktinomyceskörner, bisweilen daneben auch verschiedene andere Mikroorganismen. Durch Mischinfektion können auch sekundäre entzündliche Veränderungen, unter anderem Gangrän zustande kommen.

Die Erkrankung schreitet nach der Lungenoberfläche fort und ergreift die Pleura entweder in Form exsudativer oder trockener Entzündung. Nach der Verlötung der Brustfellblätter greift die Aktinomykose auf die Brustwand über (Peripleuritis), und es entstehen schwielige Verdickungen und gewundene Fistelgänge in der Muskulatur und im subkutanen Gewebe des Thorax. Hier kriecht der Prozeß oft unter der Haut weiter und erzeugt prall elastische Geschwülste, bevor es zum Durchbruch kommt.

Eine ähnliche Peripleuritis kann auch dadurch zustande kommen, daß die Krankheit durch das mediastinale oder prävertebrale Bindegewebe die Brustwand erreicht und sich in dieser weiter verbreitet.

Durch die Induration des Lungengewebes kommt es zur Schrumpfung und zur Einziehung der Brustwand.

Die Krankheit geht aber auch auf die Nachbarorgane über, auf das Perikard und selbst auf das Herz, in die Bauchhöhle, auf die Leber und die Milz.

Die embolisch entstandenen Lungenherde sehen teils wie Bronchopneumonien, teils wie Infarkte aus, teils sind es Abszesse. Sie enthalten die Aktinomyceskörner in großer Menge.

Symptomatologie. Die Aktinomykose kann unter zwei Formen auftreten, von denen die eine, die bronchitische, außerordentlich selten ist. Sie verläuft unter dem Bild einer hartnäckigen chronischen Bronchitis.

Viel häufiger ist die pulmonale Form der Aktinomykose. Nach Israel kann man drei Stadien unterscheiden:

1. **Das bronchopulmonale Stadium.** Die Kranken fangen an zu husten und werfen spärliches schleimig-eitriges Sputum aus. Der Auswurf ist nicht selten mit Blut vermischt und kann himbeergeléeartig aussehen. Die Untersuchung der Lungen ergibt zunächst nichts als etwa einige Rasselgeräusche. Mit der Zeit entsteht eine mehr oder weniger deutliche Dämpfung, meist über einem Unterlappen. Fieber, Nachtschweiße stellen sich ein, der Patient magert ab und macht den Eindruck eines Phthisikers oder eines an Lungenkrebs Erkrankten.

2. **Das pleural-thorakale Stadium.** Mit dem Übergreifen der Krankheit auf die Pleura stellt sich entweder eine exsudative Brustfellentzündung oder eine Schrumpfung der Thoraxwand ein. Diese entsteht aber auch dann, wenn ein Pleuraexsudat vorhanden war, das sich resorbiert hat. Die Pleuraerkrankung kann unter hohem Fieber und Schüttelfrost einsetzen, aber auch ganz allmählich sich einstellen. Nach einiger Zeit entstehen unter der Haut Geschwülste, die Pseudofluktuation zeigen können und bei der Inzision einen schwieligen Bau erkennen lassen.

3. **Das fistulöse Stadium.** Wenn die subkutanen Herde aufbrechen, so entstehen langwierige fistulöse Eiterungen. Unter fortdauerndem, bald hektischem, bald unregelmäßigem Fieber verfallen die Kranken immer mehr und nehmen eine erdfahle Farbe an; nicht selten entsteht Amyloid; Metastasen in allen Organen, auch in der Haut und den Muskeln, können auftreten, und unter zunehmendem Marasmus tritt schließlich der Tod ein, meist 1—2 Jahre nach dem Beginn der Krankheit, bisweilen erst nach 5 Jahren, seltener schon nach wenigen Monaten.

Nicht in allen Fällen bildet sich das dritte Stadium aus. Die Krankheit kann, freilich sehr selten, vorher zur Ausheilung kommen, sie kann aber auch früher zum Tode führen, namentlich wenn der Prozeß auf andere Organe, das Herz oder die Wirbelsäule übergreift. Auch eine Lungentuberkulose kann sich ansiedeln.

Die primäre Pleuraaktinomykose, die wohl meistens vom Ösophagus aus entsteht, verläuft von vorneherein unter dem Bild des zweiten bis dritten Stadiums der Lungenaktinomykose.

Diagnose. Im ersten, bronchopulmonalen Stadium ist die Diagnose außerordentlich schwierig. Nur wenn man es sich zur Regel macht, in jedem Fall von hartnäckiger eitriger Bronchitis auch an Aktinomykose zu denken und das Sputum daraufhin zu untersuchen (Grampräparat, wenn makroskopisch keine Körner zu erkennen sind!), wird man die Diagnose stellen können. Wenn man Drüsen oder wenigstens Kolben findet, so ist die Diagnose gesichert. Doch gelingt der Nachweis auch bei großer Aufmerksamkeit nicht immer.

Das Röntgenbild ist selten so charakteristisch, daß man daraus die Diagnose stellen könnte. Freilich liefert es oft den Beweis, daß keine reine Bronchitis, sondern ein Lungenherd vorliegt, aber die Natur dieses Herdes kann durchaus nicht erkannt werden. Die bisher publizierten Fälle zeigten Schatten in der Hilusgegend, die ähnlich wie Tumoren aussahen (Otten) oder Zeichnungen, die an Tuberkulose erinnern (Weber).

Im pleurothorakischen Stadium kann die Schrumpfung der Brustwand neben den anderen Erscheinungen an Aktinomykose erinnern. Sicherer wird die Diagnose, wenn Schwellungen unter der Brusthaut erscheinen. Eine Probepunktion (mit dicker Nadel!) wird dann die charakteristischen Pilzelemente zutage fördern.

Im fistulösen Stadium wird die Diagnose kaum verfehlt werden, doch kann dieses Stadium auch vollkommen fehlen.

Differentialdiagnostisch werden am meisten Tuberkulose, Echinokokkus und Geschwülste in Frage kommen, namentlich weil die Röntgenbilder ähnlich sein können. Eine genaue Sputumuntersuchung wird häufig die Entscheidung bringen.

Bei Pleuraaktinomykose, die nicht von der Lunge ausgegangen ist, kann der Nachweis von Aktinomyceskörnern im Pleuraexsudat und das Auftreten von Geschwulstknoten unter der Haut die Diagnose ermöglichen. Doch ist eine Verwechslung mit extrapleuralen Echinokokken oder Empyema necessitatis nicht ausgeschlossen. Auch kann ein Wirbelabszeß das Bild verschleiern, eventuell auch einen tuberkulösen Senkungsabszeß vortäuschen.

Prognose. Spontanheilungen sind sehr selten. Aber auch die Therapie vermag nur in einem Teil der Fälle den tödlichen Ausgang zu verhindern.

Therapie. In einzelnen Fällen hat Jodkali in großen Dosen überraschend schnelle Heilung herbeigeführt, in anderen freilich auch ganz versagt. In der Lunge liegen die Verhältnisse insofern ungünstig, als sich derbe Bindegewebswucherungen um die Herde bilden, die das Eindringen des Mittels erschweren. Man soll aber in allen Fällen einen Versuch mit Jodsalzen machen, jedoch immer große Dosen (bis zu 12 g sind empfohlen) anwenden.

Wenn man damit nicht zum Ziel kommt, ist in allen Fällen, in denen die Erkrankung einigermaßen zirkumskript ist, operativ einzugreifen. Nach Resektion der erkrankten Weichteile und Entfernung von Lungengewebe mit dem Paquelin, ja selbst nach einfacher Thorakozentese des Pleuraergusses hat man schon Heilung eintreten sehen, obschon erkranktes Gewebe in der Lunge zurückgeblieben war.

2. Die Streptothrichose.

Die Streptothrixerkrankungen der Lunge sind noch seltener als die Aktinomykose. Fälle aus Europa, Japan und Afrika sind bekannt. In einzelnen Fällen konnte Petruschky unter der Tapete oder auf Käferchen, die auf der feuchten Tapete erschienen, die gleichen Pilze nachweisen, wie bei den Kranken, die in den Zimmern geweilt hatten.

Die Krankheit verläuft bisweilen unter akuten Erscheinungen, die einer Bronchopneumonie oder (bei reichlichen Metastasen) einer Sepsis gleichen. Anatomisch findet man entweder käsig-pneumonische Herde mit indurierten Partien, so daß man an eine akute Tuberkulose erinnert wird, oder Abszesse. Daneben kommt eine chronische Form vor, die wegen der Ähnlichkeit im klinischen Verlauf und im anatomischen Befund von Flexner Pseudotuberculosis streptothrichica genannt wurde.

Die **Diagnose** wird man stellen können, wenn man in einem klinisch an Tuberkulose erinnernden unklaren Fall keine Tuberkelbazillen, sondern verzweigte feine Fäden findet, die ein feines Gewirr bilden.

Die **Prognose** scheint bei den akuten Fällen ganz ungünstig, bei den chronischen sind dagegen Heilungen beschrieben.

Die **Therapie** dürfte wohl in erster Linie in der Darreichung von Jodsalzen bestehen, die bei den nahe verwandten Aktinomykosen und bei der Sporotrichose (bei der Monier-Vinard auch einmal die Parasiten im Auswurf gefunden hat) spezifisch wirken können.

XVIII. Schimmelpilz- und Soorerkrankungen der Bronchien und der Lunge.

1. Schimmelpilzerkrankungen (Pneumonomykosen).

Ätiologie und Pathogenese. Virchow, der die ersten genauen Untersuchungen über die Pneumonomykosis angestellt hat, war der Ansicht, daß es sich nur um ein saprophytisches Wachstum handle. Neuere Forschungen haben aber gezeigt, daß die Schimmelpilze primär Schädigungen erzeugen können, daß sie eine Nekrose der Bronchialwand verursachen und auch das Lungengewebe zur Zerstörung bringen können (vgl. bes. Saxer).

Die Pilze gelangen wohl fast immer durch Einatmung in die Bronchien. In einzelnen Fällen scheint eine embolische Entstehung der Lungenaffektion wahrscheinlicher. Die Entstehung der Erkrankung wird durch allgemeine oder lokale Schwäche begünstigt. Sie tritt hauptsächlich bei Diabetikern und dekrepiden Individuen auf und wird häufig durch Erkrankungen der Lunge, wie Bronchiektasien, Tuberkulose, pneumonische Prozesse, begünstigt.

Von Dieulafoy, Chantemesse und Widal wurde als „maladie des gaveurs des pigeons" eine Krankheit beschrieben, die bei Taubenmästern und anderen Berufsarten vorkommt, bei denen viel Mehlstaub inhaliert wird, wie z. B. bei Haarkämmern. Die Krankheit soll ähnlich wie Tuberkulose verlaufen (Pseudotuberculosis aspergillina) und entweder ausheilen oder in Tuberkulose übergehen.

Die Pilze, die gefunden werden, sind vorwiegend Aspergillus fumigatus, viel seltener Mucor corymbifer. Über die Rolle des Aspergillus niger sind die Akten noch nicht geschlossen.

Pathologische Anatomie. Bisweilen findet man in der Trachea und den Bronchien Schimmelrasen, ohne daß es zu Nekrosen oder Lungenerkrankungen gekommen ist. Viel häufiger erzeugen die Pilze eine Nekrose der Bronchialschleimhaut bzw. des Lungengewebes, die sich durch Kernarmut auszeichnet. Nach außen ist der Herd durch einen Wall von mehr oder weniger zerfallenen Leukocyten abgegrenzt, der von pneumonisch verändertem Lungengewebe umgeben sein kann. Der nekrotische Lungenherd sieht gelbgrau oder graugrün aus und zeigt nicht selten einen fächerigen Bau. In der Höhle erkennt man den Bronchus, in dem der Pilz reichliche Fruktifikationsorgane treibt. Die nekrotische Partie wird ausgestoßen, und es entsteht eine Höhle, die sich durch das Fehlen des fötiden Geruchs von einer Gangränhöhle unterscheidet. Das Endresultat kann eine vollkommen abgeschlossene Kaverne mit dünner Wand sein, wie in dem von Gelpke beschriebenen Fall, der einen Patienten meiner Abteilung betrifft.

Der Patient war wegen Herzfehler und stenokardischen Beschwerden auf der Abteilung und zeigte geringe Temperatursteigerungen. Unter zunehmender Schwäche und wiederholten Anfällen von Stenokardie trat nach einigen Wochen der Tod ein. Die Sektion ergab als Nebenbefund eine links an das Mediastinum angrenzende dünnwandige, mit schleimigem Eiter gefüllte Höhle, die zuerst als abgekapselter mediastinaler Pleuraabszeß aufgefaßt wurde, sich aber bei der genaueren Untersuchung als Lungenkaverne erwies.

Sie war von gewebsartig angeordneten Strängen durchzogen, auf denen ein weißer Rasen aus Aspergillus fumigatus lag.

Symptomatologie. Aus dem oben erwähnten Fall geht hervor, daß die Schimmelpilzerkrankung ganz symptomlos verlaufen kann. Häufiger verursacht sie Krankheitserscheinungen, die entweder das Bild der Lungentuberkulose oder das der Bronchiolitis chronica mit Ausgang in Lungenschrumpfung zeigen. In beiden Fällen kann die Krankheit ausheilen, sie kann aber auch durch Marasmus oder sekundäre Zirkulationsstörungen zum Tod führen. Auch Übergang in Tuberkulose kommt vor.

Diagnose. Die Diagnose wird aus dem Sputum gestellt, in dem man bei sorgfältiger Untersuchung die charakteristischen Pilzelemente nachweisen kann, bald in hämorrhagischen Eiter oder Schleim eingehüllt, bald in Bronchialgerinnsel eingebettet, bald in Bröckeln von nekrotischem Lungengewebe.

Prognose. Nach Saxer ist die Pneumonomykose eine ziemlich harmlose Erkrankung, Fränkel macht aber darauf aufmerksam, daß sie bei schwächlichen Individuen recht wohl verderblich werden kann, unter allen Umständen aber die Prognose der sonst vorhandenen Krankheit ernst erscheinen läßt.

Therapie. Als Behandlung wird Inhalation von Terpentin, Karbolsäure oder Wasserdämpfen empfohlen.

2. Soor.

Soor ist in einigen wenigen Fällen teils in den Bronchien, teils in pneumonischen oder nekrotischem Lungengewebe nachgewiesen worden. Es scheint, daß er sowohl bronchopneumonische Erkrankungen als auch Nekrosen erzeugen kann (Lit. bei Fränkel und bei Plaut).

XIX. Tierische Parasiten.

1. Der Echinokokkus.

Ätiologie und Pathogenese. Die Echinokokkenkrankheit der Lungen kann auf verschiedene Weise zustande kommen. Entweder gelangen die verschluckten Onkosphären der Taenia echinococcus aus dem Mund oder aus der Speiseröhre in die Vena cava superior oder einen ihrer Äste, indem sie aktiv die Wand durchbohren. Sie kommen so in das rechte Herz und von da in die Lungen. Sie können aber auch einen anderen Weg in das rechte Herz finden, indem sie von den tiefsten Teilen des Verdauungskanals aus in die Verzweigungen der Vena hypogastrica eindringen. Wenn sie auf den dazwischen gelegenen Darmteilen in die Venen einwandern, so ist eine Verschleppung in die Lungen sehr unwahrscheinlich, da die Parasiten unterwegs in der Leber abgefangen werden. Dagegen ist es sehr wohl möglich, daß die Onkosphären nach der Verdauung der Schale die Magen- oder Darmwand durchbohren und in die Lymphgefäße einwandern, um in den Ductus thoracicus und in das Venensystem zu gelangen. Ferner ist eine aerogene Entstehung des Leidens möglich, jedoch recht unwahrscheinlich. Endlich kann von der Leber aus eine Echinokokkusblase in die rechte Pleurahöhle und von da in die Lunge durchbrechen.

Die Lokalisation in der Lunge kommt nach den verschiedenen Statistiken in 7—12% der Echinokokkusfälle zur Beobachtung. In der Regel finden sich beim Blasenwurm der Lunge keine anderen Ansiedelungen des Parasiten im Körper, ausgeschlossen sind solche (z. B. in der Leber) aber nicht. Am häufigsten ist der rechte Unterlappen befallen.

Diese Prädilektionsstelle läßt sich dadurch erklären, daß der Blutstrom in der Arterie des rechten Unterlappens am kräftigsten ist und alle möglichen Fremdkörper mit sich reißt, wie ja auch die Embolien dort am häufigsten sind. Von manchen Autoren wird die Bevorzugung des rechten Unterlappens aber dadurch erklärt, daß viele Lungenechinokokken durch Einwanderung von der Leber her zustande kommen, ohne daß sie klinische Erscheinungen machen, bevor die Cyste in der Lunge zu einer gewissen Größe herangewachsen ist. Als Beweis für diese Anschauung werden Röntgenbilder angeführt, auf denen man einen strangförmigen Schatten wahrnehmen kann, der den Echinokokkus mit der Zwerchfellkuppe verbindet.

Der Lungenechinokokkus ist in den Gegenden am häufigsten, wo der Blasenwurm überhaupt am meisten verbreitet ist, also besonders in Mecklenburg, Pommern etc.

Pathologische Anatomie. Der multilokuläre Echinokokkus ist in der Lunge außerordentlich selten. Hauser hat eine solche Beobachtung mitgeteilt (vgl. über den multilokulären Echinokokkus Posselt).

Der unilokuläre Echinokokkus der Lunge gleicht in seinem Bau den Echinokokkusblasen der anderen Organe. Die Blase kann steril sein (Acephalocyste) oder Tochterblasen enthalten, die sich im Inneren der Mutterblase (Echinococcus hydatidosus endogenus) oder zwischen dieser und der vom menschlichen Körper gelieferten Bindegewebskapsel (Echinococcus hydatidosus exogenus) entwickeln. Die Bindegewebskapsel stellt weniger das Produkt einer reaktiven Entzündung als das einer regressiven Metamorphose dar (Ahlers). Die Kapsel zeichnet sich dadurch aus, daß sie sehr dünnwandig ist, was das erhebliche Wachstum des Parasiten erklären mag. Die Blasen können Kindskopfgröße erreichen und sogar überschreiten.

In der Umgebung des Echinokokkus bilden sich oft reaktive Entzündungsprozesse aus. Chronische Pneumonie, Induration, Abszeß und Gangrän kommen vor.

Am häufigsten kommt es durch die zunehmende Vergrößerung der Blase zu einer Nekrose an einer Stelle der Bronchialwand und schließlich zur Perforation in einen Bronchus. Dann kann die ganze Blase auf einmal ausgehustet werden, viel häufiger reißt dabei die Wand ein, kleinere Tochterblasen und Stücke von Blasenwand werden, untermischt mit der Flüssigkeit und den Scoleces, unter Hustenstößen entleert. Seltener stirbt der Parasit ab, das Ganze schrumpft zusammen und verwandelt sich in eine bröckelige, Kalk und Cholesterin enthaltende Masse. In dieser lassen sich noch lange Zeit Membranfetzen und Echinokokkushaken nachweisen. Häufiger infiziert sich der Cysteninhalt nach dem Absterben, und es kommt zur Bildung eines Abszesses, der nach einem Bronchus perforiert. Auch nach einer Perforation ohne vorausgegangene Eiterung kann die zurückgebliebene Höhle infiziert werden und sich in einen Lungenabszeß umwandeln.

Gefährlicher als der Durchbruch in die Luftwege ist die Perforation in die Pleurahöhle. Sie kommt zustande, wenn die Cyste in der Nähe der Lungenoberfläche sitzt, ohne daß Pleuraverwachsungen den Durchbruch verhindern. Empyem und selbst Pneumothorax kann die Folge sein. Die Perforation kann auch durch das Zwerchfell in die Bauchhöhle stattfinden.

Eine primäre Lokalisation des Echinokokkus in der Pleurahöhle ist außerordentlich selten. Peripleurale Entstehung kommt (sehr selten) vor, dann neigt die Blase zur Perforation durch die Brustwand nach außen.

Der Inhalt der Echinokokkusblase ist eine klare, leicht opaleszierende Flüssigkeit, die häufig Fetttröpfchen enthält, verschieden reagiert und meist ein geringeres spezifisches Gewicht als 1015 besitzt. Wenn sie nicht infiziert ist, so sind nur Spuren von Eiweiß vorhanden. Regelmäßig sind Bernsteinsäure und Kochsalz, bisweilen Leucin, Tyrosin, Cholesterin und Inosit nachweisbar. Bei der mikroskopischen Untersuchung erkennt man immer die charakteristischen Echinokokkushäkchen.

Symptomatologie. Nach Dieulafoy unterscheidet man drei Stadien der Erkrankung:

Das erste oder Initialstadium verläuft häufig ganz latent. In vielen Fällen macht es aber deutliche Erscheinungen, besonders Husten, kleine Hämoptysen und nicht selten eine Pleuritis, die in Schüben auftreten und mit oder ohne Erguß verlaufen kann. Mit der Zeit stellt sich auch zäher, schleimiger, häufig blutig gefärbter Auswurf ein. Manchmal kommen plötzliche Fieberanstiege, selbst Schüttelfröste vor, wobei sich bisweilen durch Perkussion und Auskultation entzündliche Vorgänge der Bronchien oder des Lungenparenchyms an zirkumskripter Stelle nachweisen lassen. Diese akuten fieberhaften Zwischenfälle, die in der Regel nach wenigen Tagen abheilen, sind also nicht immer der Ausdruck einer Vereiterung der Cyste, sondern die Folge von Reaktionsvorgängen, die im umgebenden Lungengewebe durch das Wachstum des Parasiten ausgelöst werden. Schmerzen sind im Initialstadium nur in unbedeutendem Maße vorhanden, wenn nicht eine Pleuritis besteht.

Die Symptome des Initialstadiums haben große Ähnlichkeit mit der beginnenden Lungentuberkulose, und es sind Fälle bekannt, in denen die Patienten viele Monate und selbst Jahre in Lungenheilstätten zugebracht haben.

Das zweite Stadium charakterisiert sich durch die Erscheinungen der ausgesprochenen Geschwulstbildung. Man findet bei der Untersuchung umschriebene Dämpfungen mit abgeschwächtem Atemgeräusch oder Bronchialatmen, über denen selten Rasselgeräusche wahrnehmbar sind. Der Pektoralfremitus ist über diesen Herden meistens abgeschwächt, Aegophonie soll vorkommen.

Wenn die Cyste groß ist, so können Verdrängungserscheinungen auftreten, die Brustwand kann vorgewölbt sein, Atemnot kann sich einstellen, dadurch entstehen, wenn die Blase im Unterlappen sitzt, nicht selten Symptome, die an Pleuritis erinnern. Als Unterscheidungsmerkmal wird häufig angegeben, daß die Dämpfungsgrenze bei Echinokokkus nach oben konvex verläuft, während sie bei Pleuritis (an der vorderen Brustwand!) nach oben konkav ist.

In diesem Stadium können auch sehr heftige Schmerzen vorhanden sein.

Das dritte Stadium ist das der Perforation oder Vereiterung.

Die Perforation in die Pleurahöhle zeigt sich häufig durch lebhafte Schmerzen an einer beschränkten Stelle an. Selten tritt die Perforation symptomlos ein. Es entsteht ein Empyem, das recht hartnäckig verlaufen, aber bei geeigneter Behandlung ausheilen kann. Ich kenne einen Fall, in dem die Diagnose erst gestellt wurde, als bei einer Spülung der Pleurahöhle nach der Rippenresektion Echinokokkusblasen heraussprangen und auf dem Boden herumkollerten.

Seltener entsteht bei der Perforation ein Pneumothorax, der dann in der Regel durch einen eitrigen Erguß kompliziert wird. Ganz besonders besteht die Gefahr eines Pneumothorax, wenn vor dem Durchbruch in die Pleurahöhle schon eine Kommunikation der Cyste mit den Luftwegen entstanden war. Dann kann der Pneumothorax äußerst stürmisch einsetzen und zum Tode führen.

Die Perforation in die Luftwege wird in der Regel durch starken Hustenreiz und Atemnot eingeleitet. In sehr seltenen Fällen wird dann plötzlich eine große Blase mit klarem Inhalt ausgehustet, die sich als der unverletzte Echinokokkus erweist. Häufiger stürzt wasserklarer Inhalt aus dem Mund, meistens ist es mehr oder weniger reiner, geruchloser oder stinkender Eiter. Auch ockergelbe Farbe des Eiters wird beobachtet, wenn nämlich eine Verbindung der Lungencyste mit der Leber besteht. Manchmal findet man in dem Eiter einzelne Blasen oder Stücke von Membranen, die wie halbgekochtes Eiweiß aussehen. Unter dem Mikroskop gelingt es in der Regel, Echinokokkushaken nachzuweisen, freilich oft erst nach langem Suchen.

Nicht selten verläuft das Aushusten mit starker Hämoptoe. Die Blutungen dieses Stadiums sind sehr viel stärker, als die während des Wachstums der Blase auftretenden, sie können sogar lebensgefährlich werden. Das ist ganz begreiflich, da es sich während der Perforation um Arrosion oder Zerreißung größerer Gefäße handelt, während im Initialstadium nur Stauungs- und Kongestionsblutungen zustande kommen.

Außer durch eine Blutung kann bei der Perforation der Tod dadurch erfolgen, daß eine große Blase die Luftwege verschließt. Doch ist das außerordentlich selten. Dagegen können beim Durchbruch gefährliche Zustände entstehen, die von vorneherein als Vergiftungssymptome imponieren und die wir als Überempfindlichkeitsphänomene erklären können. Diese Erscheinungen treten nicht nur bei Perforation in die Luftwege oder in einer anderen Richtung auf, sondern, und zwar ganz besonders intensiv, nach Punktionen der Cyste.

In der Regel beobachten wir nur eine ausgebreitete Urtikaria. In selteneren Fällen tritt Kollaps, Cyanose, heftigste Atemnot, Singultus, Übelkeit und Erbrechen, epileptiforme Anfälle oder Schüttelfrost auf. In vereinzelten Fällen haben diese Erscheinungen im Lauf einiger Minuten oder Stunden zum Tode geführt.

Diese Symptome erinnern lebhaft an die Erscheinung des **anaphylaktischen Schocks**, und ihr Zustandekommen ist ohne weiteres einleuchtend. Durch Resorption geringer Mengen von eiweißartigen Substanzen aus der Echinokokkusblase, also durch parenterale Aufnahme von körperfremdem Eiweiß muß es zu einer Sensibilisierung des Körpers kommen. Wenn nun bei der Perforation oder Punktion eine Überschwemmung mit diesen Substanzen eintritt, so müssen Überempfindlichkeitsphänomene auftreten. Es ist ohne weiteres verständlich, daß diese um so schwerer ausfallen, je mehr Cysteninhalt resorbiert wird, was besonders bei Perforation in die Pleurahöhle oder bei der Punktion (bei der die Flüssigkeit zum mindesten den Stichkanal überschwemmt) der Fall sein muß. Aber auch bei Perforation in die Luftwege muß es leicht zu einer Resorption von Cysteninhalt kommen.

Nach dem Aushusten des Echinokokkus tritt in der Regel rasch eine Heilung ein. In seltenen Fällen infiziert sich die entstandene Höhle, und die Erscheinungen von Lungenabszeß oder Gangrän können sich anschließen.

Erfolgt vor dem Aushusten der Cyste eine Vereiterung derselben, so entsteht Fieber, Hustenreiz etc., kurzum das ganze Bild eines Lungenabszesses. Auch in diesem Fall kann die Perforation rasch zur Heilung führen, es kann aber auch ein chronischer Abszeß oder eine Gangrän sich entwickeln.

Ganz andere Symptome entstehen natürlich, wenn ein Echinokokkus der Pleurahöhle durch Perforation eines Leberechinokokkus entstanden ist. Dann bilden sich, gewöhnlich unter lebhaften Schmerzen, die Symptome einer Pleuritis aus. Doch kann die Blase auch, ohne eine ausgebreitete Entzündung des Brustfells zu erzeugen, direkt in die Lunge perforieren.

Eine besondere Besprechung verlangen der Röntgenbefund, das morphologische Verhalten des Blutes und die Veränderungen im Serum.

Die Röntgenuntersuchung ergibt häufig recht charakteristische Bilder, nicht selten schon im Initialstadium, in dem sonst eine Diagnose unmöglich ist.

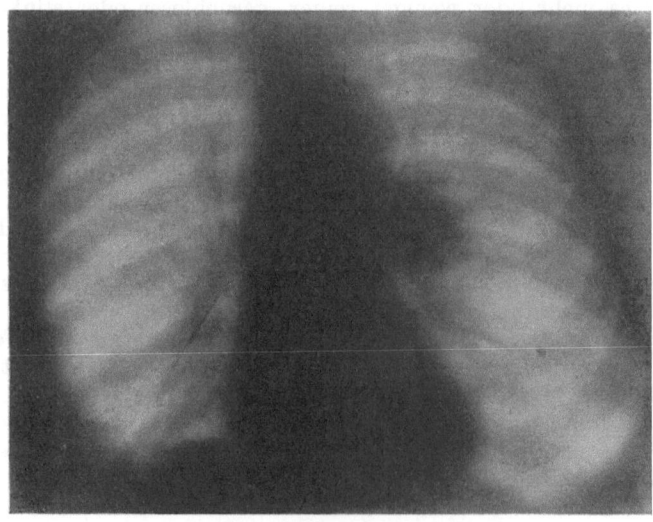

Abb. 69.
Echinokokkus der linken Lunge. Dorsoventrale Aufnahme.
Aufnahme der ersten Med. Klinik in Berlin (vgl. Wadsack, Berl. klin. Wochenschr. 1906).

Die Erkrankungen der Trachea, der Bronchien, der Lungen und der Pleuren. 795

Fast immer ist der Schatten kreisförmig, intensiv und so scharf begrenzt, wie bei keiner anderen Lungenerkrankung. Selten wird das Bild durch die Schatten begleitender pneumonischer Prozesse verschleiert. Außerdem erkennt man häufig die Verschiebungen der Nachbarorgane und eine mangelhafte Beweglichkeit des Zwerchfelles auf der kranken Seite. Doch ist die scharfe Begrenzung nicht immer so deutlich, daß eine Verwechslung mit einer Geschwulst oder einem Abszeß ausgeschlossen wäre. Wenn man Abb. 69 mit Abb. 32 (Gangrän) vergleicht, so erscheint der Unterschied nicht so bedeutend, daß man eine Täuschung für unmöglich halten sollte.

Wird der Echinokokkus ausgehustet, so erkennt man die zentrale Aufhellung oft sehr deutlich.

Abb. 69 und 70 sind ein sehr hübsches Beispiel hierfür. Sie stammen von einem Patienten der ersten medizinischen Klinik in Berlin und sind schon von Wadsack veröffentlicht worden. Abb. 69 ist vor der Perforation, Abb. 70 nachher aufgenommen, nachdem die Häkchen im Sputum nachgewiesen waren.

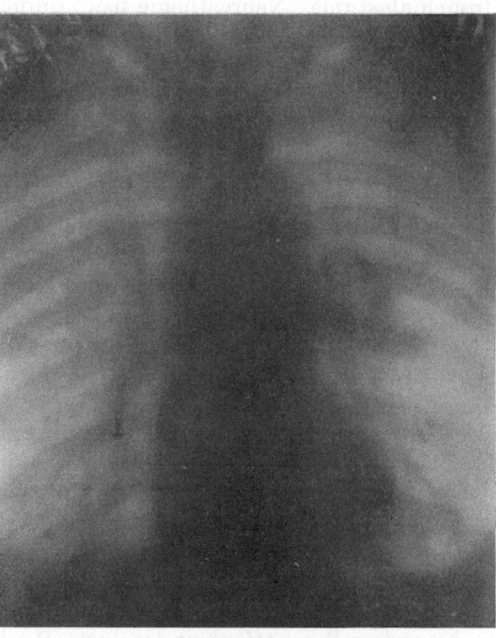

Abb. 70.
Echinokokkus der linken Lunge; ausgehustet.

Die Röntgenuntersuchung erlaubt aber nicht, nur die Diagnose Echinokokkus zu stellen, sondern auch zu erkennen, wo der Prozeß lokalisiert ist und ob mehrere Blasen vorhanden sind. Beides ist für die Therapie von Wichtigkeit. Um festzustellen, wie tief die Blase im Lungengewebe sitzt und von welcher Seite sie am besten zugänglich ist, ist Durchleuchtung und Aufnahme in verschiedener Richtung notwendig.

Als Beispiel vergleiche man Abbildung 69 und 71, die vom gleichen Patienten stammen. Man erkennt dann, daß auf Abb. 69 das Bild der Blase viel schärfer erscheint und näher an die Mittellinie projiziert ist. Die Cyste muß also der vorderen Brustwand näher gewesen sein.

Im Blut findet man häufig neben einer geringen Leukocytose eine ausgesprochene Eosinophilie. Nach Barling und Welsh ist sie in 50% der Fälle deutlich, in 35% wird sie vollkommen vermißt. Der

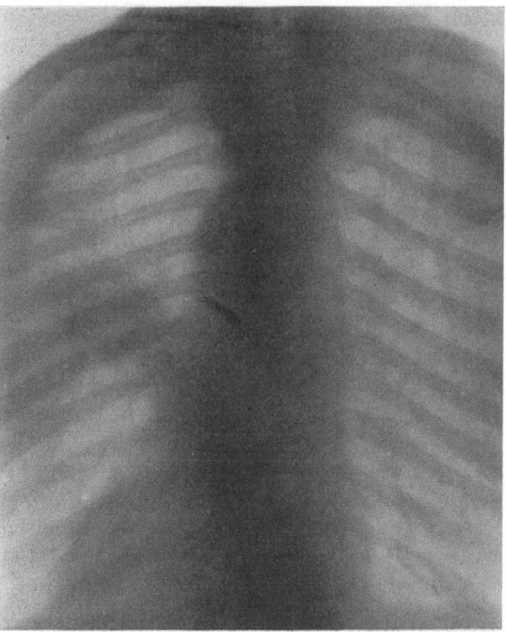

Abb. 71.
Echinokokkus der linken Lunge. Ventrodorsale Aufnahme.

diagnostischen Verwertung eines positiven Befundes tut die Tatsache keinen Eintrag, daß wir Eosinophilie auch bei allen anderen tierischen Parasiten, bei Bronchialasthma, Neurasthenie usw. finden. Die Eosinophilie kann sehr hohe Grade erreichen, bis zu mehr als 50% der Leukocyten. Nach der Ruptur der Blase kann die Eosinophilie noch ansteigen, nach dem Ausstoßen oder Absterben des Parasiten verschwindet sie in der Regel im Verlauf einiger Wochen oder Monate. Hält sie länger an, so muß man, wenn andere Ursachen ausgeschlossen sind, annehmen, daß nicht alle Parasiten eliminiert sind.

Wichtig ist die Tatsache, die von französischen Autoren gefunden wurde, daß es in den Wandungen der Echinokokkusblase und im umgebenden Gewebe häufig zu einer lokalen Anhäufung von eosinophilen Zellen kommt, was wir auf ähnliche Weise wie die lokale Eosinophilie beim Asthma (vgl. dieses) zu erklären haben, nur daß beim Echinokokkus die lokale Anhäufung infolge einer chemotaktischen Wirkung des Parasiten viel leichter verständlich ist.

Im Blutserum findet sich gelegentlich eine positive Präzipitinreaktion gegenüber der Cystenflüssigkeit, doch ist der Befund nicht konstant. Wichtiger ist die Komplementbindungsmethode. Als Antigen wird besonders Hydatidenflüssigkeit vom Hammel empfohlen, die in den Schlachthöfen leicht zu erhalten ist. Sie soll mindestens ein halbes Jahr haltbar sein. Doch scheint die Reaktion insofern nicht spezifisch, als auch Taenienextrakt als Antigen die gleichen Resultate liefert. Für die Technik der Reaktion sei auf Weinberg verwiesen.

Diagnose. Fränkel sagt: ,,Es gibt nur zwei absolut sichere Erkennungszeichen des Lungenechinokokkus, erstens: das Erscheinen ganzer Cysten oder von Bestandteilen solcher — Membranstücke, Häkchen — im Auswurf; zweitens: die besondere Beschaffenheit der durch Punktion gewonnenen Flüssigkeit, welche, falls keine Vereiterung stattgefunden hat, gewöhnlich ein wasserklares Aussehen bietet, eiweißfrei, dafür aber reichlich kochsalzhaltig ist und bei der mikroskopischen Untersuchung ebenfalls Häkchen aufweist."

Mit Recht weist aber Fränkel darauf hin, daß das zweite der erwähnten Erkennungszeichen des Echinokokkus, die Punktion, nicht angewandt werden darf, da die oben erwähnten Gefahren, zu denen sich noch die Möglichkeit einer Infektion bei vereiterten Cysten und die Gefahr einer Verschleppung der Parasiten gesellt, größer sind als der Nutzen einer richtigen Diagnose. Man wird daher von den Vorteilen der Untersuchung einer Punktionsflüssigkeit nur dann profitieren können, wenn man die Probepunktion aus Versehen vorgenommen hat, was ganz leicht vorkommen kann, wenn man ein freies oder abgekapseltes Pleuraexsudat diagnostiziert hat. In diesen Fällen kann die Untersuchung der Flüssigkeit zu der überraschenden Entdeckung eines Echinokokkus führen.

Die Regel Fränkels über die zwei sicheren Kennzeichen gilt aber heutzutage nicht mehr ganz. In den letzten 10 Jahren haben wir im Röntgenverfahren, in der morphologischen und in der serologischen Blutuntersuchung Methoden kennen gelernt, die häufig die Diagnose mit Sicherheit oder wenigstens mit größter Wahrscheinlichkeit stellen lassen, bevor die Cyste perforiert ist. Wenn man sich daran gewöhnt, in allen Fällen von unklaren Lungenleiden die Röntgenstrahlen zu Hilfe zu nehmen und in allen Fällen unklarer Erkrankungen irgend eines Organs auch das Blut zu untersuchen, so wird man durch den Befund des typischen Schattens und der Eosinophilie von selbst auf die richtige Diagnose gestoßen. In allen verdächtigen Fällen sollte dann die Komplementbindungsmethode zu Hilfe gezogen werden, deren Resultate unter Berücksichtigung der übrigen Symptome häufig die Diagnose entscheiden, besonders wenn die Reaktion positiv ausfällt.

Die Verdachtsmomente, die an einen Echinokokkus denken lassen, sind der Beginn mit Husten und blutigem Auswurf, der auffällige Wechsel im Befinden und im physikalischen Befund, eventuell das Auftreten von Dämpfungen mit geringem auskultatorischem Befund.

Differentialdiagnostisch kommt in erster Linie die beginnende Tuberkulose in Betracht, und in der Tat sind schon viele Kranke monate- und jahrelang als Phthisiker behandelt worden. Der Sitz der Symptome an einer anderen Stelle als an der Spitze, das häufige Blutspucken, das seltene und vorübergehende Auftreten von Fieber (während gerade bei ungewöhnlicher Lokalisation der Tuberkulose das Fieber hoch zu sein pflegt), das Fehlen von Rasselgeräuschen über der Dämpfung, alles das sind Dinge, die zur Untersuchung mit Röntgenstrahlen, zur Herstellung von Blutpräparaten und eventuell zur Vornahme der Komplementbindungsreaktion veranlassen müssen.

Die Unterscheidung von einem Tumor kann schwieriger sein. Der Perkussions- und Auskultationsbefund kann gleich, der Röntgenschatten ähnlich sein. Fehlende Abmagerung spricht im ganzen gegen einen Tumor, nachweisbare Drüsen für einen solchen. Die Entscheidung kann durch die morphologische und serologische Blutuntersuchung herbeigeführt werden.

Die Unterscheidung von Aktinomykose der Lunge kann durch die Untersuchung des Sputums und des Blutes wohl meistens ermöglicht werden, ebenso die Unterscheidung von Lungensyphilis.

Ein Echinokokkus des Unterlappens wird wohl selten mit einem pleuritischen Exsudat verwechselt werden, wenn die Röntgenuntersuchung vorgenommen wird. Da das aber nicht immer der Fall ist, kann es vorkommen, daß man einen Pleuraerguß vermutet und die Probepunktion vornimmt. Erhält man dabei eine wasserklare Flüssigkeit, so soll man an die Möglichkeit eines Echinokokkus denken und unter dem Mikroskop nach Hacken suchen.

Hinter einer Pleuritis kann sich ein Echinokokkus verbergen. Auffälliger Wechsel, Verschwinden und Wiederkehr des Ergusses müssen an den Blasenwurm denken lassen. Häufig bringt die Röntgenuntersuchung Aufklärung. Wenn aber der Erguß zu ausgedehnt ist und alle Einzelheiten durch den Schatten verdeckt werden, so kann einzig die Überlegung, daß eine Pleuritis, die nicht rasch ausheilt, unter anderem auch auf einem Echinokokkus beruhen kann, zur Blutuntersuchung Veranlassung geben.

Bei der Differentialdiagnose gegenüber einem subphrenischen Abszeß, Echinokokkus oder Tumor kommen die gleichen Überlegungen in Frage, die bei der Unterscheidung zwischen Pleuritis und subphrenischem Abszeß erwähnt sind. Der Durchbruch eines Leberechinokokkus in die Pleurahöhle wird oft erst bei der Operation erkannt.

Prognose. Die Prognose ist ernst, aber nicht durchaus ungünstig, namentlich bei operativer Behandlung der dafür geeigneten Fälle. Die Gefahren bestehen hauptsächlich in der Vereiterung der Cyste oder in der Infektion der Höhle nach der Eliminierung des Parasiten. Erstickung oder tödliche Blutung bei der Perforation in die Luftwege sind viel seltenere Ereignisse, noch ungewöhnlicher sind gefährliche anaphylaktische Zufälle bei der Entleerung.

Therapie. Die Behandlung ist je nach dem Sitz der Erkrankung und dem Moment, in dem die Diagnose gestellt wird, verschieden. Bei noch nicht perforierten Cysten kann man, wenn sie in der Nähe des Hilus sitzen, die spontane Perforation abwarten. Liegt dagegen die Cyste nicht allzuweit von der Pleura entfernt, so soll sie durch Pneumotomie eröffnet werden. Nach Garré sind von 79 Fällen, die der Pneumotomie unterzogen wurden, 71 geheilt und nur 8 gestorben.

Nach der Perforation in die Pleurahöhle ist eine Rippenresektion, eventuell mit nachfolgender Pneumotomie, am Platze.

Bei der Perforation in die Luftwege erheischt in der Regel der Hustenreiz eine Behandlung durch Sedativa. Zur Verhütung von Sekundärinfektionen werden Inhalationen von Terpentin etc. empfohlen.

2. Paragonimus Westermani.

Als Paragonimus Westermani wird der Parasit bezeichnet, der von Baelz Distoma pulmonale genannt wurde und der in China, Formosa, Korea und namentlich in Japan häufig ist. In anderen Ländern wurden bisher nur eingeschleppte Fälle beobachtet, und diese nur ganz vereinzelt (vgl. Stiles).

Die Lungenegel sind in den Lungen als haselnußgroße Cysten vorhanden, die 1—3 erwachsene Würmer beherbergen. Auch in der Pleura kommen sie vor. Die Parasiten in der Lunge erzeugen Husten mit mißfarbigem Auswurf und namentlich häufig wiederkehrende, jedoch nie sehr abundante Blutungen. Die Hämoptysis kann auch das einzige Symptom darstellen. Mit der Zeit entwickelt sich eine Schrumpfung der Brustwand, häufig auch Emphysem und Bronchiektasien. Die Prognose ist quoad vitam günstig.

Für weitere Einzelheiten sei auf die Handbücher der Tropenkrankheiten von Mense und Scheube hingewiesen, sowie auf das Handbuch Brauns.

Literatur.
Allgemeine Werke.

Fränkel, Allgemeine Diagnostik und allgemeine Symptomatologie der Lungenkrankheiten. Berlin 1890. — Derselbe, Spezielle Pathologie und Therapie der Lungenkrankheiten. Berlin 1904. — Hoffmann, Die Krankheiten der Bronchien. Nothnagels spez. Pathol. u. Ther., II. Aufl., Leipzig 1912. — Lenhartz, Krankheiten der Bronchien und Lungen in Ebstein-Schwalbe, Handb. d. prakt. Med., II. Aufl., Stuttgart 1905. — Maladies des Bronches et des Poumons, in Brouardel-Gilbert-Thoinot, Nouveau traité de Médecine Bd. 29. Paris 1910. — Powell and Hartley, Diseases of the Lungs. 5. Aufl., London 1911.

A. Allgemeiner Teil.
I. Anatomisches.

Corning, Topographische Anatomie. 3. Aufl. Wiesbaden 1913. — Franke, Über die Lymphgefäße der Lunge. Deutsche Zeitschr. f. Chir. Bd. 119, 1912. — Helm, Anatomischer Anzeiger Bd. 10, Nr. 17. — Hoffmann, F. A., Die Krankheiten der Bronchien. Nothnagels spez. Pathol. u. Ther., II. Aufl., Leipzig 1912. — Most, A., Die Topographie des Lymphgefäßapparates des menschlichen Körpers und ihre Beziehungen zu den Infektionswegen der Tuberkulose. Bibliotheca medica C, Heft 21, Stuttgart 1908. — Müller, L. R., Beiträge zur Anatomie, Histologie und Physiologie des Nervus vagus. Deutsch. Arch. f. klin. Med. Bd. 101, S. 421, 1910. — Seufferheld, Beitr. z. Klinik der Tuberkulose Bd. 7. — Schmorl, Zur Frage der beginnenden Lungentuberkulose. Münch. med. Wochenschrift 1901, S. 1995.

II. Physiologisches.

Du Bois-Reymond, R., Arch. f. Physiol. 1910. — Bohr, Blutgase und respiratorischer Stoffwechsel. Nagels Handb. d. Physiol. d. Menschen Bd. 1, S. 54, Braunschweig 1905. — Derselbe, Deutsch. Arch. f. klin. Med. Bd. 88, 1907. — Boruttau, Die Atembewegungen und ihre Innervation. Nagels Handb. d. Physiol. d. Menschen Bd. 1, S. 1, Braunschweig 1905. — Bruns, Deutsch. Arch. f. klin. Med. Bd. 108, S. 469, 1912. — Cloetta, Arch. f. exp. Path. u. Pharm. Bd. 70, S. 407. — Derselbe, Pflügers Arch. Bd. 152, S. 339. — Einthoven, Pflügers Arch. Bd. 124, S. 246. — Eppinger und Hofbauer, Zeitschr. f. klin. Med., Bd. 72, S. 54. — Frédéricq, Arch. internat. de Physiol. Tome 10, p. 391, 1911. — Fröhlich, W., Das Prinzip der scheinbaren Erregbarkeitssteigerung. Zeitschr. f. allg. Physiol. Bd. 9, S. 1, 1909. — Gerhardt, D., Zeitschr. f. klin. Med. Bd. 30, S. 37. — Hasselbalch und Lundsgaard, Skand. Arch. f. Physiol. Bd. 27, S. 13, 1912. — Hasselbalch, Biochem. Zeitschr. Bd. 46, S. 403, 1912. — Heß, Deutsch. Arch. f. klin. Med. Bd. 106, S. 478. — Huckert, Inaug.-Diss. Marburg 1913. — Jaquet, Der respiratorische Stoffwechsel. Ergebn. d. Physiol., II. Jahrg., 1903, Biochemie, S. 457. — Kaiser, Nederl. Tijdschrift voor Geneesk. Bd. 1, Nr. 1, 1912. — Kraus, Zeitschr. f. exper. Pathol. u. Therap. Bd. 14. — Krogh, Skand. Arch. f. Physiol. Bd. 23, S. 248 und

Brit. med. Journ. 1910, S. 1342. — Liebmann, Arch. f. exp. Path. u. Pharm. Bd. 68, S. 59. — Loewy, Die Gase des Körpers und der Gaswechsel. Oppenheimers Handb. d. Biochemie Bd. 4, S. 1, Jena 1908. — Lohmann und Ed. Müller, Sitzungsber. d. Ges. z. Beförd. d. ges. Naturwiss. zu Marburg 1912, Nr. 2 u. Nr. 8 und 1913 (7. Mai, 9. Juli). — Meltzer, Journ. of Physiol. Bd. 13, S. 218, 1892. — Minkowski, Allgemeine Pathologie der Atmung. Marchand-Krehl, Handb. d. Allg. Path. Bd. 2, 1. Abt., S. 521 ff. Leipzig 1912. — Miescher, Fr., Arch. f. Physiol. 1885, S. 335. — Pincussohn, Chemie der Lunge. Oppenheimers Handb. d. Biochemie Bd. II, 2, S. 369, Jena 1909. — Roth, Brauers Beitr. z. Klinik der Tuberkulose Bd. 4, S. 347. — Schenk, Die Innervation der Atmung. Asher-Spiro, Ergebn. d. Physiol. Bd. 7, S. 65, 1908. — Schulgin, Zeitschr. f. allg. Physiol. Bd. 10, S. 367. — Starling, The production and absorption of lymph. Schäfers Text book of physiology Vol. 1, p. 285, London 1898. — Stovesaudt, Arch. f. exper. Path. u. Pharmakol. Bd. 65, S. 253. — Tendeloo, Studien über die Ursachen der Lungenkrankheiten. I. (physiologischer) Teil. Wiesbaden 1901. — Tigerstedt, Der kleine Kreislauf. Ergebn. d. Physiol., 2. Jahrg. 1903, Biophysik, S. 528. — Wenckebach, Über pathologische Beziehungen zwischen Atmung und Kreislauf. Volkmanns Samml. klin. Vortr., N. F. 465/6, 1907. — Winterstein, Pflügers Arch. Bd. 138, 1911. — v. Wyss, Deutsch. Arch. f. klin. Med. Bd. 109, S. 595. — Zuntz und Loewy, Die wissenschaftlichen Grundlagen der Sauerstofftherapie in Michaelis, Handb. d. Sauerstofftherapie, Berlin 1906.

III. Allgemeine Pathologie.

Zusammenfassende Werke: Minkowski und Bittorf, Pathologie der Atmung in Krehl-Marchand, Handb. d. allg. Path. Bd. 2, 1. Abt., Leipzig 1912. — Tendeloo, Studien über die Ursachen der Lungenkrankheiten, II. Teil. Wiesbaden 1903. — Matthes, Die Erkrankungen der Atmungs- und Kreislauforgane. v. Noordens Handb. d. Path. d. Stoffwechsels Bd. 1, S. 828. Berlin 1906. — Cohnheim, Vorlesungen über allgemeine Pathologie, 2. Aufl., Bd. 2, S. 161. Berlin 1882. — Ein Teil der Literatur ist auch unter II. Physiologisches, angeführt.

Bien, Zur Anatomie und Ätiologie der Trichterbrust. Zieglers Beitr. z. path. Anat. Bd. 52, S. 567, 1912. — Bittorf und Forschbach, Untersuchungen über die Lungenfüllung bei Krankheiten. Zeitschr. f. klin. Med. Bd. 70. — Bönniger, Halbseitige Lymphstauung bei Erkrankung der Lunge und Pleura. Berliner med. Ges. 11. V. 1910. Berl. klin. Wochenschr. 1910, S. 1034. — Bruns, Deutsch. Arch. f. klin. Med. Bd. 107, S. 468 (Gasgehalt des Blutes), Bd. 108, S. 469. — Derselbe, Zeitschr. f. exper. Path. u. Therap. Bd. 7, 1909 (Lungenblähung). — Derselbe, Med. Klinik 1910, Nr. 39 (spirometr. Untersuchungen). — Citronblatt, Inaug.-Diss., Basel 1913. — Cloetta, Über die Zirkulation der Lunge und deren Beeinflussung durch Über- und Unterdruck. Arch. f. exper. Path. u. Pharm. Bd. 66, S. 409, 1911. — Derselbe, Arch. f. exper. Path. u. Pharm. Bd. 70, S. 407, 1912. — Ebstein, Über die angeborene und erworbene Trichterbrust. Volkmanns Samml. klin. Vortr. Nr. 541/42, Leipzig 1909. — Egger, Festschrift für Prof. R. Massini, Jahresber. über die Allg. Poliklinik des Kantons Basel-Stadt im Jahre 1901, S. 37. Basel 1902. — Eppinger und Heß, Die Vagotonie. Hirschwald Berlin, 1910. — Forschbach und Bittorf, Die Beeinflussung der Mittellage der Lunge bei Gesunden. Münch. med. Wochenschr. 1910, S. 1327. — Frugoni, Berl. klin. Wochenschr. 1910, S. 1005. — Gerhardt, D., Experimentelle Beiträge zur Lehre vom Lungenkreislauf und von der mechanischen Wirkung pleuritischer Ergüsse. Zeitschr. f. klin. Med. Bd. 55. — Derselbe, Gegenseitige Beeinflussung von Atmungs- und Kreislaufstörungen. Verh. d. naturforschend. Ges. in Basel Bd. 21. — Derselbe, Über inspiratorische Einziehungen am Thorax. Zeitschr. f. klin. Med. Bd. 30, S. 37. — Head, H., Die Sensibilitätsstörungen der Haut bei Viszeralerkrankungen. Deutsch von W. Seiffer, Berlin 1898. — Hess, Deutsch. Arch. f. klin. Med. Bd. 106, S. 478. — Hofbauer, Semiologie und Differentialdiagnostik der Kurzatmigkeit. Jena 1904. — Derselbe, Störungen der äußeren Atmung. Ergebn. d. inn. Med. Bd. 4, S. 1, 1909. — Derselbe, Wiener klin. Wochenschr. 1909, Nr. 46. — Hürter, Deutsch. Arch. f. klin. Med. Bd. 108. S. 1. — Kämmerer und E. Meyer, Über morphologische Veränderungen von Leukocyten außerhalb des Tierkörpers. Folia haematologica Bd. 7, S. 91, 1909. — Karcher, Beitrag zur Therapie der internen Folgeerscheinungen von Verkrümmungen der Wirbelsäule. Korrespondenzbl. f. Schweiz. Ärzte 1907, S. 329. — Kraus, Über den Einfluß von Krankheiten auf den respiratorischen Stoffwechsel. Zeitschr. f. klin. Med. Bd. 22, S. 444, 1893. — Derselbe, Die Ermüdung als ein Maß der Konstitution. Bibl. med. D. I, H. 3. Cassel 1897. — Lichtheim, Die Störungen des Lungenkreislaufs. Berlin 1876. — Derselbe, Arch. f. exper. Path. u. Pharm. Bd. 10, S. 53. — Liebermeister, Lungendehnung und Lungenvolumen. Zentralbl. f. allg. Path. u. path. Anat. 1907, S. 644. — Derselbe, Studien über die Atmungsmechanik bei plötzlich auftretender Larynxstenose. Deutsche med. Wochenschr. 1908, Nr. 39. — Lommel, Zur Physiologie und Pathologie des Flimmerepithels der Atmungsorgane. Deutsch. Arch. f. klin. Med. Bd. 94, S. 365, 1908. — Mackenzie, Krankheitszeichen und ihre Auslegung. Deutsch. von

E. Müller. II. Aufl. Würzburg 1913. — Morawitz und Siebeck, Die Dyspnoe durch Stenose der Luftwege. I. Gasanalytische Untersuchungen. Deutsch. Arch. f. klin. Med. Bd. 97, S. 201, 1909. — Moritz, Anomalien im Lungenkreislauf. Marchand-Krehl, Handb. d. allg. Path. Bd. 2, 2. Abt. S. 85. — Müller, Friedrich, Beiträge zur Kenntnis des Mucins und einiger damit verbundenen Eiweißstoffe. Zeitschr. f. Biol. Bd. 42, S. 468. — Müller, L. R., Mitteil. a. d. Grenzgeb. Bd. 18, S. 600. — Noeggerath und Salle, Jahrb. f. Kinderheilk. Bd. 74. — Plesch, Chemie des Sputums. Oppenheimers Handb. d. Biochemie Bd. 3, 1, S. 11. — Derselbe, Über Wirbelversteifung mit thorakaler Starre. Ergebn. d. inn. Med. u. Kinderheilk. Bd. 7, S. 487, 1911. — Posselt, Über subjektives Empfinden und Schmerzphaenomene bei Bronchialerkrankungen. Med. Klinik 1911, S. 1862; 1912, S. 69 und S. 201. — Pottenger, Brauers Beiträge zur Klinik der Tuberkulose Bd. 22, S. 1, 1912. — Reach und Röder, Biochem. Zeitschr. Bd. 22, S. 471. — Rohmer und Borchert, Deutsch. Arch. f. klin. Med. Bd. 59, S. 585. — Romanoff, Experimente über Beziehungen zwischen Atmung und Kreislauf. Arch. f. exper. Path. u. Pharm. Bd. 64, S. 183, 1911. — Rubow, Untersuchungen über die Atmung bei Herzkranken. Deutsch. Arch. f. klin. Med. Bd. 92, S. 255, 1908. — Sackur, Zeitschr. f. klin. Med. Bd. 29, S. 25 (1896). — Sahli, Lehrbuch der klin. Untersuchungsmeth., 6. Aufl., Leipzig 1913. — Sauerbruch, Münch. med. Wochenschr. 1912, S. 625. — Siebeck, Zeitschr. f. Biologie Bd. 55, S. 267 (Ventilation bei verschiedenem Atemtypus). — Derselbe, Deutsch. Arch. f. klin. Med. Bd. 107, S. 252 (Atemmechanik bei kardialer Dyspnoe). — Staehelin, Asthma bronchiale. Jahreskurse f. ärztl. Fortbildung, München, Febr. 1912. — Derselbe, Kreislauf und Lunge. Ebenda, Febr. 1913. — Staehelin und Schütze, Zeitschr. f. klin. Med. Bd. 75. — Wanner, Beiträge zur Chemie des Sputums, Deutsches Arch. f. klin. Med. Bd. 75, u. Inaug.-Diss. Basel 1903. — Wellmann, Deutsch. Arch. f. klin. Med. Bd. 101, S. 387, 1911. — Wenckebach, Über pathologische Beziehungen zwischen Atmung und Kreislauf. Samml. klin. Vortr. N. F. 465/6, 1907.

IV. Allgemeine Ätiologie.

Arnold, Untersuchungen über Staubinhalation. Leipzig 1885. — Beitzke, Virchows Arch. Bd. 184, 1906. — Dürk, Studien über die Ätiologie und Histologie der Pneumonie etc. Deutsch. Arch. f. klin. Med. Bd. 58, S. 368. — Heidenhain, Virchows Arch. Bd. 70, S. 441. — Kayser, Pflügers Arch. Bd. 47, S. 543. — Klipstein, Experimentelle Beiträge zur Frage der Beziehungen zwischen Bakterien und Erkrankungen der Atmungsorgane. Zeitschr. f. klin. Med. Bd. 34, S. 191. — Külbs, Lunge und Trauma. Arch. f. exper. Path. u. Pharm. Bd. 62, S. 39, 1909. — Lode, Arch. f. Hygiene Bd. 28. — Most, Die Topographie des Lymphgefäßapparates in ihren Beziehungen zu den Infektionswegen der Tuberkulose. Bibl. med. Abt. C, Heft 21. Stuttgart 1908. — Müller, Fr., Münch. med. Wochenschr. 1897, S. 1382. — Müller, W., Experimentelle und klinische Studien über Pneumonie. Deutsch. Arch. f. klin. Med. Bd. 71, 1901. — Quensel, Über Vorkommen von Bakterien in Lungen und bronchialen Lymphdrüsen gesunder Tiere. Zeitschr. f. Hygiene Bd. 40, 1902. — Ronzani, Arch. f. Hygiene Bd. 63, S. 339, 1907. — Derselbe, Arch. f. Hygiene Bd. 67, S. 287. — Rosenthal, J., Über Erkältung, Berl. klin. Wochenschr. 1872, S. 453. — Roßbach und Aschenbrandt, Zeitschr. f. Ohrenheilk. 1881, S. 43. — Selter, Bakterien im gesunden Körpergewebe und deren Eintrittspforten. Zeitschr. f. Hygiene Bd. 54, S. 363, 1906. — Tendeloo, Studien über die Ursachen der Lungenkrankheiten. Teil I, Wiesbaden 1901. Teil II, Wiesbaden 1902. — Wrzosek, Bedeutung der Luftwege als Eingangspforte für Mikroben etc. Arch. f. exper. Path. u. Pharm. Bd. 44, S. 398, 1906. — Zillesen, Über Erkältung als Krankheitsursache. Inaug.-Diss. Marburg 1897.

V. Allgemeine Diagnostik.

Sahli, Lehrb. d. klin. Untersuchungsmethoden, 6. Aufl., Leipzig 1913. — Fränkel, Diagnostik und allgemeine Symptomatologie der Lungenkrankheiten. Wien 1890. — Gerhardt, Lehrb. d. Auskultation u. Perkussion, 6. Aufl., Tübingen 1900. — Geigel, Leitfaden der diagnostischen Akustik. München 1909.

Aßmann, Erfahrungen über die Röntgenuntersuchung der Lungen. Arbeiten aus der med. Klinik in Leipzig (v. Strümpell) Heft 2, Jena 1914. — Bohr, Deutsch. Arch. f. klin. Med. Bd. 88. — Bruns, Med. Klinik 1910, Nr. 39. — Ebstein, Die Tastperkussion, Stuttgart 1901. — Goldscheider, Deutsch. Arch. f. klin. Med. Bd. 94, S. 480. — Derselbe, Zeitschr. f. klin. Med. Bd. 69. — Gröber, Deutsch. Arch. f. klin. Med. Bd. 82. — Grödel, Atlas und Grundriß der Röntgendiagnostik in der inneren Medizin. München 1909. — Hofbauer, Semiologie und Differentialdiagnostik der Kurzatmigkeit auf Grund der Atemkurve. Jena 1904. — Krause und Friedrich, Beiträge zur Röntgendiagnostik von Lungenkranken. Zeitschr. f. med. Elektrologie u. Röntgenkunde Bd. 8, S. 16. — Krönig, Berl. klin. Wochenschr. 1889, S. 809 u. 1900, S. 442. — Lenhartz, Lungenkrankheiten in Ebstein-Schwalbe, Handb. d. prakt. Medizin, 2. Aufl. Stuttgart 1905. — Derselbe,

Mikroskopie u. Chemie am Krankenbett. 7. Aufl. v. Erich Meyer, Berlin 1913. — Müller, Fr. v., Diagnostik der Lungenkrankheiten. Zeitschr. f. ärztl. Fortbildung 1912, Nr. 14. — Derselbe, Verh. d. 28. Kongr. f. inn. Med., Wiesbaden 1911, S. 181. — Muralt, v., Brauers Beiträge zur Klinik der Tuberkulose Bd. 16, S. 121. — Pottenger, Brauers Beiträge z. Klinik der Tuberkulose Bd. 22, S. 1. — Rieder und Rosenthal, Lehrbuch der Röntgenkunde Bd. 1. Leipzig 1913. — — Schut, Die Tuberkulose im Röntgenbild. Brauers Beiträge zur Klinik der Tuberkulose Bd. 24, S. 145. — Selling, Deutsch. Arch. f. klin. Med. Bd. 90. — Siebeck, Zeitschr. f. Biologie Bd. 55, S. 267. — Staehelin und Schütze, Zeitschr. f. klin. Med. Bd. 75. — Tigerstedt, Handb. d. physiolog. Untersuchungsmethoden Bd. 2, Atembewegungen von Schenk. Leipzig 1908. — Traube, Gesammelte Beiträge zur Physiologie und Pathologie Bd. 2. Berlin 1867. — de Vries-Reilingh, Nederl. Tijdschrift voor Geneesk. 1912, I. Hälfte, Nr. 9.

VI. Allgemeine Therapie.

Goldscheider und Jakob, Handbuch der physikalischen Therapie. Leipzig 1901/02. — Matthes, Klinische Hydrotherapie, 2. Aufl. Jena 1903. — Wide, Handbuch der medizinischen Gymnastik. Wiesbaden 1897.

Apolant, Therap. Monatsh. 1894. — Bernoulli, Arch. f. exper. Path. u. Pharm. Bd. 66, S. 313, 1911. — Boghean, Berl. klin. Wochenschr. 1904, S. 1101. — Bruns, Med. Klinik 1912, Nr. 20. — Christen, Münch. med. Wochenschr. 1910, S. 2639. — Cohn-Kindborg, Berl. klin. Wochenschr. 1906, S. 1335. — David, Zeitschr. f. klin. Med. Bd. 74, 1912 und Zeitschr. f. exper. Path. u. Therap. Bd. 11, 1912. — van Eysselsteijn, Die Methoden der künstlichen Atmung etc. Berlin 1912. — Heinz, Verhandl. d. Kongr. f. inn. Med. 1901, S. 258. — Hofbauer, Med. Klinik 1910, S. 430. — Jaquet, Arch. f. exper. Path. u. Pharm. 1908. Festschrift für Schmiedeberg. — Iselin, Mitteil. a. d. Grenzgeb. d. Med. u. Chir. 23, S. 431. — Kuhn, Die Lungensaugmaske. Berlin 1911 und Therap. Monatsh. 1910, S. 411. — Kuttner und Laqueur, Therap. Monatsh. 1912, S. 30. — Liebmann, Arch. f. exper. Path. u. Pharm. Bd. 68, S. 59. — Meyer, G. und A. Loewy, Berl. klin. Wochenschr. 1908, Nr. 24. — Meyer, H. H. und R. Gottlieb, Experimentelle Pharmakologie. Berlin 1910. — Michaelis, Handbuch der Sauerstofftherapie. Berlin 1906. — Quincke, Berl. klin. Wochenschr. 1898, S. 515. — Roßbach, Verhandl. d. Kongr. f. inn. Med. 1887, S. 217. — Sänger, Med. Klinik 1910, S. 2017. — Derselbe, Med. Klinik 1912, Nr. 23. — Schmidt und David, Münch. med. Wochenschr. 1911, S. 939. — Stäubli, Münch. med. Wochenschr. 1913, Nr. 3. — Vogt, Therap. Monatsh. 1912, S. 566. — Zülzer, Verein f. inn. Med. zu Berlin, 21. II. 1910. Deutsche med. Wochenschr. 1910. 586. — Zuntz und Loewy, im Handb. d. Sauerstofftherapie von Michaelis, Berlin 1906.

B. Spezieller Teil.
I. Zirkulationsstörungen.
1. Stauungslunge und Stauungsbronchitis

Aßmann, Erfahrungen über die Röntgenuntersuchung der Lungen. Jena 1914. — Galdi, Deutsch. Arch. f. klin. Med. Bd. 75, S. 256. — Gigon, Zieglers Beitr. z. path. Anat. u. allg. Path. Bd. 55, S. 46. — Kaufmann, Lehrb. d. spez. path. Anat., 6. Aufl. Berlin 1911. — Marchand, Verh. d. deutsch. path. Ges., 10. Tagung, 1906. — Müller, Fr., Erkrankungen der Bronchien. Deutsche Klinik am Eing. d. 20. Jahrh. Bd. 4, S. 298 ff. — Risel, Deutsche med. Wochenschr. 1909, Nr. 4. — Romanoff, Arch. f. exper. Path. u. Pharm. Bd. 64, S. 183. — Sticker, Anämie und Hyperämie der Lunge. Nothnagels spez. Path. u. Therap. Bd. 14, 2. Teil, 4. Abt. Wien 1900, S. 108.

2. Lungenhypostase.

Aufrecht, Lungenentzündungen in Nothnagels spez. Path. u. Therap. Bd. 14, 2. Teil. Wien 1899. — Fränkel, Spezielle Pathologie und Therapie der Lungenkrankheiten. Berlin 1904. — Lenhartz, Ebstein-Schwalbes Handb. d. prakt. Med. Bd. 1, 2. Aufl. Stuttgart 1905.

3. Lungenödem.

Davis, Brit. med. Journ. 1910, Vol. 1, p. 257. — Hößlin, v., Münch. med. Wochenschrift 1907, Nr. 44. — Jores, Deutsch. Arch. f. klin. Med. Bd. 87, S. 389. — Kaufmann, Lehrb. d. spez. pathol. Anat. 6. Aufl. Berlin 1911. — Klemensiewicz, Lungenödem in Krehl-Marchand, Handb. d. allg. Path. Bd. 2, 1. Leipzig 1912, S. 424 (Lit.). — Kockel, Naturforschervers. Frankfurt 1896. — Kraus, Zeitschr. f. exper. Path. u. Therap. Bd. 14. — Llopart, Vergiftungen durch „nitrose Gase". Inaug.-Diss. Zürich 1912. —

Mackenzie, Herzkrankheiten, 2. Aufl. Deutsch von F. Grote, Berlin 1910. — Marchand, Deutsch. Arch. f. klin. Med. Bd. 75. —Méry und Babonneix in Brouardel-Gilbert-Thoinot, Traité de méd. Bd. 29, p. 749. Paris 1910. — Neumann, Virchows Arch. Bd. 161. — Risel, Deutsche med. Wochenschr. 1909. Nr. 4. — Roos, Inaug.-Diss. Basel 1914. — Sahli, Arch. f. exper. Path. u. Pharm. Bd. 19, S. 433. — Derselbe, Zeitschr. f. klin. Med. Bd. 13, S. 482. — Schauenstein, Lubarsch-Ostertag, Ergebn. d. allg. Path., 8. Jahrg. 1902, S. 300. — Sticker, Das Lungenödem. Nothnagels spez. Path. u. Therap. Bd. 14, 2. Teil, 4. Abt., S. 132. Wien 1900. (Lit.) — Williams, Lancet 1907, 7. Dez.

4. Lungenembolie.

Aufrecht, Embolie, Thrombose und Infarkt. Nothnagels sep. Path. u. Therap. Bd. 14, 1. Hälfte, Teil 2, S. 381. Wien 1899 (Lit.). — Beneke, Die Embolie. Krehl-Marchand, Handb. d. allg. Pathol. Bd. 2, Abt. 2. S. 311. Leipzig 1913 (Lit.). — Bibergeil, Arch. f. klin. Chir. Bd. 78. — Bruns und Sauerbruch, Mitteil. a. d. Grenzgeb. d. Med. u. Chir. Bd. 23, S. 343. — Kaufmann, Lehrb. d. spez. path. Anat., 6. Aufl. Berlin 1911. — Lenhartz, Ebstein-Schwalbes Handb. d. prakt. Med. Bd. 1, 2. Aufl. Stuttgart 1905. — Litten, Berl. klin. Wochenschr. 1882, Nr. 28/29. — Lubarsch, Allg. Path. Bd. 1, 1, 1905. — Sonnenburg, Arch. f. klin. Chir. Bd. 68. — Strueff, Virchows Arch. Bd. 198. — Thorel, Lubarsch-Ostertag, Ergebn. d. allg. Path., Jahrg. 11, 1906, 2, S. 486 ff.; Jahrg. 14, 1911, 2, S. 491 ff. (Lit.). — Wolf, Virchows Arch. Bd. 174, S. 454.

5. Thrombose der Lungenarterien.

Beneke, Krehl-Marchand, Handb. d. allg. Path. Bd. 2, Abt. 2, S. 277. Leipzig 1913. — Lutz, Berl. klin. Wochenschr. 1913, Nr. 34. — Thorel, Lubarsch-Ostertag, Ergebn. d. allg. Path., Jahrg. 14, 1911, 2, S. 83 ff. (Lit.).

6. Hämoptoe.

Baer, Frankf. Zeitschr. f. Path. Bd. 10, S. 147. — Blümel, Med. Klinik 1910, S. 1131, 1175. — Cornet, Die Tuberkulose. Nothnagels spez. Path. u. Therap. Bd. 14, Abt. 2, Teil 2, 2. Aufl. Wien 1907. — Egger, Korrespondenzbl. f. Schweiz. Ärzte 1913, S. 1367. — Kuhn, Die Lungensaugmaske. Berlin 1911.— Magnus-Alsleben, Verhandl. d. Deutsch. Kongr. f. inn. Med. 1913, S. 315. — Philippi, Korrespondenzbl. f. Schweiz. Ärzte 1913, S. 1367. — Sticker, Lungenblutungen. Nothnagels spez. Path. u. Therap. Bd. 14, 2. Teil, 4. Abt., S. 1. Wien 1900 (Lit.). — von den Velden, Zeitschr. f. exper. Path. u. Therap. Bd. 7. — Derselbe, Deutsche med. Wochenschr. 1909, Nr. 5. — Volland, Therap. Monatsh. 1911, H. 10, 1912, H. 5.

7. Hydrothorax.

Lunin, Abhandlungen aus der med. Klinik in Dorpat, herausg. von Unverricht, Wiesbaden 1893. — Rivalta, Policlinico 1904. — Roch und Fulpius, Semaine méd. 1910, p. 448. — Sahli, Lehrb. d. klin. Untersuchungsmethoden, 5. Aufl. Leipzig 1909, Bd. 2, S. 1030 ff. — Staehelin, Münch. med. Wochenschr. 1902, S. 34. — Umber, Zeitschr. f. klin. Med. Bd. 48, S. 364. — Unverricht, Hydrothorax in Ebstein-Schwalbe, Handb. d. prakt. Med. Bd. 1, 2. Aufl. Stuttgart 1905 (Lit.).

8. Hämothorax.

Unverricht, Hämothorax. Ebstein-Schwalbe, Handb. d. prakt. Med. Bd. 1, 2. Aufl. Stuttgart 1905. — Zahn und Walker, Biochem. Zeitschr. Bd. 58, S. 130.

9. Chylothorax.

Gandin, Pathogenese und Klassifikation der milchartigen Ergüsse. Ergebn. d. inn. Med. Bd. 12, S. 218 (Lit.). — Gerhartz, Chemie der Exsudate und Transsudate. Oppenheimers Handb. d. Biochemie Bd. 2, 2. Jena 1909, S. 158. — Löffler, Chylascites und Chylothorax, Korresp.-Blatt f Schweizer Ärzte 1912, S. 1049. — Rotmann, Zeitschr. f. klin. Med. Bd. 31. — Unverricht, Chylothorax in Ebstein-Schwalbe, Handb. d. prakt. Med. Bd. 1, 2. Aufl. Stuttgart 1905.

II. Bronchitis.

1. und 2. Bronchitis acuta und chronica.

Biermer, Krankheiten der Bronchien. Virchows Hand. d. spez. Path. u. Therap. Erlangen 1865. — Brückner, Gaethgens und Vogt, Jahrb. f. Kinderheilk. Bd. 77, S. 417. — Chiari, Bruns Beitr. z. klin. Chir. Bd. 81, S. 594. — Curschmann, Münch. med. Wochenschr. 1909, S. 377. — Feer, Med. Klinik 1912, S. 639. — Geppert, Charité-Annalen Bd. 9, S. 283. — Hammerschmidt, Deutsche militärärztl. Zeitung 1903, S. 257.

— Hoffmann, F. A., Die Krankheiten der Bronchien. Nothnagels spez. Path. u. Therap. 2. Aufl. Wien 1912. — Hürter, Deutsch. Arch. f. klin. Med. Bd. 108, S. 20. — Karcher, Deutsch. Arch. f. klin. Med. Bd. 85, S. 244. — Müller, Fr., Die Erkrankungen der Bronchien in Leyden-Klemperer, Die deutsche Klinik am Eingange des 20. Jahrhunderts Bd. 4, S. 223, 1907. — Posselt, Med. Klinik 1909, S. 278, 653 ff., 726 ff. — Ronzani, Arch. f. Hygiene Bd. 67. — Roos, Inaug.-Diss. Basel 1914. — Singer, Deutsche med. Wochenschr. 1912, S. 2401. — Teichmüller, Deutsch. Arch. f. klin. Med. Bd. 60, S. 577 und Bd. 63, S. 444.

3. Bronchitis putrida.

Hitzig, Virchows Arch. Bd. 141, S. 28. — Hoffmann, A., Krankheiten der Bronchien. II. Aufl. Wien 1912. — Loebisch und Rokitansky, Zentralbl. f. inn. Med. 1890, Nr. 1. — Leyden und Jaffe, Deutsch. Arch. f. klin. Med. Bd. 2, S. 488.

4. Bronchiolitis obliterans.

Dunin-Karwicka, Virchows Arch. Bd. 210, S. 87, 1912. — Fränkel, Spezielle Pathologie und Therapie der Lungenkrankheiten. Berlin 1904. — Kaufmann, Lehrbuch der spez. path. Anatomie, 6. Aufl. Berlin 1912. — Müller, Fr., Erkrankungen der Bronchien. Deutsche Klinik Bd. 4, S. 223. Berlin 1904. — Posselt, Med. Klinik 1909, S. 656. — Schmorl, Verhandl. d. deutsch. path. Ges., Dresden 1907.

5. Bronchitis pseudomembranacea.

Marcowitsch, Inaug.-Diss. Basel 1907. — Müller, Fr., Erkrankungen der Bronchien. Deutsche Klinik Bd. 4. Berlin 1904.

III. Bronchiektasie.

Aßmann, Erfahrungen über die Röntgenuntersuchung der Lungen, Arbeiten aus der Med. Klinik zu Leipzig (Prof. v. Strümpell), Heft 2. Jena 1914. — Bittorf, Zeitschr. f. ärztl. Fortbildung 1908, Nr. 17. — Buchmann, Frankf. Zeitschr. f. Path. Bd. 8, S. 263. — Chilesotti, zit. nach Fr. Müller. — Criegern, v., Über akute Bronchiektasie. Leipzig 1903. — Davidsohn, Berl. klin. Wochenschr. 1907, S. 33. — Edens, Deutsch. Arch. f. klin. Med. Bd. 81, S. 334. — Eppinger, Angeborene Krankheiten der Lungen. Lubarsch-Ostertag, Ergebn. d. allg. Path., 8. Jahrg. 1902, S. 267. — Fränkel, A., Deutsche med. Wochenschr. 1895, S. 10. — Hoffmann, F. A., Krankheiten der Bronchien in Nothnagels spez. Path. u. Therap., II. Aufl. Wien 1912. — Keller, Beiträge zur Klinik der Tuberkulose Bd. 22, S. 165. — Külbs, Mitteil. a. d. Grenzgeb. d. Med. u. Chir. Bd. 25, S. 549. — Müller, Fr., Deutsche Klinik am Eingang des 20. Jahrh. Bd. 4, S. 283. Berlin 1904. — Posselt, Bronchiektasie (Übersichtsreferat). Med. Klinik 1910, S. 385, 463, 506. — de Quervain, Korrespondenzbl. f. Schweiz. Ärzte 1912, S. 905. — Vogt, Jahrb. f. Kinderheilk. Bd. 74, S. 627. — Volhard, Münch. med. Wochenschr. 1912, Nr. 32.

IV. Tracheo- und Bronchostenosen.

Gerhardt, Deutsch. Arch. f. klin. Med. Bd. 2. — Hoffmann, Die Krankheiten der Bronchien. Nothnagels spez. Path. u. Therap., 2. Aufl. Wien 1912. — Jackson, Zentralbl. f. Laryngol. 1909. — Müller, Fr., Die Erkrankungen der Bronchien. Deutsche Klinik am Eingange des 20. Jahrh. Bd. 4. Berlin 1904. — Oppikofer, Arch. f. Laryngol. Bd. 26 und Bd. 27.

V. Asthma.

Avellis, Münch. med. Wochenschr. 1905, S. 2010. — Baehr und Pick, Arch. f. exper. Path. u. Pharm. Bd. 74, S. 41. — Brügelmann, Das Asthma. Berlin 1910. — Chelmonski, Deutsch. Arch. f. klin. Med. Bd. 105, S. 522. — Cloetta, Arch. f. exper. Path. u. Pharm. Bd. 73, S. 233. — Ebstein, Deutsche med. Wochenschr. 1911, Nr. 42. — Ephraim, Deutsche med. Wochenschr. 1912, S. 1453. — Derselbe, Berl. klin. Wochenschrift 1910, Nr. 37/38. — Derselbe, Arch. f. Laryngol. Bd. 24. — Eppinger und Heß, Die Vagotonie. Samml. klinischer Abhandlungen über Path. u. Therap. der Stoffwechsel- u. Ernährungsstörungen, herausg. von v. Noorden, Heft 9/10. Berlin 1910. — Fischer, W., Zieglers Beitr. z. path. Anat. u. allg. Path. Bd. 55. — Fränkel, A., Spezielle Pathologie und Therapie der Lungenkrankheiten. Berlin 1904, S. 72. — Goldscheider, Asthma bronchiale. Deutsche Klinik am Eingang des 20. Jahrh. Bd. 12, S. 385. — Großmann, Zeitschr. f. klin. Med. Bd. 62, S. 179. — Heinecke und Deutschmann, Münch. med. Wochenschr. 1906, S. 797. — Hoeßlin, v., Münch. med. Wochenschr. 1907, Nr. 44. — Hofbauer, Wiener med. Wochenschr. 1911, Nr. 51. — Derselbe, Med. Klinik 1910, S. 430 u. 894. — Januschke und Pollak, Arch. f. exper. Path. u. Pharm. Bd. 66, S. 205. — Kayser, Therap. Monatsh. 1912, Heft 3. — Kuhn, Med. Klinik 1910, Nr. 42/43. — Lederer, Zeitschr. f. Kinderheilk. Bd. 7, S. 1, 1913. — Müller, Fr., Zeitschr. f. ärztl. Fortbildung 1912, Nr. 14. — Posselt, (Übersichtsreferat), Med. Klinik 1909, S. 840, 879, 919. — Rietschel, Monatschr. f. Kinderheilk. Bd. 12, S. 261. — Sahli, Lehrb. der klin. Untersuchungsmethoden, 6. Aufl. Wien 1913. — Salecker, Münch. med. Wochenschr. 1907, S. 358. — Sänger, Über Asthma und seine Behandlung. Berlin 1910. — Siegel, Das Asthma. Jena 1912. — Staehelin, Entstehung und Behandlung des Asthma bronchiale. Jahreskurse für ärztl. Fortbildung, Februarheft 1912, München. — Derselbe, Charité-Annalen, 34. Jahrg., S. 1. — Staehelin und Schütze, Zeitschr. f. klin. Med. Bd. 75, S. 1. — Stäubli, Münch. med. Wochenschr. 1913, Nr. 3. — Strümpell, v., Med. Klinik 1910, S. 889 (exsud. Diathese). — Derselbe, Med. Klinik 1908, S. 6 (vasomotor.-exsudat. Ätiol.). — von den Velden, Münch. med. Wochenschr. 1907, Nr. 14. — Wassermann, Münch. med. Wochenschr. 1912, S. 24.

VI. Die Lungenentzündungen.

1. Allgemeines.

Aufrecht, Die Lungenentzündungen in Nothnagels spez. Path. u. Therap. Bd. 14, Teil 1. — Bezzola, Virchows Arch. Bd. 136, S. 345. — Fränkel, Spezielle Pathologie und Therapie der Lungenkrankheiten. Berlin 1904. — Müller, W., Deutsch. Arch. f. klin. Med. Bd. 74, S. 111. — Ribbert, Lehrb. d. path. Anatomie, 4. Aufl. — Derselbe, Respirationsorgane in Brüning und Schwalbe, Handb. d. Path. des Kindesalters Bd. 2, 1. Abt., S. 485. Wiesbaden 1913. — Tendeloo, Studien über die Ursachen der Lungenkrankheiten, 2. Teil. Wiesbaden 1904.

2. Croupöse Pneumonie.

Aufrecht, Die Lungenentzündungen. Nothnagels spez. Path. u. Therap. Bd. 14, Teil 2. — Baermann, Zeitschr. f. exp. Pathol. u. Therapie Bd. 15. — Besançon und Griffon, Bull. et mém. de la Soc. méd. des hôp. 15. April 1898. — Bezzola, Virchows Arch. Bd. 136, S. 345. — Bittorf, Deutsch. Arch. f. klin. Med. Bd. 91, S. 212. — Derselbe und Jochmann, Deutsch. Arch. f. klin. Med. Bd. 89, S. 486. — Borchenski und Gröbel, Monatsschr. f. Geburtsh. u. Gynäkol. Bd. 22, S. 490. — Butry, Deutsch. Arch. f. klin. Med. Bd. 29, S. 193. — Dietschy, Die Albuminurie im Fieber. Inaug.-Diss. Basel 1906. — Franke, Deutsche Zeitschr. f. Chir. Bd. 119. — Gerhardt, Mitteil. a. d. Grenzgeb. d. Med. u. Chir. Bd. 26, S. 695. — Groß, Deutsch. Arch. f. klin. Med. Bd. 100, S. 94. — Grünberg, Über bakteriologische Befunde bei Pneumonie. Inaug.-Diss. Basel 1913. — Hößlin, v., Deutsch. Arch. f. klin. Med. Bd. 93, S. 404. — Hochhaus, Deutsch. Arch. f. klin. Med. Bd. 101. S. 580. — Hürter, Deutsch. Arch. f. klin. Med. Bd. 108, S. 22. — Jürgensen, Croupöse Pneumonie in v. Ziemßens Handb. d. spez. Path. u. Therap, 3. Aufl., Bd. 5, Teil 1. — Iwersen, Zentralbl. f. inn. Med. (Kongreßzentralbl.) Bd. 1. S. 142. — Kaufmann, Lehrb. d. spez. path. Anatomie, 6. Aufl. Berlin 1912. — Kraus, Zeitschr. f. klin. Med. Bd. 22, S. 588. — Lamar und Meltzer, Zentralbl. f. path. Anat. Bd. 23, S. 289. — Landouzy und Griffon, Pneumonie in Brouardel-Gilbert-Thoinot, Nouveau traité de médecine Vol. 29, p. 103. Paris 1910. — Lépine, Revue de médecine Tom. 19, p. 404. — Matthes, v. Nordens Pathologie des Stoffwechsels Bd. 1, S. 828. Berlin 1906. — Morawitz und Dietschy, Arch. f. exper. Path. u. Pharm. Bd. 54, S. 88. — Morgenroth, Therap. Monatsh. Febr. 1912. — Müller, Fr., Verhandl. d. Naturforsch.-Ges. in Basel Bd. 12, S. 252. — Müller, W., Deutsch. Arch. f. klin. Med. Bd. 74, S. 80. — Neufeld und Händel, Pneumokokken im Handb. d. path. Mikroorganismen, II. Aufl., Bd. 4, S. 513. Jena 1912. — Päßler, Münch. med. Wochenschrift 1901, S. 289. — Pelnar, Zentralbl. f. inn. Med. 1909, Nr. 35. — Port, Münch. med. Wochenschr. 1909 S. 806. — Reid, Boston med. and surg. Journ. Vol. 162, p. 217, zit. nach Zentralbl. f. inn. Med. (Kongreßzentralbl.) Bd. 3, S. 377. — Rieder, Münch. med. Wochenschr. 1906, S. 1945. — Schittenhelm, Weichardts Jahresber. über Immunitätsforschung Bd. 6, I. Abt., S. 163, 1910. — Schläpfer, Beiträge zur Klinik der Tuberkulose Bd. 5, S. 43. — Seibert, Münch. med. Wochenschr. 1909, S. 1834. — Siebeck, Deutsch. Arch. f. klin. Med. Bd. 100, S. 214. — Simon, O., Deutsch. Arch. f. klin. Med. Bd. 70. — Solowzeff, Zeitschr. f. klin. Med. Bd. 68. — Stern, Traumatische Entstehung innerer Krankheiten. 1910. — Steyrer, Röntgendiagnose der Pneumonie in Grödels Atlas und Grundriß der Röntgendiagnostik in der inneren Medizin. München 1909. — Stuber und Rütten, Münch. med. Wochenschr. 1913, Nr. 29, S. 1585. — Swojechotow, Zentralbl. f. inn. Med. (Kongreßzentralbl.) Bd. 1, S. 607. — Tendeloo, Studien über die Ursachen der Lungenkrankheiten, 2. Teil, S. 229 ff. — Wachter, Med. Klinik 1912, S. 403. — Wyß, v., Zeitschr. f. klin. Med. Bd. 70, S. 121. — Yoshida, Biochem. Zeitschr. Bd. 23, S. 239.

3. Bronchopneumonie.

Dürck, Deutsch. Arch. f. klin. Med. Bd. 58, S. 638. — Escherich, Jahrb. f. Kinderheilk. Bd. 49, S. 174. — Finkelstein, Jahrb. f. Kinderheilk. Bd. 51, S. 262. —

Finkler, Verhandl. d. Kongr. f. inn. Med. 1888, S. 420; 1889, S. 411. — Gielczynski, Wiener med. Wochenschr. 1912, S. 959. — Roger, Revue de Méd. Tom. 15, p. 281. — Spiegelberg, Arch. f. Kinderheilk. Bd. 27, S. 367. — Wassermann, Deutsche med. Wochenschr. 1893, S. 1201.

4. Pneumonien mit besonderer Ätiologie.

Dieudonné, Deutsche militärärztl. Zeitschr., Jahrg. 21, 1892, S. 99. — Eppinger, Die Hadernkrankheit. Jena 1894. — Gautret, Les pneumonies à scories. Thèse, Paris 1899. — Ritter, Deutsches Arch. f. klin. Med. Bd. 25, S. 53. — Schottmüller, Münch. med. Wochenschr. 1898, S. 1231. — Uhlenhuth u. Hübener, Kolle-Wassermann, Handb. d. pathog Mikroorg. III, 1090. — Wiedenmann, Deutsch. Arch. f. klin. Med. Bd. 25, S. 389.

5. Lungenkongestion und Splenopneumonie.

Austrogesilo, Zeitschr. f. klin. Med. Bd. 76, S. 423. — Hochhaus, Deutsch. Arch. f. klin. Med. Bd. 101, S. 580. — Méry und Babonneix, Congestion pulmonaire und Spléno-pneumonie in Brouardel, Gilbert, Thoinot, Nouveau traité de médecine Bd. 29, S. 715, 763, 1910.

6. Chronische Pneumonie.

Aufrecht, Die Lungenentzündungen (s. unter VI 1) S. 334. — Fränkel, Lungenkrankh. (s. unter VI 1) S. 334 u. 471. — von Kahlden, Zentralbl. f. allg. Path. u. path. Anat. Bd. 8, S. 561. 1897.

VII. Lungenabszeß und Lungengangrän.

Apolant, Therap. Monatsh. 1894. — Aufrecht, Nothnagels spez. Path. u. Therap. Bd. 14, 2. Teil, S. 410, 419. Wien 1899. — Coenen, Deutsche med. Wochenschr. 1912, S. 1169. — Filehne, Erlanger physiolog.-med. Sitzungsber. 1877. — Fränkel, Berl. klin. Wochenschr. 1898, Nr. 40. — Derselbe, Spezielle Pathologie und Therapie der Lungenkrankheiten S. 527. Berlin 1904. — Garré und Quincke, Grundriß der Lungenchirurgie, 2. Aufl. Jena 1912. — Guillemot, Recherches sur la gangrène pulmonaire. Thèse, Paris 1890. — Kißling, Über Lungenbrand. Mitteil. aus den Hamburger Staatskrankenanst. Bd. 6, Heft 1, 1906. — Derselbe, Über Lungenbrand. Ergebn. d. inn. Med. Bd. 5, S. 38, 1910. — Külbs, Mitteil. a. d. Grenzgeb. d. Med. u. Chir. Bd. 25, S. 549. — Lenhartz, Ebstein-Schwalbe, Handb. d. prakt. Med., II. Aufl., Bd. 1. S. 271. Stuttgart 1905. — v. Leyden, Volkmanns Samml. klin. Vortr. Nr. 26. — Derselbe und Jaffé, Deutsch. Arch. f. klin. Med. Bd. 2. — Massini, Zeitschr. f. d. ges. exper. Med. Bd. 2, S. 81. — Pappenheim, Berl. klin. Wochenschr. 1897, Nr. 37. — Quincke, Über die chirurgische Behandlung der Lungenkrankheiten. Mitteil. a. d. Grenzgeb. d. Med. u. Chir. Bd. 9, S. 305. — Derselbe, Berl. klin. Wochenschr. 1898, S. 515.

VIII. Tuberkulose.
Allgemeine Werke.

Aufrecht, Pathologie und Therapie der Lungenschwindsucht. Wien 1905. — Bandelier und Roepke, Lehrbuch der spezifischen Diagnostik und Therapie der Tuberkulose, 4. Aufl. Würzburg 1911 (Lit.). — Cornet, Die Tuberkulose. Nothnagels spez. Path. u. Therap. Bd. 14, 2. Hälfte, 2. Abt., 2. Aufl. Wien 1907 (Lit.). — Derselbe, Die Tuberkulose. Kolle-Wassermann, Handb. d. pathogenen Mikroorganismen, 2. Aufl., Bd. 5, S. 481. Jena 1913. — Kossel, Die Tuberkelbazillen. Kolle-Wassermann, Handb. der pathogenen Mikroorganismen, 2. Aufl., Bd. 5, S. 391. Jena 1913 (Lit.). — Löwenstein, Tuberkulose-Immunität. Kolle-Wassermann, Handb. der pathogenen Mikroorganismen, 2. Aufl., Bd. 5, S. 660. Jena 1913 (Lit.). — Powell und Hartley, Diseases of the Lungs, 5. Aufl. London, H. K. Lewis, 1911. Kapitel Tuberkulose. — Ribbert, Respirationsorgane in Brüning und Schwalbe, Handb. d. Path. des Kindesalters Bd. 2, 1. Wiesbaden 1913. — Rieder, Röntgenuntersuchung der Lungen in Rieder und Rosenthal, Lehrbuch der Röntgenkunde. Leipzig 1913. — Schröder und Blumenfeld, Handbuch der Therapie der chronischen Lungenschwindsucht. 2. Aufl. Leipzig 1914. — Schut, Die Tuberkulose im Röntgenbild. Brauers Beiträge zur Klinik der Tuberkulose Bd. 24. — Ziegler und Krause, Röntgenatlas der Tuberkulose. II. Suppl.-Bd. zu Brauers Beiträge zur Klinik der Tuberkulose. Würzburg 1910. —

Achelis, Deutsch. Arch. f. klin. Med. Bd. 104, S. 353. — Aronade, Die Tuberkulose der Säuglinge. Ergebn. d. inn. Med. Bd. 4, S. 134, 1909. — Bacmeister, Mitteil. a. d. Grenzgeb. d. Med. u. Chir. Bd. 23, S. 583, 1911. — Derselbe, Münch. med. Wochenschr. 1913, S. 343. — Derselbe, Verhandl. d. 30. Deutsch. Kongr. f. inn. Med. 1913, S. 407. — Derselbe, Die Entstehung der menschlichen Lungenphthise. Berlin 1914. — Baer und

Engelsmann, Deutsch. Arch. f. klin. Med. Bd. 112, S. 56. — v. Behring, Einführung in die Lehre von der Bekämpfung der Infektionskrankheiten. Berlin 1912. — Bloch und Massini, Zeitschr. f. Hyg. u. Infektionskrankh. Bd. 63, 1909. — Bloch, Die allgemeine pathologische Bedeutung der Dermatomykosen. Halle 1913. — Brauer, Deutsche med. Wochenschr. 1914, Nr. 17. — Brauer u. Spengler, Beiträge zur Klinik der Tuberkulose Bd. 19, S. 1. — Bruck, Med. Klinik 1913, S. 1879. — Burckhardt, H., Zeitschr. f. Tuberkulose Bd. 7, S. 1. — Burckhardt, M., Zeitschr. f. schweiz. Statistik 1906. — De la Camp, Zeitschr. f. Tuberkulose Bd. 8, S. 120. — Derselbe, Med. Klinik 1906, Nr. 1. — Derselbe und Küpferle, Med. Klinik 1913, S. 2016. — Derselbe und Mohr, Zeitschr. f. exper. Path. u. Therap. Bd. 1. — Chommer, Über die Steigung der Rektaltemperatur nach Körperbewegungen und ihre Bedeutung für die Diagnose der Lungentuberkulose. Inaug.-Diss. Basel 1912. — Citronblatt, Inaug.-Diss. Basel 1913. — Combe, Revue méd. de la Suisse Romande 1913, Nr. 3. — David, Zeitschr. f. exper. Path. u. Therap. Bd. 11, 1912. — Deyke und Altstaedt, Münch. med. Wochenschr. 1913, S. 2217. — Derselbe und Much, Münch. med. Wochenschr. 1913, Nr. 3/4. — Edens, Die primäre Darmtuberkulose des Menschen. Ergebn. d. inn. Med. Bd. 2, S. 142, 1908. — Egger, Korrespondenzbl. f. Schweiz. Ärzte 1913, Nr. 39. — Engelhardt, Beiträge zur Klinik der Tuberkulose Bd. 26, S. 155. — Forlanini, Ergebn. d. inn. Med. Bd. 9, S. 621, 1912. — Freund, W. A., Therapie der Gegenwart 1902, Heft 1. — Derselbe, Therap. Monatsh. 1902, Heft 6. — Derselbe, Münchener med. Wochenschr. 1907, Nr. 48. — Derselbe, s. Lit. unter Emphysem. — Friedmann, Fr. Franz, Berl. klin. Wochenschr. 1913, Nr. 45. — Derselbe, Berl. klin. Wochenschr. 1912, S. 2214. — Gerhardt, D., Therap. d. Gegenw. Dez. 1909. — Ghon, Der primäre Lungenherd bei der Tuberkulose der Kinder. Wien 1912. — Grafe, Deutsch. Arch. f. klin. Med. Bd. 95, S. 543. — Grau, Therap. Monatsh., Juni 1913 (S. 401). — de Greck, Klin. Jahrb. Bd. 24. Inaug.-Diss. Berlin 1910. — Gwerder, Die Tuberkulosesterblichkeit unter der einheimischen Bevölkerung von Davos. Beiträge zur Klinik der Tuberkulose Bd. 25, S. 61. — Hansemann, v., Berl. klin. Wochenschr. 1911, S. 1. — Hart und Harras, Der Thorax phthisicus. Stuttgart 1908. — Hedinger, Verhandl. d. Deutsch. path. Ges., 10. Tagung 1906, S. 13. — Heller, Berl. klin. Wochenschr. 1904, S. 517. — Henes, Deutsch. Arch. f. klin. Med. Bd. 111, S. 122. — Jaquet, Über die physiologische Wirkung des Höhenklimas. Rektoratsprogramm, Basel 1904. — Junker, Münch. med. Wochenschr. 1913, S. 1376. — Kausch, Deutsche med. Wochenschr. 1907, Nr. 50. — Köhler, Zeitschr. f. Tuberkulose Bd. 17. — Krönig, Die Frühdiagnose der Lungentuberkulose. Deutsche Klinik Bd. 11. Berlin 1907. — Kuhn, Therap. Monatsh. 1910, Nr. 8/9. — Derselbe, Die Lungensaugmaske. Berlin 1911. — Derselbe, Beiträge zur Klinik der Tuberkulose. Bd. 27, S. 311. — Külbs, Zeitschr. f. klin. Med. Bd. 73. — Küpferle, Strahlentherapie Bd. 2, S. 590. — Liebermeister, Virchows Arch. Bd. 197, S. 332. — Linden, Gräfin, Meissen und Strauß, Beiträge zur Klinik der Tuberkulose Bd. 23 u. 24. — Löwenstein, Die Anwendung des Tuberkulins beim Menschen. Kolle-Wassermann, Handb. d. pathogenen Mikroorganismen, II. Aufl., Bd. 5, S. 549. Jena 1913 (Lit.). — Magnus-Alsleben, Verhandl. d. 30. Deutsch. Kongr. f. inn. Med. Wiesbaden 1913. — Malach, Inaug.-Diss. Basel 1913. — Meyer, Arthur, Deutsch. Arch. f. klin. Med. Bd. 90, S. 408. — Möllers, Veröffentlichungen der Robert Koch-Stiftung, Heft 1. Leipzig 1913. — Müller, Fr., Verhandl. d. Deutsch. path. Ges. 9. Tagung, 1905, S. 95. — Muralt, v., Die nervösen und psychischen Störungen der Lungentuberkulösen. Med. Klinik 1913, Nr. 44/46. — Derselbe, Beitr. zur Klinik der Tuberkulose, Bd. 16 (fortgeleitete Rasselgeräusche). — Naegeli, Über die Häufigkeit der Tuberkulose. Verhandl. d. 24. Kongr. f. inn. Med. 1907, S. 165. — Derselbe, Über die Häufigkeit, Lokalisation und Ausheilung der Tuberkulose. Virchows Arch. Bd. 160, S. 426. — Oeri, Brauers Beiträge zur Klinik der Tuberkulose Bd. 26. S. 123. — Ott, Die chemische Pathologie der Tuberkulose. Berlin 1903. — Derselbe, Zeitschr. f. klin. Med. Bd. 50, S. 432. — Paterson, Transactions of the 6. Internat. Congr. on Tuberculose (Washington) Bd. 1, Teil 2, S. 890. Philadelphia 1908. — Philippi, Die Lungentuberkulose im Hochgebirge. Stuttgart 1906. — Derselbe, Über die Behandlung der Lungentuberkulose im Hochgebirge. Würzb. Abhandl. Bd. 13, H. 11. Würzburg 1913. — Piéry et Le Bourdellès, La pratique du pneumothorax artificiel. Paris, Masson 1913. — Pirquet, v., Allergie. Ergebn. d. inn. Med. Bd. 5, S. 459. — Plesch, Zeitschr. f. exper. Path. u. Therap. Bd. 3, S. 446. — Raether, Deutsche med. Wochenschr. 1912, S. 1283. — Ranke, Münch. med. Wochenschr. 1913, S. 2153. — Robin, Bull. d'Acad. de méd. T. 62, p. 217. — Rolly, Deutsch. Arch. f. klin. Med. Bd. 103, S. 93. — Römer, Kritisches und Antikritisches zur Lehre von der Phthiseogenese. Beiträge zur Klinik der Tuberkulose Bd. 22, S. 301. — Derselbe und Joseph, Experimentelle Tuberkulosestudien. Beiträge zur Klinik der Tuberkulose. Bd. 17, S. 279. — Rothacker und Charon, Zentralbl. f. Bakteriologie Bd. 69 (Originale), S. 478. — Rothe, Veröffentlichungen der Robert Koch-Stiftung, Heft 2. Leipzig 1913. — Rueben, Inaug.-Diss. Freiburg i. Br. 1913. — Ruge, Zeitschr. f. Tuberkulose Bd. 15, S. 146. — Sahli, Tuberkulinbehandlung. 4. Aufl.

Basel 1913. — Saugmann, Behandlung der Lungentuberkulose mit künstlichem Pneumothorax, Beiheft 4 zur Med. Klinik 1911. — Schereschewsky, Zur Frage der Therapie der Lungenschwindsucht mit künstlichem Pneumothorax. Inaug.-Diss. Basel 1914. — Schittenhelm, Über Anaphylaxie vom Standpunkt der path. Physiologie und der Klinik. Weichardts Jahresber. über die Ergebn. der Immunitätsforschung Bd. 6, I, S. 115, 1913. — Schläpfer, Beiträge zur Klinik der Tuberkulose Bd. 5, S. 43. — Schlüter, Die Anlage zur Tuberkulose. Leipzig 1905. — Schmidt und David, Münch. med. Wochenschr. 1911, S. 939. — Seidel, Münch. med. Wochenschr. 1908, S. 1321. — Seufferheld, Beiträge zur Klinik der Tuberkulose Bd. 7. — Staehelin, Gaswechsel und Energieverbrauch nach Nahrungsaufnahme. Zeitschr. f. klin. Med. Bd. 66, S. 201. — Derselbe, Respirator. Stoffwechsel bei Nachtschweiß. Zeitschr. f. klin. Med. Bd. 66, S. 241. — Derselbe, Über Altersphthise. Berl. klin. Wochenschr. 1910, Nr. 9. — Stäubli, Ergebn. der inn. Med. Bd. 11, S. 72. — Derselbe, Münch. med. Wochenschr. 1913, Nr. 19/20. — Teissier, Semaine médicale, 1. Dez. 1909. — Derselbe und Arloing, Compt. rend. de l'Association française pour l'Avancement des Sciences. Congrès de Clermont-Ferrand 1908. — Tendeloo, Studien über die Ursachen der Lungenkrankheiten. Wiesbaden 1902. — Vannini, Bull. scienz. med. 1908, Nr. 8. — Volland, Therap. Monatsh. 1912, S. 351. — Voorhoeve, Deutsch. Arch. f. klin. Med. Bd. 110, S. 231. — Webb, Bull. of the John Hopkins Hosp. Vol. 23, p. 231, 1912. — Weinberg, Gefahr tuberkulöser Infektion durch Ehegatten. Med. Klinik. 1909. S. 909. — Derselbe, Die Kinder der Tuberkulösen. Leipzig 1913. — M. Weisz, Med. Klinik 1912, S. 2095. — Westenhöffer, Berl. klin. Wochenschr. 1911, S. 1063. — Wolff-Eisner, Frühdiagnose und Tuberkulose-Immunität, 2. Aufl., Würzburg 1909. — Zuntz, Loewy, Müller und Caspari, Höhenklima und Bergwanderungen. Berlin 1906. — Zwick und Titze, Tuberkulinimpfung bei Haustieren. Kolle-Wassermann, Handb. d. pathogenen Mikroorganismen Bd. 5, S. 703. 1913.

IX. Pneumonokoniosen.

Arnold, Untersuchungen über Staubinhalation und Staubmetastase. Leipzig 1885. — Aufrecht, Die Lungenentzündungen. Nothnagels spez. Path. u. Therap. Bd. 14, Teil II, S. 303. — Bäumler, Münch. med. Wochenschr. 1900, S. 525. — Fränkel, Spezielle Pathologie und Therapie der Lungenkrankheiten. Berlin 1904, S. 491. — Langguth, Deutsch. Arch. f. klin. Med. Bd. 55, S. 255. — Merkel, Deutsch. Arch. f. klin. Med. Bd. 42, S. 179. — Oliver, Diseases of occupation. London 1908. — Tendeloo, Studien über die Ursachen der Lungenkrankheiten. Wiesbaden 1902. — Thorel, Zieglers Beitr. z. path. Anat. u. allg. Path. Bd. 20, S. 85. — Wainwright und Nichols Amer. Journ. med. Scienc. 1905, Vol. 130, Nr. 3, zit. nach Lubarsch-Ostertag, Ergebn. d. allg. Path., 12. Jahrg. 1908, S. 339. — Zenker, Deutsch. Arch. f. klin. Med. Bd. 2, S. 116.

X. Lungenemphysem.

Becker, Inaug.-Diss. Marburg 1911. — Bohr, Deutsch. Arch. f. klin. Med. Bd. 88. — Bönniger, Verhandl. des 26. Kongr. f. inn. Med. 1909, S. 400. — Derselbe, Zeitschr. f. exper. Pathol. u. Therap. Bd. 5. — Bruns, Med. Klinik 1910, Nr. 39. — Durig, Zentralbl. f. Physiol. 1903. — Freund, W. A., Der Zusammenhang gewisser Lungenkrankheiten mit primären Rippenknorpelanomalien. Erlangen 1859. — Derselbe, Zeitschr. f. exper. Pathol. u. Therap. Bd. 3, 479. — Derselbe, Berl. klin. Wochenschr. 1912, Nr. 36. — Derselbe, Deutsche med. Wochenschr. 1911, Nr. 27 und 1913, Nr. 13. — Hasselbalch, Deutsch. Arch. f. klin. Med. Bd. 93, S. 64. — Hofbauer, Mitteil. aus dem Laborat. f. radiolog. Diagnostik Heft 2, 1907. — Derselbe, Deutsche med. Wochenschr. 1912, Nr. 33. — Derselbe, Wiener klin. Wochenschr. 1912, Nr. 13. — Derselbe, Med. Klinik 1910, S. 430. — Hoffmann, Lungenemphysem in Nothnagels Spez. Path. u. Ther. Bd. 14, H. 3, Wien 1900. — Jaquet, Arch. f. exper. Path. u. Pharm. Suppl. 1908 (Festschr. f. Schmiedeberg), S. 309. — Isaaksohn, Virchows Arch. Bd. 53, S. 466. — Liebermeister, Zentralbl. f. allg. Path. u. path. Anat. Bd. 18, Nr. 16, 1907. — Derselbe, Deutsche med. Wochenschr. 1908, Nr. 39. — Lommel, Verhandl. des Kongr. f. inn. Med. 1910. S. 777. — Mohr, Berl. klin. Wochenschr. 1907, Nr. 27. — Raither, Beiträge zur Klinik der Tuberkulose Bd. 22, S. 137. — Reinhardt, Deutsch. Arch. f. klin. Med. Bd. 109, S. 192. — Salis, Frankf. Zeitschr. f. Path. Bd. 4, H. 3, 1910. Inaug.-Diss. Basel 1910. — Siebeck, Deutsch. Arch. f. klin. Med. Bd. 100, S. 204; Bd. 102, S. 390. — Staehelin und Schütze, Zeitschr. f. klin. Med. Bd. 75. — Tendeloo, Studien über die Ursachen der Lungenkrankheiten, II. (pathologischer) Teil. Wiesbaden 1902. — Derselbe, Ergebn. d. inn. Med. Bd. 6, S. 1. — Derselbe, Med. Klinik 1909, S. 1300. — von den Velden, Der starr dilatierte Thorax. Stuttgart 1910. — Volhard, Verhandl. d. Kongr. f. inn. Med. 1908 (Diskussionsbemerkung).

XI. Atelektase und Cirrhose.

Aufrecht, Die Lungenentzündungen. Nothnagels spez. Path. u. Therap. Bd. 14, II. — Hoffmann, Atelektase. Nothnagels spez. Path. u. Therap. Bd. 14, 2. Teil, 3. Abt., S. 128. Wien 1900. — Lenhartz, Lungenkrankheiten in Ebstein-Schwalbe, Handb. d. prakt. Med., 2. Aufl., Bd. 1. Stuttgart 1905. — Ribbert, Respirationsorgane im Handb. d. Path. des Kindesalters von Brüning und Schwalbe, Bd. 2, 1. Wiesbaden 1913. — Roch und Fulpius, Semanie méd. 1910, S. 448. — Tendeloo, Studien über die Ursachen der Lungenkrankheiten. Wiesbaden 1904. — Warnecke, Beiträge zur Klinik der Tuberkulose. Bd. 16, S. 171.

XII. Fremdkörper, Bronchial- und Lungensteine.

Gottstein, Diagnose und Therapie der Fremdkörper in den unteren Luftwegen. Mitteil. a. d. Grenzgeb. d. Med. u. Chir. Suppl. 3, S. 279. — Hoffmann, Die Krankheiten der Bronchien. (Nothnagels spez. Path. u. Therap., 2. Aufl. Wien 1912. — Posselt, Bronchialkonkremente. Med. Klinik 1911, S. 458.

XIII. Pleuritis.

Allard, Beiträge zur Klinik der Tuberkulose Bd. 16, Heft 3. — Archavski, Inaug.-Diss. Genf 1891. — Aßmann, Röntgenuntersuchung der Lungen. Jena 1914. — Bittorf, Handb. d. allg. Path. von Krehl und Marchand Bd. 1, 1. Abt., S. 584. Leipzig 1912. — Derselbe und Jochmann, Deutsch. Arch. f. klin. Med. Bd. 89, S. 485. — Bloch und Fuchs, Arch. f. Dermatol. u. Syph. B. 96. — Bönniger, Berliner klin. Wochenschr. 1910, S. 1034. — Curschmann, Deutsch. Arch. f. klin. Med. Bd. 53, S. 1. — Devic und Savy, Revue de Médecine 1910. — Dietlen, Interlobäre Pleuritis. Ergebn. d. inn. Med. Bd. 12, S. 196. — Eichhorst, Handb. d. spez. Path. u. Therap. 6. Aufl., Bd. 1. Berlin 1904. — Eisner, Zeitschr. f. klin. Med. Bd. 76. — Eppinger, Allgemeine und spezielle Pathologie des Zwerchfells. Wien 1911. — Feenders, Inaug.-Diss. Göttingen 1907. — Fränkel, A., Therap. d. Gegenw. 1910, S. 337. — Frick, Journ. of the American Medical Association Vol. 55, S. 2042, 10. Dez. 1910. — Gerhardt, Münch. med. Wochenschr. 1913, Nr. 52 (Schulterschmerz). — Derselbe, Korrespondenzbl. f. Schweiz. Ärzte 1908, Nr. 10. — Derselbe, Mitteil. a. d. Grenzgeb. d. Med. u. Chir. Bd. 26, S. 695 (parapneumon. Empyem). — Derselbe, Zeitschr. f. klin. Med. Bd. 55 (Zirkulationsstörung). — Derselbe, Arch. f. exper. Path. u. Pharm., Schmiedeberg-Festschr., Suppl.-Bd. 1908, S. 228 (Druck im Pleuraexsudat). — Gerhartz, Chemie der Transsudate und Exsudate in Oppenheimers Handb. der Biochemie Bd. 2, II, S. 137. Jena 1909. — Geselschap, Inaug.-Diss. Groningen 1910. — Derselbe, Therap. d. Gegenw. 1910, Sept. — Gofferjé, Annalen der städtischen Allgemeinen Krankenhäuser zu München, Bd. 12. München 1907. — Goldscheider, Berl. klin. Wochenschr. 1910. — Hamburger, Wiener klin. Wochenschr. 1906, Nr. 14, 27. — Hensen, Deutsch. Arch. f. klin. Med. Bd. 67. — Herz, Die Beeinträchtigung des Herzens durch Raummangel. Wien 1909. — His, Deutsch. Arch. f. klin. Med. Bd. 85, S. 164. — Hochhaus, Deutsch. Arch. f. klin. Med. Bd. 101, S. 571. — Holmgren, Mitteil. a. d. Grenzgeb. d. Med. u. Chir. Bd. 22, S. 173. — Hürter, Deutsch. Arch. f. klin. Med. Bd. 108, S. 22. — Keppler, Deutsch. Arch. f. klin. Med. Bd. 90. — Koester, Zeitschr. f. klin. Med. Bd. 73, S. 460. — Königer, Zeitschr. f. Tuberkulose Bd. 17 und 18. — Derselbe, Kongr. f. inn. Med. 1911 (S. 276). — Kraus, Roentgenuntersuchung von Pleura und Zwerchfell in Rieder und Rosenthals Lehrb. der Roentgenkunde Bd. 1. Leipzig 1913. — Derselbe, Verein f. i. Med. in Berlin, 2. Dez. 1912; Deutsche med. Wochenschr. 1913. — Kuhn, Med. Klinik 1911, Nr. 40. — Livierato und Crossonini, Zentralbl. f. Bakteriol., 1. Abt., Bd. 58, S. 139. — Massini, Zeitschr. f. d. ges. exper. Med. Bd. 2, S. 81. — Matthes, v. Noordens Pathologie des Stoffwechsels I, Berlin 1906. — Derselbe, Med. Klinik 1908, Nr. 38. — Meyer, H., Deutsch. Arch. f. klin. Med. Bd. 85, S. 149. — Meyerstein, Brauers Beiträge zur Klinik der Tuberkulose Bd. 24, S. 19. — Müller, Ed., Deutsch. Arch. f. klin. Med. Bd. 91, S. 291. — Noetzel, Arch. f. klin. Med. Bd. 80, S. 679. — Otori, Zeitschr. f. Heilkunde Bd. 25, S. 141. — Paetsch, Zentralbl. f. Bakteriol. Orig. Bd. 60, S. 255. — Perthes, Bruns Beitr. z. klin. Chir. Bd. 20, S. 37. — Ramond, Bull. méd. Bd. 26, S. 122, 1912. — Reineboth, Deutsch. Arch. f. klin. Med. Bd. 58, S. 178. — Richter, Münch. med. Wochenschr. 1914, S. 310. — Roch und Dufour, Semaine médicale 1908, S. 505. — Rosenbach, O., Die Erkrankungen des Brustfells. Nothnagels spez. Path. u. Therap. Bd. 14, I. Wien 1899. — Sabourin, Archives gén. de méd. Bd. 91, S. 5. — Sahli, Lehrb. der klinischen Untersuchungsmethoden, 6. Aufl., Wien 1913. — Savy, Progrès médical 1910, S. 371. — Siebeck, Deutsch. Arch. f. klin. Med. Bd. 100, S. 215. — Slatowschownikow, Deutsche med. Wochenschr. 1912, S. 1282. — Spengler, L., und Sauerbruch, Münch. med. Wochenschr. 1913, S. 2825. — Traube, Zur Nosologie und Diagnose der totalen Verwachsung beider Pleurablätter. Beitr. z. Path. u. Physiol. Bd. 3, S. 338. — Vaquez, Bull. de l'Acad. de Méd. 1908, S. 31. —

Waldvogel, Deutsch. Arch. f. klin. Med. Bd. 89, S. 322. — Wassermann und Citron, Zeitschr. f. Hygiene Bd. 50, S. 331. — Wenckebach, Mitteil. a. d. Grenzgeb. d. Med. u. Chir. Bd. 19, S. 842. — Zybell, Das Empyem im Säuglingsalter. Ergebn. d. inn. Med. Bd. 11, S. 611.

XIV. Pneumothorax.

Bard, Semaine med. 16. X. 1901. — Biach, Wiener med. Wochenschr. 1880, S. 6. — Bittorf, Pathologie der Atmung in Marchand-Krehl, Allg. Pathologie Bd. 2, 1. Leipzig 1912, S. 584. — Derselbe, Münch. med. Wochenschr. 1910, S. 1218 (paradoxe Zwerchfellbewegung). — Brauer, Über Pneumothorax. Marburger Univers.-Programm 1906. — Bruns, Beiträge zur Klinik der Tuberkulose Bd. 12, S. 1. — Devic und Savy, Revue de Méd. 1910. — Eichhorst, Spezielle Pathologie und Therapie, 6. Aufl. Bd. 1, 1904. — Geigel, Leitfaden der diagnostischen Akustik. Stuttgart 1908. — Hellin, Mitteil. a. d. Grenzgeb. d. Med. u. Chir. Bd. 17. — Hürter, Deutsch. Arch. f. klin. Med. Bd. 108, S. 21. — Königer, Verhandl. d. Deutsch. Kongr. f. inn. Med. Wiesbaden 1913, S. 397. — Levy, Arch. f. exper. Path. u. Pharm. Bd. 35, S. 335. — Leyden, Zeitschr. f. klin. Med. Bd. 1, S. 320. — Meyerstein, Beitr. zur Klinik der Tuberkulose Bd. 24, S. 19. — Nötzel, Deutsch. Arch. f. klin. Chir. Bd. 80, S. 679. — Reineboth, Deutsch. Arch. f. klin. Med. Bd. 58. — Rosenbach, O., Pneumothorax in Nothnagels spez. Path. u. Therap. Bd. 14, 1. Hälfte, S. 198. Wien 1899. — Sackur, Zeitschr. f. klin. Med. Bd. 29, S. 25. — Sahli, Lehrb. der klinischen Untersuchungsmethoden, 5. Aufl., S. 1043. Leipzig 1909. — Sauerbruch, Beitr. zur klin. Chir. Bd. 60, S. 450. — Savy, Progrès médical 1910, S. 371. — Schmidt, A., Münch. med. Wochenschr. 1912, S. 1417. — Sehrwald, Deutsche med. Wochenschr. 1889, Nr. 15. — Spengler und Sauerbruch, Münch. med. Wochenschr. 1913, S. 2825. — Szupak, Gesammelte Abhandlungen aus der medizinischen Klinik zu Dorpat, herausg. von Unverricht. Wiesbaden 1903, S. 377. — Unverricht, Pneumothorax in Ebstein-Schwalbe, Handb. d. prakt. Med., 2. Aufl., Bd. 1. Stuttgart 1905. — Walther, Deutsche Zeitschr. f. Chir. Bd. 119, S. 254. — Weil, Deutsch. Arch. f. klin. Med. Bd. 25, S. 39; Bd. 29, S. 364. — Wellmann, Deutsch. Arch. f. klin. Med. Bd. 103, S. 387.

XV. Geschwülste.

Anke, Inaug.-Diss. München 1884. — Aufrecht, Lungenkarzinom. Nothnagels spez. Path. u. Therap. Bd. 14, 1. Teil, 2. Hälfte, S. 362. Wien 1899. — Bard, Semaine médicale 1906, S. 145. — Dorendorf, Deutsche med. Wochenschr. 1914, S. 225 (Nr. 5). — Eckersdorf, Zentralbl. f. allg. Path. u. path. Anat. 1906. — Fränkel, A., Spezielle Pathologie und Therapie der Lungenkrankheiten. Berlin 1904, S. 931. — Derselbe, Deutsche med. Wochenschr. 1911, S. 531. — Fürbringer, Deutsche med. Wochenschr. 1911, S. 571. — Garré und Quincke, Lungenchirurgie, 2. Aufl. Jena 1912. — Härting und Hesse, Vierteljahrsschr. f. gerichtl. Med., neue Folge, Bd. 30 u. 31. — Hellendall, Zeitschr. f. klin. Med. Bd. 37, S. 435. — Klemperer, F., Deutsche med. Wochenschr. 1911, S. 573. — Krieg, Beitr. zur klin. Chir. Bd. 58. — Lenhartz, Ebstein-Schwalbes Handb. d. prakt. Med. Bd. 1. Stuttgart 1905. — Mehrdorf, Virchows Arch. Bd. 193. — Nager, Arch. f. Laryngol. Bd. 20. — Otten, Fortschr. a. d. Gebiet der Roentgenstrahlen Bd. 15. — Pick, Deutsche med. Wochenschr. 1911, S. 570 ff. — Powell und Hartley, Diseases of the lungs and pleurae, 5. Aufl. London (Lewis) 1911. — Schmidt, R., Med. Klinik 1913, S. 2059. — Shaw und Williams, Lancet 1905, Bd. 2, S. 1325. — Stadelmann, Deutsche med. Wochenschr. 1911, S. 572. — Weil, Fortschr. a. d. Gebiet der Roentgenstrahlen Bd. 19.

XVI. Syphilis.

Balzer, Syphilis de la trachée, des bronches et des poumons in Brouardel-Gilbert-Thoinot, Traité de Méd. Bd. 29, S. 623. Paris 1910. — Conner, American Journ. of med. Science 1903, Juli, S. 57. — Denker, Deutsche med. Wochenschr. 1912, S. 11. — Flockemann, Zentralbl. f. allg. Path. u. path. Anat. 1899. — Fränkel, A., Spezielle Pathologie und Therapie der Lungenkrankheiten S. 882. Berlin 1904. — Gerhardt, C., Deutsch. Arch. f. klin. Med. Bd. 2, S. 535. — Haerle, Jahrb. f. Kinderheilk. Bd. 78, S. 175. — Heller, Deutsch. Arch. f. klin. Med. Bd. 42, S. 159. — Herxheimer, Lues acquisita in Lubarsch-Ostertag, Ergebn. d. allg. Path. Bd. 11, 1, 1907. — Derselbe, Kongenitale Syphilis in Lubarsch-Ostertag, Ergebn. d. allg. Path. Bd. 12, 1908. — Hochhaus, Münch. med. Wochenschr. 1913, Nr. 7, S. 385. — Jacquin, Thèse, Paris 1884. — Lindvall und Tilgren, Beiträge zur Klinik der Tuberkulose Bd. 24, S. 311. — Neumann, Syphilis, Nothnagels spez. Path. u. Therap. Bd. 23, 2. Aufl. Wien 1899. — Proksch, Die Literatur über die venerischen Krankheiten. Bonn 1900. — Roubier und Bouget, Revue de méd. 1912, S. 185. — Schlesinger, Syphilis der Bronchien und Lungen im Handb. der Geschlechtskrankheiten von Finger, Jadassohn, Ermann und Groß, Bd. 3, S. 559. Wien 1912 (Lit.). — Derselbe, Syphilis der Pleura, ebenda S. 584 (Lit.). — Tanaka, Virchows Arch. Bd. 208, S. 429.

XVII. Aktinomykose und Streptotrichose.

De Beurmann et Gougerot, Les Sporotrichoses. Paris, Alcan, 1912. — Monier-Vinard, Soc. méd. des hôp. 26. April 1907; Semaine méd. 1907, S. 215. — Otten, Fortschr. a. d. Gebiete d. Roentgenstrahlen Bd. 15. — Petruschky, Die pathogenen Trichomyceten und Trichobakterien in Kolle-Wassermann, Handb. d. path. Mikroorganismen, 2. Aufl., Bd. 5, S. 267. Jena 1913. — Posselt, Aktinomykose der Bronchien. Med. Klinik 1911, S. 1357, 1386. — Schlegel, Aktinomykose in Kolle-Wassermann, Handb. d. path. Mikroorganismen, 2. Aufl., Bd. 5, S. 301. Jena 1913. — Weber, Fortschr. a. d. Gebiete der Röntgenstrahlen Bd. 17.

XVIII. Schimmelpilz- und Soorerkrankungen.

Ballin, Zeitschr. f. Hygiene Bd. 60. — Fränkel, Spezielle Pathologie und Therapie der Lungenkrankheiten. Berlin 1904. — Gelpke, Inaug.-Diss. Basel 1913. — Plaut, Die Hyphenpilze oder Eumyceten in Kolle-Wassermann, Handb. d. path. Mikroorganismen 2. Aufl., Bd. 5, S. 20 (Schimmelpilze) u. S. 42 (Soor). Jena 1913. — Posselt, Med. Klinik 1909, S. 655 (Lit.). — Risel, Deutsch. Arch. f. klin. Med. Bd. 85. — Saxer, Pneumonomykosis aspergillina. Jena 1900 (Lit.). — Sticker, Schimmelpilzerkrankungen der Lunge. Nothnagels spez. Path. u. Therap. Bd. 14, 2. Teil, 4 Abt., S. 156. Wien 1900 (Lit.).

XIX. Tierische Parasiten.

Behrenroth, Der Lungenechinokokkus. Ergebn. d. inn. Med. Bd. 10, S. 499, 1913 (Lit.). — Braun, Die tierischen Parasiten des Menschen, 4. Aufl. Würzburg 1908. — Fränkel, Spezielle Pathologie und Therapie der Lungenkrankheiten. Berlin 1904. — Hauser, Festschr. f. d. Univers. Erlangen. Leipzig 1901. — Posselt, Münch. med. Wochenschr. 1906, S. 537. — Stiles, John Hopkins Hosp. Bull 1904. — Wadsack, Berl. klin. Wochenschr. 1906, S. 1097. — Weinberg, Die Echinokokken und die Serumdiagnostik der Echinokokkenkrankheit in Kolle-Wassermann, Handb. d. pathogenen Mikroorganismen, 2. Aufl., Bd. 8, S. 123. Jena 1913 (Lit.).

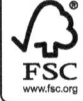

MIX
Papier aus verantwortungsvollen Quellen
Paper from responsible sources
FSC® C105338

If you have any concerns about our products,
you can contact us on
ProductSafety@springernature.com

In case Publisher is established outside the EU,
the EU authorized representative is:
**Springer Nature Customer Service Center GmbH
Europaplatz 3, 69115 Heidelberg, Germany**

Printed by Libri Plureos GmbH
in Hamburg, Germany